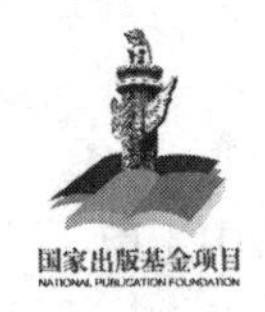

平乐正骨系列丛书

总主编 郭艳幸 杜天信

平乐正骨骨伤学

郭维淮 郭艳幸 主编

9

PINGLE GUO'S ORTHOPAEDIC

中国中医药出版社
·北京·

图书在版编目（CIP）数据
平乐正骨骨伤学 / 郭维淮，郭艳幸主编 .—北京：中国中医药出版社，2018.12
（平乐正骨系列丛书）
ISBN 978－7－5132－5092－4

Ⅰ.①平… Ⅱ.①郭… ②郭… Ⅲ.①中医伤科学 Ⅳ.① R274

中国版本图书馆 CIP 数据核字（2018）第 149552 号

中国中医药出版社出版
北京市朝阳区北三环东路 28 号易亨大厦 16 层
邮政编码 100013
传真 010-64405750
保定市中画美凯印刷有限公司印刷
各地新华书店经销

开本 787×1092 1/16 印张 54 字数 1076 千字
2018 年 12 月第 1 版 2018 年 12 月第 1 次印刷
书号 ISBN 978－7－5132－5092－4

定价 319.00 元
网址 www.cptcm.com

社 长 热 线 010-64405720
购 书 热 线 010-89535836
维 权 打 假 010-64405753

微信服务号 zgzyycbs
微商城网址 https://kdt.im/LIdUGr
官 方 微 博 http://e.weibo.com/cptcm
天猫旗舰店网址 https://zgzyycbs.tmall.com

如有印装质量问题请与本社出版部联系（010-64405510）

《平乐正骨系列丛书》编委会

《平乐正骨骨伤学》编委会

主　编　郭维淮　郭艳幸

副主编（按姓氏笔画排序）

毛天东　白　玉　李无阴　张　茂

高书图　郭艳锦　谢雅静

编　委（按姓氏笔画排序）

丁幸坡　万富安　王凤英　王武超

王若旭　王战朝　王振亚　王爱国

王敬威　牛素玲　毛天东　白　玉

冯　坤　吕振超　刘又文　刘玉珂

刘尚才　阮成群　孙贵香　杜志谦

杨　磊　杨　洸　杨生民　李　峰

李无阴　李东生　李兴华　沈素红

宋永伟　张　茂　张　虹　张　耘

张卫红　陈　刚　陈海龙　范仪铭

范克杰　昌中孝　周英杰　郑世军

胡　沛　赵庆安　赵俊峰　赵朝峰

闻亚非　姚太顺　高书图　高泉阳

郭　冰　郭马珑　郭会利　郭珈宜

郭艳丝　郭艳幸　郭艳锦　郭维淮

黄霄汉　曹亚飞　曹向阳　崔宏勋

韩鲁丽　程真真　程富礼　谢雅静

雷　哲

正骨医学瑰宝　造福社会民生（陈序）

平乐郭氏正骨，享誉海内外，是我国中医正骨学科的光辉榜样，救治了大量骨伤患者，功德无量，是我国中医药界的骄傲。追溯平乐正骨脉络，实源于清代嘉庆年间，世代相传，医术精湛，医德高尚，励学育人，服务社会，迄今已有220余年历史。中华人民共和国成立以后，平乐正骨第五代传人高云峰先生将其家传秘方及医理技术传于天下，著书立说，服务民众。在先生的引领下，1958年创建河南省平乐正骨学院，打破以往中医骨伤靠门内传授之模式，中医骨伤医疗技术首次作为一门学科进入大学及科学研究部门之殿堂，学子遍布祖国各地，形成平乐正骨系统科学理论与实践体系，在推动中医骨伤学科的传承与发展方面做出了重大的贡献。以平乐正骨第六代传人、著名骨伤科专家郭维淮教授为代表的平乐正骨人，更是不断创新、发展和完善，使“平乐正骨”进一步成为以理论架构完整、学术内涵丰富、诊疗经验独特、治疗效果显著等为优势的中医骨伤科重要的学术流派，确立其在中医骨伤科界的重要学术地位。由于平乐郭氏正骨的历史性贡献与影响，“平乐郭氏正骨法”于2008年6月被国务院列入国家第一批非物质文化遗产保护名录；2012年，“平乐郭氏正骨流派”被国家中医药管理局批准为国家第一批中医学术流派传承工作室建设单位。

《平乐正骨系列丛书》从介绍平乐正骨的历史渊源、流派传承等发展经历入手，分别论述了平乐正骨理论体系、学术思想、学术特色及诊疗特色，包括伤科“七原则”“六方法”，平乐正骨固定法、药物疗法、功能锻炼法等。此外，还生动论述了平乐正骨防治结合的养骨法、药膳法，以及平衡思想等新理念、新思路和新方法，囊括了平乐正骨骨伤科疾病护理法及诊疗规范，自成一体，独具特色。从传统的平乐正骨治伤经典入手，由点及面，把平乐正骨的预防规范、诊疗规范、护理规范、康复规范等立体而全面地呈献给社会，极具实用性及科学性。该书集我国著名的骨伤科学术流派——平乐正骨之大成，临床资料翔实、丰富、可靠，汇聚了几代平乐正骨人的心血，弥足珍贵。

该书系从预防入手，防治结合，宗气血之总纲，守平衡之大法，一些可贵的理论或理念第一次呈献给大家，进一步丰富、发展了平乐正骨理论体系，集理、法、方、药于一体，具有较强的系统性、创新性、实用性和科学性，丰富和完善了中医骨伤疾病诊疗体系，体现了平乐正骨中西并重、兼收并蓄、与时俱进的时代性和先进性。该书既可供同行参考学习，寓教于学，也可作为本学科的优秀教材。

随着世界医学的发展、人类疾病谱的变化，以及医学科学技术的进步，人们更加关注心理因素和社会因素对于疾病的影响，更加关注单纯医疗模式向“医疗、保健、预防”综合服务模式的转变。在为人民健康服务的过程中，平乐正骨始终坚持以患者需求为本，疗效为先，紧紧围绕健康需求，不断探索、创新与发展。今天，以杜天信院长及平乐正骨第七代传人郭艳幸教授为代表的平乐正骨人，秉承慎、廉、诚之医道医德，弘扬严谨勤勉之学风，继承发扬，严谨求实，博采众长，大胆创新，在总结、继承、更新以往学术理论和临床经验的基础上，对平乐正骨进行了更深层次的挖掘、创新，使得平乐正骨从理论到实践都进一步取得了重大突破。

纵观此系列丛书，内涵丰富，结构严谨，重点突出，实用性强，体现了“古为今用，西为中用”和中医药学辨证论治的特点，可以为中医骨伤科学提供重要文献，为临床医师提供骨伤科临床诊疗技术操作指南，为管理部门提供医疗质量管理的范例与方法，为从业者提供理论参考标准和规范，为人民大众提供防治疾病与养生的重要指导。

我深信此套丛书的出版，必将对中医骨伤科学乃至中医药学整体学术的继承与发展，做出新的贡献，是以为序。

陈可冀
中国科学院资深院士
中国中医科学院首席研究员
2018 年元月于北京西苑

继往开来绽新花（韦序）

受平乐郭氏正骨第7代传人、国家级非物质文化遗产项目中医正骨疗法（平乐郭氏正骨法）代表性传承人郭艳幸主任医师之邀，为其及杜天信教授为总主编的《平乐正骨系列丛书》做序，不由得使我想到了我的母校——河南平乐正骨学院，如果不是受三年自然灾害影响，今年就是她的“花甲之年”。

1955年冬天，平乐郭氏正骨第5代传人高云峰先生到北京参加全国政协会议，当毛泽东主席见到高云峰时，指着自己的胳膊向她说：“就是这里折了，你能接起来吗？现在公开了，要好好培养徒弟，好好为人民服务！”毛主席的教导，给予高云峰先生多么大的鼓舞啊。她回到洛阳孟津平乐家中，不久就参加了工作，立下了要带好徒弟，使祖传平乐郭氏正骨技术惠及更多患者的决心。

在党和政府的关怀、支持下，于1956年9月成立了河南省平乐正骨医院（河南省洛阳正骨医院的前身），这是我国最早的一家中医骨伤专科医院，高云峰先生为首任院长。平乐郭氏正骨也因其技术优势与特色在全国产生了巨大影响，《河南日报》《健康报》《人民日报》为此做了相继报道，平乐郭氏正骨医术被誉为祖国医学宝库中的珍珠（见1959年10月17日《健康报》）。

1958年，为进一步满足广大人民群众对医疗保健事业日益增长的需求，把中医正骨医术提高到新的水平，经国家教育部和河南省政府有关部门批准，在平乐正骨医院的基础上，由高云峰先生主持成立了我的母校河南平乐正骨学院——全国第一所中医骨科大学，高云峰先生任院长。平乐正骨学院的成立，开辟了中医骨伤现代教育的先河，为中医骨伤科掀开了光辉灿烂的历史篇章，使中医骨伤由专有技术步入了科学的殿堂。高云峰先生是我国中医骨伤高等教育当之无愧的开拓者和奠基人。新中国成立后，中医骨伤的骨干力量由此源源不断地输送到祖国各地，成为各省公立医院骨伤科或学院骨伤系的创始人及学术带头人。因此，河南平乐正骨学院被学术界誉为中医骨伤的“黄埔军校”。同时，在学术界还有“平乐正骨半天下”的美誉。

1960年9月上旬，我第一次乘火车，在经过两天两夜的旅程后，来到了位于洛阳市白马寺附近的河南平乐正骨学院，被分在本科甲二班，这个班虽然仅有19名学生，却是来自国内14个省、市、自治区的考生或保送生。日月如梭，50多年前的那段珍贵的经历令我终生难忘，我带着中医骨伤事业的梦想从平乐正骨学院启航，直到如今荣获“国医大师”殊荣。

经过几代平乐正骨人的不懈努力，平乐正骨弟子遍及海内外，在世界各地生根、发芽、开花、结果，为无数患者带来福祉。如今的平乐正骨流派已成为枝繁叶茂的全国最大最具影响力的学术流派之一，河南省洛阳正骨医院也已成为一所集医疗、教学、科研、产业、康复、文化于一体的具有3000多张床位的三级甲等省级中医骨伤专科医院。站在新时代的起点，发展和创新平乐正骨、恢复高等教育是新一代平乐正骨人的肩负使命，也是我和其他获得平乐郭氏正骨“阳光雨露”者的梦想和愿望。

《平乐正骨系列丛书》共约700余万字，含18个分册，包含《平乐正骨发展简史》《平乐正骨史话》《平乐正骨基础理论》《平乐正骨平衡学》《平乐正骨常见病诊疗规范》《平乐正骨诊断学》《平乐正骨影像学》《平乐正骨骨伤学》《平乐正骨筋伤学》《平乐正骨骨病学》《平乐正骨手法学》《平乐正骨外固定法》《平乐正骨药物治疗学》《平乐正骨养骨学》《平乐正骨康复药膳》《平乐正骨康复法》《平乐正骨护理法》《平乐正骨骨伤常见疾病健康教育》等，是对220余年平乐正骨发展成果与临床经验的客观总结，具有鲜明的科学性、时代性和实用性。此套丛书图文并茂，特色突出，从平乐正骨学术思想到临床应用等，具体翔实地介绍了平乐正骨的诊疗方法和诊疗特色。平乐正骨有高等院校教育的过去和今天的辉煌，将来也必然能使这段光荣的历史发扬光大，结出累累硕果。《平乐正骨系列丛书》是中医骨伤从业者难得的一套好书，也是中医骨伤教学的好书，特别适用于高等医药院校各层次的本科生、研究生阅读。

特为此序！

韦贵康
国医大师
世界手法医学联合会主席
广西中医药大学终身教授
2018年6月

百年正骨　承古拓新（孙序）

在河洛文化的发祥地、十三朝古都洛阳，这块有着厚重历史文化底蕴的沃土上，孕育成长着一株杏林奇葩，这就是有着220余年历史、享誉中外的平乐郭氏正骨。自郭祥泰于清嘉庆元年（1796）在平乐村创立平乐正骨以来，其后人秉承祖训，致力于家学的发展与创新，医术名闻一方。1956年，平乐正骨第五代传人高云峰女士，在毛泽东主席的亲切勉励下，带领众弟子创办了洛阳专区正骨医院，1958年创建平乐正骨学院，1959年创建平乐正骨研究所，并自制药物为广大患者服务，使平乐正骨于20世纪50年代末即实现了医、教、研、产一体化，学子遍及华夏及亚、欧、美洲等地区和国家，成为当地学科的带头人和骨干力量，平乐正骨医术随之载誉国内外，实现了由医家向中医著名学术流派的完美转型。平乐郭氏正骨第六代传人郭维淮，作为首届国家级非物质文化遗产传承人，带领平乐正骨人，将平乐郭氏正骨传统医术与现代科学技术结合，走创新发展之路，使平乐郭氏正骨以特色鲜明、内涵丰富、理论系统、疗效独特等为优势，为"平乐正骨"理论体系的形成奠定了坚实的基础，为中医骨伤科学的发展做出了重要贡献。

《平乐正骨系列丛书》全面介绍了国家非物质文化遗产——平乐郭氏正骨的内容，全方位展现了平乐正骨的学术思想和特色。丛书包含18个分册，从介绍平乐正骨的历史渊源、流派传承等情况入手，分别论述了平乐正骨学术思想、学术特色、理论体系及诊疗特色，尤其是近年理论与方法的创新，如"平衡思想""七原则""六方法"等。丛书集220余年平乐正骨学术之精华，除骨伤、骨病、筋伤等诊疗系列外，还涵盖了平乐正骨发展史、基础理论、平衡学、正骨手法、固定法、康复法、护理法等，尤其是体现平乐郭氏正骨防治结合思想的养骨法、药膳法和健康教育等，具有鲜明的时代特点，符合现代医学的预防－医学－社会－心理之新医学模式，为广大患者带来了福音。

统观此丛书，博涉知病、多诊识脉、屡用达药，继承我国传统中医骨伤科学之精华，结合现代医学之先进理念，承古拓新，内容丰富，实用性强，对骨伤医生及研究者有很好的指导作用。全书自成一体，独具特色，是一套难能可贵的好书。

《平乐正骨系列丛书》由洛阳正骨医院、郑州骨科医院、深圳平乐骨伤科医院等平乐正骨主要基地的百余名专家共同撰著，参编专家均为长期工作在医、教、研一线，临床经验丰富的平乐正骨人；临床资料翔实、丰富、可靠，汇聚了几代平乐正骨人的心血，弥足珍贵。

叹正骨医术之精妙，殊未逊于西人，虽器械之用未备，而手法四诊之法既精，则亦足以赅括之矣。愿此书泽被百姓，惠及后世。

中华中医药学会副会长

中华中医药学会骨伤专业委员会主任委员

中国中医科学院首席专家

2018 年 3 月

施　序

“平乐正骨”是我国中医骨伤学科著名流派之一，被列为国家级非物质文化遗产，发祥于我国河南省洛阳市孟津县平乐村，先祖郭祥泰自清代创始迄今已历七代，相传220余年，被民众誉为“大国医”“神医”，翘楚中华，饮誉海内外。中医药学是一个伟大宝库，积聚了历代医家深邃的创新智慧、理论发明和丰富的临证经验。在如此灿若星河的中医药发展历史画卷中，“平乐正骨”俨然是一颗熠熠生辉的明珠。“洛阳春色擅中州，檀晕鞓红总胜流。”近220余年来，西学东进，加之列强欺凌，包括中医药在内的我国优秀民族传统文化屡遭打压。然而，“平乐正骨”面对腥风血雨依然挺立，诚为奇葩。我国中医骨伤同道在引以为傲的同时每每发之深省，激励今日之前行。

“平乐正骨”自先祖郭祥泰始，后经郭树楷、郭树信相传不辍，代有建树，遂形成“人和堂”“益元堂”两大支系。郭氏家族素以“大医精诚”自励，崇尚“医乃仁术”之宗旨，坚持德高济世、术优惠民为己任之价值取向和行为规范，弘扬“咬定青山不放松，立根原在破岩中。千磨万击还坚劲，任尔东西南北风”的创业精神，起废除伤、病愈膏肓、妙手回春等众多轶事传闻誉溢乡里域外，不绝于耳。“平乐正骨”植根民众，形成“南星”“北斗”之盛况经久不衰。中华人民共和国成立后的60多年来，在中国共产党的中医政策指引下，更是蓬勃发展。在第五代传人高云峰女士和第六代传人郭维淮教授的推进下日臻完善，先后建立了公立洛阳正骨医院、平乐正骨学院、河南省平乐正骨研究所。河南省洛阳正骨医院以三级甲等医院的规模和医疗品质，每年吸引省内外乃至海外数以百万计的骨伤患者，为提升医院综合服务能力，他们积极开展中西医结合诊疗建设，不断扩大中医骨伤治疗范围和疗效水平。平乐正骨学院及以后的培训班为国家培育了数千名优秀骨伤高级人才，时至今日，他们中的大多数已成为我国中医骨伤科事业的学科带头人、领军人才或著名学者。改革开放以来，在总结临床经验的同时，引入现代科技和研究方法，河南省洛阳正骨研究所获得多项省和国家重大项目资助，也获得多项省和国家科技奖项，在诸多方面为我国当代中医骨伤事业发展做出了重大贡献，河南省洛阳正骨医院也被国家列为部级重点专科和全国四大基地之一。“天行健，君子以自强不息”，郭氏门人始终在逆境中搏击，在成功中开拓。以“平乐正骨”为品牌的洛阳正骨医院，在高云峰等历届院长的带领下，成功地将“平乐正骨”由民间医术转向中医现代化的诊疗体系，由传统医技转向科技创新的高端平台，由单纯口授身传的师承育人模式转向现代学校教育制度的我国高等中医骨伤人才培养的摇篮，从而实现了难能可贵的历史跨越。中医药事业的发展应以“机构建设为基础，人才培养为关键，学术发展为根本，科学管理为保障”，这是20世纪80年代国家中医药管理局向全国提出的指导方针，河南省洛阳正骨医院的实践和成功无疑证实了其正确性，而且是一个先进的范例。

牡丹为我国特产名贵花卉，唐盛于长安，至宋已有“洛阳牡丹甲天下”之说，世颂为“花王”。刘禹锡《赏牡丹》诗曰：“庭前芍药妖无格，池上芙蕖净少情。唯有牡丹真国色，花开时节动京城。”“平乐正骨”正是我国中医药百花园中一株盛开不衰的灿烂花朵，谨借此诗为之欢呼！

继承创新是中医药事业振兴的永恒主题。在流派的整理与传承中，继承是前提、是基础。“平乐正骨”以光辉灿烂的传统文化为底蕴，有着丰富的学术内涵和独具特色的临证经验。其崇尚“平衡为纲，整体辨证，筋骨并重，内外兼治，动静互补”的学术思想，不仅是数代郭氏传人的经验总结，而且也充分反映了其哲学智慧，从整体上阐明了中医药特色优势在“平乐正骨”防治疾病中的运用。整体辨证是中医学的基本观点，强调人与自然的统一，人自身也是一个统一的整体。中医学理论体系的形成渊薮于中国古典哲学，现代意义上的“自然”来自拉丁语Nature（被生育、被创造者），最初含义是指独立存在，是一种本能地在事物中起作用的力量。中国文人的自然观远在春秋时期即已形成，闪烁着哲学睿智。《道德经》曰：“人法地，地法天，天法道，道法自然。”后人阮籍曰：“道即自然。”《老子》还强调“柔弱胜刚强”“天下莫柔弱于水，而攻坚强者莫之能胜，以其无以易之。弱之胜强，柔之胜刚，天下莫不知，莫能行”。相传出于孔子之手的《周易大传》提出刚柔的全面观点，认为“刚柔者，昼夜之象也”“君子知微知彰，知柔知刚，万夫之望”“刚柔相推而生变化”“一阴一阳之谓道”。《素问·阴阳应象大论》进一步明确提出：“阴阳者，天地之道也；万物之纲纪，变化之父母，生杀之本始，神明之府也。”天人相应的理念，加之四诊八纲观察分析疾病的中医学独有方法，不仅使整体辨证有可能实施，而且彰显了其优势。“平乐正骨”将这些深厚的哲理与骨伤临床结合，充分显示其文化底蕴和中医学的理论造诣。“骨为干，肉为墙”，无论从生理或病理角度，中医学总是将筋骨密切联系，宗筋束骨，在运动中筋骨是一个统一的整体，只有在动静力平衡的状态下才能达到最佳功能。“肝主筋”“肾主骨”“脾主肌肉”，“平乐正骨”提出的“筋骨并重，内外兼治”正是其学术思想的灵活应用。在我看来，“动静互补”比“动静结合”有着更显明的理论特征和实用价值。在骨伤疾病的防治中，动和静各有其正面和负面的作用，因而要发挥各自的正能量以避免消极影响，这样便需要以互补为目的形成两相结合的科学方法，如果违背了这一目的，动和静失去量的限制，结合仅是一种形式，甚至不利于损伤的修复。科学的思维，其延续往往不受光阴的限制，甚至有异曲同工之妙。现代研究证实，骨膜中的骨祖细胞对骨折愈合起着重要作用，肌肉是仅次于骨膜最接近骨表面的软组织，适当的肌肉收缩应力可以促进骨的发育和损伤愈合，肌肉中的丰富血管为骨提供了营养供应，肌肉的异常（包括功能异常）也会影响骨量和骨质。临床研究表明，即使不剥离骨膜，肌肉横断损伤也会延迟骨折愈合。因此，除骨膜和骨髓间充质的干细胞外，肌肉成为影响骨折愈合的又一重要组织，其中肌肉微环境的改变则是研究的重要方面。220多年前的“平乐正骨”已在实践中体现了这种思维，并探索其规律。

基于上述的理论和实践，“平乐正骨”形成了一整套独具特色的诊疗方法，包括手法、内外药物治疗、练功导引等，将骨伤疾病的防治、康复、养生一体化。早在20世纪50年代，高云峰、郭维淮等前辈已将众多家传秘方和技术公诸于世。“平乐正骨”手到病除的技艺来自于郭氏历代传人的精心研究和积累，也与其注重学术交流、博采众长密切相关。“平乐正骨”的发源地也是少林寺伤科的发祥地。相传北魏孝文帝（495）时，少林寺始建于河南登封市北少室山五乳峰下。印度佛教徒菩提达摩曾在该寺面壁9年，传有“达摩十八手”“心意拳”等。隋末少林寺僧助秦王李世民有功受封，寺院得到发展，逐渐形成与武术相结合的伤科技法，称为“少林寺武术伤科”，在唐代军营中推广应用，少林寺秘传内外损伤方亦得以流传。作为文化渊源，对“平乐正骨”不无影响。

洛阳之称首见于《战国策·苏秦以连横说秦》。早在距今六七千年前，该地区已发展到母系氏族繁荣阶段，著名的仰韶文化即发现于此。自周以来相继千年，成为中原地区历史上重要的政治、文化、经济、商贸、科技中心。在我国历史上有着重要地位的大批经典名著、科技发明多发迹于此。如《说文解字》《汉书》《白虎通义》《三国志》《博物志》《水经注》《新唐书》《资治通鉴》，以及“蔡侯纸”“龙门石窟”“唐三彩”等均为光灿千古之遗存。此外，如“建安七子”、三曹父子、“竹林七贤”、“金谷二十四友"、李白杜甫相会、程氏兄弟理学宣讲，以及白居易以香山居士自号，晚年居洛城18年等群贤毕至、人才荟萃。唐·卢照邻曾曰："洛阳富才雄。"北宋·司马光有诗曰："若问古今兴废事，请君只看洛阳城。"在如此人文资源丰富的地域诞生"德才兼高、方技超群"的"平乐正骨"应是历史的必然。以"平乐正骨"第七代传人杜天信教授、郭艳幸教授为首的团队肩负历史责任和时代使命，率领河南省洛阳正骨医院和河南省正骨研究院，在继承、创新、现代化、国际化的大道上快速发展，为我国中医骨伤学科建设和全面拓展提供了宝贵经验，做出了重大贡献，他们不负众望，成为"平乐正骨"的后继者、兴旺的新一代。汇积多年经验，经过认真谋划，杜天信教授、郭艳幸教授主编的《平乐正骨系列丛书》共18册即将出版，该套书图文并茂，洋洋大观，可敬可贺。当年西晋大文豪左思移居洛阳，筹构10年，遂著《三都赋》而轰动京城，转相录抄以致难觅一纸，遂有"洛阳纸贵"之典故脍炙人口，千年相传。本书问世，亦当赞誉有加，再现"洛阳纸贵"，为世人目睹"平乐正骨"百年光彩而呈献宝鉴。

不揣才疏，斯为序。

施杞

中医药高校教学名师

上海中医药大学脊柱病研究所名誉所长、终身教授

中华中医药学会骨伤分会名誉主任委员

乙未夏月

总前言

发源于河洛大地的平乐郭氏正骨医术是中医药学伟大宝库中的一颗明珠，起源于1796年，经过220余年的发展，平乐正骨以其特色鲜明、内涵丰富、理论系统、疗效独特、技术领先的优势及其所秉承的“医者父母心”的医德、医风，受到海内外学术界的广泛关注，并成为国内业界所公认的骨伤科重要学术流派。2008年6月，平乐郭氏正骨法被载入国务院公布的第二批国家级非物质文化遗产名录和第一批国家级非物质文化遗产扩展项目名录。平乐正骨理论体系完整，并随着时代进步和科学发展而不断丰富，其整体性体现在理、法、方、药各具特色，诊、疗、养、护自成体系等方面。但从时代发展和科学进步的角度看，平乐正骨理论一方面需要系统总结与提炼，进一步规范化、系统化，删繁就简；另一方面需要创新与发展，突出其实用性及科学性。在国家大力倡导发展中医药事业的背景下，总结和全面展示平乐正骨这一宝贵的非物质文化遗产，使其造福更多患者，《平乐正骨系列丛书》应运而生。

发掘与继承、发展与创新是平乐正骨理论的显著特征。平乐正骨在中医及中西医结合治疗骨伤科疑难疾患方面，形成了自己的学术特色。其学术特征主要表现为“平衡为纲、整体辨证、筋骨并重、内外兼治、动静互补、防治结合、医患合作”七原则和“诊断方法、治伤手法、固定方法、药物疗法、功能疗法、养骨方法”六方法及“破瘀、活血、补气”等用药原则。这些原则和方法是平乐正骨的“法”和“纲”，指导着平乐正骨的临床研究与实践，为众多患者解除了痛苦。在不断传承发展过程中，平乐正骨理论体系更加系统、完善。

在新的医学模式背景下，平乐正骨的传承者重视生物、心理、社会因素对人体健康和疾病的综合作用和影响，从生物学和社会学多方面来理解人的生命，认识人的健康和疾病，探寻健康与疾病及其相互转化的机制，以及预防、诊断、治疗、康复的方法。作者结合中医养生理论及祖国传统文化，审视现代人生活、疾病变化特点，根据人类生、长、壮、老、已的规律，探索人类健康与疾病的本质，不断提高平乐正骨对筋骨系统的健康与疾病及其预防和治疗的理性认识水平，提出了平乐正骨的平衡思想，并将平乐正骨原“三原则”“四方法”承扬和发展为“七原则”“六方法”，形成了平乐正骨理论体系的基本构架。

作为平乐正骨医术的传承主体，河南省洛阳正骨医院（河南省骨科医院）及平乐正骨的传承者在挖掘、继承、创新平乐郭氏正骨医术的基础上，采取临床研究与基础研究相结合的方法，通过挖掘、创新平乐正骨医术及理论，并对现有临床实践及科学技术进行提炼总结、研究汇总，整理成《平乐正骨系列丛书》，包含 18 个分册，全面介绍国家级非物质文化遗产——平乐郭氏正骨法的内容，全方位展现平乐正骨的学术思想、学术特色，集中体现平乐正骨的学术价值及其研究进展，集 220 余年尤其是近 70 年的理论与实践研究之精粹，以期更好地造福众患，提携后学，为骨伤学科的发展及现代化尽绵薄之力。

最后，感谢为平乐正骨医术做出巨大贡献的老一辈平乐正骨专家！感谢为平乐正骨医术的创新和发展努力工作的传承者！感谢一直以来关注和支持平乐正骨事业发展的各级领导和学术界朋友！感谢丛书撰稿者多年来的辛勤耕耘！同时也恳请各界同仁对本丛书中的不足给予批评指正。再次感谢！

《平乐正骨系列丛书》编委会

2017 年 12 月 18 日

主编简介

郭维淮 男，1929年8月生，河南省洛阳正骨医院名誉院长，主任医师，平乐郭氏正骨第六代传人，国家级非物质文化遗产中医正骨疗法项目代表性传承人，"白求恩奖章"获得者，首批享受国务院特殊津贴专家，第一、二批全国老中医药专家学术经验继承工作指导老师，中华中医药学会终身理事，《中医正骨》杂志主编。1991年被国务院授予"国家有突出贡献的专家"，1993年被河南省委、省政府命名为"省管优秀专家"，2006年被中华中医药学会授予"国医楷模"称号及首届"中医药传承特别贡献奖"，2008年被河南省中医管理局授予"河南中医事业终身贡献奖"，2014年11月获得中华中医药学会终身成就奖。曾任中华中医药学会骨伤科专业委员会第一届委员会副主任委员，中华中医药学会骨伤科分会第二、三届理事会首席顾问及第四届顾问委员会主任委员，河南中医学会副会长，河南省医学会骨伤专业委员会主任委员，全国高等中医药院校骨伤研究会副会长，世界中医药学会联合会骨伤科专业委员会顾问。河南省洛阳正骨医院、河南省正骨研究院和全国第一所中医骨伤高等院校"河南省平乐正骨学院"创建人之一。第五届、第六届全国人大代表和第七届河南省人大代表，全国先进工作者和全国劳模。先后编写出版了《正骨学讲义》《简明正骨》《中医骨伤科学》《平乐正骨》《平乐正骨郭维淮》等多部著作。自1978年起倡导并实施中医骨伤学的细化分科，充实和发展了中医骨伤学科的内涵和外延，促进了中医骨伤专科和中医骨伤学术的传承和发展。依托洛阳正骨医院建立全国骨伤科医师培训基地，培养了大批骨伤科人才，为我国中医骨伤事业的发展做出了积极贡献。

郭艳幸 女，平乐正骨第七代传人，国家二级主任医师，教授，硕士、博士生导师，博士后指导老师，享受国务院政府特殊津贴专家，河南省名中医，河南省骨关节病防治创新型科技团队首席专家与负责人。国家名老中医郭维淮学术经验继承人，国家非物质文化遗产中医正骨法（平乐郭氏正骨法）代表性传承人，平乐郭氏正骨流派学术带头人，国家"十二五"临床重点专科学术带头人，河南省中医临床学科领军人才培育对象、洛阳市科技创新领军人才、洛阳市特级名医。现任河南省洛阳正骨医院河南省骨科医院业务副院长，兼任中华中医药学会理事会理事，中华中医药学会骨伤专业委员会副主任委员，中华中医药学会治未病专业委员会副主任委员，中国中西医结合学会骨伤科专业委员会常务委员，世界中医药联合会骨伤专业委员会副会长，世界手法医学联合会常务副主席，国际数字医学会中医药分会常务委员，河南省中西医结合学会理事会常务理事，河南省中西医结合循证医学专业委员会常务委员等，《中医正骨》与《中国中医骨伤科杂志》副主编。从事骨伤临床、科研、教学工作 40 年，发表学术论文 140 余篇，出版专著 9 部。现主持承担地厅级以上科研项目 6 项，获得省部级科技成果 5 项，地厅级科技成果 23 项，国家发明专利 6 项，实用新型专利 10 项。

平乐正骨
杏林奇葩

《平乐正骨》出版纪念

張文康

一九九五年六月

爲平樂正骨一書出版題

发揚中医正骨

特長培养高级

專科人才

崔月犁

一九九五年五月

继承优良传统医药，不断推陈出新。

陈敏章

九五年五月

祖传平乐正骨
造福广大人民

董建华
一九九五年五月

编写说明

平乐郭氏正骨起始于清朝嘉庆年间，从洛阳市平乐村郭氏家族十七世郭祥泰发端，至今有220余年的历史。她中经八代相传，不断深邃恢宏；她兼收并蓄，折衷诸先哲奥秘，自成体系，独树一帜，创立了独具特色的正骨医术，是骨伤科领域中的一颗璀璨明珠，是中国医药学重要的组成部分；她根植于中华大地，闻名遐迩，患者如云。2008年“平乐郭氏正骨法”被文化部审定为国家级非物质文化遗产，2012年被国家中医药管理局评定为第一批中医学术流派。

尤其是中华人民共和国成立后，在各级政府的支持关怀下，在平乐正骨第五代传人高云峰的带领下，相继在洛阳市白马寺镇建立了河南省洛阳专科正骨医院、平乐正骨学院、平乐正骨研究所。平乐正骨有了长足的发展，弟子遍及海内外，成绩斐然。60多年来平乐正骨秉承传承创新、服务人民的宗旨，不断创新与发展，硕果累累。1990年国家中医药管理局批准了对“平乐正骨经验总结”的立题研究，由全国著名骨伤科专家、平乐正骨第六代传人郭维淮主任医师亲自主持编写并于1995年出版了《平乐正骨》。全书130余万字，插图1400余幅，图文并茂，内容较为系统全面，而且对每个骨伤疾病的治疗体现平乐正骨的整体辨证、筋骨并重、内外兼治三个原则和手法治疗、器具固定、药物疗法、功能疗法的系列治疗方法。《平乐正骨》一书的出版发行对我国骨伤科学术的发展和提高起到了积极的促进作用。2008年在《平乐正骨》的基础上，融入了10余年的发展成果，再版出版了《洛阳平乐正骨》。

近年来，随着西医学模式和疾病谱的变化，平乐正骨人借助现代科技手段，在传承的基础上不断创新，在理论、学术思想、临床诊治方法等方面均有大幅度的提升与发展，如：学术思想由原先的“三原则”提升为“七原则”——平衡为纲、整体辨证、筋骨并重、内外兼治、动静互补、防治结合、医患合作；诊疗方法由原先的“四方法”提升为“六方法”——诊断方法、正骨手法、固定方法、药物疗法、功能疗法、养骨方法等。为此，平乐正骨第七代传人郭艳幸教授和河南省洛阳正骨医院杜天信院长领衔，在平乐正骨流派 286 位专家的通力协作下，以《平乐正骨》《洛阳平乐正骨》为基础，集近年平乐正骨学术之发展成果，编纂了《平乐正骨系列丛书》，全丛书共 18 分册，如实反映了平乐正骨的学术思想和现实水平。《平乐正骨骨伤学》便是其中的重要分册之一。

《平乐正骨骨伤学》集 220 余年平乐正骨骨伤临床实践与发展成果，由 50 余位知名专家编著而成。共 3 篇 15 章，内容包括总论、骨折、关节脱位与错缝及附方等，重点对骨伤诊疗进行详细的说明。第一篇为总论，共 8 章，重点阐述平乐正骨发展概况、基础理论、诊疗方法与特色及骨伤并发症与创伤急救等内容。第二篇为骨折篇，共 4 章，重点介绍了骨折的病因与分类、诊断与治疗、愈合过程与机理以及骨折常见并发症与处理等，并对各部位骨折的诊断、治疗及注意事项等进行了详尽的介绍。第三篇为关节脱位与错缝篇，分 3 章，对常见关节脱位、筋骨错缝的诊治进行了详细阐述。全书图文并茂，深入浅出，重点突出，有利于广大临床医生掌握与运用。

由于水平有限，加之时间仓促，书中错误和不当之处在所难免，望广大骨伤科同道及平乐正骨学派有关同志多加指正，特表谢意！并对此书编写过程中给予大力支持的各位同人和各界人士，表示衷心的感谢！

《平乐正骨骨伤学》编委会

2018 年 2 月 20 日

目录

第一篇　总论

第二篇　骨折篇

第三篇　关节脱位与错缝

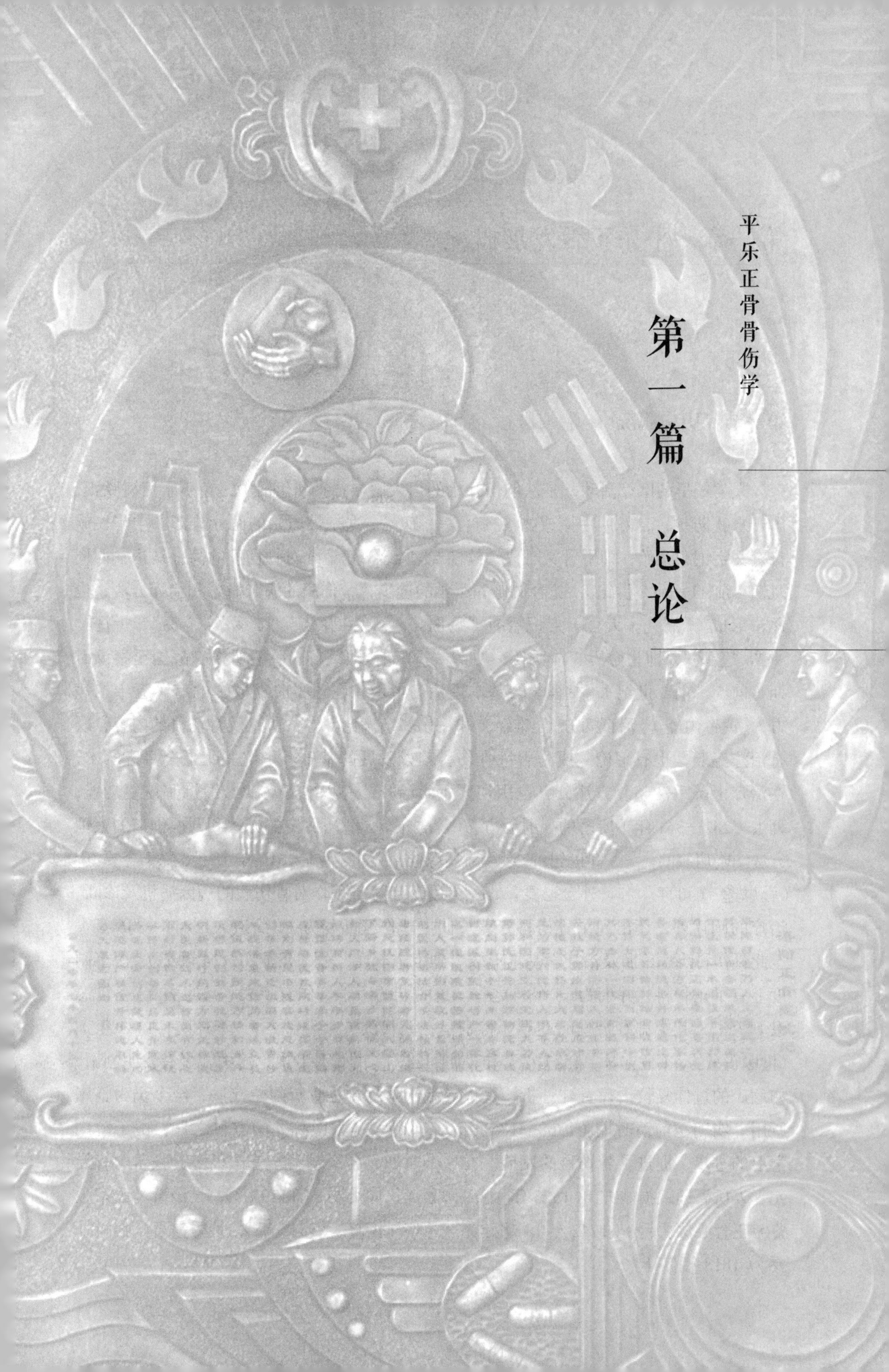

第一篇　总论

第一章　平乐正骨发展概况

第一节　历史概况

人类最早的医疗活动，是从创伤开始的，人们在狩猎和生活中，免不了撞碰跌损，出于自我防护，自然用手掩或物（树叶等）遮盖，这是最原始的医疗雏形。中华民族自有文字记载开始，即甲骨文时代（约前21世纪）就记载对骨伤病的简朴认识；西周时期（前11—前8世纪），随着文化和医学的进步，骨伤病的病名概念和治疗方法，也逐步形成。《周礼·天官》上记载有“疡医”，专治“肿疡”“溃疡”“金疡”“折疡”。所谓“金疡”，即为金刃、箭所伤；所谓“折疡”，即跌打、坠堕所伤。战国至秦汉时期（前5～前3世纪），中医学的基本理论已形成，在这个时期成书的有《五十二病方》《黄帝内经》《治百病方》《难经》和《伤寒杂病论》等，所论及骨伤科的内容，既有治疗经验，也有理论，成为后世骨伤科赖以发展的基础。华佗发明了全身麻醉术，在治疗上除手法整复方法外，也用切开手术治疗，并以“五禽戏”锻炼和恢复功能；葛洪（281—341年）所著的《肘后方》，首次介绍了骨折固定的方法和开放创口的处理方法。隋唐年间（6—10世纪），除《诸病源候论》（巢元方，610年）、《备急千金要方》（孙思邈，640年）和《外台秘要》（王焘，752年）等著作对骨伤病的病因病机及诊断、治疗的阐述外，还出现了骨伤科专著《仙授理伤续断秘方》（蔺道人，841—846年），至此骨伤科疾病诊断及治疗学基本形成。到了宋、辽、金、元（10—14世纪），医事制度上有了正骨科，并列为13个科之一。这时期的医学著作有《太平圣惠方》《圣济总录》等书，其中都有折伤的专卷。特别是在元代的《永类钤方》（李仲南，1331年）、《世医得效方》（危亦林，1337年）和《回回药方》的骨科专篇论述中，多有发明创新，如危氏的过伸复位治疗脊柱骨折，是世界上最早的脊柱骨折复位疗法，至今仍为临床所用。明朝至前清时期（1368—1851年），正骨科是太医院九门方科之一，由于解剖学上的进步，促进了骨伤科的发展。在这个时期，名医辈出，著作很多，著名的有异元真人所著《跌损妙方》（1523年），薛己著《正体类要》（1529年），吴谦著《医宗金鉴·正骨心法要旨》（1742年），胡廷光著《伤科汇纂》（1815年），钱秀昌著《伤科补要》（1818年）等。

明代，骨伤科逐步发展并形成以薛己为代表的主张八纲辨证论治的药物派和以异远真人为代表的主张经络穴位辨证施治的少林派。两大学派的发展，奠定了后世骨伤科的整体观、筋骨并重观，提出了内外兼治、手法药物同用等治疗原则。

从1840年鸦片战争至中华人民共和国成立前，由于反动政府统治和帝国主义的文化侵略，中医学受到严重摧残，骨伤科也处于停滞不前的状态。中华人民共和国成立后，中国共产党和人民政府采取了一系列继承和发展中医学的方针政策，相继建立了中医院、中医学院、中医研究机构，对中医骨伤科学进行了整理、总结，不断培养后继人才，促使了学术的发展。中国骨伤科的发展已引起了世界范围内的重视。

正骨是一门专科技术，它是适应客观需要而产生的。平乐郭氏正骨就是人们在生产、生活过程中，在同自然斗争的历史长河中逐渐发展起来的。平乐村是九朝古都洛阳东郊的一个镇，郭氏世居此地，祖传正骨至今。其渊源有文字记载者，可追溯到清嘉庆年间。根据洛阳县志、墓道碑等文字记载，洛阳县平乐村郭祥泰受异术而成平乐正骨，后祥泰将其术传与后人，日渐恢宏。及至平乐正骨五世传人郭灿若和夫人高云峰时，更是门庭若市，术精德高，被群众誉为平乐正骨的正宗，在国内享有较高的声誉。1956年，毛主席、周总理接见了高云峰女士，鼓励她“多带徒弟，为人民健康服务”。在政府的大力支持下，高云峰带领众徒弟在洛阳市郊白马寺成立了洛阳专区正骨医院（1958年更名为河南省平乐正骨学院附属医院，1959年加挂河南省平乐正骨研究所附属医院，“文革”期间更名为洛阳地区正骨医院，1978年更名为河南省洛阳正骨医院，2013年加挂河南省骨科医院，2015年增挂河南省康复医院）。1958年，国内第一所骨伤科本科院校——河南省平乐正骨学院，正式成立。1959年，河南省平乐正骨研究所（“文革”期间更名为河南省洛阳正骨研究所，2006年更名为河南省正骨研究院）成立，该研究所配备了各种较先进的现代化设备，共有8个基础研究室，以传统方法和现代方法继承发扬平乐正骨。平乐正骨学院面向全国招生，被誉为“中医骨伤的黄埔军校”，毕业生分配到全国各地，大多成为各省的骨伤科学术带头人及学院骨伤系的创始人，为平乐正骨的传播和发展及当地骨伤科事业的发展做出了重大贡献。

国家实行改革开放以后，在平乐正骨第六代传人郭维淮先生的带领下，在全体平乐正骨人的共同努力下，平乐正骨大放光彩，科研成果层出不穷，步入国家首批三级甲等医院行列，并成为真正意义上的医、教、研、产一体化的省级大型骨专科医院，率先实行二级分科，制定各种标准与规范，以创新引领学科发展，在业内影响巨大，蜚名国内外，实现了平乐正骨的第二次腾飞。

作为平乐正骨传承的大本营——河南省洛阳正骨医院建院60多年来，以服务社会、造福人民、保护和发展社会生产力为己任，充分发挥平乐正骨学术优势，运用现代科学技术，勇于创新，形成学术特色和优势。如运用手法复位、夹板和外固定器治疗难度大的踝关节、膝关节、股骨颈、跟骨、跖跗关节骨折，方法简便，患者痛苦小，功能恢复快。在颈椎病、椎间盘突出症、骨性关节炎等方面形成了有独特疗效的治疗方法。现医院已发展成为洛阳郑州“两地”，建立洛阳东花坛总部、白马寺院区、康复院区、医药产业园区和郑州院区“五址”，开放病床3100余张，设有小儿正骨科、骨坏死骨不连科、手外显微外科、上肢损伤科、膝部损伤科、髋部损伤科、足踝损伤科、脊柱外科、颈肩腰腿痛科、骨关节病科、骨髓炎科、骨肿瘤科、矫形外科等104个临床科室，年诊治骨伤科患者50余万人次的大型骨专科医院。医院现有2个国家临床重点学科，4个国家临床重点专科，6个国家中医重点专科，是国家中医药传承创新工程重点中医医院项目建设单位、国家中医骨伤诊疗中心、国家中医重点专科骨伤协作组组长单位、国家药品临床试验机构、国家博士后科研工作站、国家工伤康复试点机构、河南省骨伤临床医学研究中心、河南省中医骨伤工程技术研究中心依托单位等。医院还为国家培养了大批本专科、硕士、博士及博士后毕业学生，同时为全国其他医疗单位培养了骨伤科人才万余人。2008年，“平乐郭氏正骨法”入选第一批国家级非物质文化遗产扩展项目名录；2010年，被商务部确定为第二批中华老字号。2012年，平乐郭氏正骨流派被国家确定为第一批国家级中医学术流派，传承工作室设在河南省洛阳正骨医院，在河南、广西、广东、甘肃、浙江、新疆、重庆、宁夏等地设有13个二级工作站，据不完全统计，拥有3700余张骨科病床。另外，平乐正骨人所开办和领衔的医院、专科与诊所遍及海内外，其中有许多颇具影响力。平乐正骨医术受众者多，覆盖面广，影响深远。

除上述发展之外，平乐正骨继承人郭耀堂于1958年到洛阳市第二人民医院正骨科工作，并在那里也举办了数期平乐正骨学习班，带出了一批徒弟。郭义范在开封市开业多年，于1958年到开封市职工医院正骨科工作，带有数名徒弟。郭春园于抗日战争胜利后，定居郑州，于1956年参与联合医院建设，建立正骨科；1958年参加“战截瘫”活动，发展了平乐正骨；1974年参与成立了郑州市骨科医院，在那里举办了平乐正骨学习班和进修班；1988年到深圳开办了平乐骨伤科医院，开通了为港、澳骨伤科患者服务的大门。郭均甫于抗日战争胜利后，定居兰州市，将平乐正骨带到祖国的大西北，为甘肃省中医院骨伤科创始人，其子郭宪章1985年组建了兰州市骨科医院。郭汉章于中华人民共和国成立后定居西安，1958年到大同医院工作，成立正骨科；1974年进入红十字会医院，出任骨伤科主任，带徒弟并举办临床进修班，研究并发展了平乐正骨。郭焕章在青海省中医院骨伤科任主任，是西北高原上第一个平乐正骨的传播者。

目前，平乐正骨人已由坐堂郎中发展到国家多所大型三级医疗卫生机构和众多诊所医院的专家；平乐医术由祖传口授，发展到成立高等学府、科研机构，全方位培养专科、本科、硕士、博士、博士后人才，专业涵盖骨伤、康复、护理、药学、信息、管理等多学科。在学术上突出了中医特色，丰富发展了理论，拓宽了技术范围，达到国内领先水平，饮誉海内外。河南洛阳被大家誉为正骨之乡，根植于此并由此传承、发扬、传播至海内外的平乐正骨已成为全国最大的、最有影响的骨伤科学术流派。随着国家“一带一路”倡议的实施，作为祖国优秀的文化遗产——平乐正骨一定会为这一倡议的实施做出应有的贡献。

第二节 学术思想与诊疗法则

原始社会中，人类为了生存，在与创伤疾病做斗争的过程中，获得了初步的医学知识。此后，在长期的实践中，人们逐渐掌握了运用自然界中某些动、植物治病的知识。战国、秦汉时期，骨伤科疾病的治疗偏重于药物；隋唐时期，骨伤科学术已初步形成。第一部专著《仙授理伤续断秘方》问世，总结了手法整复、外固定、功能活动三大原则，强调内、外并治。宋、元时期，骨伤科学术不断发展，明、清以后逐步形成以经络穴位辨证施治，手法外治的少林派和以薛己为首的主张八纲辨证，药物内服为主的另一派。平乐正骨正是继承了两大学派的学术观点，并随着社会发展、疾病谱变换及医学模式的发展变化，在临床实践中不断探索、创新，总结形成了独特的学术思想及诊疗法则。

一、学术思想

（一）平衡为纲

平衡是宇宙万物生存的永恒法则，是平乐正骨理论体系的基础。平乐正骨认为，人体是一个内外平衡的有机体。机体内在的阴阳、脏腑、气血及气机升降出入等的协调平衡构成了人体的内平衡；人与自然、社会关系的相互依赖、和谐统一构成人体的外平衡。平衡是人体生命健康的标志，衡则泰，失衡则疾，恢复平衡是伤科治疗的目标。在病理转归上衡则康，失衡则痼。在临床治疗及养骨实践过程中，平乐正骨以平衡思想为指导，以“守平衡、促平衡”为目的，理、法、方、药处处体现平衡思想。如骨折的发生是暴力造成筋骨失衡所致，骨折的治疗过程即用手法、固定、药物调理等方法恢复筋骨平衡的过程。尤其是用手法复位时，一定要理清骨折的移位方向、移位机理、骨折后周围肌力失衡状态（哪些是可借肌力？哪些是阻抗肌力？），在复位过程中要巧借可借肌力，克服阻抗肌力，方能顺势顺利复位，达到良好的复位效果，同时避免医源性损伤。

（二）整体辨证

其一，平乐正骨理论认为，宇宙万物是一个整体，人生活在天地之间，是整个物质世界的一部分，人与自然也是一个有机的整体，自然界的四时四气等变化，无不与人体息息相关，直接影响着人的生产生活、生理病理及疾病的治疗与康复。

其二，平乐正骨强调人身是一个有机的整体，组成人体的皮肉、筋骨、脏腑、经络气血等组织器官，在结构上互为一体不可分割，在功能上相互依存、相互协调、相互为用、相互制约，维持着机体的正常生存状态。

其三，人体为一个小天地，牵一发而动全身。外伤侵及人体局部，往往兼有脏腑、气血、经络等损伤，造成气机紊乱，脏腑功能失调等，不可只看表面现象，忽略、遗漏内伤；不可只看局部表现，忽略全身症状，而造成不可挽回的损失。

临床上，医者应全面检查全身情况，整体辨证，分清轻重缓急，辨证施治，急则治其标，缓则治其本，或标本兼治，并根据四时四气变化辨证施治，调理气机、经络、全身脏腑功能，使营卫充盈以收良效。

（三）筋骨并重

生理上：筋与骨在生理上互相依存，相互为用，“骨张筋，筋束骨养骨”。《灵枢经》记有：“骨为干，脉为营，筋为刚，肉为墙。”骨骼是人体的支架，为筋提供了附着点和支撑构架，筋有了骨的支撑才能收缩，才能产生力与运动。筋则为骨提供了连接、动力与滋养，骨骼正是有了筋的附着和收缩，才能显示其骨架作用，否则只是几根散乱无有功能的骨骼。

病理上：筋与骨在病理上是相互影响的，骨病必及筋，筋损则束骨无力，亦影响骨之功能。人体骨居其里，筋附其外，外力侵及人体，轻则伤筋，亦名软伤，重则过筋中骨，又名硬伤。不论其单一受伤，或者两者皆伤，都会出现两者的功能协同障碍。筋与骨的动态平衡关系犹如桅杆和缆绳之间的关系，其中任何一方遭到破坏，均可引起筋骨平衡紊乱，从而导致伤科疾病的发生 。

治疗上：平乐正骨强调“筋健则骨强，骨健则筋坚”。强调即使是单纯的筋伤，从治疗开始，即应注意不断维持、发挥骨的支撑作用和筋的约束与运动功能，筋骨并重，恢复筋与骨的平衡，才能促使疾病痊愈，收到事半功倍之效。

（四）内外兼治

平乐正骨的内外兼治思想包括两种含义。

其一，指外伤与内损兼治。筋骨损伤，势必连及脏腑气血。轻则局部肿痛，重则筋断骨折，甚则波及内脏，或致脏腑失调，或致阴阳离绝而丧失生命。医者必须全面观察和掌握病情，内外兼顾，辨证施治，既治外形之伤，又治内伤之损。

其二，指治法，即内治和外治并重。①内服药物与外敷药物同用，以内服药物调理气血，外敷药物消肿止痛。②既重视药物辨证施治，又重视以手法接骨续筋、推拿理筋。平乐正骨十分强调骨折、脱位手法复位与推拿按摩、理筋治伤。

（五）动静互补

《吕氏春秋・尽数》说：“流水不腐，户枢不蠹，动也；形气亦然，形不动则精不流，精不流则气郁……”此种用进废退现象，是生物的一般特性。平乐正骨认为“静”

则修损、接骨、止疼；“动”则通经络，调畅气血，消肿，利关节而促康复。

所以，在临床治疗中，一定要尽可能地进行和坚持有利于气血调畅的各种活动；把必要的暂时制动，限制在最小范围和最短时间内，把适当的活动贯穿于整个疾病治疗的过程中。根据不同时期的病情，采取不同的活动和制动。例如：骨折后患肢失去支撑作用，功能受到影响，在骨折未愈合之前，需要一个安静的环境，以防止骨折再错位；而骨折断端之间，却需要生理性嵌插刺激活动，以缩小两断端之间距，加速骨折愈合，但要防止影响骨折愈合的剪力活动和旋转力活动。总之，根据病情，以固定制动，限制和防止不利的活动，反过来亦可鼓励适当的、适时的、有利的活动，以促进气血循环，做到形动精流，以加速骨折愈合和伤病的恢复。

（六）防治结合

平乐正骨认为，要做到防治结合，首要的是系统掌握、认真执行“整体辨证”“筋骨并重”“内外兼治”的原则，做到根据疾病的不同阶段，有重点地贯彻实施，防患于未然，止之于始萌。绝大多数骨折治疗中的并发症是可以通过适当有效的措施加以避免的，至少可以降低其发病率或程度。平乐郭氏正骨特别重视预防的重要性，认为预防是防治结合的核心，主张：①未病先防，养筋骨，养气血，守平衡，促康健。②既病防变，在治伤过程中整筋骨，调气血，旨在恢复人体阴阳、脏腑、气血、经络的平衡，预防并发症及后遗症。

（七）医患合作

平乐正骨的医患合作思想包括四个方面内容：首先，患者要客观全面汇报疾病发生、发展经过，搬运、处置、诊疗历史及其效果，个人既往身体状况及家族成员既往健康状况等信息，以便医生对疾病做出客观准确的诊断，从而制定出恰当的治疗方案，有利于疾病的治疗和康复。其二，医生要给患者讲清楚诊疗期间的注意事项，取得患者的理解和有效配合，提高其对医疗行为的依从性，严格按照医嘱行事，有利于疾病的治疗和康复。其三，医生和患者的有效沟通可以解除患者的思想负担，达到情志条畅，饮食、起居调和，有利于疾病的康复。其四，医生和患者的有效沟通，医患关系协调，有利于避免纠纷。

二、诊疗法则

平乐正骨的学术思想，不但继承了祖国医学的传统理论，而且有所发展，形成了一整套比较系统的诊疗法则，包括诊断法、手法、固定法、药物疗法、功能疗法、养骨法等。

（一）诊断法

平乐正骨诊断方法包括望、闻、问、切、检、动、量“七诊”，强调七诊合参，全面诊察，整体辨证，缺一不可。

手法检查是平乐正骨诊断法的核心、根本和基础，是任何先进设备无法取代的。平乐正骨“检查十一法”，即触摸法、按压法、对挤法、推顶法、叩击法、扭旋法、伸屈法、二辅法、对比法、弹拨法、器具辅助法。“手摸心会”“知常达变”是平乐正骨手法检查的技术核心。检查时，要遵循由轻到重，由浅入深，由远及近，由正常处到病变处的顺序原则。轻柔缓和，健患对比。

平乐正骨注重合理利用现代化科学仪器，如：影像学检查及实验室检查等，中西并用，互为补充，提高临床检查水平，更精确地做出诊断。

（二）手法

平乐正骨手法分五部分。

1. 诊断手法

要想治好病，首先要认清病症，借用医者的手，通过触、摸、揣、探，对病情了如指掌，做出正确诊断。平乐正骨十分强调医者要多思考，从成功和失败中积累经验。平素先弄清正常的骨骼、经筋的生理特点，结合临床检查，知常达变。其手法由浅及深，由正常处到病变处。若为骨伤，分清骨折部位和骨折类型，以及错位情况；若为筋伤，是扭伤、挫伤，还是筋裂筋断，以及筋长筋短，是否有筋出槽等情况，均须一一弄清。必要时，结合利用现代科学仪器，补充临床手法的检查之不足，更精确地做出诊断。值得注意的是：现虽有很多科学仪器能对人体进行直接检查，但也有其局限性，还不能代替医者的手法检查诊断。换句话说，手法检查仍是不可替代的临床检查基本方法。平乐正骨常用检查手法共有十一法。

2. 复位手法

骨折、脱位一般均有移位，这些移位若不恢复正常，则功能必然或多或少受到影响。因此，在治疗上要求尽可能达到解剖复位和功能复位。另外，也应认识到，再熟练、巧妙的复位手法，都可能造成新的损伤。毫无疑问，不熟练和粗暴的手法，将会造成重大损伤，不但延误疗程，还可影响其功能的恢复。为此，平乐正骨十分强调，医者要掌握熟练的复位手法，综合分析病情，以恢复其正常形态为目标、恢复正常功能为目的，在平衡辨证的基础上进行手法复位。解剖复位的目的是为了更好、更完全地恢复其功能，但切忌不顾一切地盲目追求解剖复位而反复多次的施以手法，以免造成筋肉、气血的过多耗损而影响其功能恢复。应当记住，人是血肉之体，有其自身的协调修复和代偿能力，不可以牺牲脏腑气血甚至生命为代价而强求解剖复位。平乐正骨常用复位手法包括骨折复位十一法和关节复位九法。

3. 治筋手法

筋伤往往伴随气血损伤。《素问·阴阳应象大论》说：“气伤痛，形伤肿，故先痛而后肿者，气伤形也；先肿而后痛者，形伤气也。”急性筋伤肿痛者，当分清经筋所属，给以循经向远端疏导的手法，配合穴位点按，通经止痛，可收立竿见影之效。慢性筋损伤者，主要表现为疼痛、麻木或酸困，当分清病因病机，在治疗上以就近取穴为主，给以按摩通经活络，配合肢体功能活动。其方法是在生理活动范围内，活动患者所病关节，先轻后重，再轻收功。应注意根据情况辨证施法，或欲左先右、欲前先后，或正向渐进，越是有障碍的活动方向就越要活动，并要求有所进展，直至达到正常活动范围。一张一弛为之道，一定要循序渐进，持之以恒，不能求之过急。平乐正骨常用治筋手法包括五大法二十则。

4. 康复手法

平乐正骨认为康复贯穿于疾病治疗的全过程，是临床治疗的补充和延续，越来越被广大患者和医者关注。平乐正骨康复手法包括关节调整手法、关节松动手法、推拿手法（经筋推拿、脏腑推拿、经穴推拿）、揉药手法、点穴手法、电疗手法与肌筋松解手法等。施法原则：渐，即循序渐进，施法有度，根据病情变化逐渐加量加力，忌粗暴蛮力；恒，即贵在坚持、持之以恒；稳，即沉稳有度，忌浮越不定；透，即通透、透达，使法到收效，效果持久、稳定。平乐正骨常用康复手法包括七大法二十则。

5. 养骨手法

养骨手法包括点穴、按摩和导引等，可以通行气血、疏泄积郁，普遍用于治病和养骨。平乐正骨认为，手法可以调理气血、疏通经络、调整筋骨，通过手法达到舒筋通络，气血充沛，肌肉强健条达，筋柔骨强，关节滑利自如的目的。平乐正骨注重辨证施法，即根据不同的情况施以针对手法，无病养骨，有病促进康复。施法原则：柔，即轻柔缓和，忌粗暴蛮力；稳，即沉稳有度，忌浮越不定；透，即通透、透达，法到体舒，法到病除。平乐正骨常用养骨手法包括九大法三十六则。

（三）固定法

平乐正骨固定法以塑形小夹板固定和经皮系列外固定为特色。外伤侵及人体，伤其筋骨气血，造成肿胀疼痛、功能障碍时，机体本能地处于保护状态和修复状态。医者的责任，就是造就有利于骨折修复的环境，其总的要求为："发挥有利的各种活动，以保持气血旺盛，增强机能；对不利的活动，给予必要的限制，故需要制动。"两者相辅相成，否则必然影响创伤的修复。上述医疗上必要的制动，是通过体外物品对患肢的固定而实现的。平乐正骨十分强调外固定的有效性，"有效"即能够限制各种不利于创伤修复的活动，保留、保护各种有利于创伤修复的活动。其次强调固定物要"轻便"，因为任何固定物都是躯体以外的添加物，必然给机体带来一定的负担。为此，固定物在保证固定有效的前提下，物品应尽可能轻巧，固定方法尽可能简便，尽可能便于术后观察与检查。最后强调的是"短"，一是指在保证固定的有效性基础上固定物尽可能短，尽可能不影响关节活动与功能；二是指在不影响骨折愈合的情况下固定时间要尽可能短，因为再轻便的固定，都会限制机体一部分的活动，可造成气血停滞，使机体某些机能废用。简而言之，平乐正骨的外固定原则是："效、便、短"。

（四）药物疗法

外力侵及人体，伤及皮肉、筋骨者为外损，伤及气血、脏腑者为内伤。无论外损或内伤，其病机均以气血紊乱为本，表现为“形伤肿，气伤痛”。在治疗上除手法复位和以外固定保护机体，自我修复外，以药物活通气血，调理脏腑是不可缺少的一个重要方面。平乐正骨十分强调药物的辨证施治：以气血辨证为纲施治，强调整体与局部并重，内治和外治并举，治本与治标兼顾。

1. 内服药

内服药为三期分治。早期主证多数为瘀滞，治以活血逐瘀；中期主证多为经络不通，气血不和，治以通经活络；后期主证多为气血、肝肾亏损，治以益气血，补肝肾。

2. 外用药

外用药亦为三期分治。早期多为局部瘀肿、疼痛，治以消肿散瘀止痛；中期多为瘀血阻滞，治以活血散结；后期多为筋肉消瘦，关节不利，治以温通利节。

3. 接骨药物

接骨药物亦为三期分治。早期应祛瘀接骨；中期活血接骨；后期补气血，益肝肾接骨。

（五）功能疗法

功能锻炼是指在医者的指导下，患者进行的自主活动锻炼。这是缓解伤痛和促进骨折愈合、恢复患肢原有生理功能的重要手段，既可用于骨伤科疾病的早期，起活血消肿、通经活络、止痛的作用，亦可用于骨伤科疾病的后期，起疏通气血、舒筋利节的作用；又可根据病情需要，贯穿于骨伤科疾病的整个过程。平乐正骨十分强调在固定、用药的同时，进行适当的功能锻炼的重要性，使固定和活动两者起到互用、互补的功效，从而达到治疗的目的。

功能活动锻炼的原则是：①在生理活动范围内进行；②以不妨碍骨折对位和愈合，不发生人为性损伤为前提；③根据病情需要，有计划、有节奏、循序渐进地锻炼。

（六）养骨法

养骨的根本要义即在日常生活中，养成良好习惯，顺应四时，科学起居、运动与膳食，调畅情志，使人体始终处于平衡、稳定的状态，防患于未然或促进疾病康复。主要包括：体质养骨，情志养骨，起居养骨，膳食养骨，运动养骨，药物养骨，手法养骨，调气养骨，音乐养骨，器具养骨等方法。

（郭维淮、郭珈宜、杜志谦）

第二章　基础理论

平乐郭氏正骨是我国中医骨伤科最有影响的流派之一，也是中医学重要的组成部分，因此它的基础理论自然也是中医学的基础理论。骨伤科就其源流而论，可能还先于中医其他各科，因为自有人类即有创伤，只是由于社会因素而未形成专科发展，致使有关骨伤科的基础理论散记在各类中医典籍之中。中华人民共和国成立后，中医学犹如枯木逢春，骨伤科这门独立学科，才得以欣欣向荣，飞速发展。近年来热心于骨伤事业的有识同仁，不遗余力，查阅资料，已编写出版了有关骨伤科基础理论的专著。因此，本章仅扼要介绍与骨伤科关系极为密切的部分基础内容。

第一节　平　衡

平衡是宇宙万物生存的永恒法则。人体是一个内外平衡的有机体。机体内在的阴阳、脏腑、气血及气机升降出入的协调平衡构成了人体的内平衡；人与自然、社会关系的相互依赖、和谐统一构成人体的外平衡。平衡是相对的、动态的，不是绝对的和静止不变的。

平乐正骨认为：平衡是人体生命健康的标志——衡则泰，失衡则疾；恢复平衡是伤科治疗的目标——衡则康，失衡则痼。在临床治疗及养骨实践过程中，以“守平衡，促平衡”为目的，理、法、方、药处处体现着平衡思想。

平乐正骨认为：健康之法，本于平衡而守于平衡。生理上守平衡，贵在守，以养护为主；治伤之要，着眼于平衡而求于平衡。病理时促平衡，贵在促，应以调治为主。主张临床治疗应防（守平衡）治（促平衡）结合，只有机体达到自身的内在平衡和与周围环境的和谐平衡，才能康泰安然，疾病才能痊愈。

一、天人合一平衡

平乐正骨理论认为，人体是一个小天地，是一个互相联系的整体；同时，人又生活在天地之间、自然与社会环境之内，是整个物质世界的一部分，人与环境是一个整体。自然界的四时、四气等变化无不与人体息息相关，自然环境的变化尤其是突如其来的巨变直接影响着人的健康、生理病理及疾病的治疗与康复。人不仅是自然的一部分，而且是社会的一部分，人体和社会环境相互联系、相互作用。社会环境包括社会政治、生产力、生产关系、经济条件、劳动条件、卫生条件、生活方式以及文化教育、家庭结交等各种社会联系。一般而言，良好的社会环境、和谐的家庭氛围、融洽的人际关系，可使人精神振奋，气血畅流，有利于身心健康；反之，不利的社会环境，则会导致人精神压抑、紧张、恐惧，气血运行阻滞，危害身心健康。平乐正骨运用天人合一平衡论指导伤科临床，强调在伤科疾病的预防、诊断、治疗、康复等各个阶段都要从整体观念出发，三因制宜，个性化施治，方能收到理想的效果。

二、气血平衡

气血平衡理论是平乐正骨理论体系的核心。平乐正骨认为，气血是人体生命活动之总纲，也是伤科病机之总纲。气血是人身之至宝，人的生、长、壮、老无不根于气血。气属阳，主动，主煦之，是生命活动的动力，气为血之帅，气能生血、行血、摄血；血属阴，主静，主濡之，是生命活动的物质基础，血为气之母，血能生气、载气。气血都源于脾胃化生的水谷精微，气中有血，血中有气，气与血不可须臾相离，二者保持着相互依存、动态平衡的关系。

平乐正骨认为人体是一个有机的整体，局部肢体的损伤可引起脏腑功能紊乱、气血运行失常。换言之，气血平衡则机体安，气血失衡则疾患生。损伤诸证，首犯气血，致气血逆乱，或血瘀气滞或血虚气郁等，进而导致脏腑失衡，运化失常。故平乐正骨认为伤科疾病的辨证论治核心是辨别气血失衡状态，调理气血至平衡状态。

三、五脏平衡

平乐正骨认为，人体是一个以五脏为核心，通过经络、血脉联系起来的有机整体；气、血、精、津液是构成人体的基本营养物质，神是人体生命活动的总称。平乐正骨十分重视人体的统一性、完整性，认为“伤一发而动全身”，局部病变会引起整体病理反应；强调构成人体的各个组成部分之间，在结构上不可分割，在功能上相互协调、相互为用，在病理上相互影响。平乐正骨认为，五脏系统是具有“超解剖”特性的功能性单元，人体以五脏为中心，联辍四肢百骸、五官九窍、气血津液、精神情志等，形成了以心、肝、脾、肺、肾为中心的 5 个机能子系统。五脏机能子系统既相对独立又和其他子系统密不可分。张景岳云：“五脏之气无不相渗，故五脏之中皆有神气，皆有肺气，皆有胃气，皆有肝气，皆有肾气……各有互相倚伏之妙。”这说明五脏之间通过生克制化的关系，构成了一个相互制约、动态平衡的有机整体。一旦五脏机能子系统间的平衡被打破，且其失衡状态得不到及时修正，则疾患丛生。

四、筋骨平衡

筋骨是人体复杂而平衡的运动系统之总称。筋束骨、护骨、涵骨；骨张筋、滋筋。筋与骨的关系颇为密切。在人体中，肌肉收缩产生的力通过肌腱和韧带作用于骨，不同部位的筋通过骨将力进行有效整合，从而产生协调统一的运动模式，因此，筋与骨之协调是保持关节运动动态平衡的基础。筋与骨在结构上密不可分，在功能上相互协调，共同完成人体之运动功能。筋与骨的动态平衡关系体现在伤科疾病诊疗的各个阶段。筋病可影响至骨，骨病必伴有不同程度的筋病。平乐正骨筋骨互用平衡论要求，运用筋骨整体观，对各部位筋骨的平衡关系予以充分重视。任何过分强调骨的作用，忽视筋的客观存在，或过分强调筋伤，而忽视骨的作用，均是片面的。筋骨互用平衡论在伤科辨证论治中具有重要的指导意义。平乐正骨主张应将筋骨互用平衡论贯彻于伤科疾病诊治的每一个阶段，治筋须养骨，治骨须护筋，筋骨并重互用同治，方能使疾病得到有效的治疗。

五、形神平衡

“形”与“神”，指人的形体与功能及精神，是一对阐释人体结构和生命本质及其关系的密不可分的统一体。“形”为有形之物，指形体结构，包括五脏六腑、筋骨肌肉、四肢百骸、五官九窍、气血津液等一切有形之体，是产生一切生命机能和维持生命活动的物质基础。“神”与“形”相对，它是无形的，其含义有广义与狭义之分。广义的“神”是指人体生命活动总的外在表现；狭义的“神”是指人的精神、意识、思维活动，即通常所说的“七情五志”——情志。人体的生命活动以五脏为中心，《灵枢·本神》曰：“肝藏血，血舍魂；脾藏营，营舍意；心藏脉，脉舍神；肺藏气，气舍魄；肾藏精，精舍志。”由此可见，“神”依存于“形”，是“形”之生命活动的具体体现，也是“形”存在的归结。

“形神统一”是平乐正骨整体恒动观的重要组成部分。形神互根：形为神之宅，形存则神存，形谢则神灭。神为形之主，神能御形。神不仅与形体同在，而且是机体生命活动的总和与主宰，神的盛衰是生命力盛衰的综合体现。可见，形是神的载体，神为形的主宰，二者相互依存、不可分割。形与神的平衡统一是人体健康的前提，包括身心的平衡统一和五脏六腑、四肢百骸与其功能活动的平衡统一。它们在生理上相互依存、相互为用、相互促进、平衡统一，在病理上相互影响，一旦失衡则会造成形神俱损。

六、动静平衡

《吕氏春秋·尽数》曰：“流水不腐，户枢不蠹，动也；形不动则精不流，精不流则气郁……”平乐正骨强调“动”与“静”互补互用，认为“动”与“静”的内涵主要表现在形体与心神两个层面上。第一，形体层面上的“动”与“静”：形体层面上的“动”即活动，包括局部的“动”和全身的“动”，主动与被动的功能活动。适度、适时、适量、适当形式的“动”，有助于患处的瘀血消散、肿胀消退，促进脏腑机能，使气血畅通，避免关节粘连，防止局部筋肉的萎缩、挛缩及关节拘挛，有利于肢体功能的恢复。形体层面上的“静”即静止，包括局部的“静”和全身的“静息”与“静养”。伤科的“静”指对患处的制动、固定及机体的静息与静养。第二，心神层面上的“动”与“静”，即内在无形的调神与调息。心神层面上的“动”指运气调息，提振精神，“导引神气，以养形魂”；心神层面上的“静”指宁心安神，气定神闲，情绪平和稳定，“呼吸精气，独立守神”。平乐正骨认为“静”与“动”是对立统一、互用互补、动态平衡的，外静而内动，形静而神动，内外的“动”与“静”是密不可分、互助平衡的。没有相对的静止状态，筋骨组织就无以修复和自养；没有主动和被动的功能锻炼，则气血不畅，筋骨组织就无以充养，损伤肢体就无法恢复原有的功能。只有“动”与“静”有机结合，才能促进伤科诸疾的早日康复。平乐正骨认为，动是绝对的，静是相对的，动与静对立统一，动与静互补互用，动中有静，静中有动，相对平衡，应把必要的暂时制动，限制在最小范围和最短时间内；把无限的适当活动，贯穿于防治伤科疾病的过程中。

七、膳食与起居平衡

中医自古重视膳食有节、起居有常对人体的保健作用。人体只有遵循大自然的阴阳消长变化及其自身的生理运行规律，做到起居有常、作息有时、饮食有度、劳逸结合、畅悦情志、房事有节，则能保持脏腑健运、气血调和、筋骨平衡；反之则气血逆乱，筋骨失衡。

第二节　气　血

气血学说是研究人体气血的生理功能、病理变化及其相互关系的学说。气血既是构成人体的精微物质，也表现着脏腑经络的生理功能；气血学说既可作为辨证的依据，也可用作治疗的原则。因此气血学说贯穿在中医全部的学术体系之中，是中医学基础理论的重要组成部分。

一、气血的来源

（一）气的来源

人体的气根据其部位与功能，可分为多种，其来源可概括为三个途径：一是禀受父母的先天之气，与生俱来，藏于肾。二是出生后吸入自然界的空气，亦称清气、天气，因为由肺主司故，又叫呼吸之气。《素问·阴阳应象大论》说“天气通于肺”。三是饮食中化生而来的水谷之气，运行周身，内而脏腑，外而皮毛，四肢百骸无所不到，是人体所需营养物质的重要来源，因此水谷之气是各种气共同的物质基础。《灵枢·五味》说：“谷不入半日则气衰，一日则气少矣。”

禀受于父母密藏于肾的为“先天之气”，经肺吸入的清气和脾胃化生的水谷之气统称为“后天之气”。有了先天之气，后天之气才得以生化，只有不断得到后天之气的充养，先天之气才不至于耗竭。因此先天之气和后天之气在人体全部生命活动中是一个密切相关而不可分割的整体。

（二）血的来源

血的来源有二：一是来源于饮食水谷之精微。饮食水谷经脾胃消化后，吸收其精微部分，上输到心肺，再经肺的气化作用而生成血。《灵枢·决气》说：“中焦受气，取汁变化而赤，是谓血。”《景岳全书》说：“血者，水谷之精气也，源源而来，而实生化于脾。”所以有气血同源之说。二是来源于肾精骨髓。血的生成本源于先天之精，而精藏于肾，肾主骨，骨为髓之府。《素问·宣明五气》说：“肾主骨，骨者，髓之府也。”《素问·生气通天论》说：“骨髓坚固，气血皆从。”说明精髓为化血之源。血液的生成与肾藏精、主骨、生髓的功能有关。血的生成源于精，精的生成也需要后天饮食水谷的化生，所以又有“精血同源”之说。

二、气血的生理功能

（一）气的生理功能

气在人体内由于分布部位不同，而具有不同的名称和功能。

1. 人体的气

（1）元气：又称原气、真气、真元之气，得之于先天，与后天水谷之气合并，其根在肾（包括元阴元阳之气），其充在全身。《灵枢·刺节真邪》说：“真气者所受于天，与骨气并而充身者也。”《景岳全书》说：“命门为元气之根，为水火之宅，五脏之阴气非此不能滋，五脏之阳气非此不能发。”可见元气是人体气中最重要的一种气。人体各种功能活动以及抗病能力，都和元气直接相关。元气充足，脏腑的功能才得以旺盛，抗病能力强，人就健康长寿；元气不足，脏腑功能就会低下，疾病就会随之而生，乃至夭亡，故元气是人体生命活动的动力。

（2）宗气：是由肺吸入自然界之清气和由脾胃运化的水谷之气结合而成。宗气积于胸中，贯注全身，有两大功能：一是上出于喉咙而作呼吸，凡语言声音、呼吸的强弱，均与宗气的旺衰有关；二是贯注心脉而行气血，凡气血运行以及肢体的寒温和活动能力都与宗气有关。由于宗气能维持肺的呼吸功能，又能够助心行血，所以宗气和肺心两脏关系至为密切。

（3）营气：是由水谷之气化生的精微部分，行于脉中，为血液的组成部分，以血脉为轨道，昼夜不息地运行，人体表里上下各个部位无所不到，五脏六腑、四肢百骸皆赖以为营养。因营气与营血同行脉中，二者相互为用，关系密切，循经脉运行而营养周身。

（4）卫气：卫气是人体阳气的一部分，故又称“卫阳”之气。卫气本源于先天，是肾中阳气所化，赖后天水谷之气不断充养，而且还需经过肺气的宣发才能发挥其生理作用，故卫气根源于下焦，滋养于中焦，开发于上焦。卫气性质剽悍滑疾，运行快速，活动力强，不受经脉的约束，行于脉外，遍及全身。其主要功能是护卫肌表，防御外邪，司汗孔开合而调节体温，温煦脏腑，润泽皮毛。

2. 气的生理功能

（1）推动作用：气是人体生命活动的动力。人体的生长发育，各脏腑的生理活动，血液的运行，津液的输布，都要依靠气的激发和推动。气旺则推动作用增强，促进发育，身体健壮；气虚则推动作用减弱，发育迟缓，体质衰弱，甚至引起各种疾病。

（2）防御作用：气能维护肌表，防御外邪入侵。《素问·刺法论》说：“正气存内，邪不可干。”《素问·评热病论》说：“邪之所凑，其气必虚。”这讲的就是气的防御作用。唐容川《血证论》说：“人之所以卫外者，全赖卫气，卫气生于膀胱，达于三焦，外循肌肉，充于皮毛，如室之有壁，宅之有墙，邪不得入也。”外邪一旦入侵肌表，正气则与之抗争，驱邪外出。

（3）温煦作用：人体之所以能够维持正常体温，不为内外环境所干扰，主要是依靠气的温煦作用，所以“气主煦之”就是指气有熏蒸温煦的作用。如果气的温煦作用不正常，其不足可出现畏寒肢冷，亢盛可出现发热躁扰等症状。

（4）气化作用：气化有两种含义：狭义的气是指三焦之气的流行宣化，如《素问·灵兰秘典论》说：“膀胱者，州都之官，津液藏焉，气化则能出矣。”指的就是肾和三焦输布水液的功能，亦即气化作用。广义的气化，实际是物质向能量的转化。气在人体内的运动也可称为气机，而气机就是气化的过程和表现形式，这种表现形式可分为升降出入开合等。人体各脏腑组织都是气机升降出入的场所，同时气的升降出入也具体表现着各脏腑的功能活动以及它们之间的协调关系，但其中脾胃是升降运动的枢纽。古人说：“人赖天阳之气以生，而此阳气需并于脾胃；人赖地阴之气以长，而此阴气需化于脾胃；人赖阴精之奉以寿，而此阴精必源于脾胃；人赖营气之充以养，而此营气必位于脾胃。”此足以说明脾胃的重要。总之，气化过程就是吐故纳新的过程，即新陈代谢的过程。

（二）血的生理功能

血在人体内也有不同名称。

1. 精血

血的生成本源于先天之精。人在出生以后，血液的再生来源于后天饮食，而精的生成同样是靠后天饮食的化生，所以有"精血同源"之说。《景岳全书》说："血即精之属也。"由于肾主藏精，肝主藏血，所以精血与肝肾关系密切，精血的盈亏是象征人体健康的重要标志之一，若精血不足，多出现病理状态。

2. 营血

营血就是血液。血液运行在脉管之内，是个相对密闭的管道系统。血液在脉管之内，在心气和宗气的推动下，有节律地循行周流于全身。"经络之贯，如环无端"。营血周流不息，营养濡润着全身组织器官，维持人的生命活动。《难经·二十二难》说："血主濡之"，是对血液生理功能的高度概括。《素问·五脏生成论》说："肝受血而能视，足受血而能步……掌受血而能握，指受血而能摄。"说明人体生理功能离不开血液。《景岳全书》说得更全面："故凡为七窍之灵，为四肢之用，为筋骨之活柔，为肌肉之丰盛，以至滋脏腑，安神魂，润颜色，充营卫，津液得以通行，二阴得以通畅，凡形质所在，无非血之用也。是以人有此形，唯赖此血。"说明全身的脏腑、组织、器官只有得到血液的充足营养，才能维持正常的生理活动。

三、气血的相互关系

气和血的关系十分密切，彼此之间相互依存，相互为用，相互制约而不可分割。气为阳是动力，血为阴是物质基础。血有赖于气的推动作用，才能周流不息，血在脉管中运行而不溢出脉外也是依赖气的固摄作用，而气需要有血不断提供营养物质才能发挥动力作用。血是气的载体，气必须依附于血，并随血运行，否则气无所归宿。

若在病理情况下，气亏则血亦不足，血亏则气行无力，血脱则气随之而脱。古人对气血的关系论述很多，如宋代杨仁斋在《仁斋直指附遗方论》中说："血为气帅也，气行则血行，气止则血止，气温则血滑，气寒则血凝，气有一息之不运，则血亦有一息之不行。"清代唐容川在《血证论》中说："夫载气者，血也，而运血者，气也。"又说："气为血之帅，血随之而运行，血为气之守，气得之而静谧。"

四、气血在伤科上的意义

气血学说贯穿在中医全部学术体系之中，与骨伤科关系更为密切。伤科的病因、病机、辨证治疗无不与气血有关。轻的损伤如闪伤、捩伤、牵拉伤，多以伤气为主。气无形，气伤则作痛。较重的损伤如碰撞、跌仆、打击伤等多以伤血为主。血有形，形伤则作肿，严重的复合伤、开放伤，则多为气血俱伤或亡血。气血俱伤则肿痛并见，亡血则气随血脱而出现危症。从病机来说，伤气则气滞，气滞能使血瘀。伤血则血瘀，血瘀能阻滞气行。伤气能及血，伤血又能及气，只是先后和轻重不同而已，严重的气血损伤还会影响到脏腑和经络乃至皮肉筋骨。

人是一个有机的整体，气血周流于全身而无处不到，凡创伤必伤及气血，气血伤或瘀积局部，或阻塞经络，或留滞脏腑，都会引起一系列的局部病变和全身病变。临床根据病因、病机、部位、性质，以及全身与局部的症状表现，应用气血理论辨别是伤气或是伤血，是气血俱伤或为亡血。辨证明确，继而确定治疗，或以治气为主，或以治血为主，或气血兼治。治则确立，就可以选择有效方药而达病所。现将平乐正骨在骨伤科疾病治疗中调治气血的思想介绍如下。

（一）调治气血的依据及内涵

调治气血的基本内涵：人体是一个有机整体。局部肢体的损伤可引起脏腑功能紊乱，气血运行失常。气和血是人身至宝，是人的生命关键，人的生、长、病、老无不根于气血。气是人体生命活动的动力，因此气宜补不能泻，血在脉管中环周运行不息，为全身各脏腑器官提供营养，因此血宜行不能滞。气和血在生理上互根互用；在病理上相互影响，在治疗上调治气血则相得益彰，乃为治本之法。同时由于骨伤科疾病引起的气血失调临床比较多见，大凡分虚证、实证和虚实夹杂证三大类。一般认为虚证系损伤失血过多，阴不维阳而致。损伤后虚证以气亏血虚为本，原因有三：其一是失血过多，气血亏损；其二是癖久致痹，新血不生；其三是肝郁脾虚，血气无源。实证则为创伤早期引起的气滞血瘀。虚实夹杂证既可在新病中发生，也可由久病演化而来。治疗时应遵循辨证施治的原则，根据不同病因病机，以理气、益气、养血、活血、解郁、滋阴、通痹为基本治法，补而不留邪，攻而不伤正，攻补兼施，最终达到邪去正安的治疗目的。

（二）创伤诸证专从气血论治

治伤专从气血论治，破、和、补三期用药各异。即骨伤早期气血瘀滞，用药以破为主，祛瘀生新，亡血者补而兼行；中期气血不和经络不通，用药以和为主，活血接骨；后期久病体虚，用药以补为主，益气养血，滋补肝肾，壮筋骨，利关节。初期用药瘀则当破，亡血补而兼行，因气血互根，血药中必加气药才能加速病愈。“肝主血，败血必归于肝”，肝受损，轻则连及脾胃传化之道，重则连及心肺，干扰上焦清静之腑，在活血祛瘀的同时加上疏肝理气之品，必然收到事半功倍之效。中期气血不和，经络不通。患者经初期活血祛瘀治疗，但瘀血尚有残余，气血未完全恢复，伤肢肿痛，减而未尽，若继用攻破之药则恐伤及正气，故药当以和解为主，兼消肿止痛，治宜调和气血，接骨续筋，消肿止痛。后期因损伤日久，长期卧床，加之不同的固定限制肢体活动，故正气亏虚，营卫不和，气血运行不利，血络之中再生瘀滞，虚中有滞易感受内外因而并病。治宜和营卫，补气血，健脾固肾，通利关节为主。若只活解气血，通利关节，关节虽通，但气血不足而必复滞。或只重补气血则愈补愈滞，故应通中兼补辨证而治，方能取得好的疗效。运化气血，使营卫调和，气血旺盛，经络通畅，骨愈筋续，病自愈。

（三）气贵旺，血贵运；治气以补为要，治血以活为旨

平乐正骨认为“气病多虚，血病多瘀”。气是人体生命活动的动力，应该以充足旺盛为佳，同时由于气的推动、温煦、防御、固摄、气化等生理功能的特点，耗损较大，病理上易出现不足的状态，所以在治疗上以补其不足为要旨。当然也不排除诸如行气、降气、调气疏肝等治疗方法。强调血液循经运行不息，环流全身，周而复始，为全身各脏腑组织器官提供必需的营养，以维持人体的正常生理功能，一刻也不能停滞，贵在活动流畅，同时根据血病多瘀的病理见解，认为“血以活为贵”，在临床上注重辨析血液的流畅或瘀滞情况，推崇“久病入络”“怪病必有瘀”等学术观点，以及王清任活血化瘀的理论和经验。当然在临床上也不排除诸如补血、止血、破血、凉血等治血方法及其联合运用。强调出血证、血瘀证亦须注意活血化瘀，活血化瘀药对出血和血虚证并无矛盾，因兼有血瘀者佐以活血化瘀治疗有促进止血或生血的作用。前人亦有“瘀血不祛新血不生”以及“去瘀为治血大法”等经验之谈。疑难病证，多病程缠绵，经久难愈，临床表现多隐晦复杂，多由创伤后兼夹风寒湿痹阻，或痰瘀互阻，或瘀久痹阻波及肝脾、气血亏损波及肝肾等诸因素导致机体及多脏器发病所致，常称之为“久病”“怪病”。我们认为，此等疑难杂病多由气血瘀滞所致。如《素问·缪刺论》谓：“邪……入舍于孙络，留而不去，闭塞不通……流溢于大络，而生奇病也。”叶天士亦云：“大凡经主气，络主血，久病必瘀。”主张以调理气血为要，顾护脏腑为重。血瘀与气虚的关系最为密切，因为气为血帅，气虚则无力推动和统摄血液循经运行而最易导致血瘀。在临床上即便是气滞血瘀证也可在行气活血的同时加入适当的补气药。气为血之帅，血为气之母，二者同治相得益彰，往往可获奇效。根据其病证性质或益气活血化瘀，或行气活血化瘀，或调气疏肝化瘀，或养血补肾为法，或益气血补肝肾，或益气豁痰通络，或行气血祛邪痹。

（四）掌握调理气血与整体辨证的关系

整体辨证是中医的理论核心，也是治疗伤科疾病和骨科杂症的核心所在，人是一个有机的整体，组成人体的皮肉、筋骨、脏腑、经络、气血及各种组织器官，在结构上互为一体不可分割，在功能上相互依赖，互相协调，相互为用，相互制约。在正常情况下，由经络沟通、气血输布、阴阳五行调节制约，使整个机体具有统一性和完整性。同时人类又与地球一起运转，与周围环境、宇宙空间有着千丝万缕的联系，自然界既是人类赖以生存的条件，也是疾病发生的外在因素与条件，所以人和自然的关系是对立统一的辩证关系。在伤科与杂症治疗上认为“人是一个小天地，牵一发而动全身，局部损伤会出现全身症状”，强调整体观念的重要性。也就是人体无论受到何种原因，何种形式的损伤，都会使气血紊乱，经络受阻，脏腑功能受到影响，出现局部与全身症状，导致阴阳气血失衡，从而使人体这个整体处于“不平衡状态”。强调调理气血必须辨证。经云"两虚相得，乃客其形""喜怒不节则伤脏"，在临床上只有通过辨证才能将气血病变落实到"形""脏"的实处，如是才谈得上遣方用药，才能一举中的，否则就是纸上谈兵，无的放矢。对气血辨证一方面要重视整体观念，气血是人身至宝，为五脏六腑功能活动的物质基础，又是五脏六腑气化的产物。气血的变化无不和五脏六腑的功能活动、病理变化息息相关，相互影响。气和血的生成有赖于脾、胃、肺、肾等脏腑生理功能的综合作用。血的正常循行靠心脏的搏动，肺的宣发，肝的疏泄和调节，脾的统摄。气的升降出入便是脏腑生理活动的体现。因此强调骨伤科疾病在气血论治的基础上，必须以五脏为中心整体出发来认识和治疗。因此，诊断治疗也必须从整体出发，多予考虑，审症求因，辨证施治，使阴阳平衡，机体恢复到正常功能状态。例如气虚可导致血虚、血瘀、出血，气滞可导致血瘀，气实（气盛）亦可致出血或血瘀；血虚可导致气衰，血脱可导致气脱等。在临床上，要注重融气血辨证与整体辨证于一炉，以增强气血辨证的整体性和灵活性。根据其病证性质，或活血化瘀，或益气清热，或疏肝解郁，或养血补肾，或化瘀养阴，或行气豁痰通络，或补气活血祛痹。

第三节 精、津液

一、精、津液的概念

（一）精

精是构成人体和维持人体生命活动的基本物质。其中包括生殖之精（先天之精）和水谷之精（后天之精），二者密藏于肾并不断得到水谷之精的滋生和补充。肾藏精，精能生髓，髓充养于骨，肾精骨髓又是血液生化来源之一。"精血同源"，两者相互资生，精足血亦旺，髓充血不亏。

（二）津液

津液是人体内一切水液的总称，也是构成人体和维持生命活动的基本物质。津液的生成主要来源于水谷之精气。津液的输布和排泄要依靠脏腑的气化功能，津液的盈亏直接影响着人体的平衡。津液在不同的组织内有着不同的功能，在经脉以内的成为血液的组成部分；在经脉以外，遍布于组织之间，或充盈空窍，滑利关节；或润泽皮肤、肌肉、筋膜；或濡养脑髓、骨髓与脏腑；或为了人体平衡的需要作为尿液或汗液排出体外。

二、精、津液与气血的关系

精、津液、气血均是维持人体生命活动的基本物质，它们的来源都离不开"后天水谷之气”的滋生与补充。所以有“气血同源”“精血同源”“津血同源”之说。气可随血脱，亦可随液脱，津液充足则能保持血液充盈，津液不足则表现为气血亏虚。总之，它们既是脏腑功能活动的物质基础，又是脏腑彼此功能活动的结果，既有各自独立的功能特点，又需相互依存，相互制约，相互转化，以适应人体正常生理功能所必需。

三、精、津液在伤科上的意义

精、津液和气血同出一源，因此精、津液同伤科的关系类似气血。创伤无论闭合伤或开放伤都要伤及血脉，血脉损伤，离经之血或瘀积体内，或流失体外，都会使总血量减少，总血量减少就会导致精、津液的亏损。此外，创伤后血瘀化热，热灼伤津；或开放伤口，手术切口感染化脓，脓水从深部流出，久治不愈；或伤口虽浅，但面积较大，感染的脓水涔涔外渗等，都是津液丢失的原因，都需要酌情予以补充。至于精津亏损导致骨折长期不愈合的原因，多为脾胃运化失司，胃纳不振，病程日久而使肝肾虚亏之故，法用滋补肝肾，佐以益气健脾方可奏效。

第四节　藏　象

一、藏象的概念

藏象是指脏腑及其生理功能和病理变化在体外的表现。张景岳说：“象，形象也，藏具于内形见于外，故曰藏象。”说明脏在体内的正常生理功能和异常的病理变化，都可以在体外表现出来。医者可以通过望五官、察形态、听声音、嗅气味、诊脉候来推断脏腑的虚实、气血的盛衰、正邪的消长，从而做出正确的诊断和治疗。

二、藏象的内容

（一）五脏

五脏：即肝、心、脾、肺、肾。其基本生理功能是“藏精气而不泄，故满而不能实”。

（二）六腑

六腑：即胆、小肠、胃、大肠、膀胱、三焦。六腑的基本生理功能是“传化物而不藏，故实而不能满”。如水谷入胃则胃实，下入于肠则胃虚而肠实。在正常生理状态下，胃与肠两者是一实一虚，一虚一实地交互变化着。若胃肠实而成满，则病，故六腑必须泄而不藏，才能保持实而不满的生理状态。

（三）奇恒之腑

奇恒之腑：即脑、髓、骨、脉、胆和女子胞。所谓奇恒，是有异乎寻常的意思。奇恒之腑形体似腑，作用似脏（藏精气），似脏非脏，似腑非腑，故谓奇恒。奇恒之腑也是人体重要的组成部分，除胆之外，虽不与其他脏腑相配合，但与心肝肾关系密切。如髓和骨的生长有赖于肾精的充养；脉和心直接有关（“心主血脉”），子宫赖肾气而生长发育，女子行经养胎等又需要血的供给，故子宫与心肾等脏也有关。

所有脏腑的功能活动，都是以气血、精、津液为基础的，而气血、精、津液的生成运行与输布又有赖于脏腑正常的生理功能。因此，了解脏腑，必须认识脏腑本身、脏腑之间以及脏腑与气血、精、津液正常的生理功能和异常的病理变化。脏和腑为表里关系：肝合胆，心合小肠，脾合胃，肺合大肠，肾合膀胱，心包络合三焦，一阴一阳，一表一里，彼此相应，关系密切。为了减少重复，突出重点，现仅将五脏的主要生理功能及其与伤科的关系简述于下。

三、五脏的主要生理功能及其与伤科的关系

（一）心

心：主血脉，主神明，为君主之官。

《素问·五脏生成》说：“心者，君主之官，神明出焉。”意即心脏位居脏腑之首位，是最重要的脏器，而且主持着人的精神状态和思维活动。而这些活动又是“心主血”的具体表现，因为只有心血充足才能使神气旺盛，思维敏捷，其他脏腑也能够维持正常的生理功能，即所谓“主明则下安”；任何原因引起的心血不足，都会导致脏腑之间的功能失调，甚或出现严重的病理变化，同时也会影响到神明，以至于出现“主不明则十二官危”。

心主血：在正常情况下，心血运行在脉管之中，在心气的推动下，运行全身，濡养四肢百骸。创伤虽然极少能直接伤及心脏，但伤及血脉则为常见。血脉伤则势必影响心血，轻者局部肿胀、胃纳呆滞、表情淡漠，重者面色憔悴、烦躁不安、四肢冰冷、口渴而干，或见瘀血攻心而昏迷不省人事。

（二）肝

肝：藏血，主筋。

肝藏血：是指肝脏具有储存血液和调节血量的功能。人体在工作和劳动时，需血量增加，肝脏内储藏的血液随同脉管内血液周流于全身；在静卧休息时，机体对血液需要量减少，部分血液又储存于肝内，如此循环，周而复始。所以唐·王冰说：“肝藏血，心行之，人动则血运于诸经，人卧则血归于肝。”

肝主筋：筋包括筋络、筋膜、筋腱、经筋等，相当于现在所说的韧带、肌腱、关节囊等。《灵枢》有“筋为刚”之说，言其坚韧、刚强、有力。《素问·五脏生成》说：

"诸筋者，皆属于节。"说明人体的筋都附着在骨与关节周围，从而也说明了筋的主要功能就是"连属关节，络缀形体"，并主持人体四肢躯干做俯仰、屈伸、旋转等各种活动。然而筋的功能需要不断得到气血津液的濡养。《素问·经脉别论》"食气入胃，散精于肝，淫气于筋"，说明肝与筋的关系密切。跌打损伤，瘀血凝滞，气血不和，使气机升降出入运动紊乱。从而影响胃的"受纳"，饮食难以入胃，肝血就会不足，筋也就发挥不了正常功能，同时败血归肝也会直接影响到筋。因此，《正骨心法要旨》说："凡跌打损伤坠堕之症，恶血留内则不分何经，皆以肝为主，盖肝主血也，败血凝滞，从其所属，必归于肝。"故疏肝活血，理气健脾为伤科初期用药的主要原则之一，瘀去新生，筋就会发挥正常的生理功能。

（三）脾

脾：主运化，主肌肉。

脾主运化：是指脾能消化饮食，并能靠自身升发之气把饮食中的精华成分输布到全身。因此维持人体生命活动的基本物质气血、精、津液无不与脾胃有关，所以古人把脾胃当作"后天之本""生化之源"。

脾主肌肉四肢，也与其运化功能有关。脾气旺盛，饮食有加，营养充足，四肢肌肉坚实，丰满有力，不容易受伤，即使遭受跌打损伤，也容易痊愈；若脾气虚弱，饮食不振，营养缺乏，肌肉瘦削，四肢无力，不但容易损伤，而且伤后恢复缓慢。

跌打损伤初期，败血归肝，肝胃不和，常影响脾胃纳食和运化功能；创伤后期或出现迟延愈合，或出现肢体肿胀，也与脾气虚弱有关系，因此治疗创伤自始至终都必须注意调理脾胃，促进其运化功能，方有利于创伤的修复。

（四）肺

肺：主气，司呼吸，朝百脉。

肺主气：肺主"呼吸之气"和"一身之气"。主"呼吸之气"是指肺行呼吸，为体内外气体交换的场所，吸清呼浊，吐故纳新；主"一身正气"是指整个人体上下表里之气均为肺所主，盖因"诸气者，皆属于肺"。

肺朝百脉：《素问·经脉别论》说："脉气流经，经气归于肺，肺朝百脉。"朝，有朝向、会合的意思。肺朝百脉指百脉会合于肺，即肺在呼吸过程中，全身血液均需流经肺脏，说明肺和百脉有密切关系，同时也说明肺能和心君共同推动和调节血液运行，完成血液的周身循环。此外肺还有肃降、通调水道的功能，与肾脏协调共同维持体内水液的平衡。

肺居胸腔内，既怕热又怕寒，且外合皮毛，又主呼吸与大气相通。外邪侵犯人体，无论从口鼻或皮肤而入，都容易犯肺致病，所以古人把肺称为"娇脏"。胸胁若遭受跌打闪扭或挤压碰撞，轻者见胁肋胀满，呼吸不畅，转侧疼痛；重者胸闷气短，咳嗽吐痰，甚则咯血，口唇发绀。若为瘀攻心肺，则见发烧，脉快，躁动不安，呼吸急促，若出现昏迷状态则死亡率很高。故胸部创伤要注意合并肺损伤。

（五）肾

肾：藏精，生髓，主骨。

肾藏精：一是藏本脏之精（即先天之精），主司繁殖、生长发育及衰老；二是藏五脏六腑化生的“水谷之精”（为后天之精），是维持生命、滋养人体各个组织器官、促进机体生长发育的基本物质。二者虽然各有所司，但彼此联系紧密。“肾精”必须有“水谷之精”的不断资生和补充才能正常生化、储藏和排泄。“肾藏精”是肾的重要功能之一，但是精还需有元气的固摄才不至于流失，倘若元气亏损，精关不固，就会出现梦遗、滑精、早泄等现象，久之肾精亏损，导致身体虚弱。

肾生髓主骨：肾之所以能生髓主骨，是因为“肾藏精”之故，因为精能生髓，髓充于骨腔而能养骨。骨靠髓生长，髓赖精化生，这就是肾、精、髓、骨的相互关系。《医经精义》说：“肾藏精，精生髓，髓生骨，做骨者肾之所合也。”因此精足则髓满，髓满则骨强，一旦肾虚则精泄，精泄则髓空，髓空则骨弱，骨弱则容易损伤而且愈合缓慢，所以骨的生长发育、代谢、修复与肾的关系十分密切。

跌打损伤，既伤气血，也伤骨损髓，伤于外而及于内，骨和髓伤必内动于肾，肾伤，其所司功能必然受到影响。创伤中后期，每见有梦遗滑精者，骨折就会愈合缓慢，此为肾虚之故，当用补肾壮骨、益气健脾之法才能促使骨折愈合。

第五节 经 络

一、经络的概念

经络是人体内经脉和络脉的总称。经脉纵行是干线，有定数，主要有手三阴经、手三阳经、足三阴经、足三阳经，再加上督脉和任脉，被称为十四正经。络脉为分支，犹如罗网分布于全身，难计其数。经络内连五脏六腑，外络四肢百骸，将人体表里上下皮肉筋骨联络成一个统一的有机整体。

经络学说是中医的基本理论之一，其实质结构是什么，目前尚无定论。有人认为从经络的循经分布、生理功能、病理变化来看，似乎与现代的神经系统、脉管系统、神经体液调节系统等方面的部分形态、生理、病理有关，认为经络是人体内多种组织参与的一种机能反应线。也有提出经络波导说：认为经络内气的运行乃是电磁波的传输。最近有人提出新的框架——经络生理学。它包括西医神经调节和神经体液调节的所有内容，用经络调节代替神经调节，用精液调节代替神经体液调节。但是以上说法能否包括经络学说的全部内容，有待于进一步探索研究。

二、经络的生理功能

（一）协调机体平衡的功能

经络协调机体平衡，是通过运行气血来完成的。因为经络是气血运行的通道，《灵枢·本脏》说："经脉者，所以行气血而营阴阳，濡筋骨，利关节者也。"人体五脏六腑、五官七窍、皮肉筋骨、四肢百骸，均需气血的濡养，在经络的协调下得以相互联系沟通而发挥各自正常的生理功能。

（二）传递信息的功能

经络传递信息，是通过运输"经气"来完成的。经络是通道，"经气"是信息载体。"经气"在经脉、络脉内运行，由经别的沟通周而复始，如环无端，从不间断地传递着全身各组织器官的信息。"经气"循经运行还有一定时间规律，这规律与大自然的变化规律相一致，即所谓人体"生物钟"，临床可以利用这种规律辨证诊断、行针灸、用中药。

三、经络与骨伤科的关系

创伤必伤及气血，气血损伤，或气滞或血瘀，都可以阻塞经络。经络受阻，其运行气血、传递信息、协调机体的正常功能就会受到影响。不同的损伤部位，则有不同的临床表现。若伤在四肢，轻者可见肿胀压痛，重者远端肢体出现剧烈疼痛，麻木发凉，感觉迟钝，无脉象，无运动等，若伤在躯干，情况较为复杂。伤在头部，头为诸阳之会，轻者头晕耳鸣，失眠，健忘，重者扰乱神明而出现昏迷。伤在胸部，胁肋为肝经之道路，"其支者，复从肝，别贯隔，上注肺"，故伤者常见胸闷气短，咳嗽吐痰，转侧疼痛。损伤脊柱，容易伤及督脉，督脉贯脊通脑，总督周身之阳（手、足三阳经在头部交会），损伤严重，不但出现肢体瘫痪，而且会涉及足太阳膀胱经和手阳明大肠经，从而出现大小便的功能障碍。

第六节　病因病机

一、病因

病因即致病原因。导致伤病发生发展的各种原因，必须作用于人体，通过人体的反应，才能构成伤病。因此，伤科疾病发生的原因应具有外在因素和内在因素两个方面。内因（机体本身的特性）是变化的根据，外因（损害机体的外界因素）是事物变化的条件，外因通过内因起作用。在伤科疾病中，外因在疾病发生上起主要作用。

（一）外在因素

1. 外力作用

（1）直接外力：即暴力直接作用的部位受到损害，如打击、碰撞、压砸、利刃、火器等造成的损伤。其中打击伤多引起骨的横断或粉碎，压砸伤除骨伤外软组织损伤较广泛，常出现较为严重的全身症状；利刃火器则造成开放伤或骨的粉碎伤，常合并肌腱、神经、血管损伤。

（2）间接外力：暴力作用的部位骨骼不一定受伤，而是经过传达、扭转、杠杆等形式在远离暴力作用的部位发生骨折。例如前倾跌倒手掌按地引起桡骨下端伸展骨折；肘尖着地引起肱骨髁上屈曲型骨折；坠落伤如头部着地，多发生颈椎损伤（颅脑也会损伤），臀部着地多引起脊柱屈曲型骨折；肌肉的猛烈收缩可引起鹰嘴骨折、髌骨骨折、肱骨内髁骨折等；长途跋涉会引起下肢应力性骨折（跖骨、胫腓骨、股骨颈）；剧烈咳嗽会引起肋骨骨折等。

（3）混合暴力：是指两种或两种以上的暴力共同作用引起的损伤，如股骨干骨折合并同侧髋关节脱位；肱骨颈骨折合并同侧肩关节脱位，多是直接暴力和间接暴力共同作用的结果；肱骨外髁翻转骨折、肱骨内髁 3 度、4 度骨折、三踝旋转变位骨折等均多是由传达、扭转、肌肉牵拉等的共同作用所引起的。

引起创伤的暴力是复杂的，因素也是多种多样的，如暴力的大小、方向、方式、速度、时间等，还有作用物体的形状、体积、重量、硬度，以及患者在受伤一刹那的姿势都与造成创伤的类型、性质有关。因此临床必须全面了解，详细询问，仔细检查，才能得出正确诊断，这也是骨伤科辨证求因，审因论治的一个重要内容。

2. 外邪侵袭

六淫之邪多乘人体正气虚弱，腠理不固，侵袭体表而致病。例如受风寒湿邪的侵袭，多引起痹证；火热之邪或感于外，或生于内，多引起疮疡（包括原发性骨髓炎、骨结核）。在伤科疾病中无论是新、陈创伤，还是急、慢性劳损，都会使气血失调，阴阳失衡，这就更容易招致六淫之邪的侵袭。时疫之气可引起小儿麻痹，皮肉破损的开放性损伤则容易引起邪毒感染，严重者出现全身症状，甚至危及生命。

（二）内在因素

1. 年龄

不同的年龄由于其心理特性、脏腑功能及骨与关节、气血筋肉等方面的生理特点不同，引起伤病的部位、性质也不同。如成人和儿童同是上肢伸直前倾跌倒，手掌按地，成人容易引起肘关节后脱位，儿童则容易引起肱骨髁上骨折。不同的年龄好发不同类型的骨折：儿童好发青枝骨折，青少年好发骨骺损伤，壮年好发四肢骨折，老年则好发股骨颈骨折、粗隆间骨折。

2. 体质

体质的强弱、盛衰与伤病发生有着密切关系，如年龄相同，体质不同，若遭受同样的外力，气血旺盛，筋肉强健者不易发生筋骨损伤；气血不足，筋肉萎弱者则容易发生筋骨损伤。

3. 解剖特点

骨与关节的结构特点与伤病的发生也有密切关系：如四肢长骨在近关节部位密质骨与松质骨的交界处是个薄弱环节，因此桡骨远端、肱骨髁上、肱骨外科颈等处的骨折均为临床常见病。在关节脱位中，肘、髋关节常见后脱位，肩关节常见前脱位，其原因除作用力的方向和患者的姿势外，主要与脱位部位在结构上薄弱有关系。第 11、12 胸椎，第 1、2 腰椎因活动度和承受的压力相对较大，故容易发生压缩性骨折或骨折脱位。此外还有解剖结构异常的先天性疾患，如脊柱侧凸、腰骶部畸形、膝髋关节发育变异、先天性马蹄脚、骨缺损等。

4. 慢性劳损

慢性劳损就是积劳成伤。长期过度劳动或运动，会使肌肉筋骨处于疲劳状态，因局部气血耗散失养，气虚血滞，从而引起病变。这种情况多见于固定职业工种，如搬运工人多见脊柱疾患；理发师常引起肘劳损；汽车司机、会计工作、网球运动员多见肱骨外上髁炎，钳工容易患腱鞘炎；久行可引起疲劳骨折。

总之，创伤病因学是复杂的。内因和外因互为因果，同时工作环境、安全条件、技术熟练程度等均与创伤有一定关系，因此造成创伤的因素是多方面的。临床必须全面地、辩证地去认识创伤的特殊性和一般规律，以便采取相应的安全措施，使创伤发病率减少到最低限度，使已经发生的创伤能够得到及时、正确的诊断与治疗。

二、病机

（一）病机的概念

所谓病机就是疾病发生发展转变的机理，也就是各种致病因素作用于机体，引起正邪抗争，导致阴阳偏盛偏衰，而表现这一过程的基本机制和一般规律就叫病机。伤科病机包括引起创伤的原因、所伤部位，伤后引起局部和全身反应的病变机制及发展的基本规律。

人体无论是皮肉损伤还是筋骨损伤，是闭合性损伤还是开放性损伤，是单一的筋骨损伤还是合并脏腑伤等，都会由外及里或由里向外引发一系列的症状，只是由于创伤程度的不同而症状有轻有重。单一表浅的创伤很少涉及脏腑，只有局部破坏，也只表现局部肿胀疼痛，全身反应轻微，甚至没有全身反应；严重或多发性损伤，不但局部损伤破坏，而且容易伤及或累及脏腑，很快会出现全身反应。而全身反应又会反过来影响局部损伤的恢复，这种相互影响的关系，就是局部与整体的关系，也是外伤与内伤的关系。《整体类要·序》说："肢体损于外，则气血伤于内，营卫有所不贯，脏腑由之不和。"这是对创伤病机的精辟论述，从而也体现着中医学的基本观念。

（二）创伤病机的基本特点

创伤病机的基本特点是损伤气血，阻滞经络，累及或伤及脏腑，导致机体阴阳不平衡。

中医认为人体是由皮肉筋骨、脏腑、经络、气血、精津液等构成的一个有机整体，这个整体是依靠水谷的补充，气血的奉养，经络的协调，脏腑的功能来维持的，而气血、经络、脏腑、精津液在整体结构上是不可分割的，在生理功能上是相互为用，相互协调的。因此一个健康人的机体平常则处于阴阳相对平衡的状态之中，如果刹那间遭受意外暴力的伤害，无论伤及任何部位，都会引起气血损伤。气血伤，或流失体外，或瘀积体内，或滞留脏腑，或阻塞经络，都会使人体阴阳失去平衡，从而引起一系列症状。若亡血，气随血脱则出现危象，血瘀脏腑会出现该脏腑的特有症状。血阻经络，瘀于皮下或筋肉之间则形成肿胀，出现疼痛、瘀斑和水疱；严重者会阻断经脉引起远端肢体坏死。可见，"气血损伤""瘀血为患"是创伤病机的核心。所以古人有"损伤一症，专从血论"之说。气血损伤的基本病理变化是气滞血瘀或亡血，其表现或以血瘀为主，或以气滞为主，或以亡血为主，但气和血不能截然分开，临床必须从整体出发，应用骨伤科的基础理论，全面分析才不致有误。

第七节　整体观念与辨证论治

一、整体观念

（一）整体观念的含义

整体观念是中医的核心理论，其含义不仅指人体是一个整体，而且人与周围环境，宇宙空间亦密切相关。《素问·天元纪大论》说："天有五行御五位，以生寒暑燥湿风，人有五脏并五气，以生喜怒悲忧恐。"《素问·五常政大论》说："太虚寥廓，五运回薄，盛衰不同，损益相从。"说的就是人与环境和宇宙空间的关系。这种横向联系叫作"天人相应"，亦叫作"人天观"。

人是一个完整的有机整体，组成人体的皮肉、筋骨、脏腑、经络、气血及各组织器官，在结构上互为一体不可分割，在功能上相互依存，相互协调，相互为用，相互制约。在正常情况下，由经络沟通，气血输布，阴阳五行调节制约，使整个机体具有统一性和完整性。但是人类在地球上生活，随地球运转，置身于自然界中，与周围环境、宇宙空间则有着千丝万缕的联系。自然界既是人类赖以生存的条件（如生命最基本需要的日光、空气和水），又是疾病发生的外在因素与条件（如时令气候、昼夜变化、六淫之邪等)。所以人和自然界的关系是对立统一的辩证关系，医圣张仲景比之为舟和水的关系，说是“水可载舟，也可覆舟”，比喻恰当而贴切。

(二)整体观念在伤科上的意义

整体观念是中医认识疾病的重要方法，也是诊断、治疗疾病必须遵循的重要原则。就目前来说，人体本身是一个尚未被完全认识的“巨系统”，而人居住在地球之上，与周围环境、宇宙空间的关系又密不可分，所以人又是“开放的巨系统”。环境中的高温、寒冷、潮湿，以及其他各种能量物质的作用、社会影响、人的情绪思维等，都与筋骨损伤有着直接或间接的关系。平乐郭氏正骨第五代传人高云峰经常告诫学生“人是一个小天地，牵一发而动全身，局部损伤会出现全身症状”，强调整体观念的重要性。人体无论受到何种原因、何种形式的损伤，都会使气血紊乱、经络受阻，脏腑功能受到影响，出现局部或全身症状，导致阴阳失去平衡，从而使人体这个整体处于“不正常状态”。因此，诊断治疗也必须从整体出发，多方考虑，审症求因，辨证论治，使阴阳平衡，使机体恢复到“功能状态”。

中医这种朴素的、唯物的整体观，说明宇宙间的事物是相互联系、相互影响的，这对我们临床实践，兼顾局部与整体，探讨外在因素与内在因素的相互关系以及精神、意识、社会与创伤的相互关系，对正确的诊断治疗疾病，制定安全措施预防事故发生，减少伤亡等则有着积极的社会意义。

二、辨证论治

(一)辨证论治的含义

辨证论治是中医的又一基本特点，也是中医认识疾病和治疗疾病的基本原则。辨证论治来源于经验医学，直到《黄帝内经》问世，才有了辨证方法理论，到了张仲景《伤寒杂病论》的出现，才确定了辨证立法的原则。目前认为，所谓“辨证”，就是医者运用望、闻、问、切四诊，结合检验、影像、病理等有关科目的检查，把获得的全部资料(包括病因、病史、症状、体征等)进行综合归纳分析，从而找出疾病的部位、性质及其本质所在，这一复杂的思维过程就叫“辨证”。所谓“论治”就是根据辨证的结果，确定相应的治疗原则和方法。所以“辨证”是对疾病本质的认识和确定，是治疗疾病的前提，“论治”是治疗疾病的原则和方法。

(二)骨伤科辨证方法

中医辨证论治的方法很多，有八纲辨证、六经辨证、卫气营血辨证、三焦辨证、经络辨证、脏腑辨证、病因辨证、气血辨证等。这些方法可以单独应用，也可以联合应用。而创伤患者伤前多为健康常人，鉴于创伤原因复杂，而伤后病机的主要特点是“气滞血瘀”或“亡血”，因此仅就病因辨证和气血辨证做一简要介绍。

1. 病因辨证

病因辨证是从整体观念出发，来分析所受外力的性质和特点，包括直接外力、间接外力、混合外力。同时还要分析外力的方向、大小，患者受伤时的姿势体位，是自身移动受伤，还是被外来物体所伤。若为后者还应考虑物体的形状、硬度、重量、速度、面积和作用的时间等，然后结合患者的年龄、职业工种、环境条件、体质强弱、所伤部位、伤后时间等（参看病因学），就可辨别轻重缓急，从而确定是软组织损伤或是骨伤，是闭合伤还是开放伤，是单一骨折还是多发骨折，是新鲜伤还是陈旧伤，是病理性损伤还是创伤性损伤，是急性损伤还是慢性损伤。再结合伤员体征和必要的影像学检查结果，就能进一步确定损伤的部位和性质。

2. 气血辨证

气血辨证的要点就是气滞血瘀和亡血引起的局部病变和全身病变。气血辨证可用于创伤治疗的各个时期，现以初期为例简述如下：

（1）以伤气为主：常见气滞、气闭、气脱。

气滞：多发生在扛、抬、端、提重物过程中，屏气用力过猛，或因扭、捩、闪、挫而致伤。临床可见胸胁满闷，疼痛不适，影响转侧和呼吸；或见腰背沉困重着，疼无定处，忽聚忽散，范围较广。治则宜理气止痛，辅以活血通经。

气闭：多见于创伤之初，虽无合并脏腑损伤和内外大出血，但却因创伤惊吓而出现骤然昏迷。临床生命体征变化不大，多可在短时间内自己清醒，也可经过救治如针刺人中、涌泉等促使其很快清醒。

气脱：创伤出现气脱，多为危象。原因有：一是大出血引起的气随血脱，二是严重损伤和脏腑损伤而导致的气脱。症见气息微弱，面色白，肢冷汗出，口目微开，手撒遗尿，脉微欲绝，应针对病因紧急抢救。

（2）以伤血为主：主要是伤后瘀血停积。

凡创伤无论是骨伤、软组织伤、闭合伤、开放伤、手术伤等，都会导致瘀血。瘀血的轻重和性质与创伤的程度有关。瘀血停留的部位一般来说多在原受伤处，或受伤部位的相应脏腑和组织器官之中。瘀血的危害在于引起局部病变、全身病变和相应脏腑的病变，它不但影响局部损伤的修复，严重者可危及患者的生命。

瘀血引起的局部症状有肿胀、疼痛、瘀斑、水疱等。肿胀为血脉损伤，离经之血瘀于局部，血为有形之物，故“形伤作肿”；肿胀能导致气滞，气为无形之物，故“气伤作痛”；瘀血溢于皮下而引起瘀斑，肿胀严重而张力过大则形成水疱。

瘀血引起全身的一般症状有发热、口渴、尿少、便秘、纳呆等。瘀血严重也可引起血脱。

瘀血在不同部位引起相应脏腑的症状：

瘀血在头部：轻者见眩晕、头疼、健忘、耳鸣（脑震荡），重者因脑髓瘀阻或见空窍出血，或见昏迷不省人事（脑损伤）。

瘀血在胸胁：多见肺部症状，如呼吸气短，咳嗽上逆，甚或咯痰带血，胸满闷胀，转侧不利（肋骨骨折）。

瘀血在脊里：如在颈部，轻者疼痛，头转不利；重者出现四肢瘫痪，呼吸困难，咯痰无力，身热无汗等。如瘀在腰背，轻者局部肿胀疼痛，活动加重；重者二便闭塞，腹胀如鼓，两下肢瘫痪。

瘀血在骨盆：多见中满腹胀，小便淋沥，甚或涩滞滴血而不通。

血脱：常见因创伤后人体内外大出血引起，病情紧急，症见面色苍白，神情呆滞，四肢厥冷，全身汗出，脉搏微弱等，需要紧急处理。

有关伤科瘀血的治疗，唐容川在《血证论》中说："凡离经之血，与营养周身之血已睽绝而不相合……急宜用药消除，或化从小便出，或遂从大便出，务使不留，则无余邪为患。"陈士铎在《辨证录》中说："……（创伤）内治之法，必须以活血化瘀为先，血不活则瘀不能去，瘀不去则骨不能接。"平乐正骨第五代传人高云峰说："肿不消则骨不长，瘀不去则新不能生。"以上都强调伤科瘀血必须用"活血化瘀"之法清除，至于瘀血引起脏腑的某些严重病变，应根据不同情况，采取不同措施，做紧急处理。

（三）脏腑辨证

脏腑辨证是根据脏腑的生理功能和病理特点，辨别脏腑病位及脏腑阴阳、气血、虚实等变化，是临床各科辨证的基础，尤其是内伤杂病辨证的基础。平乐正骨认为，伤科疾病多与脏腑关系密切，尤其是肝、脾、肾三脏始终随伤科病情的变化而变化，在伤科不同时期的辨证施治上起着至关重要的作用。常见病证有：

1. 肝气郁结

损伤之后败血瘀阻于肝，肝失疏泄，气机失调，气血不畅。症见胁痛胸闷，脘腹胀满，情志不舒，妇女月经不调，舌质暗红苔黄，脉弦等。治宜活血化瘀，疏肝解郁。

2. 肝胃不和

损伤之后肝气瘀滞，横逆犯胃，胃失和降。症见胃脘、胁肋胀满疼痛，嗳气吞酸，急躁易怒，不思饮食，舌红，苔薄黄，脉弦等。治宜活血疏肝，理气和胃。

3. 脾胃虚弱

伤后瘀阻脏腑经络，致脾胃失养，运化无力。症见腹胀，纳呆，食欲不振，消化不良，面色萎黄，神疲倦怠，舌质淡，苔薄白，脉虚无力。治宜活血通经，健脾益气。

4. 肝血不足

伤后久瘀，肝失藏血之职，致肝血不足，气机紊乱，气血输布失常。症见头晕目眩，失眠多梦，面白无华，两目干涩，视物模糊，爪甲不荣，肢麻震颤或拘挛，妇女月经量少，色淡，甚至经闭，舌淡苔薄，脉细弱。治宜疏肝活血，益气养血。

5. 肝肾两虚

骨伤中后期，久病必虚，首犯肝肾。症见头晕目眩，视物昏花，耳鸣，失眠多梦，腰膝酸软，肢体肿胀，爪甲枯脆，形体消瘦，舌红，苔少，脉沉细等。治宜培补肝肾，益气养血，强筋健骨。

6. 脾肾阳虚

创伤后期，症见肢体肿胀，沉困乏力，形寒肢冷，骨延迟愈合，面色无华，舌质淡胖，苔白滑，脉沉迟无力。治宜疏肝活血，益气养血。治宜益气养血，温补脾肾。

伤科辨证，从整体出发，结合临床实际，以伤因、气血辨证为主，与经络、脏腑等辨证方法相互参照，综合应用，方可做出正确的诊断。

（毛天东、郭艳幸、王战朝、孙贵香、郭珈宜、陈海龙等）

第三章　正骨手法

第一节　手法概论

在骨伤科治疗中，手法具有极其重要的位置，在临床上应用范围很广。首先是检查手法，唐代蔺道人所著《仙授理伤续断秘方》书中载："凡认损处，只需揣摸骨头平正不平正，便可见。"又"凡左右损处，只相度骨缝，仔细捻捺，忖度便见大概"。及至清代《医宗金鉴·正骨心法要旨》手法总论中载："……则骨之截断、碎断、斜断，筋之弛、纵、卷、挛、翻、转、离、合，虽在肉里，以手扪之，自悉其情。"《手法释义》中"摸法"居于首位。"摸者，用手细细摸其所伤之处，或骨断、骨碎，骨歪、骨正，骨异常活动、骨硬，筋强、筋柔，筋歪、筋正，筋断、筋走，筋粗、筋翻，筋寒、筋热，以及表里虚实，并所患之新旧也。先摸其或为跌扑，或为错闪，或为打撞，然后依法治之。"以上都是说凡损伤先用手法检查，确定病情以便施治。其二是复位手法。骨折不论何种槎形，多有不同程度的移位和畸形，没有手法复位，虽有灵丹妙药亦无法纠正其错位或畸形。脱位和关节错缝，也必须用手法复位，使其合槽。伤科第一本专著《仙授理伤续断秘方·医治整理补接次第口诀》中即指出："……三拔伸，四或用力收入骨，五捺正。"《世医得效方·正骨兼金镞科秘论》也指出："骨节损折，肘臂腰髋臼蹉跌，但须用法整理归元。"直至清代《伤科补要·手法总论》依然强调："夫接骨入骱者，所赖手法也。"其三是治筋手法，根据"按其经络，以通郁闭之气，摩其壅聚，以散瘀结之肿"的原理，以手法按摩推拿可行气活血，舒筋通络，既可通利关节，又可强筋壮骨。正如宋《圣济总录·伤折门·伤折统论》所说："坠堕倒扑，折伤蹉跌……究图疗治，小则消肿伸挛，大则接骨而续筋。"清代《医宗金鉴·正骨心法要旨》手法总论所载"可以一己之卷舒，高下疾徐，轻重开合，能达病者之气血凝滞，皮肉肿疼，筋骨挛折，与情志之苦欲也"。《手法释义》也载有："按者，谓以手往下抑之也，摩者，谓徐徐揉摩之也，此法盖为皮肤筋肉受伤，但肿硬麻木，而为骨断者设也。""若肿疼已除，伤痕已愈，其中或有筋急而转摇不甚便利，或有筋纵而运动不甚自如……惟宜推拿，以通经络气血也。"有些损伤，虽可单纯用药物治疗，但如果配合运用手法则可缩短疗程，提高疗效。理筋手法，广泛运用于临床，是中医骨伤科也是平乐郭氏正骨的显著特点之一，它具有方法简便，痛苦小，疗效好的特点，深受广大患者的欢迎。

平乐郭氏正骨经历代传人的长期实践，形成了一套完整的检查、复位和治筋手法，其中有些手法既可用于检查，也可用于治疗，但其运用目的则不同，兹分别论述于后。

第二节　检查手法

检查手法也叫诊断手法，是医者用手在患者躯体上的一定部位，进行触摸、按压等，借以了解疾病的性质、发生发展的根由及其变化和预后的一种检查方法。在骨伤科的检查中，除一般的中医望、闻、问、切四诊外，更重要的是受伤局部的手法检查。用以察其受伤情况及轻重，始能做出正确诊断，从而为进一步的正确治疗打下基础。

手法检查应取得患者的配合，根据望、闻、问、切四诊所得情况，医者用相应的手法，有目的地进行全身或局部的检查。平乐郭氏正骨常用的检查手法，有触摸、按压、对挤、推顶、叩击、扭旋、伸屈、二辅等 11 种检查手法，兹分别介绍于后。

一、触摸法

触摸法（图 3–1）是医者用手仔细触摸伤处的一种检查方法。即用拇指或拇、食二指轻柔地由远而近，由轻而重地触摸皮肤、筋肉及骨骼。一般触摸多在软组织较薄的骨表浅部位进行，若伤部筋肉丰厚，须由肌间隙探触，若肿胀严重者，可先揉按驱散瘀血后，再行触摸才能检查清楚。

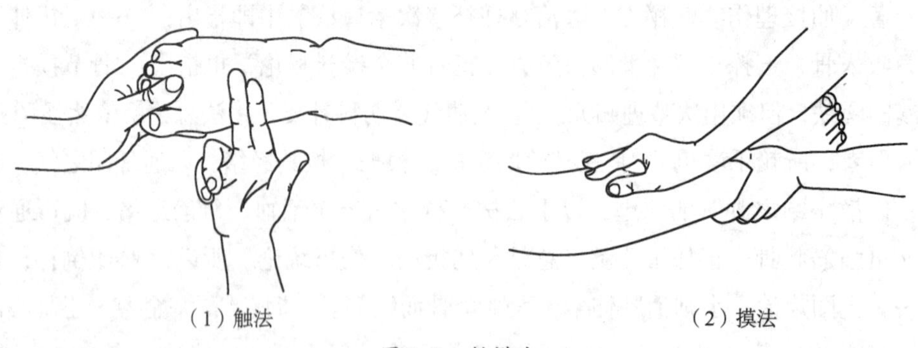

（1）触法　　（2）摸法

图 3–1　触摸法

触和摸虽有相似之处，也有不同之点，除可结合应用外，摸乃用手或指稍加压力摸抚患处，有无凸凹不平畸形。而触有接触之意，即用手指轻轻触皮肤，除可用手触，如以手指腹或背触及患肢末梢或体表某部，以察其凉、热、感觉情况外，也可借助某种器具，如棉絮、钝针、竹签轻轻触划肢体某部，以察其感觉、运动反应等。

二、按压法

按压法（图 3–2）是用手指在伤处上、下、左、右、前、后进行按压的一种检查手法。借以了解有无疼痛，并根据疼痛的情况以辨别是骨折或软组织损伤。或用两个手指相辅按压患处，以测定有无波动或漂浮感，用以判断有无积血、积液或积脓。

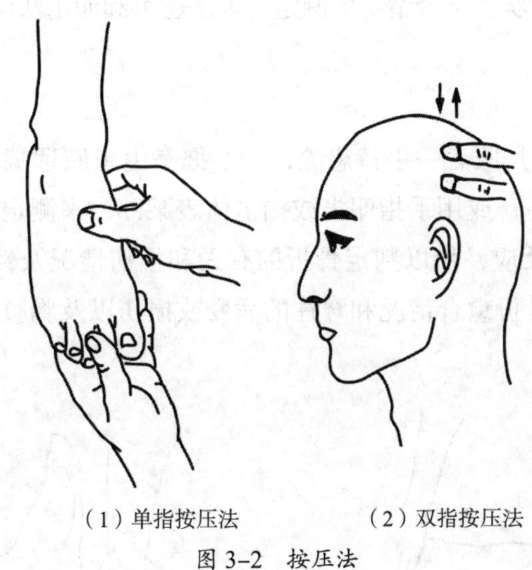

（1）单指按压法　（2）双指按压法

图 3–2　按压法

三、对挤法

对挤法（图 3–3）是用手或两指于相对方向挤压，借以测定有无疼痛来确定损伤性质的一种检查手法。常用于检查胸部损伤和骨盆损伤，以确定有无肋骨和骨盆骨折。

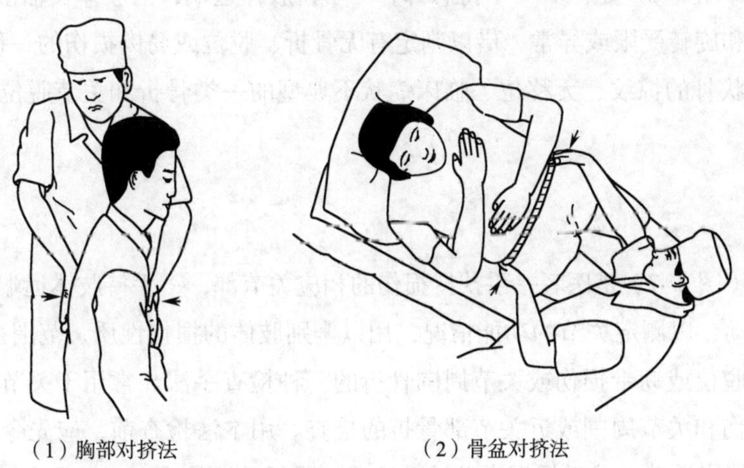

（1）胸部对挤法　（2）骨盆对挤法

图 3–3　对挤法

四、推顶法

推顶法（图 3–4）是医者一手持患处，一手持患肢远端沿肢体纵轴向近端推顶，来测定有无传导痛，借以判定有无骨折和骨折愈合情况的一种检查手法。常用于长管状骨的惊纹、无移位和临床症状较轻，甚至尚能走路，或 X 线亦无明显阳性显示的一类骨折，也可用作对长管状骨愈合情况的测定。本法也可和叩击法结合来应用。

五、叩击法

叩击法（图 3–5）是医者一手持患处，一手握拳由患肢远端沿肢体纵轴向近端叩击，以测定有无传导痛；或用手指叩击或拍击体表某部，来测定音响；或借助器具叩打肢体某部，以察其反应，借以判定骨折的有无和损伤情况及性质的一种检查手法。常用于检查长管状骨骨折愈合情况和脊柱的病变或损伤以及胸腹部的损伤和神经系统的疾患等。

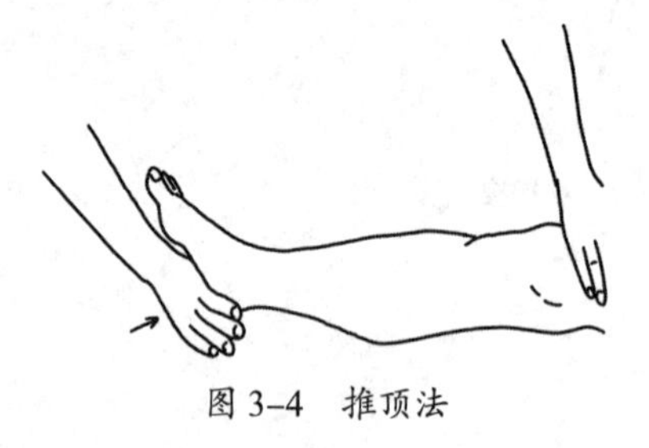

图 3–4 推顶法

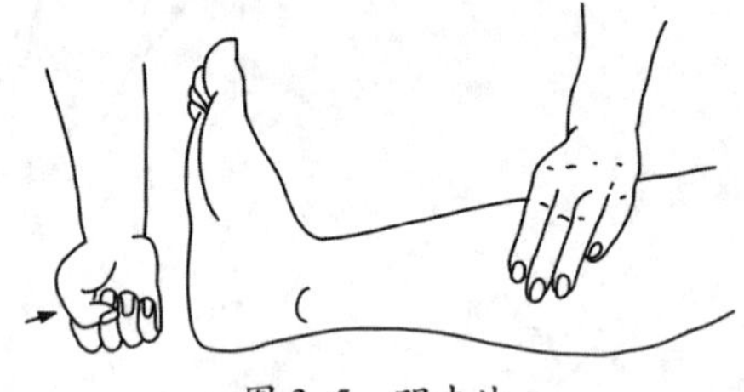

图 3–5 叩击法

六、扭旋法

扭旋法（图 3–6）是医者一手持患部，一手持肢体远端，沿肢体长轴扭旋，以测定有无传导痛和旋转受限或异常，借以判定有无骨折、脱位或筋肉损伤的一种检查手法。常用于长管状骨的惊纹、无移位、临床症状不典型的一类骨折和关节脱位及筋肉韧带损伤的检查。

七、伸屈法

伸屈法（图 3–7）是医者一手扶持损伤的相应关节部，一手持肢体远端，做相应关节的伸屈活动，以测定关节的功能情况，用以辨别肢体的损伤性质、范围、轻重程度，借以确定是脱位或韧带损伤或关节周围骨折的一种检查手法。常用于关节脱位、关节周围韧带损伤和关节周围或近关节部骨折的检查。用本法检查前，应先令患者做相应关节的主动伸屈活动，然后根据主动活动情况，再行手法检查。

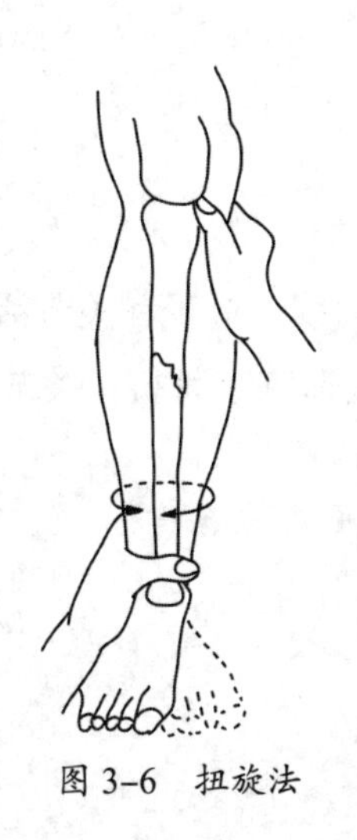
图 3-6　扭旋法

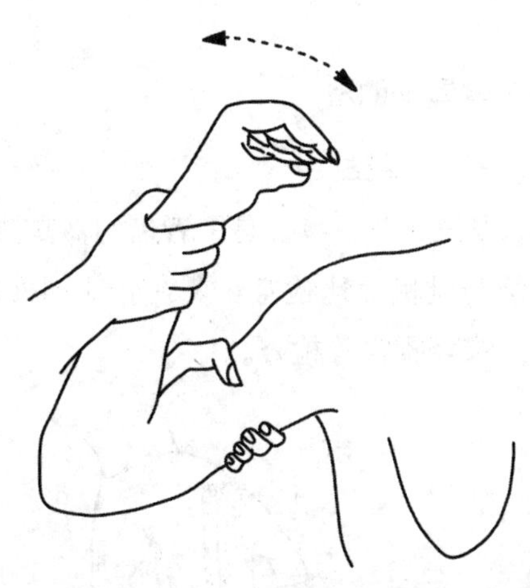
图 3-7　伸屈法

八、二辅法

二辅法（图 3-8）是医者用两手相互辅助的一种检查方法。其一，是医者一手持伤处，一手持伤肢远端，做前后或左右的轻柔摆动，以测定有无骨异常活动和关节的异常活动，借以判定有无骨折和筋肉韧带损伤。其二，是用于测定骨折愈合情况时，用两手分持近骨折处的上下部位，做相反方向的轻柔摆动，以测定有无骨异常活动或异常活动，借以判定骨折的愈合情况。

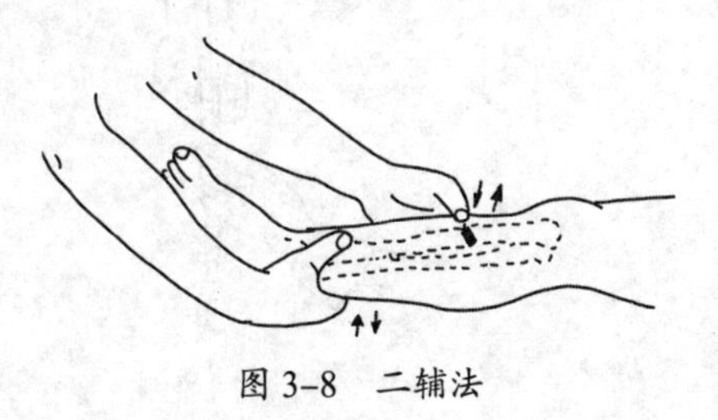
图 3-8　二辅法

九、对比法

对比法是医者通过目测或器具对双侧肢体周径或长短、关节活动度、感觉、肌肉力量、步态等指标进行比较检查，以发现异常，进行诊断，避免漏诊、误诊的方法。本法适用于四肢不典型损伤的检查。对比所取测量部位，健、患侧要相同、精确，以免做出错误判断。

十、弹拨法

弹拨法是医者手指端或指腹与筋腱等条索状组织垂直的方向，做来回揉拨，状如弹拨琴弦，观察其肌腱与神经的粗细、活动度、柔韧度、有无筋结；或用于做 hoffman 征的检查：在患者放松情况下，医者以右手中食二指夹持患者中指，自背侧向前弹拨指甲，如其余四指反射性屈曲，则为阳性，提示上运动神经元疾病。本法常用于颈、肩及腰部筋肉韧带损伤、神经损伤的检查。

十一、器具辅助法

（一）尺量法

尺量法（图 3-9）是医者借用器具测量肢体长度、力线、周径和关节活动范围等量诊，应与健侧对比检查。要在肢体同处对比检查。本法适宜于骨折、关节脱位、肌肉萎缩、神经损伤等检查。

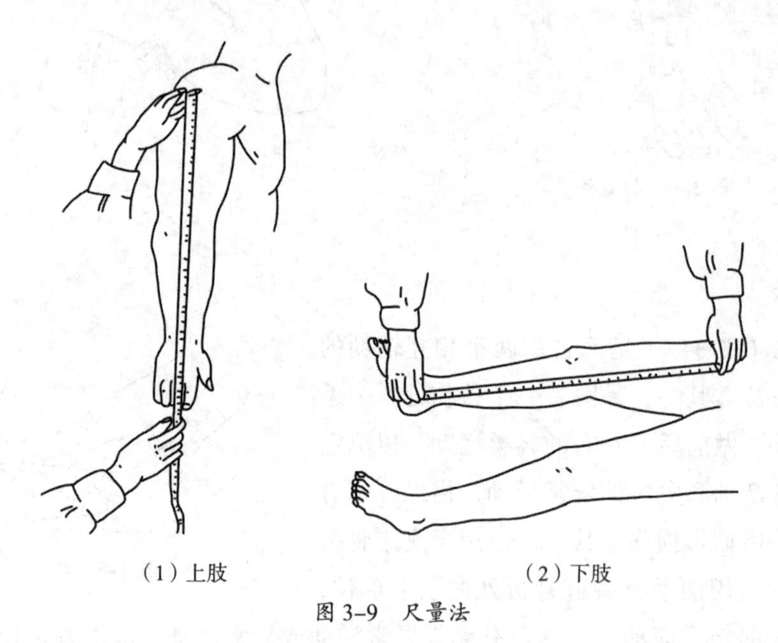

（1）上肢　　（2）下肢

图 3-9　尺量法

（二）叩诊（锤）法

叩诊（锤）法（图 3-10）是借用叩诊锤以检查神经肌肉反射的方法。医者用叩诊锤叩击肌腱观察其反应，是亢进还是减弱还是消失等。常与其他检查法合参。肌腱是运动反射弧中的效应器，用叩诊锤叩击刺激，可引发传入冲动进入脊髓和大脑，经过脑的分析，发出指令（传出冲动），令效应器做出相应动作反应。借以观察神经肌肉及中枢的反射情况，判定和诊断相关疾病及其位置。

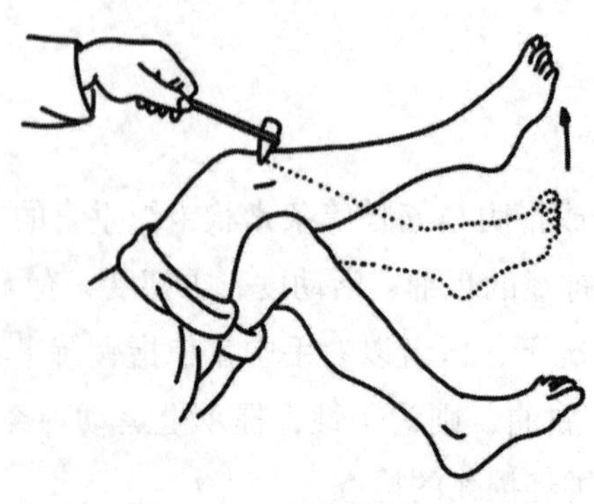

图 3-10　叩诊（锤）法

（三）量角器法

量角器法（图 3–11）借用关节量角器测量关节的活动度的方法。常用的测量记录方法有两种：中立位 0°法和邻肢夹角法。本法适宜于四肢各个关节的检查。关节内骨折或关节韧带明显断裂者禁用。

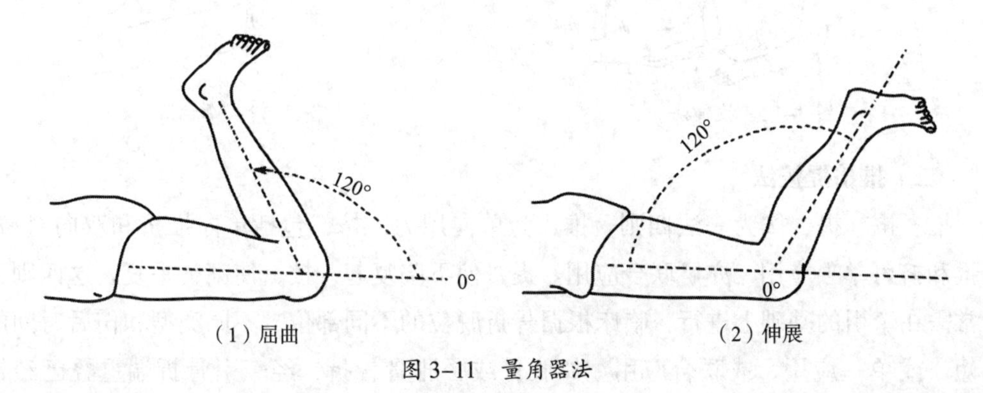

图 3–11　量角器法

第三节　复位手法

复位手法是用来整复骨折和脱位的方法，包括骨折复位法和关节脱位复位。

一、骨折复位法

（一）拔伸牵拉法

拔伸牵拉法是整复骨折脱位的基本手法，也可用于创伤后期遗留的关节不利，筋肉挛缩。严格说来该法含拔伸和牵拉二则，拔伸法和牵拉法虽有共同之处，而又有不同点，临床应用也各有所侧重。

1. 拔伸法

拔伸法一般情况下不需助手，多是医者拔患者伸，由轻到重，使肢体伸向远侧，常用于创伤引起的关节挛缩，手足部位骨折，指（趾）间关节脱位等。与牵拉比较用力相对较小，所需时间也较短（图 3–12）。

2. 牵拉法

牵拉法即将肢体牵拉到治疗所需要的方位，可分为短时牵拉和持续牵拉。短时牵拉一般需要助手配合，或用布袋加以辅助，常用于较为严重的骨折、脱位或骨折合并脱位。如肱骨外科颈外展型骨折的整复，常需用两个助手，一助手用布袋经患侧腋窝于健侧反牵拉，另一助手持伤肢前臂顺畸形姿势牵拉并相峙 3 ～ 5 分钟，以纠正两折端的重叠移位（图 3–13）。持续性牵引系指借助器具进行长时间的牵引，如骨牵引、皮牵引、布兜牵引等，常用于一次性复位困难或不宜用于一次性手法复位的患者，如股骨干骨折、颈椎骨折、脱位、陈旧性髋关节脱位等。

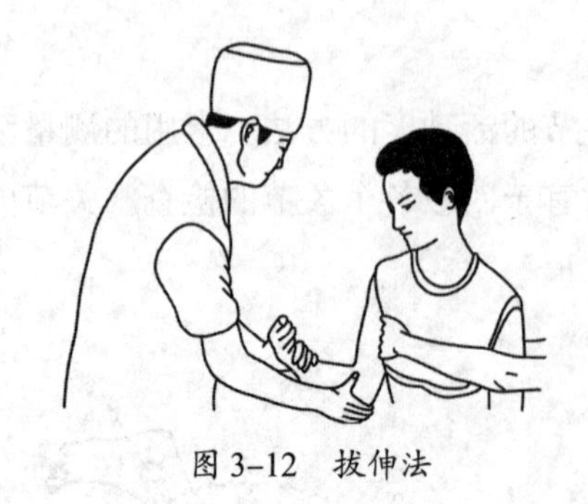
图 3-12　拔伸法

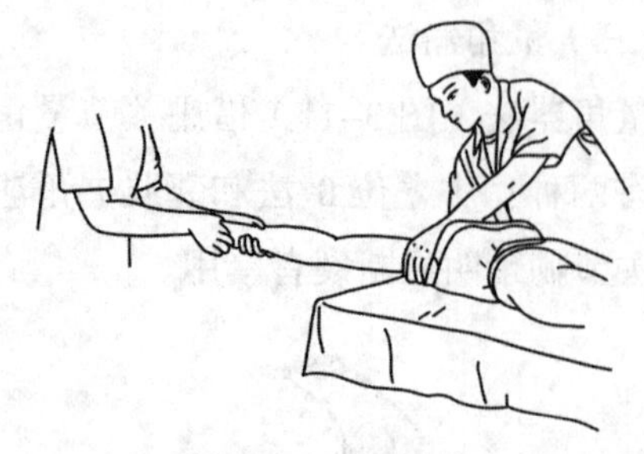
图 3-13　牵拉法

（二）推挤提按法

推、挤、提、按为一法四则。推，为单向用力；挤，包括单向推挤和双向对挤，故推和挤可单独应用，亦可联合应用。提，使下陷复起；按，使高突平复。这四则手法常需在牵引的基础上进行，临床根据骨折脱位的不同部位、不同类型和伤后时间的长短，或单一应用，或联合应用。如股骨或胫腓骨骨折，经牵引骨折端重叠已经拉开，若出现侧方移位可用推法或挤法矫正，前后移位可用按法或提法矫正。陈旧性肘关节后外侧脱位，用常规的牵引按压屈肘法很难复位，甚至会引起鹰嘴骨折，若在屈肘位顺畸形姿势牵引下术者用推挤手法（即用两拇指从外后侧推脱出的桡骨小头向前内侧推挤），使脱出在外后侧的桡骨小头先复位而尺骨脱位即可随之复位。髌骨体横断骨折，可用上、下对挤法使之复位。髋关节后上脱位，表现出肢体短缩，用提牵法可使之复位。胸腰段屈曲型骨折脱位，表现出局部后突，用按法可以使高突平复。此外，推、挤、提、按还可用于近关节骨折和关节内骨折。总之，该四则手法是临床应用最为广泛的手法（图 3-14 ～图 3-17）。

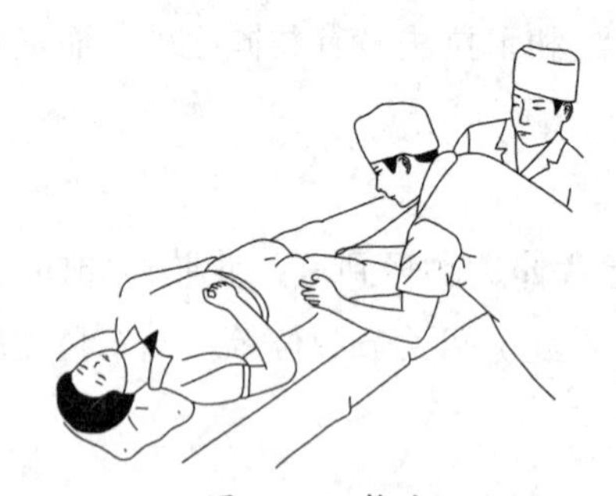
图 3-14　推法

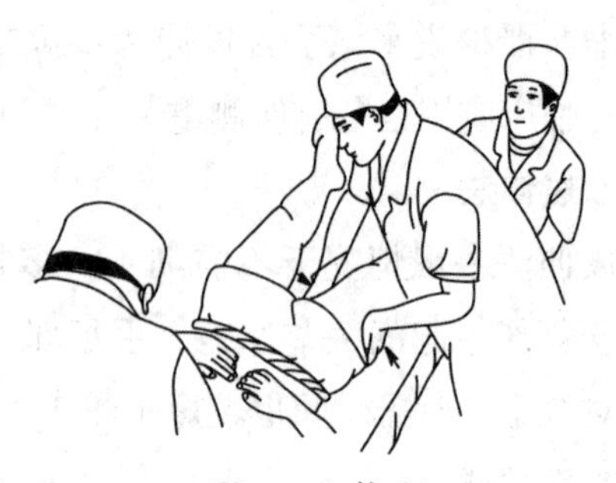
图 3-15　挤法

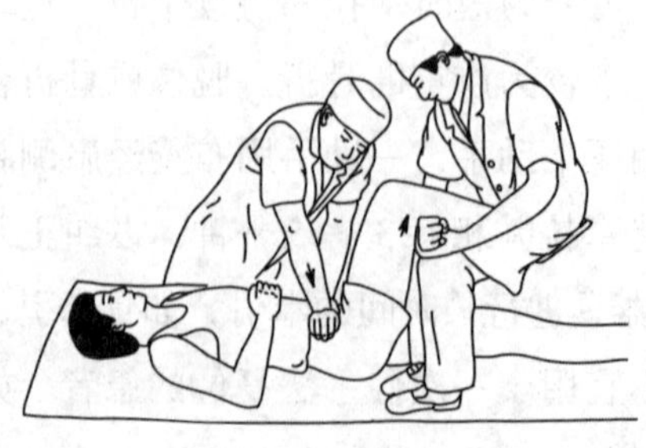
图 3-16　提法

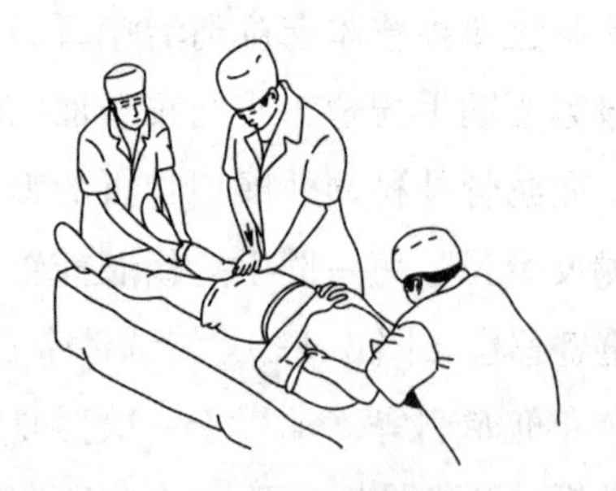
图 3-17　按法

（三）折顶对位法

折顶对位法也叫成角对位法，该法根据力学原理，借用巧力使骨折对位，适用于近关节部位和某些长管状骨干的横断型骨折。骨折后由于筋肉收缩，两折端多重叠移位，加之局部血肿，内部张力增加，牵拉复位比较困难，应用折顶法复位较易成功。该法要领是在筋肉松弛的情况下，将两骨折端推向同一个方向，并使之成角接触，在保持其成角相抵的同时，再行反折使之复位。如儿童尺桡骨下段同一水平骨折，折端多呈横断槎形而向背侧重叠移位，若采用其他手法不容易复位，使用本法则较易复位。术者面对患者，两手紧握腕部，两拇指于背侧扣住尺桡骨远折端，在肌肉松弛的情况下，两拇指用力按压远折端向掌侧，其余四指提腕掌向背侧，使尺桡骨两折端于掌侧成角相抵，然后反折使之复位（图 3–18）。

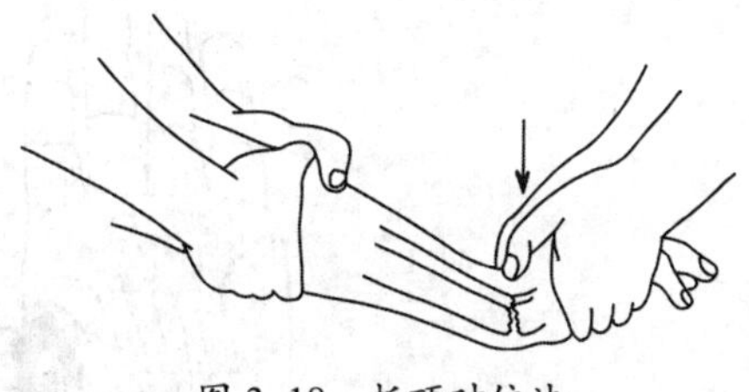

图 3–18　折顶对位法

（四）嵌入缓解法

嵌入缓解法为会意手法，临床常用于以下三种情况：一是皮肉嵌在两骨折端之间，如髌骨骨折、儿童肱骨髁上骨折、锁骨骨折、胫腓骨骨折等。有时可见锐利骨槎将皮肤顶起，稍有不慎即可造成开放性骨折；二是移位的骨块嵌夹在关节缝内，如肱骨内髁三度骨折、内踝骨折等，会严重影响关节功能；三是脱位的关节头被肌腱、筋膜或关节囊缠绕交锁，这种情况常见于拇、食二指掌指关节脱位，脱位后的指呈弹性摆动状态。以上骨折、脱位，用其他手法均难奏效，必须应用本法使嵌入的骨折块或软组织得以解脱而恢复原位。该法也需在筋肉松弛状态下缓缓扩大畸形，使脱位的关节或骨折两端松解张口，然后根据不同情况施以不同方法。缓解骨片嵌入关节缝的方法是利用关节伸屈及远端肢体的旋转，导致关节间隙改变及部分筋肉紧张而将其拉出。缓解脱位嵌入筋肉的方法是持远端左旋或右旋即可解脱，或扩大畸形向一个方向牵拉，同时推脱出的关节头滑动，即可将纽扣状嵌夹解脱出而复位。如儿童肱骨髁上伸展型骨折有时可见肘前侧皮肉嵌夹，术者在筋肉松弛下，先顺势推肘后，使两骨折端向前突起成角，而前侧的两骨折端就会张口松解，术者乘机用拇指推肘窝前外侧，利用皮下组织的牵拉，被嵌夹的软组织即可缓解。又如肱骨内髁三度骨折，骨折片嵌夹在肘关节隙的内侧，术者一手持腕一手持肘，两手向相反方向用力，使肘关节过伸，前臂外展、外旋、扩大肘关节内侧间隙，利用屈肌总腱的紧缩牵拉，将骨折片拉出来。再如第一掌指关节背侧脱位，掌骨头从掌侧穿出，筋肉（屈指肌腱）可嵌夹在脱位后的关节之间，用牵拉屈曲法难以使其复位。术者可先将掌骨头向掌侧推以扩大畸形，同时屈曲掌指关节，如此可使筋肉松弛，然后捏持脱出的近节指骨围绕掌骨头侧屈旋转，即可缓解嵌夹的软组织而顺利复位（图 3–19 ～图 3–21）。

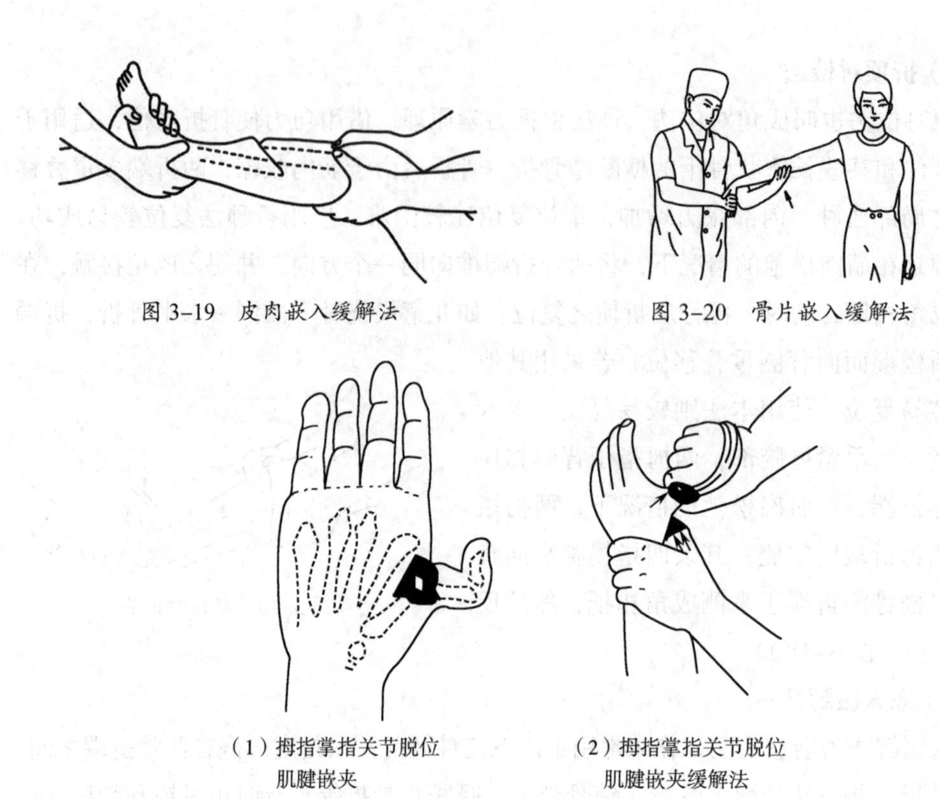

图 3-19　皮肉嵌入缓解法　　图 3-20　骨片嵌入缓解法

（1）拇指掌指关节脱位肌腱嵌夹　　（2）拇指掌指关节脱位肌腱嵌夹缓解法

图 3-21　关节脱位肌腱嵌夹缓解法

（五）回旋拔槎法

回旋拔槎法是纠正骨折背向移位的手法，当骨槎背向不能用拔伸牵拉复位时，应在筋肉松弛情况下，以近折端为中心，将远折端环绕近折端回旋，背向移位的骨折即可矫正。骨折背向移位的原因可能与暴力的方向、肌肉的牵拉和肢体的扭转有关，或为伤后骨折未做临时固定，而搬运移动所致，临床常见于儿童肱骨外髁骨折和四肢长管骨折。长骨的斜行槎背向移位容易确定，近似横断有背向槎，有时 X 线片也难以判断，只有在治疗中，用其他手法（包括持续牵引）难以复位时，才会想到是背向槎形，旋即采用回旋拔槎法，往往能顺利使背向槎合拢。其方法：是在筋肉松弛的情况下，以近折端为轴心，持远端围绕近折端回旋，若向一侧回旋不成功，再向另一侧回旋；两侧都不成功，可配合牵拉法，在筋肉紧张情况下，再施行回旋法，背向槎多可拔正吻合（图 3-22）。

（六）摇摆推顶法

摇摆推顶法适用于骨折复位后尚有残留移位，或横断、齿状槎骨折有部分移位者。其方法：在维持牵拉的情况下，医者双手于前后或两侧捏持骨折端，在约 30°的范围内，根据变位情况做前后、左右的摇摆活动，而使残留移位复位，从而使两折端更加紧密地对合与稳定。或为四肢长骨横断骨折，复位后保持对位，术者持远侧端沿纵轴推顶，使骨折端复位更加紧密，从而有利骨折的稳定和愈合（图 3-23、图 3-24）。

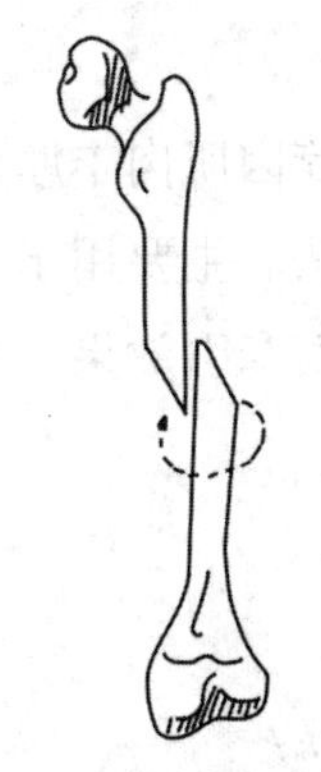

（1）股骨干骨折背向移位回旋拔槎法

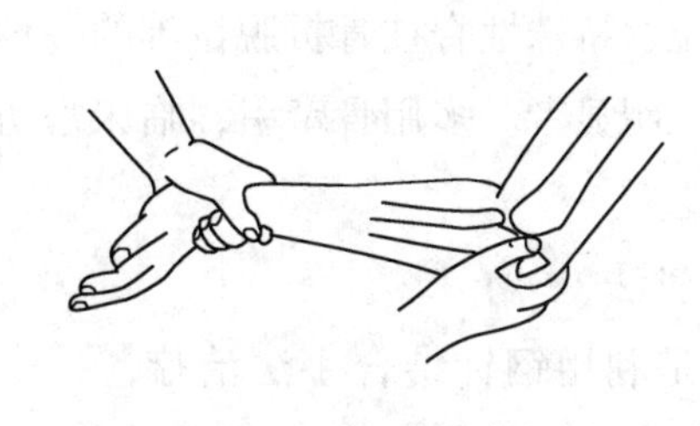

（2）肱骨外髁骨折翻转移位回旋拔槎法

图 3-22　回旋拔槎法

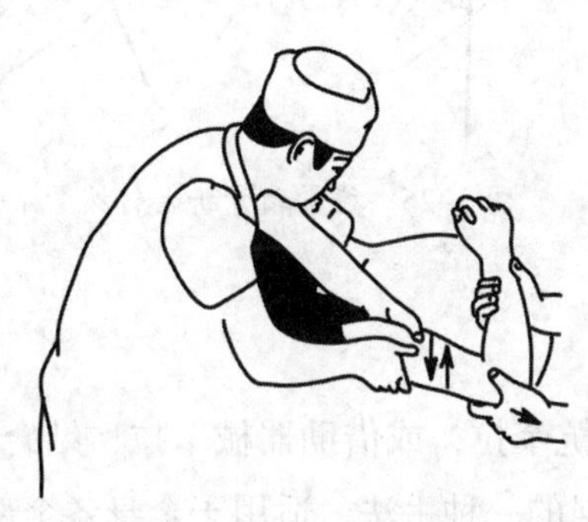

图 3-23　摇摆复位法

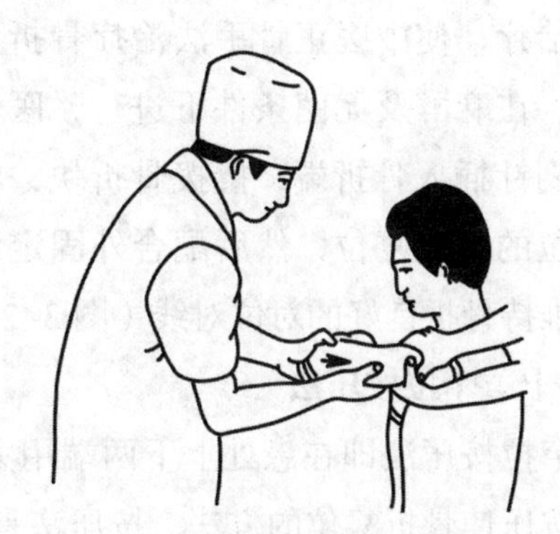

图 3-24　推顶复位法

（七）旋撬复位法

旋撬复位法是利用骨折部位的解剖特点及其损伤机制，借用杠杆力量，巧妙使骨折复位的方法。此法可徒手正复，也可借助器具进行。主要用于股骨上段骨折和股骨颈骨折等复位。徒手正复：一助手固定近端，术者持患肢远端，根据骨折移位方向，确定相应的旋撬方向，克服并利用肌肉张力，使骨折端靠拢，同时运用旋撬力使骨折复位。借助器具即借用钢针打入骨折旋转段，以针代手旋转撬压，迫使近折端向远折端靠拢而复位。借助器具：如股骨上 1/3 骨折，该部位骨折近折端因受外展、外旋肌群和髂腰肌的作用，近折端可出现典型的外展、外旋、前屈畸形，粗隆下骨折时可出现严重的前屈畸形，　一般的整复手法难以奏效。可借用钢针旋转撬压法以代替手的推挤按压，克服外展、外旋和屈肌的牵拉，迫使近折端向远折端靠拢而复位。即患肢置板式牵引架上，中立位下根据重叠情况先行股骨髁上牵引，矫正重叠移位后，再于小转子下缘水平打进一钢针，行钢针旋转撬压复位。抬高针尾既可产生撬压近折端以克服其前屈的作用，又可旋撬以克服近折端外旋的作用，同时针尾抬高后，则针体即向内倾斜，加之向后的牵拉力，即产生向内、向后顶压近折端的双重作用，这样近折端的前屈、外展、外旋移位即可解除，与远折端靠拢而复位。

（八）牵引复位法

牵引复位法是在平乐正骨平衡理论的指导下，治疗因肌肉丰厚，肌力较强所致的难复性骨折、脱位、特殊性脊柱骨折脱位等的一种方法。主要用于下肢骨折，肌张力强，骨折重叠移位明显者。多用骨牵引，临床密切观察牵引效果，待骨折端重叠移位牵开后施行手法复位。

（九）金针拨骨法

金针拨骨法是利用钢针结合手法治疗，从而较好地将折端复位的方法。对于特殊部位的骨折，单靠手法复位不能达到满意的疗效，为了克服这种局限性，用金针拨骨配合手法治疗，使中医正骨手法治疗骨折更具有特色。在麻醉及无菌条件下进行，医者采用经皮钢针插入骨折端，撬拨骨折块，将塌陷或错位的折端复位，然后配合外固定维持固定，维持骨折良好的对位对线（图 3–25）。

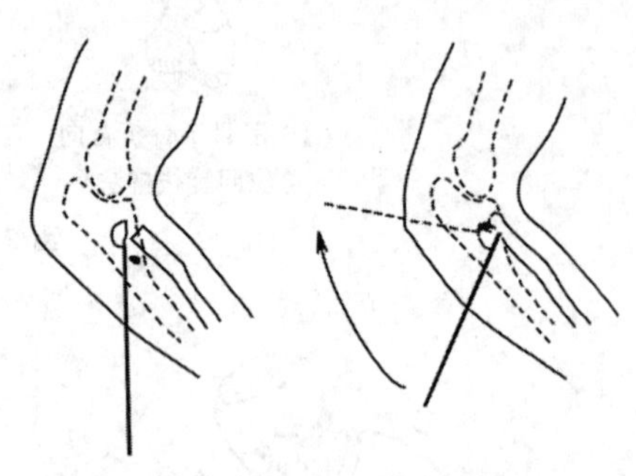

图 3–25　桡骨颈骨折金针拨骨法

（十）牵拉按压法

牵拉按压法即在患处上下两端用力做持续对抗牵拉，或借助器械牵拉，结合对骨折部按压使骨折复位的方法。按压法是刺激性较强的一种手法，适用于全身各个部位，可以解痉散结、通经活络、整形复位、消肿止痛。

1. 牵拉

操作者在患处上下两端用力做持续对抗牵拉，或借助器械牵拉，使骨折部位牵开，或平复成角，有利于复位。

2. 按压

操作者用指、掌、肘或肢体其他部分着力，施力于骨折高突畸形部，由轻到重、由浅到深地逐渐按压，或突发寸力按压，使骨折复位。

二、关节复位法

（一）倒程逆施法

倒程逆施法又叫原路返回法，是关节脱位的常用治疗方法。所谓倒程逆施，就是根据脱位发生的过程，采用相应的手法，再使其一步一步回归原位。现以肘关节后脱位为例来说明。肘关节后脱位发生的过程（即脱位机制），多是患者前倾跌倒，手掌撑地，地面的反作用力，沿前臂向上传导，交叉剪力先迫使肘关节伸直、过伸，继而传导力使尺骨喙突超越肱骨滑车顶点，形成了肘关节后上方脱位，当外力停止后，由于筋肉挛缩，脱位后的肘关节形成半屈曲状的弹性固定位。用本法复位步骤：医者先将肘关节伸直，再过伸，继而牵拉使尺骨喙突向远侧滑降，当其越过肱骨滑车顶点后，维持牵拉，按压肱骨下端向后，同时屈肘即可复位（图 3–26，图 3–27）。

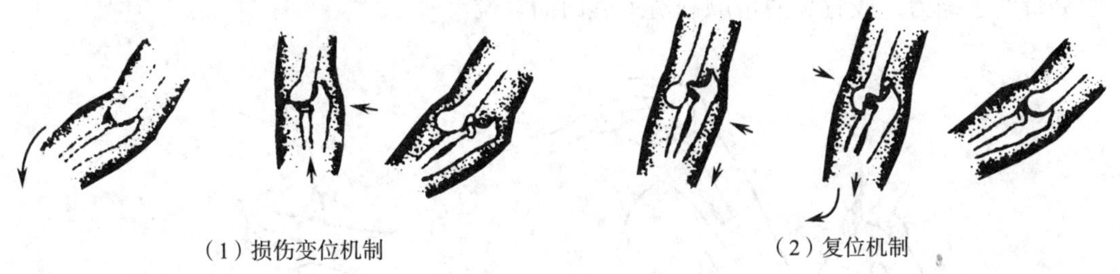

（1）损伤变位机制　（2）复位机制

图 3–26　倒程逆施法机制

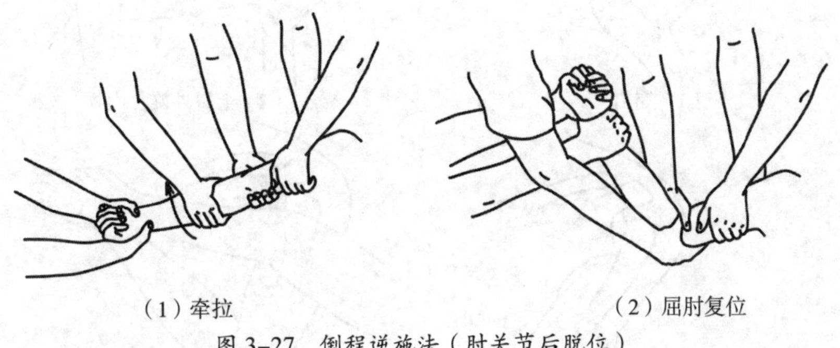

（1）牵拉　（2）屈肘复位

图 3–27　倒程逆施法（肘关节后脱位）

（二）挤旋屈伸法

挤旋屈伸法通过推挤旋转并配合屈伸的手法使脱位的关节复位。一般先牵拉使关节间隙增大，再伸屈或挤旋，使旋转错移在牵拉旋转过程中恢复原位或缓解嵌夹。用于桡骨小头半脱位等脱位（图 3–28）。

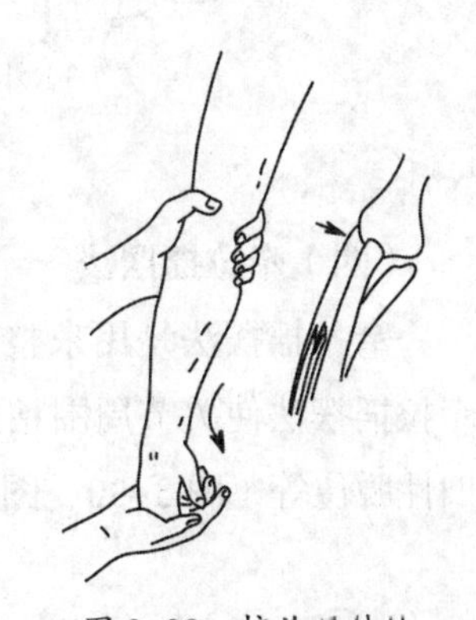

图 3–28　挤旋屈伸法

（三）旋撬复位法

旋撬复位法是用来正复关节脱位的手法。该法是利用脱位关节的解剖特点及其损伤机制，借用杠杆力量，即可巧妙地使关节复位。如肩关节喙突下前脱位，患者取坐位或仰卧位，一助手固定患肩，首先向患者解释以消除其恐惧心理或令患者注意力转移。术者站于患侧，令患者肌肉放松。以相对之侧的一手握持患肢腕部，另一手握持肘部，先屈肘，继使上臂外旋、内收，缓缓加力，当肘部内收接近胸部的中线时，即可听到复位声，然后令上臂内旋，回复中立位，屈肘于胸前即可（图 3–29）。再如髋关节后上方脱位，通常髂股韧带完好，股骨头脱出后停留在髋臼后上方的髂骨外侧面。用本法复位时，患者仰卧，助手按压两髂前上棘固定骨盆，术者两手分别握持患肢膝、踝关节，顺畸形姿势屈膝屈髋，当大腿贴近腹壁时，脱出的股骨头即绕髋臼后外缘而逐渐滑动到髋臼后下方，此时术者将大腿由内收内旋逐步变为外展外旋，在保持外展外旋位的同时，缓缓伸展下肢，借助髂股韧带的紧缩力，股骨头便可顺利滑入髋臼而复位。

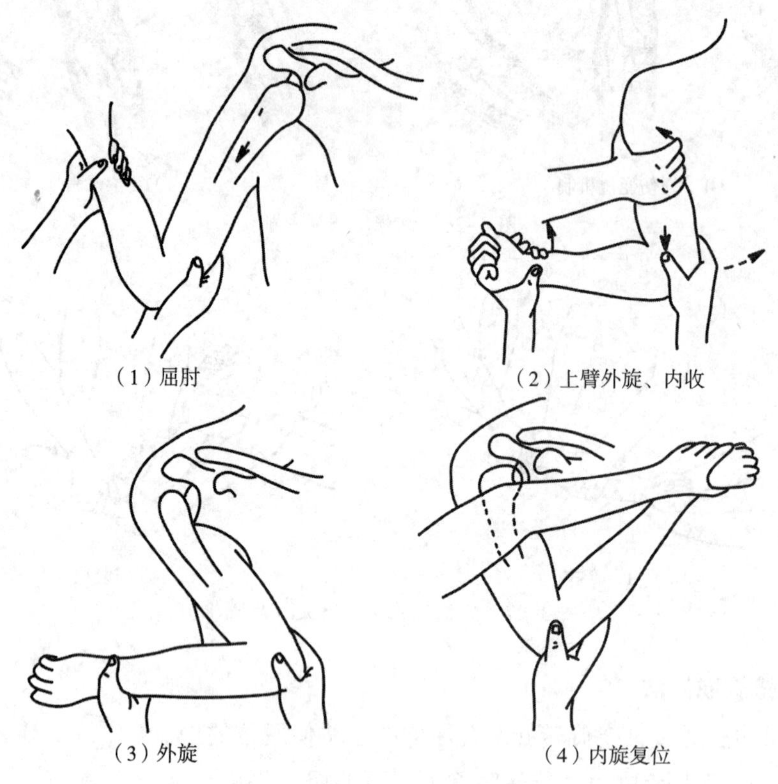

图 3–29　旋撬复位法

（四）牵拉摇摆法

牵拉摇摆法是用来整复陈旧性关节脱位的手法。利用脱位关节的解剖特点，借用牵拉摇摆法使关节周围粘连的肌肉得以松解 ，从而使关节复位。适用于肩、髋关节陈旧性脱位等（图 3–30、图 3–31）。

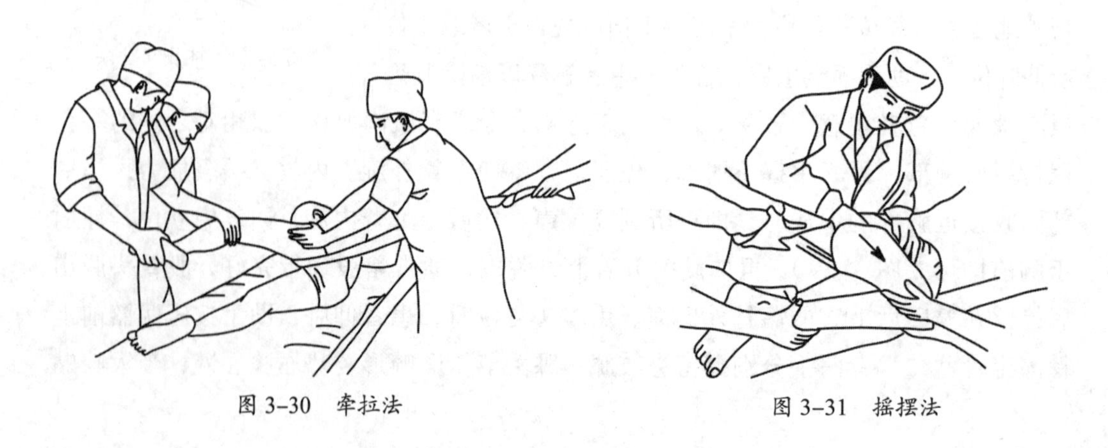

图 3–30　牵拉法

图 3–31　摇摆法

（五）手牵足蹬法

手牵足蹬法是用于肩关节脱位及骶髂关节错缝的专用手法。患者仰卧位或俯卧位（骶髂关节），术者双手握住患肢，将足跟置于患侧脱位合适之处（如肩关节脱位置于腋窝处），双手握住其患侧肢体缓缓拔伸，同时用足跟与之相对抗。持续牵引一段时间后，再逐渐内收内旋或后伸（骶髂关节）患肢使之复位。此法以足跟为支点，以肢体为力臂，巧妙运用杠杆原理，轻巧使关节复位。以右侧肩关节脱位为例，患者取仰卧位，自然放松，术者立于患侧，双手紧握患者腕部，将患侧上肢伸直，患侧腋窝放置海绵垫，术者以右侧足跟抵于患侧腋下，沿患肢纵轴方向牵引，顺势将患肢外展、前屈、外旋，与此同时抵腋下之足跟稍稍用力，此过程注意动作柔和，牵引力量逐渐加大。待1分钟左右患肢徐徐内收、内旋，术者此时用力抵住患肢腋下，利用足跟的杠杆作用，即可感觉肱骨头复位之弹响声（图3-32）。

（六）对抗提拉法

对抗提拉法是遵循“欲合先离”，而后提拉复位的方法。患者仰卧，一助手固定患肢近端，另助手牵引患肢远端，尽量将关节间隙牵开，医者根据脱位方向施以手法提拉，使脱位关节复位。主要用于髋关节与踝关节脱位等。如踝关节后脱位，患者仰卧，膝关节屈曲，一助手固定患肢小腿部，将小腿端起，一助手一手持足跖，一手持足跟，顺势向远端牵拉，并扩大畸形。术者用力按压胫腓骨下端向后，同时牵足的助手在牵拉的情况下，提足向前，并背屈，即可复位（图3-33）。

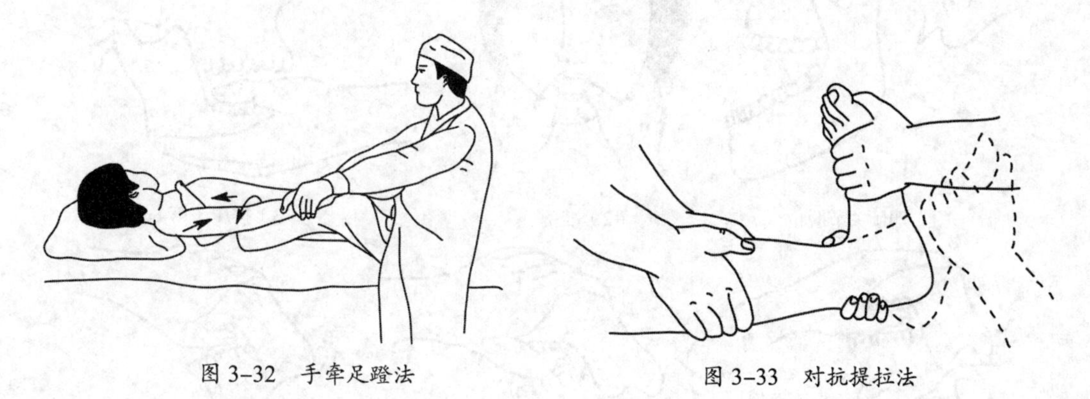

图3-32 手牵足蹬法　　图3-33 对抗提拉法

（七）牵推旋转法

牵推旋转法是用来正复小关节脱位的常用手法，包括牵推和旋转两种。①牵推法：通过牵拉，使关节间隙增大，再将错移骨推挤复位。牵拉时要力量持续，并略带旋动，推按要快速。②旋转法：通过牵拉，使关节间隙增大后，推挤复位困难时，加以旋动力量，解除周围组织阻挡，使关节复位。本法适用于距骨脱位、腕骨脱位等。如距骨外前侧脱位：患者仰卧或健侧卧位，患肢膝关节屈曲。一助手固定小腿部，将小腿抬起；另一助手一手持足跖部，一手持足跟部，顺势牵拉，并尽量扩大畸形。术者以两手拇指，推挤脱出的距骨向内向后。同时牵足的助手，在维持牵拉的情况下，使足外翻外旋，即可复位（图 3-34）。

（八）屏气按压法

屏气按压法是用于肋椎关节脱位的一种复位方法。患者俯卧，术者站于患者一侧，使两手相叠压于患部脊柱正中，先令患者深呼吸数次，然后深吸气屏气，术者同时向下压患部，至最大限度时停留片刻，然后突发寸力骤然下压，听到咯噔声即复位成功。

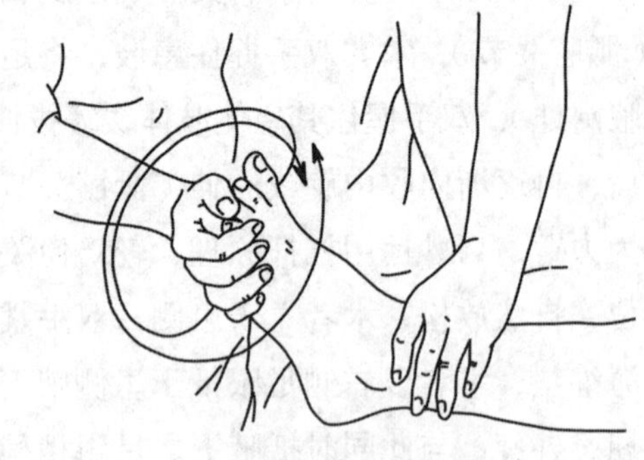

图 3-34　牵推旋转法

（九）按压推端法

按压推端法是治疗颞颌关节脱位的专用手法，包括按压和推端两则。①按压法：患者端坐，以头抵墙保持体位固定不变，医者用双手拇指伸入患者口腔，按于智齿后端，向下按压，老年人习惯性脱位者也可在外侧进行按压，以牵开关节间隙。②推端法：即在维持按压牵引的情况下，医者双手持脱位远端，向关节臼方向推送患部，同时，余四指配合拇指托端颏部，施以旋撬杠杆力，听到咯噔声，即复位成功（图 3-35）。

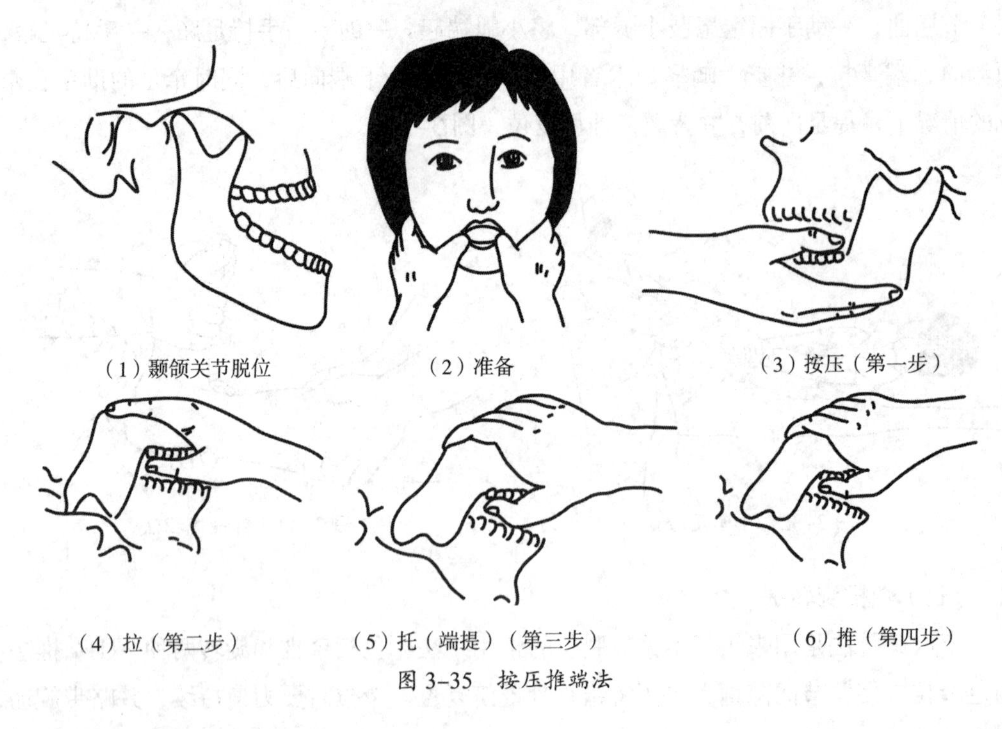

（1）颞颌关节脱位　（2）准备　（3）按压（第一步）

（4）拉（第二步）　（5）托（端提）（第三步）　（6）推（第四步）

图 3-35　按压推端法

三、复位手法应遵循的原则

1. 复位越早越好

如能在严重肿胀以前进行整复，不仅复位容易，而且创伤后的反应性肿胀对已复位的骨折还能起到稳定作用。若严重肿胀（局部发硬，起水疱）已出现，就采取相应措施，内服活血祛瘀、通经消肿药物，并抬高患肢，待肿胀缓解后再进行复位。

2. 强调无创整复

整复尽可能在无损伤或尽量少损伤下进行，首先鼓励患者配合，同时根据不同情况使用止痛麻醉方法。

3. 复位时以子求母

整复骨折一般是远折端对近折端，采取相应体位，固定近折端，牵拉远折端，以相应手法复位。

4. 尽可能良好复位

骨折对位越好，局部固定稳定，加上有利骨折愈合的功能活动，骨折愈合越快。但应避免单纯追求复位和骨折端绝对稳定而进行多次、反复的揉捏整复，造成骨折延迟愈合或不愈合。

第四节 骨伤治筋手法

“筋者，束骨利关节也”。外力侵及人体，造成损伤，轻者仅及皮肉，为肿为痛；重者过筋中骨，而致骨折、脱位；再重者，可连及脏腑，危及生命。然而，不管何种损伤，虽有轻重不同，时间久暂之异，但都或轻或重伴有一定程度的筋肉伤，因而临床上常见大量筋伤患者，故治筋手法是治疗骨伤科疾病的基本手法之一。通过相应的手法治疗，既能舒筋活血、消肿止痛，又可调理气血、强壮筋骨、通利关节，使损伤肢体恢复正常功能。

平乐郭氏正骨常用的治筋手法，共分四法十二则，兹分述于下。

一、揉药法

揉药法是传统的按摩法和外擦药相结合的一种治疗方法。利用药物行气活血，结合按摩通经活络，使毛窍开放，有利于药物的渗透、吸收，从而充分发挥其药效，二者相辅为用，相得益彰。其中包括粉剂揉药法和液剂揉药法。

（一）粉剂揉药法

所用药物主要是展筋丹。即将药物制成粉剂，应用一定手法，将药物涂在皮肤上，通过按摩使药物通过皮肤吸收，达到治疗目的。

1. 适应证

凡外伤所致的气血瘀滞、肿胀疼痛、筋骨关节疼痛、功能障碍；肢体麻木不用、筋强筋急、筋挛筋缩、筋弛筋软无力，或筋肉萎缩，或闪扭岔气等，均可采用揉药法治疗。

2. 禁忌证

热毒聚结引起的红肿热痛，局部皮肤破损，或起有皮疹、水疱者忌用。

3. 应用方法

应用方法分穴位揉药法、痛点揉药法和关节处揉药法。

（1）穴位揉药法：经络内连脏腑，外络肢节，沟通内外，贯穿上下，是气血运行的通道。经络的穴位，则是经络在体表的枢纽，以司气血转输。通过损伤肢体的相应穴位，进行点穴按摩揉药，可调节脏腑经络的功能，并通过药物的渗入，起到祛瘀活血、通经止痛、强筋壮骨、疏利关节等作用。

（2）痛点揉药法：机体损伤处，必有肿痛及瘀血存在，如局部挫伤、扭伤、闪腰岔气等新鲜性损伤可选择疼点进行揉药治疗，亦可用于陈旧损伤。

（3）关节处揉药法：多用于关节疼痛、功能障碍，常作为骨伤疾病的后期疗法，通过药物作用，达到舒筋利节、消肿止痛的效果，且多用于活筋法之前，一般在关节的阳侧揉药。

4. 展筋丹的具体用法

将展筋丹装入鼻烟壶瓶内，用时以拇指指腹蘸展筋丹粉少许，然后将拇指置于选好的揉药点上，其余四指固定在肢体上，以拇指在局部皮肤上做旋转揉摩活动。手法宜轻，只起到摩擦作用，不能使局部皮肤活动，使药物渗入皮内吸收，每次旋摩 50 ～ 100 圈，以药尽为度，每日可进行 1 ～ 2 次，每处揉药 3 ～ 5 点，每点揉药 3 ～ 5 次（图 3–36）。

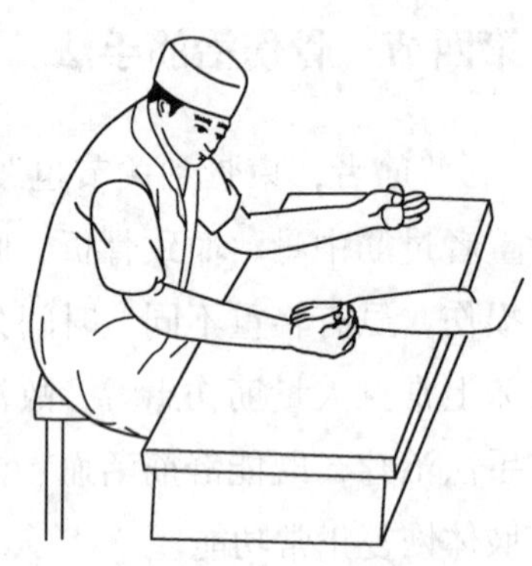

图 3–36　展筋丹揉药法

5. 注意事项

（1）展筋丹的储存，应密闭、防潮，避免光线直接照射。

（2）揉药处的皮肤应清洁干燥。

（3）手法要轻柔，部位要固定，旋圈不宜过大，一般范围以五分硬币大小为宜，否则药物分散，不利于吸收，疗效不佳。

（4）揉药时，不能上下、左右乱搓动，而是依靠拇指指腹在皮肤上做顺时针方向的旋转揉摩，借助指与皮肤间的摩擦，使毛孔开放，药物渗入。

（5）揉药点的选择，是根据病情需要，循经取穴或伤处附近取穴，或痛点附近，或关节周围，一般多用于体表的阳侧。

（6）对新伤手法宜轻，或配合局部的轻推、轻按；对陈旧伤或筋骨伤的后期治疗，常配合活筋和练功，以借助功能恢复；对急性疼痛，多用循经取穴，或配合点按、揉、捏等手法。

（7）足底、手掌和瘢痕处，不宜选作揉药点，因皮肤粗厚，药物不易渗入。

（二）液剂揉药法

液剂揉药法常用的液剂药物为展筋酊、白酒和红花水等。

1. 展筋酊

展筋酊是展筋丹的酒浸溶液，故功用、适应证、禁忌证同展筋丹。用时将展筋酊涂于患处，迅速以手指或手掌加以揉摩，待其吸收干燥后再涂再摩。每处 3 ～ 5 次，一日 1 ～ 2 次。

2. 白酒

先将白酒加温，以手或手掌蘸白酒少许，在患处缓缓揉摩，酒干后再蘸再摩，每处 3 ～ 5 次，每日 1 ～ 2 次。有散瘀滞、开结聚、疏通经络、调和营卫的作用，一般适用于筋肉伤的中后期，或慢性劳损的气血不和、麻木、疼痛；或用于筋肉疲惫、酸疼不适，以及褥疮初起的瘀血凝滞等症。

3. 红花水

红花水为红花的水或酒浸液，以手指或手掌蘸红花水少许，在患处徐徐揉摩，药干后再蘸再摩，每年 3 ～ 5 次，每日 1 ～ 2 次，有活血消肿止痛的作用，一般用于外伤后肿痛和褥疮初起，但局部皮肤破损者禁用。

二、理筋法

理筋法具有活血化瘀、消肿止痛、舒筋活络、宣通气血等作用，其中包括揉摩法、捏拿法、推按法和弹拨法四则。

1. 揉摩法

揉摩法即用指腹或手掌放置于患处，做直线来回或旋转的抚摩动作，手法比较轻柔，有消瘀退肿、舒筋止痛的作用。适用于筋伤初期局部肿痛，或外伤后筋急疼痛（图 3–37）。

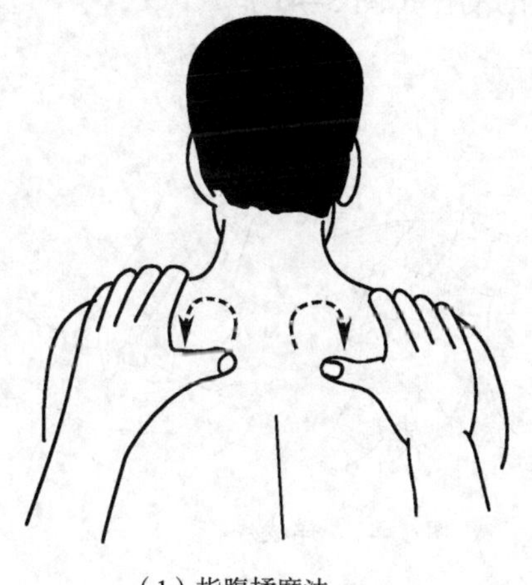

（1）指腹揉摩法

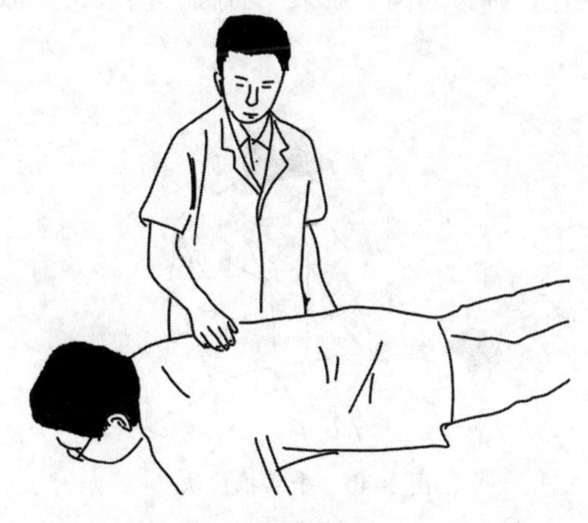

（2）手掌揉摩法

图 3–37　揉摩法

2. 捏拿法

捏拿法是由拇、食二指和其他四指相对，用力捏拿筋肉较厚的部位，做一紧一松的捏拿动作，有疏通气血，松解粘连及挛缩的作用，适应证同上（图 3–38）。

3. 推按法

推按法包括推和按两种手法。按是对患处垂直的施力；推是在按的基础上向一个方向推移的动作。两者多结合应用，但有时也可单独应用，有理气、活血、解郁的作用。一般应用于新旧损伤的疼痛及闪腰、岔气、筋肉挛急等。其中又分拇指推按法及手掌推按法两种。

（1）拇指推按法：适用于面积较小的部位，在伤处局部或其周围，做由上而下或由下而上或左右推按动作（图 3–39）。

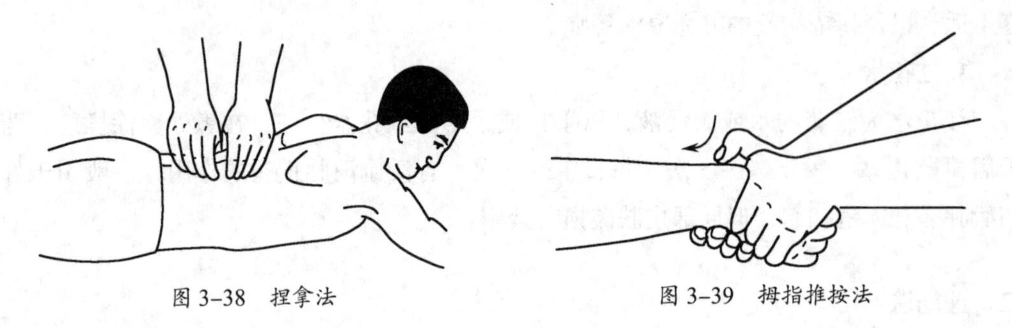

图 3–38　捏拿法　　图 3–39　拇指推按法

（2）手掌推按法：适用于面积较大，肌肉较丰厚的部位，由一掌或两掌，或两掌相叠，在伤处局部或其周围，或沿脊柱两侧由下而上或由上而下，或左右推按（图 3–40）。

4. 弹拨法

弹拨法是根据病情，以拇、食二指或协同其他手指做与患部筋肉走向垂直的推拉动作，弹拨筋肉、肌束、肌腱、韧带，类似拨动琴弦的动作（图 3–41）。

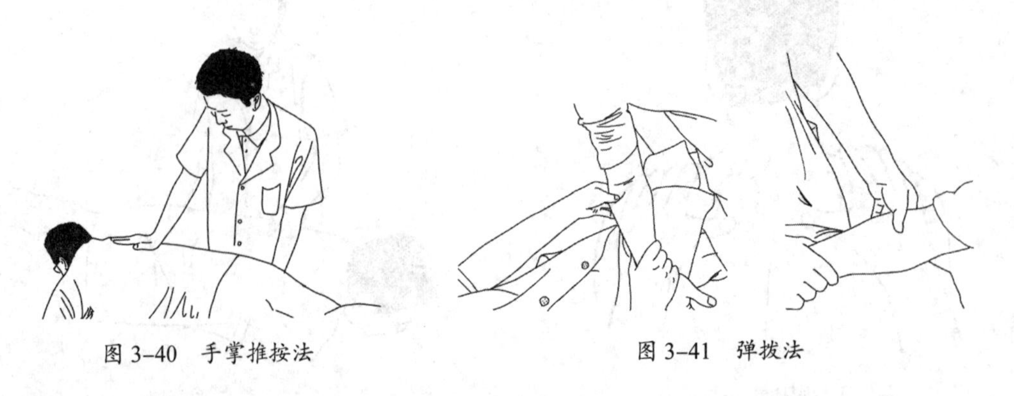

图 3–40　手掌推按法　　图 3–41　弹拨法

5. 牵顺法

牵顺法是指医者用单手或双手紧握住患肢远端，一手或助手扶托固定相应部位，顺应异常姿势或体位的方向做持续牵引松解的一种手法，突出“顺势而为”的特点。

三、活筋法

活筋法是一种恢复机体生理功能活动的被动性关节活动法，是理筋治伤手法中非常重要的一种手法。不管骨折或脱位，跌扭伤筋，活筋治法都适用。活筋法能使强硬的关节灵活，挛缩的筋肉舒展；筋弛无力的肢体恢复筋肉力量；肿痛的部位气血和顺，肿减痛止；另外，对劳损和痹证引起的肢节筋骨疼痛，也有很好的效果。

活筋法可每日进行 1 次，每个关节活动 3 ～ 5 次，应先轻后重，再轻收功。每次活筋达到患者的最大耐受程度。可根据每次治疗时患者的反应，调整手法的轻重。即每次活筋后，若患者立即感到轻快，病情有所好转，即说明手法恰到好处；若活筋后没有一定反应，说明手法过轻，达不到治疗目的；若活筋后病情加重，经过休息仍不能缓解者，说明手法过重，应根据情况加以调整。

平乐郭氏正骨常用的活筋手法，有伸屈法、旋转法、牵抖法、收展法、侧屈法、拔伸法六则。

1. 伸屈法

伸屈法是通过相应的手法，使关节做适当的伸屈活动，以达到治疗目的（图 3–42）。

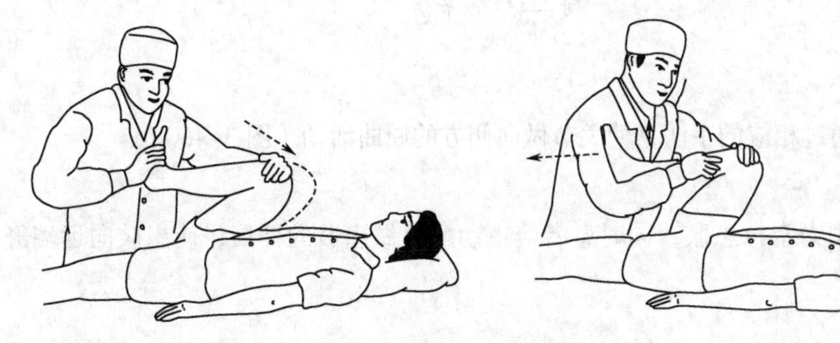

图 3–42　伸屈法

2. 旋转法

旋转法是通过相应的手法，使关节做沿纵轴的旋转或环转活动，或回旋活动，以达到治疗目的（图 3–43）。

3. 牵抖法

牵抖法是牵拉患肢远端，根据病情需要，或轻柔或大力或迅猛地抖动患肢，以取得对关节或躯干的治疗作用（图 3–44）。

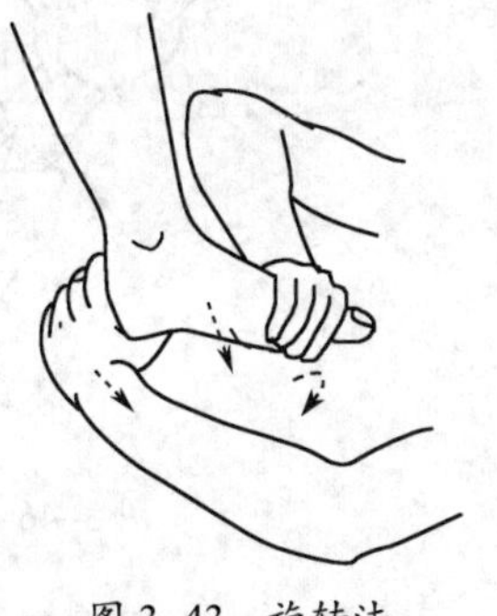

图 3–43　旋转法

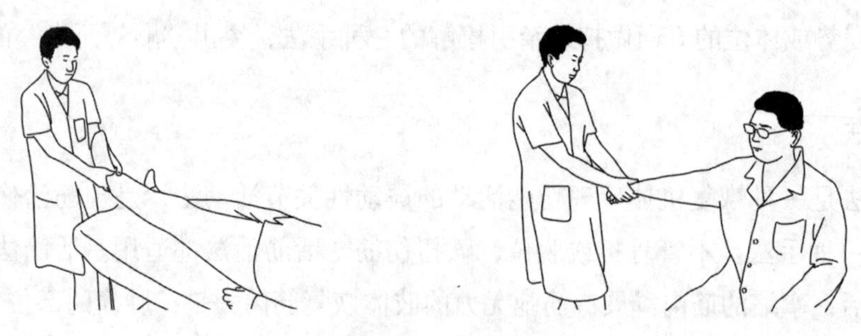

图 3-44 牵抖法

4. 收展法

收展法是通过相应的手法，使关节做内收、外展的活动（图 3-45）。

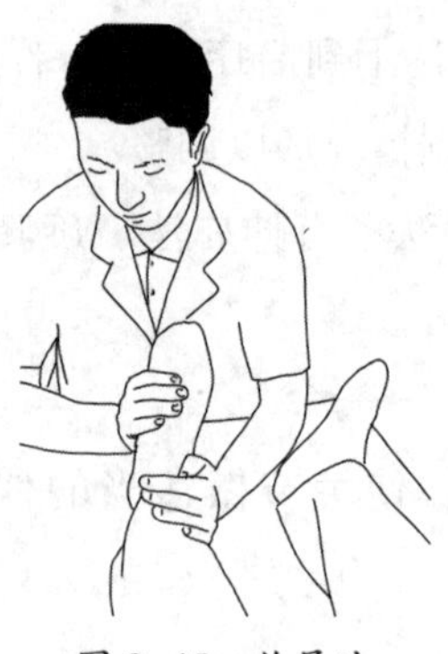

图 3-45 收展法

5. 侧屈法

侧屈法是通过相应的手法，使关节做向侧方的屈曲活动（图 3-46）。

6. 拔伸法

医者缓缓用力牵拉患肢，同时患者应主动配合做患肢的伸展，使患肢向远端舒展（图 3-47）。

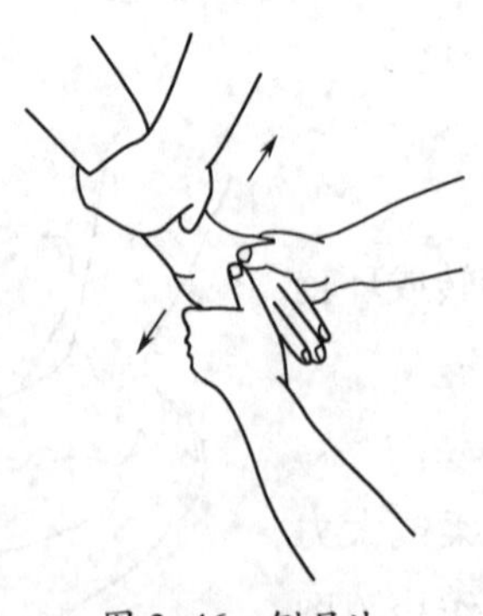

图 3-46 侧屈法

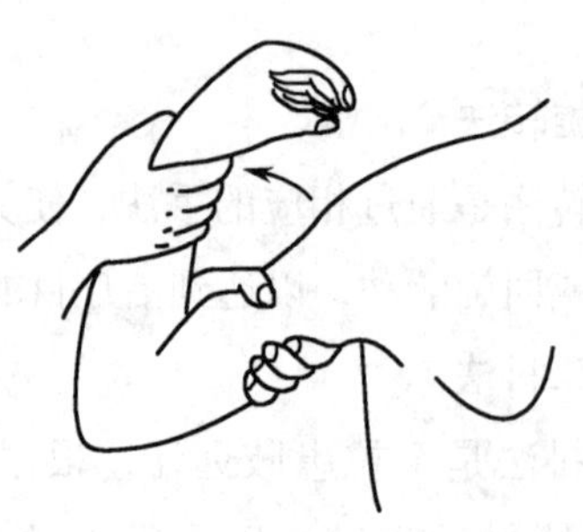

图 3-47 拔伸法

以上各法根据需要，可以单独应用，也可数法协同应用。在施行手法的过程中，可配以助手固定患肢，或做反牵拉。

四、通经活络法

通经活络法常用于以上三法之后，用以安抚、疏通周身的气血，通经活络，其中包括循经点穴法和拍打叩击法。

1. 循经点穴法

根据患处的深浅，筋肉的厚薄，用拇指或肘尖，循与患处相应经穴，或相邻近处的经穴，或阿是穴，进行点按、研揉，以通经气、活血、止痛，并根据病情需要，采用补法或泻法（图 3–48）。

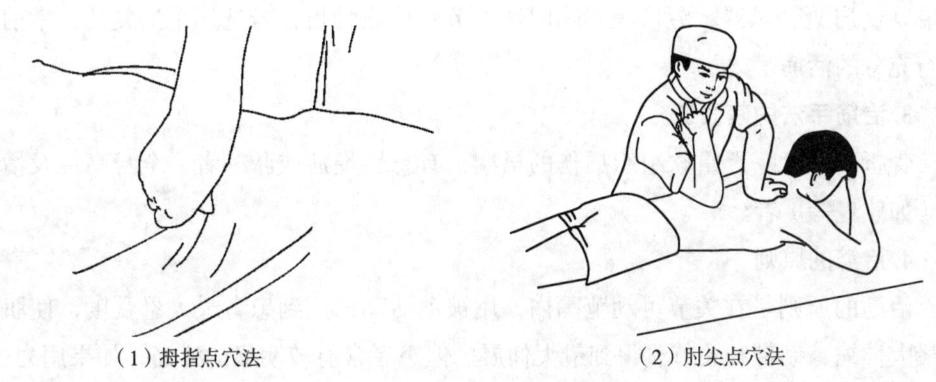

（1）拇指点穴法　（2）肘尖点穴法

图 3–48　循经点穴法

2. 拍打叩击法

根据病情需要，可选用空心拳或空心掌，在患处或患肢做拍打、叩击，以安抚气血，通调经气，舒展挛缩，镇静止痛（图 3–49）。

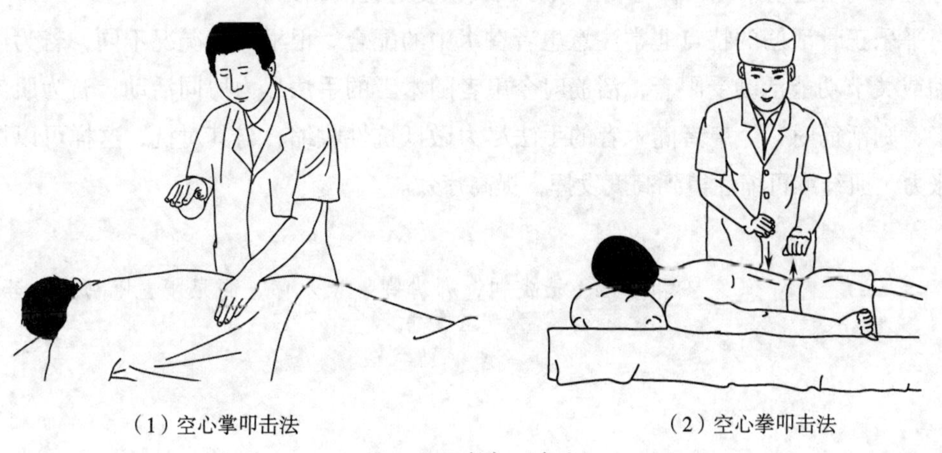

（1）空心掌叩击法　（2）空心拳叩击法

图 3–49　拍打叩击法

五、治筋手法应遵循的原则

1. 内外用药

郭氏认为施行活筋手法之前，应先以展筋丹按摩患部，而后活筋，再给中药内服或外用。

2. 治筋手法的适应证

除禁忌证外任何原因引起的肌肉及关节疼痛，骨折愈合或脱位复位后遗症，如关节强直、肌肉萎缩；手术后遗症。由其他原因引起的肌肉萎软和关节功能障碍，如小儿麻痹、肩凝、风湿、劳伤等。陈旧性关节脱位或骨折，若选用手法复位，术前必须进行充分的活筋。

3. 治筋手法的禁忌证

骨折未愈合、严重软组织损伤的早期、有急性炎症或脓肿者、全身高烧及情况不佳（如休克等）者。

4. 治筋的原则

治筋的原则是在关节可动范围内，用被动活动，达到患者最大忍受度，使肌肉得到最大伸缩，韧带和关节囊得到最大伸展。但患者常有较明显的疼痛，如果用力过大，超过这个限度，必会带来新的损害。如关节僵硬患者，若在全麻下予以暴力活筋，虽当时关节活动范围加大，关节囊的撕裂及骨化性肌炎会给患者带来不良的后果，不久关节僵硬更加严重。所以手法贵在恰到好处。肢体受损伤后，由于不进行活动而缺血和贫血，导致肌肉萎缩、功能丧失，可因活筋治疗得到改善。因此认为，活筋的治疗机理是，调动运动系统各种有利因素参加其恢复过程的结果。

平乐正骨活筋的特点非常注意患者在术中的配合。根根据情况况不同，若为肌肉挛缩或关节功能活动受限者，活筋时令患者随术者的手法尽力协同活动；若为肌肉麻痹者，则活筋时，令患者随术者的手法尽力做抵抗性收缩，与其对抗，这样可以增强肌张力，肌纤维可缩性得到高度发挥，提高疗效。

（郭维淮、王战朝、郭珈宜、宋永伟、高泉阳、陈海龙、李峰）

第四章 固定原则与方法

固定是利用器材把骨折的两端或肢体固定在一定位置上，是维持骨折或脱位对位的重要条件，也是保证骨折脱位在愈合过程中，避免再损伤的重要措施。《医宗金鉴·正骨心法要旨·器具总论》载:“跌仆损伤，虽用手法调治，恐未尽得其宜，以致有治如未治之苦，则未可云医理之周详也。爰因身体上下、正侧之象，制器以正之，用辅手法之所不逮，以冀分者复合，欹者复正，高者就其平，陷者升其位，则危证可转于安，重伤可就于轻，再施药饵之功，更示以调养之善，则正骨之道全矣。”

当肢体受伤后，引起变位的原因很多，如外力作用的方向、肢体的重力、肌肉的牵拉、体位的变动等。当经过整复对位后，由于其中某些因素仍在起作用，因此，固定本身就是要对抗其不利方面的因素，并转化不利因素为有利因素。

在治疗过程中，固定和运动是对立的，但其关系又是相辅相成的。为了维持骨折或脱位整复后的位置，就必须固定。但是固定又必然要限制肢体的活动。然而活动又是保证肢体功能，促进气血循环，加速骨折愈合的重要因素，所以在治疗中，就应该适当掌握固定与活动的相对平衡，以静制动，以动促静，把合理、有效的固定和适宜的活动有机协调起来，以适应治疗的需要。

第一节 固定原则

平乐正骨固定法的特点可概括为“效”“便”“短”三字。

一、效

效，指有效而言。固定方法一定要有效。在固定治疗中，不管采用何种固定方法，使用固定物的多少，固定器材的选择和使用及固定的松紧度都以能发挥有利于骨折愈合的活动，控制不利骨折愈合的活动和各种力的作用，确保骨折端（和脱位）复位后的对位和稳定，使骨折能在正常的情况下愈合，或加速愈合，便于功能早日恢复为目的。

二、便

便，指轻便和方便而言。在有效固定的原则基础上，固定物应尽量轻便，少而适用。在选择固定用材方面，应尽量轻便而灵巧，避免沉重而复杂的固定。如夹板固定，能用两块夹板解决问题的就不要用三块夹板；能不用夹板的就尽量不用，仅用绷带悬吊制动和粘贴膏药固定即可。

另外，“便”又体现在方便和简便方面。即简便，容易操作和掌握。方便于检查、透视和纠正再移位，以便有利于功能恢复的活动锻炼。

三、短

短，指固定时间和固定物而言。固定的时间，能短尽量短，在骨折达到临床愈合后，尽早解除固定，并教以正确的功能锻炼方法，以利功能的恢复。不能为了追求保险而延长固定时间，以致影响功能的恢复，或延长功能的恢复时间。当然也不能为了早期解除固定而忽略了临床愈合标准的要求，过早解除固定，而进行功能锻炼，可致骨痂断裂，骨折端的再移位。

另一方面，在不影响固定的原则下，固定物能短勿长，能通过固定一个关节解决问题的，就不要固定两个关节。

第二节 固定方法

平乐正骨固定方法可分为：①小夹板固定法。②粘贴固定法。③绑扎固定法。④器具固定法。⑤挤垫固定法等。

一、小夹板固定法

小夹板固定法，多用于四肢骨折，是临床上最常用、最主要的固定方法。符合效、便、短的固定原则，取材容易，成本低，使用方便，操作简单，质轻，形巧，固定后患者感觉舒适，不妨碍X线的通过，便于复查和矫正，并且不影响邻近关节的活动。

（一）夹板的分类

1. 按夹板的形态分为塑形夹板和不塑形夹板

（1）塑形夹板：用可塑性强的木料制成，多用柳木。因柳木具有一定的弹性和韧性，不易折断和劈裂，质轻，并可吸收压力，在形变后，有弹性回位作用。可根据治疗需要和肢体形态塑成相应的弧度，然后于贴皮肤面侧加海绵或毡垫，外加针织套缝制而成。

（2）不塑形夹板：用量轻质好的松木或桐木制成，根据治疗所需要的长短和宽窄，选用相适宜的板材，贴皮肤面加海绵或毡垫，或垫以棉花，外以绷带包绕备用，外套针织套。

2. 按其不同作用可分为夹板和托板

（1）夹板：用以夹缚固定患肢，保持和稳定折端对位，控制、避免不利于骨折愈合的活动和保护患肢不致再损伤。

（2）托板：起托扶和支撑，保持患肢体位和稳定折端的作用。

（二）平乐小夹板的特点

1. 根据治疗需要，按肢体形态和生理弧度进行塑形或不塑形。

2. 根据治疗需要，限制某一关节或关节某一方向的活动。

3. 夹板较宽，压力均匀，一般不需另外加垫。如前臂塑形夹板，单靠前、后侧夹板的挤压力，即可起到分骨作用，不需另加分骨垫。

4. 夹板边角圆滑，且垫以海绵和套有针织套，不易引起压伤。

5. 使用方便，操作简单，容易掌握、管理、复查和调整。

（三）平乐小夹板固定方法

由于骨折的部位和类型不同，肢体形态的差异，肌肉牵拉力量的大小不一，根据固定操作的需要，在夹板固定的同时，或助以人力，或辅以器具，或加以牵引，使复位满意，折端稳定，以达愈合快和功能恢复早的目的。

小夹板固定方法包括：①单纯小夹板固定法。②小夹板加牵引固定法。③小夹板加器具固定法。④小夹板加挤垫固定法。

1. 单纯小夹板固定法

由于损伤的部位不同，患者个体的差异，故小夹板的种类很多，固定方法也各有其不同的特点，分别介绍于下，并列出夹板型号尺寸表，以资参考。

（1）超肩小夹板固定法

适应证：肱骨颈骨折，肱骨颈骨折合并肩关节脱位，肱骨中段以上骨折。

固定用具：根据不同年龄，选择不同大小型号的肱骨超肩夹板1套、对肩带1根、小带子3根（图4–1）。除内侧板外，其他3块板，于板的一端两侧，距端1.5cm处，均刻一凹槽，以便结扎带子，不使滑脱。如为肱骨上段胸大肌止点以上骨折，可将内侧板上端包以棉垫，使成蘑菇头状，以便稳定折端，蘑菇头的大小厚薄，根据需要而定。

操作方法：骨折整复后，保持对位，依次放置前、后、内、外侧夹板，使前后外3块夹板上端超出肩上3cm。先用3根带子将腋下部分依次绕两周结扎。助手用对肩带经健侧腋下，将对肩带的两端分别绑缚于前后夹板的上端，再将前后外3块夹板绑扎在一起，腕颈带将患肢悬吊于胸前，肘屈90°（图4–2）。

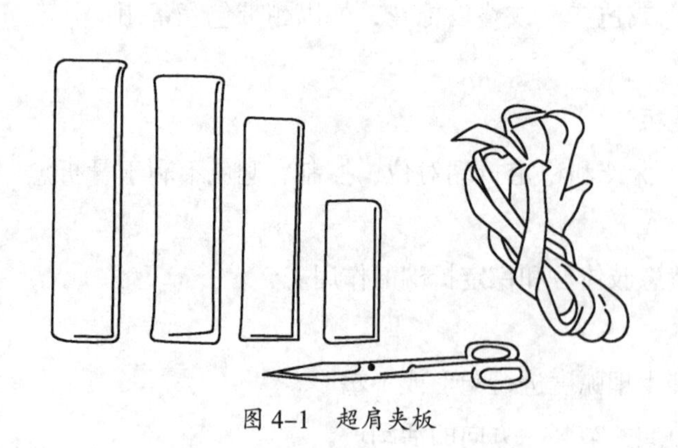

图 4–1 超肩夹板

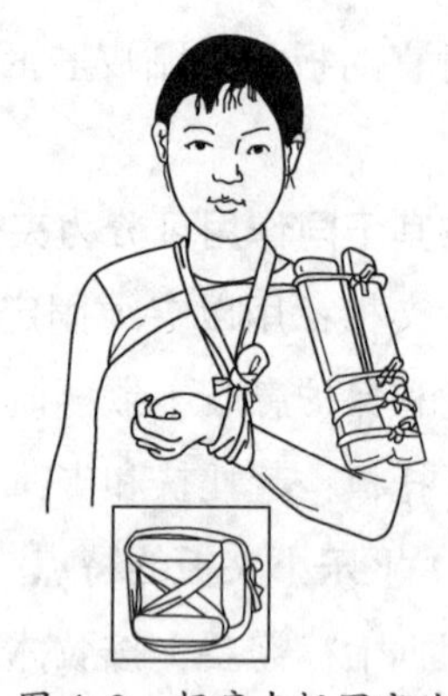

图 4–2 超肩夹板固定法

注意事项：①带子绑扎要松紧适宜，绑扎后以带子能上、下推移活动 1cm 为度。新伤肿胀严重时要相对绑松些，待肿消时再加以调整，旧伤要相对扎紧些，近肘部的带子要相对扎松些。②对肩带的结扎，如为肱骨颈内收型骨折，对肩带应拉紧结扎，使上臂稍呈外展状；如为肱骨颈外展型骨折，对肩带应相对放松些，避免上臂外展，肘关节屈曲应大于 90°；如为肱骨颈背伸型骨折，对肩带应松紧适度，但肘屈应在 130°以上，以便使上臂前屈，超过腋中线，并于前侧板上端骨折远折端相应部位，加一方形棉垫，以防止向前再成角移位。③如为肱骨上段胸大肌止点以上骨折，可将内侧板上端，包以棉花或海绵，制成蘑菇头状。④在固定期间，肩关节禁止做背伸活动，只允许做前屈活动。如因肱骨颈骨折，不管属于哪种类型多向前突起成角，故不能背伸肩关节，避免引起向前再突起成角变位。⑤向患者做好解释和指导，取得患者配合。固定一开始，即可做不定时的腕、手部关节的伸屈活动练习。

（2）上臂超肘小夹板固定法

适应证：肱骨中段以下骨折，肱骨髁上骨折，肱骨外髁骨折，肱骨髁间骨折。

固定用具：根据不同年龄，选择不同大小型号的肱骨超肘夹板 1 套，小带子 3 ～ 4 根（图 4–3）。夹板同超肩夹板，将内侧板作为前侧板，前侧板作为内侧板使用，并将各板上端颠倒为下端即可。

操作方法：保持对位，依次放置外、内、前、后侧夹板，使外、内、后侧板超出肘下 3cm。先用 1 根带子将肘关节以上夹板中部绕两周结扎，以作临时固定，再用一根较长带子，在肘上方，由前侧板前方将带子两端分别经内侧、外侧夹板的内侧向后，至两侧板的后方反折，经外侧向前在前侧板的前方交叉，再向后绕四块板两周结扎（名反折带）。此反折带的目的是避免内、外侧板向后滑脱。然后再用带子将其上方绕两周结扎，最后将内、外、后 3 板于肘下方以带子做交叉结扎，腕颈带悬吊前臂于胸前即可（图 4–4）。

注意事项：①反折带最好结扎于近肘部的上方，这样所起作用较大。②肘关节的屈曲度，根据骨折复位情况而定。③必要时外加三角巾悬吊肘部。

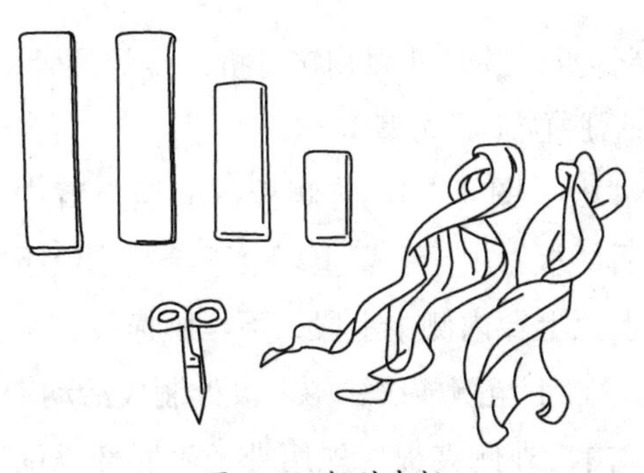

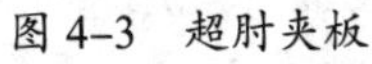

图 4-3　超肘夹板

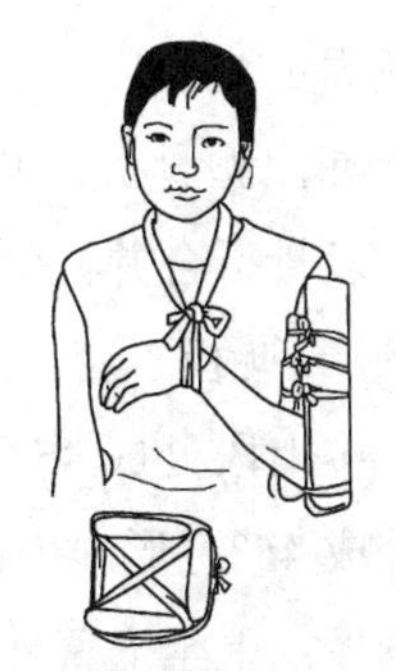

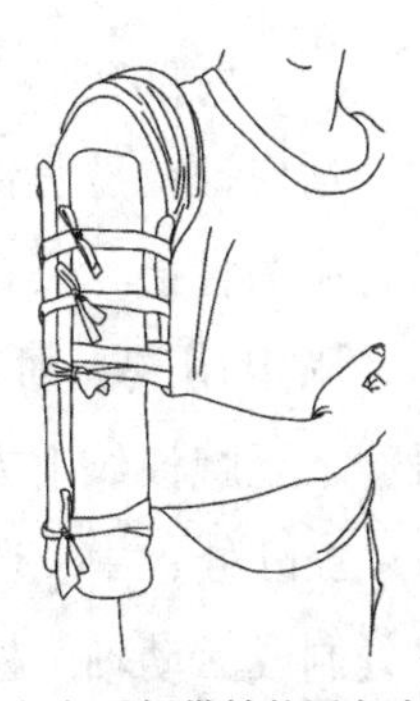

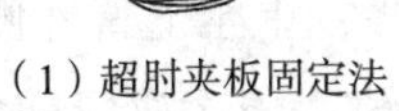

（1）超肘夹板固定法　（2）反折带结扎固定法

图 4-4　上臂超肘小夹板固定法

（3）上臂双超夹板固定法（超肩超肘夹板固定法）

适应证：上臂各段骨折，特别是肱骨干不稳定型骨折和肱骨中段骨折。

固定用具：上臂双超夹板 1 套，对肩带 1 根，小带子 3 ～ 4 根（图 4-5）。前侧板：上超肩上 3cm，下至肘横纹上 2cm。后侧板：上超肩上 3cm，下超肘下 3cm。内侧板：上至腋下，下超肘下 3cm。外侧板：上超肩上 3cm，下超肘下 3cm。板端两侧距端边 1.5cm 处均刻凹形槽，以便结扎带子而不使滑脱。

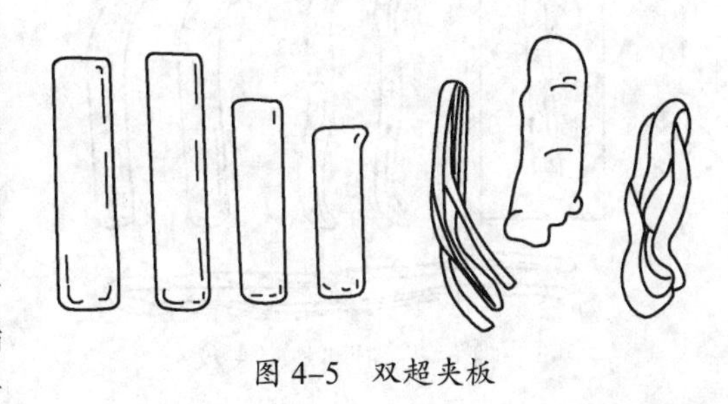

图 4-5　双超夹板

操作方法：保持对位，依次放置外、内、前、后侧夹板，中段以带子绕两周结扎，其他对肩带的结扎方法同超肩夹板固定法，肘上方反折带和肘下方带子的结扎方法同超肘夹板固定法。实际上双超夹板为超肩夹板及超肘夹板的合用。最后以腕颈带悬吊前臂于胸前，肘关节屈曲度的大小根据需要而定（图 4-6）。

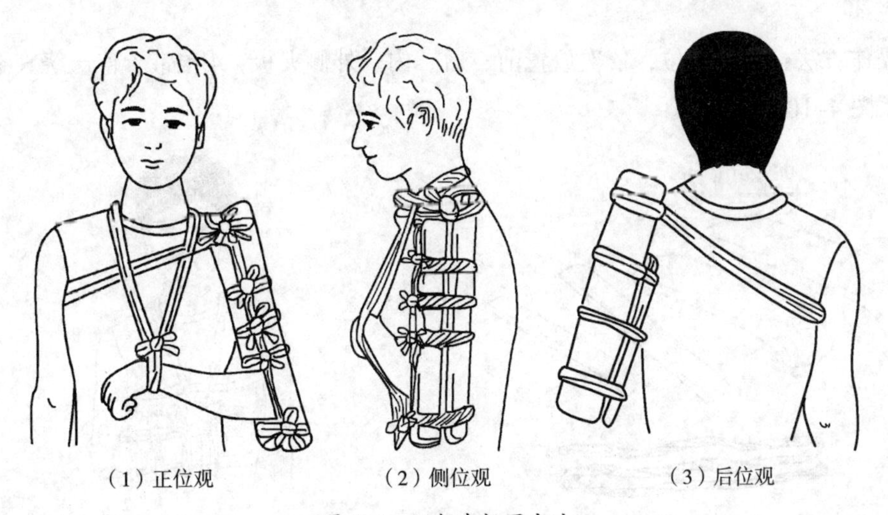

（1）正位观　（2）侧位观　（3）后位观

图 4-6　双超夹板固定法

（4）肘部塑形夹板固定法

适应证：肱骨髁上屈内型骨折，肱骨外髁骨折，肱骨外髁翻转骨折，桡骨颈骨折，尺骨鹰嘴骨折，尺骨上段骨折合并桡骨小头向后脱位（屈曲型）。

固定用具：肘部塑形夹板1套，小带子4根（图4–7）。前侧板：上至上臂中上段，下至腕横纹上方，中上段处成45°弓形。后侧板：上至上臂上段，下至腕横纹下方3～5cm处，中上段处成45°弓形。内侧板：上至上臂内侧中上段，下至腕横纹，中上段处制成活动轴。外侧板：上至上臂外侧中上段，下至腕横纹，中上段处制成活动轴。

操作方法：保持对位，依次放置前、后、内、外侧夹板，先用带子于肘部绕两周结扎，然后再结扎肘部上下的带子，前臂以腕颈带悬吊（图4–8）。

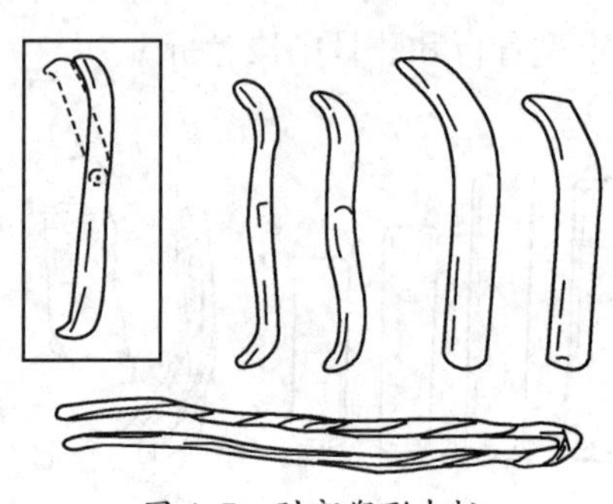

图4–7 肘部塑形夹板

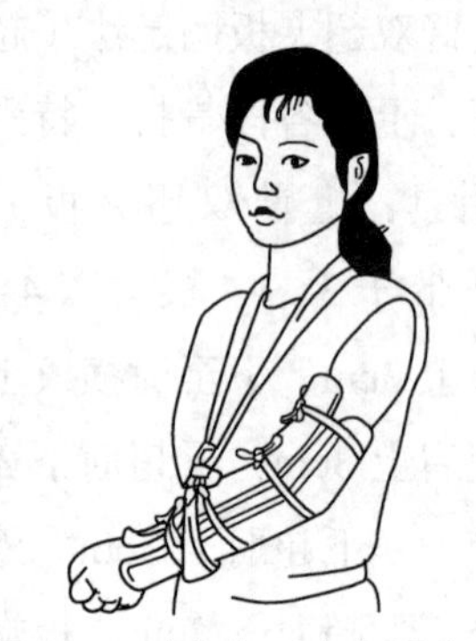

图4–8 肘部塑形夹板固定法

（5）前臂塑形夹板固定法

适应证：前臂中上段或中下段或中段的单一骨折或双骨骨折。

固定用具：前臂塑形夹板1套，小带子4根（图4–9）。前侧板：上至肘横纹下2cm，下至腕横纹下1cm。后侧板：上至尺骨鹰嘴，下至掌骨背侧中上部。内侧板：上至尺骨鹰嘴尖平齐，下至小指指掌关节处。外侧板：上至肘横纹下2cm，下至第1掌骨基底部。

操作方法：保持对位，依次放置前、后、内、外侧夹板，4根带子依次绕夹板两周结扎（图4–10）。

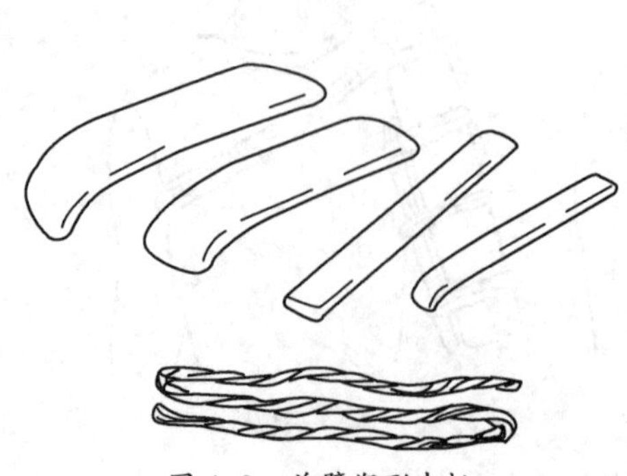

图4–9 前臂塑形夹板

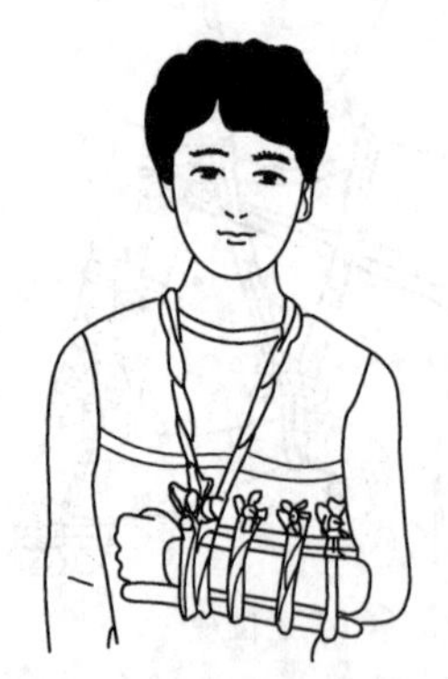

图4–10 前臂夹板固定法

注意事项：①若为前臂尺、桡骨双折，4 块板依次放置即可。②若为单一桡骨骨折，将外侧板放于内侧，以便于手向尺侧下垂，对桡骨起撑拉作用，避免向尺侧成角，以保持对位对线；而外侧可不用板。③若为单一尺骨骨折，除将 4 块板常规依次放置外，必要时在手掌尺侧（内侧直板下端），加长方形棉垫，使手向桡侧偏，以便于对尺骨起到撑拉作用。④固定期间，前臂应保持中立位，绝对避免做旋臂活动，特别是尺桡骨的中段和上段骨折。⑤固定期间，应保持肘关节的屈曲位，特别是中段以上骨折，使肘关节越屈曲对位越好，骨折端亦越稳定，骨间隙越正常。

（6）前臂超肘塑形夹板固定法

适应证：尺骨上段骨折合并桡肱关节脱位，尺骨或桡骨中上段单一骨折，尺、桡骨中上段或中段以上双折。

固定用具：前臂超肘塑形板 1 套，小带子 4 ～ 5 根（图 4–11）。前侧板：上至肘横纹下 1cm，下至腕横纹。后侧板：上至肘后（屈肘）超出 3cm，下至腕横纹以下 4cm。内、外侧板：上至肘后超出 3cm，下至腕横纹以下 2cm。前、后侧板塑形符合前臂的生理弧度，内、外侧板远端成 45°弯曲。

操作方法：保持对位、屈肘、前臂中立位，依次放置前、后、内、外侧夹板，使内、外、后 3 块夹板超出肘后 3cm。先用带子将中部结扎，在近肘部用带子做反折结扎，再结扎最下端的一根带子，最后于肘后将内、外、后 3 块夹板做交叉结扎。腕颈带悬吊前臂，或将前臂固定于旋后位（图 4–12）。

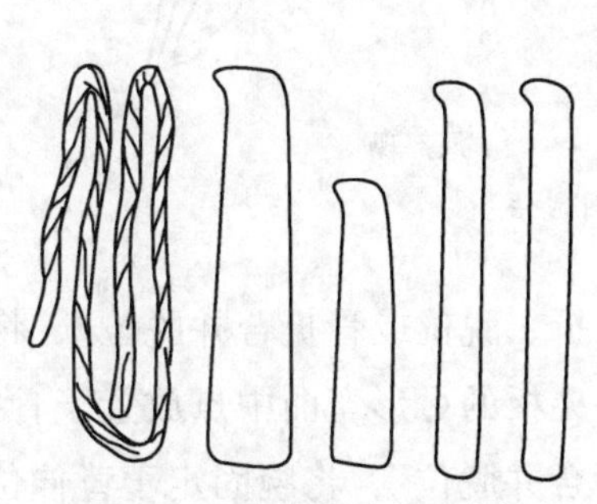
图 4–11　前臂超肘塑形夹板

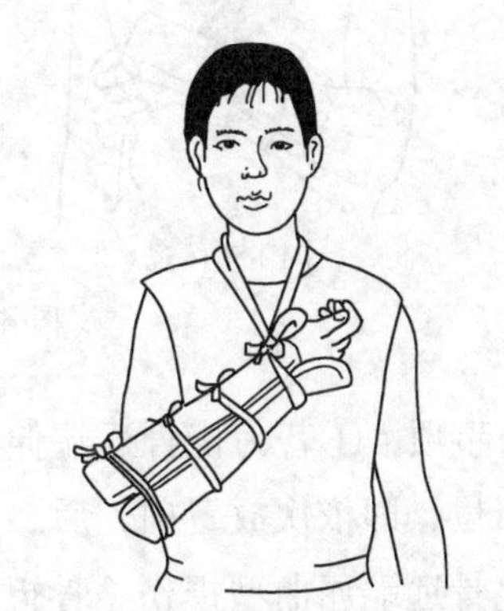
图 4 12　前臂超肘夹板固定法

注意事项：①固定前后切忌伸肘和旋臂活动。②必要时，肘下的两根带子均做反折结扎，以免内外侧板向后滑脱。

（7）腕部塑形夹板固定法

适应证：尺、桡骨下段双折，桡骨下端各种类型骨折（屈曲型，伸展型，骨折合并脱位，尺、桡骨茎突骨折，骨骺骨折或滑脱），腕骨脱位，腕骨骨折脱位，桡腕关节脱位。

固定用具：腕部塑形夹板 1 套、小带子 3 根（图 4–13）。前侧板：上至前臂中段，下至掌心部。后侧板：上至前臂中段，下至手背中下部。内侧板：上至前臂中段，下至腕横纹下 2cm。前、后侧板于下 1/4 处，成 45°弯曲；内侧板于下端成 45°弯曲。

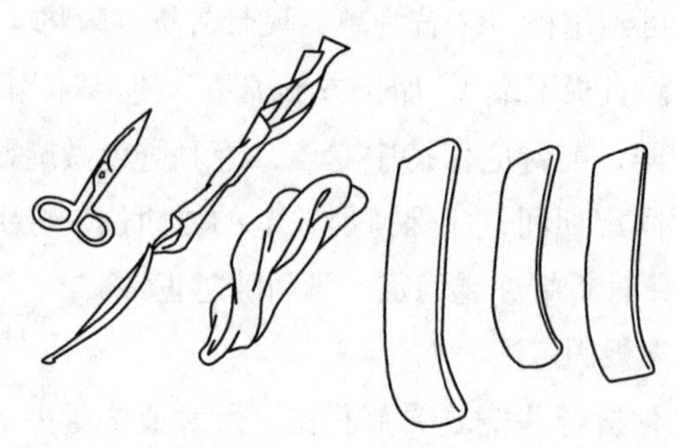

图 4-13 腕部塑形夹板

操作方法：保持对位，依次放置前、后、内侧夹板，用 3 根带子于上、中、下部位分别各绕两周结扎，腕颈带悬吊前臂（图 4-14）。

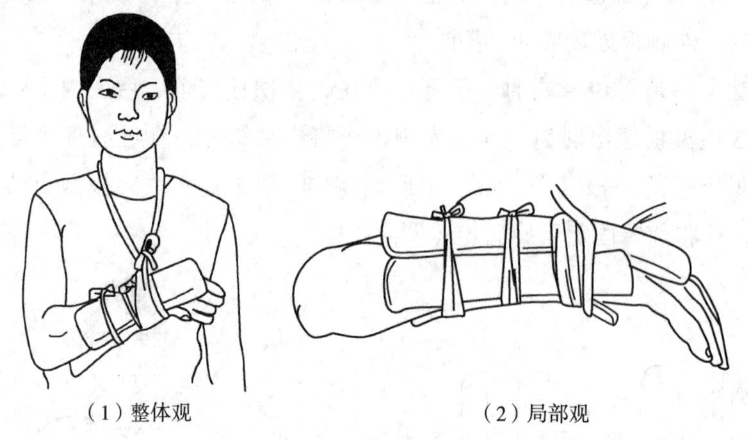

（1）整体观 （2）局部观

图 4-14 腕部夹板固定法

注意事项：①若为桡骨远端伸展型损伤（骨折、脱位或骨折合并脱位），将腕固定于掌屈位，即依次放置前、后、内侧夹板，将夹板的弓形弯曲中点放置于骨折端。②若为桡骨远端屈曲型损伤（骨折、脱位或骨折合并脱位），将腕固定于背伸位，将后侧板置于前侧，前侧板置于后侧，弯曲中点放于骨折端。③若为尺桡骨下段双折，前后侧板应略向下移，弯曲中点放于腕部，切忌置于折端，将腕关节固定于掌屈位，以免形成骨折端向背侧突起成角畸形。④不管是屈曲型或伸展型骨折，腕部都应保持于尺偏位，并切忌做桡偏活动。⑤固定一开始，即应鼓励患者做经常的手指伸屈活动。⑥桡骨下端骨折，固定 3 周后，伸展型者，将后侧板翻转；屈曲型者，将前侧板翻转，使腕关节改变为中立位固定，有利于功能的早日恢复。但一定要注意将下端的带子扎于腕部，以控制折端，避免腕关节在活动时，由于用力不当，致骨折端再变位。

（8）大腿塑形夹板固定法

适应证：成人股骨无移位骨折和稳定型骨折，小儿股骨骨折。

固定用具：大腿塑形夹板1套，小带子4根（图4–15）。前侧板：上至腹股沟下方，下至髌骨上缘以上，上端成约30°的斜形，以符合腹股沟的形状，下端成鱼尾状，以避免压迫髌骨。后侧板：上至腹股沟下方，下至腘窝横纹上3cm，后侧板成10°～15°的向前突的弓形，以符合大腿下面的弧度，下端制成鱼尾状。内侧板：上至大腿根部下方，下至股骨内髁上缘上方，上下端皆制成鱼尾状。外侧板：上至股骨大转子，下至股骨外髁上缘上方，下端制成鱼尾状。

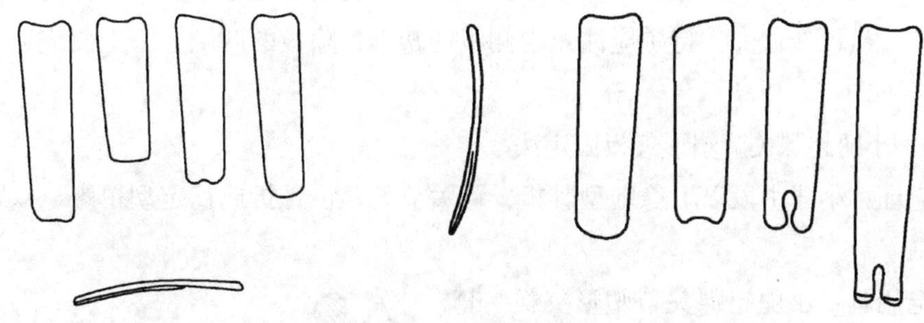

图4–15　大腿塑形夹板

操作方法：保持对位，依次放置前、后、内、外侧夹板，以3～4根小带子依次绕夹板两周结扎（图4–16）。

注意事项：①成人患者，将患肢放置于板式牵引架上。②5～10岁儿童患者，将患肢放置于桥式架上。③5岁以下患者，令患儿取卧位，患侧屈髋、屈膝，或令患者仰卧，患肢外展，屈髋、屈膝，外挤砖或挤沙袋固定。④近膝上方的带子，应相对结扎松些，避免屈膝形成固定太紧。

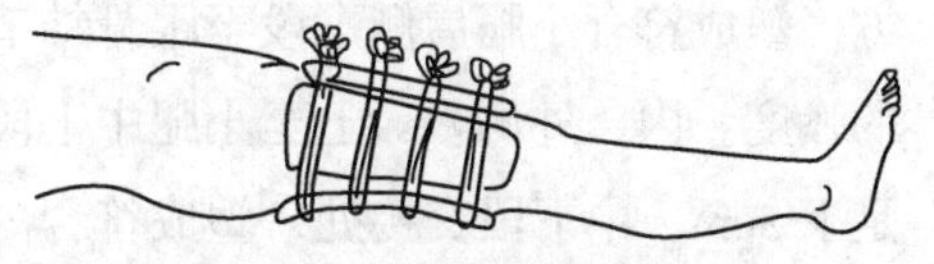

图4–16　大腿塑形夹板固定法

（9）小腿塑形夹板固定法

适应证：胫腓骨单一骨折，胫腓骨稳定性双骨折。

固定用具：小腿塑形夹板1套，小带子4根（图4–17）。后侧板：上至腘窝横纹下5～7.5cm，下至跟骨结节上方。后外侧板：上至腓骨小头后下方，下至外髁后上方。后内侧板：上至胫骨内髁下缘，下至内踝后上方。前外侧板：上至腓骨小头前下方，下至外踝前上方。前内侧板：上至胫骨内髁下缘，下至内踝前上方。各板上端塑成20°弯曲，下端塑成45°弯曲，全长塑成符合肢体的生理弧度。

操作方法：保持对位，依次放置后、后外、后内、前外、前内侧夹板，并以4根带子绕夹板两周结扎。小腿中立位，膝关节微屈。下垫枕或沙袋，腿两侧挤砖或沙袋固定，或放置于板式架上（图4–18）。

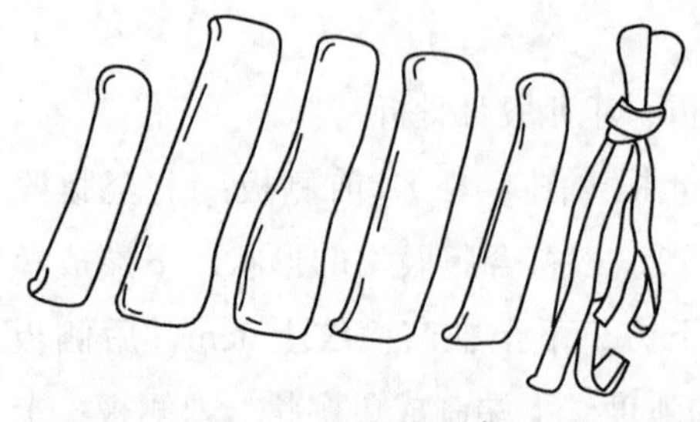

图 4–17　小腿塑形夹板

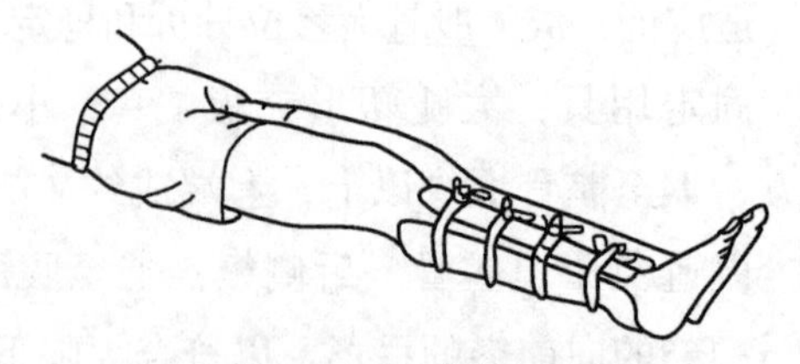

图 4–18　小腿夹板固定法

注意事项：①夹板制作时，夹板的弯曲度应略小于肢体的生理弧度，切忌大于生理弧度。因夹板本身有弹性，弧度略小，经带子结扎后固定牢靠，否则固定不牢，折端不稳定，易再变位。②特别应注意内侧板的塑形，除板的两端外，中段应近于直形为好。

（10）小腿超踝关节塑形夹板固定法

适应证：小腿中段以下稳定型骨折，踝关节无移位骨折或稳定型单踝、双踝或三踝骨折。

固定用具：小腿超踝关节塑形夹板 1 套，小带子 4 根（图 4–19）。前侧板：上至小腿中上段，下至距骨头部位，下端塑成 45°弯曲。后侧板：上至小腿中上段，下至跟骨结节上方，塑成符合小腿后侧下段至跟骨结节部肢体的弧度。内、外侧板：上至小腿中上段，下超足下 3cm，中下段交接处，塑成符合内、外踝的弧形屈度。

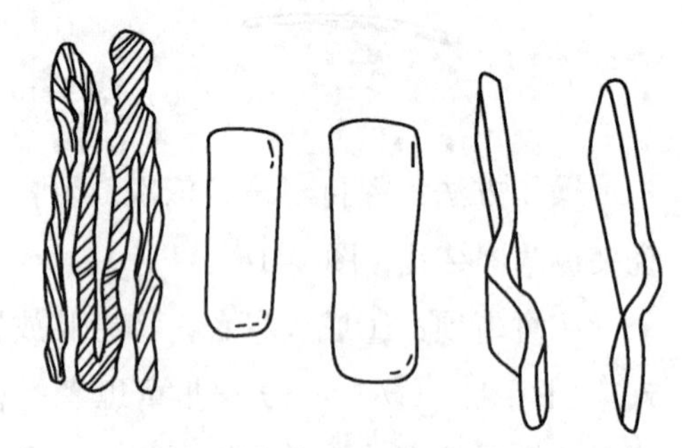

图 4–19　小腿超踝关节塑形夹板

操作方法：保持对位，依次放置前、后、内、外侧夹板，并依次结扎踝关节以上小腿部的 3 根带子，最后结扎足下方的带子，将内、外侧板的下端结扎在一起。小腿中立位放置，两侧挤砖或沙袋固定（图 4–20）。

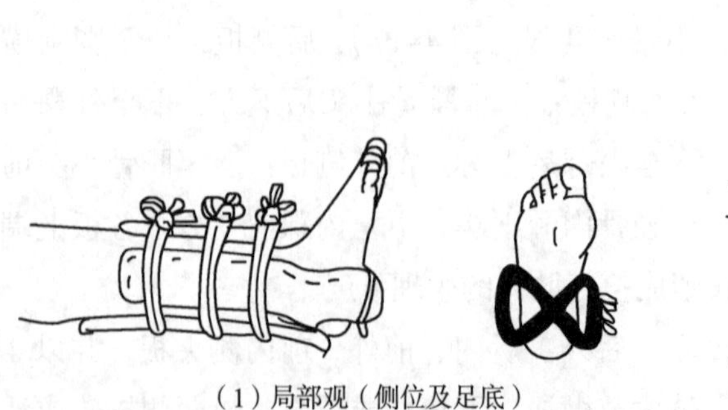

（1）局部观（侧位及足底）　　（2）整体观

图 4–20　小腿超踝关节塑形夹板固定法

（11）踝部塑形夹板固定法

适应证：内踝骨折，外踝骨折，双踝骨折，三踝骨折或骨折合并脱位，不稳定型踝关节骨折需内翻或外翻固定者。

固定用具：踝部塑形夹板1套，小带子4～5根（图4–21）。其长度和定位，以及前、后侧板的长度和塑形亦同小腿超踝关节塑形夹板；唯将内外侧板下1/3处塑成40°弓形弯曲，上2/3塑成符合小腿两侧的生理弧度。下端上方1cm处，距边1.5cm处，钻直径0.5cm的小孔，备穿带子用。

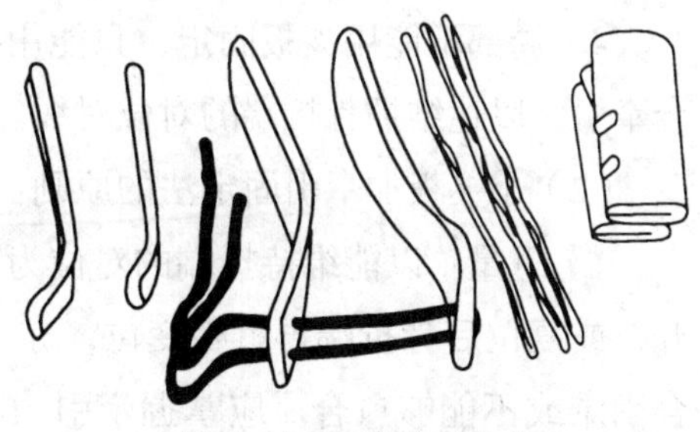

图4–21　踝部塑形夹板

操作方法：保持对位，依次放置内、外、前、后侧夹板，并依次结扎踝关节以上的3根带子，然后用两根带子穿过板孔，将4根带头在足下方结扎，或先将带子穿好备用，小腿放置于中立位（图4–22）。

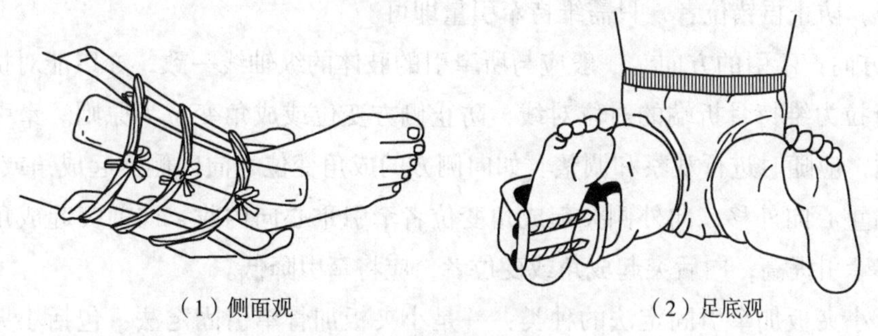

（1）侧面观　（2）足底观

图4–22　踝部塑形夹板固定法

注意事项：①内、外侧板下端的带子，可分别穿两根带子，亦可以一根带子贯穿两块板，将两块板连在一起。②根据骨折的不同类型和治疗需要，可将踝关节固定在内翻或外翻位，灵活运用，一般内翻型骨折外翻固定，外翻型骨折内翻固定。

2. 小夹板加牵引固定法

小夹板加牵引固定法，是一种局部固定和肢体牵引相结合的固定方法。多用于下肢，偶也用于上肢，因下肢肌力较强。为了对抗肌肉收缩力和拉力，避免骨折端的重叠和成角畸形，故需在夹板固定控制横向移位的同时，配合力量较大的纵向持续牵引力，弥补夹板局部固定作用的不足，以保证体位，稳定折端，维持对位对线，从而达治疗的目的。

（1）适应证

1）不稳定型骨折：如斜折、螺旋折、粉碎折、多段折，虽经整复、夹板固定，但仍需持续牵引，以维持其对位对线。

2）肌肉丰厚，收缩力强部位的骨折：如股骨骨折，在整复局部夹板固定后，还需配合持续的牵引，以对抗肌肉的收缩力，保证体位，维护骨折端的稳定和对位对线。

3）肌肉拉力不平衡部位的骨折：胫腓骨双折，除以夹板局部固定外，仍需加牵引以克服肌肉的拉力，保持折端的对位对线。

4）局部不能用夹板固定，只能用托板托扶或支撑，以保持肢体位置的骨折，需配合牵引，以达维护骨折端的对位对线。如掌、指骨的骨折，跖、趾骨的骨折。

（2）小夹板加牵引固定法的原则：应掌握牵引的重量和方向。

1）重量：以能维持折端的对位为准。不能过小，而致骨折端的重叠移位不能够牵开，或复位后骨折端再重叠变位；亦不能过大，使骨折端形成过牵而分离，致骨折愈合困难或不能够愈合。应掌握牵引力与肌肉收缩力恰好对等的原则。根据治疗需要，而设置牵引重量，随时进行观察，并加以必要的调整。

牵引的重量，有时需根据其使用的目的而定。如用于新鲜股骨骨折整复前，为了解除骨折端的重叠，牵引重量应大，力争短时间内尽快解决，给骨折的整复创造条件。若用于移位不大的骨折，或骨折整复后的固定，为了对抗肌肉的牵拉力，保持骨折的对位对线，防止再错位者，只需维持牵引量即可。

2）方向：牵引的方向，一般应与所牵引的肢体的纵轴线一致，亦以能对抗和克服肌肉的牵拉力维持骨折端的对位对线，防止侧方变位或成角变位为原则。牵引的方向是否合适，应随时进行观察和调整。如向侧方的成角变位，向内侧突起成角或变位者，应将牵引重心向外移；向外侧突起成角变位者牵引重心向内收；向前突起成角或变位者，应将牵引提高；向后突起成角或变位者，应将牵引降低。

（3）小夹板加牵引固定法的种类：一是小夹板加骨牵引固定法：包括小夹板加股骨髁上牵引固定法、小夹板加胫骨结节牵引固定法、小夹板加跟骨牵引固定法。二是小夹板加皮牵引固定法。具体方法见第九章骨折概论。

1）小夹板加骨牵引固定法

①小夹板加股骨髁上牵引固定法

适应证：股骨各段、各型骨折。

固定用具：大腿塑形夹板1套，小带子4根，板式牵引架1具（图4–23）。

夹板制作：用于股骨髁上牵引的大腿塑形夹板1套4块，基本上同单纯小夹板固定法中的大腿塑形夹板，其不同点是：内、外侧夹板较长，下至股骨内、外髁以下，且下端制成蛇嘴形状，便于牵引针由其中通过。

操作方法：保持对位，依次放置前、后、内、外侧夹板，骨牵引针恰置于内、外侧的凹槽内，再依次结扎4根带子，将患肢置于板式牵引架上，根据需要设置牵引方向和重量（图4–24）。

注意事项：①定时检查骨折对位情况，及时对再变位及畸形加以纠正。②定时或随时检查牵引的重量和牵引的方向是否合适，及时加以调整。③定时检查夹板固定的松紧度，必要时及时加以调整。④注意牵引针眼的消毒，保持无菌，一旦发现有感染倾向，应及时加以处理。

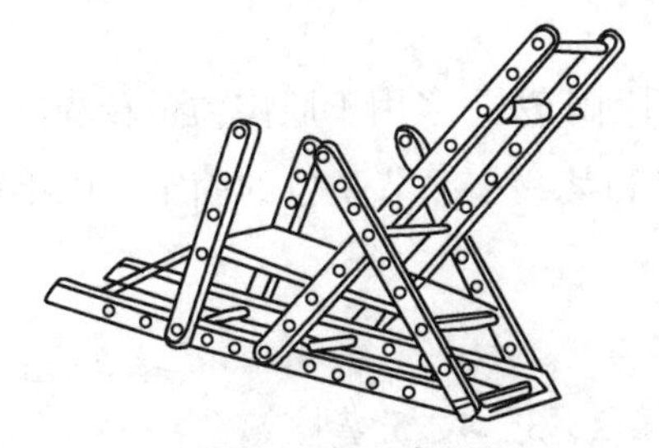

图 4-23　板式牵引架

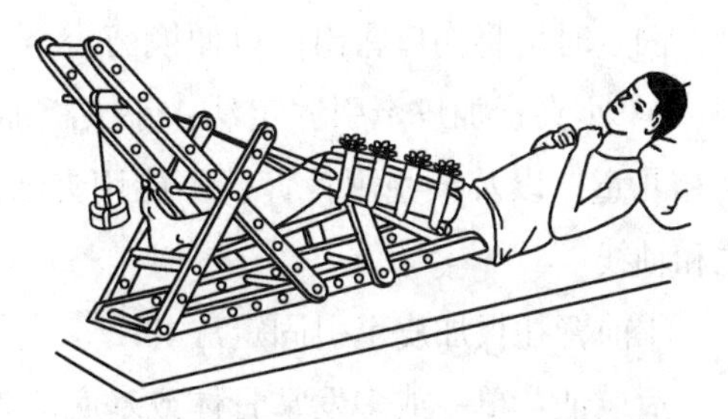

图 4-24　小夹板加股骨髁上牵引固定法

②小夹板加胫骨结节牵引固定法

适应证：股骨中段骨折（各种类型）股骨髁上部位及皮肤情况不佳（破溃、感染或起有水疱等），不适合做股骨髁上牵引的股骨各段骨折。此部位做牵引时，因力量被膝关节所吸收，故牵引力较小，有时不足以克服肌肉的收缩力和牵拉力。

适应证：一般用于老年肌力弱或用以维持力线。

固定用具：大腿塑形夹板 1 套，小带子 4 根，板式牵引架 1 具。

夹板制作：同大腿塑形夹板。

操作方法：同大腿塑形夹板固定法（图 4-25）。

注意事项：同股骨髁上牵引法。

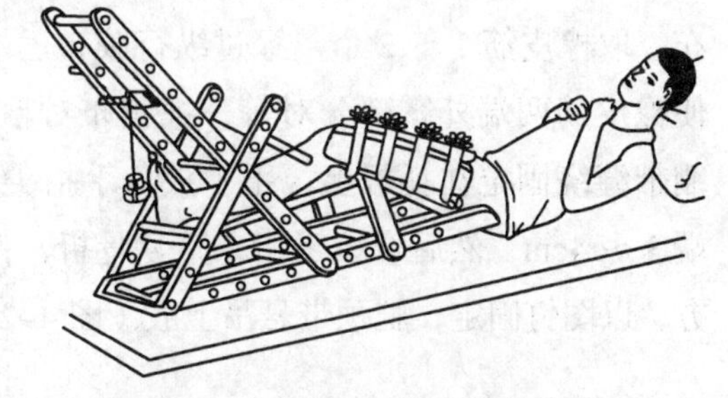

图 4-25　小夹板加胫骨结节牵引固定法

③小夹板加跟骨牵引固定法

适应证：小腿各段、各型不稳定型骨折。

固定用具：小腿塑形夹板 1 套，小带子 4 根，板式牵引架 1 具。

夹板制作：同小腿塑形夹板。

操作方法：同小腿塑形夹板固定法（图 4-26）。

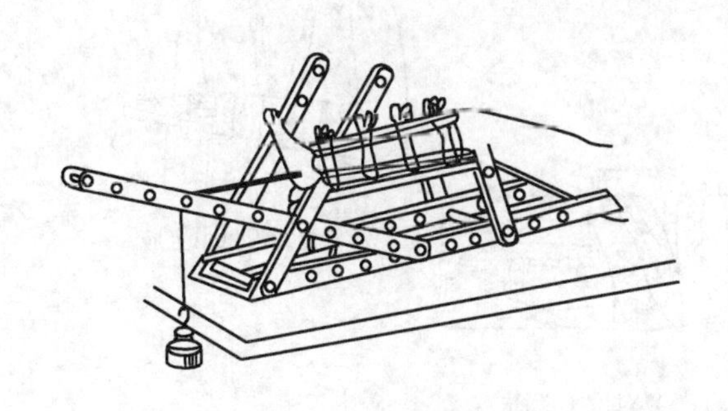

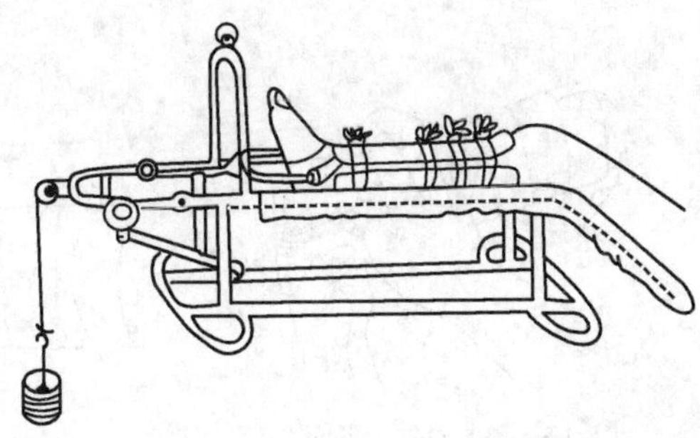

图 4-26　小夹板加跟骨牵引固定法

说明：①各种骨牵引具体方法见第九章骨折概论。②凡夹板配合骨牵引者，均应先做牵引，然后进行整复固定，固定后，仍继续维持牵引。③如为开放性骨折伤口感染，固定时可将伤口露出，以便换药。

2）小夹板加皮牵引固定法：小夹板加皮牵引固定法，多用于肌肉力量较弱的老年人和儿童，以及某些短骨骨折不能用夹缚固定者和某些小关节脱位的固定，以维持对位和轴线。

①前臂托板加皮牵引固定法

适应证：单一或多发掌骨体或基底部骨折（第2、3、4、5掌骨）。

固定用具：前臂托板1块，3寸绷带1卷，胶布数条（根据需要），图钉，橡皮筋。数量根据需要而定（图4–27）。

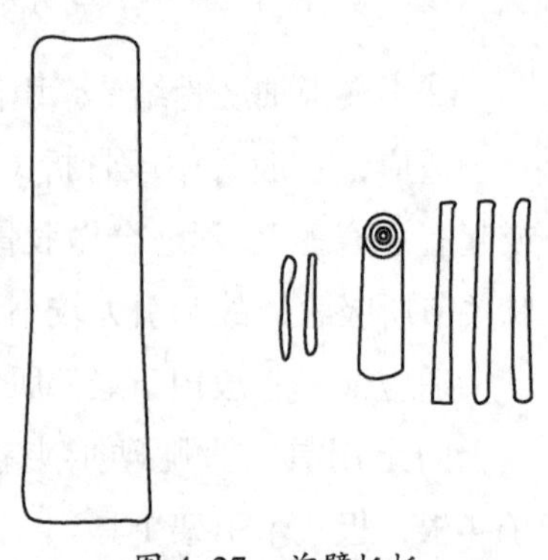

图4–27 前臂托板

操作方法：先于掌骨骨折相应的指骨前、后侧用胶布做纵行的“V”形粘贴，远端空1～2cm，再用胶布条2根，在指部做环绕粘贴，以加固纵行粘贴的胶布。取橡皮筋1～2个，穿过纵行胶布远端的空环内，使橡皮筋两端外露部分对等，把胶布对粘。将前臂用绷带缠绕固定在托板上，手平放，手指尖端距托板远端3～4cm，然后牵拉手指，整复骨折，保持对位，拉橡皮筋牵引，绕过板端至板下方，以图钉固定，腕颈带悬吊上肢（图4–28）。

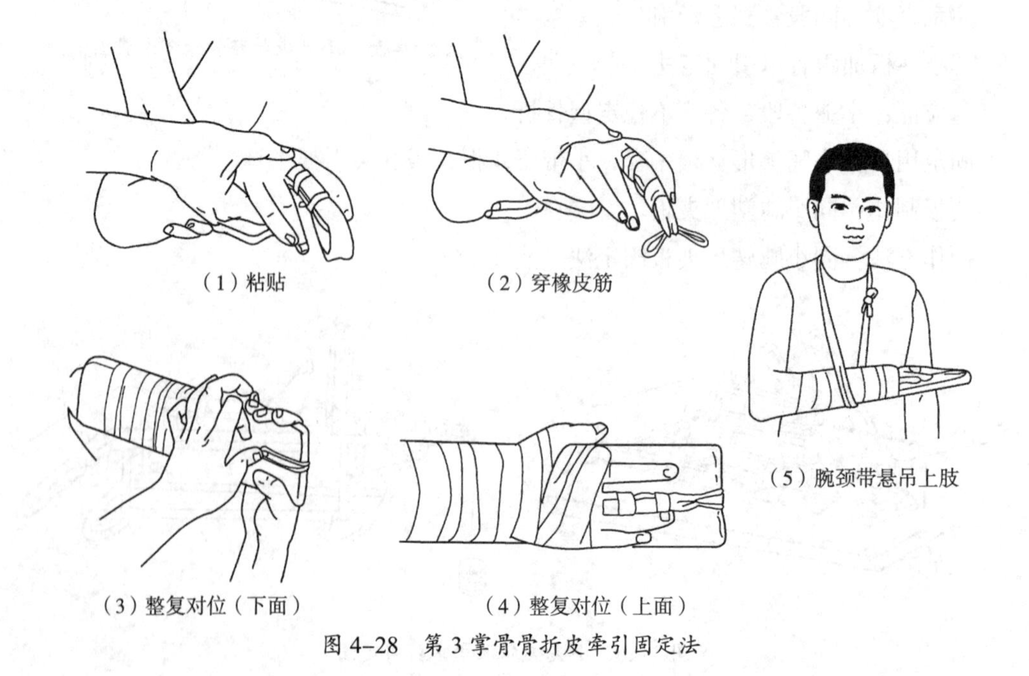

（1）粘贴　（2）穿橡皮筋　（3）整复对位（下面）　（4）整复对位（上面）　（5）腕颈带悬吊上肢

图4–28 第3掌骨骨折皮牵引固定法

注意事项：a. 固定时，图钉易脱落，可在图钉上加贴胶布固定，或改为小钉，钉于板的下方，挂牵橡皮筋。b. 定时检查皮肤是否对胶布过敏，固定是否松脱，及时加以处理。c. 必要时可在折端加压方形垫或分骨垫。d. 环形固定胶布，粘贴要松紧适宜，太紧影响血液循环，太松又易脱落。e. 胶布牵引部位的皮肤应干洁。

②前臂托板带纸卷加皮牵引固定法

适应证：单一或多发指骨骨折。

固定用具：带纸卷的前臂托板（图 4–29）1 块，3 寸绷带 1 卷，胶布数条，图钉、橡皮筋数量根据需要而定。

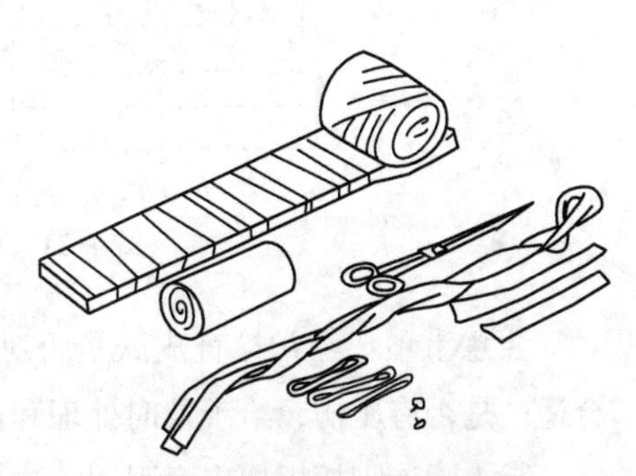

图 4–29　带纸卷的前臂托板

操作方法：胶布牵引和固定方法同掌骨骨折，不同点是将骨折整复后置于纸卷上，手指呈屈曲固定，腕颈带悬吊上肢（图 4–30）。

注意事项：a. 及时检查，及时发现问题，解决问题。b. 纸卷应固定在托板的末端，与板端齐。c. 纸卷的粗细，应根据骨折端向掌侧成角变位的大小而定。向掌侧突起成角严重者，纸卷应细；向掌侧突起成角轻者，纸卷可稍粗。d. 贴环形固定胶布时，应避开折端，以便 X 线透视复查骨折对位情况。

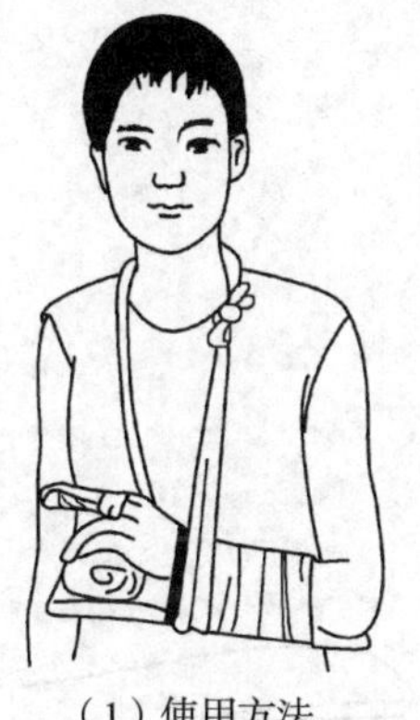

（1）使用方法

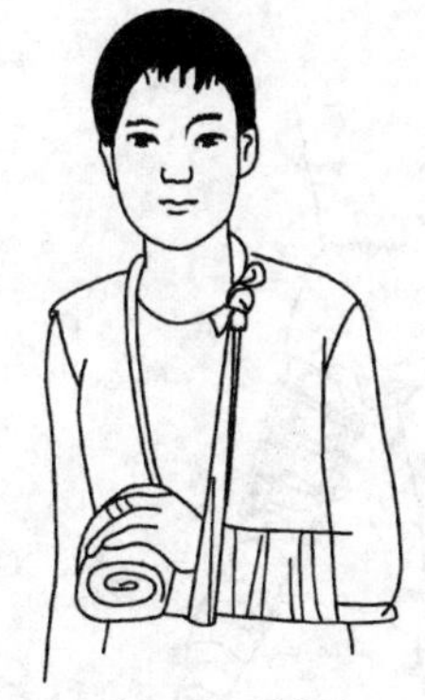

（2）固定后外形

图 4–30　前臂托板带纸卷加皮牵引固定法

③小夹板加悬吊牵引固定法

适应证：小儿股骨骨折，骨折复位后，外加小夹板固定。

操作方法：牵引方法同一般小儿股骨骨折悬吊牵引法（图 4–31）。

④小夹板加大腿皮牵引固定法

适应证：老年人股骨无移位骨折及股骨中段稳定型骨折，8 岁以下儿童的股骨骨折。

操作方法：先做常规皮肤胶布牵引，置于牵引架或桥式架上，或平置于床上，骨折整复后用小夹板固定（图 4–32）。

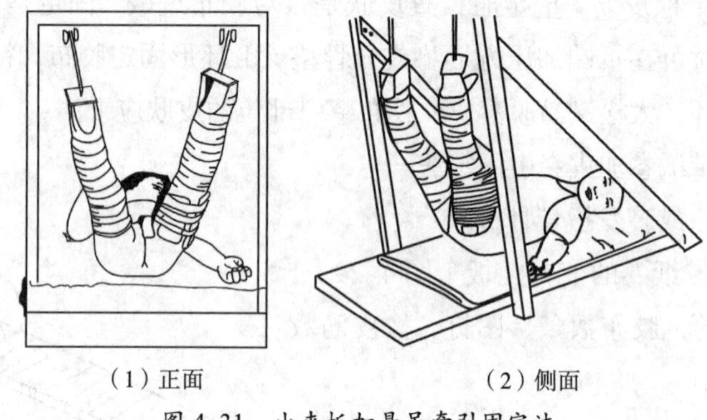

（1）正面　　（2）侧面

图 4–31　小夹板加悬吊牵引固定法

注意事项：经常检查皮肤是否对胶布过敏；患肢位置、牵引方向及牵引重量是否合适；是否有压伤，给予及时处理和调整；注意胶布是否滑脱，如滑脱者应及时更换。

⑤小腿连脚托板加皮牵引固定法

适应证：跖跗关节脱位，跖跗关节骨折脱位，单一或多根跖骨骨折，趾骨骨折或骨折脱位。

固定用具：小腿连脚托板 1 块，3 寸绷带 1 ～ 3 卷，胶布数条，小腿连脚托板钉、橡皮筋，数量根据需要而定（图 4–33）。

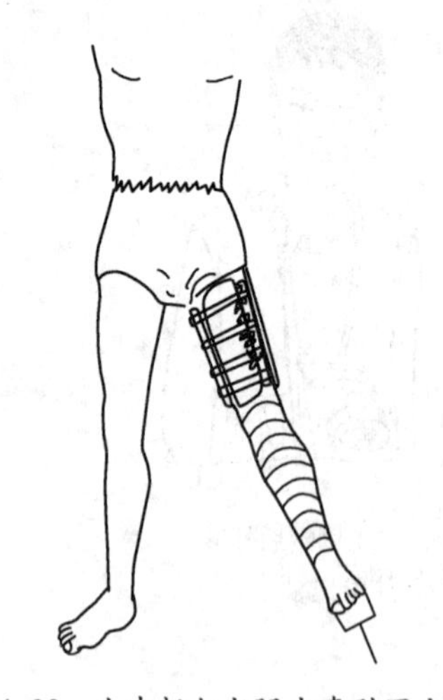

图 4–32　小夹板加大腿皮牵引固定法

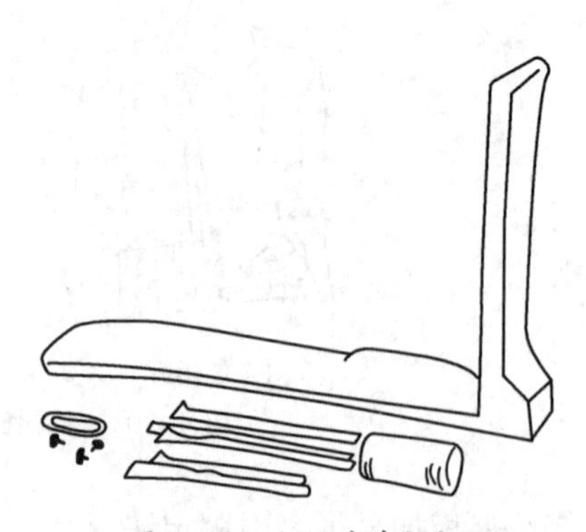

图 4–33　小腿连脚托板

操作方法：在骨折相应的足部或趾部做皮牵引（方法如手、指部）后，将小腿用绷带缠绕固定在小腿连脚托板上，牵拉相应跖骨或趾骨进行整复，然后牵拉橡皮筋越过足托板端，将其用皮筋固定在托板下方（图 4–34）。

注意事项：同掌、指骨折的固定方法；足弓下方应加垫将足弓垫起，以免足弓下落。

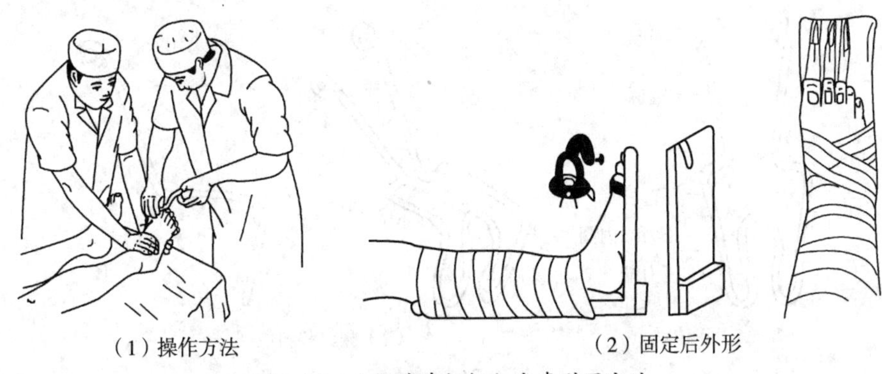
（1）操作方法 （2）固定后外形

图 4-34 小腿连脚托板加皮牵引固定法

3. 小夹板配合器具固定法

小夹板配合器具固定法，是一种夹缚或托扶配合，以器代手的固定方法，有时或配合支撑，多用于近关节处或骨干部不稳定型骨折。是根据整复方法、人体解剖特点和力学原理研究制作，经过实践检验有效的新方法。其设计合理，固定作用理想。

（1）撬式架加小夹板固定法

适应证：各种楼形的肱骨髁上尺偏型骨折。

固定用具：撬式架一个，小夹板 1 套，小带子 3 根（最长的 1 根绕患肢 3 周为度，中长的 1 根，绕患肢 2 周，最短的 1 根长 20cm）（图 4-35）。消毒棉垫或敷料 2 块。

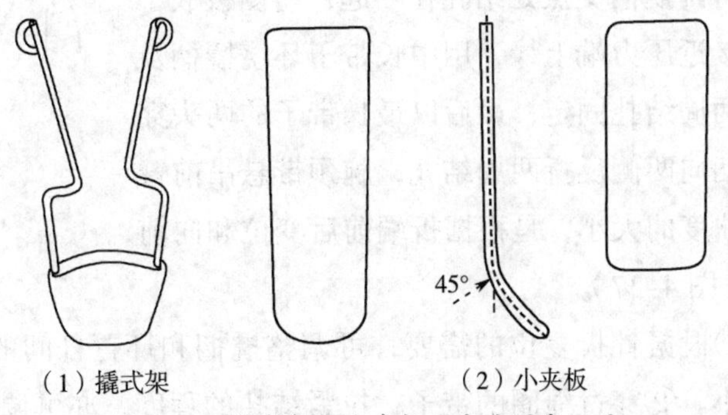

（1）撬式架 （2）小夹板

图 4-35 撬式架加小夹板固定法固定工具

用具制作：撬式架分撬柄、压力端、压力端内圈、环臂杆、绳圈 5 部分（图 4-36）。材料为 8 号铁丝 1 根（长约 70cm），海绵垫 1 块（1.5cm 厚，长宽 8cm×8cm），针织套 1 段（8cm×10cm）。先将 8 号铁丝按图捏制成撬式架后，于压力端的内侧垫上海绵垫（或羊毛毡垫），修剪成与压力端大小相符合，外套针织套备用。将撬式架制备成 1、2、3 号，以适用于不同年龄的患者。

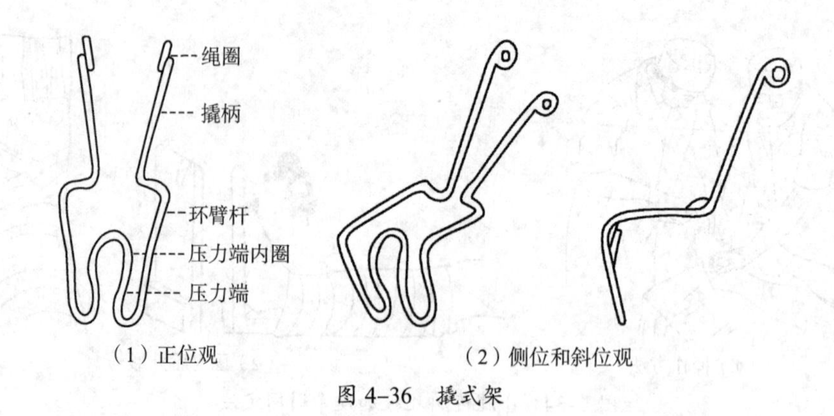

（1）正位观　　（2）侧位和斜位观

图 4–36　撬式架

说明：内、外侧板除了防止撬架直接压于皮肤上形成压伤外，其外侧板下端弧度，有利于骨折远折端向外侧移动而不受阻力。另外还是撬架支点压力的分散板，能将支点的集中压力扩散，避免肘外侧的压伤。厚度为 0.4cm。

操作方法：首先选择适当大小的撬式架和夹板。保持对位，一助手将消毒棉垫包裹患肢肘部和上臂下段，再将撬式架柄撑开，套于患肢上，将压力端置于远折端的内侧，压力端内圈扣住肱骨内上髁部；外侧夹板弯头向外，放于两撬柄内侧，使两撬柄的支点恰位于外侧板下端弧度的中点上，以短带子将两撬柄支点处结扎在一起；内侧板放于上臂内侧，下端接近压力端上缘，用中长带子环绕撬柄及内、外侧板下段两周结扎固定，最后以最长带子的两头穿过绳圈，拉紧撬柄向两侧反折两周结扎，腕颈带悬吊前臂即可。肘关节屈曲度的大小，是根据折端前后变位和向前成角的情况而定（图 4–37）。

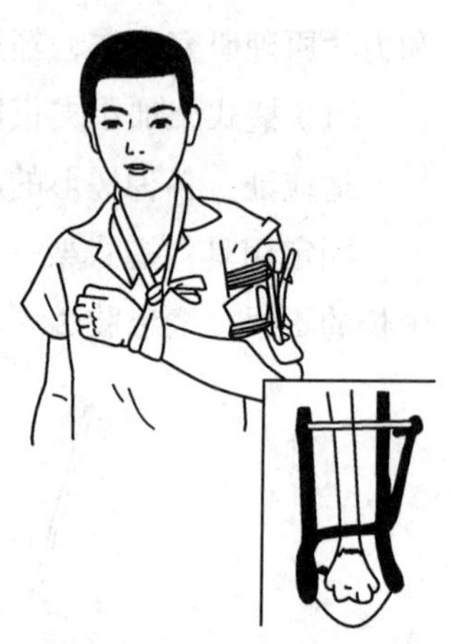
图 4–37　撬式架固定法

注意事项：①根据骨折复位的需要，可调整撬柄和环臂杆间的角度，以定压力端所需压力的大小。②穿过绳圈的带子，拉紧结扎的程度，亦可调整压力端的压力。③此种固定方法，是利用力学原理，固定的关键是拉撬柄带子的松紧度和腕颈带悬吊肘关节所屈曲的角度，应很好地掌握。④在固定期间，需用 X 线拍片或透视复查时，应观察肘关节的侧位和轴位来对骨折端进行观察，不可将肘关节伸展观察折端的正位情况，避免引起再变位。⑤及时检查固定的松紧，是否有压伤和神经、血管受压的症状，及时处理和调整固定。

（2）外翻弹力垫夹板固定法

适应证：肱骨髁上尺偏型骨折。

固定用具：外翻弹力垫夹板 1 套，小带子 3 ～ 4 根（图 4–38）。前侧板：上至腋平，下到肘横纹上 2cm。后侧板：上至腋上 2cm，下至肘下超出 3cm。内侧板：上至腋下 2cm，下至肘下超出 3cm。外侧板：上至腋平，下至肘下超出 3cm。前、后、内 3 块板皆为直板，上下等宽；外侧板下 2/5 处塑成 30°角的弧形。在内侧夹板与肱骨内髁相对应的部位用胶布固定弹簧，并在弹簧与肱骨内髁接触处，放以海绵垫，或折好的纱布块，并用胶布条与弹簧固定。

操作方法：保持对位，分别放置内、外、后、前侧夹板，先以一条带子在肘上方中部绕两周结扎，再依次结扎上端及肘下方的带子（方法详见超肘关节夹板固定法）（图 4–39）。

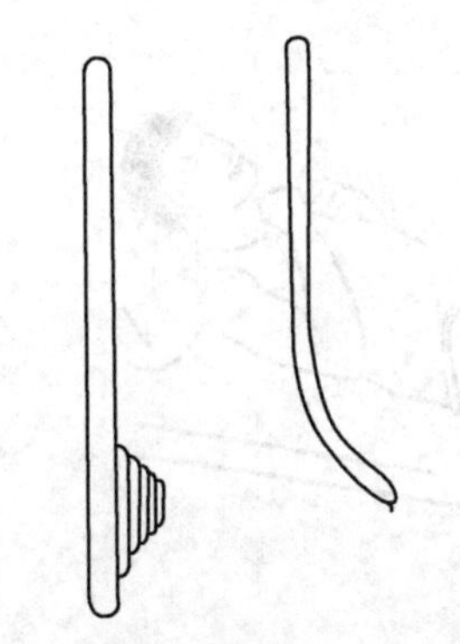

图 4–38　外翻弹力垫夹板

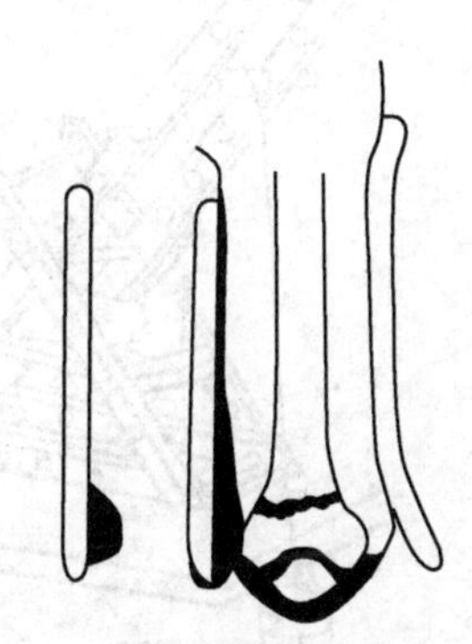

图 4–39　外翻弹力垫夹板固定法

注意事项：①夹板放置部位要准确，特别是内侧夹板，弹簧垫要对准肱骨内髁，否则起不到应有的作用或起反作用。②带子结扎的松紧度要适宜，根据复位的需要，带子的松紧以能将弹簧高度压缩 1/3 或 1/2 为宜。③根据固定需要，可选用双簧垫或单簧垫固定。④密切观察患肢血液循环情况，并定时复查对位对线情况及带子的松紧、加垫是否滑脱、弹簧所置的位置是否准确等，以便及时发现问题，并加以及时调整和解决。⑤在固定期间复查透视或拍 X 线片时，避免将肘关节伸展，应在保持原有固定的情况下，观察侧、轴位情况。

（3）钢针撬压加小夹板固定法

适应证：股骨上段骨折，近折端呈前屈、外展、外旋不易复位，或复位后骨折端不稳定者。

固定用具：大腿塑形夹板 1 套（用于牵引者），小带子 4 根，直角架 1 个，弹簧或橡皮管 1 根，板式牵引架 1 具（图 4–40）。

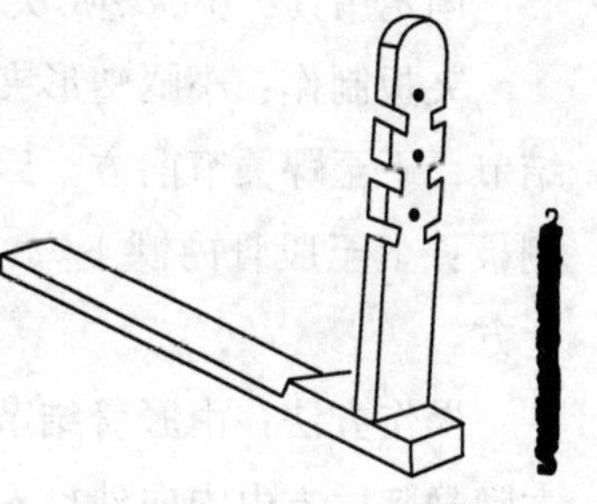

图 4–40　直角架和弹簧

操作方法：将患肢置于板式牵引架上，先做股骨髁上（打钢针）牵引，克服骨折端的重叠后，在股骨大转子下近折端的上方，距折端 1 ～ 2cm 处，在局麻和无菌操作下，打入一骨圆针，至对侧骨皮质（最好是不完全穿透对侧皮质），然后进行撬压以整复骨折。骨折复位后，将针眼处无菌包扎。保持对位，先将直角架固定在板式架底板上端，钢针相应处的下方，再于钢针露出部，距大腿 3cm 处，挂以弹簧或橡皮管，并将其拉紧固定在直角架的底板上。将针尾根据骨折端对位固定的需要抬高，并插入直角架竖直板的刻槽内，加以固定。借用抬高针尾时对近折端的旋转力和推顶力，以及橡皮管的拉力所产生的杠杆作用力，使近折端与远端相对吻合且稳定。再依次放置外、内、后、前侧夹板，4 根带子分别结扎固定。根据需要调整牵引方向和重量。固定 8 ～ 12 周（图 4–41）。

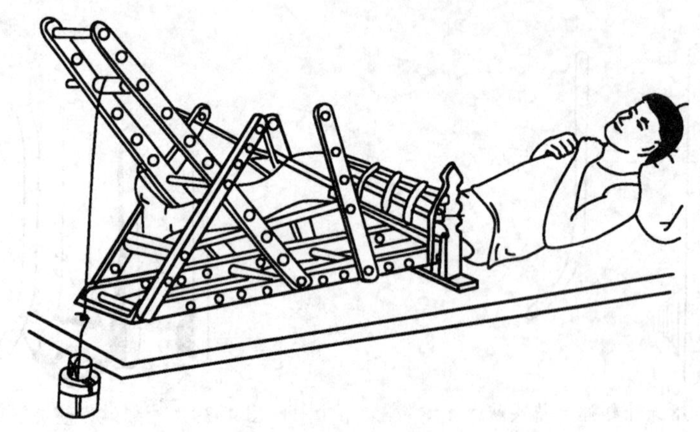

图 4–41　钢针撬压固定法

注意事项：①严格选择适应证。②近折端进针点距折端越近越好，如为转子下骨折者，可于转子间进针。③骨折近段合并有裂纹者，打针时应用手在内侧加以保护，必要时先用柯氏钻打洞，以减小钢针进入时的阻力。④大腿塑形夹板的外侧板，可加刻槽，以便放置针的尾端。⑤本法若出现矫枉过正时，只需放低针尾，减小撬压力即可。一般去针后或下床活动后，即自行矫正。针不宜取得过早。

（4）双针加小夹板固定法

适应证：胫腓骨不稳定型骨折。

固定用具：小腿塑形夹板 1 套，小带子 4 根（图 4–42）。

夹板制作：小腿塑形夹板 1 套 4 块，分前、后、内、外侧板。前侧板：上至胫骨结节，下至踝关节前方。后侧板：上至腘窝横纹下 3 ～ 5cm，下至跟骨结节上方。内侧板：上至股骨内髁下方，下至内髁上方。外侧板：上至腓骨小头上方，下至外髁上方。

操作方法：由胫骨结节稍下方由外向内打入 1 根钢针，再于踝上方 2 ～ 3cm 处，大隐静脉后方由内向外打入 1 根钢针，针眼处无菌包扎。然后牵拉下方钢针，以手法整复骨折。保持对位套上内、外侧夹板，放置前、后侧夹板，依次将 4 根带子绕两周结扎。剪除外露过多的钢针部分，并将针端包裹，以免挂绊。膝关节微屈，膝下垫枕，足中立位放置（图 4–43）。

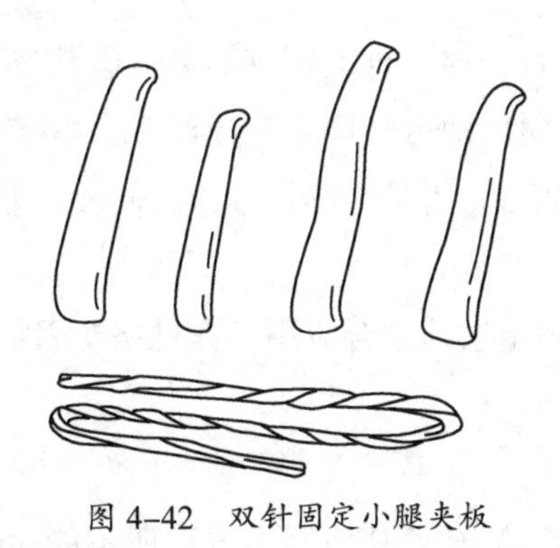

图 4-42　双针固定小腿夹板

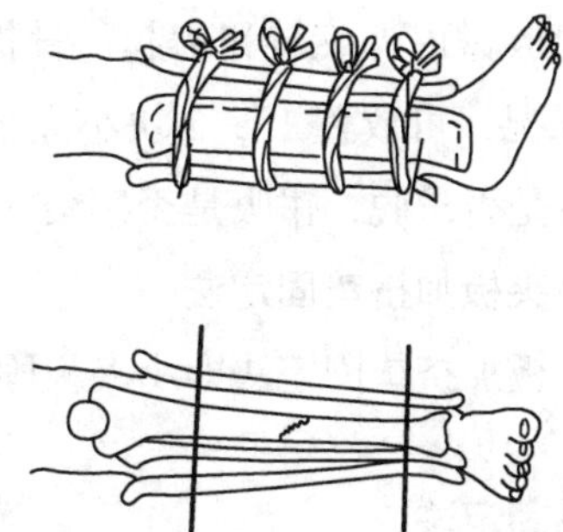

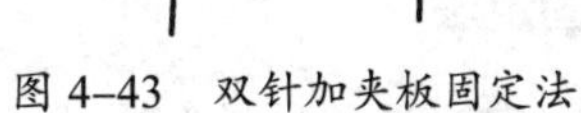

图 4-43　双针加夹板固定法

注意事项：①严格无菌操作。②一般局麻下进行打针。③外露的针端尽量剪短，但以夹板不滑脱为度。④ 1 ～ 2 周即可带固定下床锻炼。

（5）钳夹加小腿夹板固定法

适应证：胫腓骨斜形骨折，螺旋形骨折，骨块较大的骨折。

固定用具：小腿塑形夹板 1 套，小带子 4 根，消毒经皮固定钳 1 个（图 4-44）。

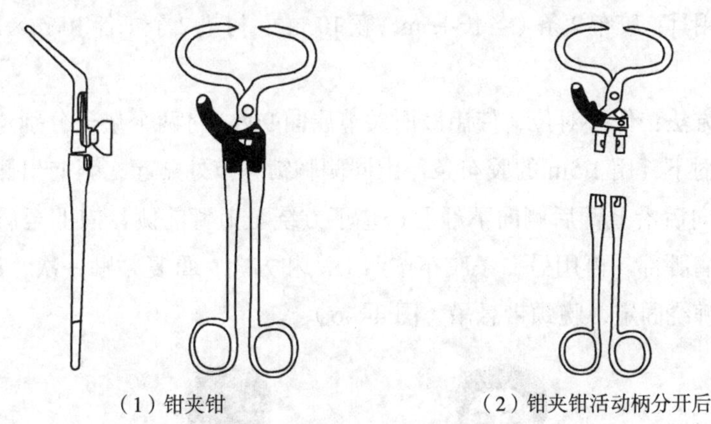

（1）钳夹钳　（2）钳夹钳活动柄分开后

图 4-44　固定用具（钳夹钳）

操作方法：局麻，X 线透视下进行，无菌操作。保持对位，选好进针点，浸润麻醉后，先以尖刀片在该点刺一小口，或将钳尖直接刺入亦可，钳的两尖端同时刺入或先刺进一侧，再刺另一侧亦可，直达骨皮质，进入骨质。加压两折端固定，旋转旋钮，取下把柄，将钳尖进皮部无菌包扎。再依次置放 5 块夹板，4 根带子结扎，并将钳的外露部分用绷带固定在小腿上即可（图 4-45）。

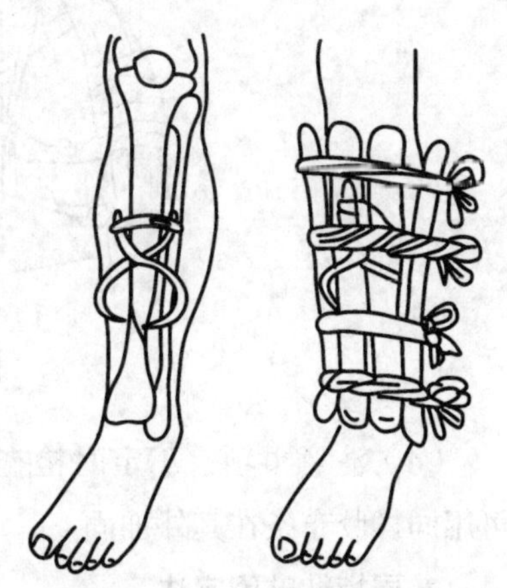

（1）钳夹钳位置　（2）钳夹钳加小夹板固定

图 4-45　钳夹加小腿夹板固定法

注意事项：①透视下整复骨折后，以拇、食两指夹持骨折两折端，能保持骨折不再错位的位置和方向，就是进行钳夹的位置和方向。②钳夹后，将患肢做内外旋转和抬起，骨折端不再发生移位时，即为钳夹有效。③钳嘴内根根据情况况，可放置1～2块小夹板。④术后1周后即可带固定下床活动。⑤定时检查，钳夹是否滑脱，钳眼是否感染，松紧是否合适，骨折是否移位等，以便及时处理。

4. 小夹板加挤垫固定法

小夹板加挤垫固定法即小夹板固定法加挤垫固定法的结合应用。详见挤垫固定法。

二、粘贴固定法

粘贴固定法是一种较简易而有效的固定方法，补充了其他固定方法所不能达到的治疗作用。此种方法，是利用胶布或膏药的黏合作用加上药物疗效，以达固定和治疗的目的，多用于无移位骨折和特殊部位的骨折或脱位。

（一）胶布粘贴固定法

1. 肩肘粘贴固定法

（1）适应证：肩锁关节脱位。

（2）固定用具：胶布2条（各长1.5m，宽10cm），衬垫2个（各10cm×10cm×4cm），3寸绷带1卷。

（3）操作方法：保持对位，使患肢肘关节屈曲90°，将两个垫子分别置于患侧肩锁关节的上方和肘下，用1.5m的胶布条，由同侧胸锁关节处贴起，斜向患侧肩锁关节上方，拉紧胶布向后沿上臂后侧向下经肘衬垫下方绕至上臂前侧，向上至肩锁关节上斜向背后至对侧肩胛部。再用另一条胶布按照上法和方向，重复粘贴一次，以加强固定。上臂部用绷带缠绕固定，腕颈带悬吊（图4–46）。

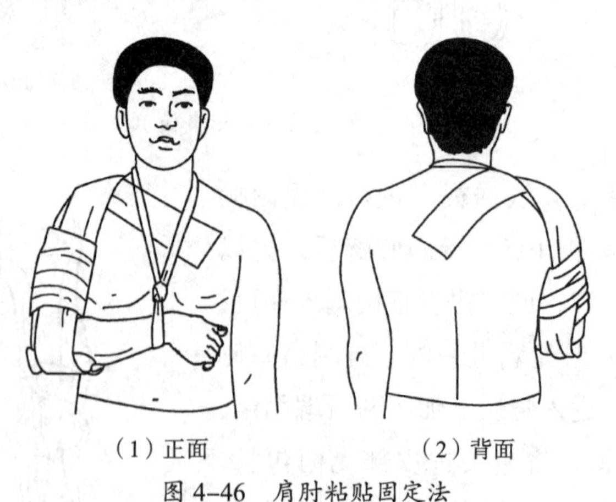

（1）正面　　（2）背面

图4–46　肩肘粘贴固定法

（4）注意事项：①定时检查是否存在对胶布过敏或压伤；②固定如有松弛现象，可用同样胶布条在其外加固。

2. 屈指粘贴固定法

（1）适应证：掌骨颈骨折，掌指关节脱位。

（2）固定用具：胶布数条，宽 1.5cm，长 30cm，数量根据需要而定。

（3）操作方法：保持对位，掌指关节屈曲 90°，呈握拳状，以 30cm 长的胶布条，由腕背侧上方 3cm 处开始，向下经患指背侧绕至掌侧，拉紧向上至腕前侧粘贴固定，然后再以另一条胶布绕腕一周，接头重叠粘贴。再以一条胶布在掌部横绕一周，接头重叠粘贴固定即可（图 4–47）。

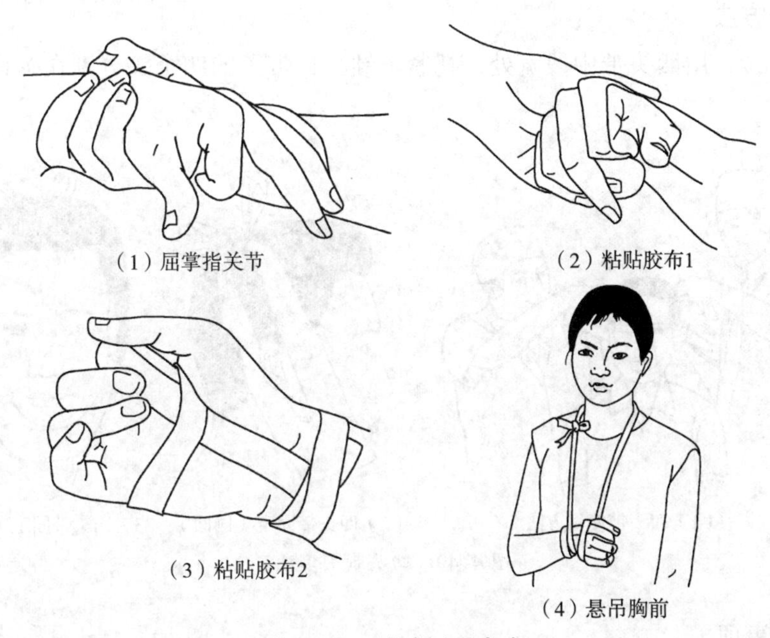

图 4–47 屈指粘贴固定法

（4）注意事项：①注意对胶布是否过敏，是否松脱，及时加以处理；②如为第一掌骨颈骨折，除按以上固定外，并把拇指以胶布条绕贴固定于对掌位。

（二）接骨止痛膏药粘贴固定法

1. 适应证 裂纹骨折，无移位骨折，脱位复位后软组织损伤。

2. 操作方法 根据病情需要，选择适当大小型号的接骨止痛膏药，熨温变软后揭开，贴敷或裹贴于患部。根据需要，亦可再加外固定，或悬吊肢体或挤垫固定。

3. 注意事项 ①局部要清洗干净。②如发现过敏性红疹、脓疱等现象，及时将膏药除掉，必要时撒以二妙散。③皮肤有破损或水疱，或开放性伤口者忌用。④应用时，其外加覆盖物保护，避免污染衣服、被褥。⑤药膏只要仍能粘贴，即不需更换，待脱落不黏时再重新更换。⑥除去药污时，应用松节油擦洗。

三、绑扎固定法

绑扎固定法，是用绷带、布带或金属丝对骨折进行固定的一种方法，适用于特殊部位的骨折或脱位的固定，以达治疗的目的。

（一）四头带固定法

1. 适应证

下颌脱位，下颌骨折。

2. 固定用具

四头带 1 根（长 90cm，宽 10cm）（图 4–48）。

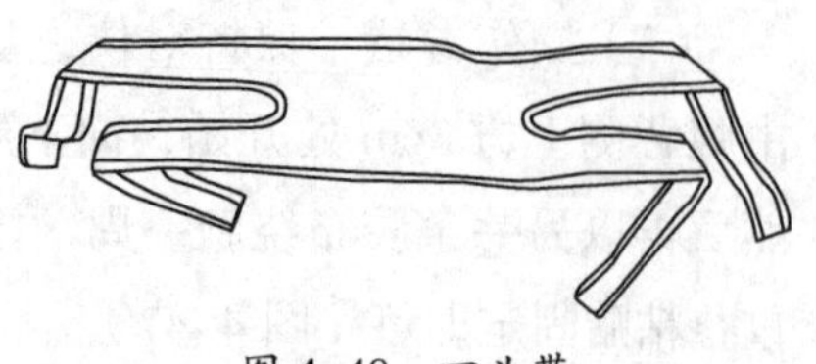

图 4–48　四头带

3. 操作方法

保持对位，用四头带中段宽处，托紧下颌，将带子的四个头分别在头顶结扎（图 4–49）。

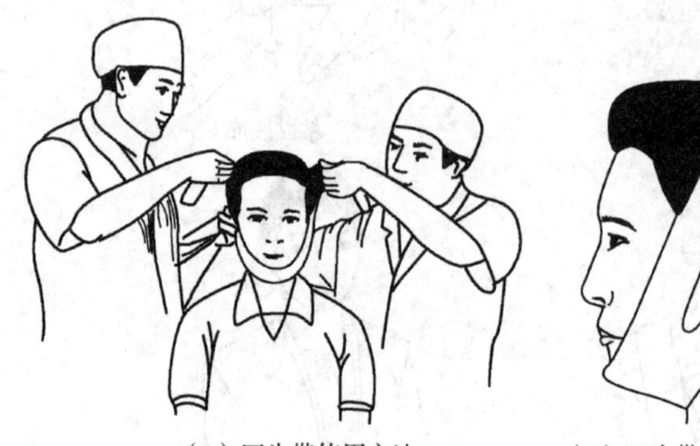

（1）四头带使用方法

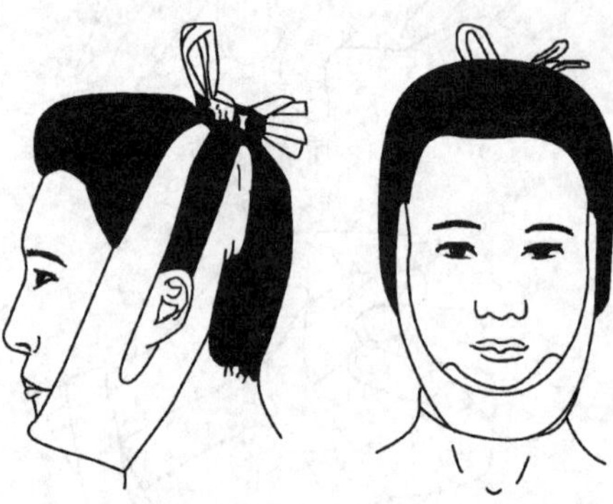

（2）四头带固定（侧面）（3）四头带固定（正面）

图 4–49　四头带固定法

4. 注意事项

①观察患者，及时检查固定松紧度，必要时予以调整。②进流质饮食，进食时不能解下固定。

（二）齿间绑扎固定法

1. 适应证

下颌不稳定型骨折。

2. 固定用具

细不锈钢丝或铝丝若干，持针器 1 把，弯血管钳 1 把。

3. 操作方法

将骨折相邻两侧的 4 个牙齿，用金属丝由齿缝中穿过，并环绕绑扎固定，旋扭打结，必要时将上、下齿交叉环绕绑扎固定。外加四头带固定（详见下颌骨折）。

4. 注意事项

①固定前以淡盐水漱口或清洗口腔。②应尽量将齿列排齐。③固定期间，注意口腔卫生。④进流质饮食 2 ～ 3 周，后改为软食。

（三）腋卷固定法

1. 适应证

锁骨各段骨折，肩胛颈骨折。

2. 固定用具

腋卷 1 个，4 寸绷带 1 卷（图 4–50）。

3. 用具制作

用软纸或毛巾，根据需要制成适当粗细、长短、大小的腋卷。中间通以绷带，露出的两端一短一长。长端对颈部相应处，裹以棉花，避免对颈部压力过大，造成局部或神经压伤、不适或疼痛。

4. 操作方法

患者取坐位、屈肘，保持对位，将腋卷置于患者腋下，长端绷带绕过健侧颈部（从后侧向前绕）至前侧与短端相结扎于腋前，然后用 4 寸绷带，先做腕颈带悬吊后，再做扩胸绷带绑扎（图 4–51）。

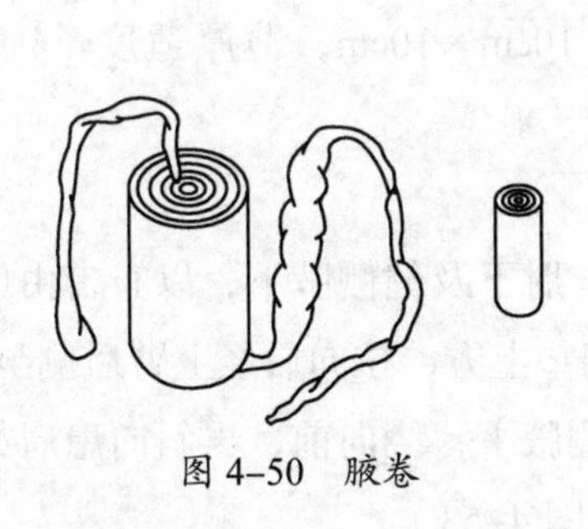

图 4–50　腋卷

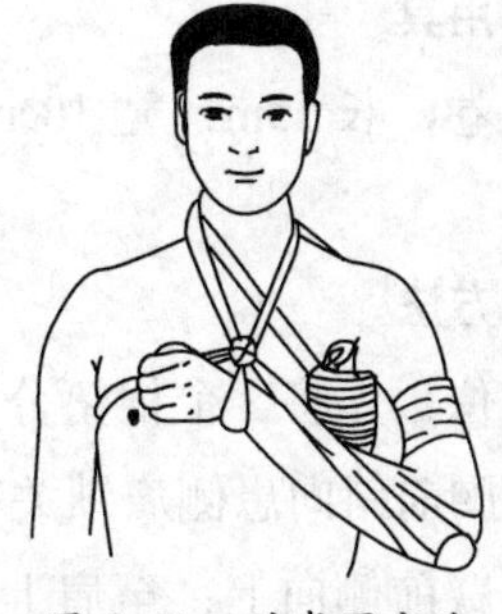

图 4–51　腋卷固定法

5. 注意事项

①嘱患者做扩胸姿势，睡时仰卧位，不用枕，双肩胛间竖垫一小枕，使呈扩胸位。②如有神经压迫现象，可进行扩胸，即可缓解。③定时检查对位情况，调整固定的松紧度。

（四）肩人字布带（绷带）固定法

1. 适应证

锁骨骨折，胸锁关节脱位。

2. 固定用具

布带 1 卷，长 10m，宽 12cm。大棉垫 2 个，各 15cm×10cm，薄厚适度。小棉垫 1 个，6cm×6cm×2cm。

3. 操作方法

患者取坐位，一助手使患者扩胸，保持对位，先将两个棉垫分别置于两侧腋下，小垫用胶布固定在骨折端或脱位处，以布带由健侧胸锁关节处起始，经患肩向后，由腋下绕到前方，再至患肩，如此反复缠绕数层固定（图 4–52）。

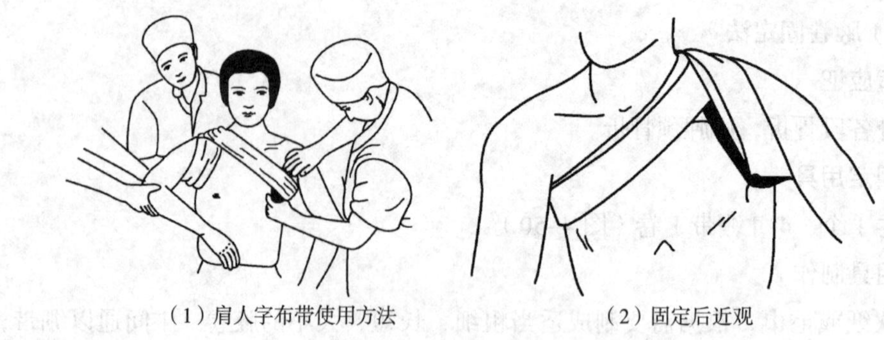

（1）肩人字布带使用方法 （2）固定后近观

图 4-52 肩人字布带固定法

4. 注意事项

同腋卷固定法。

（五）肩肱胸布带绑扎固定法

1. 适应证

肩锁关节脱位，锁骨外端骨折。

2. 固定用具

布带 1 卷，长 15m，宽 10cm。棉垫 3 个，各 10cm×10cm，薄厚适度。4 寸绷带 1 卷。

3. 操作方法

保持对位，先将 3 个棉垫分别置于患侧肩上、肘下及健侧腋下，以布带由健侧腋下开始，经胸前斜向患侧肩锁关节或锁骨外端的棉垫上方，拉向后经上臂后侧至肘下，绕向前经上臂前侧向上，至肩上斜向背部，至健侧腋下，绕向前，再斜向患肩如此反复缠绕数层至带完为止。绑扎固定，腕颈带悬吊（图 4-53）。

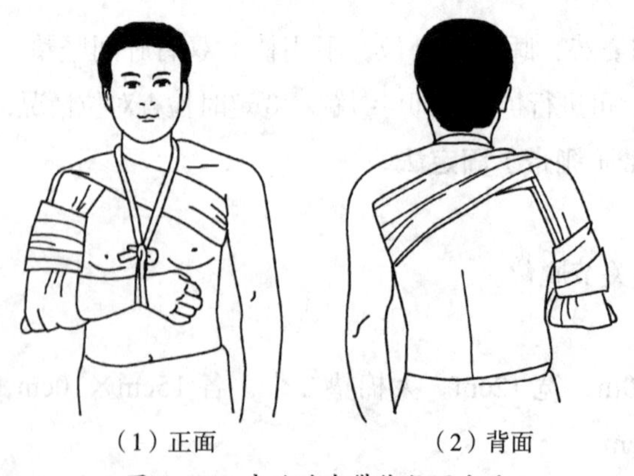

（1）正面 （2）背面

图 4-53 肩肱胸布带绑扎固定法

4. 注意事项

①检查棉垫位置是否滑移。②操作时将布边缘拉展，避免压伤。③定时检查及调整固定的松紧度，必要时进行加固。

四、器具固定法

器具固定法是根据力学原理研制成的符合人体解剖特点和医疗要求的各种有效的固定器具。多适用于关节或近关节部位的骨折和特殊类型不易固定的骨折。

（一）鹰嘴钳固定法

1. 适应证

尺骨鹰嘴骨折。

2. 固定用具

消毒鹰嘴钳 1 个，3 寸绷带 1 卷（图 4–54）。

3. 器具制作

鹰嘴钳为不锈钢制成，分固定钳与固定钩两部分（图 4–55）。

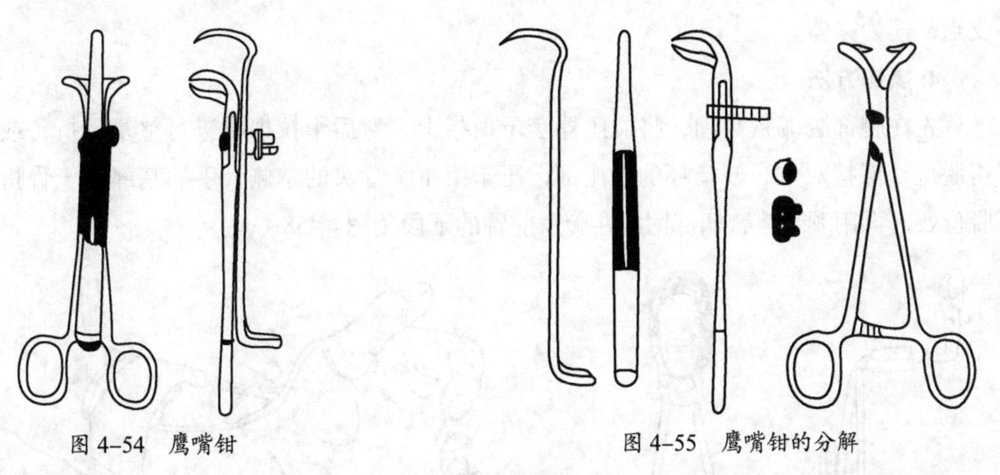

图 4–54　鹰嘴钳　　图 4–55　鹰嘴钳的分解

固定钳的形状类似布巾钳，由环形钳及柄部组成。固定钩呈“?”状，能在钳柄上滑动，以掌握固定松紧，故分为钩与滑动杆两部分。

4. 操作方法

局麻下无菌操作。患者健侧卧位，常规消毒，铺巾，术者先用钳夹住尺骨远折端骨折线下 1cm 处，并将钳摇摆数次，使钳紧以避免滑脱。然后固定紧钳柄末端的固定齿。在推挤近折端复位前，先将肘后的皮肤向上推挤，再向下推挤近折端使骨折两端对位，用固定钩经皮钩住鹰嘴骨折块的皮质中点，向下拉固定钩，并将滑动杆套在固定钳柄上，旋紧旋钮。然后进行无菌包扎、屈肘、腕颈带悬吊（图 4–56）。

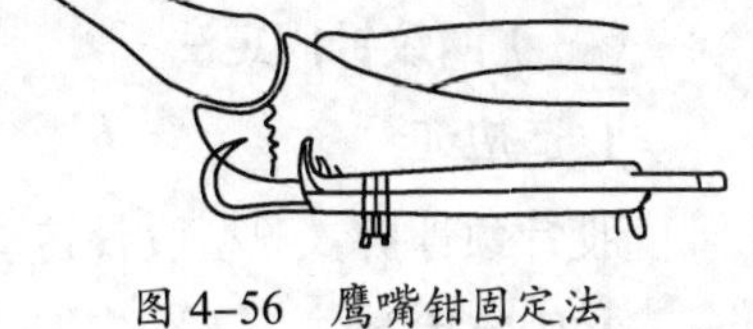

图 4–56　鹰嘴钳固定法

5. 注意事项

①此法要点为以伸肘位进行手法整复，而后钳夹加压固定后可改为屈肘位，便于

患肢的悬吊及患者的自由行动。②因骨折部位于皮下，容易触摸，故不需要在X线透视下进行整复。③为便于操作及整复，于受伤后，应先服活血消肿药消肿后再进行整复，则效果更好。

（二）撬压器固定法

1. 适应证

第1掌骨基底部骨折或骨折合并脱位。

2. 固定用具

撬压器1个，胶布数条，3寸绷带1卷（图4-57）。

3. 器具制作

撬压器分指环部及柄部，而柄部又分手柄部与臂柄部。撬压器是用10号铁丝捏制而成，先于指环的拉压部及手柄基底部，以胶布缠绕，避免压伤局部皮肤，同时亦将支点部连为一体。

4. 操作方法

先在腕部裹绷带数周，将撬压器套于拇指上，然后牵拉拇指进行整复骨折，或骨折脱位，保持对位，使指环的拉压部，压于第1掌骨头的掌侧，手柄基部压于骨折或脱位处，再用绷带将臂柄部固定在腕及前臂的下段（图4-58）。

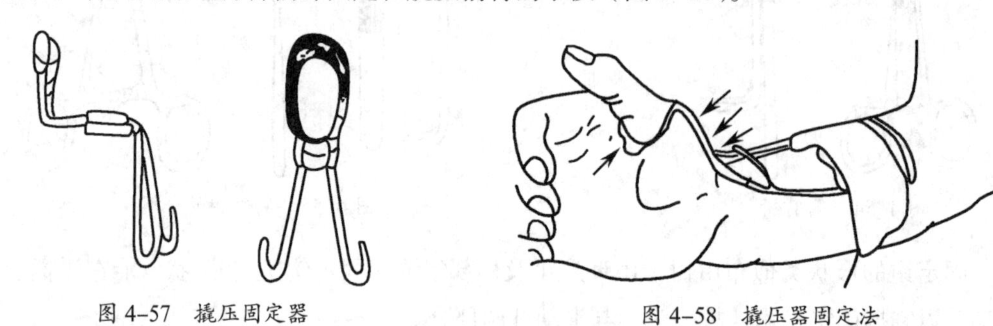

图4-57　撬压固定器　　图4-58　撬压器固定法

5. 注意事项

①指环的拉压部必须拉压在第1掌骨头的掌侧，才能起到拉第1掌骨外展和稍背伸作用，切忌拉住指骨；否则，不但效果不佳，还可致第1掌指关节形成半脱位。②手柄基底部必须压在骨折或脱位处，定时检查，发现问题及时解决。

（三）鳞纹针固定法

1. 适应证

股骨颈骨折，顺型股骨转子间骨折。

2. 固定用具

消毒鳞纹针3～5根，消毒打入器1个（图4-59）。

3. 操作方法

局麻，X线透视下进行无菌操作。保持对位，于股骨转子下3～5cm处，沿股骨颈纵轴方向，先打入鳞纹针一根。然后在第一根针下方 1 ～ 2cm，偏前与偏后为 1cm 左右各打入一根鳞纹针，使 3 根针在股骨颈内互相呈交叉状最好。将针尾埋于皮下，无菌包扎针眼，患肢中立位，膝关节微屈，膝下垫枕或其他软物，下肢外展 30°。固定 3 ～ 4 周，可下床持拐进行不负重行走活动锻炼（图 4–60）。

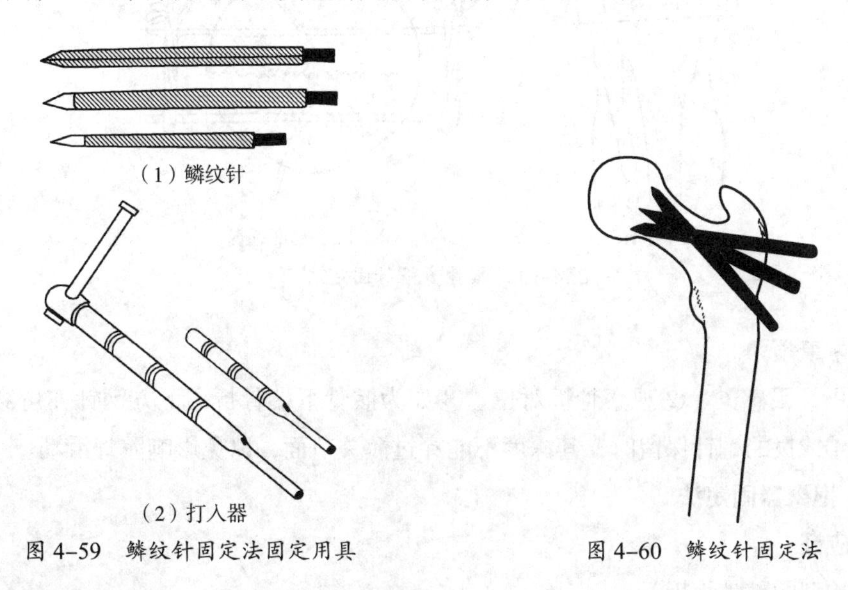

图 4–59　鳞纹针固定法固定用具　　图 4–60　鳞纹针固定法

4. 注意事项

①防止针眼感染。②控制患肢做旋转活动。③勿使患肢过早做负重锻炼。

（四）髌骨多根针固定法

1. 适应证

髌骨体骨折分离移位。

2. 固定用具

消毒钢针 2 ～ 5 根（15cm×0.2cm 或 15cm×0.25cm），消毒电钻 1 把。

3. 操作方法

局麻，X 线透视下，无菌注射器抽出局部瘀血。常规铺巾消毒，进行无菌操作。助手扶持髌骨，术者先用电钻，分别于上、下骨折块的适应部位，将针横向打入，于对侧穿出。然后用两手拇、食两指推挤骨折块使其复位。保持对位，将两侧外露的两针端紧扎在一起，剪除长余部分。无菌包扎，膝关节微屈，膝下垫枕（图 4–61）。

如固定后，折端出现向前成角或错位时，可在上或下骨折块上垂直打入一短钢针，进行撬拨使复位平整，然后将钢针交叉结扎固定。

如一根钢针仍未能很好复位，亦可于上、下骨折块上各垂直打入一短钢针，进行上下撬拨复位，复位后如对位稳定，亦可将垂直的钢针拔出，不稳定者亦可将钢针留置，但针尾剪短。结扎包敷。针眼给予无菌包扎。

一般固定 1 周，即可带固定下床活动，3 周即可做膝关节小范围的伸屈活动。

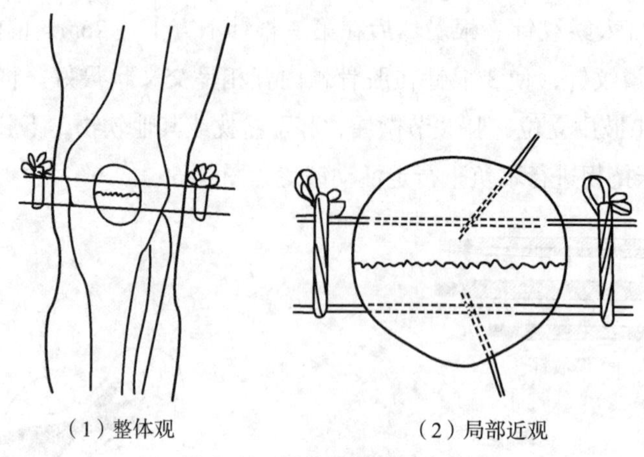
（1）整体观　（2）局部近观

图 4–61　髌骨多根针固定法

4. 注意事项

①防止针眼感染。②观察骨折对位。③如为髌骨下端骨折，下方钢针亦可穿在髌韧带上。④撬拨的钢针保留时，其深度不能穿过髌关节面，以免影响髌骨滑动。

（五）抱聚器固定法

1. 适应证

各种类型的髌骨骨折。

2. 固定用具

消毒抱聚器 1 个（图 4–62）。

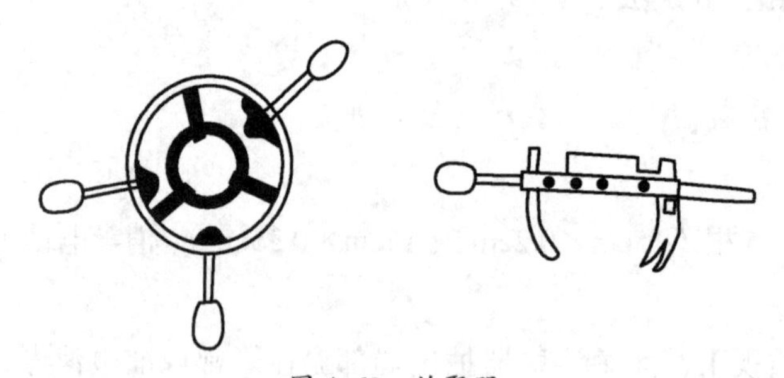

图 4–62　抱聚器

3. 操作方法

股神经阻滞麻醉，X 线透视下无菌操作。患者仰卧，先以注射器抽尽膝关节前方和髌骨周围的积血，然后令助手将髌骨下方的皮肤向下推挤。术者先将一针板刺入远端折块下极的非关节面的下方，并向上提拉，再将髌骨前的皮肤向上推挤后，将上方针板刺入皮肤，扎在近侧折块的前上缘上向下拉。术者一手稳持上、下针板，令助手拧动上下带手柄的螺丝，直至针板与内环靠近。术者另一手的拇指按压即将接触的折端，并扪压推挤内外侧缘，使之复位满意，再将螺丝拧紧，使固定牢固即可（图 4–63）。

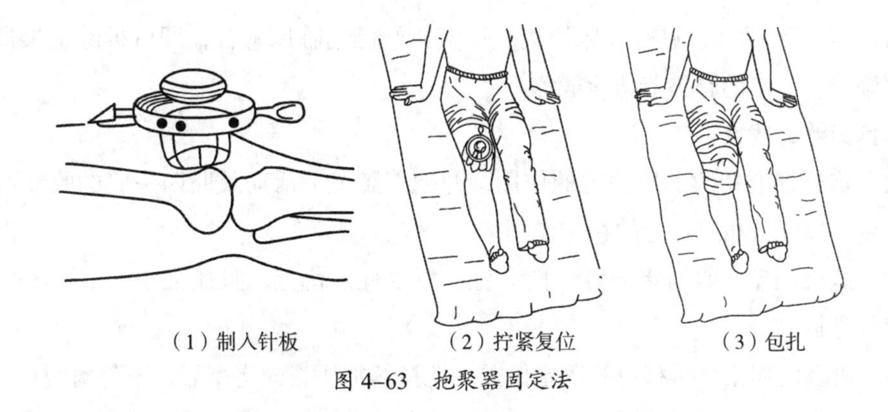

（1）制入针板　（2）拧紧复位　（3）包扎

图 4–63　抱聚器固定法

4. 注意事项

（1）由于局部肿胀，或软组织损伤严重，致髌骨下极触摸不清，可利用胫骨结节正对髌骨外缘的解剖标志，在胫骨结节偏内上部位，将抱聚器的下针板钩刺穿皮肤，进入髌骨下极外关节面的下方，并将针板向上提拉。透视下，可见到折块活动，以确定是否抓持牢固。

（2）如果为远端骨折块向下方翻转，应利用刺入下极针板的直接作用，向前向上提拉，并用拇指配合，向后推挤骨块。同时令助手以两拇指在膝关节两侧，分扯推挤皮肤及皮下组织向后，以矫正向下翻转移位。

（3）若当术者向后推挤折块的推挤力量去除后，而下极折块仍有弹性感，表明折块仍有翻转，此为有软组织嵌夹，阻碍复位。可采用骨圆针，直接插入折端间，向左右两侧撬拨，使嵌夹的股四头肌的扩张部等软组织缓解，再用以上方法加以矫正翻转。

（4）若为粉碎性骨折，则根据折块所在的位置，安放针板及螺丝，刺入折块的内、外侧缘上，并进行推挤复位和固定。

（5）利用膝关节伸屈角度不同，髌骨沿股骨髁间窝下滑、髌股关节接触面的变化，进行伸屈膝关节，以纠正骨折的残留成角和侧方移位。在确定折端稳定后，再进一步适当行加压固定。

（6）因髌骨下极外关节面基本是悬空的，故还需详细观察下极骨折块的固定是否牢固。

（7）术后不用外固定，仅将针眼及抱聚器无菌包扎即可。

（8）术后即开始进行股四头肌收缩锻炼。

（9）术后 2 天即可持拐下床练习行走，在不负重的情况下，做膝关节最大限度的伸屈活动。

（10）1 周内透视复查，根根据情况况，适当调整固定的松紧度。

（11）3 周后即可鼓励患者做上下台阶等活动。

（12）4 周后拍片，进行临床检查。证实折端已达临床愈合，即可拆除抱聚器，进行循序渐进、适当的膝关节功能锻炼。

5. 抱聚器的优点

（1）抱聚器有持续加压固定的作用，并随着膝关节活动及股四头肌的收缩锻炼而产生应变，以保持相对恒定的稳定作用。

（2）此种固定，具有多向性、向心性、可变性的优点，且压强小，适用于各种类型的髌骨骨折。

（3）可及时纠正骨折移位和固定偏差，能持续加压，固定牢靠，不易滑脱。

（4）操作方便，患者痛苦小，可在固定下早期进行膝关节和股四头肌的功能锻炼，给功能迅速恢复创造了条件，因而缩短了疗程。

（六）股骨髁部复位固定器固定法

1. 适应证

股骨髁上及髁间骨折。

2. 固定用具

大腿夹板 1 套 4 块（一般大腿夹板即可，但稍短），消毒复位固定器 1 个。复位固定器为铝合金制成。组成：分固定支架和多功能调节装置两大部分（图 4–64）。多功能调节装置：两侧功能相同。两侧牵开螺杆的下端，有直径 0.5cm 蛇头形针 2 根，使用时可根据需要安装 1 根或 2 根。距针的尖端 0.25cm 处，有特制台阶，防止针进入骨质太深，并在对挤时，可对骨折维持一定压力。牵开螺杆的延长，可矫正骨折的重叠错位，回缩则可对折端施加压力。对挤两侧蛇头形针，可使股骨两髁靠拢复位，两侧的升降装置，可矫正骨折的前后错位。旋转撬拨装置，可矫正旋转错位。

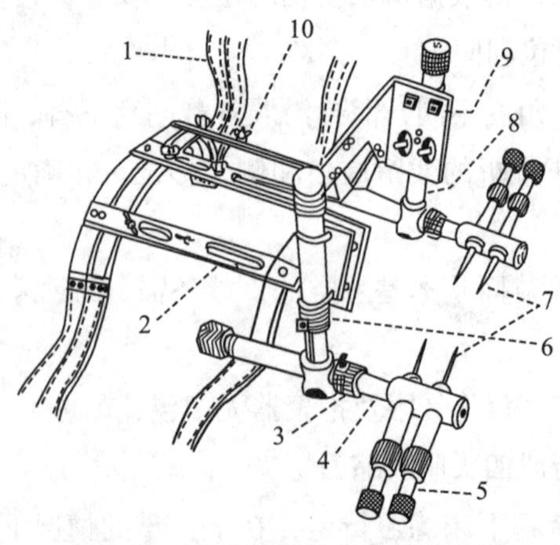

图 4–64　股骨髁部骨折复位固定器

1. 紧缩固定带；2. 支架装置；3. 前后旋转部；4. 牵开回缩装置；5. 进针对挤装置；6. 内外旋转部；7. 蛇头针；8. 前后升降装置；9. 前后成角旋转装置；10. 支架延长短缩装置

3. 操作方法

局部或神经阻滞麻醉，或硬膜外麻醉，X线透视下，无菌操作。先将大腿夹板固定在患肢大腿上，再将复位固定器的支架固定在夹板外侧，利用小夹板的固定力，作为支撑点。然后通过牵开螺杆，作用于下端的蛇头形针，作为牵引点，伸长牵开螺杆，在骨折端重叠错位得到矫正的基础上，根据骨折错位情况，分别调整调节装置，直至复位满意（图4–65）。

在牵开螺杆下端各装1或2根针，进针点选在远折端的适当部位，当针进入骨皮质后，深度达于针的台阶部，如法分别调整调节装置，以矫正前、后、内、外及旋转错位，使复位满意，然后锁紧各个螺母。如仍有向内或向外成角畸形者，可将对侧螺杆伸长，或同侧螺杆缩短以矫正之。如仍有向前或向后成角畸形者，可将两侧调节的装置旋前或旋后以矫正之。若为单髁骨折，可单独调节骨折侧的装置进行矫正。若股骨两髁骨折错位的方向不一致，或相反时，可分别调整两侧调节装置，进行矫正。

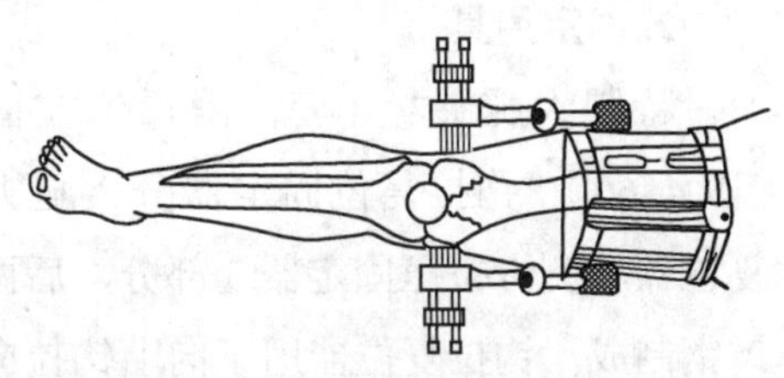

图4–65　复位固定器固定法

牵开螺杆下端，若各装两根针，可更好地防止远折端的旋转错位。

4. 注意事项

（1）双侧进针点应力求对称，不能太偏前或偏后，而且应在远折端对复位和固定所需要的最佳部位为好，如此用力直接，省力省时。

（2）有重叠错位的骨折，一定要先牵开重叠后，方可使用调节装置，以纠正其他错位。

（3）双侧钢针进入骨质深度，以针的台阶不进入骨皮质为宜。否则一侧进针太深，会引起对侧针外脱，而影响固定效果。两侧针均进入过深时，则针易松动，影响固定效果。针过浅时，则固定不牢固，易滑脱。

（4）双侧牵开螺杆的下端，设计两根针的目的，在于防止远折端发生旋转错位，一般一根针即可解决问题。

（5）本器具不适用于严重开放性骨折，或骨折合并血管损伤及股骨单髁骨折为冠状方向错位者。

5. 复位固定器的优点

（1）解决了股骨下端骨折复位难和固定难的问题。

（2）复位后，固定牢靠。

（3）允许早期活动锻炼，一般7天后即可在床上做股四头肌收缩锻炼和治疗锻炼，20天后即可持杖下床活动锻炼，从而改善了血液循环，促进了肿胀消退，加速了骨折愈合。

（4）在下床活动中，患肢的肌肉收缩以及负重时，固定器在夹板上的回缩弹力，可对骨折断端施加生理性压力和刺激，从而加速骨折愈合。

（5）由于复位满意，固定牢靠，可早期下床行走和锻炼，达到了骨折愈合与功能恢复同时进行的目的。

（七）钩拉复位固定器固定法

1. 适应证

胫骨平台骨折。

2. 固定用具

特制大腿夹板1套，消毒钩拉固定器1套（图4–66）。钩拉复位固定器分大腿夹板、钩拉复位器和侧方挤压固定器3部分。后两部分为不锈钢制成。钩拉复位器用于向上钩拉向下移位的胫骨平台骨折块，使其复位，并加以固定。侧方挤压固定器：用于骨折块向下移位复位后，进行侧方挤压固定。

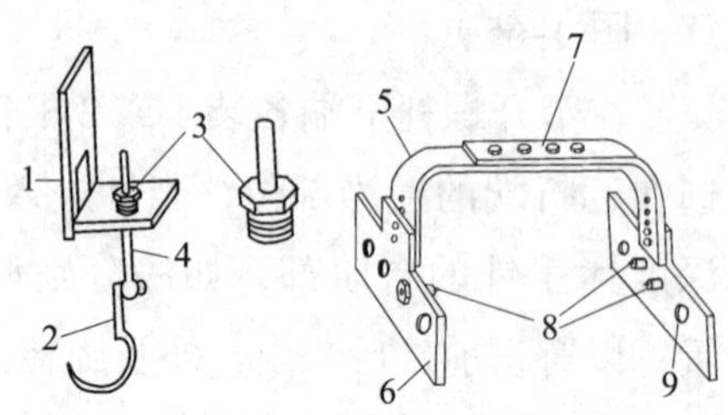

图4–66　钩拉复位固定器

1. 股骨夹板；2. 拉钩；3. 螺母；4. 螺杆；5. 直角钢板；6. 蝶形钢板；7. 螺栓；8. 梯形钢针；9. 加压螺栓

3. 操作方法

先将4块夹板固定在大腿上，带直角钢板的一块可根据需要放置于适当的侧位。局麻或神经阻滞麻醉，X线透视下，无菌操作。选好进针点，将拉钩尖端缓缓打入，进针点一般选在折块下1/3处，打入深度为折块的2/3，防止穿入非骨折部位。折块较大的用双钩，待拉钩达到适合部位后，把钩柄与直角钢板上螺栓连接在一起，旋转蝶形螺帽，骨折块即被上拉而复位。

然后用侧方挤压固定器，先将梯形钢针的尾部装入空心螺栓内，根据骨折块的大小和类型，选择进针点和针的数目。单髁骨折，多选用三根针固定，于骨折块的上、下端各进一根针，对侧进一根针，形成3点加压。对粉碎性或双髁骨折，选用4根针，内、外两侧平行对应各进一根针，形成4点对应加压，进针点选在骨折块上端或下端最适当的部位。旋动加压螺栓，推动钢针，顶挤骨折块迫使复位，满意后，固定侧方挤压器，去除钩拉复位器，用酒精纱布包扎针眼（图4–67）。

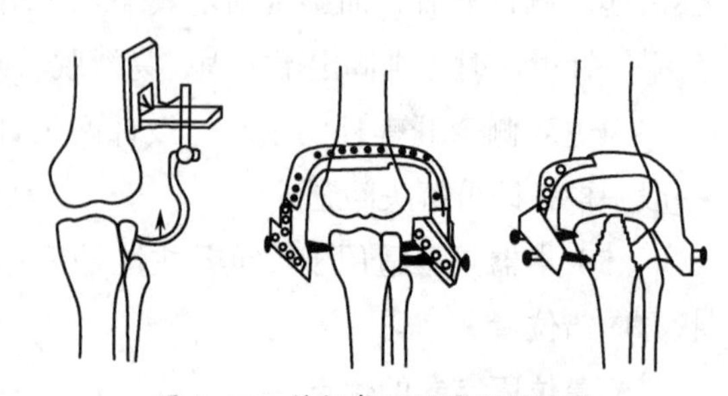

图4–67　钩拉复位固定器固定法

固定3～4个月后，可酌情负重行走（拍X线片复查，骨折线显示模糊，达临床愈合时，再取出挤压固定器，先不负重行走）。

4. 注意事项

（1）如为外侧胫骨平台骨折，将其关节置于轻度内翻位；内侧平台骨折，将其关节置于轻度外翻位。

（2）因固定较为牢固，早期进行功能锻炼，每天不少于3个小时；第二周做膝关节小范围屈伸活动，限制在30°以内。无明显韧带损伤者，可持拐下床不负重锻炼，但避免膝关节做内、外翻动作。

（3）严格无菌技术，避开血管、神经进针。进针点以腓骨小头前方最安全，禁止选用腘窝部。

（4）定期检查固定是否松脱或滑动，以便及时处理。

（八）反弹复位固定器固定法

1. 适应证

跟骨骨折（舌型、塌陷型、冲压型）。

2. 固定用具

消毒反弹复位固定器1套（图4–68）。

3. 操作方法

局麻或神经阻滞麻醉，X线透视下，无菌操作。

（1）舌型骨折：患者健侧卧，患膝屈曲45°左右，一助手维持患足于中立位。先用跟骨轴位穿针法撬起舌型骨块，使复位满意后，再在跟腱止点上方5～7cm处，将第2根针通过跟腱中央，由后向前纵行打入距骨体，至距骨颈处，先将此针固定在固定器的一端。加大两针之间的夹角，将第一根针的针尾固定在固定器的另一端，利用针的反向弹性变化所产生的压力，以恢复正常的跟骨结节角。经过双针固定后，控制了骨折再移位，保持跟骨形态的最大恢复位（图4–69）。

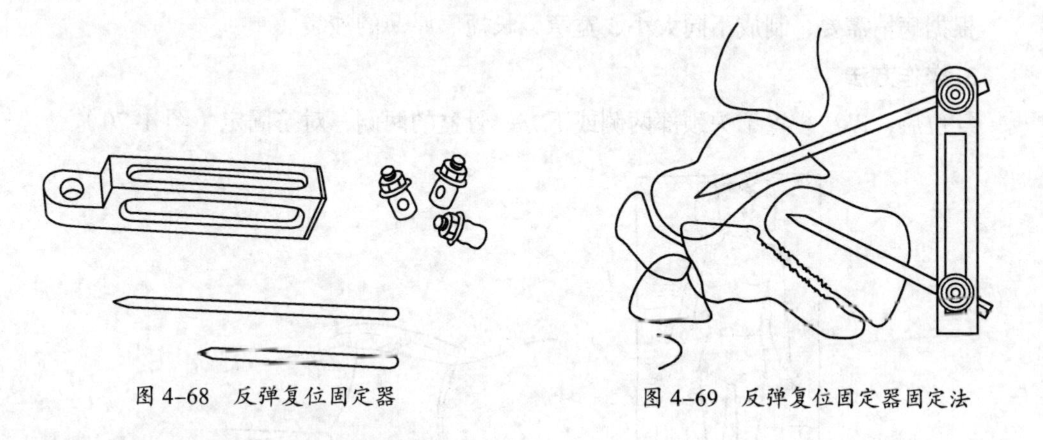

图4–68　反弹复位固定器　　图4–69　反弹复位固定器固定法

（2）塌陷型骨折与冲压型骨折：方法同上，唯跟骨部位的针由跟骨后方稍内侧，沿跟骨纵轴打入，边打边撬压针尾，以便矫正塌陷及折端向外突起的成角，然后同上法固定。

4. 注意事项

（1）术前必须拍双跟骨的侧位、轴位X线片，以测量对比骨折线和骨折侧方移位情况，以及轴位成角、纵轴缩短、跟骨结节上移程度。

（2）根据骨折类型，采用相应的固定方法，亦可用3根针固定。

（3）定时检查，以便及时发现问题和解决问题。

五、挤垫固定法

（一）挤垫固定法简介

挤和垫是两种固定方法，可单独应用，也可两种方法同时应用，并可配合其他固定方法应用。

挤：有对挤之意。一般用沙袋、砖块等物，对挤于患肢两侧，加以固定。

垫：有衬垫之意。一般用纱布垫、棉垫、海绵垫或沙袋，垫于骨折处的适当部位，或肢体下方，帮助复位和固定，也可配合夹板应用，以加强固定作用。

挤垫固定法常用的工具有三种：

1. 沙袋 多用于腰椎骨折、脱位，骨盆骨折、脱位，下肢骨折。

2. 挤砖 多用于下肢骨折、脱位及小儿股骨骨折。

3. 加垫 多用于不稳定型骨折，或成角变位骨折和骨突处的周围，避免压迫。有长方形垫、方形垫、环形垫之分。多用纱布制垫，棉花或海绵制垫备用。

（二）沙袋挤垫固定法

1. 适应证

颈椎骨折、脱位，骨盆骨折（耻骨上、下肢骨折，耻骨联合分离，髂骨翼骨折）。

2. 固定用具

根据病情需要，制成不同大小、宽窄、长短、厚薄的沙袋。

3. 操作方法

复位后，以沙袋置于头颈部两侧或下方、骨盆的两侧，对挤固定（图4–70）。

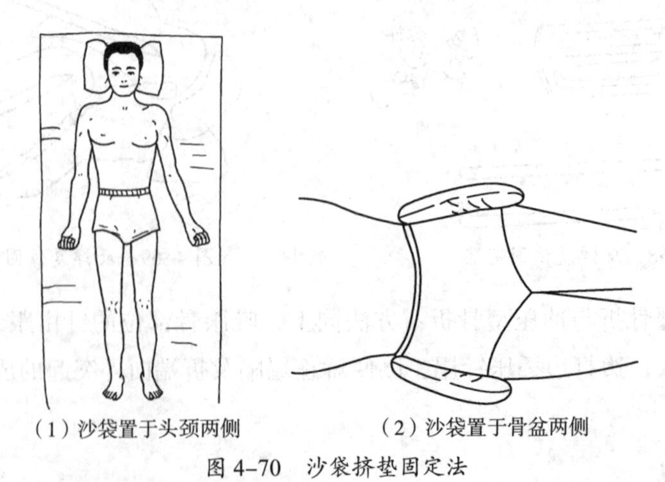

（1）沙袋置于头颈两侧　（2）沙袋置于骨盆两侧

图4–70　沙袋挤垫固定法

4. 注意事项

①经常检查固定是否松动或移位，固定部位是否准确、有效。②沙袋是否破漏。③局部是否压伤。

（三）沙袋配合牵引固定法

1. 适应证

骨盆两处以上骨折，骨盆骨折合并骶髂关节脱位。

2. 固定用具

沙袋 2 个（3cm×10cm×20cm）。

3. 操作方法

先做常规股骨髁上牵引，或行皮肤牵引并以手法复位后，于骨盆两侧对挤垫以沙袋固定（图 4–71）。

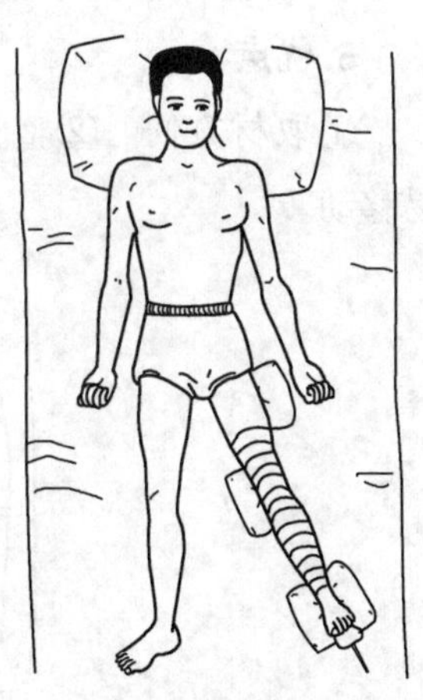

图 4–71　沙袋配合皮牵引固定法

（四）沙袋垫腰法

1. 适应证

胸腰椎屈曲型、压缩型骨折。

2. 固定用具

沙袋 3 个（第 1 个 30cm×10cm×5cm，第 2 个 30cm×15cm×5cm，第 3 个 30cm×20cm×5cm）。

3. 操作方法

伤后如全身症状不严重，可在脊柱后突畸形部位（骨折椎体的相应部位）横向垫入第 3 垫。2 ～ 3 日待患者稍适应后，再横向加入第 2 垫。2 ～ 3 日内加垫第 1 垫。共高 15cm（图 4–72）。

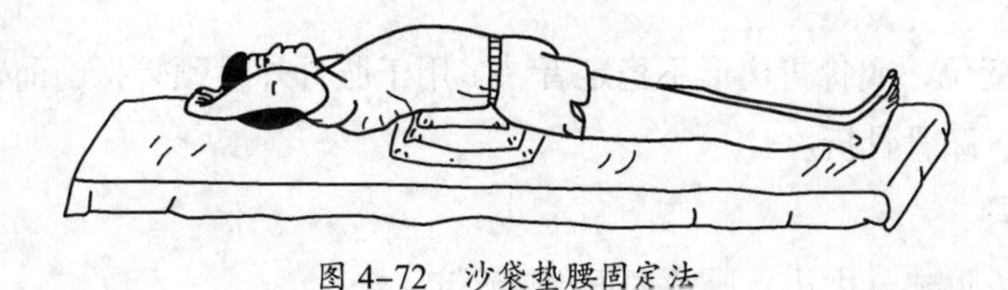

图 4–72　沙袋垫腰固定法

（五）挤砖固定法

1. 适应证

髋关节脱位，下肢骨折的外加固固定，体位固定。

2. 固定用具

建筑用砖 6 ～ 8 块，用纸包或布包裹。

3. 操作方法

复位后，根据需要，肢体放于适当位置，可于髋关节外侧、膝关节内侧、踝关节外侧，或踝关节双侧各放置 2 块砖相叠对挤，固定患肢于中立位（图 4–73）。

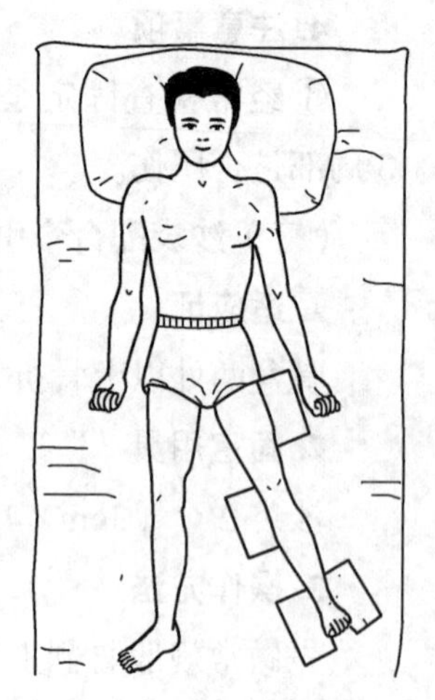

图 4–73 砌砖固定法

小儿股骨骨折，患肢需固定于屈髋、屈膝患侧卧位时，可于大腿前方、后方各放置 1 块砖对挤固定（图 4–74）。

4. 注意事项

①经常检查，并加以对挤，勿使松动。②用于下肢伸直位固定时，踝关节外侧及足下方可放置 3 块砖相叠，以免被子压迫足部，致足下垂。

5. 优点

①取材方便。②整齐美观。③砖具有一定的重量，不容易移动。

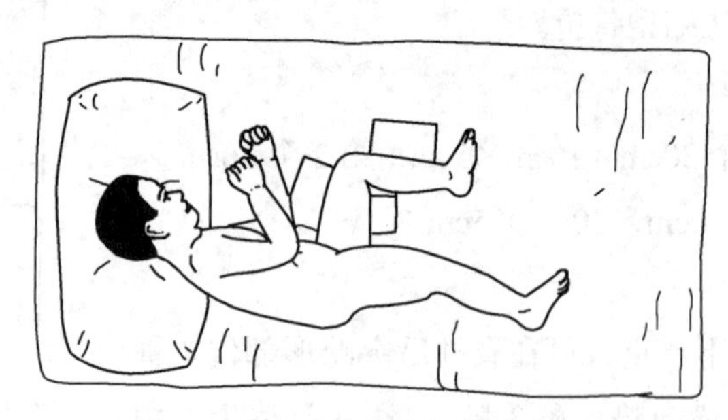

图 4–74 小儿股骨骨折砌砖固定法

（六）加垫固定法

1. 适应证

骨折成角变位，或骨折楂形不稳定者。多用于肱骨外科颈骨折，前臂骨折，股骨、胫骨骨折，掌、跖骨骨折。

2. 固定用具

方形或长方形垫，大小、厚薄根据需要而定。

3. 操作方法

加垫于骨折端的适当部位，配合夹板加压固定（图 4–75）。

4. 注意事项

①加垫部位一定要正确，否则起相反作用。②尽量避开血管和神经。③固定带不宜结扎过紧。④主要用于复位后，以维持骨折端的稳定，不能单独依赖加垫复位。⑤及时检查，避免压伤，影响患肢血液循环情况，注意知觉、温度等情况。

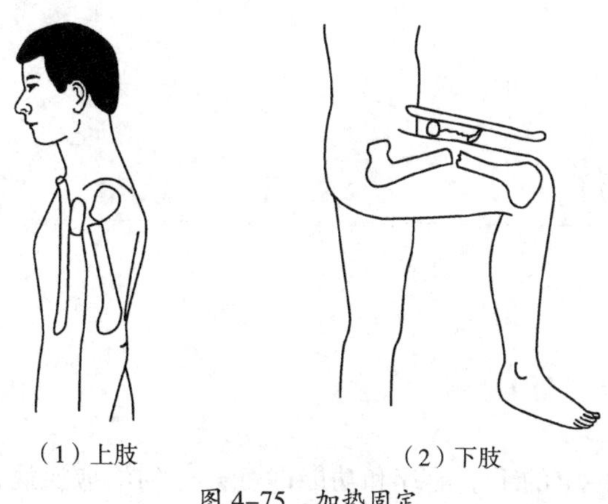

（1）上肢　　（2）下肢

图 4–75　加垫固定

六、石膏固定法

石膏固定法也是临床上应用较多的外固定法技术之一。

石膏外固定最大的优点是良好的塑形性能，既可以使石膏十分符合被固定肢体的体形，又可以利用三点固定的原理控制骨折的移位趋势。石膏外固定的三点作用力是通过石膏的塑形产生的，而不是作用在几个点上，这种固定方法与肢体的接触面大，造成皮肤压疮的机会少。另外，石膏干固后，十分坚固，不易松软变形，固定作用比较可靠，便于操作和转运伤员。

虽然石膏外固定有上述优点，也有很多不足之处。由于石膏坚硬，与肢体结合紧密，所以难以适应肢体在创伤后的进行性肿胀，易引起压迫而致血运障碍，甚至肢体坏死。而当肢体肿胀消退后，又会产生固定过松而致骨折移位。传统的包括上下关节的石膏管型固定，还会影响关节运动和肌肉的正常收缩，所以长期固定易引起肌肉萎缩和关节功能障碍，因此，石膏外固定不宜长期应用，以免造成不应有的后果。

石膏固定法适用于骨折或关节脱位经手法闭合整复后固定，骨关节手术后制动，先天性畸形或后天性畸形术后固定；骨肿瘤搔刮植骨术后或瘤段切除植骨术后固定；关节急性扭伤、关节四周韧带的急性撕裂伤、肌腱韧带或腱鞘的慢性劳损制动，周围神经、血管、肌腱断裂或损伤手术修复固定。

七、支具固定法

支具固定技术伴随着材料学的发展近阶段发展迅速，可塑性强、适应证广是其优点，多与其他外固定同时运用于临床，各具优势和最佳适应证。在此不做具体介绍。

（谢雅静、王战朝、杨生民、冯坤、陈海龙等）

第五章　功能疗法

功能疗法是通过一定的手法治疗和功能锻炼，达到治愈疾病，使患肢完全恢复其正常生理功能的治疗方法，是创伤治疗的重要组成部分。在实施过程中，必须保证以骨折对位，促进骨折愈合为前提，以恢复患肢原有生理功能为目标。

功能疗法，包括功能锻炼法及按摩理筋法两大类。功能锻炼法是患者在医者指导下，根据疾病的不同阶段和需要进行练功、体操等，以达到治疗目的。按摩理筋法是医者根据不同疾病特点，选用相应手法，以期达到治疗目的的方法。

功能疗法，古称导引，早在《内经》中就有关于按、导引治病的记载。如《灵枢·病传》中说："余受九针于夫子，而和览于诸方，或有导引行气、摩、灸熨、刺焫、饮药之一者，可独守耶，将尽行之乎？"《素问·异法方宜论》中说："故其病多痿厥寒热，其治以导引、按，故导引按者，亦从中央出也……圣人杂合以治，各得其所宜，故治所以异而病皆愈者，得病之情，知治之大体也。"张介宾在注解时讲："导引，谓摇筋骨，动肢节，以行气血。病在肢节，故用此法也。"张隐庵说："气血之不能疏通者，宜按导引。"说明远在周秦时代，按、导引已成为治疗肢节疾病的一种重要方法。

《吕氏春秋·季春纪》载："流水不腐，户枢不蠹，动也。形气亦然，形不动则精不流，精不流则气郁。"汉代名医华佗即据此理论与经验，进一步提出："人体欲得劳动，但不当使极耳，动摇则谷气得消，血脉流通，病不得生，譬如户枢，终不朽也，是以古之仙者，为导引之事，熊颈鸱顾，引挽腰体，动诸关节，以求难老。"并创造了一套"五禽戏"法。

隋代《诸病源候论》的"养生方""导引法"，唐代《千金要方》的"老子按摩法"与"天竺国按摩法"，均应用导引与自我按摩相结合的功能疗法。

明代《疡医证治准绳·跌扑损伤》在"手伤"中提出："手有四折，骨六出臼……（复位夹缚固定）服药后，不可放定……此处筋多，吃药后，若不屈直，则恐成疾，日后屈直不得。"还提出："要时时转动，不可一日不动，恐接直骨。"在脚伤中说："凡脚、膝出臼与手臂肘出臼同……此处筋脉最多，不可长久放置不动，要时时转动伸屈，免得功能受限，形成强直，屈伸不得。"

《素问·血气形志》说："……经络不通，病生于不仁，治之以按摩醪药……"

在中医学有关理论指导的基础上，结合临床实践经验，平乐正骨也形成一套完整的功能疗法，有其独特之处，介绍于下。

一、功能疗法的作用

1. 活血化瘀，消肿止痛。“痛则不通，通则不痛”，“痛不通，气血壅；通不痛，和解奉”。通过相应的手法，能促进气血流通，起到活血散结，祛瘀生新的作用。

2. 加速骨折愈合气血畅通，气血、精、津、液得以濡养五脏六腑，四肢百骸。肾主骨、生髓，髓充骨自长。

3. 舒筋利节，促进关节功能活动的恢复。关节长期固定不动，不但气血停滞不通，关节亦形成粘连，筋肉也发生挛缩，因而关节僵硬，功能受限。中医认为“诸筋皆属于节”“肝主筋”，活动可促进气血生化旺盛，肝血足，筋得以濡养、柔顺，筋舒节利，关节强劲有力。

4. 防止筋肉萎缩。长期不活动，肌肉可形成失用性萎缩，活动锻炼可促使脾强和肉长，亦符合用进废退的道理。

5. 防止骨质脱钙和骨质疏松。由于长期固定，可造成气血循环受阻，代谢紊乱，使钙丢失和骨小梁破坏。通过手法的按摩活筋和功能锻炼治疗，促进气血流通，五脏六腑功能旺盛，使肾强，髓充，骨坚。

二、功能疗法的原则

1. 做好患者的思想工作，消除顾虑，引起重视，发挥患者的主观能动作用，取得患者的配合。

2. 在保证骨折对位，有利骨折愈合的情况下进行，避免剪力及扭曲力，严格指导患者锻炼，并随时加以观察指正。

3. 功能锻炼应从整复固定后即开始，并贯穿于治疗的全过程。在活动时，应使肌肉收缩，起到束骨作用，避免骨折端在活动时再移位。

4. 循序渐进，持之以恒，不能操之过急，避免粗暴。

5. 严格选择手法和适应证。

三、功能疗法的种类和具体方法

功能疗法分两大类：一是患者自己的功能锻炼，属自主功能疗法；二是医者对患者施治的各种手法，属被动功能疗法。其具体方法很多，现按部位分述于下。

第一节　颈部功能疗法

一、适应证

颈部功能疗法适用于颈部损伤，颈椎病，落枕项强，颈部闪筋扭筋，颈肌痉挛等。

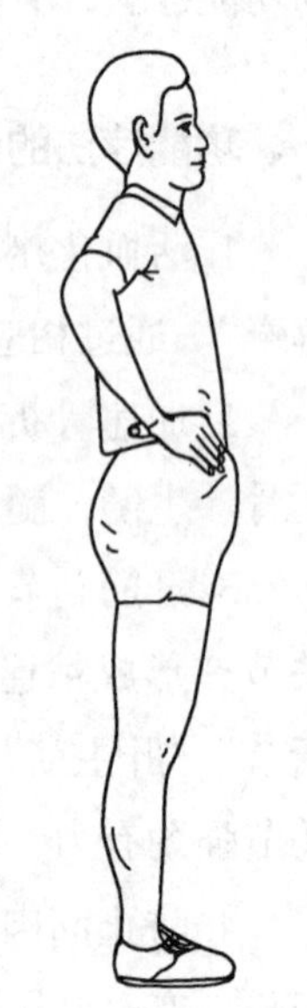

图 5–1　俯仰锻炼法预备姿势

二、具体方法

本法有自主功能锻炼法和按摩活筋法两种。

（一）自主功能锻炼法

自主功能锻炼法有俯仰锻炼法、左右侧屈法、左右旋转法和左右回旋法等，每种动作重复 12 ～ 32 次。

1. 俯仰锻炼法（前屈后伸法）

患者取站立位，两手叉腰，两足分开，与肩等宽，头中立位，两眼平视（图 5–1）。使头尽量前屈，还原；再尽量背伸，还原（图 5–2）。

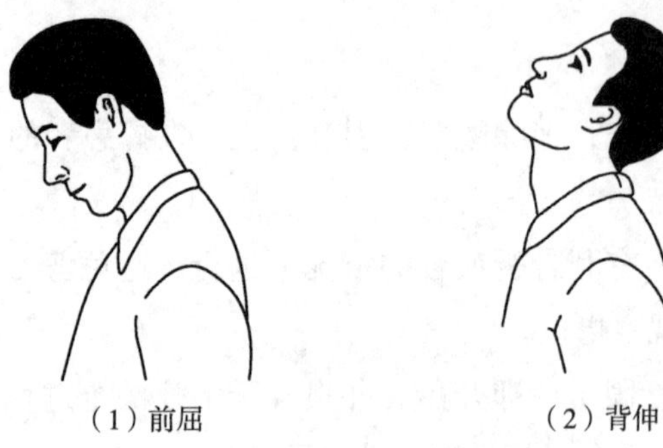

（1）前屈　　（2）背伸

图 5–2　头部前屈后伸法

2. 左右侧屈法

姿势同上（图 5–3）。头尽量向左侧屈，还原；再尽量向右侧屈，还原（图 5–4）。

3. 左右旋转法

姿势同上。头尽量向左旋转，还原；再尽量向右旋转，还原（图 5–5）。

4. 左右回旋法

姿势同上。头前屈，由左侧回旋一周，还原；再由右侧回旋一周，还原（图 5–6）。

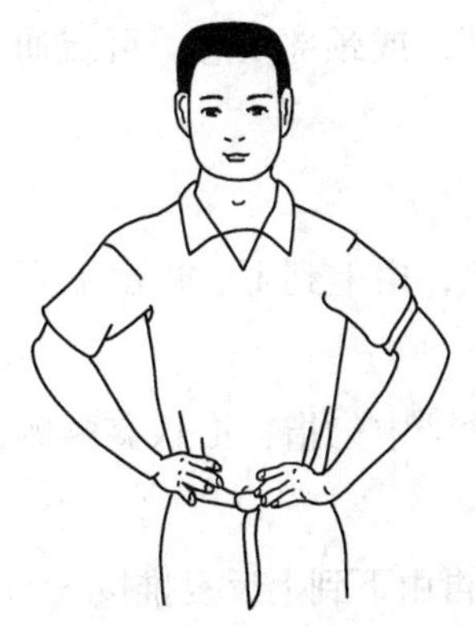

图 5-3　左右侧屈法预备姿势

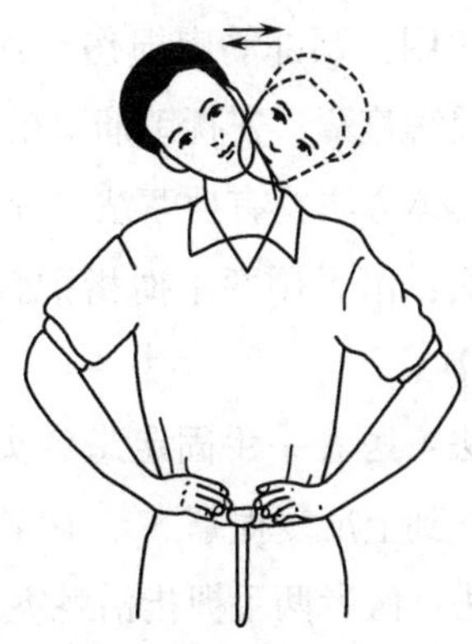

图 5-4　头部左右侧屈

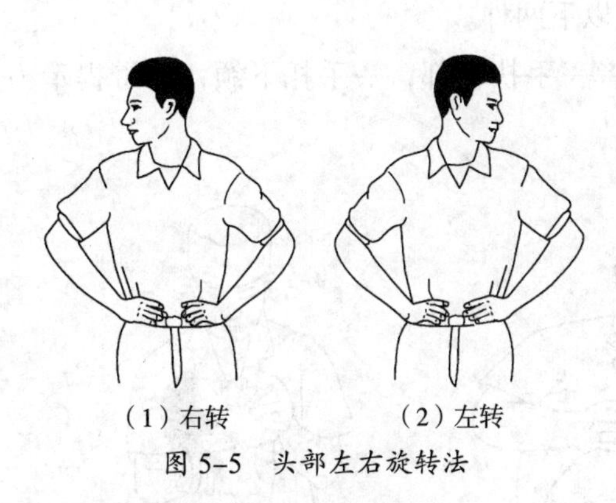

（1）右转　（2）左转

图 5-5　头部左右旋转法

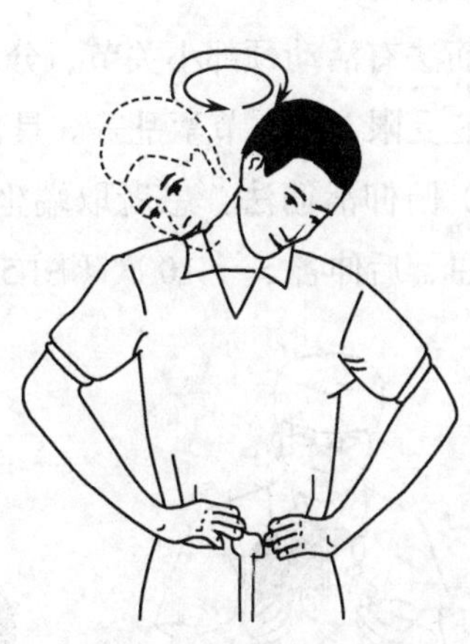

图 5-6　头部左右回旋法

（二）按摩活筋法

此法包括揉药法、理筋法、活筋法、通经活络四大法。每大法内又包括数种小法，其具体操作手法较多，可一病一法应用，也可一病多法配合应用，灵活变通，不必拘泥。医者根据病情和病变部位、病程阶段、疾病特点等的需要，选择相应的治疗手法。

1. 揉药法

使用手法，促使药物通过皮肤渗透，加速药物吸收与扩散，达到治疗目的的方法。外用药很多，在此专指平乐郭氏祖传展筋丹的应用。

（1）功能：活血、舒筋、通经。

（2）方法：有穴位揉药法和痛点揉药法。

穴位揉药法：常用穴位有两个。列缺穴：腕横纹上 1.5 寸，桡骨茎突上方。大椎穴：第 7 颈椎棘突下。

痛点揉药法：即在颈后 3 ～ 5 颈椎正中及两侧各一点或加上下各一点揉药。

2. 理筋法

患者取坐位，颈前屈。医者站于后方。

（1）功用：颈部筋肉损伤及骨折脱位的中、后期，或颈部疾患。可疏通气血，调和营卫，缓解痉挛，安抚镇痛，松解粘连。

（2）具体方法：有揉摩法、捏拿法、推按法三种。

揉摩法：医者用两手拇指指腹，沿颈部棘突两侧，由上到下，再由下到上反复揉摩 5 ～ 10 次。

捏拿法：医者一手固定患者头部，另一手拇、食、中三指，沿棘突两侧，由上到下，再由下到上反复捏拿 5 ～ 10 次。

推按法：医者两手拇指沿棘突两侧，由上到下，再由下到上反复推按 5 ～ 10 次。

3. 活筋法

活筋法有活动颈部小关节、分离粘连、缓解挛急等作用。适用于颈部筋挛、筋急、活动功能受限、小关节紊乱等。具体方法有以下两种。

（1）俯仰活筋法：患者取端坐位，医者一手扶枕部，一手托下颌，略带提牵力，使头前屈、后伸各 5 ～ 10 次（图 5–7）。

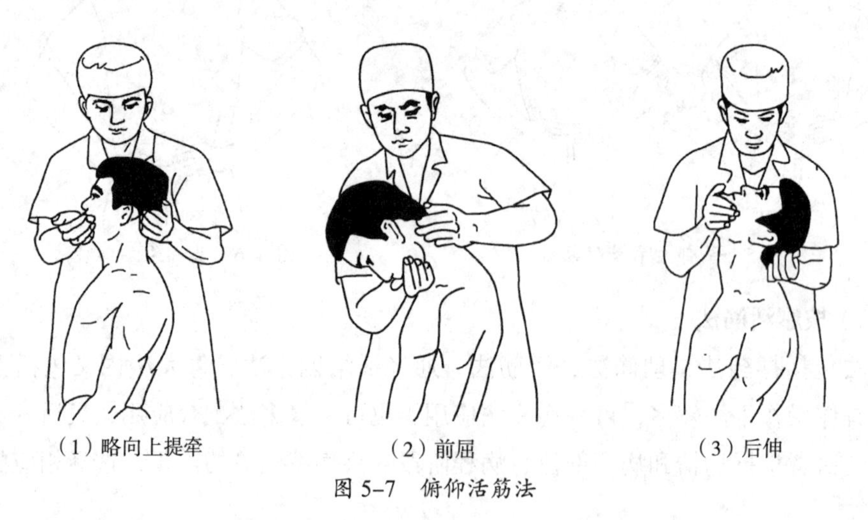

（1）略向上提牵　（2）前屈　（3）后伸

图 5–7　俯仰活筋法

（2）旋转活筋法：体位同上，医者用两手把持头的两侧，使颈部向左侧旋转，至最大限度时，再向左推进一下；然后使颈部向右旋转，至最大限度时，再向右推进一下。在旋转的同时，医者施以适当的向上提牵力量（图 5–8）。

4. 通经活络法

通经活络法有行气活血、安抚止痛、通经活络之功。适用于颈部筋急，筋挛，气血不和之酸困沉痛。

具体方法有循经点穴法和空掌拍打法两种。

（1）循经点穴法：用拇指压肩外俞（肩胛内缘处）和列缺穴。

（2）空掌拍打法：医者五指并拢，指屈成空心掌，叩拍肩颈部，反复 10 ～ 20 次。

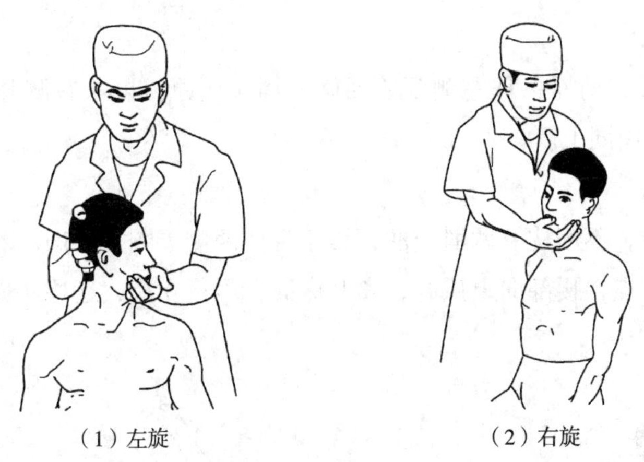

（1）左旋　　（2）右旋

图 5-8 旋转活筋法

第二节 腰背部功能疗法

一、适应证

腰背部功能疗法适用于腰背部的损伤和疾患。

二、具体方法

本法有自主功能锻炼法和按摩活筋法两种。

（一）自主功能锻炼法

自主功能锻炼法有后仰前屈，左右侧屈，左右旋转，左右回旋，仰卧起坐、仰卧支撑、俯卧背伸、俯卧支撑等 8 种方法。

1. 后仰前屈法

患者取站立位，两臂自然下垂，两足分开，与肩等宽，头中立位（图 5-9）。先两臂前屈高举，腰部尽量背伸到最大限度，然后腰部尽量前屈，两手探地，再返回原位（图 5-10）。有活血止痛，增强腰背部肌力和功能活动的作用。

2. 左右侧屈法

患者取站立位，两手叉腰，两足分开，与肩等宽（图 5-11）。腰尽量向左侧弯曲，并逐渐加强 3 次，还原。再尽量向右侧弯曲，并逐渐加强 3 次，还原（图 5-12）。功用同上。

3. 左右旋转法

姿势同上。先向左转体旋腰，还原；再向右转体旋腰，还原（图 5-13）。功用同上。

4. 左右回旋法

姿势同上。腰先前屈，从左侧开始回旋一周，还原；再从右侧开始回旋一周，还原（图 5-14）。功用同上。

5. 仰卧支撑法

患者取仰卧位，不用枕。两肘屈曲，置于身体两侧（图 5-15）。以头、两肘、两足五点用力，作为支点，腰部向上拱起，离开床面，尽量支持，还原（图 5-18）。操作次数不限。

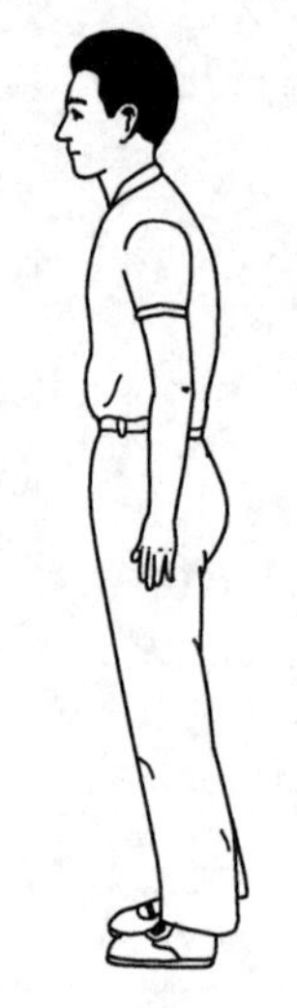

图 5-9　后仰前屈法预备姿势

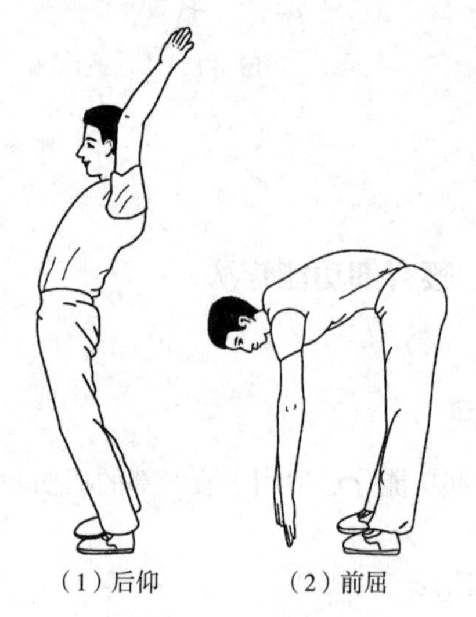

（1）后仰　（2）前屈

图 5-10　后仰前屈法

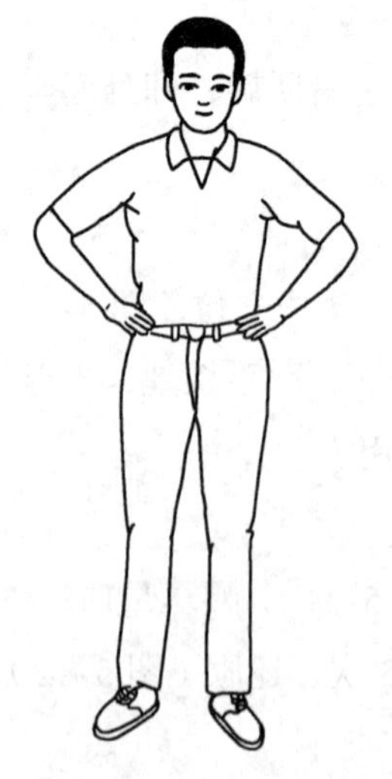

图 5-11　左右侧屈法预备姿势

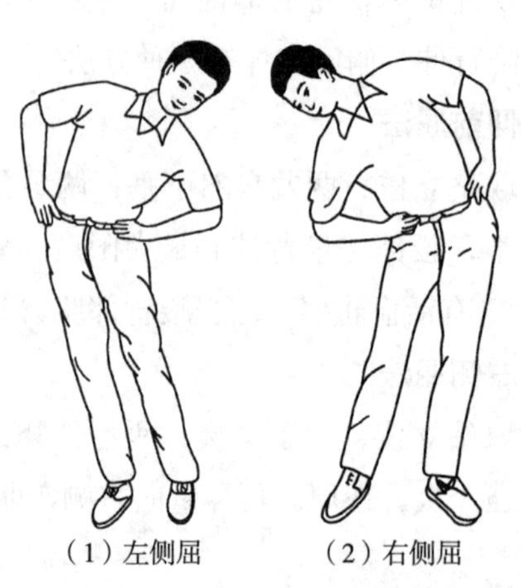

（1）左侧屈　（2）右侧屈

图 5-12　腰部左右侧屈法

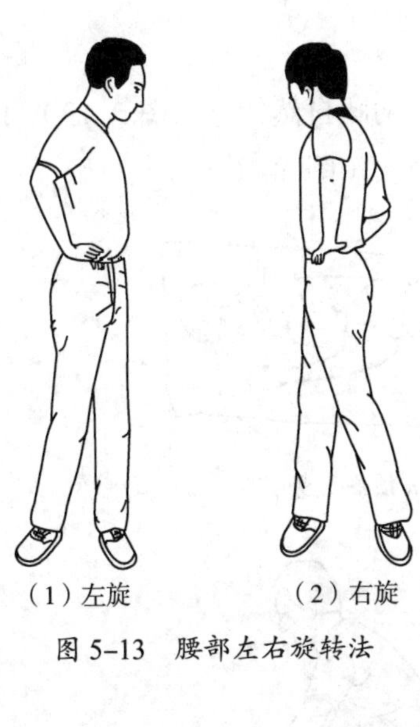

（1）左旋　（2）右旋

图 5-13　腰部左右旋转法

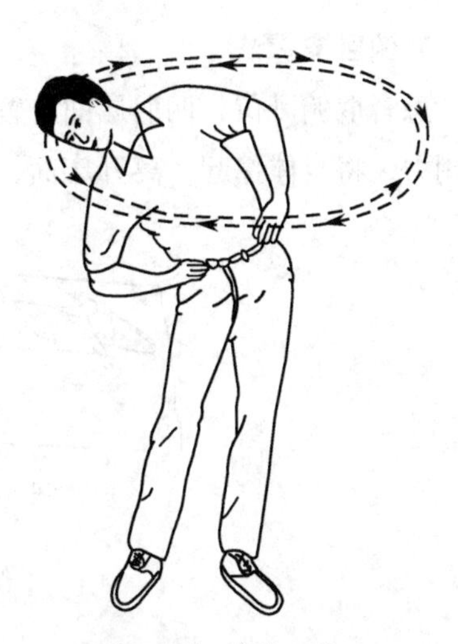

图 5-14　左右回旋法

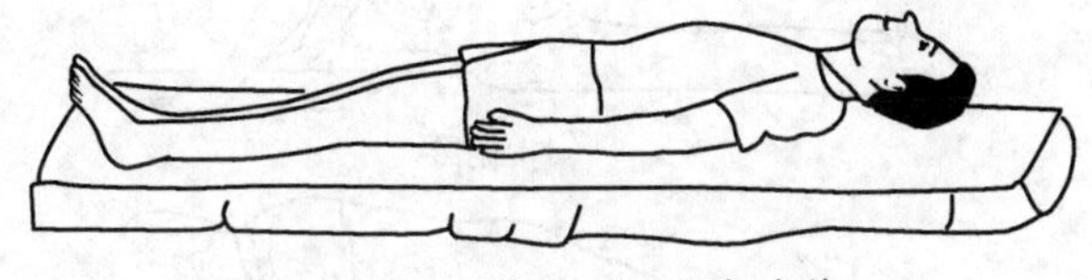

图 5-15　仰卧支撑法预备姿势

随着肌力的恢复和增强，逐渐改为头及两足三点用力的支撑锻炼（图 5-16）。以此锻炼腰腹部肌力，恢复和增强腰部功能活动，并活血止痛，强筋壮骨。

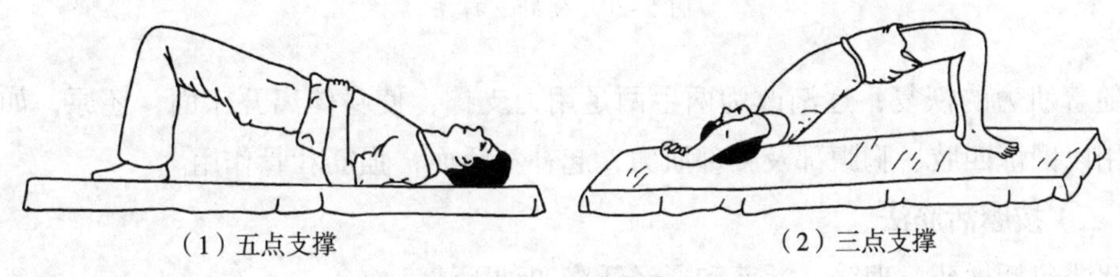

（1）五点支撑　（2）三点支撑

图 5-16　仰卧支撑法

6. 俯卧背伸法

患者取俯卧位，两上肢微外展，置于身体两侧或背部，两下肢伸直并拢（图 5-17）。以胸腹为支点，头和四肢上抬，离开床面，使腰部尽量背伸，还原，如此数次（图 5-18）。功能同上。

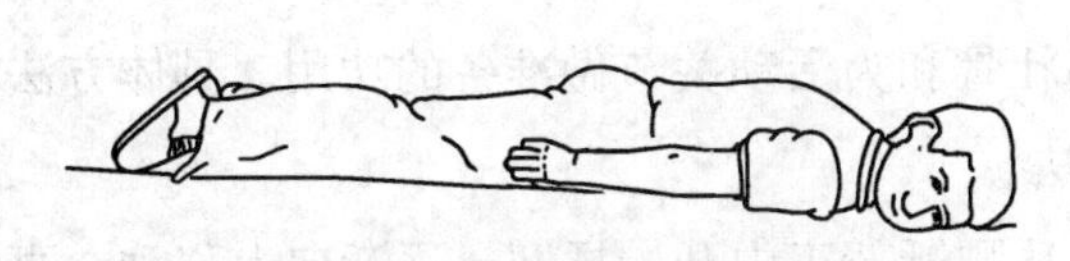

图 5-17　俯卧背伸法预备姿势

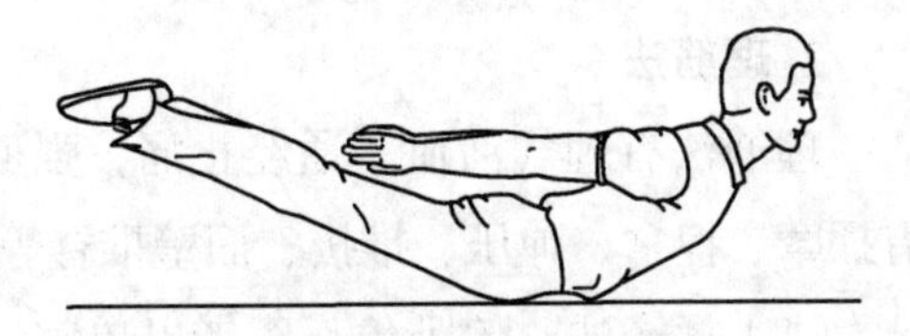

图 5-18　俯卧背伸法

7. 俯卧支撑法

患者取俯卧位，两肘屈曲，置于身体两侧，两腿自然伸直（图 5–19）。以两手、两膝用力，将身体撑起，离开床面，还原，如此数次（图 5–20）。

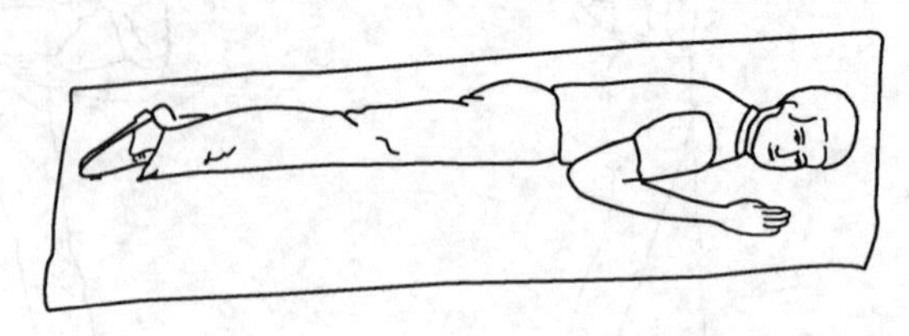

图 5–19　俯卧支撑法预备姿势

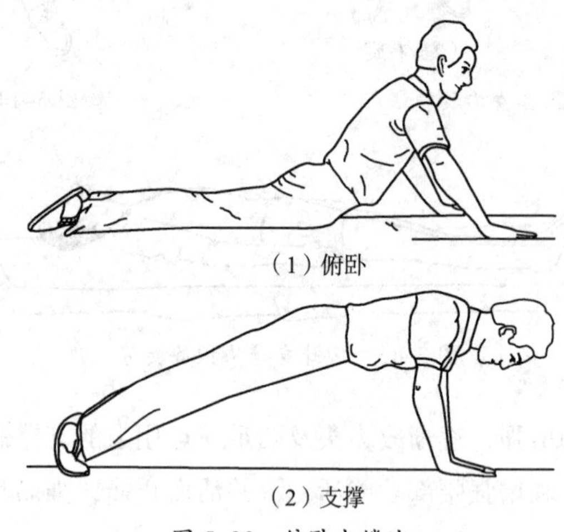

（1）俯卧

（2）支撑

图 5–20　俯卧支撑法

随着肌力的恢复，逐渐改为两手两足用力支撑，使身体离开床面，还原，如此数次。用以锻炼四肢、胸腹部及腰部肌力，起补气活血，强筋壮骨作用。

（二）按摩活筋法

此法包括揉药、理筋、活筋和通经活络四种手法。

1. 揉药法

揉药法有活血舒筋、通经止痛的作用。其具体方法有穴位揉药和痛点揉药两种。

（1）穴位揉药法：常用的有两个穴位。阳关穴：第 4 腰椎棘突下方，约与髂嵴相平处。肾俞穴：第 2 腰椎棘突下，旁开 1.5 寸。

（2）痛点揉药法：在痛点与其周围 3 ～ 4 点揉药。

2. 理筋法

理筋法有理气活血，通经止痛，强筋壮骨和为活动关节做准备的功用。具体方法有揉摩、捏拿、弹压、推按、面壁推脊等法。

（1）揉摩法：俯卧位，医者以单掌，从腰骶部正中开始揉摩，逐渐向上移动，直到背上部大椎处。再由大椎处向下揉摩至尾骶部，如此反复进行数次。

（2）捏拿法：患者取俯卧位，医者两手拇指并拢，其他四指也与拇指相对，捏拿棘突两侧的筋肉，由下而上，再由上而下，重复3～5次。

（3）弹压法：患者取俯卧位，全身肌肉放松，医者双掌相叠，置于脊椎正中，由腰骶部开始，由下而上，缓慢而有节奏地弹压移动，同时令患者张口，配合手法呼气，如此数次（图5–21）。

（4）推按法：患者取俯卧位，医者用两掌，沿棘突两侧，由骶部开始，由下斜向上方推按，并逐渐向上移动。患者张口，配合呼气，如此数次（图5–22）。

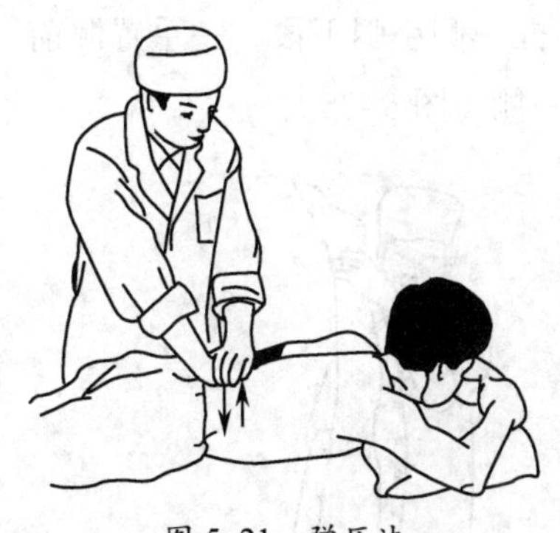

图5–21　弹压法

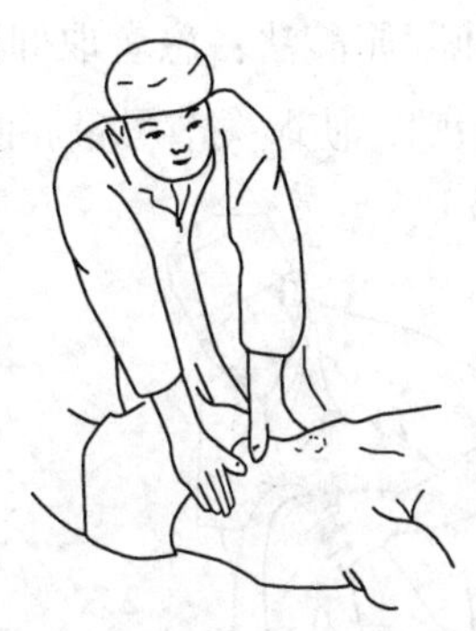

图5–22　推按法

（5）面壁推脊法：患者双手高举，胸、腹部紧贴墙壁站立，医者站于患者侧方，用一手扶患者肩部，一手由下腰部正中，斜向上推按，并逐渐移动至背部，令患者张口，配合手法呼气［图5–23（1）］。

又：患者体位同上，医者站于患者背部，以双手并排，分别斜置于腰部，沿脊椎两侧，向上推按，至上背部。患者张口，配合手法呼气［图5–23（2）］。

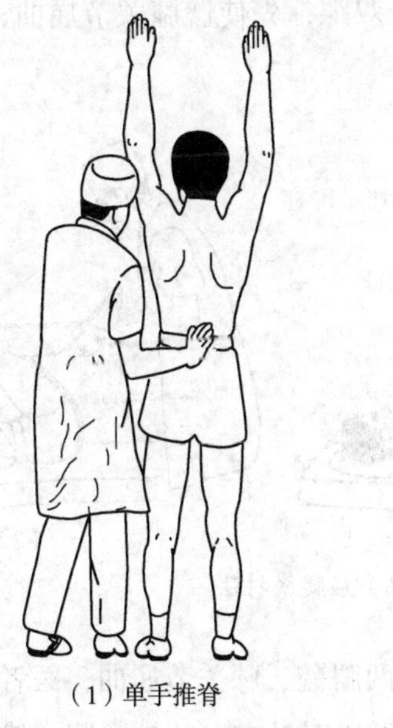

（1）单手推脊

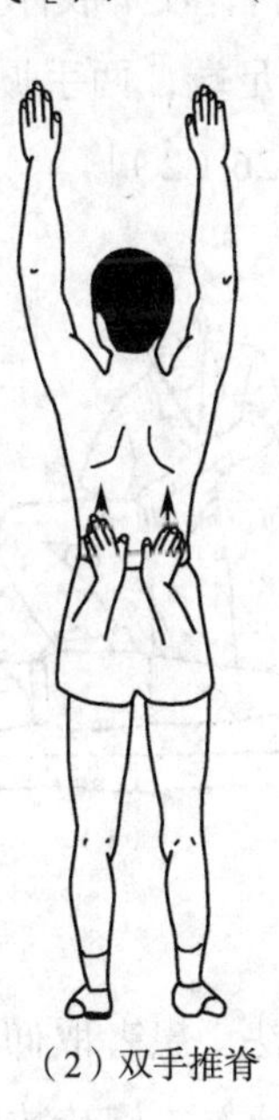

（2）双手推脊

图5–23　面壁推脊法

3. 活筋法

活筋法有活血理气、舒筋止痛、强筋壮骨、恢复功能及使腰椎间盘脱出还纳的功用。适用于脊椎损伤，腰背部软组织损伤，腰背部骨折的后期。

活筋法有推膝屈髋、伸膝屈髋和屈腿牵抖、屈腿旋转等 12 种方法。

（1）推膝屈髋法：患者取仰卧位，医者持患者两膝部，使两下肢尽量屈髋、屈膝，并在膝前加压，反复数次，以加强髋、膝关节屈曲度，尽量使大腿贴紧腹壁，用以舒展脊柱及腰背部筋肉（图 5–24）。

（2）伸膝屈髋法：患者取仰卧位，医者一手握一侧小腿下段，一手置髋前，使膝关节过伸抬腿，使髋关节尽量屈曲，然后再做另一侧（图 5–25）。

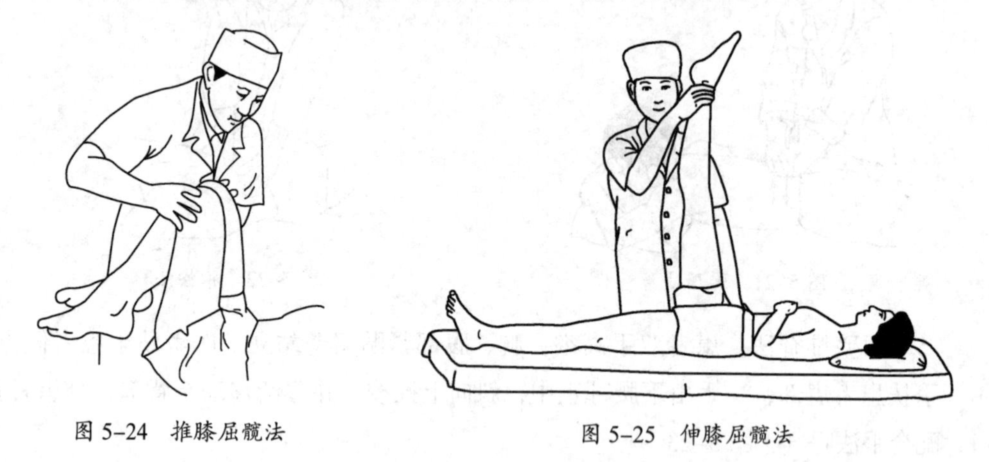

图 5–24　推膝屈髋法　　　　图 5–25　伸膝屈髋法

（3）屈腿牵抖法：患者取仰卧位，医者一手握踝，一手扶髋，先使髋膝关节尽量屈曲，随之用力牵抖，使下肢伸直，两腿交替抖动［图 5–26（1）］。

又：医者站于足端，两手握持患者双踝，先使髋膝关节屈曲，然后再用力牵抖，使两腿伸直［图 5–26（2）］。

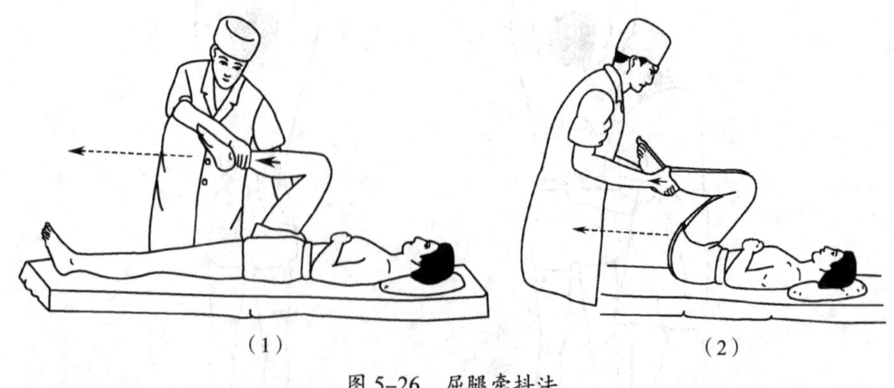

图 5–26　屈腿牵抖法

（4）屈腿旋转法：患者取仰卧位，两腿髋、膝关节屈曲，医者两手扶按膝部，使两腿并拢，做顺时针方向旋转数圈，再做逆时针方向旋转数圈，然后放下使两腿伸直

（图 5–27）。

（5）伸腿牵抖法：患者取仰卧位，助手站于头侧，用两手把持患者两侧腋窝部固定。医者站于足端，两手握持双踝关节，将两腿提离床面，牵拉抖动数次（图 5–28）。

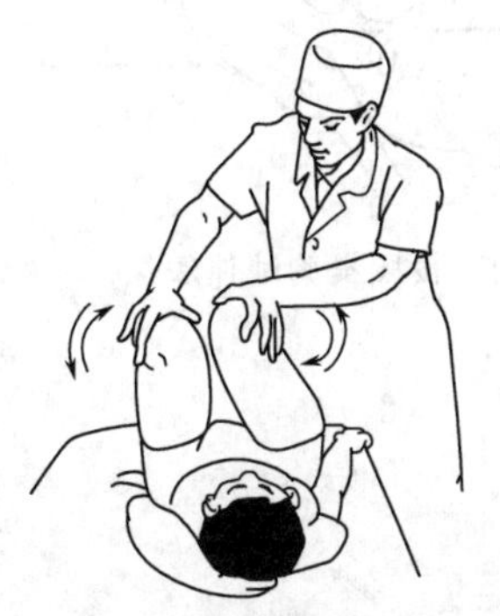

图 5–27　屈腿旋转法

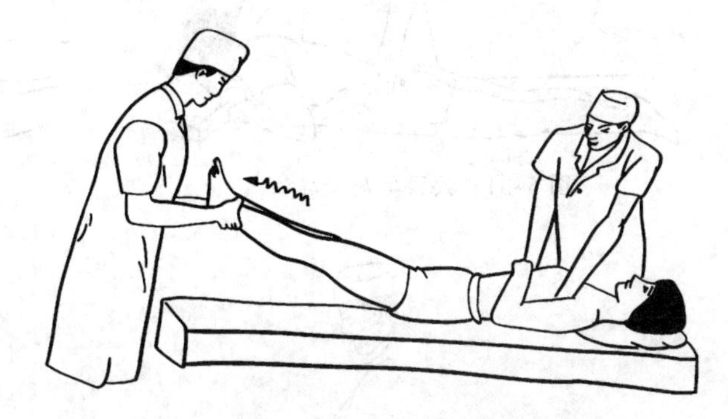

图 5–28　伸腿牵抖法

（6）按腰单腿过伸法：患者取俯卧位，医者一手按于患者腰部位，一手托持患膝部，两手同时用力，使腰、髋呈过伸状。提按数次，换另一腿，动作同前（图 5–29）。

（7）按腰双腿过伸法：患者取俯卧位，医者一手按下腰部，另一前臂托双膝关节，使其离开床面，使腰、髋过伸（图 5–30）。

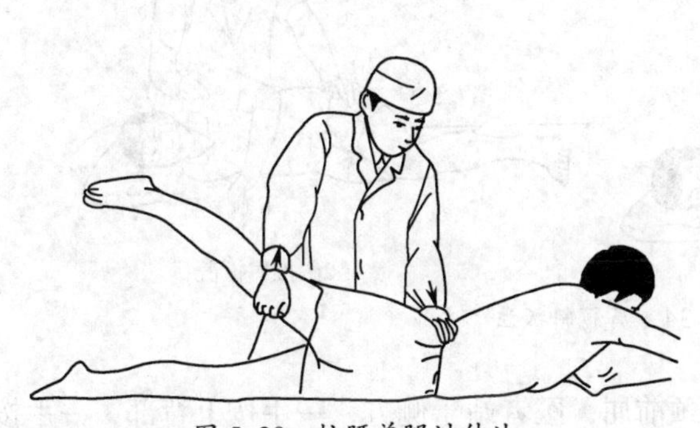

图 5–29　按腰单腿过伸法

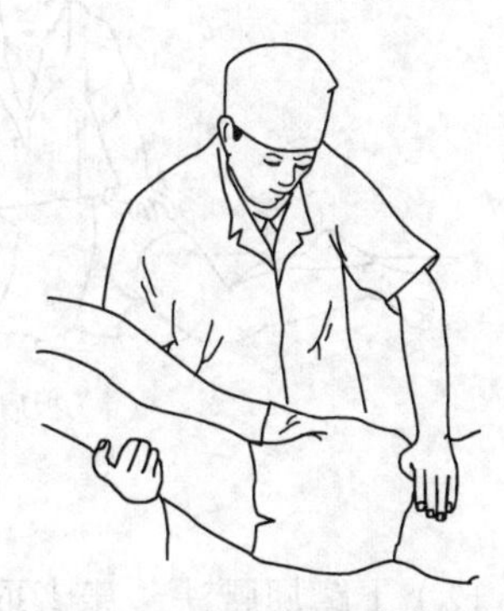

图 5–30　按腰双腿过伸法

（8）按腰单肩旋转法：患者取俯卧位，医者一手按下腰部，另一手扳抬对侧肩部，两手同时用力，然后换另一侧（图 5–31）。

（9）按腰提胸过伸法：患者取俯卧位，医者一手按下腰部，另一前臂托抬胸部，使腰部背伸，两臂同时用力（图 5–32）。

（10）双腿过伸牵抖法：患者取俯卧位，双手紧握床头，或令一助手牵两侧腋窝固定，医者握持两踝关节，牵提两腿，使腰部呈过伸状，抖动数次（图 5–33）。

（11）肩髋斜扳法：患者取侧卧位，医者站在患者背后，一手扳肩向后，另一手推髋部向前，或一手推肩向前，另一手扳髋部向后，两手同时用力，推扳数次。必要时可换另一侧，进行同上动作（图 5–34）。

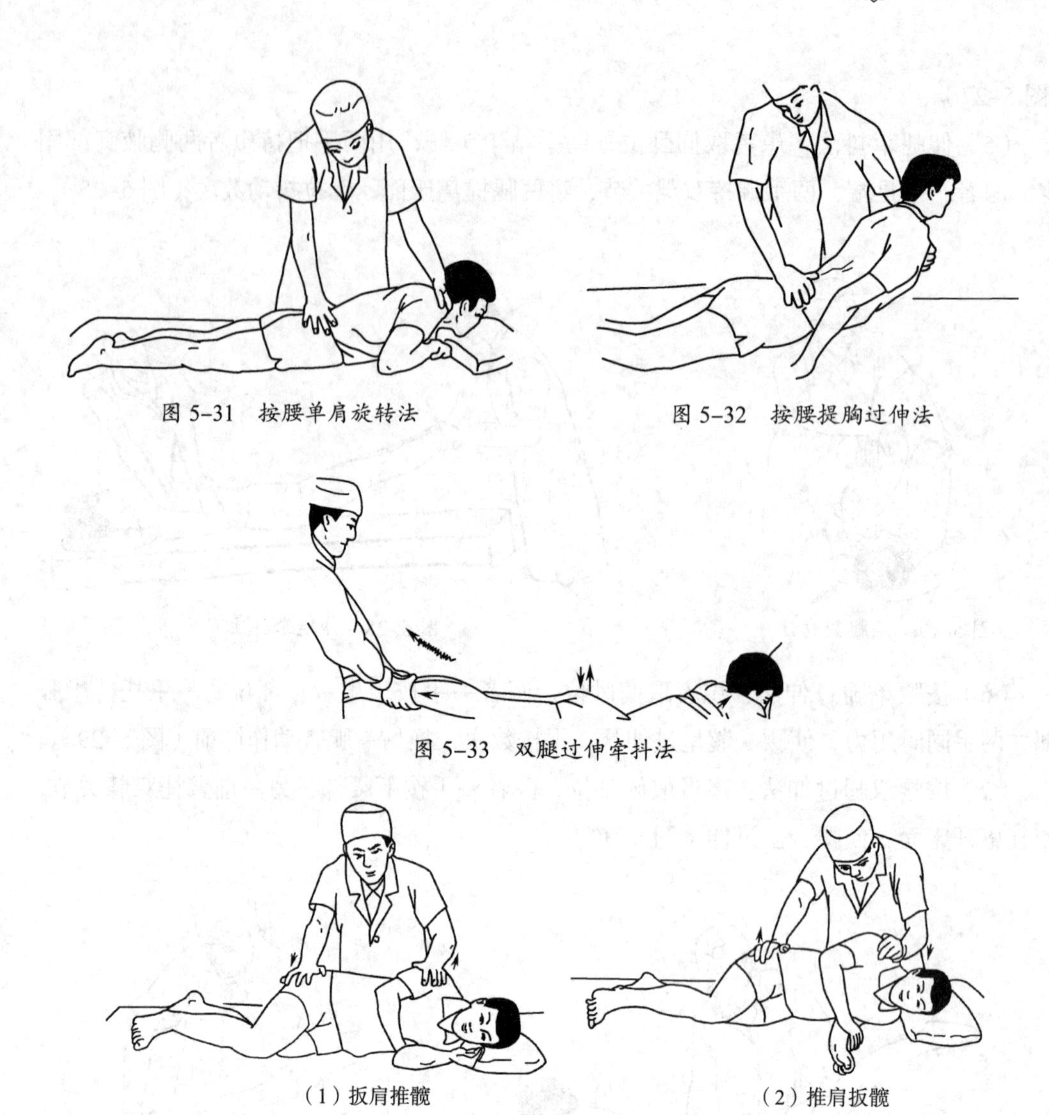

图 5-31 按腰单肩旋转法

图 5-32 按腰提胸过伸法

图 5-33 双腿过伸牵抖法

（1）扳肩推髋

（2）推肩扳髋

图 5-34 肩髋斜扳法

（12）下蹲屈腰法：患者取蹲位，颈前屈，医者站于侧方，一手按上背部，一手按腰骶部，两手同时用力，加大脊柱的屈曲度数次（图 5-35）。

4. 通经活络法

该法有疏导经络、行气活血、安抚止痛之功，其中包括循经点穴和空掌拍打两种手法。

（1）循经点穴法：患者取俯卧位，医者用拇指或肘尖，点压腰部穴位，代表穴有委中穴、阳关穴、肾俞穴，使之得气。

（2）空掌拍打法：患者取俯卧位，医者五指并拢，指微屈呈空心掌，由下到上，再由上到下，反复叩拍数次。

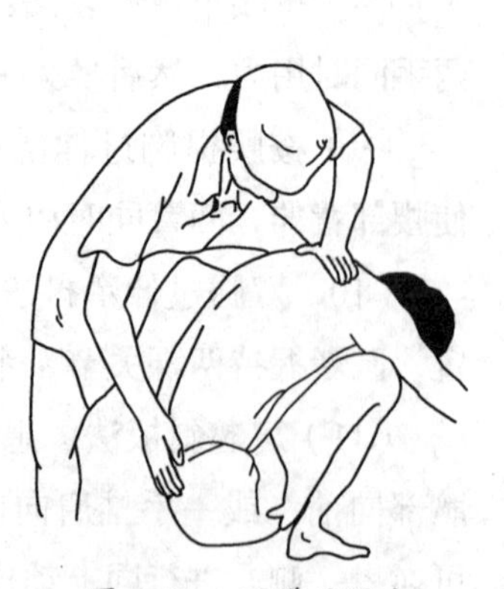

图 5-35 下蹲屈腰法

第三节　肩部功能疗法

一、适应证

肩部功能疗法适用于肩部损伤和疾患疼痛及活动受限。

二、具体方法

本法有自主功能锻炼法和按摩活筋法两种方法。

（一）自主功能锻炼法

自主功能锻炼法有屈肘旋臂、抱颈撑合等 9 种锻炼方法。

1. 屈肘旋臂法

患者取站立位，两臂自然下垂，两肘关节屈曲 90°，微握拳，前臂旋后位，肌肉放松（图 5–36）。

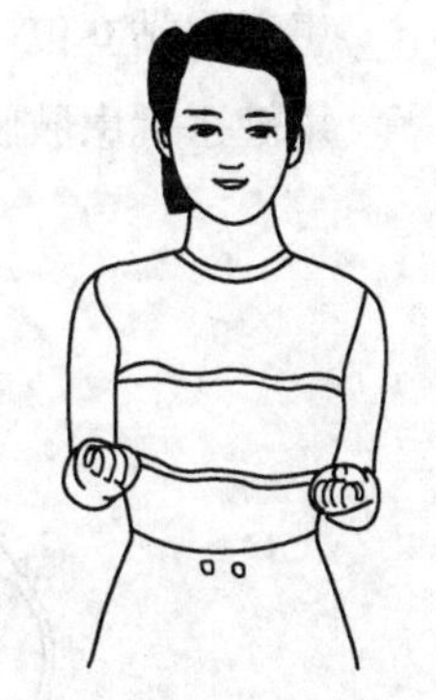

图 5–36　屈肘旋臂法预备姿势

肩关节尽量做内旋和外旋活动，如此数次（上臂似门轴，前臂似门扇）（图 5–37）。

该法有松解肩部粘连及软组织挛缩，活血舒筋止痛，增加肩关节外旋及内旋活动的功用。

2. 抱颈撑合法

患者取站立位，两手交叉，用健手带动患肢，将双手置于颈后，呈抱颈状（图 5–38）。

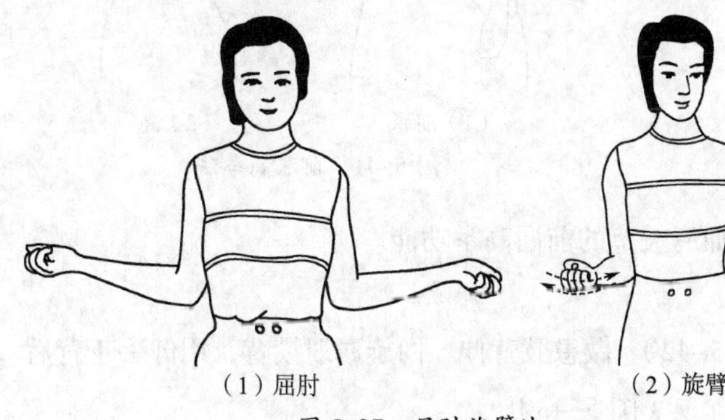

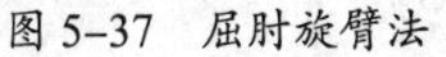

图 5–37　屈肘旋臂法

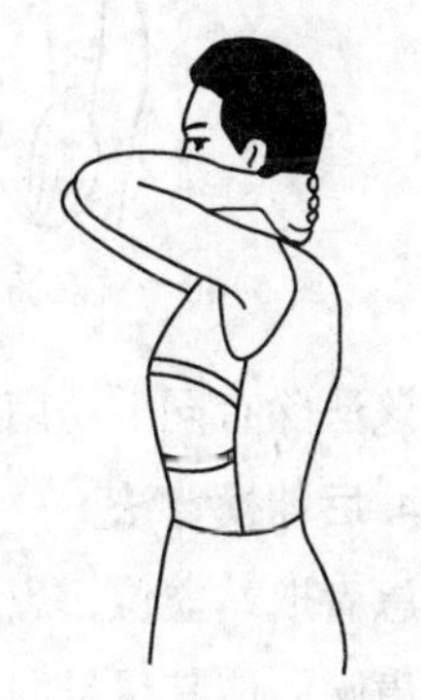

图 5–38　抱颈撑合预备姿势

做肩关节内收、外展撑合活动，两臂应尽量撑开，然后两臂再尽量内收，迫使两肘合拢，如此数次（图 5–39）。

该法除有同上功用外，并能增加肩关节的内收与外展活动。

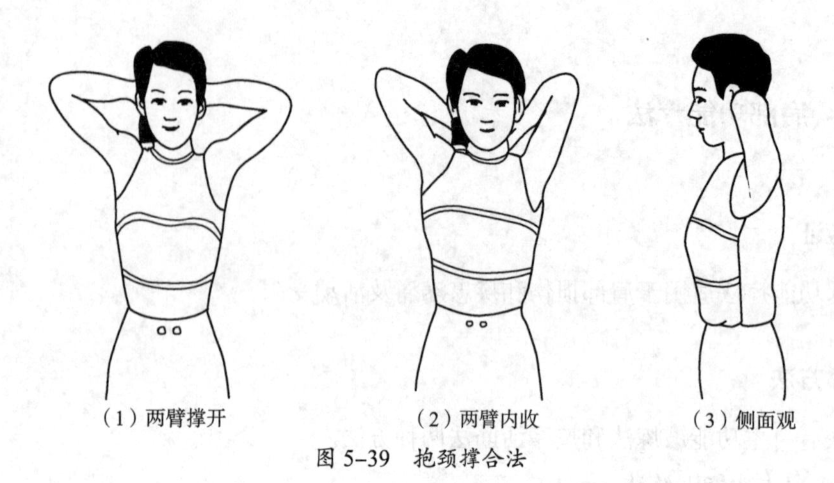

（1）两臂撑开　（2）两臂内收　（3）侧面观

图 5-39　抱颈撑合法

3. 前屈高举法

患者取站立位（或坐位），患肢下垂（图 5-40）。

用健手握患肢腕部，使患肢前屈，高举，再放下。如此反复数次（图 5-41）。

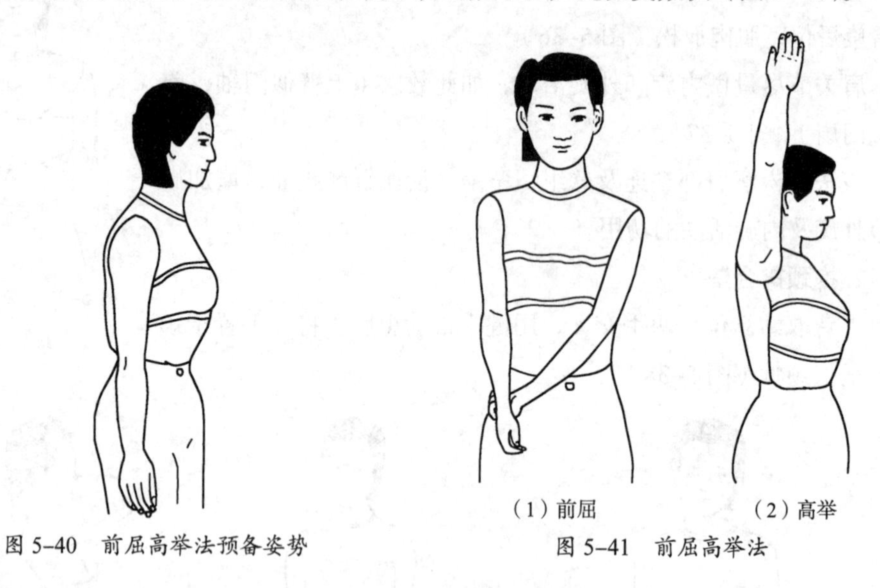

图 5-40　前屈高举法预备姿势

（1）前屈　（2）高举

图 5-41　前屈高举法

该法除有同上功用外，还可增加肩关节的前屈高举功能。

4. 后伸摸背法

患者取站立位，患肢下垂（图 5-42）。做患肢背伸、内旋屈肘摸背，用健手于背后握住患腕，使其尽量向健侧肩胛部探摸（图 5-43）。

该法除有同上功用外，还可增加肩关节的背伸及内旋功能。

5. 内收探肩法

患者取站立位，患肢屈肘（图 5-44）。用健侧手托持患肘，使患臂尽量内收，患侧手尽量探摸健侧肩部，逐渐向后探摸健侧肩胛部（图 5-45）。

该法除有同上功用外，并可增加肩关节的内收功能。

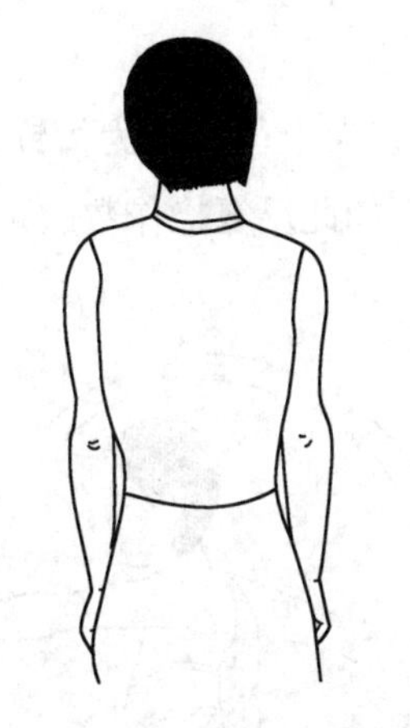

图 5-42　后伸摸背法预备姿势

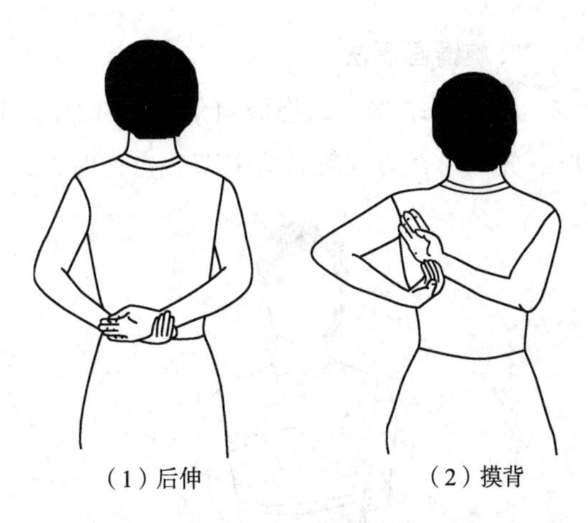

（1）后伸　（2）摸背

图 5-43　后伸摸背法

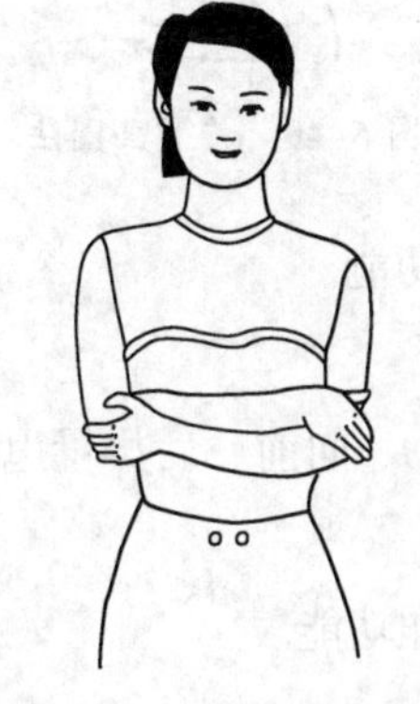

图 5-44　内收探肩法预备姿势

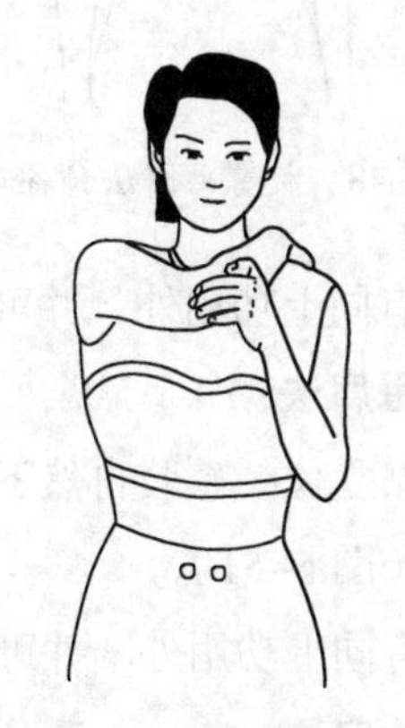

图 5-45　内收探肩法

6. 外展指路法

患者取站立位，两上肢自然下垂（图 5-46）。做肩关节外展 90°，然后还原，反复操作数次（图 5-47）。

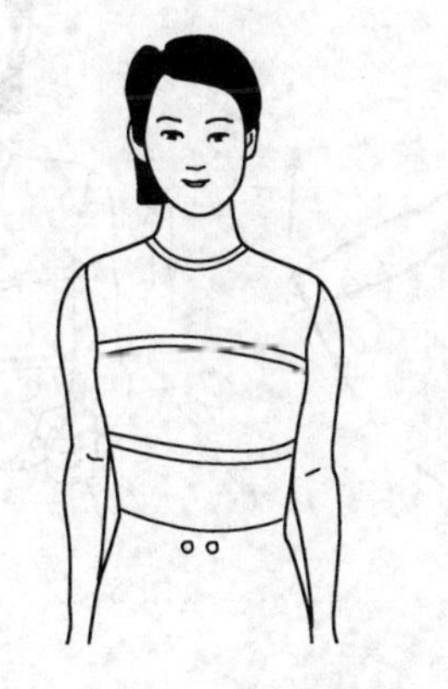

图 5-46　外展指路法预备姿势

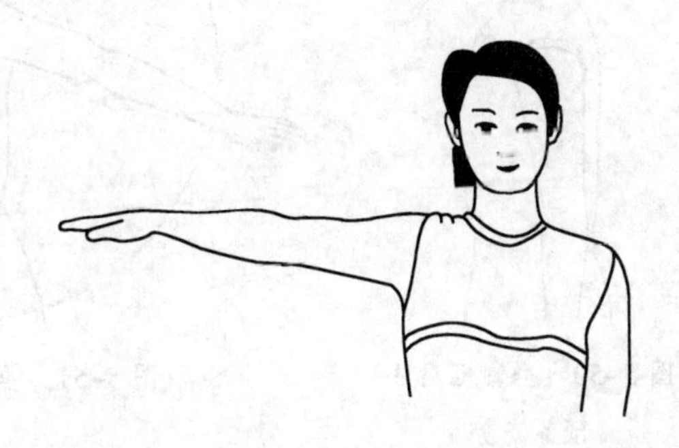

图 5-47　外展指路法

该法除有同上功用外，并可增加肩关节的外展功能。

7. 旋臂画圈法

患者取站立位，患肢自然下垂（图 5-48）。以患肢为半径，手为指针，旋转成圆形。先顺时针方向旋转肩关节，再逆时针旋转肩关节，如此反复操作数次（图 5-49）。

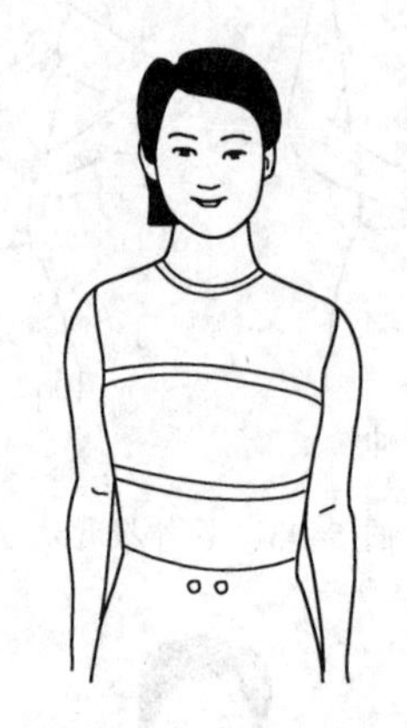
图 5-48 旋臂画圈法预备姿势

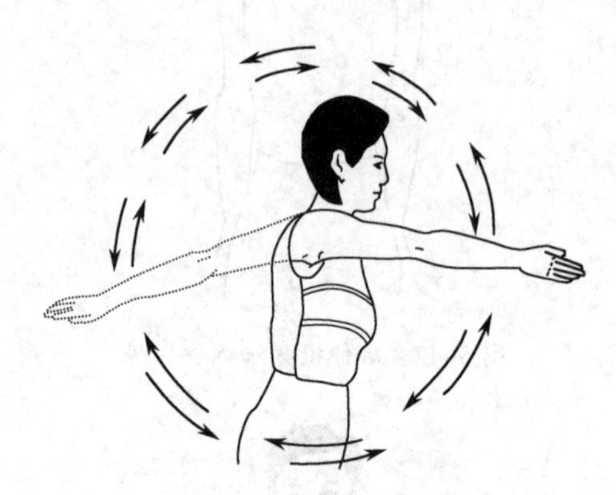
图 5-49 旋臂画圈法

该法除有同上功用外，并可增加肩关节的旋转活动功能。

8. 垂臂甩肩法

患者取站立位，患肢自然下垂，肌肉放松（图 5-50）。向前、后尽量甩动患肢，反复操作数次（图 5-51）。

该法除有同上功用外，并可增加肩关节的前屈和背伸功能。

9. 屈肘耸肩法

患者取站立位，上臂下垂，靠贴胸壁，肘关节屈 90°紧握拳。使上臂肌肉收缩，起束骨作用情况下，垂直向上耸动肩关节（图 5-52）。

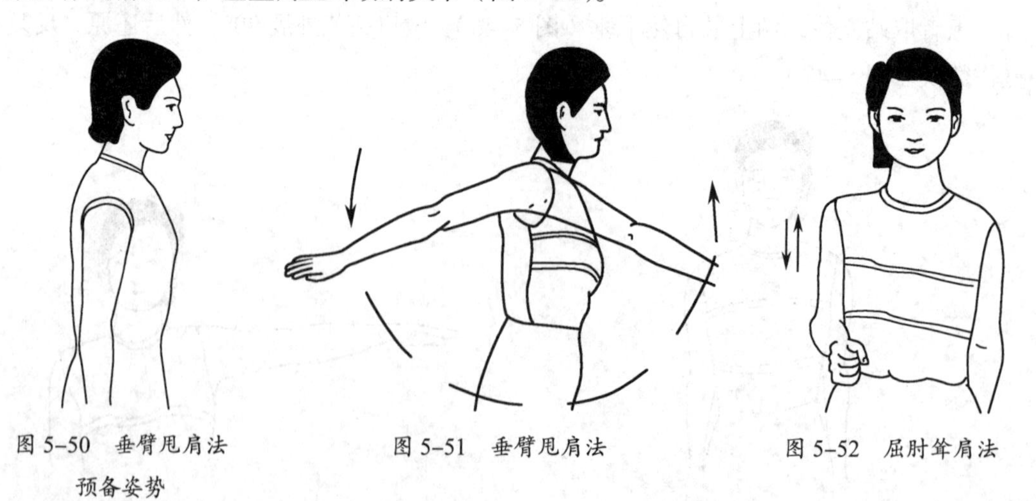
图 5-50 垂臂甩肩法预备姿势　图 5-51 垂臂甩肩法　图 5-52 屈肘耸肩法

该法除有同上功用外，并可增加肩胛胸壁关节的上、下活动功能及克服骨折分离移位及促进肱骨干骨折愈合的作用（此法贯穿于治疗上臂骨折的全过程）。

（二）按摩活筋法

该法有揉药、理筋、活筋和通经活络 4 种手法。

1. 揉药法

揉药法功用同前，于关节缝处上、前、后三点揉药。

2. 理筋法

理筋法有舒筋、理筋、活血、理气的作用。适用于肩部损伤和肩部的疾患。该法含揉摩、捏拿舒筋和摇晃松肩等法。

（1）揉摩法：医者用手掌在肩部周围轻轻揉摩。

（2）捏拿舒筋法：医者用拇、食、中三指捏拿肩部筋肉。

（3）摇晃松肩法：医者用两拇指置于肩峰处，其他四指置于肩前、后及腋下，同时用力外提晃动数次。

3. 活筋法

活筋法有舒筋活血止痛，分离粘连及松解挛缩，促使骨关节功能恢复的功用。其具体方法有下述五种手法。

（1）扶肩抬臂高举法：医者一手扶患肩，一手持患肢前臂，使患肩尽量前屈，患臂尽量高举（图 5-53）。

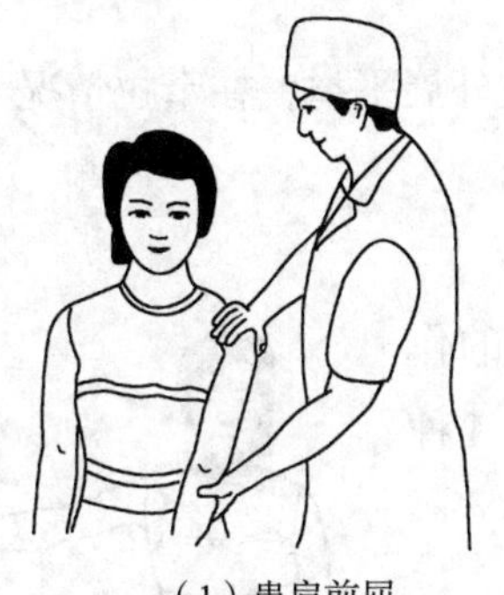

（1）患肩前屈

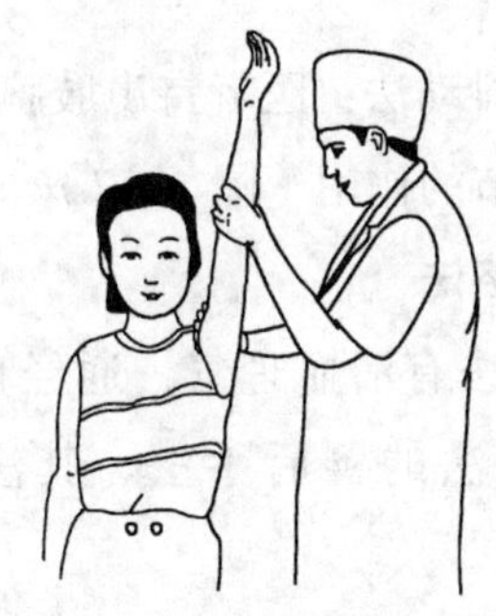

（2）患臂高举

图 5-53　扶肩抬臂高举法

（2）扶肩推肘内收法：医者一手扶患肩，一手推患肢肘部，使肩关节尽量内收（图 5-54）。

（3）扶肩提腕摸背法：医者一手扶患肩，一手提患肢腕部，使患肩背伸、内旋、屈肘摸背（图 5-55）。

（4）牵拉旋肩法：医者一手扶患肩，一手牵握患肢肘关节，或医者两手牵握腕部，使肩关节做回旋活动（图 5-56）。

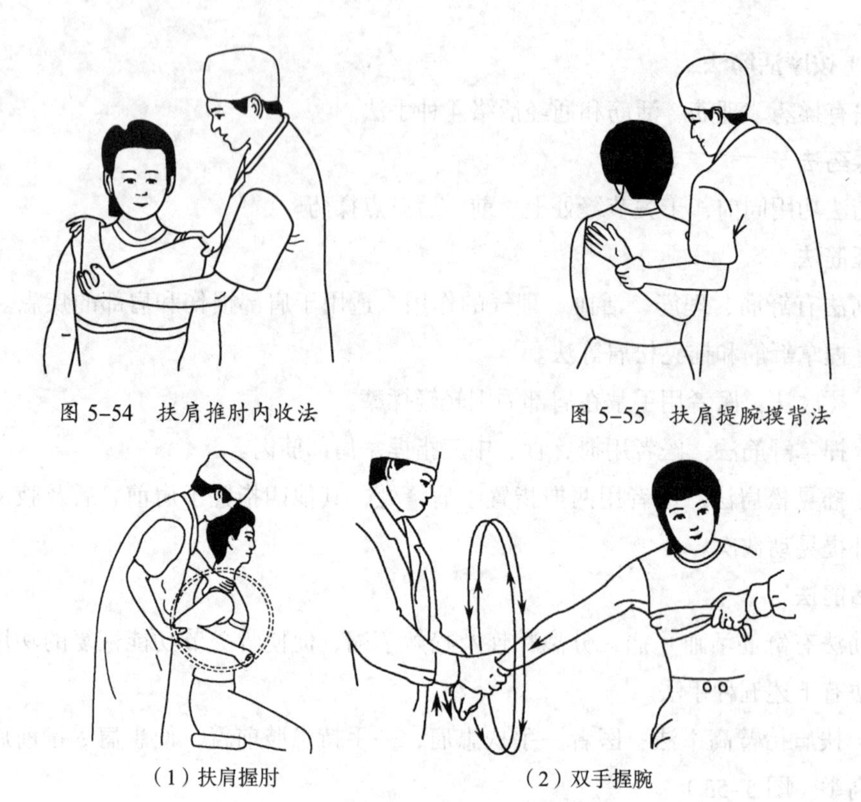

图 5-54 扶肩推肘内收法

图 5-55 扶肩提腕摸背法

（1）扶肩握肘

（2）双手握腕

图 5-56 牵拉旋肩法

（5）牵拉抖动法：医者持患肢腕部，使患肢外展平举，在牵拉情况下，抖动患肢，达到活动肩关节的作用（图 5-57）。

4. 通经活络法

通经活络法有活血理气，通经止痛，安抚的作用，是功能疗法的善后手法。其法含有以下 4 种手法：

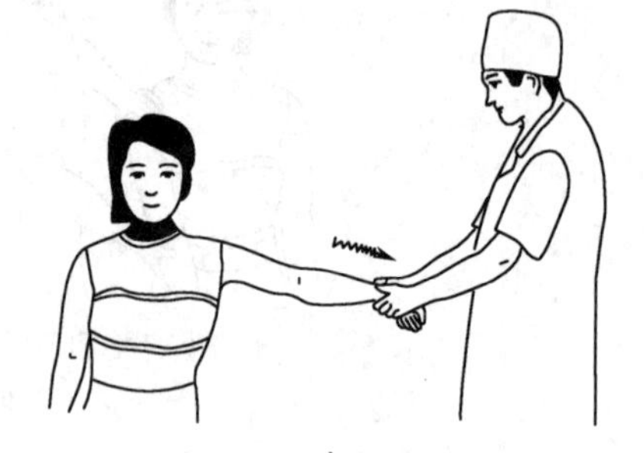

图 5-57 牵拉抖动法

（1）循经点穴法：医者用拇指点按肩髃穴。

（2）空掌拍打法：医者五指并拢，指微屈，成空心掌，反复叩拍肩部。

（3）空拳震击法：医者手指微屈，轻握成空心拳，两手交替捶击肩部。

（4）推揉舒筋法：医者手掌平放，推揉肩部，以皮下组织移动为度，反复操作。

第四节 肘部功能疗法

一、适应证

肘部功能疗法适用于肘部损伤疾患，肘关节功能障碍，前臂旋臂障碍。

二、具体方法

其法含自主功能锻炼法和按摩活筋法两种。

（一）自主功能锻炼法

自主功能锻炼法即握拳伸屈活动法，站立或坐位下进行。

患手握拳，肘及上臂紧靠胸壁，肘关节做尽量的伸屈活动，或以健手牵患腕，助手做肘关节的尽量伸屈活动。

又：患肢置台上，肘下衬垫以软物，使上臂平贴台面放置，用健手握患腕，协助患肘关节做伸屈活动（图 5-58）。

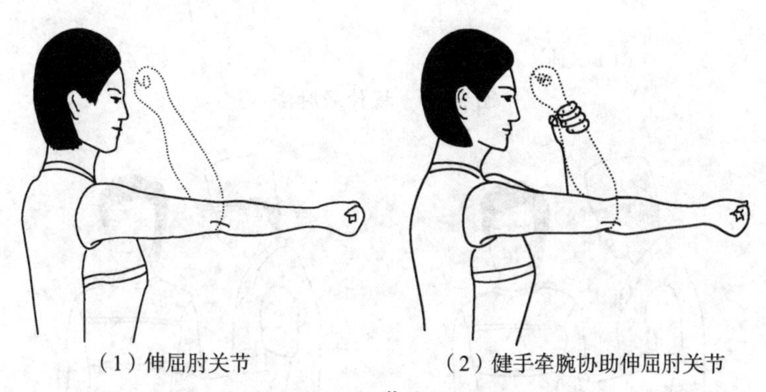

（1）伸屈肘关节　（2）健手牵腕协助伸屈肘关节

图 5-58　握拳伸屈活动法

（二）按摩活筋法

该法含揉药、理筋、活筋三种手法。

1. 揉药法

功用同前。于关节缝处前、内、外三点揉药。

2. 理筋法

理筋法有行气活血、舒筋利节之功，含以下两种手法。

（1）捏拿散结法：以拇、食、中三指捏拿肘关节周围的筋肉，反复进行操作。

（2）推揉舒筋法：以手掌平放，推揉肘关节周围的筋肉。

3. 活筋法

活筋法有帮助恢复肘关节伸屈活动功能、旋臂功能和舒筋利节作用，含以下 4 种手法。

（1）拔伸屈肘法：医患配合，共同缓缓用力，伸展和屈曲肘关节（图 5-59）。

注意：拔伸与屈肘时，应用力适度，不可手法太重，以免造成关节继发性损伤，引起肿痛及新的粘连，甚至骨质增生或骨化性肌炎。亦不可手法过轻，起不到治疗作用。所谓适度，即是在活动时或活动以后，稍感疼痛，经休息后，疼痛即消失，而功能有所恢复。

（2）屈肘旋臂法：患肘屈曲，上臂下垂，靠贴胸壁，肘屈 90°。医者握患肢前臂远端，使前臂做旋前与旋后的活动（图 5-60）。

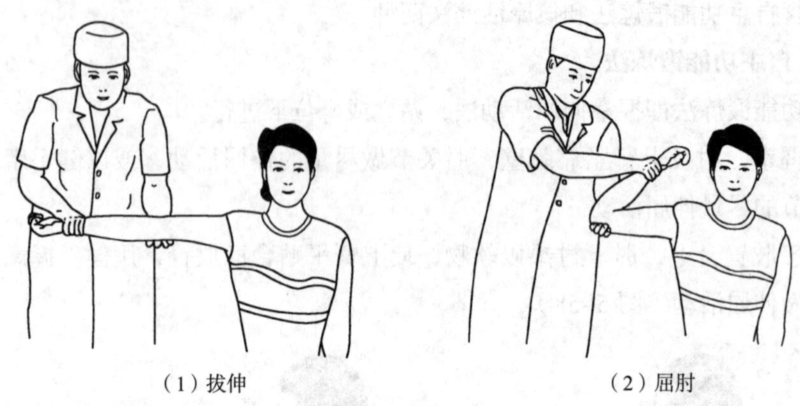

（1）拔伸　（2）屈肘

图 5-59　拔伸屈肘法

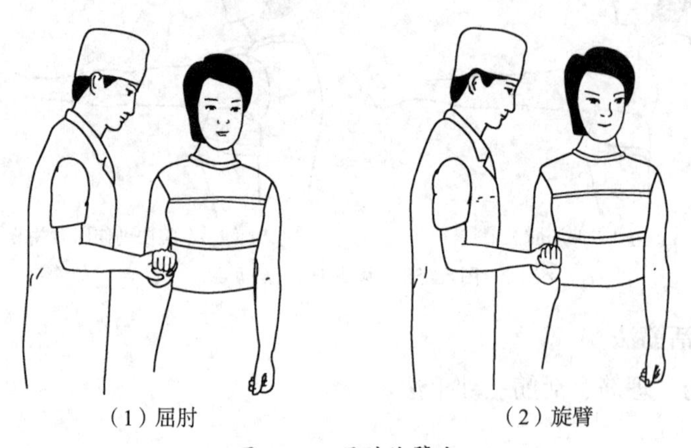

（1）屈肘　（2）旋臂

图 5-60　屈肘旋臂法

（3）前臂旋前过伸法：患肢伸展，医者一手牵腕，一手托住肘关节，使前臂旋前，两手同时用力，使肘关节过伸（图 5-61）。

（4）前臂旋后过伸法：患肢伸展，医者一手牵腕，一手托住肘关节，使前臂旋后，两手同时用力，使肘关节过伸（图 5-62）。

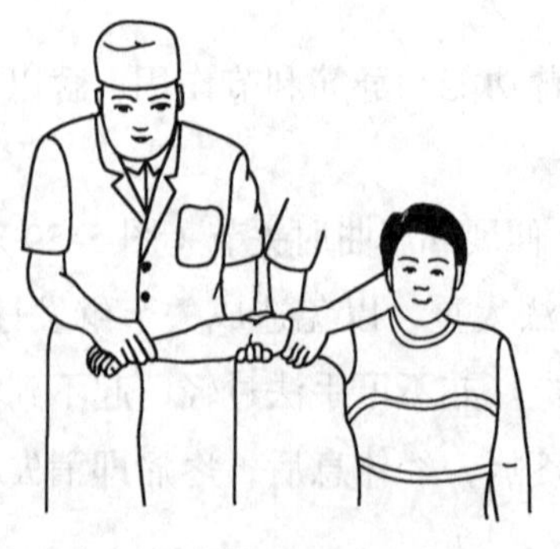

图 5-61　前臂旋前过伸法

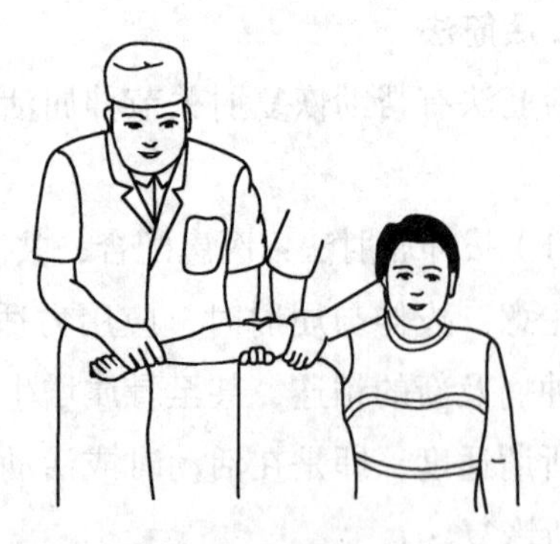

图 5-62　前臂旋后过伸法

第五节 腕部和手部功能疗法

一、适应证

腕部和手部功能疗法适用于腕及手部的损伤和疾患，功能障碍，粘连，肿胀等。

二、具体方法

腕部和手部功能疗法包含自主功能锻炼和按摩活筋两种手法。

（一）自主功能锻炼法

本法在坐位下进行，内含掌屈背伸、对掌对背、推腕伸屈等6种方法。

1. 掌屈背伸法 伸腕，手中立位。使腕关节做尽量的掌屈与背伸活动（图5–63）。

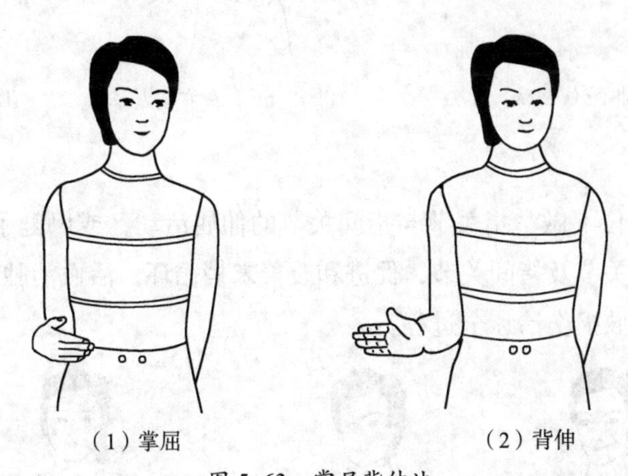

（1）掌屈 （2）背伸

图5–63 掌屈背伸法

又：患者以自己健手相助，做腕关节尽量的掌屈与背伸活动，有分离粘连、活动关节、恢复功能的作用。

2. 对掌对背法

患者两手伸出，腕关节伸展。先使两手对掌，相互用力对推，迫使腕关节做尽量的背伸活动。再使两手背相对，迫使腕关节做尽量的掌屈活动（图5–64）。

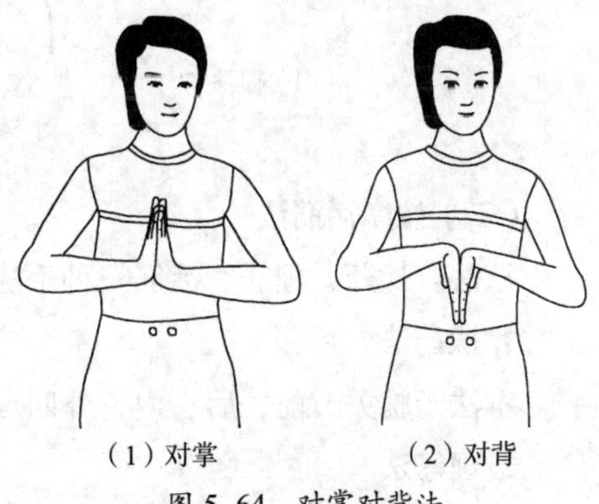

（1）对掌 （2）对背

图5–64 对掌对背法

3. 推腕伸屈法

患腕取自然位，将手置于自己膝上或大腿上（台上也可），以健手虎口部按压患腕，使患腕尽量做伸屈活动（图5–65）。

4. 左右侧屈法

患腕取中立位，使腕关节做尽量的尺偏与桡偏活动，或以自己健手相助（图 5-66）。

5. 旋腕活动法

患者手握拳，取腕关节中立位，使腕关节做顺时针方向回旋动作及逆时针的回旋动作（图 5-67）。功用同前，并有恢复腕关节旋转的功用。

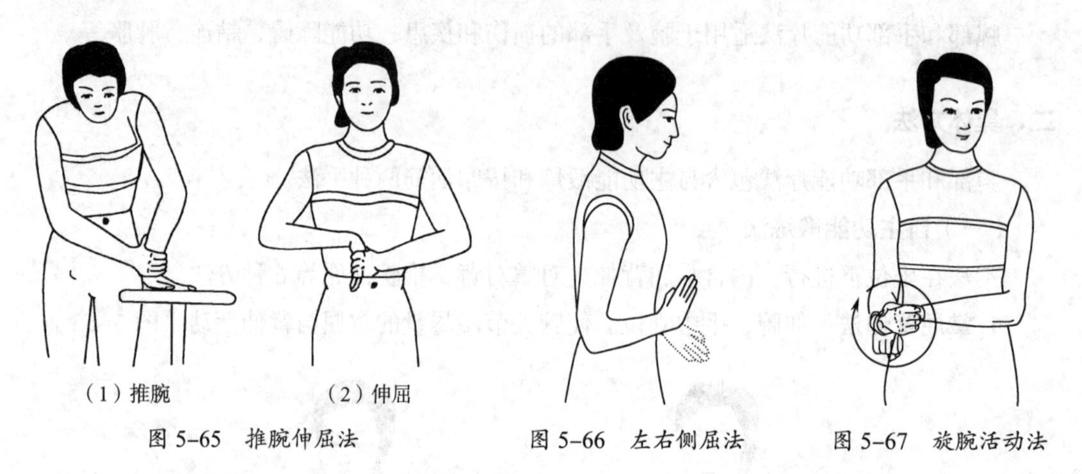

图 5-65 推腕伸屈法　　图 5-66 左右侧屈法　　图 5-67 旋腕活动法

6. 握拳伸指法

患者在同上体位下做掌指关节与指间关节的伸屈活动，或以健手相助（图 5-68）。有锻炼和恢复掌指关节及指间关节，促进和改善末梢循环，活血消肿的作用。

本法应用于上肢损伤治疗全过程。

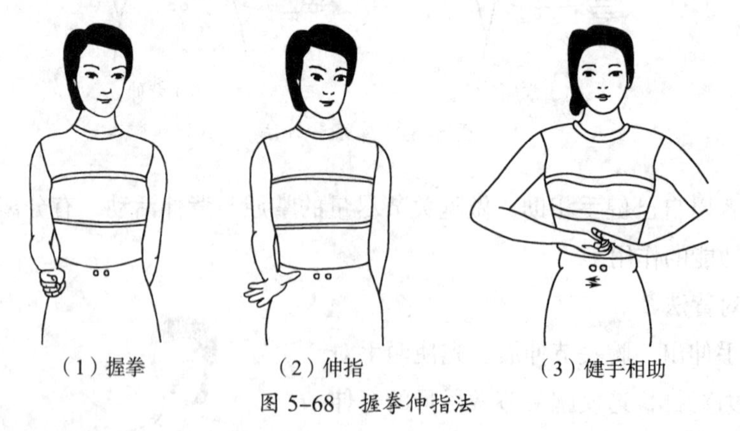

图 5-68 握拳伸指法

（二）按摩活筋法

该法含揉药、理筋、活筋三种手法。

1. 揉药法

本法于腕关节前、后、内、外四点揉药。

2. 理筋法

本法有活血消肿，舒筋散结，分离粘连，活动关节，恢复腕关节和手部功能的作用。含以下三种手法。

（1）捏揉散结法：医者一手或两手拇、食指于腕关节周围轻轻揉捏，反复进行操作。

（2）摇晃舒筋法：医者一手持腕上，一手持手指，在牵拉的情况下，向前、后、左、右摆动。

（3）牵拉伸筋法：医者一手持腕上，一手逐个牵拉手指，进行牵伸活动。

3. 活筋法

本法可舒筋活血、消肿、利关节，治疗腕部筋伤，恢复腕关节及指间关节的功能活动。含以下三种手法。

（1）伸屈活动法：医者一手持腕上，一手握患手，使腕关节做掌屈和背伸活动及指关节的伸屈活动（图 5-69）。

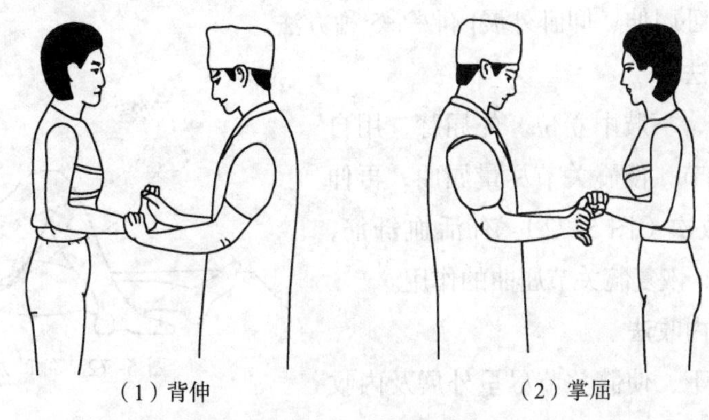

（1）背伸　（2）掌屈

图 5-69　伸屈活动法

（2）旋腕利节法：医者一手持腕上，一手握患手，先向尺侧顺时针方向回旋腕关节，再向桡侧逆时针方向回旋腕关节（图 5-70）。

（3）按压伸腕法：患者手掌向下，按于台面上，医者一手持患肢前臂，用另一手虎口部，按于腕背及手背部，使腕关节尽量背伸（图 5-71）。

注意：指关节不可经常揉捏，避免增加其增生和粘连。

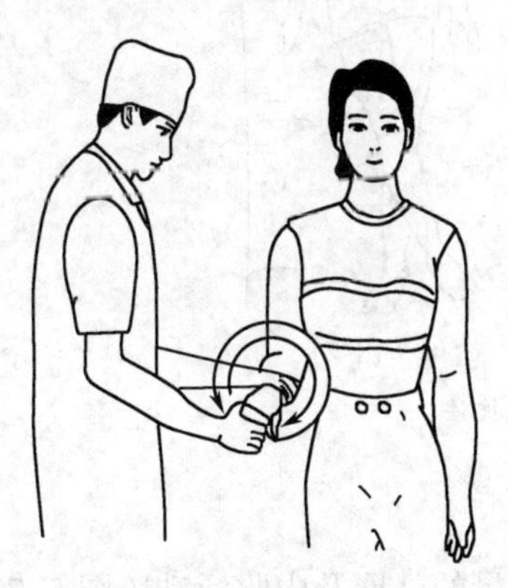

图 5-70　旋腕利节法

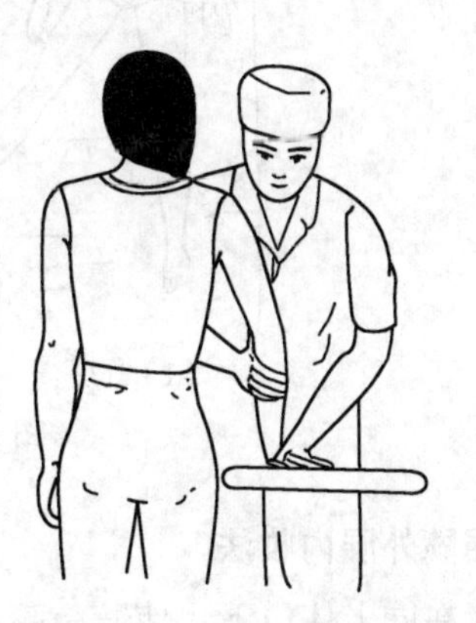

图 5-71　按压伸腕法

第六节 髋部功能疗法

一、适应证

髋部功能疗法适用于髋部和大腿部的损伤和疾患，髋关节功能障碍和疼痛等。

二、具体方法

本法含自主功能锻炼和按摩活筋两种方法。

（一）自主功能锻炼法

该法包括仰卧屈伸、仰卧外展内收等 5 种方法。

1. 仰卧屈伸法

患者取仰卧，下肢中立位。先屈膝，用自己两手抱住膝关节，使髋关节尽量屈曲，再伸直，反复操作数次（图 5–72）。有活血舒筋，松解挛缩及粘连，恢复髋关节屈曲的作用。

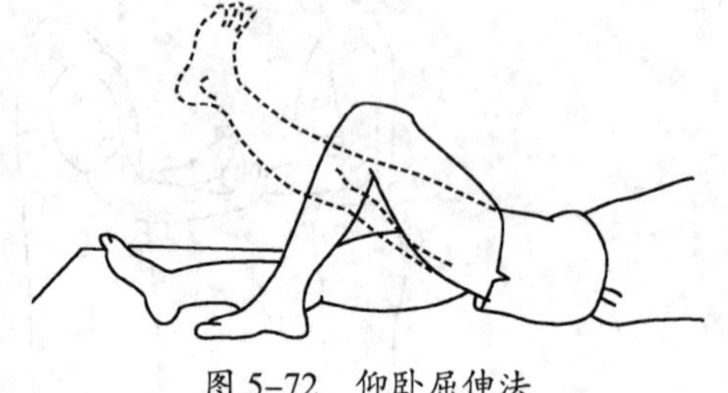

图 5–72 仰卧屈伸法

2. 仰卧外展内收法

在同上体位下，使髋关节尽量外展及内收（图 5–73）。除上述作用外，尚可恢复髋关节的外展和内收功能。

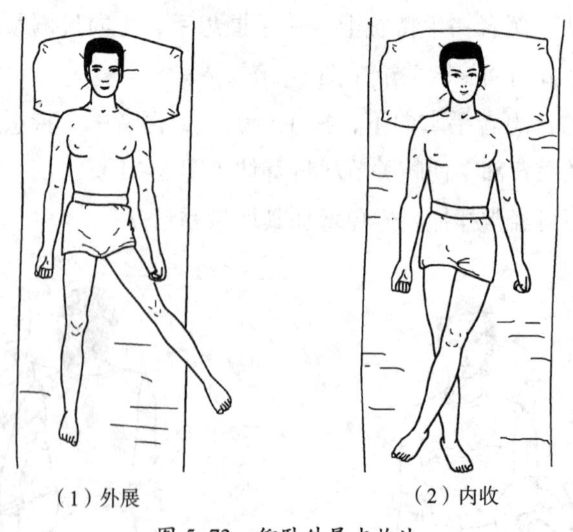

（1）外展 （2）内收

图 5–73 仰卧外展内收法

3. 屈髋外展内收法

患者在同上体位下，使髋、膝关节屈曲，做尽量的外展及内收活动（图 5–74）。

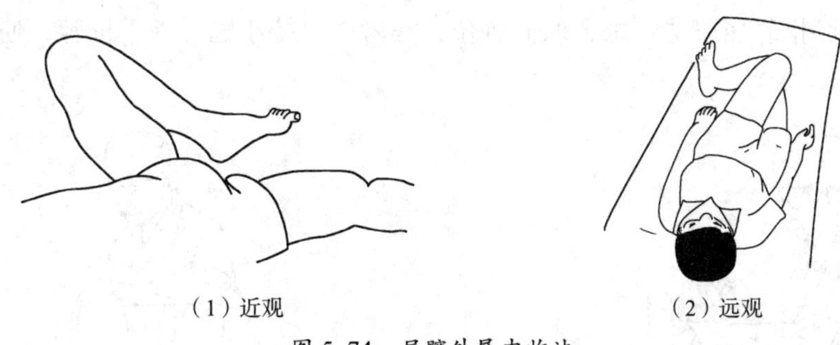

（1）近观　（2）远观

图 5-74　屈髋外展内收法

4. 站立摆动法

患者取站立位，两手叉腰，使患肢股部筋肉在收缩紧张的情况下，尽量向前屈髋，还原。再尽量后伸，还原。如此反复操作数次（图 5-75）。

5. 站立下蹲法

患者取站立位，两手叉腰，两足分开，与肩等宽。做下蹲及起立活动，反复数次（图 5-76）。

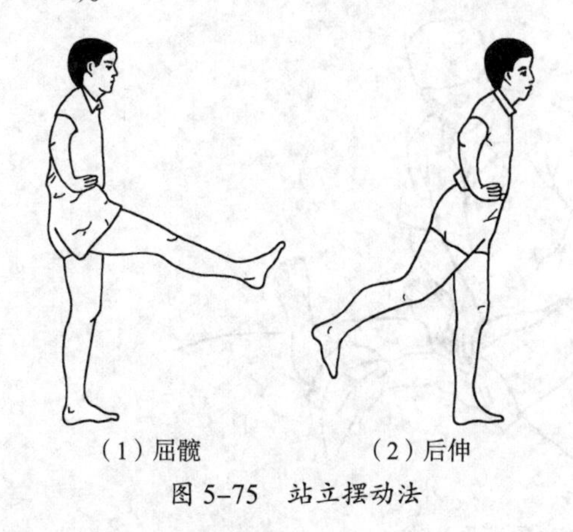

（1）屈髋　（2）后伸

图 5-75　站立摆动法

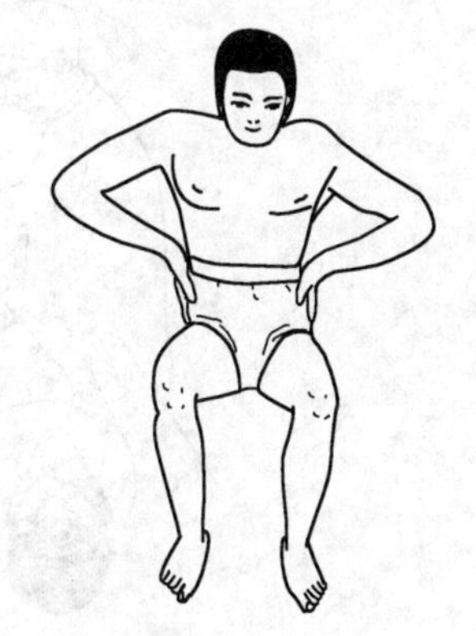

图 5-76　站立下蹲法

（二）按摩活筋法

按摩活筋法含揉药法、理筋法、活筋法和通经活络法 4 种手法。

1. 揉药法

本法于髋关节前、后、外三点揉药。

2. 理筋法

本法在患者仰卧位下进行，有活血理气、通经活络作用。其含以下两种手法。

（1）捏拿理筋法：医者用两手捏拿髋关节周围筋肉，反复操作数次。

（2）牵拉摇摆法：医者两手持踝部，在牵拉下，使患肢做前后、左右摆动活动（图 5-77）。

3. 活筋法

本法可活血行气，舒筋解痉，通经利节，恢复髋关节功能活动。其含以下 5 种手法。

（1）仰卧推膝屈髋法：患者取仰卧位，医者一手持小腿，一手推膝，使髋关节尽量屈曲（图 5-78）。

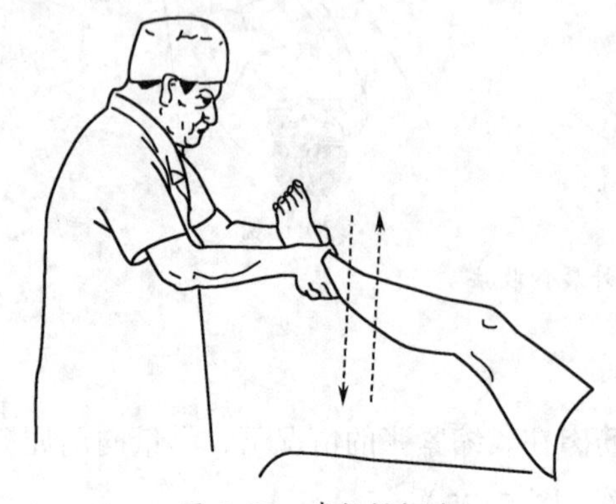

图 5-77 牵拉摇摆法

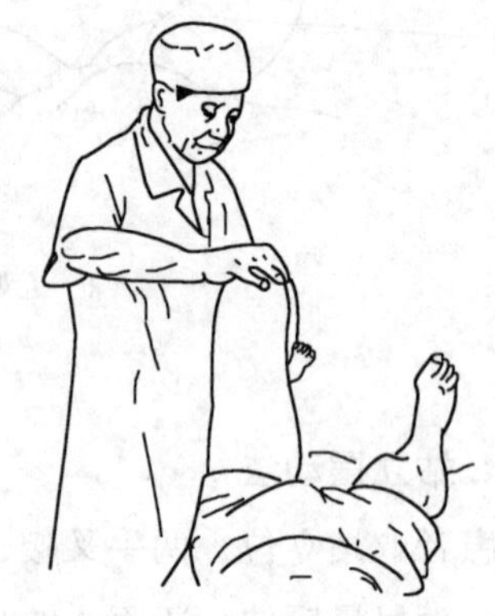

图 5-78 仰卧推膝屈髋法

（2）仰卧屈曲收展法：患者取仰卧位，髋、膝关节屈曲 90°。医者一手持脚踝，一手推膝，使髋关节内收、外展（图 5-79）。

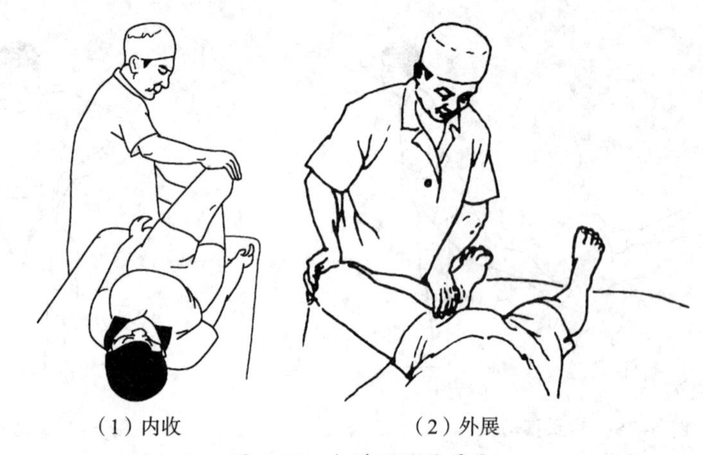

（1）内收 （2）外展

图 5-79 仰卧屈曲收展法

（3）仰卧拔伸收展法：患者取仰卧位，医者两手持踝关节，在拔伸的情况下，使髋关节尽量内收外展（图 5-80）。

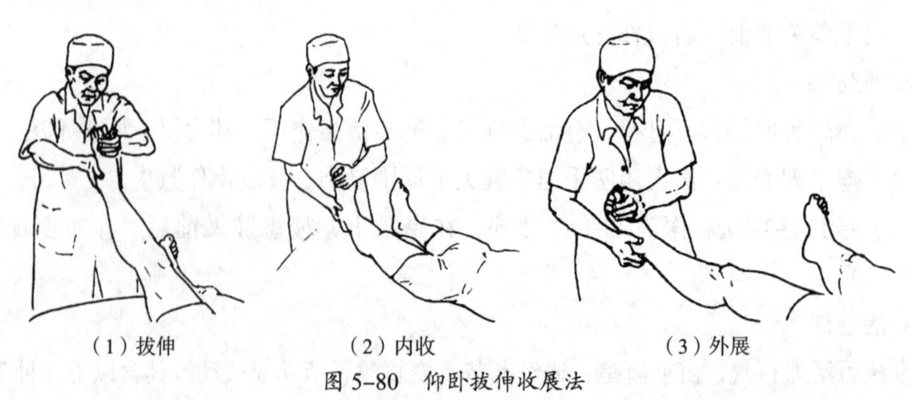

（1）拔伸 （2）内收 （3）外展

图 5-80 仰卧拔伸收展法

（4）仰卧屈曲旋转法：患者取仰卧位，髋、膝关节屈曲 90°，医者一手持小腿，一手持膝关节，使髋关节做顺时针方向旋转活动，再做逆时针方向旋转活动（图 5–81）。

（5）侧卧过伸法：患者取健侧卧位，医者站于背后，一手推患者骶部，一手持患肢向后扳动，使髋关节过伸（图 5–82）。

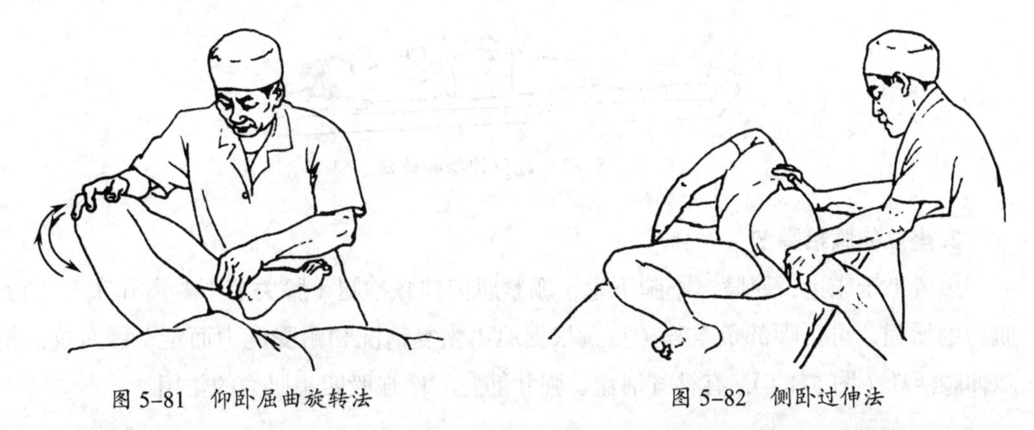

图 5–81　仰卧屈曲旋转法　　图 5–82　侧卧过伸法

4. 通经活络法

通经活络法有活血理气，安抚止痛，通经活络之功。其含以下两种手法：

（1）循经点穴法：医者用拇指点压风市穴（大腿外侧中线，腘横纹上 7 寸）、伏兔穴（膝前上 6 寸）、环跳穴（股骨大转子与骶管裂孔连线的外 1/3）。

（2）空掌拍打法：医者五指并拢，手指微屈，成空心掌，于大腿及臀部反复拍打。

第七节　膝部功能疗法

一、适应证

膝部功能疗法适用于膝关节损伤及疾患，大腿、小腿部的损伤及疾患，膝关节功能障碍等。

二、具体方法

膝部功能疗法包括自主功能锻炼和按摩活筋法两种。

（一）自主功能锻炼法

该法包括卧位伸膝抬腿、坐位伸膝抬腿、床缘屈膝、指推活髌等 8 种方法。

1. 伸膝抬腿法

患者仰卧，患腿伸直中立位。使下肢各部肌肉收缩紧张，足背伸，在用力伸膝关节的情况下，做抬腿动作（髋关节前屈）（图 5–83）。用以锻炼股四头肌力量及膝、踝关节的功能活动。有活气血，利关节，壮筋骨的作用。

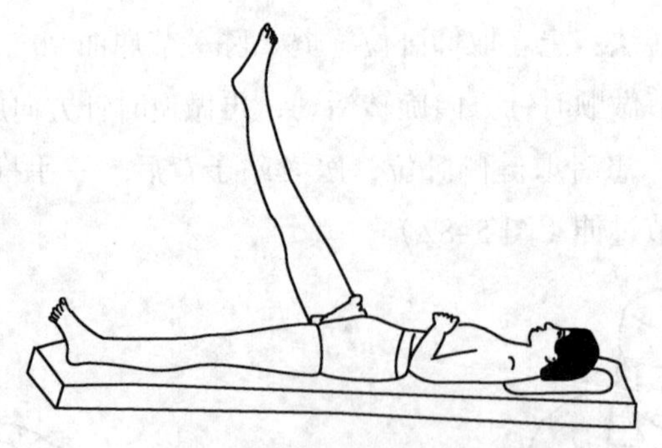

图 5-83　卧位伸膝抬腿法

2. 坐位伸膝抬腿法

患者坐于床边，屈膝，小腿下垂，绷紧肌肉伸膝抬腿（膝关节不要离开床）。随着肌力的增强，可于踝部负重物（重量根据肌力恢复情况和耐受能力而定）做对抗的抬腿伸膝活动（图 5-84），有补气活血、强壮筋骨、增强股四头肌力的作用。

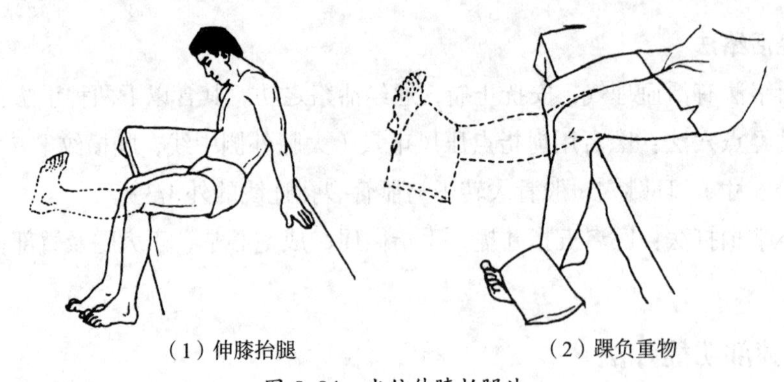

（1）伸膝抬腿　　（2）踝负重物

图 5-84　坐位伸膝抬腿法

3. 床缘屈膝法

患者坐于床边，两手把持按压膝关节上部。用力屈曲膝关节后放松，反复操作数次（图 5-85）。可锻炼膝关节周围肌力，恢复膝关节功能活动，补气活血，强筋壮骨。

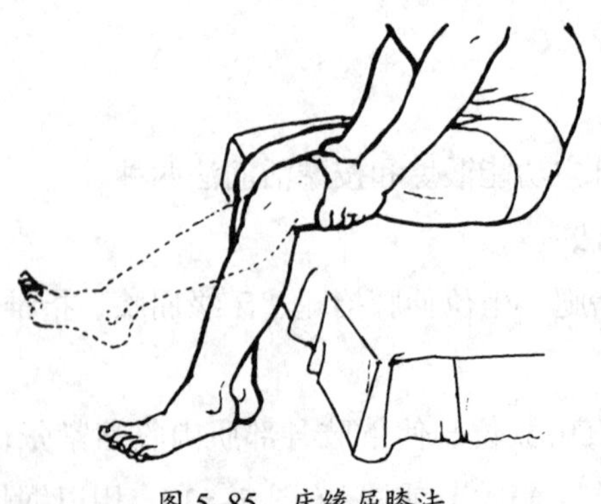

图 5-85　床缘屈膝法

4. 指推活髌法

患者膝关节伸直，置于床上，肌肉放松，自己用拇、食二指捏持髌骨，并推动髌骨上下、左右活动（图 5–86），可活动髌股关节，松解粘连，恢复功能。

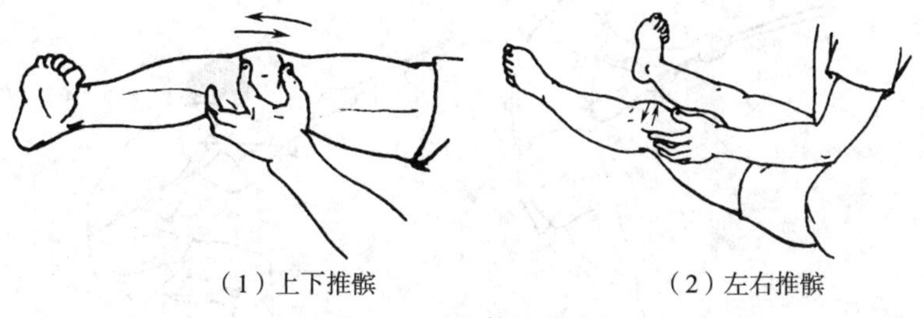

（1）上下推髌　（2）左右推髌

图 5–86　指推活髌法

5. 原地蹬瓶法

患者取坐位，屈膝，小腿下垂（于地面横置一空瓶）。单足或双足踏在瓶上，蹬动使瓶前后滚动（图 5–87）。用以锻炼膝关节的伸屈功能和肌力。

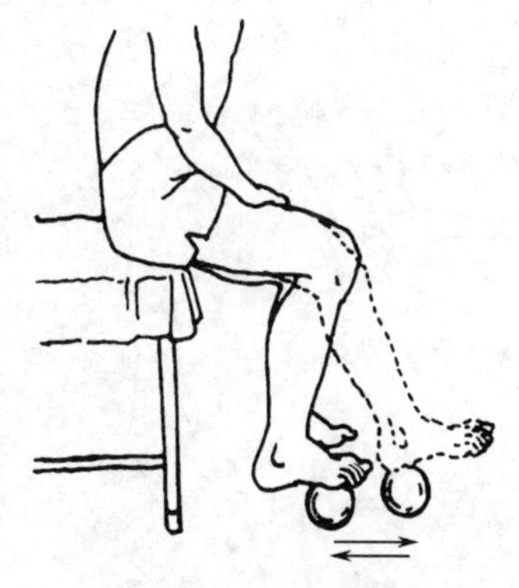

图 5–87　原地蹬瓶法

6. 扶膝屈伸法

患者取站立位，患肢在前，用自己两手环抱患肢大腿下段。利用躯干的前倾力及下蹲力，迫使膝关节做屈曲活动（图 5–88）。可松解关节粘连及克服肌肉挛缩，疏利关节，恢复膝关节的屈曲功能。

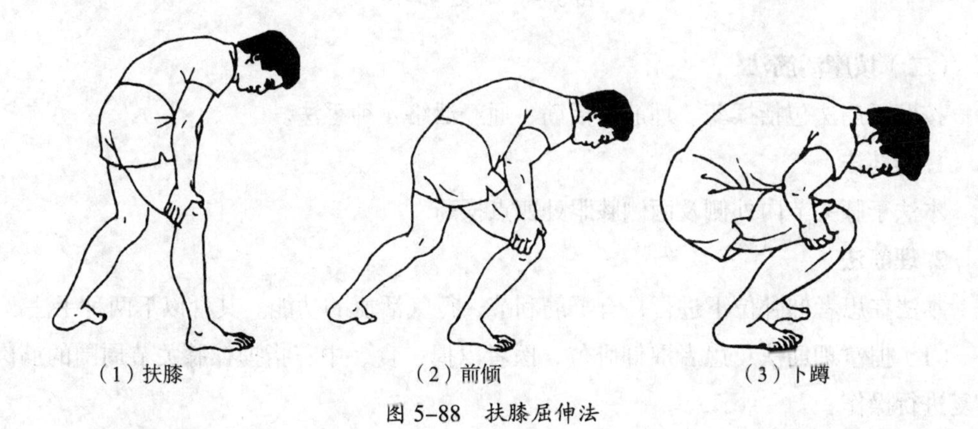

（1）扶膝　（2）前倾　（3）下蹲

图 5–88　扶膝屈伸法

7. 抱柱蹲起法

患者两手环抱一固定的柱形物体，或牵拉一固定绳索，以免跌倒，反复做下蹲和起立活动（图 5–89）。主要用以恢复膝关节的屈曲功能。

8. 仰足伸膝法

患者取膝半屈位（股骨骨折，在持续骨牵引情况下），在足及踝关节尽量用力背伸情况下，使膝关节尽量伸展，并经常锻炼（图 5–90）。本法应贯穿于股骨骨折治疗的全过程，用以预防和减轻股四头肌的萎缩和膝关节粘连。

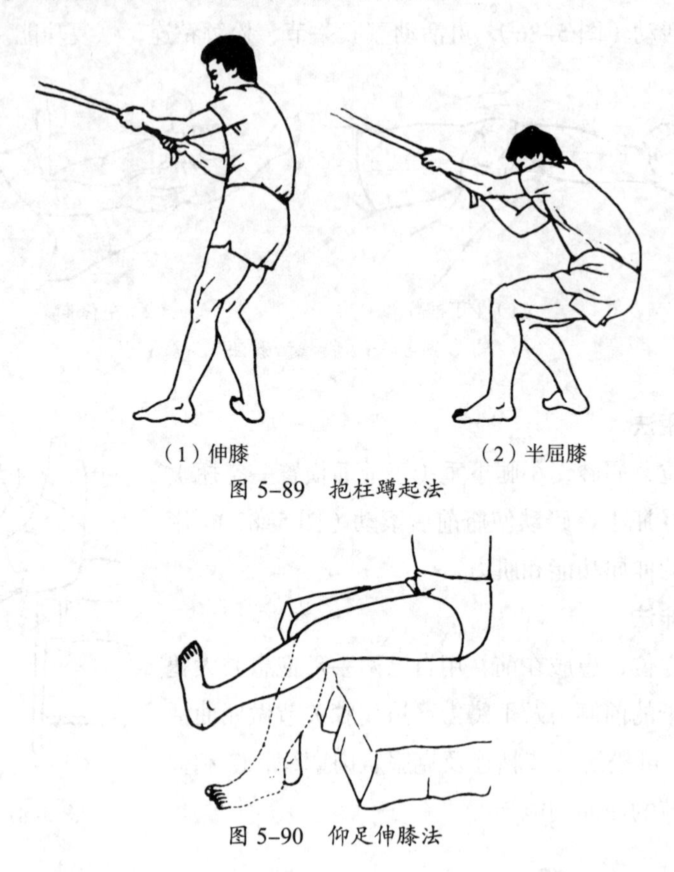

（1）伸膝　　（2）半屈膝

图 5–89　抱柱蹲起法

图 5–90　仰足伸膝法

（二）按摩活筋法

按摩活筋法包括揉药、理筋、活筋、通经活络 4 种手法。

1. 揉药法

本法于膝关节内外侧及两侧膝眼处四点揉药。

2. 理筋法

本法在患者仰卧位下进行，有舒筋利节、行气活血的功能。其含以下两种手法。

（1）捏拿理筋法：患者取仰卧位，医者以拇、食、中三指捏揉膝关节周围的筋肉，反复进行操作。

（2）推移髌骨法：患者取仰卧位，患腿伸直或微屈，肌肉放松。医者以拇、食、中三指推动髌骨向上、下、左、右活动。

3. 活筋法

活筋法可松筋利节，恢复膝关节功能。其含推按屈膝、腋压屈膝等 5 种手法。

（1）推按屈膝法：患者取仰卧位，髋关节屈曲 90°。医者一手扶膝，一手持小腿，推按膝关节使其屈曲（图 5–91）。

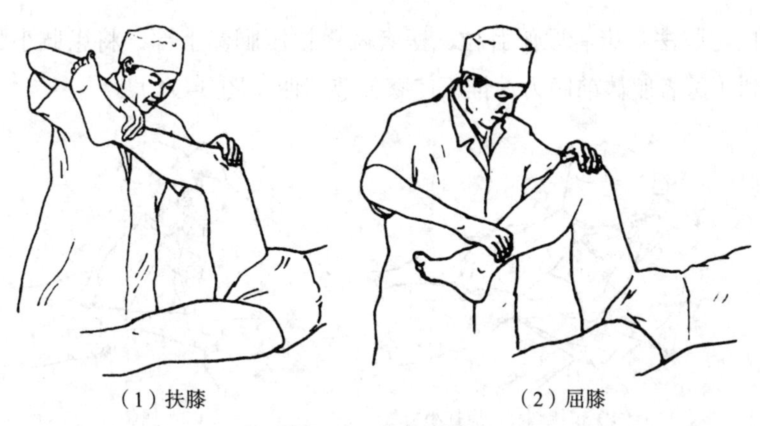

（1）扶膝　　（2）屈膝

图 5-91 推按屈膝法

（2）腋压屈膝法：患者取仰卧位，髋关节屈曲 90°，医者两手持膝上部，两手拇指在腘窝处推大腿前屈，同时将小腿下段夹持在腋窝下，利用身体的前倾、腋窝向下压的力量，迫使膝关节屈曲（持膝部的手还有保护膝关节和骨折端的作用）（图 5-92）。

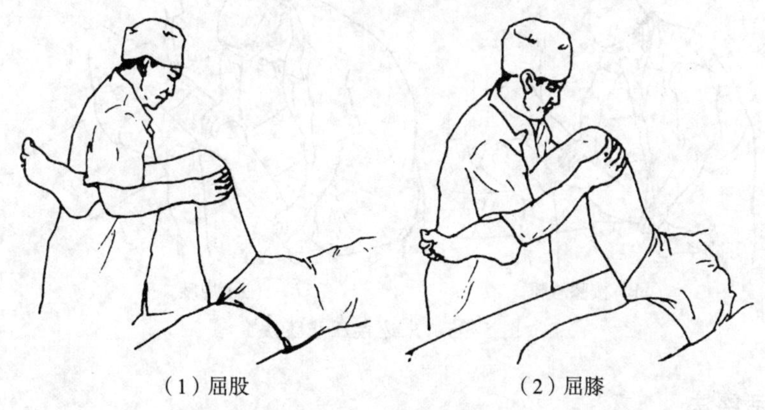

（1）屈股　　（2）屈膝

图 5-92 腋压屈膝法

（3）手推屈膝法：患者取俯卧位，医者一手按腘窝，另一手持小腿，推或扳使膝关节屈曲（图 5-93）。

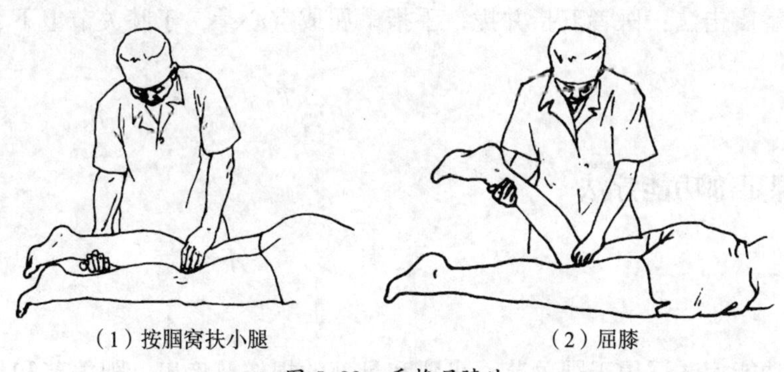

（1）按腘窝扶小腿　　（2）屈膝

图 5-93 手推屈膝法

（4）肩扛屈膝法：患者取俯卧位，医者两手按压腘窝上部，将患肢小腿前部置于医者肩上，利用医者躯体前倾力，推压使膝关节屈曲（图 5–94）。

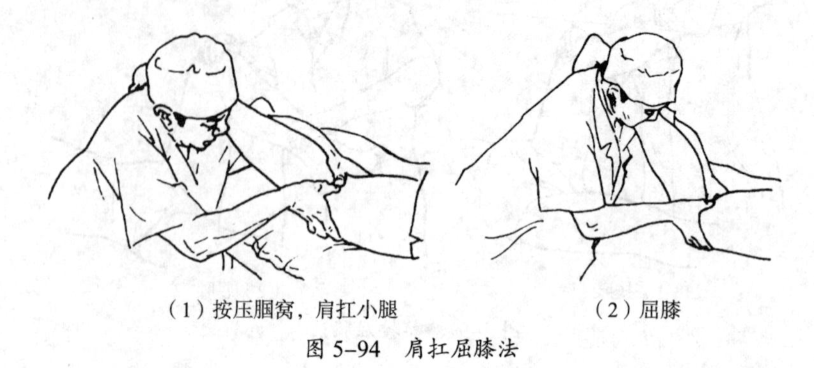

（1）按压腘窝，肩扛小腿　　（2）屈膝

图 5–94　肩扛屈膝法

（5）床边按压屈膝法：患者坐于床边，使腘窝部恰置于床边缘，医者一手按于膝上，一手按压小腿，使膝关节屈曲（图 5–95）。

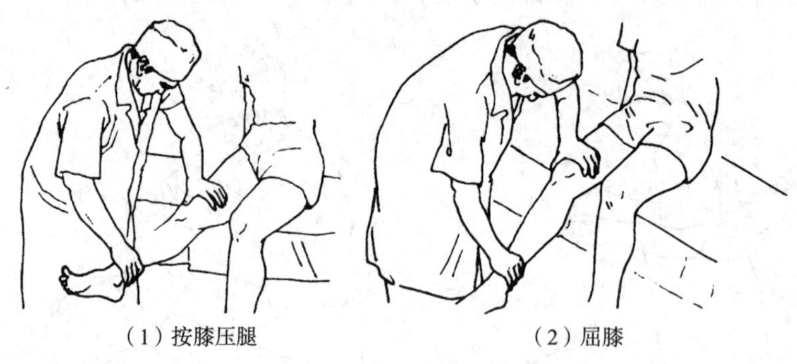

（1）按膝压腿　　（2）屈膝

图 5–95　床边按压屈膝法

4. 通经活络法

通经活络法有通经活络，舒筋活血，安抚止痛的功用。含以下两种手法。

（1）循经点穴法：医者用拇指点按阴陵泉（胫骨内髁下缘凹陷中）、阳陵泉（腓骨小头前下方凹陷中）。

（2）空拳震击法：医者五指并拢，手指微屈成空心拳，于膝关节上下、周围反复叩拍。

第八节　踝足部功能疗法

一、适应证

踝足部功能疗法适用于踝关节、小腿和足部的损伤及疾患，踝关节和足部各关节的功能障碍、粘连、肿痛等。

二、具体方法

踝足部功能疗法包括自主功能锻炼和按摩活筋两种方法。

（一）自主功能锻炼法

该法含背伸蹬足、按膝背伸等六种方法。

1. 背伸蹬足法

患者取仰卧中立位，踝关节尽量用力背伸，足下蹬，连做数次。有活血消肿、通利关节、恢复踝关节背伸的作用。

2. 按膝背伸法

患者坐于高凳上，膝、踝关节屈曲，以自己两手按压膝关节，将患足逐渐后移，加大踝关节的背伸度（图 5–96）。

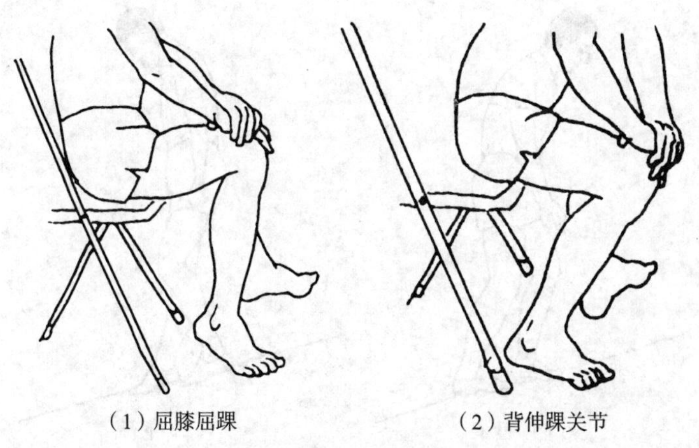

（1）屈膝屈踝　　（2）背伸踝关节

图 5–96　按膝背伸法

3. 摇足旋踝法

患者取坐位或仰卧位，足中立位。先跖屈，使踝关节先上下摇动，后顺时针方向做踝关节回旋动作，再逆时针方向回旋踝关节。如此数次（图 5–97）。

4. 下蹲背伸法

患者取站立位，两手叉腰，练习下蹲活动，尽量使全足用力着地，使足、踝关节加大活动度（图 5–98）。

5. 站立背伸法

患者取站立位，患足在后。健膝屈曲，利用健腿的屈曲和躯体的前倾力，使踝关节背伸（图 5–99）。

6. 斜坡练步法

患者取站立位，在斜坡路面上练习上、下行走，坡度应由小到大，用以增加踝关节的背伸活动（图 5–100）。

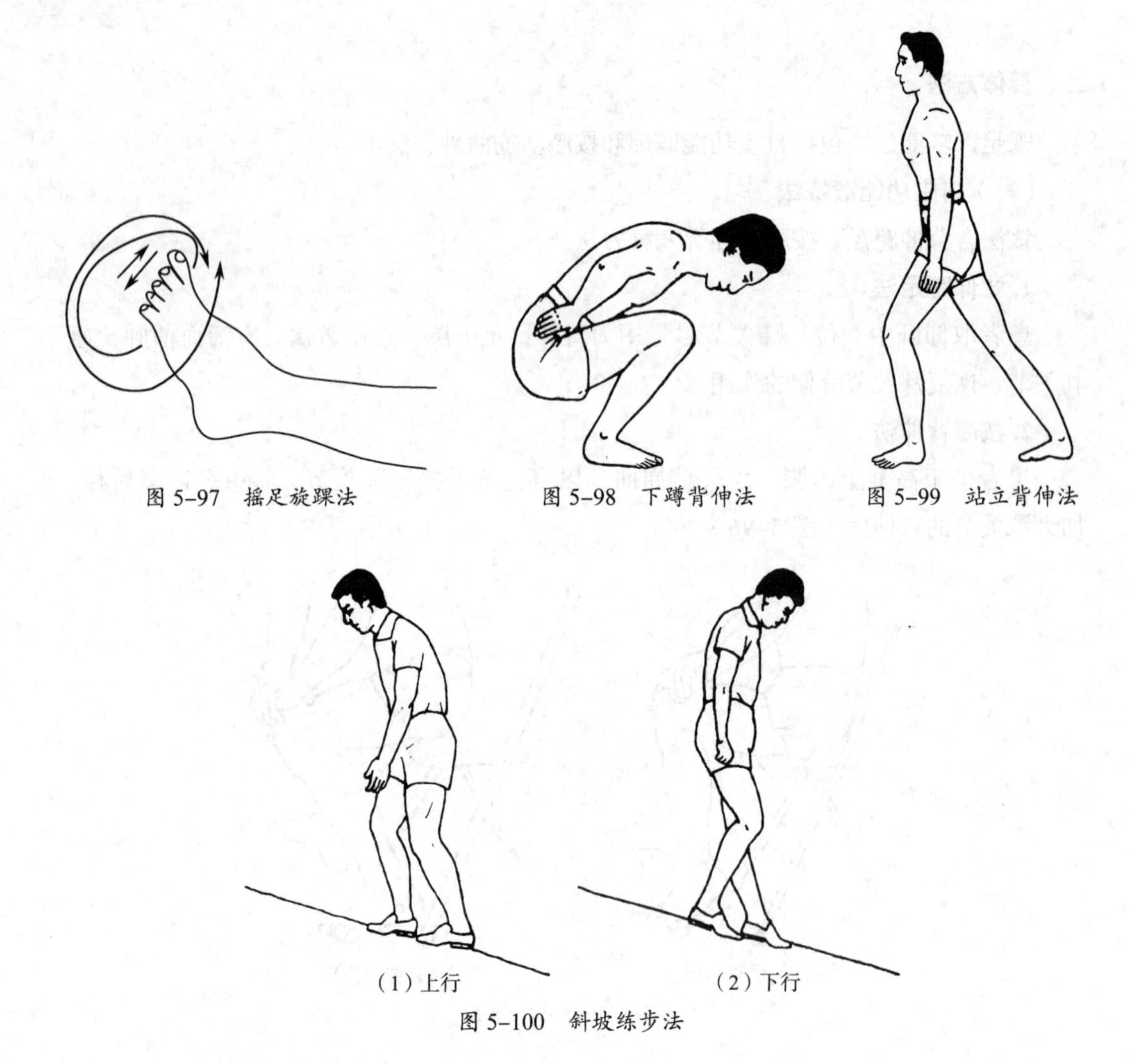

图 5-97　摇足旋踝法　　图 5-98　下蹲背伸法　　图 5-99　站立背伸法

（1）上行　　（2）下行

图 5-100　斜坡练步法

（二）按摩活筋法

该法含揉药、理筋、活筋、通经活络 4 种方法。

1. 揉药法

本法于踝关节前、内、外及足背四点揉药。

2. 理筋法

本法用以疏理筋肉、调和气血、活动关节，含以下三种手法。

（1）捏拿通络法：医者以拇、食、中三指捏揉患足及踝部筋肉，或以双掌对揉，反复操作。

（2）摇摆松筋法：医者一手持踝关节上方，一手持足，在牵拉下，做踝关节前后、内外摇摆活动及踝关节旋转活动。

（3）牵趾抖动法：医者一手持踝部，一手拇、食二指捏持足趾，在牵拉情况下，逐个抖动足趾。

3. 活筋法

本法有活动关节、恢复功能、促进末梢循环、消肿止痛的功用，含推足背伸等 5 种手法。

（1）推足背伸法：医者一手持脚踝上，一手推足底部，使踝关节尽量背伸（图 5–101）。

（2）按压跖屈法：医者一手持脚踝上，另一手按压足背部，使踝关节跖屈（图 5–102）。

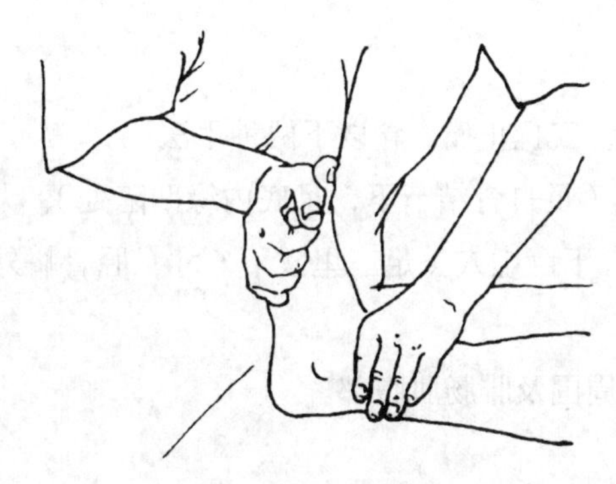

图 5–101　推足背伸法

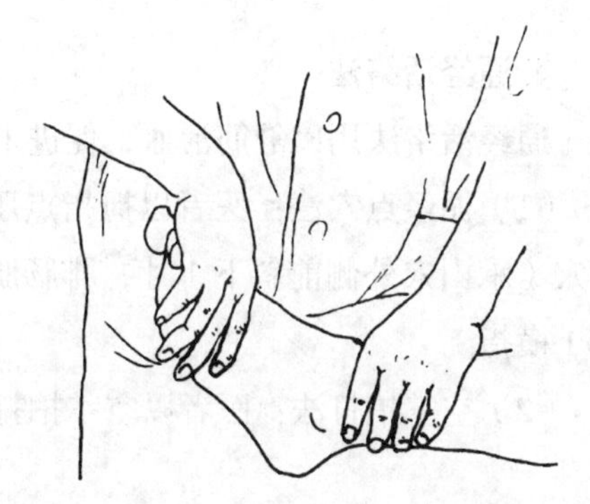

图 5–102　按压跖屈法

（3）踝部旋转法：医者一手持脚踝上，另一手持足部，使踝关节做旋转活动（图 5–103）。

（4）抵足按膝背伸法：患者坐于高凳上，患肢屈膝，小腿下垂，足平放着地，医者两手相叠，按于患膝上方，并以一足抵顶患足，使之后移，同时在膝上方加压力，迫使踝关节背伸（图 5–104）。

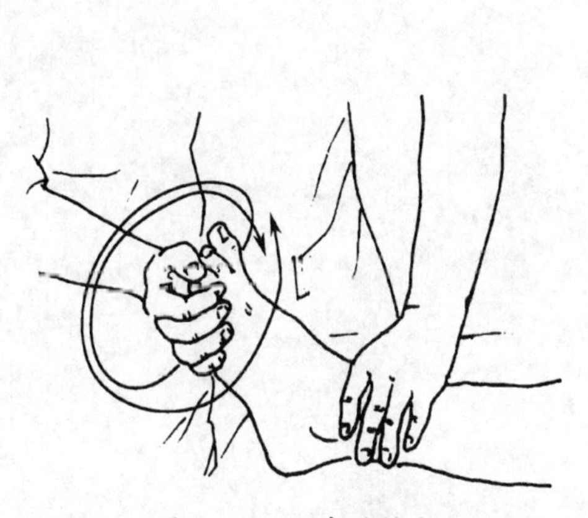

图 5–103　踝部旋转法

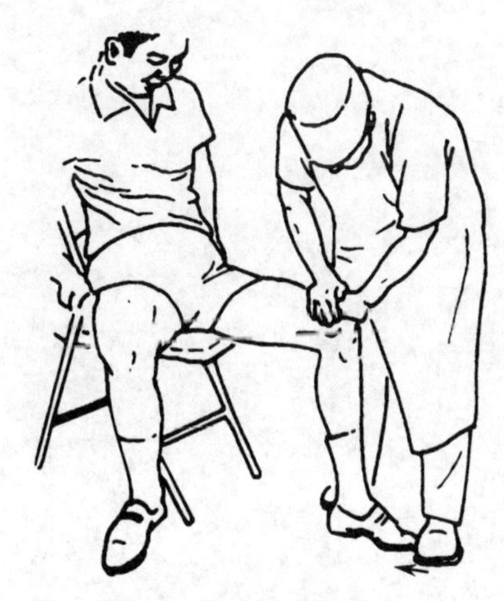

图 5–104　抵足按膝背伸法

（5）牵趾伸屈法：医者一手持患足，另一手拇、食二指持足趾，在牵拉情况下，使足趾逐个做屈伸活动（图 5–105）。

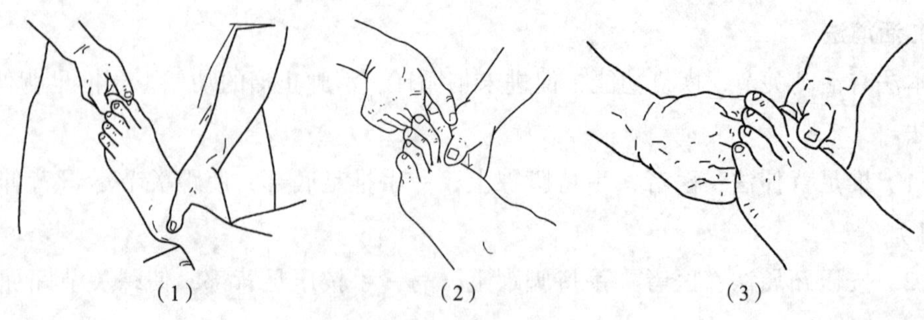

图 5-105　牵趾伸屈法

4. 通经活络法

通经活络法用以舒筋活血，促进末梢循环，安抚止痛。含以下两种手法：

（1）循经点穴法：医者以拇指点压然谷穴（足舟骨结节下，足底内缘凹陷处）、飞扬穴（承山穴外侧前斜下 1 寸，腓肠肌外侧）、下巨虚穴（足三里穴下 6 寸，胫骨嵴外开 1 横指）。

（2）空掌拍打法：医者以空掌拍打踝关节周围及腓肠肌腹部。

（谢雅静、鲍铁周、王冲、杨洸等）

第六章　药物疗法

药物疗法是中医骨伤科的主要治疗方法之一，一向被历代医学家所重视。早在秦汉以前就有伤症药物治疗的记述。如《素问·缪刺论》云："人有所坠堕，恶血留内，腹中胀满，不得前后，先饮利药。"唐代蔺道人，创制了不少伤科内、外治疗方剂，有些至今还在沿用。至明、清，药物疗法已发展成为伤科的重要治疗方法。平乐郭氏正骨经 220 余年历代传人的实践，已形成系统的独具特色的骨伤科学派，在药物治疗上创立了"破、和、补"的三期治疗原则，并创制了不少有效的方药，一直沿用至今。

中华人民共和国成立后，平乐正骨在其五代传人之一的高云峰和六代传人郭维淮的主持下，利用现代科学技术，并广泛吸收各家之长，使平乐郭氏正骨的药物疗法有了很大发展。部分平乐正骨方药经过药理和临床研究，证明疗效确切，为临床应用提供了科学依据，其中"筋骨痛消丸"开发成国家注册药品。现将平乐郭氏正骨的药物治疗原则、内治法、外治法及洛阳平乐正骨方药的研究分述如下。

第一节　药物治疗原则

一、整体与局部并重

整体观念是中医治疗的一大特点，也是骨伤科治疗的重要特点。平乐郭氏正骨五代传人高云峰对此有个形象的比喻："人身一小天地，牵一发而动全体。"外力造成人体某一部位损伤后，表面看似乎是局部损伤，但人是有机的整体，某一局部损伤后，必将引起机体内在的一系列反应，诸如体温、脉搏、饮食、二便和精神情志等的变化，因此实际上是整体的受损。正如《普济方·折伤门》中说的："血行脉中，贯于肉理，环周一身。因其机体外固，经隧乃通，乃能流注不失其常，若因伤折，内动经络，血行之道不得宣通，瘀积不散，则为肿为痛，治宜除去恶瘀，使气血流通，则可复原也。"明确指出了局部损伤和整体之间的密切关系。在具体临证治疗时应区别轻重缓急，既要救治损伤引起的全身剧烈反应，诸如唇面无华、汗出、烦躁、口渴、脉细弱等脱象，也要重视损伤局部肿、痛、出血等情况的及时有效处理，以切断全身反应之源。否则不但全身反应会加重，而且针对全身反应的一些治疗措施也难以收效。后者虽是从局部处理着手，但实是为整体而行。总之，处理创伤必须从实际出发，分清轻重缓急，整体与局部兼顾，切不可偏，以免事倍功半。

二、内治与外治并举

内治、外治兼顾是平乐郭氏正骨的又一特点。伤科发展至明清已形成了以药物内治为主和以手法外治为主的两大学术流派，二者各有所长，又各有所偏。平乐郭氏正骨经其历代传人，尤其是四代传人郭聘三和五代传人郭灿若、高云峰，在其前代基础上，逐步发展成为独具特点的骨伤科学术流派。其特点是吸收了上述二派之长，即既重视辨证施治的内治法，又重视创伤局部治疗的手法、固定和用药。经过其六代传人郭维淮在其得天独厚的优越社会条件下，使这一学术特点又有了很大发展，对各部位的创伤骨折，都有了系统完善的治疗方法。

三、治本与治标兼顾

伤科病多由突如其来的暴力所致人体某部损伤，并由此而引起了一系列的全身反应。根据《内经》先病为本、后病为标的原旨，由创伤而致的骨折、脱位是其本，由此而派生出来的疾病为之标，故治疗应始终围绕创伤骨折、脱位这一根本进行。但在具体运用上应根据急则治其标，缓则治其本的原则，或先标后本，或标本兼施。例如脊椎骨折后，腹胀、二便不通，当先用通下祛瘀之法，使二便通利后，再行局部的垫枕、练功等治本的方法；反之，若二便已利，即可施行针对骨折的根本治疗。《素问·标本病传论》云："小大不利治其标，小大利治其本。"讲的就是这个道理。又如严重创伤骨折后，因疼痛或出血而致唇面无华、汗出、烦渴等虚脱征象者，当先用独参汤或生脉散和止痛类药，急救其脱，待病情缓解后，再行骨折的根本处理。以上是急则治标，有些当标本兼治。如有些复杂性骨折，既有出血等全身的急剧反应，又有损伤局部出血不止，治疗时应在救治全身反应的同时，力争尽快行局部的清创、止血和稳定骨折等，即标本兼治，这样可收事半功倍的效果。

总之，对骨伤疾病的治疗，应分轻重缓急，对影响生命安全的疾病应首先救治，即急则治标，然后再治疗骨伤本病，但在可能情况下应互相兼顾，有些情况下也必须标本兼顾，如既有出血的全身急剧反应，又有局部伤口的出血不止，必须在救治全身的同时，进行伤口的止血处理，否则全身的救治也难以奏效。至于临床具体应用时的孰先孰后，当根据实际情况审慎行之，不可一概而论。

第二节 内治法

骨伤科的内治法也是以八纲、脏腑、经络、卫气营血、三焦等辨证方法为依据，采用辨病与辨证相结合，根据损伤轻重、缓急，素质强弱，伤病新久，选用攻下、消散，或先攻后补，或攻补兼施，或消补并用等不同方法进行治疗的。

内治法，依病因不同，又分为创伤内治法、创伤并发症内治法两种，兹分述于后。

一、创伤内治法

创伤疾病虽为不内外因，但由于伤者年龄大小不同，素体强弱有异，可随七情内伤和六淫外侵而演变。

伤科虽也有内伤与外伤之别，但其内伤不同于内科的内伤。后者乃七情六欲所伤，致使脏腑气血失调；而伤科病则是由突如其来的暴力伤及人体，其演变是由外及内的，伤为其本，伤则络脉受损，血溢并留于皮肉腠理、脏腑之间而为瘀血，阻碍气机而引起血瘀气滞，故损伤一症"专从血论"。但有瘀血、亡血之分，瘀血当破，亡血当补。

伤科有三期辨证施治和按部位辨证施治两种辨证方法。平乐郭氏正骨擅于初、中、后三期辨证施治法，但也结合采用部位辨证。所谓三期辨证，实质是整体辨证。

三期辨证，即含有时间概念。一般初期指伤后两周以内，由于初损血瘀气滞，形气俱伤，肿痛兼作，瘀不去新不生，新不生则骨难长。治当"破"，即破血逐瘀，瘀去则新生，故也可叫祛瘀接骨期，或祛瘀生新期。

中期为伤后 3 ～ 6 周期间。瘀阻渐退，肿痛消减，伤症改善，但瘀去而未尽，气血通而不畅，故宜"和"。即调和气血，活血生新，濡养筋骨，也可叫活血接骨期。

后期，为损伤六周以后。肿痛已尽，久病体虚，筋骨未坚，故宜"补"，当以补养气血，滋补肝肾，坚骨壮筋为治，故也可叫补肾壮骨期。

三期辨证，无绝对的时间界限，主要是根据患者年龄、体质、损伤程度和临床症状为依据，或"破"或"和"，或"补"或"攻补兼施"，或"补而行之"，辨证施治。对此，《伤科补要·治伤法论》中有段精辟论述："夫跌打损伤，坠堕磕碰之症，专从血论。或有瘀血停积，或为亡血，然后施治，庶不有误。若皮不破而内损者，多有瘀血停滞，或积于脏腑者，宜攻利之。或皮开肉绽，亡血者，宜补而行之。更察其所伤上下、轻重、深浅之异，经络气血多少之殊，先逐其瘀，而后和营止痛，自无不效。"明确指出了损伤的内治为逐瘀活血，和营止痛，并要按病程先后，循序治疗。

（一）初期内治法

损伤之初，多为健康常人突遭暴力伤害，故多为瘀血实证。《素问·缪刺论》云："人有所坠堕，恶血留内，腹中胀满，不得前后，先饮利药"。这是损伤初期治宜攻破的最早记述。至明清时期的骨伤科专著都指出“损伤一症，专从血论”。故治疗重点在血，或为瘀血阻滞，或为出血过多而亡血。因气血互根，气为血帅，血为气母，气行则血行，气滞则血凝，故又当气血兼治。虽损伤初期多为瘀血阻滞，治宜攻破，但也要根据患者年龄、体质、损伤部位、轻重和临床表现等，辨证选用攻下逐瘀，利水逐瘀，凉血祛瘀，通窍祛瘀，行气消瘀，益气化瘀等法，不可一概而论。

1. 攻下逐瘀法

跌打损伤，脉络受损，离经之血，瘀留于肌肤腠理脏腑之间，阻滞气机，壅塞经道，变症多端，瘀不去则新不生。《素问·至真要大论》云：“留者攻之。”《素问·缪刺论》云：“人有所坠堕，恶血留内……先饮利药。”故损伤之初，瘀血停聚者，宜及时采用攻下逐瘀法，以攻逐瘀血。

攻下逐瘀法属于下法，是在活血祛瘀类药中，加用苦寒泻下类药，以加强攻逐瘀血的作用，此类药物功效峻猛，若辨证得当，使用合理，疗效常甚显著。但也因此类药力峻猛，对老年体弱者慎用。

逐瘀可以通便、退热、消肿止痛，适用于损伤早期，瘀血蓄积，肿痛严重，腹部胀满，大便秘结或不通，舌苔黄厚，脉数，体实等。

常用方剂有：①活血疏肝汤；②加味活血疏肝汤；③血肿解汤；④加味血肿解汤；⑤加味复元活血汤等。

本法①②⑤方，均用柴胡引逐瘀类药入肝，以疏肝通络；用行气攻下类药荡涤凝瘀败血从便而出。《医宗金鉴·正骨心法要旨》云：“凡跌打损伤坠堕之症，恶血留内，则不分何经，皆以肝为主。盖肝主血也，故败血凝滞，从其所属，必归于肝。其病多在胁肋小腹者，皆肝经之道路也。”以上三方之义与此正合，临证如髋部损伤、骨盆骨折、脊椎骨折、胸腹部挫伤等，症见腹胀如鼓，大便不通，舌红苔黄，脉弦数，或四肢创伤肿胀严重，腹胀便秘者，急投上药以攻逐实邪，疏通气机。大便通利，诸症皆减。若攻下而大便不通者，为气闭不通，当重用气药，如加广木香 10g，香附 15g，芒硝 30g，以行气软坚。

2. 利水逐瘀法

此法亦属下法范畴，是在活血逐瘀类药中，加入大剂量利水类药，以加强逐瘀消肿的功效。适用于伤后肢体严重肿胀，按之硬而顶指，甚则起大量水疱，寸口脉或趺阳脉触不清，甚或肢末发凉，乃瘀血停聚，气机受阻。应急投利水逐瘀剂，方用加味血肿解汤或四物苓前汤。

该病属于急症，采用大剂量逐瘀利水之药，乃急则治其标的方法。并须配合外敷药和其他救急措施，严密观察，以待转机。

3. 行气消瘀法

行气消瘀法也叫行气活血法，为内治法中常用的治疗方法。

该法属于消法，有消散的作用，即“结者散之”的治法。是在活血祛瘀类药中加入行气类药，以收理气活血，消肿止痛之功。凡血凝气滞，肿痛并见，或单疼不肿，如胸胁、腰部损伤，症见疼痛，呼吸咳引掣痛，转侧不利等，均可采用本法。常用方剂有：偏于活血化瘀，用复元活血汤；偏于行气，用行气饮加丹参15g，川芎10g，或加味柴胡疏肝散；行气活血并重的，用加味行气饮，或血府逐瘀汤。行气化瘀类药方，一般都较平和，若瘀滞重者，可配以攻下药；对体质虚弱或妊娠者，可宗王好古的“虚人不宜下者，宜四物汤加穿山甲”的主张用药。

4. 凉血祛瘀法

本法包括祛瘀解毒与清热凉血两法。是在活血祛瘀类药中加用清热凉血解毒类药，以清泄实热，解除毒邪，用以治疗瘀血化热而致的红肿热痛，或迫血妄行。

本法属于清法，是宗《素问·至真要大论》治热以寒，“热者寒之，温者清之”之意而立法。

（1）祛瘀解毒法：伤后邪毒外侵或热毒内攻，伤部肿胀鲜红，灼热或伤口感染，甚或全身发热，舌红苔黄，尿赤、脉数，乃瘀血化热，有溃脓之势，当用祛瘀解毒法。方用仙复汤或解毒饮加减，以清热解毒，活血化瘀。

（2）清热凉血法：创伤后脉络破损或瘀血化热，激扰营血而血热妄行。阳络伤则吐血、衄血，阴络伤则便血、溺血，舌质红绛，苔黄，脉弦数或细涩有力。

该法是用寒凉类药物，以达凉血止血目的，但血有寒凝温通之性，故常配用活血祛瘀类药物，以达凉而不滞，止血而不留瘀之功。出血较多时，尚须配以补气类药，以补气摄血，防气随血脱。

一般伤后出血，可用加减仙鹤草汤，如伤后咳血、吐血、尿血或头颅内伤血肿等。

对止血类药物，还可按归经和出血部位而选用相应的方药。如伤后吐血，可用加味四生饮或百合散；伤后溺血，可用加味小蓟饮；伤后便血，可用加味槐花散；伤后衄血，可用加味犀角地黄汤；伤后咳血，可用清肺凉血汤等。

5. 通窍祛瘀法

该法是用活血祛瘀、通窍安神类药物，用以治疗头颅损伤，神志不清，烦躁不安的救急方法。此乃瘀血停聚蒙蔽清窍，当急用通窍安神，活血祛瘀法治之。《医宗金鉴·正骨心法要旨》指出“昏迷不省人事，少时或明者”，即此症也。常用方剂有逐瘀护心散，或用加味通窍活血汤。若伴发热抽搐，躁动不安者，可用活血清心解痉汤以祛瘀清心，息风止痉。若不能口服者，可用鼻饲法，频频灌用。若颅脑损伤，头痛头晕，恶心呕吐，烦躁不眠或嗜睡，当祛瘀清肝，理气化痰，利湿宣窍，方用利湿清肝祛瘀汤。

6. 益气化瘀法

该法属于攻补兼施的治法。即用补气和祛瘀两类不同性质的药物，以收补而行之和攻补兼施的功效。以大剂补气类药为君，以补气摄血，扶正固本；佐以行气祛瘀药，使补而不腻，补不留瘀助邪。适用于创伤皮肉破损出血较多，或虽皮肉完整而内出血较多，或虽出血不多而年老体弱素体不健等。伤后出现面色苍白、烦躁、冷汗、脉细数而微或芤等，当用益气化瘀法，补而行之，方用加味独参汤，或参苏饮，浓煎频服。

若汗出四末厥冷，倦怠嗜睡，脉微欲绝，乃亡血及气，阳气欲脱，急投参附汤以回阳救逆。

若烦躁，口渴，脉细数，乃亡血津伤，当用益气生津的生脉饮，浓煎频服。或服用生脉口服液。

在服药的同时，应抓住时机，及时处理伤口和输血、输液等其他抢救措施的应用。

7. 根据损伤部位、程度、症状表现等辨证选方。

（1）胸胁损伤：咳嗽或咯血、呼吸掣痛，为瘀阻气滞胸胁，可服行气饮加桔梗、川贝母、三七、苏木、瓜蒌仁。若见胸胁满闷、呕吐、发热、大便秘结，为瘀血阻滞于上腹部，阳明腑气不通，宜用加味活血疏肝汤，加重芒硝、大黄用量，或用清上瘀血汤。若服药后大便通而腹胀不减者，乃阳明腑气通而不畅，当用理气药物，方用复元通气散，或加味桃红四物汤。

（2）骨盆或下腹部损伤：少腹胀痛，髂窝部青紫拒按，大便秘结，小便不利，舌苔黄厚，脉沉实有力，为瘀血阻滞于少腹，宜用消下破血汤，或加味活血疏肝汤，也可用加减少腹逐瘀汤。

（3）脊椎骨折，督脉受损：全腹胀满，二便不通，下肢或四肢不用，乃瘀血阻滞督脉经络，阳气不能通达。可服泽兰地龙汤，也可用加味活血疏肝汤；若大便数日不下，腹胀难忍，欲便不能，左下腹触有结块者，可服硝花木香汤以救其标；若服通利剂而不下者，当加重调气软坚药，如木香 10 ～ 15g，芒硝 20 ～ 30g。

（4）胸部损伤或肋骨骨折：出现血、气胸而呼吸极度困难，张口抬肩，痰声辘辘，咳吐痰血，乃瘀血停聚膈上，阻碍肺气宣降。可用葶苏贝覆汤，以活血化瘀，散结逐饮，宣降肺气，急救其标。服后可吐大量黏液性痰涎，下稀黑色黏沫便，症状多可缓解。病情较轻者可用归芍旋覆花汤或加减三香汤。

总之，初期多为实证，治多用攻逐剂，但此类药物多性猛力峻，要把握“大毒祛病，十祛其六”的原则，不可尽除。如攻下剂以大便通或稀便数次为度，以免攻伐过度，而伤正气。

（二）中期内治法

中期是个过渡时期，一般是指损伤 3 ～ 6 周。损伤经过初期治疗，可有一个较长的中间期。其特点是损伤经过初期治疗后，肿痛减而未尽，瘀血尚有残余，若继用攻破则恐伤正气，故应及时改用中期的各种治法。

中期内治法，是在“八法”中“和”法的基础上发展起来的，和法常用的有通经活络法、疏肝和胃法、理气止痛法、调气活血法、活血接骨法等。和法用以达到调和气血，通经活络，祛瘀生新，接骨续筋等目的。

1. 通经活络法

损伤经初期治疗，肿胀疼痛减轻，而局部呈现青黄色瘀斑，乃瘀血流滞于筋肉腠理之间，气血瘀滞，经络不畅，或虽为初伤，损伤较轻，肿痛不甚者，可用通经活络法。方用活血灵汤加减，上肢加羌活、桂枝；下肢加牛膝、独活；胸胁加青皮、桔梗；腰部加地龙、小茴香，或用通络舒筋汤。

2. 调气活血法

本法适用于创伤经过初期通下祛瘀治疗后，大便虽通而尚有腹胀，瘀滞减而肿痛未尽，当调和气血，消肿止痛。方用活血通气散，或调中和血汤，也可用和营通气散。

3. 疏肝和胃法

损伤经初期治疗后，胁肋满闷，腹胀，纳呆，或初伤胸胁满闷，呼吸引痛，此乃气滞血瘀，肝失条达而影响脾胃运化，当疏肝和胃、理气活血。方用加味柴胡疏肝散，或用加味橘术四物汤。

4. 理气止痛法

腰骶或胸胁闪扭，隐隐作痛，呼吸和咳嗽掣引痛增，俗称岔气。此乃创伤激扰气机，壅而不畅，当用理气止痛法。方用复元通气散，或补肾止痛散。

5. 活血接骨法

损伤经初期治疗，骨折已经复位、固定，肿痛消减，但瘀血尚未尽除，瘀不去则新不生，新不生则骨难愈，故当采用活血接骨法。本法是接骨续筋类药，佐以活血祛瘀药，以达去瘀生新、接骨续筋目的。常用方药有三七接骨丸、内服接骨丹、参龙接骨丸、土元接骨丸等。兼有疼痛者，配用养血止痛丸（筋骨痛消丸），也可服用活血接骨续筋汤，或新伤续断汤。

6. 根据病情选用方药

若儿童伤后夜梦惊悸，乃败血流滞，肝木受扰，可用龙胆泻肝汤；老人伤后，闭目即信口平日往事，有似谵语，口苦苔黄，乃瘀血不尽，扰动肝木，可服用黄伏辰砂汤，或小柴胡汤加金箔、朱砂。

若损伤之初出血较多，或瘀血发热，或瘀血经攻破治疗后，出现肉筋惕，或筋肉拘挛作痛，乃阴血不足，血不荣筋，筋失濡养，可服圣愈汤以养血濡筋。

（三）后期内治法

后期是指受伤6周以后，由于久病卧床，病久多虚，虚则影响骨折愈合，又因骨折较长时间固定而限制活动，也必将影响气血的通畅，从而出现肢体虚肿，关节活动不利等一系列的并发症，虽症状表现于局部，但源于整体。虽素体不同，损伤轻重有别，但多为气血亏损，营卫失调，且六淫七情多常乘虚入侵，使病情趋于复杂。虽后期因伤重、日久、元气耗损，或攻伐失当损伤正气多见虚证，也有因病久不愈，六淫外侵，情志内伤而出现邪实者，故当辨之，或补，或攻，或补正与祛邪兼施；然虚是其本，虚则补之，但要兼顾，以免补而留邪。

补类药品，性多滋腻，同时要注意照顾脾胃，否则脾胃运化失司，则任何补剂也难以奏效，故应在补剂中佐以健脾活胃类药，以使补而不腻。若正气未虚，邪气尚盛时，应以去邪为主，兼顾正气，以防补而助邪。创伤后期常用的补法有：气血双补法、补中益气法、益气滋肾养血通经法、补肾壮骨法、固肾涩精法、温经通络法等，可根据病情辨证选用。

1. 气血双补法

该法适用于伤情较重，卧床日久，或亡血，虽经较长时期调治，仍有神疲、乏力、面色无华等各种气血亏损，筋骨痿弱等症，可用气血双补法。常用方剂有八珍汤、十全大补汤加川续断、骨碎补、陈皮、砂仁，或加味当归补血汤。

2. 补中益气法

该法适用于病程较长，卧床日久，正气耗损，脾胃虚弱，懒言少食，肢体虚肿，按之陷指，骨折愈合迟缓，乃中气虚弱，运化失司，当用补中益气、健脾和胃治之。方用加味补中益气汤。即补中益气汤加川续断、骨碎补、砂仁。上肢加桂枝，下肢加桑寄生、川牛膝。

3. 益气滋肾养血通经法

该法适用于脊柱骨折并督脉受损。肢体瘫痪后期，全身一般情况好者，可采用本法治疗。

“形不足者，温之以气；精不足者，补之以味”。即形不足者，宜用甘温味薄气厚之人参、黄芪等补气类药物，以补气养形；精不足，即肾精不足，肾精亏损，不但可用熟地黄、枸杞子、山茱萸之类味厚滋补之品，还可用血肉有情之品如龟甲、鹿角胶、鹿茸等，以补精充髓。常用方剂有加减鹿茸散，即硬瘫者加全蝎、僵蚕、蜈蚣；或补阳还五汤加何首乌、枸杞子或黄芪桂枝五物汤加何首乌、枸杞子、土鳖虫、川续断、骨碎补、五加皮。小便稠黄者，加萆薢、金钱草、栀子、木通；小便不禁者，加益智仁、桑螵蛸、乌药；大便秘结者，加火麻仁、肉苁蓉。

4. 补肾壮骨法

该法适用于骨折时间较长，虽骨折对位对线都好，全身一般情况也可，唯骨折愈合迟缓（超过 3 个月），或久不愈合。此乃肾精亏损，髓不养骨，可在有效固定情况下，服用补肾壮骨剂，方用特制接骨丸。

5. 固肾涩精法

该法适用于损伤日久，全身一般情况可，唯夜梦遗精，患肢皮肤干涩，手或足皮肤粗糙，甚或出现白色裂痕，或虚肿陷指，骨折愈合迟缓。此乃肾虚精关不固，可用固肾涩精法。方用金锁固精丸、锁阳固精丸，或知柏地黄丸加锁阳、龙骨、牡蛎、川续断、骨碎补。

6. 温经通络法

该法适用于损伤日久，骨折虽愈，但筋肉僵凝、疼痛，关节活动不利，遇寒则痛增。此乃病久体虚，腠理不固，风寒入侵，血脉痹阻不宜，当用温经通络法，方用独活寄生汤或养血止痛丸（筋骨痛消丸），或可服身痛逐瘀汤加麻黄、桂枝，或大、小活络丹等。

二、创伤并发症内治法

创伤并发症主要有伤后瘀血化热成脓、神经血管损伤和气随血脱等，其内治法也因其病因、病状不同，治法各异，且多需内治与外治并举，并与其他疗法配合使用。又须根据不同病症、体质强弱、病程长短、寒热虚实，辨证施治。病发之初，红肿热痛者，宜清消而散之；脓成未溃者，则应托里透脓，排除邪毒；脓肿溃破，毒已外泄，当托里排脓，扶正祛邪。总之，不外“寒者热之”“热者寒之”“虚者补之”“损者益之”“留者攻之”“结者散之”，寒邪顽痰结聚者，温通逐破之。常用方法有：

1. 清热消散法

该法包括八法的清法和消法，是用清热和消散类药物，使疾病消散于早期，为最理想的治疗方法。以清除热毒为主，辅以祛瘀凉血法。适用于热毒郁积，或瘀血化热，或破伤感染，外邪及内，热毒内攻，腐肉，蚀骨，灼髓，而见局部红肿热痛，发热口渴，舌红苔黄，脉数等，当用清热解毒法，清除热邪，祛散火毒。常用方剂有五味消毒饮，或仙方活命饮。前方功专清热解毒，后者兼活血消散。若大便秘结者，可加大黄、芒硝以荡涤实热；若为外伤引起者，可加牡丹皮、丹参等活血凉血药；若见高热、烦渴、舌绛、脉洪数，可加生石膏、生地、玄参、牡丹皮以防热毒攻心；若高热神昏、谵语，乃热毒内陷，当用清营凉血药，方用加减清营汤，或加服安宫牛黄丸、紫雪丹等。若骨髓炎时日较久，不热，唯肿胀较甚，可在清热解毒基础上，重用利水药，可用骨炎汤加减。

2. 托理解毒法

该法也叫内托解毒法。是用补气血药佐以清热解毒药，以达扶正祛邪，托毒外出目的，以防邪毒内陷，为补消兼施的治法。本法适用于创伤感染，疮疡时日较久，邪盛正虚，疮形平坦，漫肿不消，难腐难溃破，正虚无力托毒外出者。《外科精义·托里法》云：“脓未成者使脓早成，脓已溃者使新肉早生；气血虚者托里补之，阴阳不和托里调之。”临证又分托里透脓法和托毒外出法。

（1）托里透脓法：适用于正气不振，邪气盛，漫肿不热或微热，疮难腐难溃，或肿而难溃者。本法不宜应用过早，若正邪俱盛，正邪相搏，寒热、红肿尚存，不宜用，以防助邪内陷。常用方剂有托里透脓汤、代刀散、透脓散。该三方适用于痈疽已成未溃而正气不足者；若疮疡日久，不肿不溃，神疲肢冷，脉沉微弱，舌淡苔白，小便清长，可用《医宗金鉴》神功内托散以温补气血，托里透脓。

（2）托里排毒法：本法为利用大补气血类药，托毒外出的治法，适于痈疽已溃，正气虚弱，毒邪尚盛，坚肿不消，正气无力托毒外出，或溃后浓液稀少，神疲，身热，面色无华，脉数而弱，可用《医宗金鉴》托里消毒饮。该方为十全大补汤去阴腻之熟地黄、燥热之肉桂，加金银花、白芷、桔梗、皂刺，透毒外出，共奏托里排毒之功。

3. 温补气血法

该法是用滋补类药，扶助正气，祛邪生新，促使疾病痊愈，即《内经》“虚者补之”的治法。

本法适用于创伤感染痈疽后期，脓毒外排邪势已去，正气虚弱，脓水稀薄，疮口不敛；或骨感染行病灶清除术后，邪毒锐减，元气亦伤，神疲乏力；或神经血管损伤，肢体麻木、痿软无力者；或用于气血虚弱等症。临证应用时，可视疾病性质、病程长短、体质强弱，选用补益气血法，益气养阴法，滋补肝肾法，培补脾胃法。

（1）补益气血法：本法是利用补气类药物治疗痈疽日久，气血亏损，神疲无力，形体瘦弱，舌淡苔白，脉沉细无力病证。常用方剂有人参养荣汤、十全大补汤，可酌情加薏苡仁、蒲公英、金银花等。

（2）益气养阴法：本法是利用益气生津类药物，治疗痈疽日久，热邪久留，耗津伤液，潮热盗汗，口干不渴，或渴而不能饮，舌淡红无苔，脉细数无力等虚热病证。常用方剂有加味生脉饮，或圣愈汤、左归饮，可酌情加蒲公英、金银花、薏苡仁等。

（3）滋补肝肾法：是利用补肝肾类药物，治疗骨病日久，或手术、化疗、放疗后，正虚不振，肝肾亏损，倦怠、体弱、腰膝酸软、畏寒肢冷等症，用以扶助正气，鼓动肾阳，以扶正抗邪，可用益气补肾汤，或加味金匮肾气丸（汤）。

（4）培补脾胃法：是利用健脾益气活胃类药，治疗痈疽日久，或骨病手术后，久卧病床，或行化疗、放疗等引起懒言、少食，脾运失司，胃纳不振，当用培补脾胃法，以增强脾胃运化功能，扶助正气增加抗邪能力，以利病情转归。可用四君子汤、香砂六君子汤、补中益气汤、加味归脾汤、加味理中汤等。

总之，骨伤并发症内治，初期宜“消散”，中期宜“托理”，后期宜“温补”。

第三节　外治法

外治法，是对创伤及其并发症进行局部治疗的方法。外治法在伤科治疗中占有很重要的位置。外治方法很多，有药物、手法、固定、牵引、手术和功能疗法等，均属外治法范畴。本节所论述的是药物的外治法。

伤科外用药物，是指应用于伤科疾病局部的药物，是与内服药物相对而言。早在秦汉时期就有应用敷贴治伤的记述。《神农本草经》《五十二病方》中也早有记述。1931年出土的《居延汉简》中就记述了汉代军医以膏药为主治疗各种损伤的方药。《仙授理伤续断秘方》较全面地记述了洗、贴、糁、揩等治疗骨关节损伤的外用方药、方法。《太平圣惠方》《圣济总录》较系统全面介绍了敷贴的方药。《医宗金鉴·正骨心法要旨》《伤科补要》等都收藏了不少外用方药。特别是吴师机的《理瀹骈文·续增略言》中，除系统总结了敷、熨、熏、浸、洗、擦、坐、嚏、刮痧、火罐、推拿、按摩等以外，还扩大了膏药敷贴的治疗范围。吴师机还根据自己的经验，在《理瀹骈文·略言》中提出："凡病多从外入，故医有外治法。经文内取、外取并列，未尝教人专用内治也。"又"外治之理，即内治之理，外治之药亦即内治之药，所异者法耳"的观点，颇为后世伤科学者所推崇。

平乐郭氏正骨，经过长期的实践总结，广泛应用敷贴、熏、洗、熨、擦、揉、涂、抹等外用药物治疗，且取得了显著的治疗效果。

骨伤科外用药物相当丰富，按其剂型不同，主要有以下四大类。

一、外治药物分类

（一）敷贴类药物

敷贴类药物是将药物直接涂敷或贴在损伤或病变局部，使药力直接作用于损伤或病变局部的治疗方法。吴师机概括其作用为"拔"和"截"，即病结聚者，拔之而出，使无深入内陷之虑；病邪所经者，截之而断，使无妄行传变之患。常用的有药膏、膏药和散剂三种。

1. 药膏

药膏又称敷药，或软膏。

（1）配制方法：将药碾成细粉，然后选用饴糖、蜂蜜、芝麻油或凡士林等调匀成糊状备用。用饴糖调配者，热天易发酵变质，故一次不宜调制太多。饴糖与药物之比，一般为三比一。也有用酒、醋、鲜草药汁、鸡蛋清调配的，因易挥发，需临用时配制。用饴糖和鸡蛋清调配者，干涸后还有固定和保护伤处的作用。

用于疮面的药膏，是用药物与油类熬炼或拌匀制成油膏，除药效作用外，还有柔软滋润，保护创面肉芽组织的作用。

（2）用法与注意事项：药膏一般为用时将其均匀地摊在棉垫或牛皮纸上，四周留边以免污染衣物，或将药膏直接涂敷患处，外以棉垫或2～4层纱布垫覆盖或衬包。

药膏的更换，古有"春三、夏二、秋三、冬四"之说。一般应根据病情需要，气候冷热，2～4天更换一次。新伤宜勤换，陈伤可酌情延长。生肌拔毒类药物的应用，应根据创面脓液多少决定，脓多应勤换，以免脓液浸渍皮肤。用鲜草药汁、酒、醋等易挥发类辅剂调配者，应勤换，一般干涸即应更换。

若个别患者对敷药及药膏产生过敏，而出现丘疹、瘙痒、水疱者，应及时停用，以淡盐水洗去药膏，撒以三妙散或青黛膏，必要时可给以脱敏药物。

用饴糖、蜂蜜、鸡蛋清调配的药膏，干涸后有一定固定作用，但摊涂时应均匀、敷贴适体，以免压迫不适和擦伤皮肤。

（3）药膏的种类：药膏种类很多，依其性能有祛瘀消肿止痛类，活血接骨续筋类，清热凉血解毒类，温经通络、散寒、祛风除湿类，拔毒生肌类等。临证可根据病情辨证选用。

2. 膏药

膏药古称薄贴，是中医药学外用药物中的一种特有类型。《肘后备急方》中就有关于膏药治法的记载，唐以后就广泛应用于临床各科，在骨伤科的应用也很广泛。膏药，《理瀹骈文·略言》中说："膏刚也，药目也。""有但用膏而不必药者，有膏与药兼用者，合之两全，分之而各妙"。可见，膏与药实为两种，现统称为膏药。

（1）膏药的配制：是将原药浸于植物油中（多用芝麻油），通过加热熬炼，待药黑枯后捞出，过滤后将油继续熬炼至滴水成珠后，再加入炒制后的黄丹，继续搅拌均匀，使丹变黑，即可收膏入水浸泡，揉和成团，置于阴凉或地窖处，以去火毒备用。膏药中，油与丹之比，一般是根据气候不同而增减，以往每斤（500g）油是按"秋七、夏八、冬四两"（16两）计量。其软硬度以富有黏性，烊化后能黏固于患处，贴之即粘，揭之则落者为佳。膏药的摊制，是将已熬成的膏药，置于小锅中用文火加热烊化后，对具有挥发不耐高热的药物（乳香、没药、樟脑、冰片、丁香、肉桂等），应先研为细粉，加入搅匀，再摊于棉布或牛皮纸上面，制成膏药备用，摊制应留边，以免污染衣物。对一些贵重、芳香开窍类药物（麝香、牛黄、珍珠、展筋丹等，或其他需特殊增加的药物），可在临用时撒在膏药上。

（2）膏药的运用和注意事项：用时将摊好的膏药烘烤变软后揭开，需另加药者可即撒于膏药上，即时贴于患处。若患部毫毛较多最好去除，以免揭取时粘着疼痛。若贴膏药处出现皮疹发痒（尤其夏季），应揭下，擦以酒精或撒以二妙散，待疹消后再贴或停用；对新鲜创伤有皮肤破损者不能用；因膏药内含有铅丹，需拍X线片时要揭去，并用松节油擦净后再拍，以免影响片子的清晰度而妨碍诊断。

（3）膏药的种类：膏药的种类很多，按其治疗性能分，有以治疗创伤为主的接骨止痛膏、活血止痛膏；有以治疗伤科杂症为主的狗皮膏、伤湿止痛膏、麝香虎骨膏等；有用于陈伤气血凝滞，筋膜粘连的化坚膏；用于治疗溃疡为主的太乙膏、密陀僧膏等。但一般膏药多由复方组成，故其治疗多非单一用途，如接骨止痛膏、活血止痛膏，既可用于创伤，也可用于伤科杂症。

3. 散药

散药又称掺药，是将原药碾成极细的粉末类药物。

（1）散药的制法：散药根据其用途，对制作细度也有不同要求。如用作吹鼻取嚏和伤部水疱等的散药，只要制成细粉即可；若用于肉芽创面或点眼用的散药，需研成极细粉，甚之需水飞制作方可。制成后收贮瓶内备用。

（2）用法和注意事项：散药根据需要可直接撒于疮面，或撒于膏药上烘热后贴于患处。散剂用于肉芽创面者，只需弹撒微薄少许，有"上药如撒尘"之说；对于白降丹等专主腐蚀类药物，只能用于腐肉坏死组织，绝不能用作正常肉芽组织；凡有脓液的疮面，应先清洁脓液后再撒散药；对止血类散药，应先擦去渗血，随即撒上药粉，并以敷料加压包扎为宜。

（3）散药的种类：散药种类很多，按其性能分，有止血收口类、拔毒祛腐类、生肌长肉类、渗湿解毒类等。临证可根据病情辨证选用。

（二）涂擦类药

涂擦药始见于《内经》，如《素问·血气形志》云："经络不通，病生于不仁，治之于按摩醪药。"醪药是用来配合按摩而涂擦的药酒。涂擦药可直接涂擦于患处，或在施行理筋手法时配合应用。常用的涂擦类药，有酒剂、水剂和油剂，分别予以介绍。

1. 酒剂

酒剂即外用的药酒或药水。

（1）制法：是以药与高度白酒和优质醋浸泡而成，一般酒醋之比为 8∶2，也可单用酒精浸泡。一周内每日需搅拌或摇混振荡一次，此后每周一次。浸泡 3 ～ 4 周后，滤渣收贮备用。

（2）用法与注意事项：一般是直接涂擦于患部，或涂擦后加以手法按摩活筋，皮肤有破损者不宜应用。

（3）外用药酒种类很多，根据其性能可分为活血止痛类、活血接骨类、舒筋活络类、追风祛寒类等，临证可根据病情辨证选用。

2. 水剂

水剂即外用的药水。

（1）制法：先将药加水煎熬两遍滤渣后，再煎，然后加入适量防腐剂，收贮备用。因水剂易腐败变质，不宜久贮。

（2）用法与注意事项：一般是直接涂擦患处，皮肤有破损者不宜用。

（3）外用水剂种类很多，根据其性能可分为清热解毒类、活血消肿止痛类、舒筋活络类、温经祛寒类等，临证可根据病情辨证选用。

3. 油膏与油剂

油膏和油剂是两种不同的外用药物剂型。

（1）制法：油膏是用芝麻油将药物熬炼黑枯捞出过滤后，加入黄蜡收膏备用。油剂是用芝麻油将药物熬炼黑枯后，去渣过滤收贮备用，或将药物依法提取、精炼，收贮备用。

（2）用法与注意事项：可直接涂擦于患处，也可配合手法按摩运用，既可发挥药物效用，又有润滑作用。也可由患者自己在患处涂擦做自我按摩用，但有皮肤破损者不宜应用。

（3）伤科油膏，油剂类药物种类很多，按其性能可分为活血散瘀类、拔毒生肌类、温经通络类、舒筋活络类等，临证可根据病情选用。

（三）熏洗湿敷法

该法有热敷熏洗法和湿敷冲洗法等方法。

1. 热敷熏洗法

早在唐代《仙授理伤续断秘方》中就有记述，古称淋拓、淋渫、淋洗与淋浴。清代《医宗金鉴·正骨心法要旨》对本法非常推崇，创制了不少有效方剂，至今还在临床上广泛运用。

（1）用法与注意事项：这是将药物置锅或盆中加火浸泡煮沸后，直接熏洗患处的方法，即先用热气熏蒸患处，待水温稍降后，再用药水浸洗患处。冬季可在患肢加盖棉被，以保持温度。每日熏洗两次，每次半小时至1小时。多用于四肢损伤后期关节僵硬，或并发风寒湿邪侵袭。皮肤有破损者不宜应用。

（2）热敷熏洗类药，按其性能有活血舒筋类、通经活络疏利关节类、温经活血祛风散寒类等，临证可根据病情辨证选用。

2. 湿敷冲洗法

古称溻渍、洗伤。《外科精义》中有“其在四肢者，溻渍之；其在腰背者，淋射之；其在下部者，浴渍之”的记载，至今不但仍广泛用于伤科临床，且广泛流传而成为民间的自疗方法。

（1）用法：是用纱布蘸药水洗或湿敷患处。现多把药物制成水溶液，用于新鲜伤口的冲洗和某种有效药物溶液，也用作慢性疮面的冲洗和慢性窦道的灌洗或用作连续滴注冲洗。

（2）湿敷冲洗类药，依其性能有活血通经类、舒筋活络类、清热解毒类等，临床可根据病情辨证选用。

（四）热熨类药

热熨是热疗的方法。《普济方·折伤门》中就有“凡伤折者，有轻重浅深久新之异，治法亦有服食、淋熨贴熠之殊”的记载。热熨法适用于腰脊躯干部不易外洗的伤病。其方法很多，主要有下列数种。

1. 坎离砂

坎离砂又称风寒砂，适用于风寒湿痹或陈伤夹风寒湿者。

（1）制法：是用铁砂加热后与醋水煎成的药汁经搅拌后制成。

（2）用法：将已制成的铁砂，加醋少许拌匀后装入布袋扎口，待数分钟后，自然发热，直接热熨于患处。

2. 熨药

熨药俗称熥药，是根据病情选用相应药物，装入布袋扎好袋口放入蒸锅中，蒸汽加热后，熨于患处。有通经活络、舒筋止痛作用，适用于各种风寒湿痹疼痛。

3. 其他

民间尚有流传不少热熨治疗方法，如用粗盐、黄砂、吴茱萸炒热后装入布袋热熨患处，还有用米糠、麸皮、葱、姜、醋炒麸子等，装入布袋热熨。以上这些方法简便有效，适于各种风寒湿筋骨痹痛、腹痛、尿潴留等。

二、创伤药物外治法

骨伤科的药物外治法和内治法一样被历代伤科学家所重视，且有不少精辟论述和有效方剂。平乐郭氏正骨经过其历代传人的实践，对骨伤科的药物外治法，积累了丰富的经验，把药物外治法也概括为初、中、后三期辨证用药原则，提出损伤初期，瘀血阻滞，肿胀疼痛，治之以“消”，即散瘀消肿止疼；中期瘀血，泛注消而未尽，肿减而未除，治之宜“散”，即活血散结，散瘀和营；后期骨愈未坚，筋肉消瘦，关节僵凝，治之宜“温”，即温经利节。所谓初、中、后三期，也和内治法一样，既寓有时间概念，又不唯时间，而主要是依据临床症状为辨证根据。

1. 初期

伤病初起，瘀血阻滞，肿胀疼痛。此期邪实正盛，不宜用热汤淋洗，因创伤脉络受损，血离经道外溢而瘀滞，热可助血行而增加肿胀。亦不宜冷水淋洗，因血遇冷则凝，恐冷热相搏，寒凝经络而留瘀遗患。

一般损伤初期肿胀疼痛者，宜外敷文蛤膏，或用黄半膏、地龙膏、祛瘀消肿膏、消瘀止痛膏、消肿膏、消肿化瘀膏等；若肿胀严重起水疱者，可抽吸或穿破水疱后，外敷三妙散或平乐外用接骨丹；若肿痛发红，焮热灼手，有瘀血化热之势，当用清热解毒的金黄散或四黄膏；若肿甚僵硬，趺阳或寸口脉搏不清，即有骨筋膜室综合征之虞者，可用芷黄速效消肿膏醋调外敷，干则即换，直至硬度变软，肿胀减轻；若皮肤破损、污染，可用公英荆防煎或黄柏黄芩液冲洗；对皮肤表浅破损渗血者，冲洗去污后，可撒敷桃花散、云南白药、花蕊石散、如圣金刀散、金枪铁扇散等加压后包扎；若为骨折肿势已减，正复后可用外用接骨丹，鸡蛋清调敷后固定；若为惊纹性骨折，可外贴接骨止痛膏；若为筋伤可按摩展筋丹或涂擦展筋酊、外贴活血止痛膏；若为关节脱位整复后可外贴活血止痛膏。

2. 中期

损伤中期瘀血泛注去而未尽，肿胀消而未除，局部筋肉僵凝，瘀斑青黄尚存，动则仍痛，功能障碍仍明显者，可用展筋丹按摩或涂擦展筋酊；醋调消肿活血散外敷；或以苏木煎温洗，以散未尽之瘀血，疏经络而止疼痛。

3. 后期

病程日久，骨折已愈，唯筋肉消瘦，气血停滞，关节僵凝，或夹风寒湿邪侵袭，外治当温经活血，通经利节，舒筋活络，或温阳散寒，祛风除湿。

若为筋肉损伤日久不愈，气血郁滞，筋肉僵凝、挛缩，仍可按摩展筋丹或以展筋酊涂擦，并外洗温经活血、舒筋利节之苏木煎或活血伸筋汤；若为骨折愈合，筋肉消瘦，关节僵凝，除按摩展筋丹或涂擦展筋酊外，可外洗温经活络、舒筋利节之舒筋活血散、透骨草煎等。

若损伤严重，卧床日久活动不便，可用红花樟脑酒，定时于骶尾等处按摩以预防褥疮；若损伤日久，夹风寒湿邪侵袭，肢节麻木、困疼，遇风寒加重者，可用温经通络的海桐皮汤熏洗，或用温经活血、祛寒的温经活血酒热敷，或用葱姜醋炒麸子热敷，或用坎离砂热熨，也可用醋调四生散外敷，或可外贴万灵膏。若损伤皮肉破损，疮口红肿，僵硬不消，可用洪宝丹热茶调敷；若伤口久不愈合，脓液较多、肉芽紫红，为有热毒，可用清热敛疮之生肌散（《张氏医通》方）；伤口肉芽新鲜、脓液不多可撒生肌长皮散、珍珠粉，外敷生肌玉红膏；若伤口腐肉不去，可撒去腐拔毒的七三丹、八二丹，或用红升丹、白降丹等。红升丹、白降丹药性峻猛，特别是白降丹专主腐蚀，只可短时用于腐肉不去，绝不能用于正常肉芽组织，且常加熟石膏调配成九一丹等应用，以减轻其腐蚀性。

三、创伤并发症外治法

常用的药物外治法，有清热解毒法、拔毒生肌法等，临证依据病情辨证选用。

1. 清热解毒法

该法是利用苦寒清热类药物，即“热者寒之”的治法。适用于附骨疽，肿痛发红、焮热灼手，乃热毒壅聚，外治当用清热解毒类药物。常用的有如意金黄膏、四黄膏、速效消肿膏，或活血解毒、祛逐水湿的骨炎膏等。

2. 拔毒生肌法

该法是用拔毒祛腐、清热解毒、生肌敛口类药外敷或外撒或洗。或以药捻、药绽插入窦道等，以治疗附骨疽、流注、流痰等溃疡久不愈合者，临床可根据伤口情况选用。若疮面脓液不多，肉芽新鲜，或撒生肌长皮散，并以生肌玉红膏纱布覆盖；若疮面脓液较多，肉芽暗褐，为有热毒蕴郁，可用三黄公英煎冲洗疮面后，撒以生肌散、拔毒生肌散，或外敷骨炎膏。若溃疡久不愈合，形成窦道，内有死骨胬肉突出于窦道口，脓出不畅者，可用三品一条枪等药绽、药捻插入窦道，外敷骨炎膏。若死骨已去，疮口不愈，脓少而清稀，可撒生肌长皮散，外敷橡皮膏，或蜂蜜、白糖纱布以增加局部营养，生肌长肉。

第四节 常用骨伤方药临床应用

平乐正骨方药临床应用220余年，治愈了数以万计的骨伤科及杂症患者，深受患者信任。洛阳正骨方药包括丸、散、膏、丹等不同剂型药物，有内服、外用给药途径。建院以来又通过一定数量的病例观察和药理学研究，证实其疗效确切，为临床用药提供了科学依据。其中“筋骨痛消丸”按照《药品注册管理办法》进行研究，成为国家注册药品。

1. 平乐内服接骨丹

平乐内服接骨丹由三七、土鳖虫、自然铜、乳香等7味药物组成，共为细末，装胶囊备用。功能活血通络，接骨续筋。主治各种筋伤、骨折等。临床与实验研究结果表明：该药能促使骨缺损愈合，能促进骨原生细胞繁殖，使成骨细胞机能活跃，使细胞内DNA合成加速，碱性磷酸酶增多和活性增强，糖原合成和利用迅速，胶原结合钙盐产生新生骨质块，从而促进了骨折的愈合。

2. 平乐展筋丹

平乐展筋丹由人参、珍珠、琥珀、血竭等11味药物组成。共为细末，石瓶收贮备用。功能活血化瘀、祛风散结、补益气血、舒筋止痛、通利关节。主治伤后肢体肿痛、关节僵直、活动不灵、风湿痹痛等证。

3. 活血接骨止痛膏

活血接骨止痛膏是洛阳平乐正骨的传统外用膏药，具有活血祛瘀，消肿止痛，祛风除湿功效，用于骨折、跌打损伤、劳损性腰腿疼等。实验研究表明：活血接骨止痛膏对热辐射引起的疼痛有明显的抑制作用，对蛋清性大白鼠足跖肿胀和二甲苯所致小白鼠耳肿胀均有明显的消肿作用，对小白鼠皮肤毛细血管通透性的增加有明显抑制作用。

4. 舒筋活血祛痛膏

舒筋活血祛痛膏是对洛阳平乐正骨传统膏药——活血接骨止痛膏的改良剂型，橡胶膏剂。活血接骨止痛膏临床应用220余年，对跌打损伤、劳损性腰腿痛有独特疗效。为了使其使用方便，综合应用演变过程中所用的中药，加大活血成分，去掉一些稀缺贵重药物，经过部分药物提取，制成橡胶膏剂。通过药理学实验和临床观察，舒筋活血祛痛膏保持了原剂型的疗效，且毒副作用小。实验研究表明：舒筋活血祛痛膏对醋酸引起的小鼠腹部疼痛、热刺激引起的小鼠尾部疼痛均有明显的抑制作用。对二甲苯致炎引起的耳肿胀、腹部毛细血管通透性增加有明显的抑制作用。在止痛方面优于原剂型。

5. 筋骨痛消丸

筋骨痛消丸由丹参、鸡血藤、香附、桂枝、白芍等药物组成，具有活血行气、温经通络、消肿止痛作用，用于增生性关节炎等病症。具有抗炎、镇痛、化瘀作用。

6. 筋骨痛消颗粒

筋骨痛消颗粒为筋骨痛消丸的改良剂型，由丹参、鸡血藤、香附、桂枝、白芍等药物组成，具有活血行气、温经通络、消肿止痛作用，用于增生性关节炎等病症。为了服用方便并拓展应用范围，改良为颗粒剂。研究表明：筋骨痛消颗粒有显著的抗炎、镇痛、活血化瘀及抗软组织损伤作用，可显著加快皮肤瘀斑的消散与好转，显著改善伤肢肿胀程度，减轻肌肉组织瘀血、肿胀及炎细胞浸润，为增加治疗软组织损伤适应证提供了依据。

7. 活血疏肝汤

活血疏肝汤是平乐正骨治疗跌打损伤早期“攻下逐瘀法”的代表方。临床应用40余年，疗效显著。实验研究表明：活血疏肝汤能够显著降低小鼠腹腔注射醋酸引起的扭体反应次数，明显提高小鼠热板法的痛阈值，能够显著减轻耳肿胀、足跖肿胀，抑制醋酸引起的小鼠腹腔毛细血管通透性增加。

8. 活血灵

活血灵是平乐正骨治疗损伤早期瘀血证的代表方剂，具有明显的活血化瘀作用，临床疗效显著。实验研究表明：活血灵能够显著降低体内D二聚体含量，对损伤后深静脉血栓有显著的预防作用，对血肿机化、骨细胞再生有明显的促进作用。

9. 解毒饮

解毒饮由当归、赤芍、野菊花、柴胡、黄芩、蒲公英等组成，是平乐正骨损伤早期治疗瘀血化热证的代表方剂，具有明显的活血消肿、清热解毒的功效。临床上常与活血灵合用，对于损伤后局部肿胀明显、热痛，或开放性损伤感染化脓者，效果良好。

10. 加味益气丸

此药是平乐正骨用于治疗伤后气血虚弱，中气不足，或损伤后期患肢虚肿，关节疼痛不利的代表方剂。由补中益气汤加川续断、骨碎补等组成。临床上常与筋骨痛消丸合用，以增强其益气活血、补肝肾之效果，对骨迟延愈合有良好的治疗作用。

（张茂、杜志谦、张虹、郭珈宜等）

第七章　检查方法

正确诊断是合理治疗的基础，而正确诊断又来源于详细的临床检查。骨伤科经过历代医家的长期实践，在检查和诊断上积累了丰富的宝贵经验，并有不少精辟的论述，如《伤科汇纂·辨生死论》和《伤科补要》的十问歌等至今仍有重要参考价值。

创伤和其他疾病一样，必须做全面检查，以免遗漏重要体征，才能做出正确的诊断，从而为正确治疗打下基础。但损伤肢体局部的检查尤为重要，因严重的局部损伤，往往又是全身反应的基础。故在重视全面检查的同时，尤应注意损伤部位的仔细检查，以便综合分析，正确诊断。检查应注意下述事项：

1. 创伤和其他疾病一样，首先要有整体观念。人是有机的整体，肢体的局部损伤必然要影响全身，切不可只注意局部的明显损伤，而忽略了全身的反应。

2. 检查要行之有序，以免遗漏或做不必要的重复检查。一般应在四诊检查的基础上，再行创伤肢体的重点检查。检查应由远及近，由健康到病变部位；手法要轻柔，以免增加患者的痛苦或损伤。

3. 检查时应注意与健侧对比，易发现伤肢的异常现象。若伤肢带有外固定，必要时应解除，以便详细检查局部损伤情况。

4. 检查既要充分利用现代科学仪器以弥补四诊检查之不足，但又不要过分依赖 X 线等现代科学仪器的检查而忽略四诊的全面诊察。

第一节　伤科四诊

骨伤科的诊疗范围，包括急慢性损伤及骨关节疾病，所采用的一般检查方法和其他科一样，即望、闻、问、切四诊。

一、望诊

骨伤科的望诊，分全身望诊和局部损伤的望诊两方面。

（一）全身望诊

全身望诊主要是观察面部神色、表情、精神状态、五官变化、舌质舌苔，以及肢体的损伤形态等。

1. 望神色

面部神色是创伤发展变化所致正气盛衰的外部表现。《素问·移精变气论》云“得神者昌，失神者亡”，就是说明这个道理。一般创伤患者，精神自然，表情自如，面色滋润有华，说明损伤较轻；若伤后患者精神萎靡，表情痛苦或淡漠，或烦躁不安，面容憔悴无华，或面色白，出冷汗，表明伤情严重。如严重创伤，面色苍白无华，甚或如土色，说明失血较多，有亡血气脱的危险；如胸部损伤，面色紫绀，呼吸困难，张口抬肩，为血凝气滞于胸胁，肺气宣降不畅所致。

2. 望五官

五官为五脏的外候，五脏的气血盛衰多可从五官表现出来，故可通过五官的诊察，以了解五脏气血、功能盛衰的变化，从而为正确治疗奠定基础。

（1）望二目：肝开窍于目，目为肝之外候。《灵枢·大惑论》云：“五脏六腑之精气，皆上注于目而为之精。”说明目和五脏六腑关系密切，尤其与肝关系密切。严重损伤后，眼的变化在一定程度上可反映五脏之精气盛衰和伤情轻重，尤其颅脑损伤对观察病情变化及转归更为重要。

首先观察二目神情，若伤后二目炯炯有神，说明病情不重；若二目直视或上吊，说明病情危重。若颜面损伤，眼睑青紫肿胀范围广泛，眼球有局限瘀斑，即使肿成面满月、两眼眯缝，也是表浅损伤；相反，若眼球瘀斑向后蔓延无际，眼睑瘀肿局限于眼眶以内，提示为颅前窝骨折瘀血流溢于眼球，虽瘀肿局限，但病情多较严重。对颅脑损伤患者，应反复观察瞳孔变化，若两侧瞳孔缩小或散大或不等大，均表示颅脑损伤严重，有瘀血压迫脑髓表现，再结合神志等变化进行综合分析，做出判断。《伤科汇纂·辨生死》云：“一看两眼……两眼活动有神易治，两眼无神难治。”

（2）望舌：舌为心之苗，脾胃之外候。《诊家直诀》云：“苔得胃气之熏发，五脏皆禀气于胃，故可借诊五脏之寒热虚实也。”说明人体气血之盛衰、脾胃等，病之寒热、虚实，邪之深浅、消长变化等，都可从舌上反映出来。当然，临证应四诊合参，不可以偏概全，以免延误诊断。

舌诊又分舌质与舌苔两方面。检查时，应尽量将舌伸出口外，以利全面观察。

舌质：人体的正常舌质为淡红滋润。若舌质淡白而舌体胖大、边有齿痕者，多为气血虚弱或阳气不振的虚寒证；舌有裂纹者为阴虚，伴干燥者为热邪耗津；舌边、尖鲜红而有粟粒状突起者，为心脾火旺；热病舌质红绛，表示热入营血；若紫绛而干，表示热邪深重，伤津灼血。若伤病舌质青紫，表示瘀血凝滞，气血运行不畅；若颜面受伤，舌体胖大青紫，为舌体损伤，瘀血作肿。若伤后全舌青紫，表示瘀血凝滞较重；青紫滑润者，表示寒凝血滞。

舌苔：舌苔为舌面的苔状附着物，正常人的舌苔为薄白而润。舌苔薄白表示寒邪初起在表，或损伤复感风寒；薄白而干为风热初起；舌苔白厚滑腻，为阴寒湿邪；白厚干燥为湿邪郁久化热；舌苔灰白滑润为寒湿内停；舌苔灰白干燥，为寒湿郁久化热；舌苔黑而滑润，为阳气虚弱，阴寒内盛；舌苔黑而干燥，为热极伤阴；舌苔黑而燥裂，甚则起芒刺，为热极津枯；舌苔薄黄为风热初起，邪在卫分；舌光无苔，状若镜面，表示阴虚胃津不足；舌苔黄腻为湿热；舌苔深黄或呈黄褐色，为湿热郁聚较久；创伤初期舌苔黄厚，为瘀血阻滞，阳明腑气不通。

观察舌苔应排除食物或药物造成的染苔假象，或先天性异常，还应结合舌质统一观察。

（3）望耳：肾开窍于耳，耳乃肾之外候。《证治准绳》有“耳大则肾大，耳小则肾小，耳黑则肾败”的记载，说明肾与耳的关系密切。古今医学实践证明，耳郭与人体有着密切关系。当人体某一部位或脏器发生病变时，可在耳郭的相应部位出现不同程度的反应。在创伤疾病中，尤其对头颅损伤更应注意对耳部的观察。若耳道有血液溢出，为颅中窝骨折的表现；若耳道有液体溢出，为颅中窝骨折后，脑脊液漏的现象。

3. 望指（趾）甲

《伤科汇纂·辨生死》云：“……二看指甲，以我指按其指甲，放指即还原血色者易治，少顷后还原者难治，紫黑色者不治……脚趾甲红活者易治，色黄者难治。”文中所谓的难治和不治，并非都是绝症，只是反映病情较重或伤肢瘀血阻滞严重；如伤肢有脉管损伤而出现手（足）指（趾）甲色泽变黄者，有坏死可能。若出现紫黑色，说明伤肢缺血较久，肢体坏死而难以修复。

正常人体的指（趾）甲饱满呈淡红色。检查时，医者用手指按压即变白，抬起则迅即复原，如此即或有损伤亦较轻；若按压抬指后苍白复原缓慢，说明病情严重或肢体损伤较重，或为瘀血阻滞气机不畅，末梢络脉循环差；或创伤后疼痛剧烈，或失血较多而亡血，致末梢络脉贯注不足，即应查明原因，及时处理。若伤后指（趾）甲灰紫或灰白，多为患肢瘀血凝滞，阻碍气机，或为全身气血耗散亡脱的危象。此外，创伤骨折后指（趾）甲的生长情况，也可在一定程度上反映骨的生长愈合情况。骨折后期若见手足指（趾）甲、皮肤粗糙有裂痕，多有肾关不固，夜梦遗精，骨折多愈合迟缓。

4. 望形态

《灵枢·寒热病》云：“身有所伤血出多，及中风寒，若有所堕坠，四肢懈惰不收，名曰体惰。”指出肢体受损而受风寒，致功能障碍、活动不力，为体惰。损伤肢体的形态变化，可为诊断提供重要依据。肢体的形态变化常可反映疾病或损伤性质，如颈部损伤后若两上肢平置身躯两侧而完全不能活动时，则提示为第五颈椎以上骨折脱位合并脊髓神经损伤；若两上肢外展、屈，可肘高举过头时，则为第六颈椎骨折脱位合并脊髓损伤。又如肩部周围和上臂等处骨折后，患者常用健手扶托患肢肘部以减少疼痛；下肢骨折或脱位后，足踝下垂不能活动者，提示有坐骨神经或腓总神经损伤；而腰疼患者，常弯腰突臀以手扶托或两手卡腰小步行走。

5. 望步态

走路时下肢的步态异常，常可反映疾病的性质，对确定诊断有一定意义。

正常步态为走路时足跟先着地，然后躯干前倾、足着地，最后足趾用力向前迈步，各关节活动协调，步态平稳。步态异常多属病变，可因疼痛、畸形、两下肢不等长、关节强直或不稳、肌肉瘫痪或痉挛等引起。

（1）抗痛性步态：下肢损伤或疾患的疼痛常引起肢体的保护性跛行。其特点为行走时患侧起步迅速，以减少患侧负重；患肢迈步较小，健肢迈步较大，步态急促而不稳。

（2）肢短性步态：一般肢体短缩在 3cm 以内者，由于骨盆和脊柱的代偿作用，常无明显跛行。若肢体短缩超过 3cm 时，骨盆及躯干倾斜，常以患足尖着地或屈健侧髋、膝关节行走，而显跛行（图 7–1）。

（3）关节强直性步态：正常步态是下肢各关节协调活动的结果，若某一关节强直或活动受限而使这种协调动作被打破时，即可表现出不同的跛行步态。

髋关节一侧伸直位强直步态：行走时，患者常转动躯干，患肢向外摆出，迈步向前。双侧髋关节强直时，除转动骨盆外，患者依靠膝、踝关节迈小步。

髋关节屈曲位强直步态：屈曲畸形小于 20°～ 25°时，则腰脊前凸，走路前俯后仰；屈曲畸形大于 45°～ 90°时，则跛行更为明显，甚至蹲位前行。

膝关节伸直位强直步态：行走时，患侧骨盆上提或患肢向外绕弧圈形前行（图 7–2）。

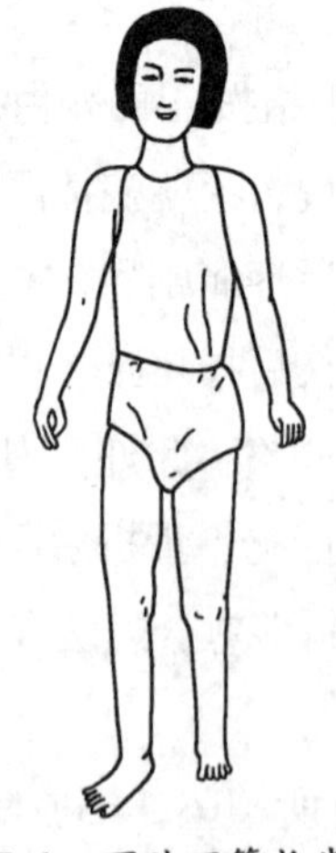

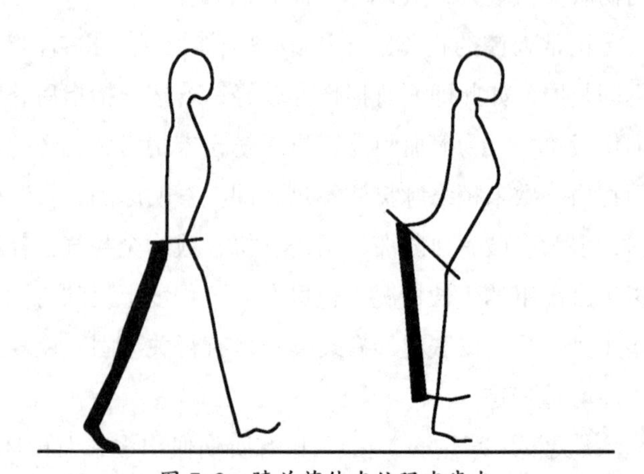

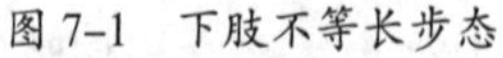

图 7–1　下肢不等长步态

图 7–2　膝关节伸直位强直步态

膝关节屈曲位强直步态：屈曲畸形小于 30°时，行走时可由患肢前足下垂点脚（马蹄足）代偿；屈曲畸形大小 30°时，则呈短缩性跛行步态。

踝关节强直性步态：踝关节跖屈位强直跨步时，需要将小腿抬高才能使足尖离开地面，呈跨阶式步态。马蹄足使患肢增长，健肢相形见短，故可引起健肢为短肢的跛行；即行走时，骨盆向健侧沉降，躯干左右摆动；踝关节背伸位强直，触地后前足不能着地负重，跨步距离减少而快步行走时，跛行更加明显（图 7–3）。

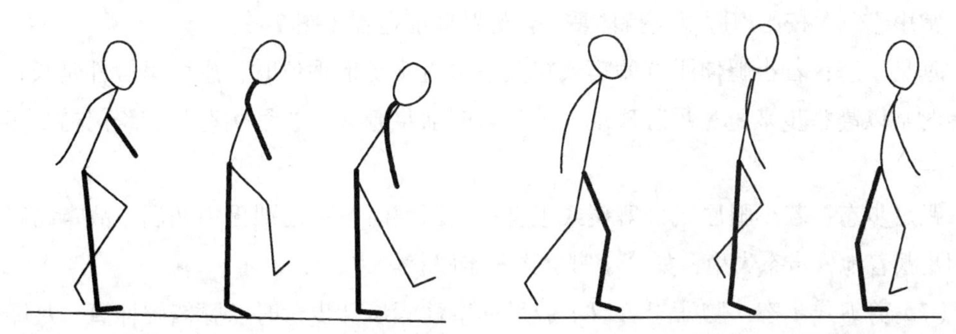

（1）身体前倾以代偿踝关节不能活动而行走　（2）膝过伸以代偿踝关节不能活动而行走

图 7–3　踝关节强直步态

（4）畸形足步态：严重的平跖足畸形行走时，足常呈外展拖行；如足为高弓跖屈畸形时，常呈跳跃步态。

（5）膝内、外翻畸形步态：正常膝关节有 5°～ 10°外翻角，站立位两内踝及两膝内侧应能靠拢。若膝外翻畸形严重时（X 形腿），走路两股骨内髁常碰撞；膝内翻畸形严重时（O 形腿），走路两内踝常碰撞。

（6）小儿麻痹后遗症的各种异常步态：小儿麻痹可因受累肌肉的范围及恢复情况而表现出各种不同的异常步态。

臀大肌瘫步态：臀大肌瘫痪时，髋关节后伸无力，故患者步行时常用手扶持患侧臀部，上身后仰，腰前挺行进（图 7–4）。

臀中肌瘫步态：臀中肌瘫痪时，不能固定骨盆，无力提起及外展大腿，只有靠躯干倾向对侧而升高患侧骨盆，才能提腿跨步向前迈进，故步行时每向前跨一步，上身都要向健侧摇一下而呈摇摆步态。若双侧臀中肌无力或瘫痪时，则步行时上身左右摇摆，呈“鸭行”步态（图 7–5）。

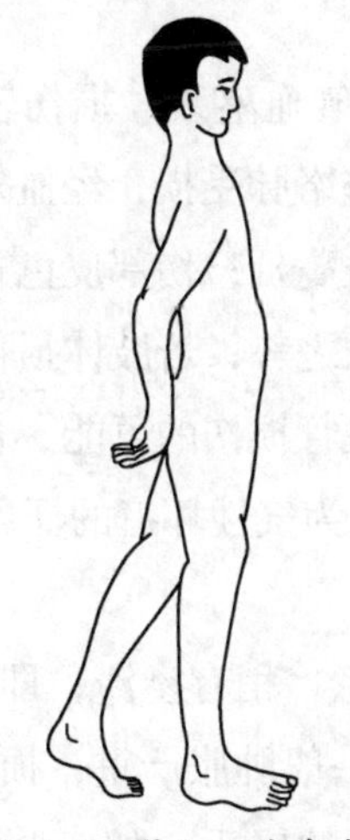

图 7–4　臀大肌瘫步态

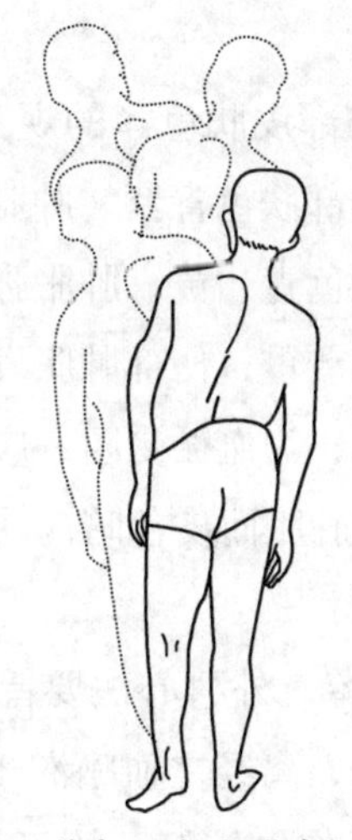

图 7–5　臀中肌瘫的“鸭行”步态

股四头肌瘫步态：股四头肌瘫痪时伸膝无力，故患肢也不能支持体重站立。迈步时，常用患侧手按压患膝以支持体重，使健肢向前迈步（图 7–6）。

垂足步态：若小腿伸肌群瘫痪或踝关节强直于足下垂位时，患肢呈假性延长，故行走时常以高举步来避免足趾碰地。因步行时前足着地，故呈跳舞状或跨门槛状步态（图 7–7）。

跟足步态：若小腿屈肌群瘫痪或跟腱完全断裂时，致足踝无力跖屈，故走路时只能用足跟着地，步态失稳，如“小脚女人”走路状。

（7）剪刀式步态：脑瘫患者双下肢呈痉挛性瘫痪，步行时双膝僵硬伸直，足跖屈内收，向前跨步时，两膝相互交叉前进（图 7–8）。

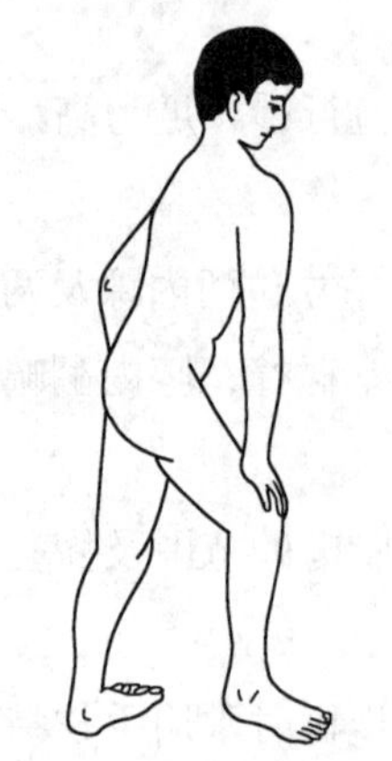

图 7–6　股四头肌瘫步态

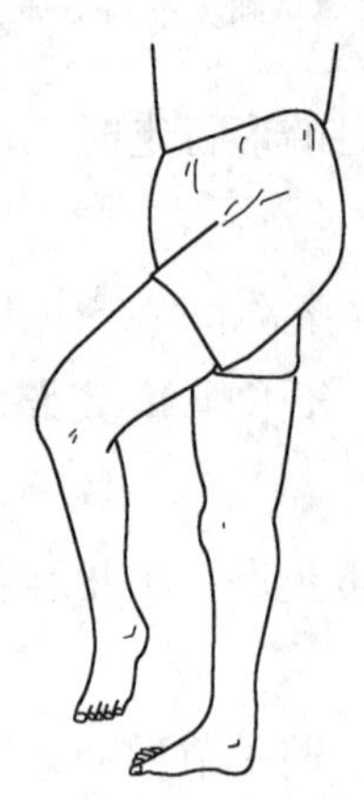

图 7–7　垂足步态

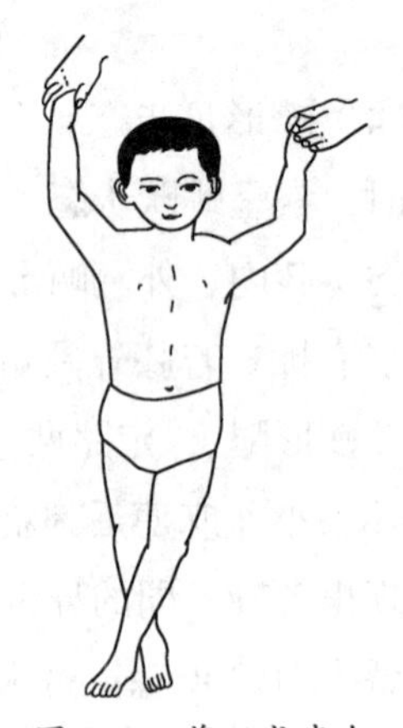

图 7–8　剪刀式步态

（二）局部望诊

伤科疾病的局部情况，是创伤性骨折、脱位或非创伤性疾患诊断的重要依据。通过对损伤局部的皮肤色泽、肿胀程度、畸形表现和伤口情况等的观察，即可对疾病有个大概了解，为进一步检查打下基础。

1. 望肤色

通过对伤部皮肤色泽的观察，可以了解和判定人体气血盛衰、损伤轻重及发展变化情况。若伤部肤色青紫、肿胀范围集中，多为新伤局部络脉受损，经血外溢瘀积的表现；若伤部肤色青、黄，肿胀弥漫，多为损伤较久，瘀血蔓延；伤部皮色青紫而黯，为伤部血瘀气滞严重；伤部肿胀发红，为瘀血化热，有腐脓之势；若肢体损伤后，远端皮色紫绀或苍白，为血循受阻，应注意骨折、脱位压迫或血管损伤的可能；若为开放性损伤，肢体高度肿胀而皮色暗褐并向上蔓延，界限清晰者，为气性坏疽的征象。

2. 望肿胀

《医宗金鉴·外科心法要旨》云：“人之气血周流不息，稍有壅滞，即作肿矣。”肿胀是络脉受损，离经之血瘀滞于皮肉腠理之间的表现。一般肿胀严重，损伤也多严重；肿胀轻者，损伤也较轻。故可从肿胀的情况来判定损伤的轻重：如四肢的裂纹骨折、青枝型骨折、疲劳性骨折等，多肿胀轻微；四肢遭车辆碾轧、重物压砸所致的复杂性骨折，多有严重肿胀；肌肉严重的挤压性损伤也多有大面积弥漫性肿胀。当然有些特殊部位，虽有较严重的骨折、脱位，外表却肿胀不甚，例如股骨颈囊内骨折，因有关节囊和丰厚肌肉包绕，即使有严重错位，外表也无明显肿胀；脊椎骨折脱位，虽损伤严重，外部也不一定有明显肿胀。而另一些特殊部位，虽有严重肿胀，却不一定有大的损伤。如头面部，头为诸阳之会，血循旺盛，即使损伤不重也可表现出较严重的肿胀。如头部挫伤后的帽状腱膜下血肿，可出现前额至后枕部的广泛性肿胀，貌似严重，实乃瘀血积聚所致；颜面部的挫伤，可出现面如满月、两眼眯缝的严重肿胀。

3. 望畸形

畸形是损伤轻重的外部表现。望畸形应首先熟悉人体各部位的正常解剖形态，只有所谓“素知其体相，识其部位”，临证时才能知常达变，运用自如。一般由于损伤的部位和程度不同，可表现出不同的外部畸形，用以判定损伤的性质和严重程度。例如股骨上段骨折后，由于筋肉的牵拉，多出现向前外突起成角畸形；肩部失去浑圆外形而呈方肩畸形者，为肩关节脱位的特征；肘部的靴状畸形，多为肘关节后脱位的表现；腕部的餐勺状畸形，是伸直型桡骨远端骨折的特征；髋关节的内收、内旋和屈曲畸形为髋关节后脱位的表现，而外展、外旋和屈曲畸形则是髋关节前下方脱位的特有症状等。总之，一定的损伤可表现出一定的畸形，不同的畸形则表示为不同损伤。

4. 望伤口

损伤肢体若为开放性骨折，应注意观察伤口面积大小、深浅、皮肤边缘情况及创面污染程度和出血情况等。若伤口已经感染，还应观察分泌物的性质及感染程度等。

若伤口表浅、面积不大、皮缘整齐、创面洁净，多损伤不重，清创缝合后易愈合；如伤口虽小，却有带油珠样的暗红色血液流出，说明伤口与骨折处贯通，或为骨折尖楂刺破后因搬动或人为缩回而带入污物，清创时应注意；若创面范围大，软组织挫伤重，即或污染不甚，清创后也常因皮肤缺损较多，难以简单闭合伤口；若为钝物挫裂伤，皮肤呈袜套状广泛剥脱，如处理不当，将会有大片皮肤坏死而长期不愈。

对伤口出血情况也应仔细观察。若创面有少量鲜红色血液渗出，擦拭后有点珠状出血者，为细小络脉渗血；若创面持续、缓慢地有暗红色血液涌出者，为局部静脉损伤出血；若伤口有鲜红色血液呈喷射状搏动性出血者，或伤口深而被软组织挡住了喷射的血流，但见伤口有鲜红色血液涌出者，为较大动脉血管损伤；如出血起初为喷射状，而后转为持续性涌血且出血点局限者，为小动脉损伤。对伤口出血要及时处理，细致观察，以防止出血过多而血亡气脱。

若伤口边缘紫黑，渗出暗红色液体伴有气泡溢出、奇臭，肌肉水肿、发黑如烂布样膨出于伤口外，患肢高度肿胀，呈古铜色，与近端健康皮肤界限分明者，为气性坏疽的表现，应全面检查，果断处理，可望保存肢体或生命。

若创面已感染化脓，应观察脓液、肉芽色泽，以辨虚实寒热。创面脓液稀薄，肉芽淡白久不收口者，为气血两虚；创面肉芽黯红，为局部气血郁滞，如骶尾部压疮即是如此；若创面肉芽黯红呈水肿样突出者，多为伤口不净，内有异物或死骨；伤口周围皮肤暗褐而中心下陷者，为正气不足；创面肉芽紫红，脓液黄稠，为热毒郁盛。薛己在《正体类要》中阐述了伤口与脏腑气血的关系："患处排赤，阴血虚也……若恶寒发热，气血虚也……脓稀白而不生者，脾肺气虚也……脓稀赤而不生者，心脾血虚也。"

二、闻诊

闻诊包括耳听和鼻嗅两方面。《难经》云："闻而知之者，闻其五音，以辨其病。"闻诊虽包括听声音和嗅气味两方面，但在伤科检查中应用最多的是听声音，其中包括语音、骨擦音、关节活动和复位音。而嗅气味应用面较小，多用作对某些伤口和分泌物的检查上。

（一）听声音

1. 听语音

正常人语音柔和、洪亮，表示元气充沛，身体健壮。若语音低弱不续，为肺脾气虚；语音高亢、气粗，为实证、热证；咳嗽声重、鼻塞，为外感风寒；太息、抑郁，为情志不畅，肝气不舒；语无伦次、妄言谵语、骂言不避亲疏，为神志错乱，精神失常；颈部损伤、高位截瘫患者，多语音低微不续；严重的胸部损伤，语音低微呈耳语，为多发性肋骨骨折合并血、气胸的表现；头部损伤后，可有惊叫、烦躁不安，乃瘀蔽清窍，扰乱神明；伤后大声呻吟，为剧烈疼痛所致。

2. 听骨擦音

骨擦音是骨折两断端相互触碰而产生的摩擦音响，是骨折的特征。骨擦音既可在检查活动时听到，又可在触诊时感到。《伤科补要》说："骨若全断，动则辘辘有声；如骨损未断，动则无声。或有零星败骨在内，动则淅淅有声。"说明骨擦音是诊断骨折和辨别骨折类型的重要方法。骨擦音清脆短小，多见于斜形骨折；粉碎性骨折，多出现连续、短小的骨擦音响；若骨擦音较大而夹杂有短小音响者，多为横断或短斜形骨折；肋骨骨折，患者咳嗽或呼吸时，可有"咯噔"的骨擦音响；骨折复位时，多可听到骨擦声响。骨擦音不但是骨折诊断和分型的重要依据，而且可作为检查骨折复位和愈合的重要参考。青枝、裂纹、劈裂和嵌入型骨折，均无骨擦音。骨擦音虽为完全性骨折的确切依据，但绝不可为求得骨擦音响而进行反复检查而加重患者痛苦或病情。

3. 听关节部声响

在检查活动时，有些膝关节病变常可听到不同声响，如膝关节的骨性关节炎、半月板损伤、盘状半月板和膝关节内游离体等，均可听到不同声响。

关节脱位复位时，常可听到“咯噔”的低钝入臼声，这多是复位成功的标志。正如《伤科补要》所说：“凡上骱时，骱内必有响声活动，其骱已上；若无响声活动者，其骱未上也。”不但脱位整复时有响声，而且也是验证复位是否成功的依据。

对陈旧性关节脱位行手法复位时，当活筋达一定程度后，常可测到关节头的滑动声。如做髋关节的牵拉、前提试验时，可测得股骨头在髂骨部的滑动声；肩关节喙突下脱位，活筋达一定程度后，牵拉时也可测到肱骨头向肩胛骨关节盂下的滑动声。这常可用为测试活筋是否充分，可否进行手法复位的依据。

4. 听其他声响

某些筋伤患者常主诉或在触摸检查时，出现不同的摩擦声或弹响声。

（1）弹响声：某些筋伤疾患在做临床关节活动时，可产生弹响声。如髋关节伸屈活动时所出现的弹响声，为筋肉在大粗隆部的前后滑动所致，称作“弹响髋”；腓骨长短肌腱支持带损伤后，在做踝关节伸屈活动时，外踝部可出现弹响声，为肌腱在外踝部前后滑动所致；伸屈拇指时所出现的弹响声，为慢性劳损所致；屈指肌腱鞘肥厚在做指掌关节伸屈活动时所产生的声响，称作“弹响指”；下颌关节咀嚼时所发出的“咯噔、咯噔”清脆响声，为感受风寒、血不荣筋所致。

（2）捻发或摄雪音：肌腱周围触诊时所出现的“捻发”或“摄雪”声响，为慢性劳损肌腱周围发生渗出所致，常见于腕上部的桡侧外展及伸拇长肌肌腱部。某些创伤引起的皮下气肿，触诊时也可发生“捻发”声响。如肋骨骨折刺伤肺组织时，气体可渗于皮下而出现局限或广泛的皮下气肿，严重者可上至颜面、下达臀部，轻轻触摸即有“捻发”音响；开放性骨折周围触及的“捻发”音响，多为并发气性坏疽的征象。

（二）嗅气味

嗅气味是通过医者之鼻，嗅得患者呼吸、二便、伤口分泌物及呕吐物的气味变化，以辨虚实寒热及病情善恶。

若患者口臭异常，为胃部实热或口腔疾患；嗳气或呕吐物有腐败食物气味者，为伤食或消化不良；患者二便、痰液，或脓液有恶臭者，属湿热或热毒。开放性骨折伤口有异常恶臭者，为并发气性坏疽的征象；胸部损伤，患者呼吸有血腥气者，为肺部有瘀血的表现。

三、问诊

问诊是通过询问患者或家属，以获得诊断疾病的信息，在四诊中占有很重要的位置。《素问·征四失论》云：“诊病不问其始，忧患饮食之失节，起居之过度，或伤于毒，不先言此，卒持寸口，何病能中？”故问诊一向被历代医家所重视，明代医家张景岳指出问诊是“诊治之要领，临证之首务”。问诊，是患者对发病及治疗经过的自我表述，是诊断疾病的直接和最重要线索，对了解疾病的发展变化有重要意义，是辨证施治的重要依据。

（一）一般问诊

首先询问患者姓名、性别、年龄、职业、婚姻、籍贯、住址等，以便建立完整病案，除便于对疾病治疗进行总结参考外，还有利于查阅、联系和随访，为进一步了解和掌握疾病的整个发展变化及其规律打下基础。

1. 问寒热

寒热不但是用体温计测定的体温高低，而且还有患者的主观感觉，是临床必须了解的症情之一。若病情遇寒冷加重，得热则减，为寒证；遇热加重，得凉则减者，为热证；恶风寒，易外感者，乃卫阳不固；热病患者，出现大热、大汗者，为阳明经证。

创伤初期的轻、中度发热，乃瘀血作热；创伤卧床日久发热者，可能为体虚外感风寒；开放性骨折或手术后发热不退者，可能为邪毒内侵，有腐脓感染之势。

2. 问汗

患者常自汗出者，乃卫气虚弱，腠理不固；夜眠出汗者属盗汗，多为阴虚内热，常见于骨关节的阴疽和骨痨症；严重损伤或出血过多，或疼痛剧烈而大汗淋漓者，为亡血气脱的表现；损伤日久或手术后出现自汗者，为气血虚亏。

3. 问饮食

饮食是后天营养的源泉，也是一般疾病转归的象征。食欲不振，饭后胀满，乃胃纳呆滞，运化失司。伤后腹部胀满、不思饮食，为瘀血阻滞，脾胃气机不畅；损伤卧床日久，纳呆、胀满，为脾胃虚弱，消化机能不振；口苦黏腻少食者，为肝胆湿热，阻遏中焦气机；口淡无味、食欲减少者，为脾胃气虚，消化机能减弱；嗳腐吞酸、不思饮食，为食滞或宿食不化。

4. 问二便

热性病而出现痞满、大便燥结不下者，为热结阳明的腑实证；老人素有便秘者，为气虚津液不足，肠失濡润；大便溏薄、完谷不化者，为脾胃阳虚不能腐化五谷；腰脊损伤致督脉受损、大便干若算珠多日难解，乃脾胃气虚，鼓动无力，肠失津濡所致。

小便情况也可反映疾病虚实寒热消长变化情况。小便黄赤而少，为下焦郁热；小便自利、清长、频数者，为肾阳虚弱；骨盆骨折、尿液带血或尿道口滴血、尿液不下者，为尿道或膀胱损伤；骨盆损伤、少腹胀满、二便不通（尿道伤除外），乃瘀血阻滞气机不畅；脊柱骨折脱位后，腹胀、二便不通，乃督脉受伤，足太阳、手阳明二经气机不畅。

5. 问睡眠情况

失眠多梦者，乃心血不足；失眠梦遗者，为肾阴不足，精关不固；伤后失眠、彻夜不寐者，为瘀血作热，阴血不足，神明失司。伤后嗜睡昏沉，若为老人，乃气衰神疲；若为颅脑损伤，可能为脑髓受损，神志昏迷；若为严重骨折，还应注意脑脂肪栓塞的可能。

（二）伤科问诊要点

骨伤疾病可通过问诊，了解受伤原因、部位、性质、程度和治疗变化等概况，为进一步重点检查奠定基础。

1. 问伤因和受伤体位及暴力情况，以便对伤情形成初步的概念

（1）创伤原因较为复杂，有跌仆、闪挫、堕坠、压砸、碰撞、蹲、碾轧、机器绞扭等。一般生活性损伤，外力单纯，伤情也较轻。施工塌方、工业交通事故等外力复杂，往往损伤也较重，常为复合性、多发性损伤，甚或形成严重的挤压伤等。

（2）损伤时的体位、姿势及外力作用方向等，对损伤的性质、程度有密切关系。如井下工人弯腰劳动时，突然冒顶塌方引起屈曲型腰椎压缩性骨折；由高处坠下，足跟着地时，可引起跟骨和腰背椎压缩性骨折；由高处坠落，头部着地时，除可引起头颅损伤外，还较多引起颈椎骨折、脱位；平地蹲倒，臀部着地时，可引起尾骨骨折；老人平地滑倒，一侧臀部着地时，可引起股骨颈或粗隆间骨折；跌倒时，手掌按地，多引起桡骨远端骨折等；膝关节外侧遭外力撞击，强力外翻时，多引起膝关节内侧副韧带损伤；钝物碾锉，多引起软组织损伤甚或皮肤剥脱伤。

（3）暴力强弱对判断损伤或疾病性质也很重要。如病理性骨折，骨质原已被破坏，只需轻微外力即可导致骨折，甚之在床上翻身也可引起骨折。如脆骨症、转移癌、巨细胞瘤、骨纤维结构不良症等所发生的骨折，主要是病理性破坏所致，而外力只是一种诱因。

2. 了解受伤时间和经过，对诊断和治疗都很重要

（1）问明受伤时间，是判定新鲜和陈旧损伤的重要依据，对确定诊断和治疗方案具有决定意义。一般新鲜性骨折脱位，多易复位；陈旧性骨折、脱位，复位多较困难，甚或难以用手法复位。新伤多为实证，陈伤多为虚证，是内治辨证的重要根据。如无明显的受伤时间，而为逐渐发病者，多为慢性劳损或疲劳性骨折。

（2）了解伤后治疗情况和变化，既利于正确诊断，又可对正确治疗提供参考。有些疾病的发展变化为医源性因素所致，如单纯的肘关节软组织损伤，可因被动的强力活动而发生骨化性肌炎，致关节强硬。又如，肢体的单纯骨折可因过紧固定而致缺血性挛缩甚或肢体坏死。

3. 问明伤后症状和变化，为诊断和治疗提供依据

（1）疼痛是患者的首要诉述或就诊原因，应首先询问。疼痛有隐隐作痛、剧烈疼痛、胀痛、跳痛、灼痛、刺痛、酸困痛、游走痛等。一般痛轻伤亦轻，痛剧则损伤严重，应及时处理以防痛极气脱。慢性劳损多为酸困痛；瘀血肿胀多为胀痛；肿胀跳痛者，为腐脓表现；疼痛游走不定者，为气伤或风湿痹证等。

（2）头部损伤，应询问伤后有无昏迷、时间长短、醒后有无再昏迷及有无头疼、呕吐等。如伤后有短时昏迷，为脑髓震荡；伤后一直昏迷不醒者，脑髓损伤多较严重；若有醒后再次昏迷者，说明颅内有瘀血压迫。

（3）若为胸部损伤，应询问有无呼吸牵扯疼，咳嗽、咯痰、咯血时有无骨擦音响，骨擦音响为肋骨骨折的特征。

（4）有肿胀时，应了解其发展变化情况。一般肿胀多先由损伤局部开始向周围扩散，故最先肿胀之处即损伤之处。肿胀发展迅速者多损伤较重，发展缓慢者多损伤较轻。

（5）若为腹部损伤，应了解伤后有无大便或矢气，一旦有大便或矢气，表明腹腔脏器无严重损伤。若为骨盆骨折，应了解伤后是否有小便或小便有无带血，一旦无小便或小便带血，应进一步检查有无尿道或膀胱损伤。

（6）若为开放性骨折，应问明伤口情况，伤处衣物是否破损，伤口深浅、大小及污染程度，骨槎是否穿出皮外，出血情况及色泽等。

4. 问伤后肢体功能及变化：创伤后的功能情况是分析病情、确定治疗的基础

这是患者的主要诉述之一，也是问诊的重点之一。

创伤若有功能障碍时，还应了解是伤后即出现的，还是以后发生的。一般骨折、脱位的功能障碍多立即发生；而筋伤多可坚持工作或活动，但休息后反而疼痛、功能障碍加重。弯腰劳动久时可致软组织损伤，虽有腰部不适，但尚能坚持工作，卧床休息后疼痛反而加重、不能活动甚至转侧不利。

四肢的骨折、脱位，其负重或支持功能当即丧失。应询问当时肢体远端的活动情况，以辨别是单纯的骨折、脱位，或合并有神经损伤。如单纯的髋关节后脱位，足踝的伸屈活动当不受影响，当足踝不能活动时，说明合并坐骨神经损伤；又如单纯的肱骨干骨折，腕和手的活动不受影响，当腕关节不能背伸或背伸无力时，说明合并桡神经损伤等。若有这类情况，还应了解肢体远端的功能障碍是伤后原发的，还是经过处理或转运继发的。如单纯的腰椎骨折患者，可因当时短暂的昏厥而被在场人的错误救治，而致脊髓神经损伤，发生下肢功能丧失；也有的单纯骨折，经处理固定后出现了肢体远端的功能丧失、坏死征象。问清这些情况，既可作为进一步治疗的参考，也可为处理医疗纠纷提供根据。

5. 其他方面的问诊

既往史、家族史及个人生活史等，对某些伤科疾病的诊断，具有特殊意义。如有些骨折患者素有肢体疼痛，仅因轻度闪扭而致骨折，可能为病理性骨折，而损伤只是诱因。若患者伤情与肢体畸形不符时，应询问既往是否受过伤。若有既往损伤史，其畸形可能为原损伤的后遗症，而这次只是单纯的筋伤。骨关节的某些先天性病变，具有家族遗传性，如膝关节部的多发性骨异常活动骨瘤和进行性肌营养不良等。个人生活史和职业情况，与某些骨及关节病有密切关系。有些职业易发某些骨关节病，如常低头工作者易患颈椎病，常弯腰工作者易得慢性腰疼病，常在潮湿的井下工作者易患风湿痹痛等。女性患者的骶髂关节痛，可能与多胎生育有关。

四、切诊

切诊是中医检查疾病的主要方法，也是伤科检查的重要方法，正如《正体类要·序》中所说“岂可纯任手法，而不求之脉理，审其虚实，以施补泻哉”。

伤科切诊有广义和狭义之分。广义的切诊是泛指医者用手检查的方法，主要包括切脉和手法检查两方面，而狭义的切诊是单指切脉而言。本节所指的切诊属狭义的切诊，即指切脉而言，而手法检查另设专节进行讨论。

切脉，是医者用食、中、环三指放在患者前臂下段掌面的桡侧桡动脉搏动部，即寸口触摸的一种传统检查方法。通过对两腕寸、关、尺三部脉象的检查，以了解脏腑气血的虚实寒热和邪正的消长变化，为辨证施治提供依据。

伤科病的脉象虽和其他科疾病有共同之处，但也有其独特性，常见脉象有下述几种。

1. 浮脉

如水漂木，轻按应指，按之稍减不空，举之泛泛有余。多见于新伤瘀肿、疼痛，或损伤后复感风寒，或轻型脑损伤初期。

2. 沉脉

如石沉底，轻取不应，重按始得，举之不得，按之有余。沉脉主病在里。伤科以气血内伤较重，或腰脊、骨盆损伤，或多发性骨折后期等，均可见此种脉象。

3. 迟脉

脉来缓慢，一息不足四至。迟脉主虚寒证。创伤后瘀血凝滞，筋肉拘挛，或伤久气血虚弱复感寒邪等，可见此脉象。

4. 数脉

脉来频数，来去急促，一息超过五至。数脉主热证。多见于损伤初期的瘀血发热，或伤口感染化脓，或失血较多时，可出现脉象细数。

5. 滑脉

往来流利，如盘走珠，应指圆滑。主痰饮、食滞、实热等证。胸部损伤，上焦瘀血，气壅血瘀时可出现此种脉象。

6. 涩脉

脉细而迟，来去艰涩，如轻刀刮竹。主血瘀气滞，精血不足，不能濡养筋肉，或气滞血瘀的陈旧性损伤。

7. 洪脉

脉来洪大，状若洪水，滔滔满指，来盛去衰。主热证。热邪内壅，如热邪炽盛的阳明经证，创伤的瘀血化热和伤口感染化脓的早期，可出现此种脉象。

8. 芤脉

浮大无力，按之中空。主失血证。多见于创伤出血或内伤失血过多。

9. 濡脉

浮细而软，应指无力。主气血虚亏。多见于劳伤气血两虚。

10. 弦脉

脉形端直以长，如按琴弦。主疼病。多见于胸胁内伤，或损伤疼痛剧烈时。

11. 细脉

脉细如丝，应指明显，软弱无力。主血亏气虚。多见于伤后气血不足，诸虚劳损，伤久体弱等。

12. 结、代脉

结、代脉为脉来间歇的统称。脉来缓慢，时有中止，止无定数谓之结，止有定数谓之代。也有说：数中一止，止无定数谓之结；迟中一止，止有定数谓之代。主脏器虚弱，心气亏损。可见于损伤初期疼痛剧烈时，或老人损伤脉气不续时。

伤科脉象虽无专著，但历代医家不乏精湛论述。如《素问·脉要精微论》云："肝脉搏坚而长，色不清，为病坠若搏，因血在胁下，令人喘逆。"即胸胁损伤，脉弦紧者，为瘀血凝滞。《脉经·诊百病死生决第七》云："从高倾扑，内有血，腹胀满，其脉坚强者生，小弱者死。"又云："金疮出血太多，其脉虚细者生，数实大者死。"指出脉证相符者为顺症易治，相反者为逆症难治。《伤科补要》论述更详，具有很大的参考价值，兹附录于下：

伤科之脉，需知确凿。蓄血之症，脉宜洪大。
失血之脉，洪大难握。蓄血之中，牢大却宜。
沉涩而微，速愈者稀。失血诸症，脉必现芤，
缓小可喜，数大甚忧。浮芤缓涩，失血者宜；
若数且大，邪胜难医。蓄血脉微，元气必虚。
脉症相反，峻猛难施。左手三部，浮紧而弦，
外感风寒。右手三部，洪大而实，内伤蓄血。
或沉或伏，寒凝气束。乍疏乍数，传变莫度。
沉滑而紧，痰瘀之作。浮滑且数，风痰之恶。
六脉模糊，吉凶难摸；和缓有神，虽危不哭。
重伤痛极，何妨代脉，可以医疗，不必惊愕。
欲知其要，细心学习。

第二节 手法检查

手法检查是在四诊检查的基础上，在患者一定部位进行检查的方法。手法检查是伤科首要的、也是最重要的检查方法，故《医宗金鉴·正骨心法要旨》将其列为八法之首，称为“摸法”，即所谓“手摸心会”“以手扪之，自悉其情”。又说:“盖一身之骨体，即非一致，而十二经筋之罗列序属又各不同，故必素知体相，识其部位。一旦临证，机能于外，巧生于内，法从手出。”说明手法检查，必须熟悉正常人体解剖，这样才能知常达变、运用自如。《仙授理伤续断秘方》指出:“凡损伤处，只需揣摸骨平正不平正便可见。”“凡左右损处，只相度骨缝，仔细捻捺忖度，便见大概。”说明手法检查可了解损伤、复位和愈合情况。

手法应由轻而重，由浅入深，由远及近，轻柔和缓，两相对比，切勿动作粗暴，以免增加患者的痛苦和损伤。兹将平乐郭氏正骨常用的八种检查手法和运用范围分述于后。

一、触摸法

触摸法是医者用手或借助某些简单器具于患肢或伤处进行触摸揣探，忖度伤情，以了解患肢肿胀、畸形、凉热、感觉和反应等，以确定损伤的部位、性质和程度的方法，为诊断或进一步检查打下基础。触和摸多结合运用，常用作下述方面的检查。

1. 摸畸形

利用触摸揣探手法，仔细触摸、忖度骨的形态和关节轮廓有无改变，关节缝隙和周围骨性标志位置是否正常。若关节部位空虚凹陷，其旁有圆形骨性突起者，为关节脱位的表现；关节周围的骨性突起标志有移位者，多为关节脱位或撕脱性骨折；骨干部的凹凸不平，则是骨折的表现。折端平齐者为横断形骨折；折端尖锐者为斜形骨折；有多个尖锐突起者为粉碎性骨折。

2. 摸肿胀

一般新伤或表浅性损伤的肿胀出现较快，肿胀发硬者伤已 2 ～ 3 日；损伤严重，肿胀硬而顶指者，为瘀血停聚，应注意血循环；若肿而虚软有“捻发”音感者，乃皮肉腠理间有气体积聚，应进一步查明原因；若小范围的漫肿而有“捻发”音者，为劳损性疾患；若肿胀较久，周边硬而中间虚软者，为瘀血化热腐脓；若损伤不久而肿胀虚软有波动感者，为瘀血积聚；若关节周围软组织内触摸到条索状或结节样肿物者，为劳损或痹症的表现，如梨状肌和臀上神经疾患及顽痹的关节皮下结节等。

3. 触温度变化

用食、中指腹或指背触摸患处或末梢，以测知肿胀和患肢末梢的温度变化，以判别肿胀性质和损伤情况。若肿胀灼热，为瘀血化热，热毒郁结；若伤肢末梢发凉，为瘀血阻滞，气机不通，血循障碍，或血管损伤。

4. 触感觉变化

用手指或竹签、钝针，轻触或触刺、触划伤肢末梢由远及近，或从伤处由近及远，或于某些特定部位测试患者的感觉变化和程度、范围及反应，用以确定损伤的性质、程度和合并症。若伤肢末梢知觉减退或消失，表示有神经损伤，应进一步检查知觉变化的范围，以确定为某一或几个神经损伤；若颈、胸或腰椎损伤以下知觉减退或消失，腹壁、提睾等反射消失，表示有脊髓神经损伤。

二、按压法

按压法是用手指在伤部及其周围进行按压，检查有无疼痛及疼痛的性质范围等，用以辨别是骨折或软组织损伤；或用两手指相辅按压患处，以测定肿胀有无波动或髌骨漂浮，以判定有无积血、积液或积脓。

1. 压痛

压痛是损伤的常见症状。一般骨折压痛较重，单纯脱位压痛较轻；骨折的压痛有重点，且压痛重点处常是骨折所在部；软组织损伤的压痛常呈片状而无重点；骨折的环周均压痛，而软组织损伤的压痛仅限于损伤侧；骨折压痛消失慢，直至骨折愈合后才能消失，而软组织损伤的压痛则随肿胀消退而消失；骨折的压痛范围大小与骨折的槎形有一定关系，横断形骨折压痛范围小，斜形骨折压痛范围大。

2. 波动感

两手指分置肿胀两端相互交替按压，有波动顶指感者，为有积血或积脓；或两手指按压髌骨而手指抬起时，髌骨也随之而起者，为膝关节内积血或积液。

三、对挤法

对挤法是用手置损伤部的相对方向，互相对挤，测定有无疼痛，用以辨别是骨折或软组织损伤。如胸部损伤时，两手分置于脊柱和胸骨前后相对挤压，或于胸廓两侧相对挤压，以测定肋骨有无疼痛，而疼痛的部位即肋骨骨折处；也可用两手指置肋骨前后逐根挤压，若有疼痛即为肋骨骨折处。又如骨盆损伤，两手分置于两侧髂前上棘或髂嵴部相互对挤，或两手分置骶部和耻骨联合部前后对挤，若某侧有疼痛，则表示疼痛侧有骨盆骨折。

四、推顶法

医者一手扶持伤肢患部，一手持伤肢远端，沿肢体纵轴由远端向近端推顶，以测定有无传导性疼痛，若有疼痛，则疼痛部多有骨折存在。如股骨颈的无移位和嵌入型骨折，临床症状较轻，有些尚能勉强走路，甚或初时X线亦无阳性显示，但常可用本法测出沿肢体纵轴的传导疼；又如儿童的股骨和胫骨干的螺旋形或裂纹形和青枝型骨折，虽临床症状轻微，但本法亦能测出沿肢体纵轴的传导疼。特别是股骨颈、胫骨和腓骨的疲劳性骨折，初时尚能参加劳动，X线片亦可无明显表现，但用该法检查常有阳性表现。长管状骨骨折的愈合情况，也可用该法检查测定有无纵轴传导疼痛来确定。本法也可配合扭旋或叩击法，结合运用。

五、叩击法

叩击法是利用叩击引起的纵轴传导疼痛，用以确定骨折的有无、部位及长管状骨骨折的愈合情况；或用手指叩击或拍击胸腹壁某部引起的音响或振动，或借助器具叩击肢体关节上下的肌腱部引起的反应等，以判断伤情和疾病的性质。

根据部位和检查需要，可用拳叩、拳掌叩击、指叩、指指叩击，或拍击等几种形式。例如下肢的长管状骨无移位或裂纹骨折时，或检查骨折的愈合情况时，可用拳叩击足跟部，以测定有无纵轴传导疼痛来判定有无骨折或骨折的愈合情况；胸、腰椎的压缩性骨折或病变，可令患者端坐，用拳掌叩击头顶部，以测定有无纵轴传导疼痛及其出现的部位，而疼痛部位即骨折或病变的椎体；胸腹部损伤时，采用指指叩击胸、腹壁某部或于不同体位下叩击而出现的不同音响，或用手指并拢拍击胸腹壁某部而出现的振动反应，以判定损伤的情况和性质。若胸部损伤合并气胸时，可采用指指叩击上胸部2、3肋间，两侧对比则气胸侧呈鼓音；腹部受损，阳明腑气不畅时，指指叩击则出现鼓音。胸、腹部损伤或疾患，胸腹腔有瘀血或积液时，采用手指并拢拍击胸腹侧壁时，可出现振动反应；颅脑或脊柱损伤或疾患时，可借用器具（叩诊锤）叩击膝、足跟或肘等部的肌腱，测定其反射的强弱或消失来判断损伤或疾患的轻重和性质。胸、腰椎疾患或损伤时，采用指叩或借助器具叩击患椎棘突时，可引起疼痛。

六、扭旋法

扭旋法是采用肢体扭旋或滚动的方法，来测定肢体有无纵轴传导疼痛；或旋转活动范围受限或增大，以辨别有无骨折、关节脱位或韧带损伤。如长管骨的裂纹或无移位骨折，虽临床症状轻微，但持其远端扭旋时，可出现骨折部的纵轴传导疼痛；而软组织损伤时，肿胀显著，无扭旋的传导疼痛。髋或肩关节脱位时，持患肢远端扭旋或做患肢滚动时，则必有某一方向的旋转活动受限或丧失；近关节部骨折时，则常有旋转活动幅度增大；关节部筋肉韧带损伤时，旋转活动也可增大；而关节部软组织挫伤严重时，也可有各方向的旋转活动受限。肢体麻痹或严重肌肉松弛时，则关节各方向的旋转活动度均超出正常范围。关节的病理性变或骨骺病变，早期其他症状还不明显时，多可有旋转受限，例如儿童的髋关节结核和股骨头骨骺的缺血坏死等最早出现的症状就是髋关节的旋转活动受限。

七、伸屈法

伸屈法是做肢体伤部相邻关节的伸屈或侧屈活动，以测定肢体和关节功能是否正常，以此来判断肢体或关节损伤的性质和程度。若关节伸屈活动受限，且某一方向受限明显大者，并呈弹性固定状，为关节脱位的表现；关节内或近关节部骨折时，则其活动常超出正常范围；关节的某一方向活动范围增大，则为关节周围筋肉韧带损伤表现。例如膝、肘和指间关节的侧向活动增大时，为侧副韧带损伤表现；关节和近关节部的软组织挫伤，也可因疼痛而伸屈受限，但程度较轻；而单纯的闪扭筋伤，在患者可忍受的程度内，伸屈活动近乎正常；关节强直时，则伸屈活动均受限或完全不能伸屈，但患者痛苦却不大。关节部筋肉挛缩时，常为伸屈的某一方向活动受限。例如跟腱挛缩时，踝关节背伸障碍；腘绳肌挛缩时，膝关节伸展功能障碍等。筋肉麻痹或松弛时，关节的伸屈活动均超出正常范围，甚至呈半脱位；关节的病理性改变，则筋肉呈保护性紧张状态，而伸屈活动均受限；婴儿期先天性髋关节脱位，伸膝下的屈髋范围明显增大，甚至大腿可贴近腹壁。

八、二辅法

二辅法是两手相互辅助，用以检查管状骨损伤后有无骨异常活动，以确定有无骨折和骨折治疗一定时期后骨异常活动是否消失，以确定骨折愈合情况的方法。如四肢损伤后，采用本法检查有骨异常活动者即为骨折，无骨异常活动者为软组织损伤。骨折经过治疗 4 ～ 8 周后，采用本法检查，若骨异常活动已消失，表明骨折已临床愈合；若骨异常活动仍明显，即使 X 线片显示有多量骨痂，也应判定骨折尚未愈合。相反，X 线片显示仅有少量骨痂或骨折线模糊，但采用本法检查已无骨异常活动者，仍可判定骨折已达临床愈合。因此，熟练掌握和正确运用本法，可与 X 线片相互印证，以提高诊断水平。

上述检查手法，可以单独应用，更多的是配合运用。临床应结合其他检查，综合分析，以提高临床诊断水平。

第三节　量　诊

量诊是骨伤科的重要检查方法之一，早在《灵枢·经水》中就有“度量”的记载，《灵枢·骨度》中就制定了对骨的测量方法；《仙授理伤续断秘方》更提出了“相度患处”的方法。

量诊包括测量肢体长度、力线、周径和关节活动范围等，量诊应在与健侧对比下检查。

一、肢体长度、力线、周径的测量

在做肢体长度、力线和周径测量时，应首先将两侧肢体置于对称位置，然后选定骨性标志进行测量。例如，测量下肢长度时，应先摆正骨盆（两髂前上棘连线与剑突至耻骨联合连线相垂直），再将两下肢置于对称体位后进行对比测量。

（一）长度测量法

肢体的长度测量，是伤科临床常用的检查方法，测量时可用软卷尺或钢卷尺进行。

肢体显著增长者，常是关节脱位的标志，如髋关节的前下方脱位、肩关节的盂下脱位等。肢体短缩时，若为关节损伤则为脱位表现，如髋关节后上方脱位；若伤在骨干，则骨折有重叠的表现。

1. 上肢总长度测量法：由肩峰至桡骨茎突尖部或中指尖部（图 7–9）。

2. 上臂长度测量：由肩峰至肱骨外髁部（图 7–10）。

3. 前臂长度测量法：尺骨长度，即由尺骨鹰嘴至尺骨茎突；桡骨长度，即由桡骨小头到桡骨茎突（图 7–11）。

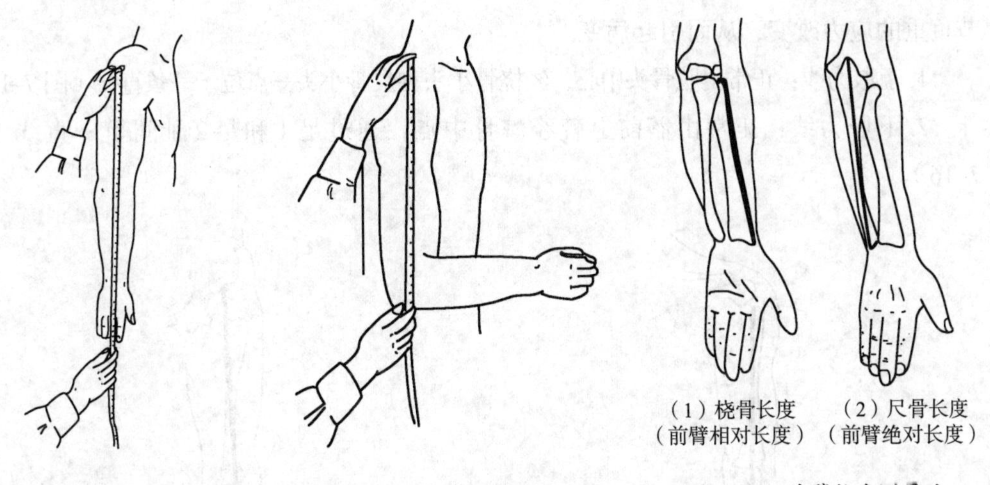

图 7–9　上肢总长度测量法　　图 7–10　上臂长度测量法　　图 7–11　前臂长度测量法

4. 下肢总长度测量法：由髂前上棘至内踝下缘；脐或剑突至内踝下缘（骨盆骨折或髋部病变时采用），表示下肢与骨盆的关系（图 7–12）。

5. 大腿长度测量法：由髂前上棘至股骨内髁，或股骨大粗隆顶点至股骨外髁（图 7–13）。

6. 小腿长度测量法：胫骨长度，由胫骨内髁顶点至胫骨内踝尖；腓骨长度，由腓骨小头至腓骨外踝下缘（图 7–14）。

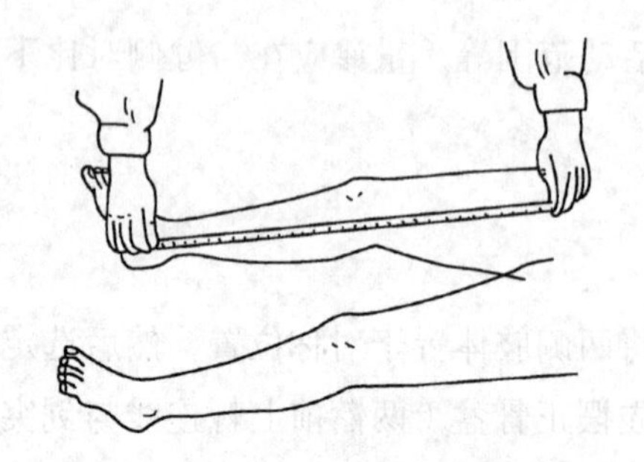

图 7-12　下肢总长度测量法（相对长度）

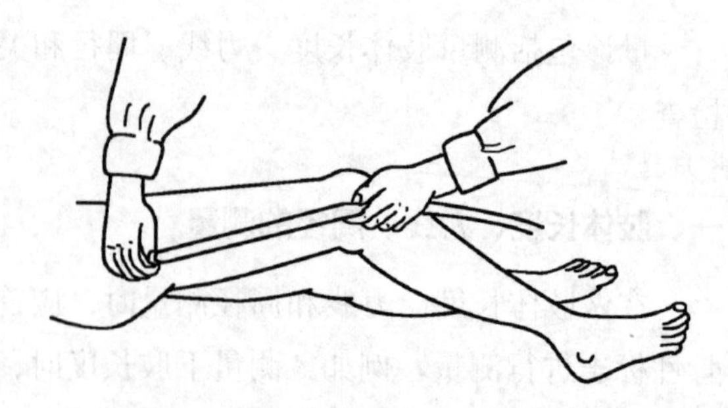

图 7-13　大腿长度测量法（绝对长度）

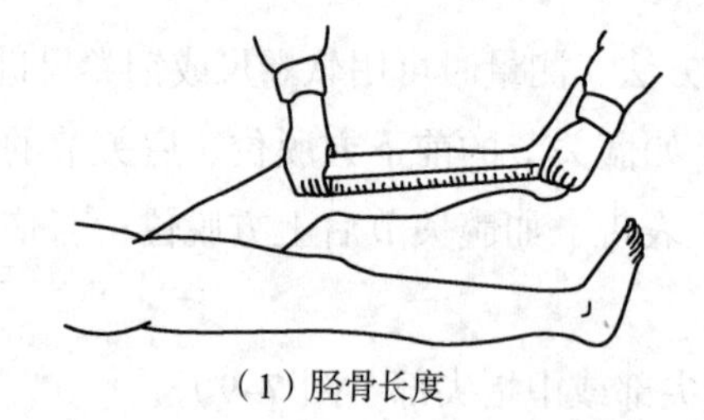

（1）胫骨长度　　（2）腓骨长度

图 7-14　小腿长度测量法

（二）力线测量法

肢体损伤后，力线的正常与否，对负重的下肢来说尤为重要。力线不正可导致关节负重的应力改变，从而引起病变。

1. 上肢力线：正常由肱骨头中心，经桡骨小头和尺骨小头三点位于一条直线（图 7-15）。

2. 下肢力线：正常由髂前上棘经髌骨中点，通过足 1 和足 2 趾间呈一直线（图 7-16）。

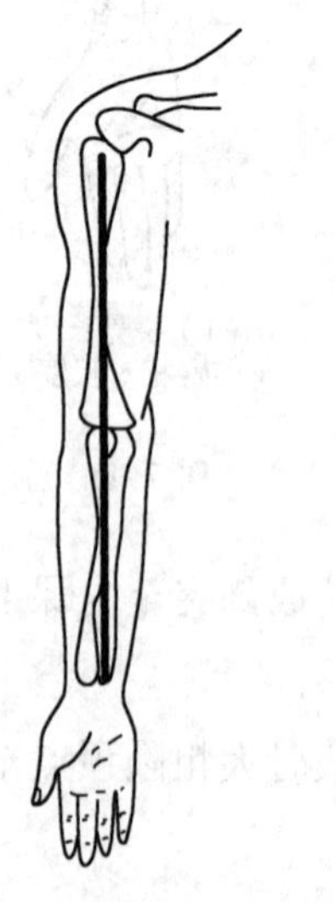

图 7-15　上肢力线

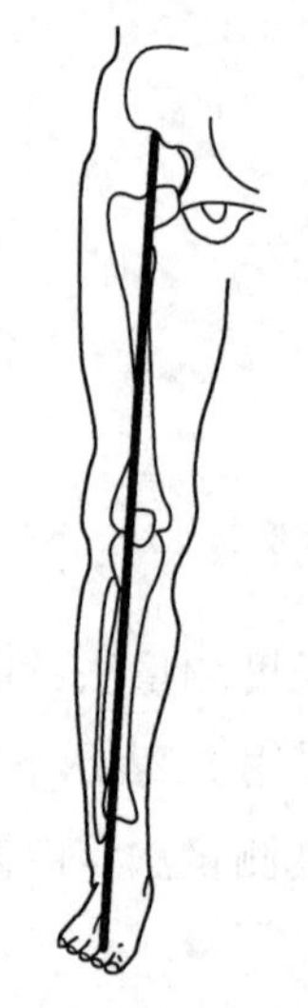

图 7-16　下肢力线

（三）四肢周径测量法

若肢体有畸形而显著粗于健侧者，多为骨折有重叠；无畸形而粗于健侧者，为软组织损伤肿胀。若患肢细于健侧，多为久伤功能活动差而致筋肉失用性萎缩，或有神经疾患。

测量周径应与健侧相应部位对比进行。常用测量部位有：大腿在髌骨上缘 10 ～ 15cm，小腿在胫骨结节下 10 ～ 15cm，上臂环绕三角肌及肱二头肌中部，前臂环绕屈肌中部。

二、关节活动度的测量

关节活动度分主动和被动活动两方面。关节强直时，主、被动活动均受限；仅主动活动受限，而被动活动正常者，多为神经或肌肉疾患；主动活动受限，而被动活动反而增大者，说明关节稳定度差，可能为韧带损伤或其他疾患。一般多先检查主动活动，再检查被动活动。

关节的活动度采用关节量角器测量，没有量角器或有些部位不易准确测量角度时，也可目测并用等分法估计其近似角度。如颈椎前屈，可测下颌颏部与胸骨柄的距离；侧屈可测耳垂与肩峰距离；胸椎伸屈时，可测颈胸棘突间距增减度（正常为 4 ～ 6cm）；腰椎前屈时，可测中指尖与地面距离，或颈、骶棘突间距离增加度（正常可增加 15cm）；手指屈曲范围，可测指尖距远侧掌横纹的距离等。

常用的测量记录方法有两种：

（一）中立位 0° 法

该法是目前国际通用方法。每个关节从中立位到运动所达到的最大角度，两侧对比，分别记录其活动度和健侧与患侧的相差度。例如：膝关节完全伸直时为 0°，完全屈曲时为 120°（图 7–17）。若膝关节强直于屈曲 30°位，则伸直为 –30°，屈曲为 30°；如有 5°过伸，则记录为 +5°。再如前臂旋转的中立位 0°是指肘关节屈曲 90°位拇指向上，若最大旋前 80°，最大旋后 30°，其旋转活动范围为 80° +30° =110°（图 7–18）。

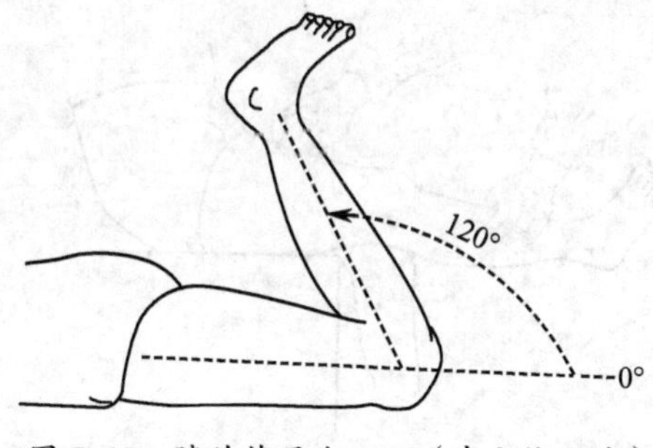

图 7–17　膝关节屈曲 120°（中立位 0°法）

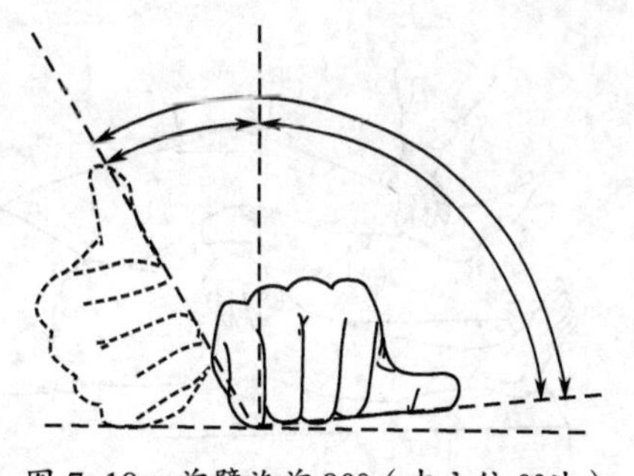

图 7–18　前臂旋前 80°（中立位 0°法）

（二）邻肢夹角法

邻肢夹角法是以关节上下两个相邻肢段移近时，所形成的夹角来计算。例如：膝关节伸直时为180°，屈曲时成120°角，则膝关节的活动范围为180° -120° =60°（图7-19）。又如髋关节伸直时为170°，屈曲时成60°角，则活动范围为170° -60° =110°（图7-20）。

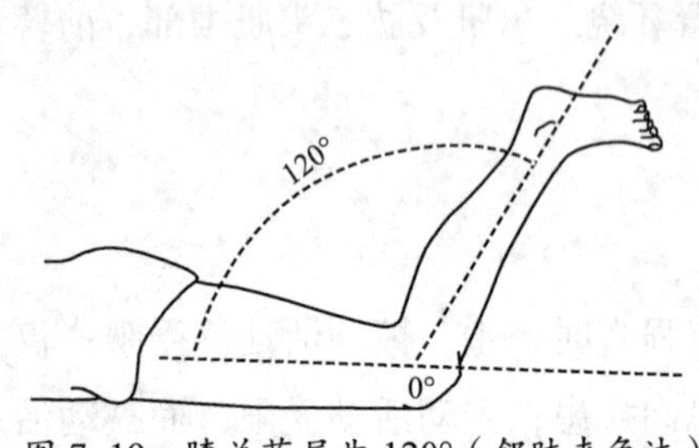

图 7-19　膝关节屈曲120°（邻肢夹角法）

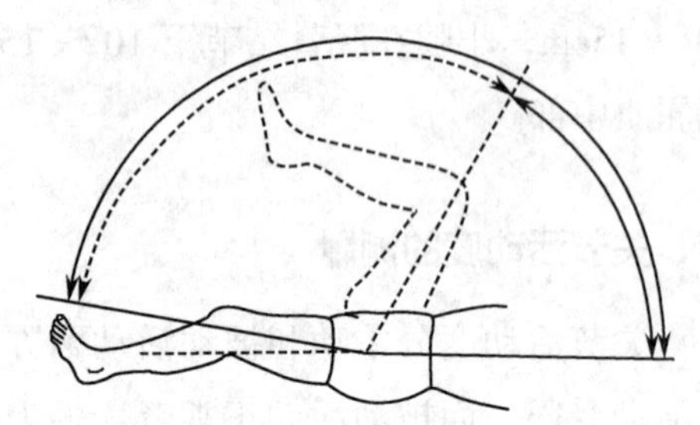

图 7-20　髋关节屈曲60°，伸直170°，活动范围170° -60° =110°（邻肢夹角法）

三、肌力的测定

肌力是患者主动活动时肌肉的收缩力量。对脊髓或周围神经损伤患者，可通过对损伤平面以下，或对该神经所支配肌肉力量的检查以确定损伤的程度。对肌肉损伤程度的判断，也可通过肌力测定以明确其系部分断裂或完全性断裂。

1. 检查方法

一般多检查其主要肌肉或肌群。首先嘱患者尽力做指定动作，医者施以适度的对抗力，以测定肌力的大小。同时观察并触摸被检肌肉的肌腹或腱部，以测定其收缩力量。

（1）股四头肌肌力测定：患者仰卧或坐位，屈曲膝、髋关节。医者一手持小腿下段，一手触摸大腿前部，在抗阻力下令患者尽力伸膝，即可测知肌四头肌的收缩力量（图7-21）。

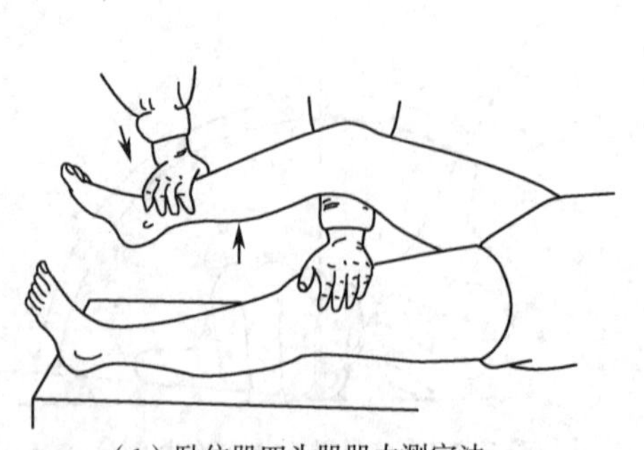

（1）卧位股四头肌肌力测定法

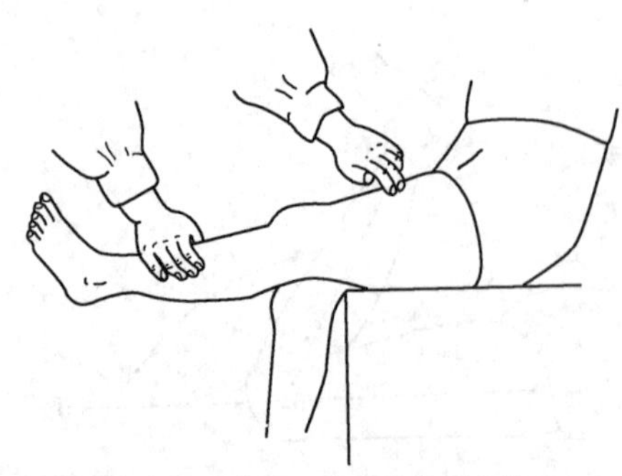

（2）坐位股四头肌肌力测定法

图 7-21　股四头肌肌力测定法

（2）肱二头肌肌力测定：患者坐位，肘关节屈曲 45°，前臂完全旋后位。医者一手持患者腕部，另一手食、中、环三指触摸肱二头肌腱部，抗阻力下令患者尽力屈曲肘关节，即可测知肱二头肌的收缩力（图 7-22）。

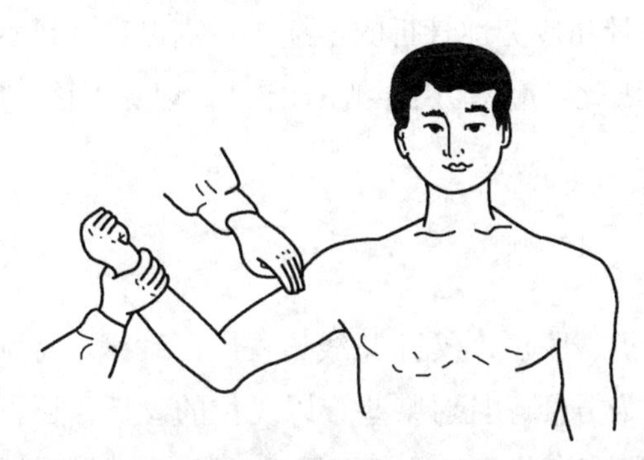

图 7-22　肱二头肌肌力测定法

2. 肌力的六级分类记录法

该记录法以表 7-1 表示。

表 7-1　肌力检查分级法

级别	%	检查表现
0 级	0%	肌肉完全麻痹，无任何收缩能力
1 级	10%	肌肉有轻微收缩力，但不能引起关节的移动
2 级	25%	肌肉有一定的收缩力，能使关节移动，但不能克服肢体重力
3 级	50%	肌肉收缩力尚好，能克服肢体重力下移动关节，但不能抗阻力
4 级	75%	肌力良好，抗阻力下尚有相当力量
5 级	100%	正常肌力

第四节　X 线检查

创伤性骨折多可根据病史、症状及临床检查来确定诊断，但 X 线检查对骨折的诊断有其独特的意义。它不但可确定骨折、脱位的有无，而且对损伤程度、类型、移位情况及合并症的诊断、分析意义更大；对骨折的整复和复位效果也有很强的临床指导意义；对骨折愈合情况的鉴定也有很高的参考价值，并能发现一般临床检查难以确定的骨折，如疲劳性骨折、裂纹性骨折、小片撕脱骨折、轻度压缩、嵌入型骨折及关节内和近关节部的骨折和骨折合并脱位等。对骨的病理性改变及牵涉事故、法律纠纷的损伤等，都需要做 X 线检查来确定。因此，为证实诊断，进一步掌握分析骨折局部的详细情况，提高诊断和治疗水平，积累和保存病历资料，故对每个骨伤患者进行常规X线检查及定期复查是非常必要的。当然也不能过分依赖X线，因为即使是最先进的检查仪器，也都不是绝对的。例如肋软骨骨折，临床畸形很明显，但X线也不能显示；又如某些股骨颈、腕舟骨和疲劳性骨折的早期，X线也难以显示，只有待两周后X线复查时才能显示出来。因此，应密切结合临床体征，以免误诊，贻误治疗。

一、X线检查方法

1. 透视

一般单纯的四肢骨折、脱位，仅行X线透视即可确诊。特别是带电视的X线，影像清晰，不需暗室，更为方便，且对某些难以复位的骨折，还可在电视X线监视下复位。其最大缺点是不能保存资料，且长期应用时对医者有放射性损害。

2. 拍片

X线拍片是诊断骨折的可靠方法。一般需拍正、侧位片，必要时还可拍轴位、各方向的斜位及切线、断层和造影等。为满足诊断和治疗需要，检查应注意以下事项。

（1）无论透视、拍片，每个部位都应常规做正、侧两方面的检查，以免误诊，延误治疗。因有些骨折仅向某一侧成角或错位，如不同时检查两个方位，将会误为未骨折或骨折未错位。

（2）对四肢骨折，拍片应包括骨的全长和邻近关节。如此可为诊断骨折的部位、旋转、成角和错位的方向及整复提供依据。四肢骨干骨折，一般中段以下应包括下关节，中段以上应包括上关节，必要时需包括上下关节；腰椎需包括胸12和骶椎，胸椎应包括胸腰段。

（3）对关节部位骨折有疑问时，需拍健侧X线片作对比观察。如儿童期骨骺生长发育差异较大，故对骨骺损伤和某些关节的半脱位，往往需与健侧作对比观察才能确定诊断。

（4）对某些骨折，若X线检查与临床检查明显不符时，应按临床诊断处理，待2～3周后再拍片复查时，可发现骨折，如腕舟骨和股骨颈的线形骨折、疲劳性骨折等。

二、骨折的X线片表现与分析

1. 骨折线的判断

骨折线是骨折的基本X线表现。明显的骨折线不难辨认，对可疑而又难以肯定者，可加拍其他位置或拍健侧对照，或待2～3周后再拍片复查。应注意观察骨折线的形态和走行方向及骨折的错位、成角、旋转、分离、重叠、嵌入、压缩等情况，分别予以描述。

2. 观察近关节部位骨折时，有无合并相邻关节脱位、半脱位或骨折

由于外力的传导作用，某些部位可发生骨折、脱位或并发其他部位骨折的复合性损伤。例如耻骨和坐骨骨折错位明显时，应注意观察同侧骶髂关节是否脱位；由高处坠下致跟骨压缩性骨折时，应注意观察是否并发腰椎压缩性骨折；胫骨下段骨折移位或成角明显时，应注意观察腓骨上段有无骨折或上、下胫腓骨关节分离；前臂的单一骨折移位或成角明显时，应注意观察肱桡关节或下尺桡关节有无脱位；股骨中段以上骨折出现内收内旋的反常畸形时，应注意观察同侧髋关节有无脱位等。

3. 骨折时间长短的判断

新鲜的骨折周围软组织肿胀，骨折线锐利，邻近骨质密度正常。若骨折线变钝、模糊，或有骨痂出现、邻近骨质疏松等 X 线表现者，为陈旧性骨折。

4. 对骨折整复和手术效果的判断

首先观察骨的排列状况和位线是否良好；对手术复位内固定者，还应观察钢板、螺钉、髓内针等固定物的位置和关系及折端对合是否严密、有无骨质吸收现象等。对股骨颈骨折内固定治疗者，除观察内固定物的位置外，还应注意股骨头的位置、密度及内固定物是否穿破股骨头关节面等。

5. 骨折愈合情况的判断

（1）骨质变化：一般骨折固定一段时间后，因制动关系，常有不同程度的疏松现象，时间越久越明显，功能活动差。若折端出现吸收、折线增宽，为骨折迟延愈合现象；折端萎缩，甚或硬化，髓腔闭锁，为骨折不愈合的征象。

（2）骨痂情况：一般来说，骨痂生长的多少和快慢是判断骨折愈合情况的重要标志。一般成人骨干骨折 2 ～ 3 周后可有稀疏骨痂出现，如出现时间过晚或很少，则有骨折迟延愈合趋势。有些骨痂量虽不少，但质较差，呈云团状堆集，无连续性表现，也是愈合不良的征象。相反，有的骨痂量虽不多，但呈板层状连续或折端模糊不清（内骨痂），是骨折愈合的征兆。关节内或近关节部的松质骨折愈合时多无明显外骨痂，而只要骨折线模糊即为骨折愈合的征兆。

6. 其他影像表现

骨折并发感染者，局部骨质可出现炎症破坏和反应性新骨及密度相对增高的死骨影像。若为病理性骨折，则可根据骨破坏的 X 线表现，结合临床和其他检查，确定病变的性质。

此外，要注意辨别两骨边缘的重叠和肌肉、脂肪边缘及肠腔气体与骨骼的重叠影像等；注意辨别颅骨和长管状骨的边缘光滑、密度较低的弧状血管、神经沟影像和骨的解剖变异，骨骺线及胶片的污染与骨折线的混淆等。

第五节　特殊影像学检查

特殊影像学检查，包括电子计算机横断扫描、磁共振、放射性同位素骨扫描、超声波、关节镜等，是骨伤科重要的现代检查方法。它虽不能替代临床检查，但可弥补临床检查的不足，对提高诊断符合率有重要意义。

一、电子计算机横断扫描

电子计算机横断扫描，简称CT，能迅速、准确、较早地发现一些骨与软组织病变。大多数骨伤病可用普通X线检查做出诊断。CT优于普通X线的是它能从横断面了解脊椎、骨盆、四肢骨关节的病变，尤其是椎体本身、椎管侧隐窝、小关节突及骨盆，以及长骨髓腔等处的原发、继发性病变等，以显示病变的部位、范围与周围组织的关系等。目前，CT在骨伤科方面较多用于检查脊椎、脊髓和颅脑系统疾患，如颈椎骨折、齿状突骨折、部分椎弓根骨折、寰枕关节半脱位、棘突及横突骨折等。

二、磁共振

磁共振是20世纪80年代用于临床的一种医学成像方法。磁共振成像是随着计算机技术、电子电路技术、超导体技术的发展而迅速发展起来的一种生物磁学核自旋成像技术。其原理是利用磁场与射频脉冲使人体组织内进动的氢核产生射频信号，经计算机处理而成像的。

由于人体组织中含有大量的水和碳氢化合物，所以氢核的磁共振信号强，这是MRI技术能被广泛应用于医学诊断的基础。MRI信号强度与组织中氢核的密度有关，人体各种组织间含水比例不同，所含氢核数就不同，则MRI信号强度就有差异，利用这种信号差异作为特征，即可把各种组织分开，这就是氢核（质子）密度的MRI图像。人体不同组织之间、正常组织与病变组织之间的氢核密度、弛豫时间T_1及T_2三个参数的差异，是MRI用于临床诊断最主要的物理基础。

磁共振成像具有多参数、多序列、任意角度成像的特点，其图像更加清晰精细，能更客观、更具体地显示人体内的解剖组织及其毗邻关系，对疾病能更好地进行定位和定性诊断，在全身各个系统疾病诊断中均有广泛应用。由于MRI较X线和CT具有更高的软组织密度分辨力，尤其对水、脂肪、软骨等组织具有典型的影像学特征，对水肿、出血等具有很高的敏感性，因此在显示骨组织损伤病变时，MRI具有明显的优势，可了解损伤的程度、出血多少、骨折周围软组织损伤、神经血管损伤、损伤的新旧及骨折的愈合等情况，如新鲜骨折部呈非常典型的高信号等。因此，在骨伤病变的临床随诊和疗效评估中，MRI检查具有重要的应用价值。其主要特点是：①对医、患无放射线照射的损害；②无须搬动患者改变体位，可通过磁场调节，就能获得冠状面、矢状面、横断面的各种图像，即三维成像；③成像时间较长，不降低空间分辨率，不像X线和CT那样使图像严重失真。

三、放射性同位素骨扫描

该检查从某种程度上讲，比X线能早期发现病变，与X线和其他检查结合，能显著提高对某些疾病的诊断符合率。

其显像原理，为借助骨骼内某些物质与显像剂的亲和能力，且具有放射性而使骨骼显像。因其分布与代谢相一致，当骨骼有病变时，会发生破坏与修复的两种改变，使放射性显像剂在病灶部相对减少而形成“冷区”，或沉积增加而形成“热区”，显示出不同的影像。

对股骨颈骨折、髋关节脱位或自发性股骨头坏死，可早期发现股骨头的缺血状态。据报道，可比X线提前2～5个月发现病变。对各种骨的代谢性疾病、退行性骨关节病、软组织的骨化性肌炎、钙沉积等，均可发现在X线检查变化之前。

对带血管骨移植的血供和存活情况，可用核素造影，无碘油X线造影所引起的血管痉挛。

第六节　肌电图检查

肌电图检查是记录骨骼肌生物电的一种方法，依据病理肌电图的形态、分布和范围，可以确定神经损伤的部位，判断神经肌肉损伤的程度和预后，进一步对上、下运动神经元的病变予以鉴别。如自发电位的出现是下运动神经元损伤的可靠征象；传导速度减慢是周围神经损伤的表现；肌肉长时间失神经支配会发生完全纤维化，则各种病理电位均告消失、运动单位电位缺失，出现病理性电静息状态等。

第七节　检验检查

检验检查对骨伤科某些疾病的诊断治疗，特别是对并发症和重危创伤的抢救有其重要意义。在检验常用的四大常规中，血、尿常规在骨伤疾病中尤为多用。

一、血液检查

血红蛋白及红细胞的减少是检查创伤性失血程度的重要指标，也是验证治疗效果和监测病情变化的重要依据。

白细胞增高，是创伤感染的重要依据，也是观察药物疗效和感染发展变化的重要手段，对手术的择期和适应证确定及术后患者的监测、预防感染等都很重要。

血小板变化，对手术适应证的选择和创伤脂肪栓塞综合征的诊断，都有很大参考价值。

出凝血时间，是选择手术适应证和保证手术安全的必不可少的检查。

红细胞沉降率增高，提示体内有非特异性炎症病灶。常用于诊断及治疗效果的观察，对判断病情变化，都有一定参考价值。

血型鉴定是配血的必需前提，而输血又是创伤失血抢救的决定性措施和手术安全的必要保证。

二、尿液检查

尿量的监测是失血或创伤性休克轻重程度的重要依据，也是抢救效果的重要指征和预后的重要监测手段。

对截瘫患者，常规定期做尿液检查，必要时行尿液细菌培养，是监测尿路感染情况，预防严重泌尿系感染的重要监测方法。若发现尿液混浊，有脓细胞、蛋白甚或尿管型等，表示有泌尿系感染、肾脏损害，应及时采取措施处理。

对尿的肌红蛋白测定，对挤压综合征的诊断有重要参考价值。

三、其他检查

肾脏功能情况，对严重创伤的抢救，甚或骨折正常愈合，都有密切的关系。

血浆二氧化碳结合力的测定，对及时纠正酸中毒，抢救创伤性休克有决定性意义。血清钾的测定，对严重挤压伤、创伤性休克、急性肾功能衰竭等的诊断、治疗都有很强的临床参考意义。其他血清电解质的测定，对严重创伤和久病衰竭的抢救也很重要。

肝功能检查，是手术前准备的必要项目，是手术适应证及其时机选择、手术安全及预后康复等的重要保证。

总之，骨伤科应积极采用检验手段，以提高临床诊断和治疗水平，更好地发挥中医治疗的优势。

第八节　各部位检查法

各部位检查法是骨伤科的基本检查方法。即对脊柱和四肢进行一般和必要的特殊检查，从而发现肢体的阳性体征，用以判断疾病的有无、部位及性质的重要方法。进行各部位检查时，应注意以下原则：应在全身检查的基础上，再行各部位的重点检查；对病情复杂或有疑问者，还应进行定时的反复检查。检查应与健肢或正常人对比进行；为消除患者恐惧，可由远及近或由近及远地进行检查。注意鉴别牵涉征与原位征（有些自觉症状不一定是病变所在）：如儿童的髋关节病变常反映膝关节部疼痛；有些肩部疾患常反映到肘、臂；颈部疾患可反映到手指；腰可反映到腿、足；腹股沟脓肿可能是腰或骶髂关节病变所致等。

望诊和触摸及功能活动是各部位检查的基本方法，在此基础上再行测量和其他特殊检查。在全面检查的基础上，进行综合分析，以便得出正确的诊断。

一、头部检查

头为诸阳之会，人身之颠。《医宗金鉴·正骨心法要旨》云："头颅位居至高，前有凌云骨（额骨），上有天灵盖（顶骨），两侧有山角骨（顶骨结节），后有后山骨（枕骨），两旁有寿台骨（乳突），中空内容脑髓……以统全身者也。"头部由头颅和面颅两部分组成，内有脑髓。检查时可根据病情，在坐或卧位下进行。

头颅损伤，易影响脑髓，一旦脑髓受损，将引起神志等一系列全身危重反应，且变化多端，应详细检查，密切观察其变化，以便及时做出正确诊断，为正确治疗奠定基础。

（一）望诊

1. 肿胀、瘀斑

头部血循旺盛，伤后多肿胀严重，尤其颜面部损伤，可出现两眼眯缝难睁、口唇翻突的惊人面貌；局限于眼眶以内的紫褐色肿胀，伴眼结膜的扇形瘀斑，且其扇柄指向瞳孔，无明显后缘可见者，为颅前窝骨折征象（图 7-23）；耳后乳突部的青紫瘀斑，为颅后窝骨折的征象；头皮呈核桃状圆形青紫肿胀突起者，为头皮下血肿表现（图 7-24）；前额至后枕呈广泛肿胀者，为帽状腱膜下血肿的表现；若肿胀局限于某块颅骨范围者，为骨膜下血肿的表现。

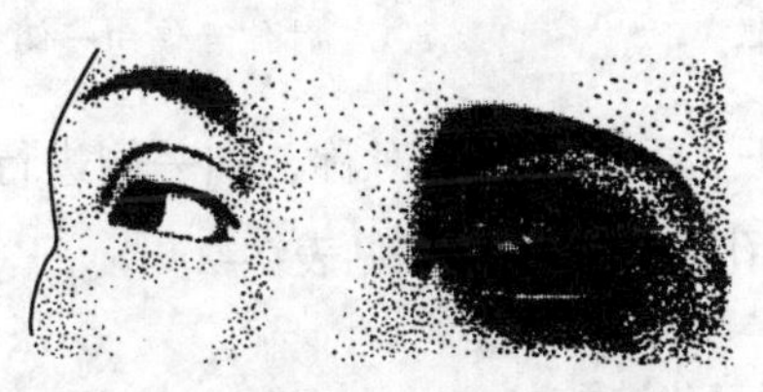

图 7-23 颅前窝骨折的眼结膜瘀斑

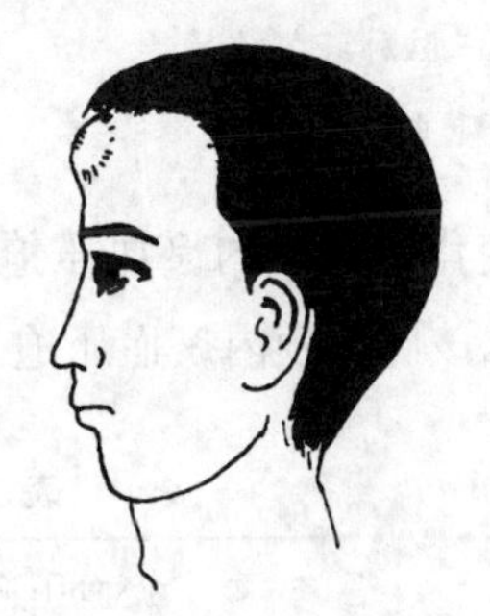

图 7-24 头皮下血肿

2. 神志、意识变化

神志、意识变化是头部损伤严重程度的重要标志。神志清醒者，表示无严重脑髓损伤；躁动不安或意识迷糊，常转入昏迷或昏迷趋向清醒的征兆；对疼痛等刺激有反应但不能合作者，为半昏迷状；对角膜反射等任何刺激皆无反应者，表示深度昏迷，病情危急。还应观察神志意识的发展变化，借以判断脑髓损伤的轻重和预后。头部损伤出现短暂昏迷（半小时以内），为脑髓受振动的表现；若伤后神志昏迷不醒或逐渐加重者，为脑髓损伤严重或硬脑膜下瘀血征象；若伤后神志清醒或昏迷逐渐清醒，而且又转入昏迷者，为硬脑膜外瘀血的征象。

3. 畸形情况

颅骨骨折时，可出现凹凸不平；颧骨骨折时，可出现骨折侧颧骨低平；鼻骨骨折时，可现低陷或偏歪；口半张而下颌斜向一侧不能咬合时，为单侧下颌关节脱位；牙齿错落咬合不齐时，为该侧下颌骨折征象；若一侧牙齿向内倾倒不能咬合时，为该侧下颌骨两处骨折的指征。

4. 五官情况

五官是否对称，有无出血或血性物溢出，鼻孔出血可能仅为鼻腔局部损伤；若混有脑脊液，为颅中前窝骨折征象；耳道出血或混有脑脊液，为颅中窝骨折征象；若上眼睑下垂并向外斜视者，为第三脑神经损伤征象（图 7–25）；若出现内斜视者，为第六脑神经损伤现象（图 7–26）；舌头不能正直伸出口外而偏向一侧者，为第十二脑神经损伤现象（图 7–27）。

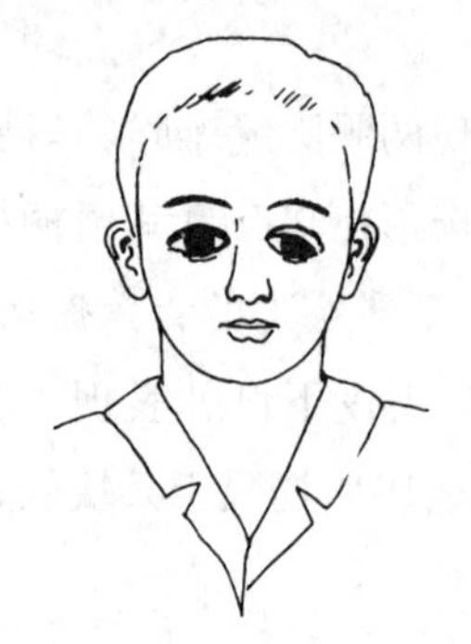

图 7–25　第三脑神经损伤的上眼睑下垂（左）

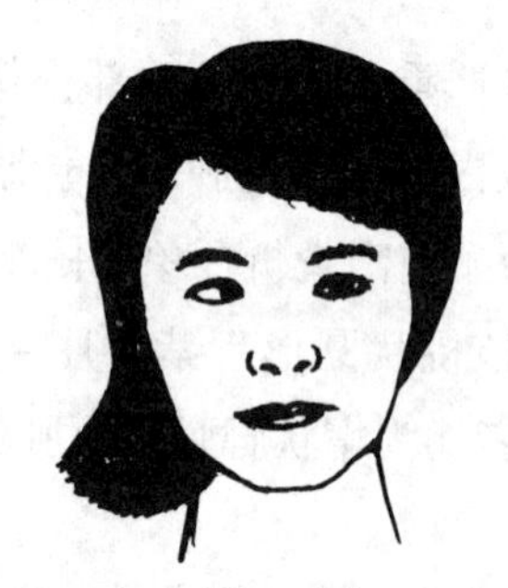

图 7–26　第六脑神经损伤的内斜视（右眼）

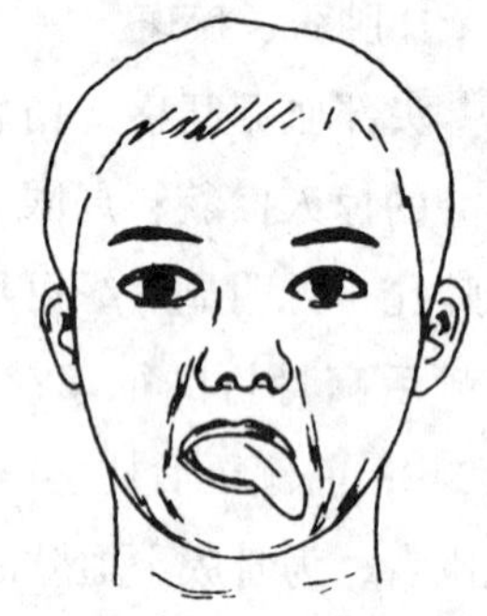

图 7–27　第十二脑神经损伤时伸舌偏向一侧

瞳孔变化，是颅内瘀血压迫脑髓的重要指征。两侧瞳孔不对称，如一侧进行性扩大，常表示该侧有颅内瘀血压迫。颅内瘀血的瞳孔变化过程，可见表 7–2。

表 7–2　颅内瘀血瞳孔变化过程

分期	瘀血压迫侧			对侧
健康人	正常			正常
瘀血压迫初期	轻度缩小，对光反应迟钝			正常

续表

分期	瘀血压迫侧			对侧
瘀血压迫中期	中度散大，对光反应迟钝或消失			正常
瘀血压迫后期	散大固定			中度散大，对光反应迟钝
瘀血压迫晚期	散大固定			散大固定

表 7–2 中的初期表现很少能见到，中、后期瞳孔变化有重要诊断意义（图 7–28）。头部损伤后，如出现一侧瞳孔进行性扩大，对光反应迟钝或消失，表示该侧有颅内瘀血压迫，颞叶脑疝形成，第三脑神经受压征象。若伤后立即出现一侧瞳孔扩大，对光反应消失（非进行性），患者神志仍清醒者，为第三脑神经直接受损，非颅内瘀血压迫引起。

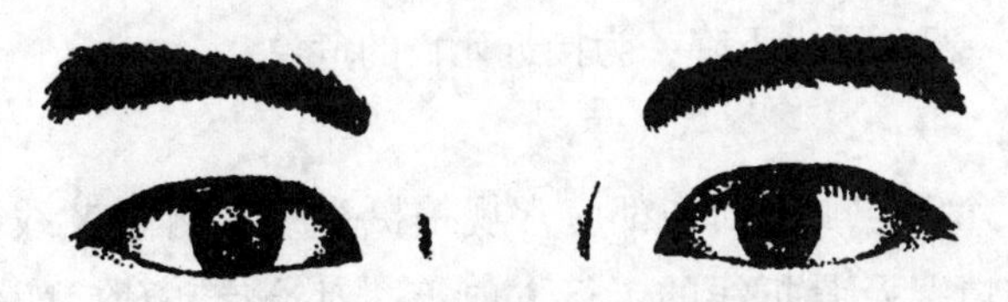

图 7–28　颅内瘀血中期患侧瞳孔扩大

5. 肢体运动情况

若患者于半昏迷状时躁动不安，而一侧或某一肢体不动或运动少者，表 7–2 颅内瘀血瞳孔变化过程表明，该侧肢体瘫痪或损伤，为对侧脑髓损伤征象。若被动活动肢体时，某侧或某一肢体阻力增大，说明有痉挛性瘫痪，亦为对侧脑髓损伤征象。

（二）触摸、按压诊察

1. 肿胀

核桃状的皮下血肿，硬而应指；弥漫性的帽状腱膜下血肿，虚软周边坚硬而似骨折边缘；局限于某一块颅骨部的骨膜下血肿，周边坚硬似骨折边缘。

2. 压痛

头面部定点不移的压痛，提示该部有骨折；而压痛呈片状无重点者，为软组织损伤。指压眶上缘有疼痛反应，常可测出昏迷的程度。指压眶上缘无反应，常示深度昏迷（图 7–29）；指压引起面部肌肉收缩、皱眉反应者，表示昏迷不太深；轻压两则

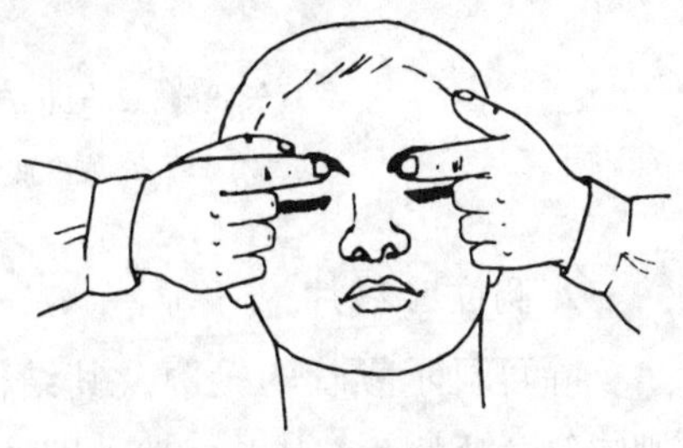

图 7–29　压眶试验

眶上缘，某侧有明显压痛者，患者常举手反抗或扭头逃避，常提示该侧颅骨骨折，特别是颅底骨折的存在。

3. 畸形

颅骨的凹陷骨折，常可触及局部凹陷畸形，但应和骨膜下血肿的周边坚硬、中部虚软，形似凹陷相区别；颧骨骨折时，可在局部触及低陷畸形；下颌骨骨折时，可在下颌体、角或颏部触及阶梯状畸形。

（三）其他检查

1. 血压变化

血压的进行性增高，为颅内压增高的征象；若血压出现时高时低，为机体代偿即将衰竭的危象。

2. 呼吸变化

躁动不安时，呼吸频率和深度常增加；呼吸进行性减慢，也是颅内压增高的征象；鼾声呼吸，常示昏迷深重；呼吸不规则，甚至呈潮式呼吸，为呼吸衰竭欲停的前兆。

3. 脉搏变化

脉搏进行性减慢，洪大有力，也是颅内压增高的征兆；若脉搏转为速而弱，表示代偿功能即将衰竭，若血压也下降，为接近死亡的危象。

（四）X 线检查

只要全身情况允许，颅脑损伤都应常规拍摄头颅正侧位 X 线片，以确定骨折的有无、部位、移位情况及骨折线的走行方向等，对治疗和预后的估计都有重要参考价值。

1. 正位 X 线片

除可显示颅骨整个轮廓、结构的正面像外，还可显示眼眶和内听道（图 7–30）。

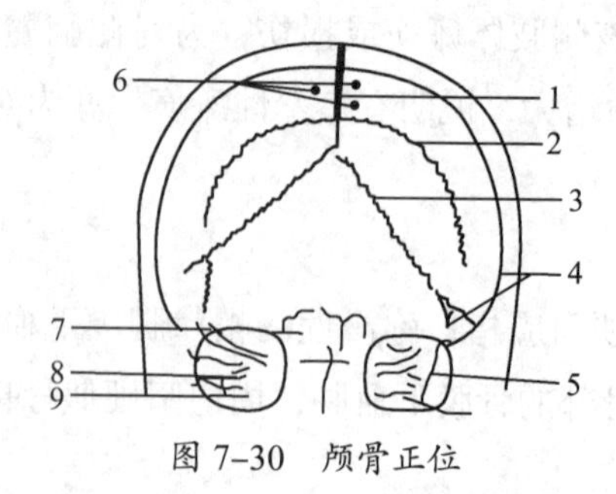

图 7–30　颅骨正位

1. 矢状缝；2. 冠状缝；3. 人字缝；4. 内板上脑回压迹；5. 内听道；6. 蜘蛛膜粒压迹；7. 额窦；8. 岩椎；9. 眼眶

2. 侧位 X 线片

除可显示颅骨的轮廓及其结构的侧面影像外，重点显示蝶鞍情况。颅骨骨折时，观察侧位片的改变甚为重要（图 7–31）。

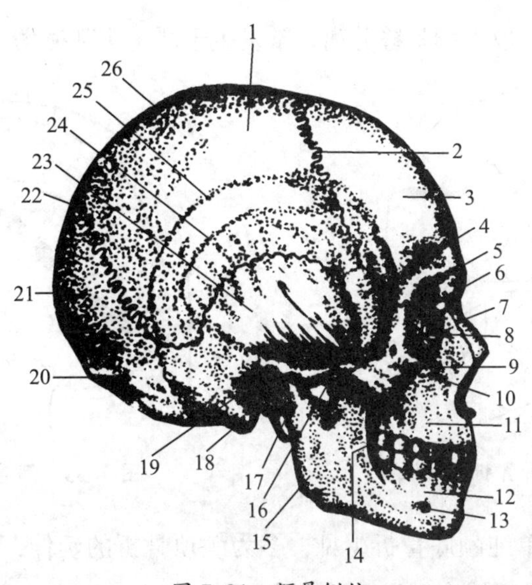

图 7–31　颅骨侧位

1. 顶骨；2. 冠状缝；3. 额骨；4. 蝶骨；5. 眶上孔；6. 筛骨；7. 鼻骨；8. 泪骨；9. 颧骨；10. 眶下孔；11. 上颌骨；12. 下颌骨；13. 颏孔；14. 下颌支；15. 下颌角；16. 颧弓；17. 下颌关节突；18. 乳突；19. 外耳门；20. 枕外隆突；21. 枕骨；22. 人字缝；23. 颞骨；24. 颞下线；25. 颞上线；26. 矢状缝

3. 颅底位 X 线片

颅底位 X 线片可显示前、中、后颅窝。

4. 头颅骨折的 X 线片

（1）线形骨折：最常见。常见于顶骨及额骨。应与正常颅缝相区别。正常颅缝为锯齿状交错扣合的条纹状影像，部位恒定。侧位片上额顶之间的冠状缝及顶枕之间的人字缝最为明显；正位片上两顶骨之间的矢状缝和顶枕之间的人字缝明显可见，而冠状缝则不明显。

骨折线边缘呈锐利的线状或带状密度减低影像，长短不一，部位和方向不定，折线细者如发丝，宽者可达 1cm 以上，多为直线，可单发或多发，也可跨越颅骨缝（图 7–32）。

（2）凹陷骨折：多见于儿童。根据骨折形态和凹陷程度，可分乒乓球状、下陷型和漏斗型三种。凹陷超过 0.8cm 时，即可压迫脑髓，此类骨折只有拍切线位片，才能准确显示。

（3）粉碎性骨折：为多发线状骨折延伸所形成的不规则碎骨片，一般不陷入。如为粉碎性凹陷骨折，为多条裂纹由中心向外呈芒状放射，伴有凹陷及移位者，碎裂骨片常可陷入脑组织而致严重的脑髓损伤。

（4）颅缝分离：常见于儿童和青少年。多见于人字缝，其次为顶乳线、枕乳缝。

人字缝正常最宽不超过 1.5mm，两侧人字缝相差不超过 1mm，超出上述限度者，应考虑为颅骨缝分离。成人颅骨缝分离，常发生于严重头部撞伤（图 7–33）。

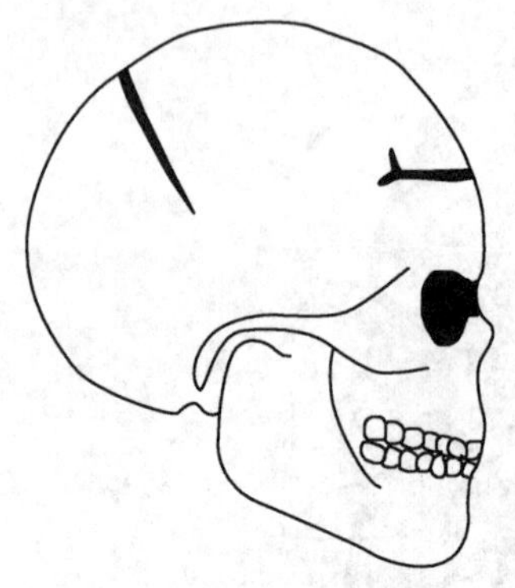
图 7–32　颅骨骨折线影像

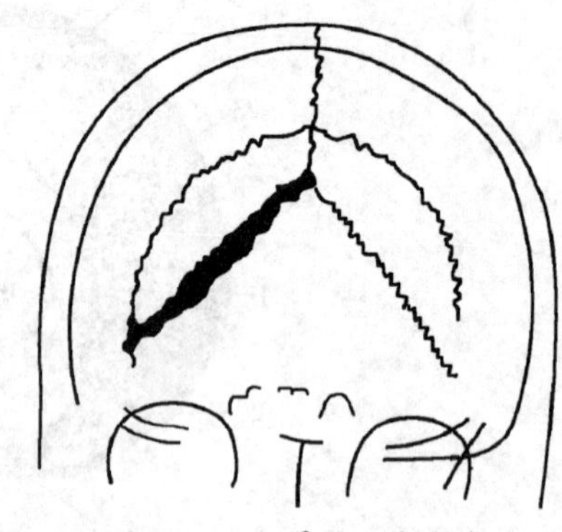
图 7–33　颅骨缝分离影像

（5）颅底骨折：单纯颅底骨折少见，多为颅顶骨折的延伸，或由颅底向颅顶延伸的联合骨折。常见的骨折线有横形、纵形及环形。

蝶窦积液为颅底骨折的征象之一，仰卧位水平方向投照的颅骨侧位片，对显示此种骨折最有价值。

颅底骨折虽有典型的临床症状，但 X 线片不一定能显示，故应以病史、体征和症状等综合判断，不宜过分依赖 X 线。

5. 面颅骨折的 X 线片

面颅部有上颌、下颌、颧骨、鼻骨、眼眶骨等，以下颌骨骨折较多见。

（1）下颌骨骨折：可由正位 X 线片显示。下颌骨骨折多发生于颏部和体部，其次为下颌支和髁状突部骨折。下颌关节脱位比较多见，尤以单侧脱位为多。

（2）颧骨骨折：可拍颧骨特殊位显示。骨折多发于较细的颧弓部。单纯颧弓骨折，多有 2 ～ 3 条骨折线，骨片常内陷移位而使面颊部凹陷或偏斜。

（3）鼻骨折：常发于鼻骨中下部，骨折线可呈横、纵或斜形，骨折可呈凹陷或粉碎，有移位者，需拍轴位片对照。

（五）特殊检查

1. 抬头屈颈试验

患者取仰卧位，医者一手托患者枕部，迅速将头向上抬起，使颈前屈，正常下颌颏部可触及胸壁。如不能前屈或前屈受限，或出现两上肢不自主的屈曲（图 7–34），说明有颈项强直，为脑膜刺激征象，表示蛛网膜下腔有瘀血或炎症。有颈椎损伤者禁用。

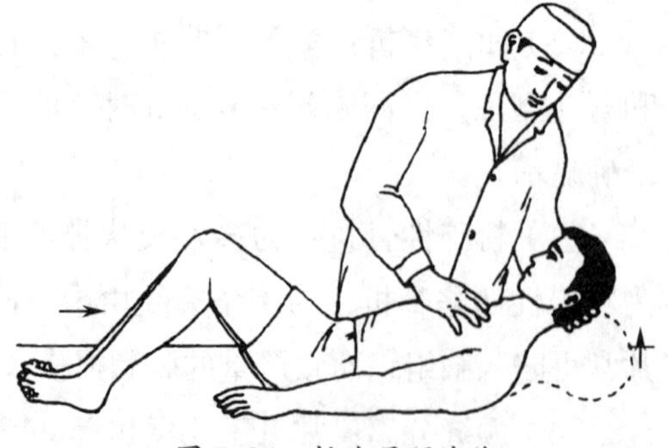
图 7–34　抬头屈颈试验

2. 刺激反应

（1）角膜反射：用棉纤维轻触患者角膜，正常应出现瞬眼动作，比较两侧反射强度。若刺激不出现瞬眼或瞬眼缓慢，表示角膜反射消失或减弱，单侧者表示同侧第五脑神经受损，双侧者表示脑干损伤或昏迷深重。

（2）睫毛反射：用手指或棉纤维轻触一侧眼睫毛，正常可引起眼睑瞬动。这是一种防御反射，它比角膜反射消失晚，如消失表示昏迷很深。

（3）压眶反应：用拇指按压一侧眶上缘，可引起同侧上肢屈曲动作，或举起上肢反抗。同侧肢体不动而对侧肢体出现动作者，表示同侧肢体瘫痪。若四肢出现伸直并外旋动作（去大脑强直动作）时，为脑干损伤的表现。如四肢均无反应，表示昏迷很深。

（4）面颊针刺试验：用针轻刺患者面颊部，可引起头部扭向对侧以逃避刺激。如一侧无反应表示该侧面部感觉减退，有第五脑神经损害；两侧均无反应，表示昏迷很深。

（5）胸骨针刺试验：用针轻刺胸骨部皮肤，如刺激偏于一侧则引起同侧上肢屈曲，其意义与压眶试验相同，但比压眶试验更灵敏。反应消失表示昏迷很深。

（6）四肢针刺试验：用针轻刺四肢皮肤，被刺肢体可出现屈曲动作，如不活动表示该肢体瘫痪；如出现伸直以代替屈曲动作，表示有脑干损伤；如四肢均无反应，表示四肢瘫痪或严重昏迷。

3. 肢体运动试验

（1）肢体坠落试验：提起两上肢与躯干成垂直位，使肢体自然坠落。瘫痪肢体坠落迅速而沉重，且常打击患者自己胸、面部；无瘫痪的肢体则可向外侧倾倒且坠落缓慢。如肢体瘫痪较轻，则可维持肢体于垂直位置一段时间，但较正常肢体维持时间短而终将逐渐坠落下来（图 7–35）。

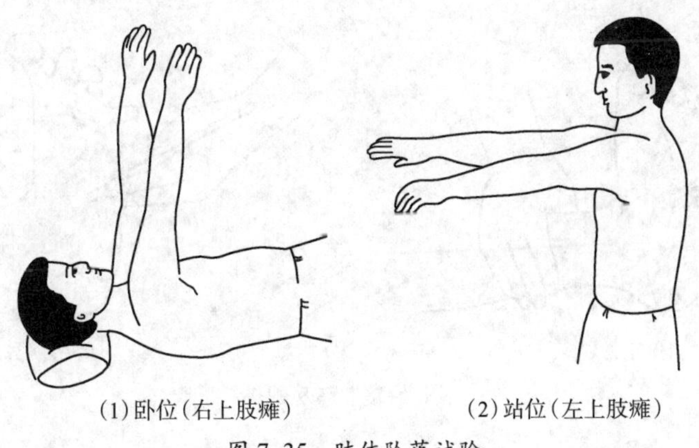

(1) 卧位（右上肢瘫）　　(2) 站位（左上肢瘫）

图 7–35　肢体坠落试验

（2）下肢外旋试验：两下肢伸直，两足向上并放，正常应能维持该体位。如一侧有瘫痪时，则该侧足即外旋倾倒，不能保持足尖向上的体位（图 7–36）。

（3）屈髋伸膝试验：将一侧髋关节屈曲成直角位，然后一手扶膝保持该体位，另一手握踝关节试将膝关节伸直。若膝关节伸展小于135°时，即遇阻力不能伸直，即为阳性。表示有脑膜刺激征象，其意义同抬头屈颈试验（图7–37）。

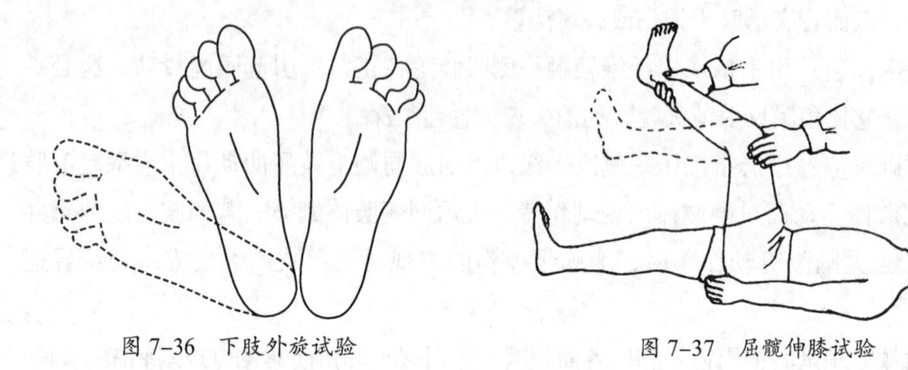

图7–36　下肢外旋试验　　　　图7–37　屈髋伸膝试验

4. 反射检查

（1）深反射：用叩诊锤分别叩击两侧肱二头肌、肱三头肌、股四头肌、小腿三头肌的肌腱，两侧对比观察各肌收缩的强度。反射消失或亢进都是瘫痪的表现。

（2）浅反射：①腹壁反射：用钝针或竹签快速轻划上、下腹壁皮肤，可引起被划侧腹肌收缩，使脐孔向同侧牵动。这一反射的消失，表示有相应脊髓节段的损害（上腹壁相当于8～9胸椎，下腹壁相当于11～12胸椎），或对侧椎体束的损害。单侧腹壁反射消失，更有诊断价值，但腹壁肥厚者，诊断价值不大。②提睾反射：用钝针或竹签轻划大腿上段内侧皮肤，可引起同侧睾丸向上提动。这一反射的消失或减弱，表示相应节段脊髓损害（腰椎1～2），或对侧椎体束损害。③跖反射：用钝针或竹签轻划足底外缘，自下而上，一般可引起各足趾的跖屈动作，如出现趾背伸，其他各趾跖屈并作扇状分开，则表示有对侧椎体束损害，是一种病理反射，有重要诊断价值（图7–38）。

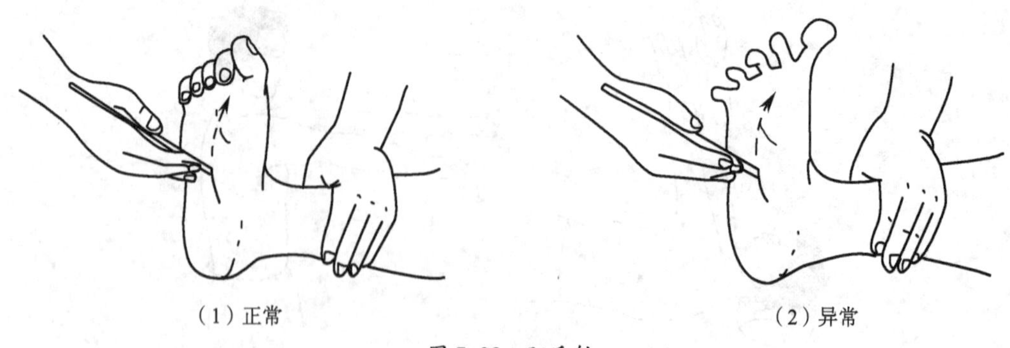

（1）正常　　　　（2）异常

图7–38　跖反射

二、胸部检查

胸部是由肋骨、胸骨和胸椎组成的笼状骨性结构，内有心、肺、纵隔等重要脏器，一旦受损，病情多凶险多变，严重影响心肺功能，甚至危及生命，故有“胸者，凶也”之说。

（一）望诊

严重的胸部损伤，症状多较明显，可通过患者表情变化、呼吸情况和胸部畸形等的观察，了解损伤程度的大概，为进一步重点检查打下基础。

1. 面色和表情变化

颜面和口唇发绀，为较重的胸部损伤、呼吸困难的常见表现。表情痛苦情况常与胸部损伤程度呈正比，可在一定程度上反映出伤情的轻重。若患者表情痛苦，呼吸、咳嗽或说话时用手小心地扶托胸胁某部，为肋骨骨折的表现。若颜面及颈项部呈现紫红色，甚而扩展到胸壁和肩部，眼结膜也可因出血而呈鲜红色，口唇发绀，口腔黏膜下亦可有出血点，严重者还可引起颅内瘀血而出现脑髓损伤症状，为挤压性胸部损伤所致的损伤性窒息的表现（图 7-39）。此乃胸廓受暴力挤压后，胸腔压力骤然增高，压迫心脏致上腔静脉反流所致。

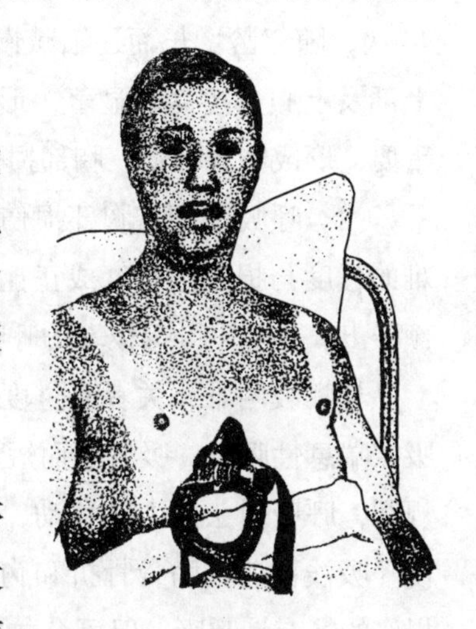

图 7-39　胸部挤压性窒息的面部发绀

2. 肿胀情况

胸壁软组织较薄，加之内有广阔的胸腔，损伤后瘀血可内溢胸腔，外表可无严重甚至明显肿胀。即使多发性肋骨骨折的肿胀多不甚严重，但肋骨骨折可刺伤胸膜和肺部而引起皮下气肿。其特点为表皮色泽不变，呈现虚性肿胀，且随咳嗽可看到皮下气肿向上扩展，由局部蔓延广泛，严重者可上达下颌、下至会阴部。若颈、面部甚至肩及上肢出现皮下气肿者，常是纵隔气肿的表现。

检查皮下气肿应了解起始部位，以判断气体来源，为诊断提供依据。若气肿是从面部一侧开始，则可能为鼻窦壁骨折，擤鼻涕时将气体驱入皮下组织所致，不要把注意点只放在肋骨骨折上。

若胸壁有伤口，应观察其深度。若随呼吸而有带气泡的血性物溢出者，为与胸腔贯通而有肺组织损伤的开放性血气胸的表现。

3. 创伤性胸廓畸形和扩张变化

首先观察胸廓两侧是否对称，损伤后肿胀可使患侧胸壁膨隆，胸廓一侧的膨隆伴肋间隙充盈，为严重的血气胸表现。肋骨多发多段骨折，常引起胸壁局部低陷。若低陷随呼吸而波动者，称为“浮动胸壁”，为肋骨多发多段骨折的特有征象。

胸部损伤后，因疼痛常引起患侧胸廓扩张减弱，而对侧则出现代偿性扩张增强。

胸骨骨折后，可有躯体前屈、两肩内转和头部下俯的典型姿态表现。

横膈运动波影观察，患者取仰卧位，脚对光源，吸气时胸壁两侧可看到一窄的阴影，自第七肋间向下移动，至第九或第十肋间，呼气时波影自下方返回原位。正常移动范围在6cm左右，深呼吸时可达9cm。损伤后，胸腔有瘀血积聚时，此波影可减弱或消失。

4. 呼吸运动变化

胸部损伤后因疼痛等对呼吸影响较大，即使是轻微损伤的“岔气”也可影响呼吸，临床应仔细观察。

（1）正常呼吸：吸气时肋骨向外上方移动，呼气时向下方移动。外观呼气较吸气时间长（听诊相反）。正常呼吸速度为每分钟16～20次，女性较快，新生儿约每分钟44次，随年龄增长而逐渐减慢。男性及儿童呼吸时，横膈运动占主要地位，外观胸廓上部及上腹部运动较显著，形成所谓的胸、腹式呼吸；而女性呼吸时，肋间运动较为重要，形成胸式呼吸。胸部损伤后由于疼痛，呼吸变为表浅而多呈腹式呼吸。

（2）呼吸困难：胸部损伤后，由于疼痛，外观最明显的是呼吸困难。一般呼吸困难的程度与损伤的程度成正比。多发性肋骨骨折并发血气胸时，可出现张口抬肩、头额汗出、不能平卧等极端的呼吸困难状态，表现非常痛苦。

与呼吸困难相关者有过度呼吸（呼吸深度增强）、呼吸急促（速度增加）、端坐呼吸、喘息性呼吸（吸气急而短促且有困难，呼气较吸气时间延长）、点头呼吸（呼吸不规则，呼吸时头向上下移动，多见于濒死危症）、遏止性呼吸（吸气运动短缩呈节段，使呼吸浅而速，肋骨骨折和胸背部损伤可见）等表现特点。当然，有些不一定是胸部损伤的特有性呼吸，但可合并出现。

反常呼吸：肋骨的多发多段骨折，胸廓局部失去支撑而下陷，从而出现与正常吸气时胸廓扩张、呼气时缩小的相反现象，即呈吸气时下陷，呼气时膨起的反常现象。反常呼吸是肋骨多发多段骨折，出现浮动胸壁的重要征象。

（3）胸廓扩张变化的观察：医者两手分置于左右胸壁上，拇指压于锁骨下部，余指置于以下各肋骨部，令患者做深吸气。正常应由食指按顺序随胸廓的扩张而抬起。肺气肿或老人胸廓可使各指同时抬起；如胸廓一侧扩张受限，则其手指被抬起的能力减弱，且两侧变为不对称；如扩张增强，其手指被抬起的能力亦增高。在胸部损伤中，如肋骨骨折、血气胸，患侧胸部扩张能力可明显减弱，而健侧则出现代偿性增强。

（二）触摸、按压诊察（含叩诊）

该项检查在胸部创伤中占有重要位置，有时甚至较X线还可靠，如肋软骨骨折和肋骨的裂纹骨折等。因此，应注意这一方法的运用。

1. 肿胀

胸壁肿胀触之虚软，且有捻发音感者，是皮下气肿的特征。

2. 压痛

胸部损伤压痛即沿肋骨逐根由前到后或由后到前触按而引起的疼痛，或用两手指于某一肋骨的前后两端相对按压，或仅用拇指于某一肋骨前端按压而引起的传导痛，或某部的定点压痛等，均是肋骨骨折的重要征象。

3. 触摸气管的位置

用拇指或中指于胸骨切迹部触摸气管位置是否居中（图 7-40）。严重血气胸时，肺和纵隔被推向对侧，气管也随之移向对侧。因此，气管偏移是严重血气胸的重要指征。

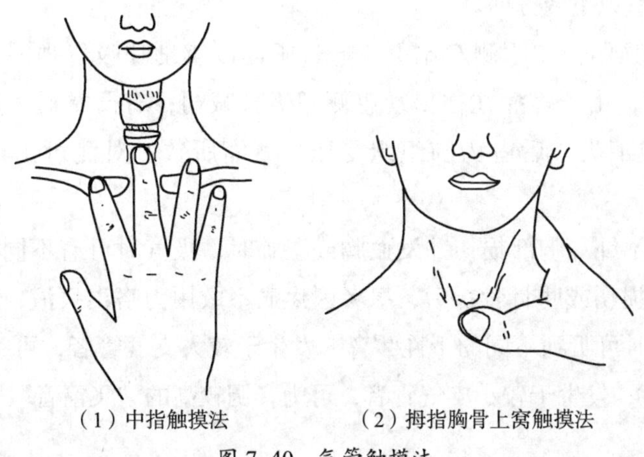

（1）中指触摸法　（2）拇指胸骨上窝触摸法

图 7-40　气管触摸法

4. 触摸心尖搏动部位变化

严重血气胸时，纵隔被挤向对侧，故心尖搏动部位也随之移动而偏向对侧。

5. 叩诊

叩诊有听感和触感两种叩法。前者是采用指指的间接叩诊法，后者是采用直接叩打法。叩诊，一是要注意两侧对比，二是要用力相等，三是要根据不同部位内部脏器之别，与正常相比较。

（1）听感叩法：叩诊时听到的声音，多由上方 2、3 肋间开始依次下移。胸部创伤并发血气胸时，可在上部出现鼓音，下部出现浊音。

（2）触感叩法：是以手指并列拍打胸壁，借叩打时的振动，以感悉内部的抵抗力。胸腔内有瘀血积聚时，拍打时可感到积血振动的抗力。

（三）闻诊

在胸部创伤中，闻诊主要是通过听诊以辨别呼吸音和心音的变化及骨擦音等，来判断胸部损伤程度。

1. 语音变化

胸部损伤后，由于疼痛患者不敢大声说话，而语音低微，甚至呈耳语。

2. 骨擦音

肋骨骨折时，咳嗽或深吸气时，可发生低钝的骨擦音响，用听诊器听时更明显。患者也诉说有响声，此症有时需两周后才能消失。

3. 痰鸣音

胸部的严重损伤，瘀血内停而致疼痛，患者不敢咳嗽，痰液郁积呼吸道，呼吸时出现痰声而严重影响呼吸功能。

4. 呼吸音变化

用听诊器在胸壁上听到呼吸音响，用以判断损伤的性质和程度。胸部创伤后，呼吸音听诊的重点有以下两方面。

（1）呼吸音强弱：在两侧对比下，通过听诊以辨别呼吸音强弱，借以判定损伤情况。胸部损伤，由于疼痛往往出现患侧呼吸音减弱；有严重血气胸时，患侧呼吸音可显著减弱或消失。后者为肺组织受压、萎缩所致，对侧可出现代偿性呼吸音增强。

（2）呼吸音不纯：胸部损伤并发血胸或湿肺时，吸气时可有不同程度的湿性啰音或水疱音。胸部损伤或肋骨骨折后，患者因疼痛不敢用力咯出痰液，致黏稠痰液郁积于支气管，呼气时可听到不同的干性啰音。发生于较大支气管者，可为"鼾音"（音调较低的干性啰音）；发生于较小支气管者，可为音调较高的"飞箭音""笛音"等。

5. 心音

胸部创伤后，心音听诊的重点是听取心音的强弱、频度和节律变化，以判定损伤的轻重和病情的安危转归。

（四）胸部解剖标志和分区

1. 体表解剖标志与胸部创伤检查较为密切的解剖标志

（1）胸骨上窝：在胸骨柄切迹之上，两侧胸锁关节之间。气管在颈部正中通过胸骨上窝进入纵隔，故可在该部触摸气管是否居中。如向右偏可判断为左胸腔有大量积气或积液，或右肺有大块的肺不张；反之亦然。

（2）锁骨：横于前胸上端两侧，覆盖着第1～2肋骨，其下缘为第2～3肋间，可作为前胸肋骨计数的一个标志。

（3）剑突肋软骨角：胸骨剑突和肋弓所构成的角，左侧角是心包穿刺的进针点之一。

（4）心尖搏动区：正常在左锁骨中线第4或第5肋间最明显，如一侧胸腔有大量血、气积聚时，心尖搏动区就可向对侧移位。

（5）胸廓内动、静脉的体表定位：胸前壁正中线两侧3.5cm处（离胸骨缘1cm），有胸廓内动、静脉，左右两侧互相平行（图7–41），若有损伤可出现大量出血。

（6）肋间神经和血管：在胸后壁是在肋骨的下沟中，故行胸腔穿刺时，应沿肋骨上缘进针（图7–42），以免损伤血管神经。

（7）肩胛骨下角和肩胛冈：两上肢自然下垂时，胸后壁肩胛骨下角相当于第七肋骨，肩胛冈相当于第3肋骨或第3肋间。

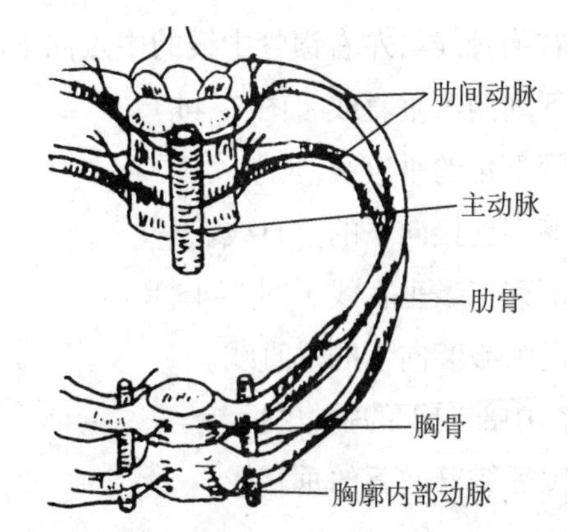

图 7–41 胸廓内动脉与胸骨和肋间的部位关系

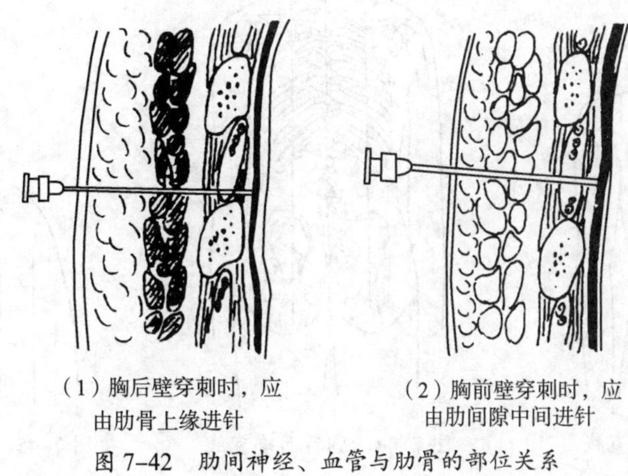

图 7–42 肋间神经、血管与肋骨的部位关系

2. 肋骨的计数方法

临床多采用下列方法来计算。前胸以锁骨下缘为第 2、3 肋间，由上而下为第 3、4 肋，依次类推；在背部最好是由下而上，即由第 12 肋起向上推算；或两臂自然下垂身旁，以肩胛骨下角为第 7 肋骨，依次向下推算；或以肩胛冈相当于第 3 肋骨或肋间，以次向下推算。上述方法虽不十分准确，但仍不失为临床的实用方法。

3. 胸部的画线区分

为便于临床实用，在胸壁表面标画出某些区域，对描述损伤的部位是非常必要的。例如将触摸到的压痛点，标写为腋前线第 4 肋骨或肋间；将听到的啰音，标写为腋中线第 7 ～ 9 肋间等。虽然这些区域划分，可因患者的体型、皮肤状态等略有变异，但仍不失为简便实用的方法。临床常采用的下列垂直线，因有距离关系较为准确。

（1）前面：常用的有下列 4 条垂直线（图 7–43）。

①胸骨中线：经胸骨正中所画的垂直线，即等于全身前面的正中线。

②锁骨中线：锁骨中点向下的垂线。

③左右胸骨线：胸骨两侧缘延长的垂直线。

④胸骨旁线：为自左右胸骨线与左右锁骨中线的中点向下的垂直线。

（2）后面：常用的有下列两条垂直线（图 7–44）。

①肩胛线：经两侧肩胛下角的垂直线。

②脊柱中线：为胸椎棘突连接向下的垂直线。

（3）侧面：常用的有下列三条垂直线（图 7–45）。

①腋前线：经两侧腋窝前皱襞向下的垂直线。

②腋中线：经两侧腋窝中部向下的垂直线。

③腋后线：经两侧腋窝后皱襞向下的垂直线。

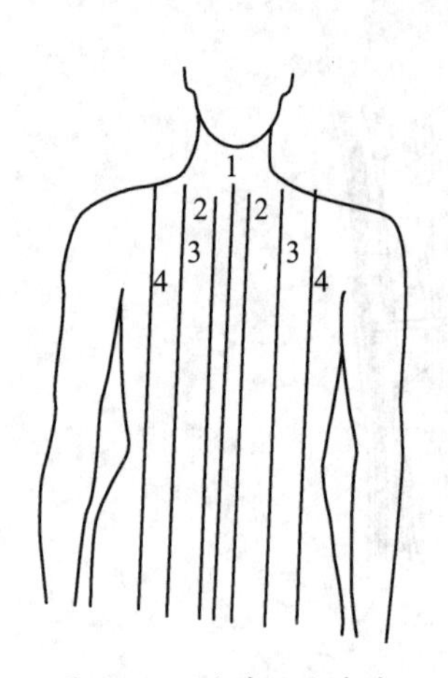

图 7–43　胸前面垂直线

1. 胸骨中线；2. 胸骨线；3. 胸骨旁线；4. 锁骨中线

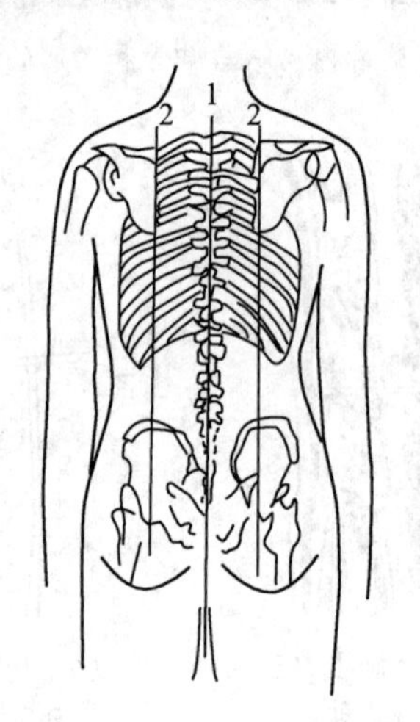

图 7–44　胸后面垂直线

1. 脊柱中线；2. 肩胛线

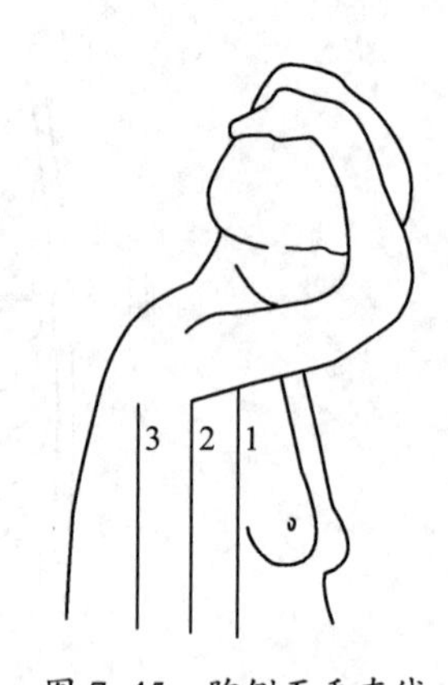

图 7–45　胸侧面垂直线

1. 腋前线；2. 腋中线；3. 腋后线

（五）胸部特殊检查

1. 胸廓挤压试验

患者取站、坐或卧位。医者一手置背部抵住患者胸脊柱，另一手压迫胸骨，前后两手相对轻轻挤压。卧位也可只用一手平置胸骨部轻轻按压。若胸壁某处出现疼痛，说明该处有肋骨骨折。

2. 脐征

患者取仰卧位，当抬头坐起时，医者观察脐眼位置有无移动，正常脐眼位置不变。若第 10 ～ 11 胸髓节段损伤或受压时，下腹壁肌肉无力或瘫痪，起坐时脐眼向上移动；若一侧肌肉瘫痪或无力，则脐眼向健侧移动。

（六）X 线检查

胸部损伤后，为准确判定损伤的性质、部位、程度和并发症，应进行常规的 X 线检查，为诊断和治疗提供依据。一般拍正位 X 线片，即可满足诊断的要求。

1. 肋骨骨折

胸部正位 X 线片即可明确显示。

（1）单一无移位的线形骨折：初期 X 线可无显示，需两周后拍片复查时，方可显示骨折线或早期骨痂。

（2）肋软骨骨折及脱位：X 线多不显示，应以临床检查为主。

（3）多发性肋骨骨折：呈锯齿状的折端易刺伤内脏，第 1 ～ 3 肋骨骨折易并发气胸；第 11 ～ 12 肋骨骨折，可并发肝脾损伤；多根多段肋骨骨折，可出现胸壁萎陷畸形，透视可见反常呼吸和纵隔呈“钟摆样”扑动（图 7–46）。

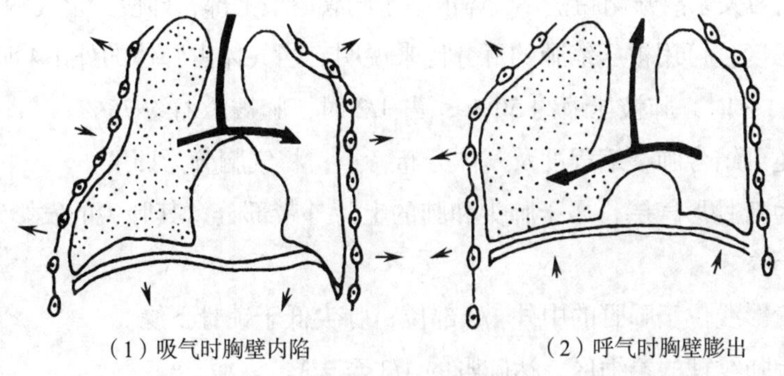
（1）吸气时胸壁内陷　（2）呼气时胸壁膨出

图 7–46　多根多段肋骨骨折时，胸壁萎陷，出现反常呼吸

阅读肋骨骨折 X 线片时，若与临床不符，可拍斜位片对照，或两周后再拍片复查。诊断肋骨骨折时，应注意有无气胸、血胸、皮下积气、纵隔积气等，因这些并发症的意义较骨折本身重要。

2. 胸骨骨折

可由侧位 X 线片显示。骨折线常发生于胸骨体与胸骨柄连接部，折线多呈横形，对无移位骨折的折线显示不清时，应注意观察软组织改变区域和胸骨前面的骨皮质的影像（图 7–47）。

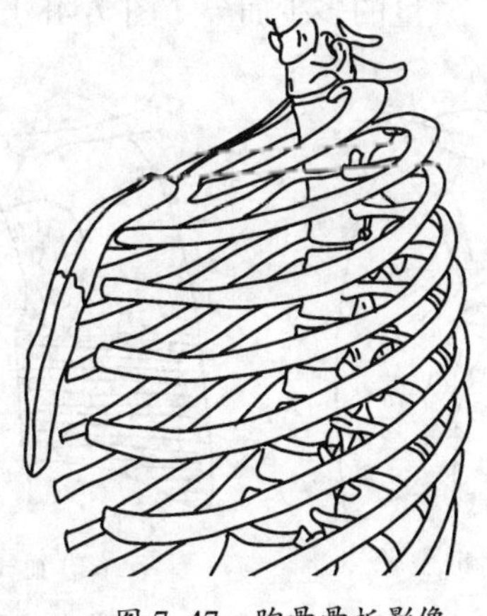
图 7–47　胸骨骨折影像

3. 创伤性气胸

创伤性气胸可分为闭合性、开放性和张力性三种。气胸的诊断，一般胸部正位片多可显示，必要时可拍侧位片观察。

气胸的X线表现：患侧胸腔可见透亮的空气腔，无肺纹理。少量气胸时，显示患侧骨内面，气体自外围将肺向肺门区压缩，被压缩的肺边缘在呼吸时较为清楚。气体较多时，呈较宽的带状透亮区，气体将肺压缩至肺门区，形成密度均匀的软组织影块；同时纵隔向健侧移位，肋间隙增宽，健侧肺呈代偿性肺气肿。

患者不能站立时，可拍侧卧位（患侧在上）水平投照的X线片进行观察，可显示患侧肺组织因重力关系离开侧胸壁，气体汇集于胸膜腔最上部，即使少量气胸也可发现。

气胸的程度，可用被压缩肺的百分比来说明。当气体占肺体的外1/4时，肺被压缩约35%；占1/3时，肺被压缩约50%；占1/2时，肺被压缩约75%。

此外，还可结合肺萎缩程度及气体分布特点，将气胸分为四度：

一度：为新月形气层，居于肺尖和肺的上野外带部分，其肺尖的发影线（脏层膜）不低于锁骨上缘。

二度：发影线位于肺野的中外1/3部位，肺尖低于锁骨下缘。

三度：无肺纹理的萎缩区，达肺野的1/3至2/3。

四度：无肺纹理的萎缩区，超过肺野的2/3以上。

4. 创伤性血胸

血胸的出血来源，有胸壁血管（肋间和内乳动脉）、肺组织破口出血和纵隔部血管破裂（大血管破裂时，常致患者很快死亡）三方面。在胸部创伤中，血气胸常合并存在。

单纯血胸的X线显示：为患侧沿肋骨内面，有密度较高的带状影像，下胸部呈抛物线样影像。少量血胸时，仅在仰卧时可见患侧透亮度稍降低，可加拍侧卧位（患侧在下）的水平投影片以证实。

血气胸X线显示：有液平面，液面上部有透亮的气体影，其内则为压缩的肺组织。血气胸液面的宽窄高低，以血、气量的多少而异（图7–48）。

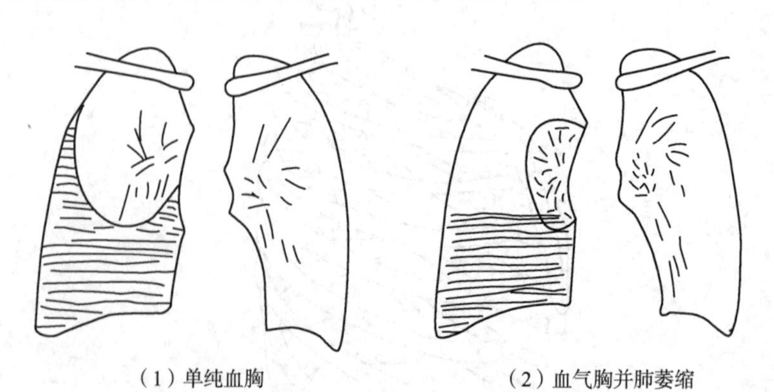

（1）单纯血胸　　（2）血气胸并肺萎缩

图7–48　血胸和血气胸的X线影像示意图

胸腔内的瘀血因心、肺和膈肌运动的搅动而凝固较慢，因此在X线透视时，可随体位改变，液平面可始终和地平面保持平行。

胸部瘀血量在X线片上的估计见表7–3。

表7–3　胸腔血量的X线估计液平面位置

液平面位置	瘀血数量
肋膈角变钝或消失	约500 mL
液平面位于第5前肋前端	约1000 mL
液平面位于第4前肋前端	约1500 mL
液平面位于第3前肋前端	约2000 mL
液平面位于第2前肋前端	约2500 mL

5. 创伤性皮下气肿

皮下及纵隔积气（图7–49）沿颈及胸前肌间的肌纤维间隙呈放射状或平行条索状阴影，其交错排列与肺组织重叠。

纵隔气肿X线显示：在正位X线片上，可见纵隔旁有不规则的透亮气带，尤以上部纵隔为明显。侧位片上可见胸骨后透亮的气带阴影。

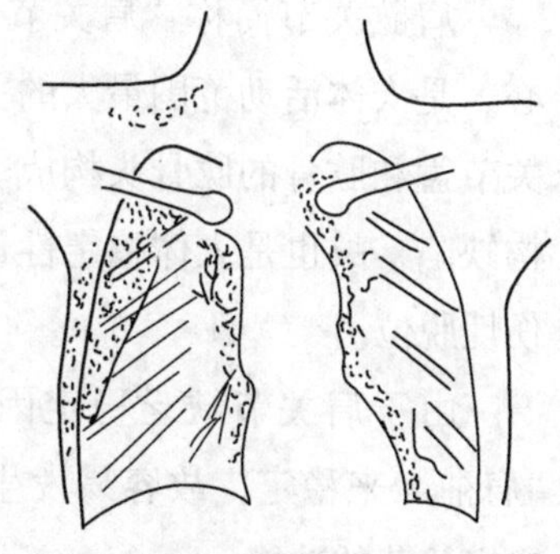

图7–49　皮下及纵隔气肿X线影像示意图

6. 创伤性肺不张

根据不张的范围程度，可分为三种。

（1）肺小叶不张：X线显示为不规则的小斑点状阴影。

（2）肺段或肺叶不张：X线显示为条带状或三角形阴影，边缘清晰，尖端指向肺门。

（3）一侧肺不张：X线显示为患侧肺野呈浓白密实变阴影，肋间隙变窄，纵隔移向患侧。

7. 创伤性湿肺

胸部严重创伤后引起肺循环障碍，称为“创伤性湿肺”，亦可称“广泛性肺塌陷”“休克肺”“创伤性肺不张”“急性呼吸衰竭”和成人“呼吸窘迫综合征”等。

早期X线常无改变，如病变继续发展，两肺出现多发斑片状影像，称“雪花状”浸润；肺野透光度降低，呈面纱状或磨砂玻璃样影像；如浸润病灶融合，则呈大片状浓白影像，称为“白肺”（图7–50）。发病急者，可在伤后数小时出现，多在5～10天吸收消散。

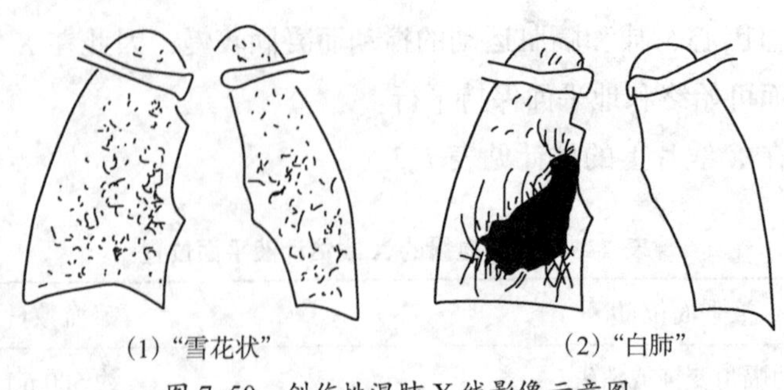

(1)“雪花状” (2)“白肺”

图 7-50 创伤性湿肺 X 线影像示意图

三、肩部检查

肩部包括肩胛骨、肱骨头、锁骨和肩肱、肩锁、胸锁、肩胛胸壁（肩胸）四个关节（图 7-51）。肩部的运动功能，实际是上述四个关节的协同作用，故任何一个关节损伤或病变，都将影响肩部的正常运动功能。

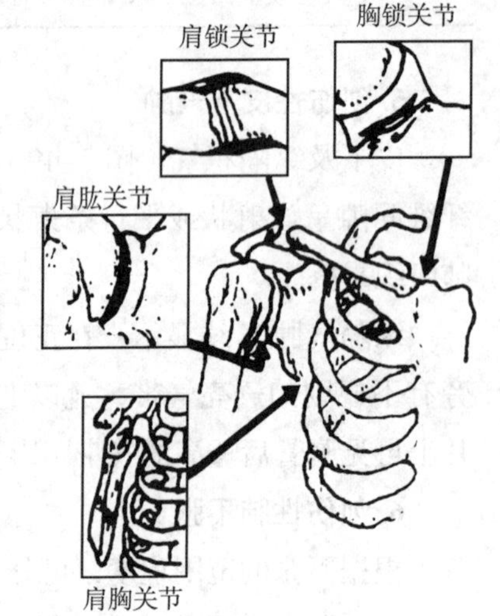

图 7-51 肩部四个关节示意图

肩肱关节简称“肩关节”，是上述四个关节的核心，是人体活动范围最大的关节，由肩胛骨的肩胛骨关节盂和肱骨的肱骨头构成。因其头大盂浅的解剖结构缺陷，故也是人体稳定性最差的关节，容易发生创伤性脱位。

由于肩关节缺乏稳定因素，主要靠肌肉围成的“肩袖”来稳定，故容易发生劳损和退行性病变而影响肩关节的功能。

（一）望诊

端坐位，显露上半身，两手自然下垂放在膝上，在由肩前、后、侧等各方位与健侧对比下进行观察。两肩外形是否对称，有无肿胀和畸形，两锁骨上下窝深浅是否相等，两肩胛骨高低是否一致，冈上肌、冈下肌、三角肌等有无萎缩，应在两侧对比下仔细进行观察。

1. 肿胀

肩部闪扭筋伤多肿胀轻微；肩关节脱位时，呈弥漫性肿胀；肩关节脱位合并肱骨颈骨折者，多肿胀严重；肱骨颈骨折时，肿胀也较严重，有些尚可有向前、内下的大片瘀斑；肩前上部的肿胀，多为锁骨骨折；肩前部的局限性肿胀，可能为大结节骨折；肩后部的肿胀，可能为肩胛骨骨折；肩关节的化脓性炎症，其前内方和后外方，可有显著红肿；肩关节的进行性肿胀伴剧疼，多为恶性骨肿瘤的表现。

2. 肌肉萎缩

肌肉萎缩是肩部疾患或损伤后期的常见现象。肌肉萎缩时，肩部失去其浑圆的外形。如腋神经损伤时的三角肌麻痹、肩凝或损伤后期的失用性萎缩、小儿麻痹后遗症的筋肉弛缓性脱位等，均可引起肩关节周围的三角肌、冈上肌、冈下肌、胸大肌和背阔肌等的萎缩。

3. 畸形

肩部损伤和疾患可出现各种不同的畸形，常见的有以下几种。

（1）肩上部的高凸伴肿胀，为锁骨骨折或肩锁关节脱位；肩前部的高凸伴上臂后伸，为肩关节前脱位的表现。

（2）方肩：正常肩部外形呈浑圆状。若肩关节脱位或腋神经损伤而引起三角肌麻痹或失用性萎缩等，肩部可呈扁平或方肩畸形（图 7–52）。

（3）垂肩：患者肩部低垂。如锁骨骨折、肱骨颈骨折、肩关节脱位等，均可出现垂肩畸形。

（4）平肩：肩部平坦。斜方肌麻痹时，可出现平肩畸形。

（5）翼状肩胛：向前平举上肢时，肩胛骨即翘起，离开胸壁，状若鸟翼。前锯肌麻痹、进行性肌萎缩等，均可出现翼状肩胛（图 7–53）。

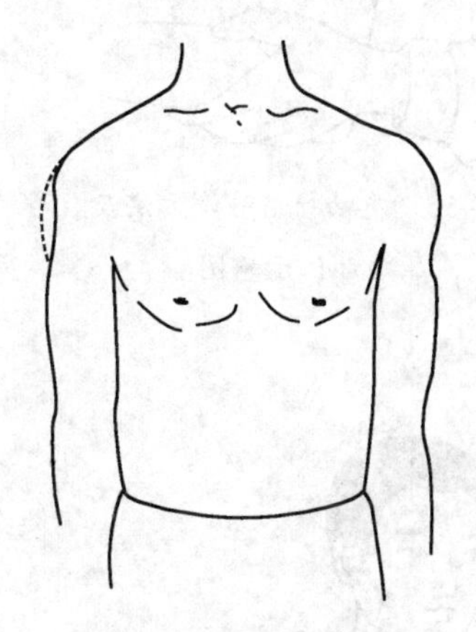

图 7–52　方肩畸形

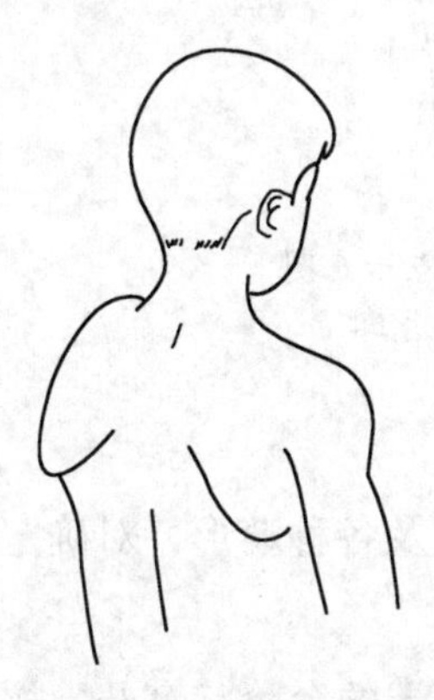

（1）左前锯肌瘫的翼状肩胛

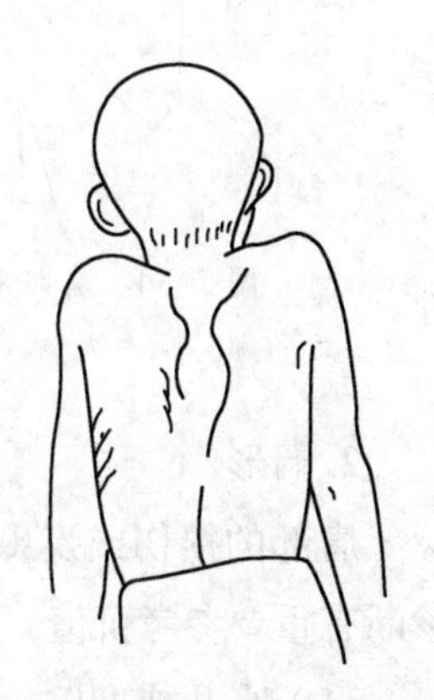

（2）进行性肌萎缩的翼状肩胛

图 7–53　翼状肩胛

（6）先天性高肩胛：为一种少见的先天性畸形。肩胛骨短小上移，严重者肩胛骨内上角可上移达枕骨结节水平。若为双侧，则双肩高耸，颈项短缩。

（二）触摸、按压

医者用手指仔细触摸、按压肩部，以检查有无疼痛和解剖结构异常。

1. 压痛

压痛的程度和部位是确定诊断的重要依据（图 7–54）。肩部周围的片状压痛而无重点者，为软组织挫伤；肩锁和胸锁关节部的压痛，可能为韧带伤或脱位；锁骨体部的压痛伴骨异常活动，为锁骨骨折；肩胛体部的压痛伴骨异常活动，为肩胛骨骨折；大结节部的压痛伴异常活动，为大结节骨折；肱骨大小结节间沟处的压痛，为肱二头肌长头腱鞘炎，乃肩凝的早期表现；肱骨大结节与肩峰之间的压痛，常为冈上肌肌腱损伤；若冈下肌、小圆肌肌腱亦损伤，则压痛可扩大到大结节下方；若“肩袖”有大的破裂时，则压痛处可触及沟状凹陷（图 7-55）；肩胛喙突与肱二头肌短头肌腱部的压痛，为肩凝症的特征之一；肩峰下滑囊炎时，三角肌区可有广泛的压痛；肩胛骨内上角部的压痛，常为劳损性肩背疼痛或颈椎病的表现。一般来说，压痛的部位即病变所在处。

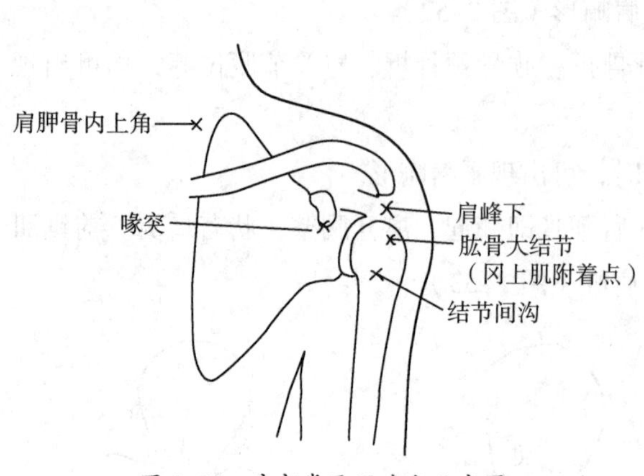

图 7-54　肩部常见压痛点示意图

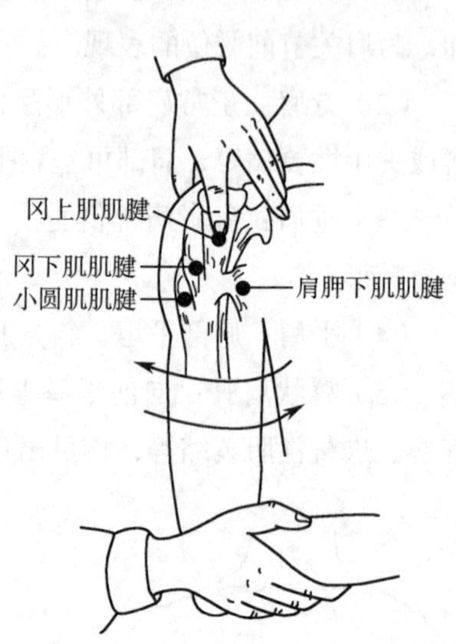

图 7-55　肩袖损伤触诊方法及压痛部位示意图

2. 畸形

肩部的损伤或疾患，可触及各种畸形，对确定诊断有重要参考价值。

（1）高凸或凹陷：锁骨两端的台阶状高凸，按之可平、离手复起者，为肩锁或胸锁关节脱位；锁骨体部摸到高突伴骨异常活动者，为锁骨骨折；沿肩胛骨两侧缘的凹凸不平，为肩胛体部骨折；肩关节脱位时，可触及肩峰突出，其下孔虚，喙突下或腋下有圆形突起；大结节下部的台阶状突起，为肱骨颈骨折的表现。

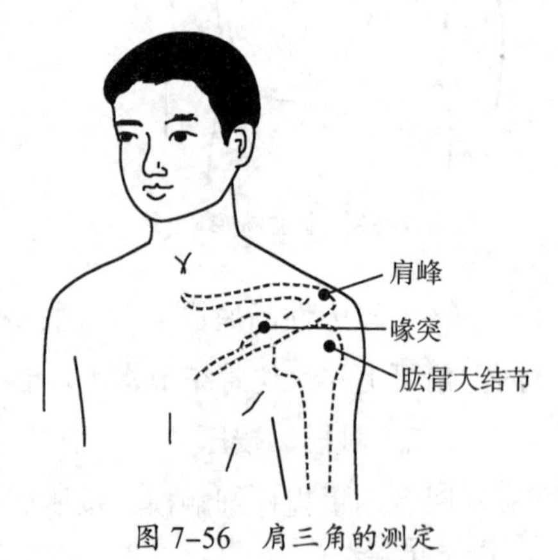

图 7-56　肩三角的测定

（2）肩三角异常：肩三角为肱骨大结节、肩胛骨喙突和肩峰三个骨性标志构成的三角形（图 7-56）。肩关节脱位或肱骨大结节骨折移位时，两侧对比触摸，该三角关系变异。

3. 声响

触摸或肩关节活动中感到或听到的某种声响，为肩部某些疾病的特征。如自主外展肩关节时，肩峰下触及的细小磨砂样感，为肩峰下滑囊炎；冈上肌肌腱炎在肩外展时，与肩峰相摩擦，可产生声响，且伴疼痛；若在整个肩关节活动范围内，均可触及粗糙摩擦音，多为肩关节滑膜增厚或关节软骨面不平而相互摩擦所致。若肩关节活动达某一角度时出现声响，多为三角肌或肱二头肌短头边缘纤维增厚，活动时与肱骨结节发生摩擦而出现的声响，称作“弹响肩”；肱二头肌长头肌腱移位滑出结节间沟时，也可发生声响并伴疼痛。肩关节外展达 90°以上时，肩胛胸壁间发生的摩擦声响，可能为肩胛胸壁肌肉损伤或肩胛下滑囊病变。

肩胛骨解剖结构变异可发生声响，如肩胛上角向前勾曲、或肩胛上角前有小骨突、或纤维软骨结节、或肩胛骨软骨瘤等，当肩关节外展超过 90°而引起肩胛胸壁间关节活动时均可发生声响，称为“肩胛骨弹响”。

（三）运动功能检查

肩部的功能，是以肩肱为主的肩锁、胸锁和肩胛胸壁关节的联合运动。因此，肩部的功能检查，还应结合各个关节的鉴别检查。

检查时，患者背向站立。医者一手固定肩胛下角，令患者做上臂外展至肩胛骨开始外移，为肩肱关节运动，正常为 90°（图 7–57）；若上臂继续外展高举，则为肩胛胸壁关节滑动。

肩锁、胸锁关节的检查：令患者做耸肩动作（图 7–58），如有活动受限，可根据疼痛部位，确定病变在胸锁或肩锁关节。

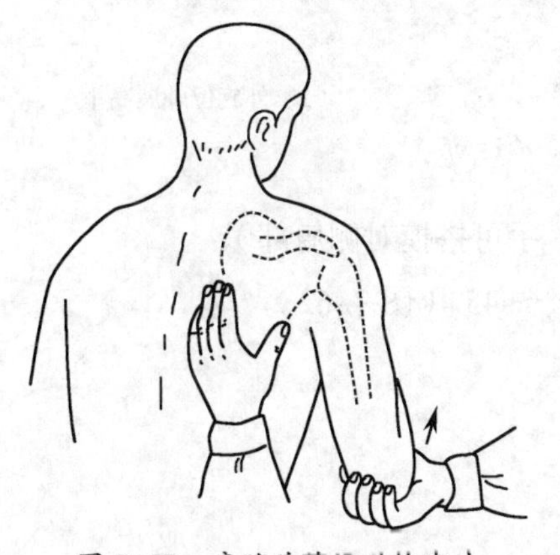

图 7–57　肩肱关节运动检查法

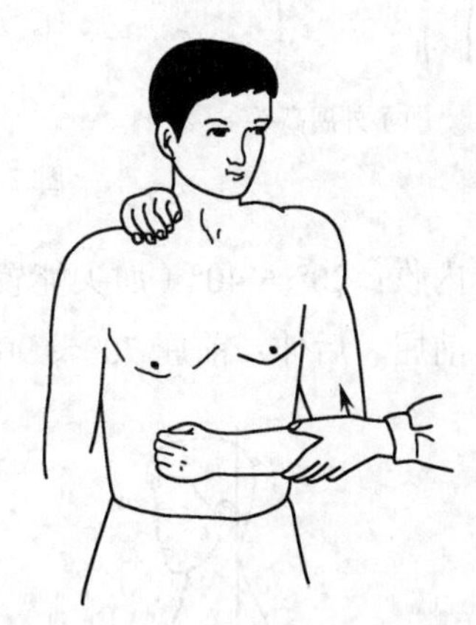

图 7–58　肩锁关节检查法

1. 肩关节的中立位

上臂下垂，肘屈曲 90°，手向前方，即为中立位（图 7–59）。

2. 正常肩关节运动范围

正常肩关节运动包括外展、高举（外展高举和前屈高举）、内收、前屈、后伸、内旋、外旋等七个动作。

（1）外展：80°～ 90°（图 7–60）。

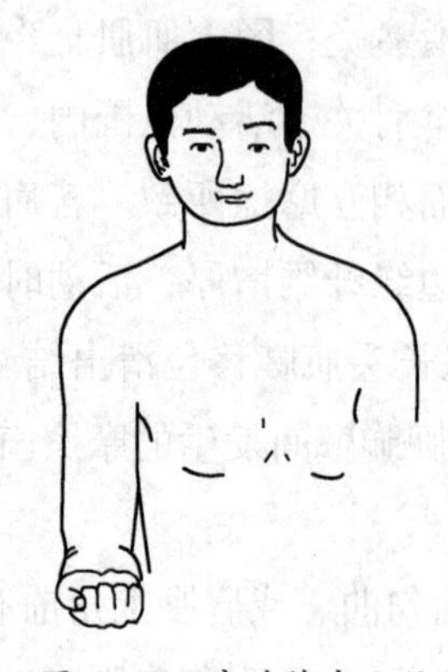
图 7-59 肩关节中立位

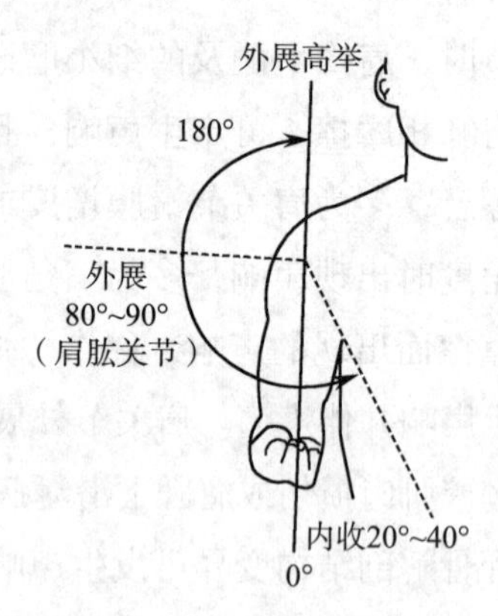

图 7-60 肩关节内收外展运动

（2）高举：180°（上肢与躯干成一平行直线，图 7-61）。

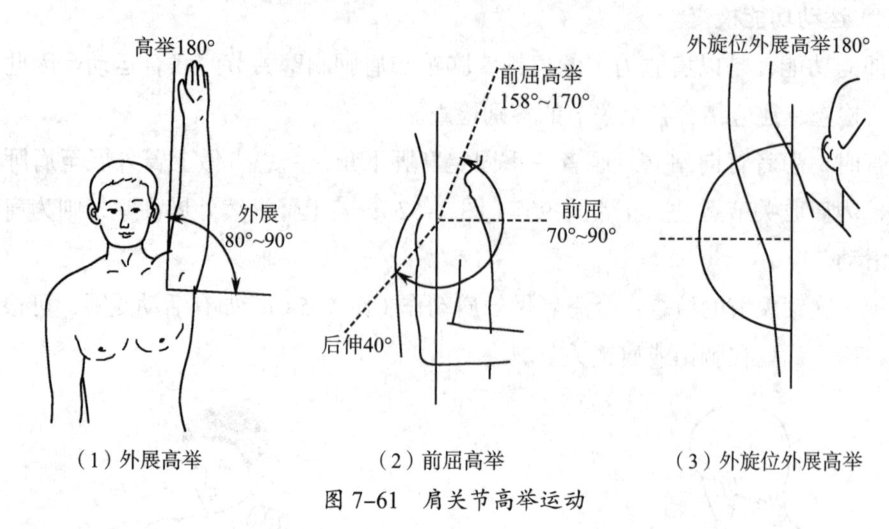

图 7-61 肩关节高举运动

（3）内收：20°～ 40°（肘尖能置前胸中部，手可搭摸对侧肩部）。

（4）前屈、后伸：前屈 70°～ 90°，后伸 40°～ 45°（图 7-62）。

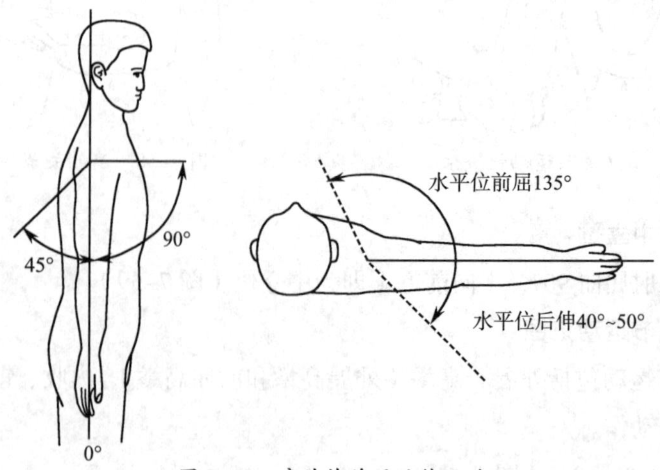

图 7-62 肩关节前屈后伸运动

（5）内、外旋：内旋 80°，手指可由背后触及对侧肩胛下角（图 7–63）；外旋 30°，手可触及头枕部。

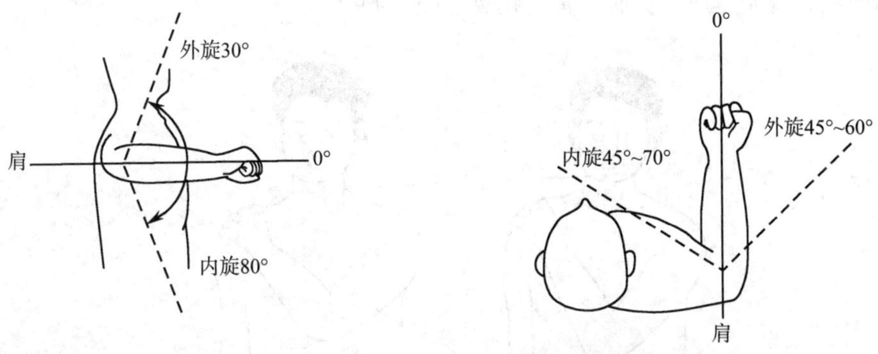

图 7–63　肩关节内、外旋运动

3. 被动活动

若主动运动受限，还应分别测定肩肱、肩胸关节的被动活动情况，运动受限的程度及方向有不同的临床意义。如新鲜脱位、骨折者，肩关节运动几近完全丧失；肩凝各方向运动均受限，尤以内旋受限最大、最早；冈上肌肌腱损伤，当肩外展 60°～ 120°时，疼痛最明显，称为“疼痛弧”（图 7–64）。

主动活动受限而被动活动正常者，为神经或肌肉损伤；主被动活动均受限者，为关节强硬。

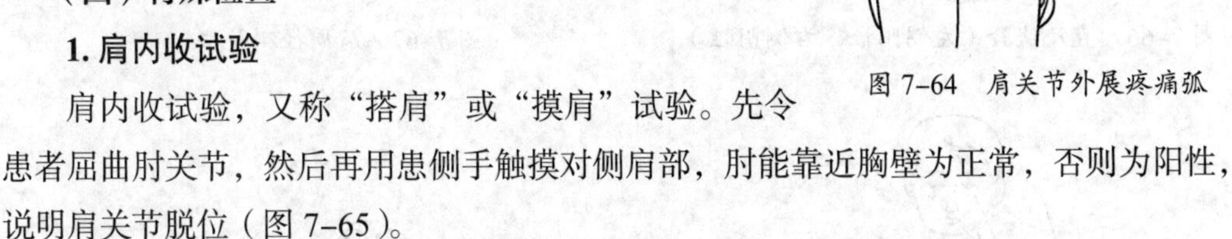

图 7–64　肩关节外展疼痛弧

（四）特殊检查

1. 肩内收试验

肩内收试验，又称“搭肩”或“摸肩”试验。先令患者屈曲肘关节，然后再用患侧手触摸对侧肩部，肘能靠近胸壁为正常，否则为阳性，说明肩关节脱位（图 7–65）。

2. 直尺试验

以直尺置上臂外侧，先靠近肱骨外上髁部，后靠近上臂皮肤，正常直尺应能靠近肱骨大结节。若不能靠近大结节而靠近肩峰时，即为阳性，说明肱骨头有移位（图 7–66）。

3. 肩周径测量

用软尺绕过腋窝到肩峰，测其周径（图 7–67）。肩关节脱位时，肱骨头移向前方，前后径增宽，周径相应增大。

4. 肱骨长轴延长线试验

肩关节脱位时，由于肱骨头内移而致该延长线通过患侧眼部（图 7–68）。

5. 肱二头肌长头紧张试验

屈曲患侧肘关节，当前臂旋后或抗阻力下进行此动作时，若发生结节间沟部疼痛者，为阳性，说明是肱二头肌长头腱鞘炎（图 7–69）。

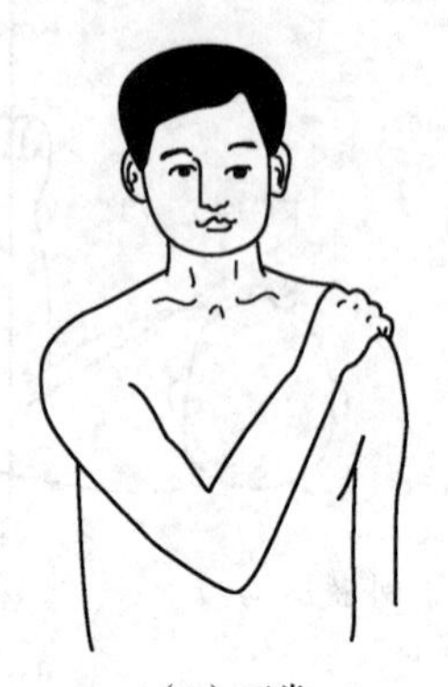

（1）正常

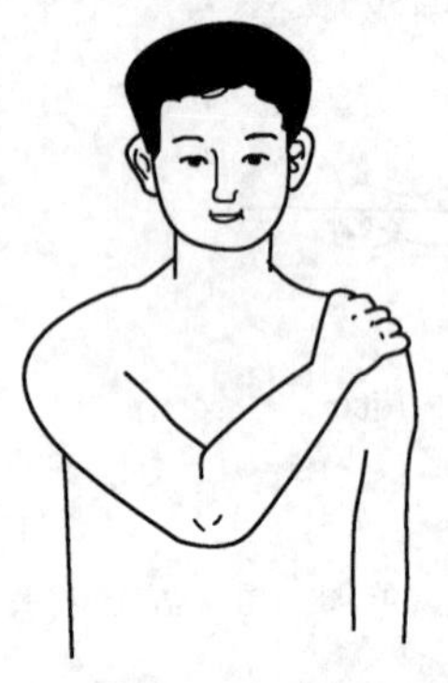

（2）阳性，肘不能靠近胸壁

图 7–65 肩内收试验

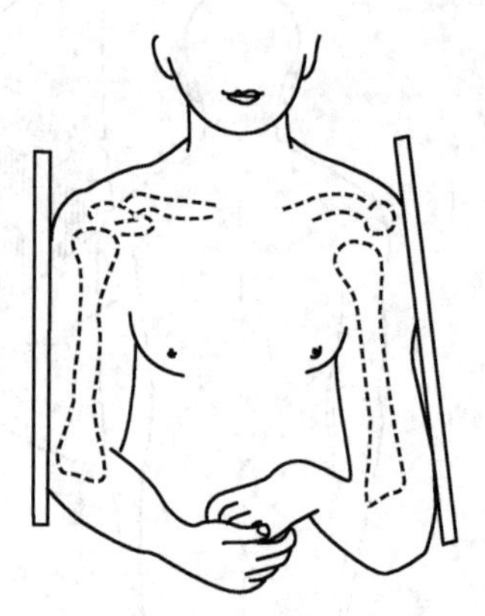

图 7–66 直尺试验（左侧阳性，右侧阴性）

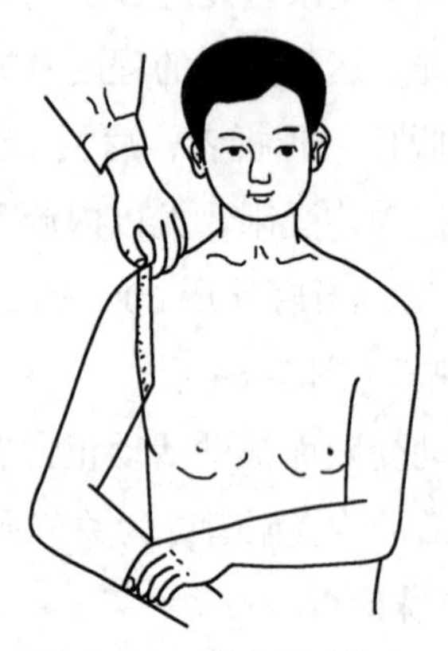

图 7–67 肩周径测量法

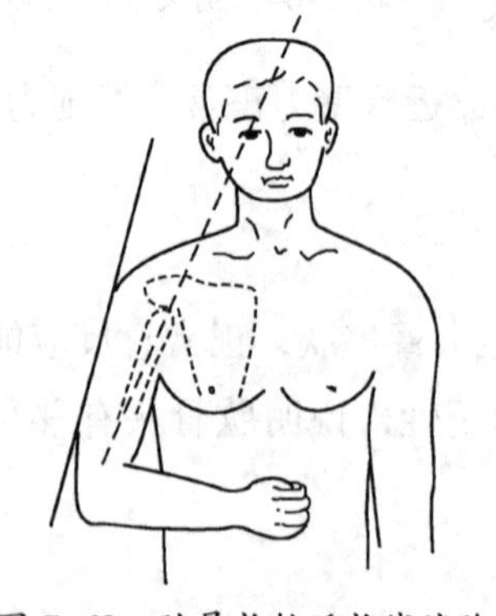

图 7–68 肱骨长轴延长线试验

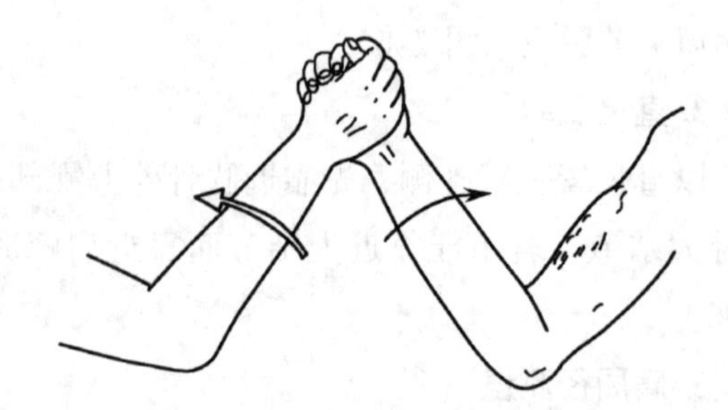

图 7–69 肱二头肌长头紧张试验

6. 耸肩试验

患者端坐，两臂自然下垂。医者两手分别置两肩上，令患者做耸肩动作（图 7–70）。若患侧力弱，可能为锁骨骨折、肩锁关节脱位，或副神经损伤而致的斜方肌瘫。

7. 梳头试验

梳头为肩关节前屈、外展、外旋的综合动作（图 7–71）。若有肩凝、肱二头肌长头腱鞘炎、韧带撕裂、关节囊粘连、臂丛或腋神经麻痹等，均可引起梳头障碍或不能梳头。

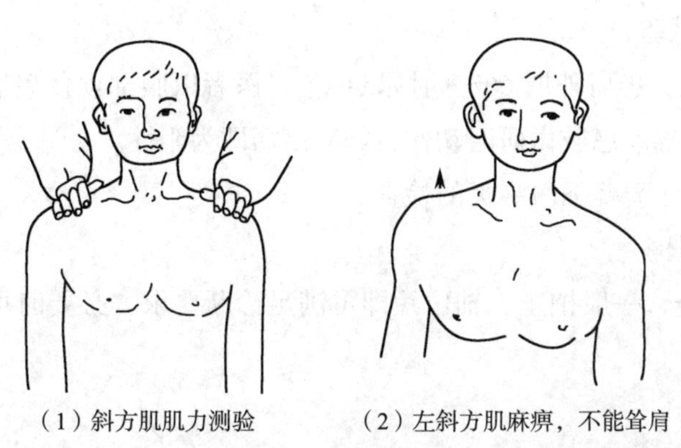

（1）斜方肌肌力测验　　（2）左斜方肌麻痹，不能耸肩

图 7–70　耸肩试验

8. 肩外展试验

患者站立位。医者双手分别置患者两肩上，触摸肩胛骨代偿活动情况。令患者由中立位开始，主动做外展直至高举过头，并及时反映外展过程中的疼痛和起止部位，记录其疼痛的外展度数。若为肱骨、肩胛颈、锁骨等的骨折或肩关节脱位、关节炎等，开始活动时即出现疼痛；若外展之初不疼，越近 90°时越疼，则为关节粘连；三角肌下或肩峰下滑囊炎，在外展过程中有疼痛，但高举时疼痛反而减轻或消失；若能主动外展，但无力继续高举，则为斜方肌瘫或上臂丛麻痹；冈上肌或肩峰下滑囊炎者，当外展到 60°～ 120°时出现疼痛，小于或超过此范围时反而不痛；冈上肌断裂时，则主动外展小于 40°；若被动外展超过 40°时，则又可自动完成外展高举动作；若被动外展超过 90°时，肩峰处出现疼痛，可能为肩峰骨折（图 7–72）。

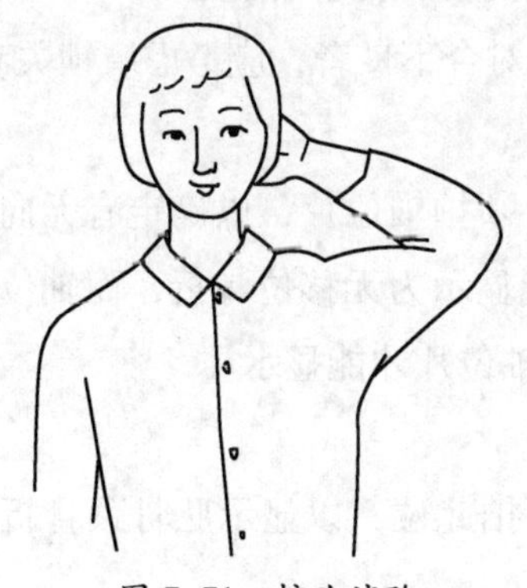

图 7–71　梳头试验

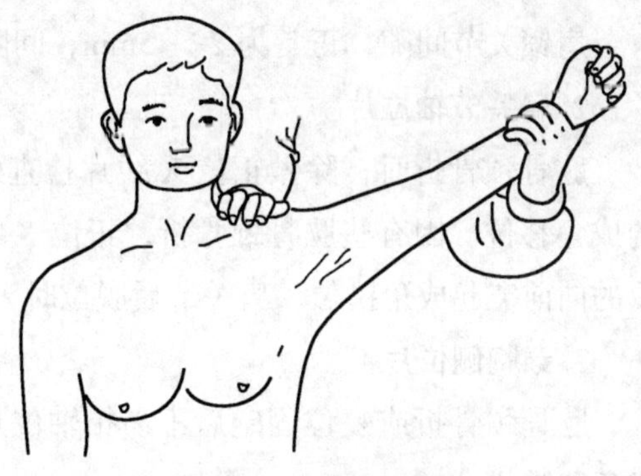

图 7–72　肩外展试验

9. 肩外展摆动试验

患者取坐位，患肩外展至90°时，医者持患肢做前后摆动，如有疼痛即为阳性。

10. 反弓抗阻试验

患者取坐位，令患肢高举过头，医者拉住患手，令其用力向前做投掷动作，如有疼痛即为阳性。

11. 顶压研磨试验

患者取仰卧位，患肩外展60°，肘屈90°位。医者以腹部顶住患肘，两手持患肢向肩部顶压的同时，摇动患肢做研磨动作，如有疼痛即为阳性。

后三项试验用于肩峰下滑囊炎的检查。

（五）X线检查

肩部X线检查，一般拍正、轴位片即可满足诊断要求，必要时可拍穿胸侧位片检查（图7–73）。

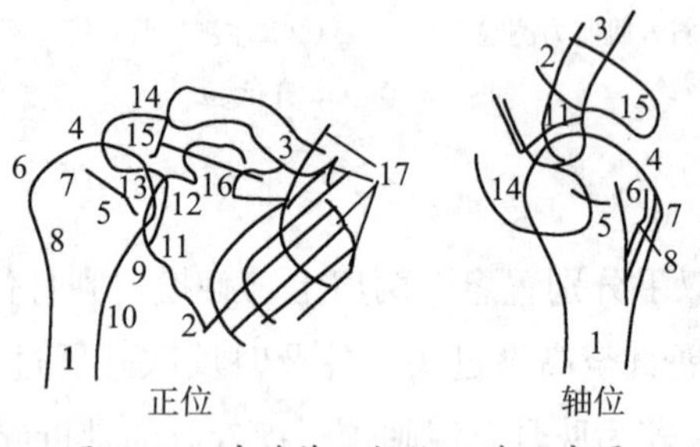

图7–73 肩关节正轴位X线示意图

1. 肱骨；2. 肩胛骨；3. 锁骨；4. 肱骨头；5. 骨骺线；6. 肱骨大结节；7. 肱骨小结节；8. 结节间沟；9. 肱骨解剖颈；10. 肱骨外科颈；11. 肩胛骨关节盂；12. 肩胛骨关节盂前缘；13. 肩胛骨关节盂后缘；14. 肩峰；15. 喙突；16. 肩胛切迹；17. 肋骨

1. 肩关节正位片

肱骨纵轴线与肱骨颈中心线的内侧交角，即肱骨颈干角，正常为130°～140°。若缩小为肱内翻，增大为肱外翻。肱骨颈骨折复位时，应注意此角的复常。

肩锁关节间隙，正常为2～5mm，间隙增宽或对合不良者，应考虑肩锁关节脱位。

2. 肩关节轴位片

肱骨颈骨折时，除做正位X线片检查外，还必须拍轴位片，以确定有无向前突起的成角移位。因有些肱骨颈骨折，正位X线片可能显示为无移位骨折，而轴位却有严重的向前突起成角错位。肩关节后脱位时，也只有轴位片才能显示。

3. 穿胸侧位片

肱骨颈骨折或复位固定后不易拍轴位片者，可拍此位，以显示肱骨颈骨折的前后成角和错位。

四、肘部检查

肘关节由肱骨下端、尺骨上端和桡骨小头组成，其功能主要是伸屈运动。桡骨小头和肱骨小头及尺骨近段外侧构成肱桡及上尺桡关节和下尺桡关节，协同完成前臂的旋转运动。

肱骨小头与肱骨干形成25°～35°的前倾角（图7–74），肱骨滑车略低于肱骨小头，故肘关节伸直时呈5°～10°的外翻角（携带角）。

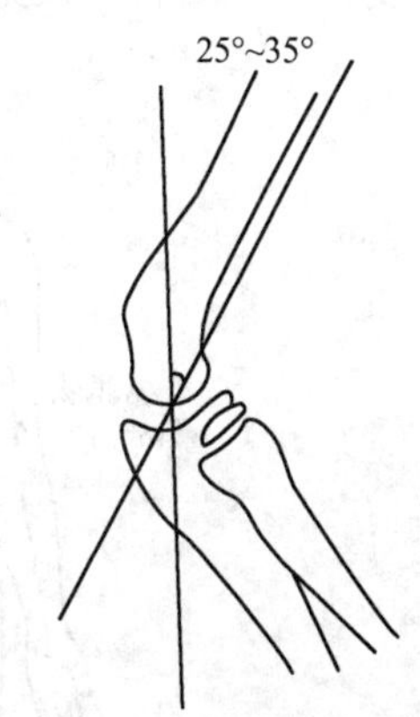

图7–74　肱骨远端前倾角

尺骨鹰嘴突较长，而冠状突又很短，故肘关节前脱位少见，而后脱位多见。

肱骨内、外上髁是腕和手屈、伸肌的起点，肌肉强烈收缩时，可引起肱骨内、外上髁的撕脱性骨折和劳损性病变。

肘关节前方有坚韧的深筋膜和肱二头肌肌腱膜，肘部损伤致瘀血肿胀严重时，受上述筋膜的约束，可压迫肱动脉而引起缺血性病变。

肘部有正中、尺、桡神经通过，某些骨折、脱位可引起某一神经损伤而发生相应的症状和功能障碍。

（一）望诊

检查时，应显露整个上肢，对比观察两肘关节是否对称，有无肿胀、畸形等。

1. 肿胀

肿胀的程度常可反映损伤的轻重和性质。肘关节损伤后呈中度弥漫性肿胀者，常为脱位的表现；骨折的肿胀多较重且有重点，如肘关节内侧肿胀为肱骨内髁骨折，外侧肿胀为外髁骨折；肱骨髁上骨折、髁间骨折和肘关节脱位合并骨折者，常肿胀严重，甚或起水疱；肿而发红者，为瘀血化热。肿胀的部位和久暂，也可反映病变的性质。若仅为鹰嘴两旁的凹陷丰满或消失为关节内积液，积液多者可使肘关节呈半屈位。关节积液常为炎症表现，久不消散者多为结核性或类风湿疾病。肘部的梭形肿大（肘部肿大，上下肌肉萎缩）常为关节结核或慢性骨髓炎的表现。有时在肘部及两侧出现窦道或窦道愈合后遗留的瘢痕。

2. 畸形

畸形的情况常可反映损伤的部位和性质。如肘半屈鹰嘴向后上突出的靴样畸形，为肘关节后脱位的征象；肘窝上部的突起，为伸展型肱骨髁上骨折的表现；肘关节横径增宽，为肱骨髁间骨折和肱骨内髁四度骨折的征象；肘外侧高突者，为肱骨外髁骨折或桡骨小头脱位的表现。

肘内、外翻畸形：正常肘关节伸直时，前臂向外偏斜5°～10°（儿童及女性稍大），为生理性外翻，亦称“携带角”或“提物角”。携带角大于正常者为肘外翻，小于正常者为肘内翻（图 7–75）。前者常见于儿童肱骨外髁骨折，为移位严重或复位不良时或生长迟滞引起。外翻严重时，可牵扯尺神经而引起相应的症状；儿童尺偏型肱骨髁上骨折复位不良时，可发生或继发肘内翻畸形。

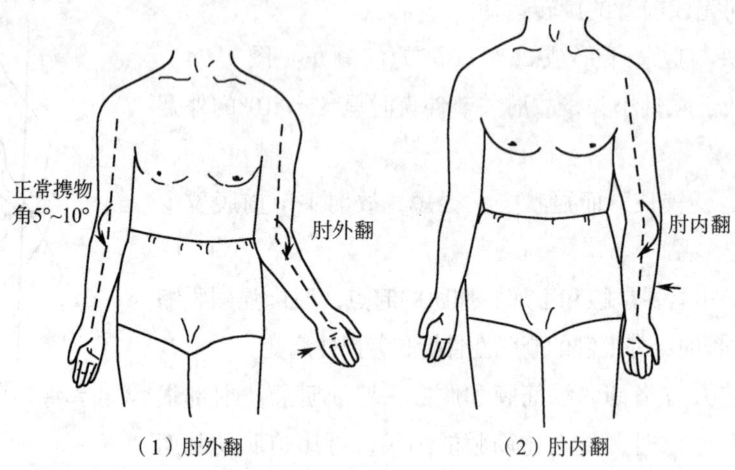

图 7–75 肘内、外翻畸形

（二）触摸、按压诊察

1. 压痛

肘关节损伤后，肱骨外髁或桡骨小头部有压痛者，轻者可能为外侧副韧带损伤，重者为外髁或桡骨小头骨折；内髁部压痛伴异常活动者，为肱骨内髁骨折；鹰嘴部压痛且触及裂隙者，为尺骨鹰嘴骨折；肘窝上的环周压痛伴骨异常活动者，为肱骨髁上或髁间骨折。

肘关节劳损常见压痛点（图 7–76），在肱骨外髁和肱桡关节部有压痛者，为前臂伸肌总腱劳损，也称“肱骨外髁炎”或“网球肘”；肱骨内髁部的压痛，为前臂屈肌总腱劳损；肱骨内髁与尺骨鹰嘴沟部的压痛，为尺神经炎或复发性尺神经脱位的表现。

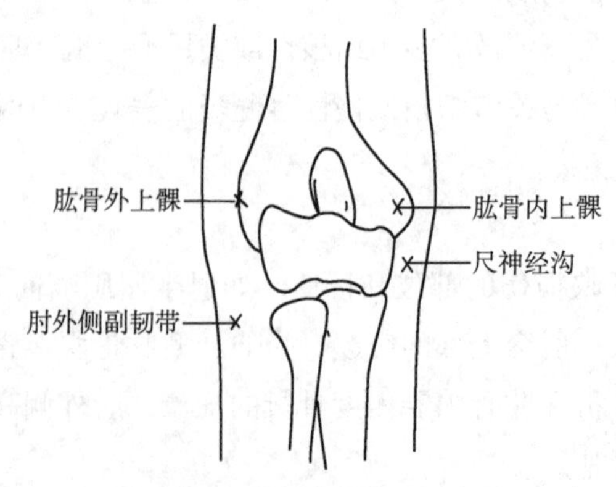

图 7–76 肘部劳损常见压痛点

2. 畸形或肿块

肘窝部触及钝性突起者，为肘关节后脱位；外髁部触及棱状突起者，为肱骨外髁骨折；肱桡关节部的高突，为桡骨小头脱位；肘后触及囊性肿块，为尺骨鹰嘴滑囊炎，又称“学生肘”或“矿工肘”；肘窝部触及硬性肿块伴活动障碍者，为骨化性肌炎。

3. 肱桡关节的触诊

沿肱骨外上髁嵴向下触摸到的间隙，即肱桡关节间隙，可配合前臂旋转以检查有无旋转障碍及疼痛。桡骨颈及桡骨小头骨折或桡骨小头脱位时，常有前臂旋转受限或疼痛。

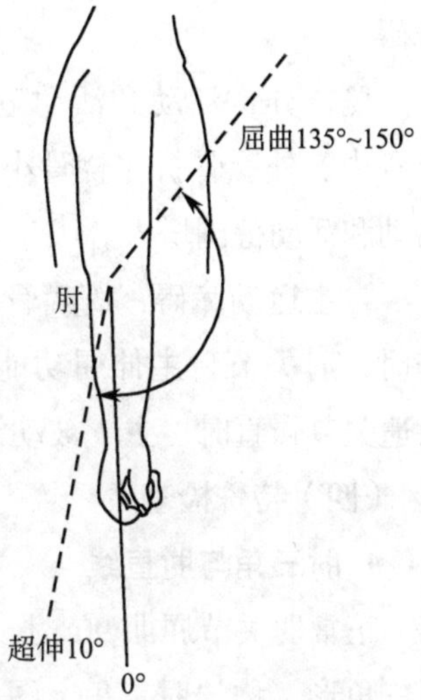

（三）肘关节运动功能检查

检查时，显露整个上肢，先做自主运动，自主运动受限时，再做被动活动。

1. 肘关节的中立位，为前臂伸直，手掌向前。

2. 前臂的中立位，为肘关节屈 90°，靠紧侧胸壁，拇指在上。

3. 肘关节正常运动范围（图 7–77）。

图 7–77　肘关节正常运动范围

（1）肘关节屈曲：135°～150°，正常肘关节完全屈曲时，手指可触摸到同侧肩部。

（2）肘关节伸直：0°，过伸 10°左右，儿童及女性较大。

（3）前臂旋转：旋前、旋后各 80°～ 90°。旋前时手掌向下，旋后时手掌向上。

（4）前臂旋转活动测量法（图 7–78）：前臂中立位，靠紧侧胸壁进行测量。

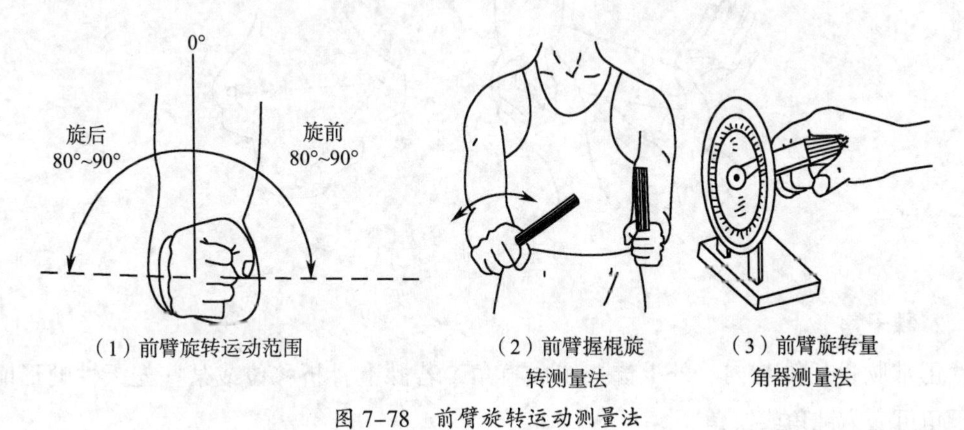

（1）前臂旋转运动范围　（2）前臂握棍旋转测量法　（3）前臂旋转量角器测量法

图 7–78　前臂旋转运动测量法

①量角器测量法：能较准确地测出前臂的旋转度数。②握棍测量法：前臂中立位，紧贴胸壁，两手各握一木棍；令患者做前臂旋转动作，两侧对比，以判别有无旋转运动障碍。

（5）运动障碍及其意义：伸屈运动障碍，多为损伤后关节粘连。如关节周围软组织挛缩、骨化性肌炎、骨折、脱位治疗不当而畸形愈合等，均可影响肘关节伸屈功能；肘关节的屈曲位强直，多为化脓性关节炎或类风湿关节炎引起。

前臂旋转功能障碍：常为尺、桡骨骨折畸形愈合或骨桥形成，上下尺桡关节疾患及桡骨小头脱位、骨折，或少见的上尺桡关节先天性融合等，均可引起前臂旋转功能障碍。

侧方异常活动和活动范围增大：正常肘关节伸直时无侧方活动。侧副韧带损伤，肱骨内、外髁骨折，桡骨小头骨折和少见的神经性关节炎等，检查时可出现侧方异常活动和活动范围增大。

自主运动障碍：鹰嘴骨折或肱三头肌断裂时，自主伸肘障碍或丧失；臂丛神经损伤时，肘关节自主伸屈功能减弱或丧失，但被动活动正常。肘关节部的骨折、脱位，后遗关节强直时，主、被动活动均受限。

（四）特殊检查

1. 肘三角与肘直线

正常肘关节屈曲90°时，肱骨内、外髁与尺骨鹰嘴突三点连线形成一顶角向下的等腰三角形，称“肘三角（图7–79）”。肘关节伸直时，此三点在一横线上，称“肘直线（图7–80）”。肘关节脱位时，由于鹰嘴突上移，则肘三角倒置为顶角向上。肘直线也不在一条横线上，若脱位偏内或外时，则三角的两边不相等。

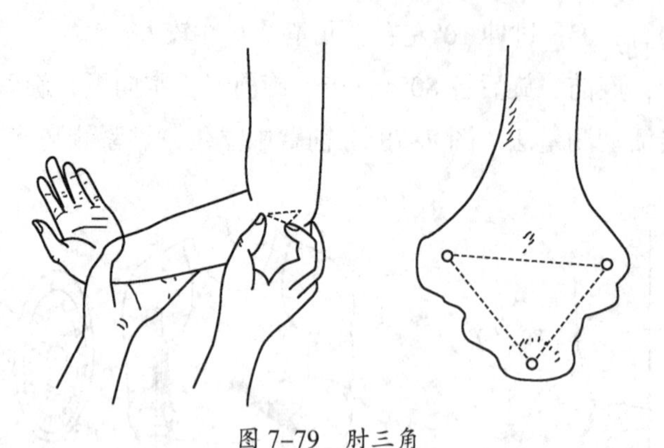

图7–79　肘三角

2. 髁干角

正常肱骨长轴与内、外上髁连线成直角，若髁上骨折移位或某些先天性畸形时，髁干角可变为钝角或锐角。

3. 伸肘屈腕旋臂试验

伸肘屈腕前臂同时旋前时，如出现肱骨外髁部疼痛，即为阳性，为诊断网球肘的重要体征（图7–81）。

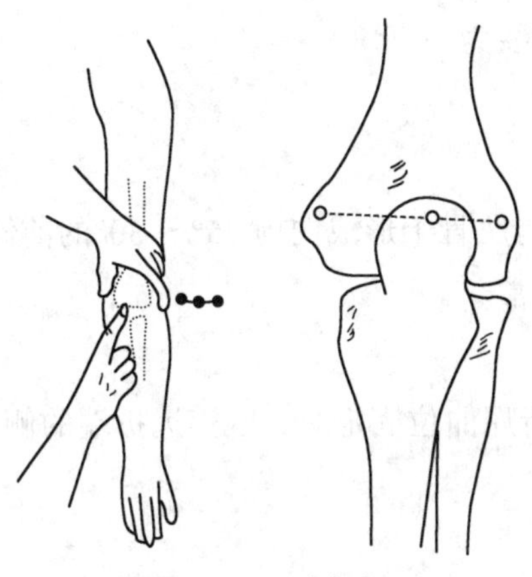

图 7-80　肘直线

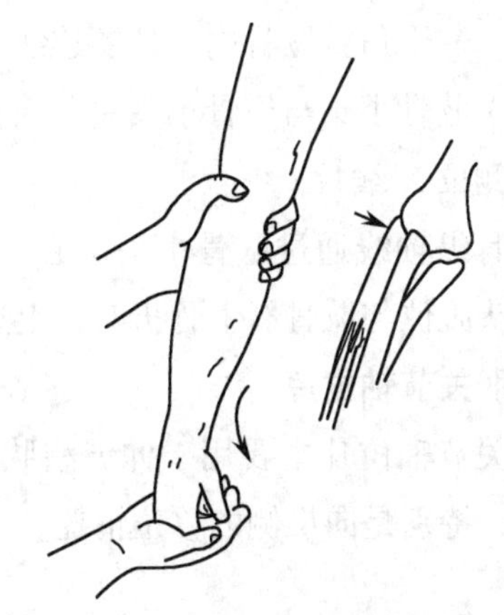

图 7-81　伸肘屈腕旋臂试验

4. 屈肌紧张试验

令患者在抗阻力下强力握手伸腕，如肱骨内上髁部出现疼痛即为阳性，为肱骨内上髁炎的体征。

（五）X 线检查

X 线检查时，一般拍肘关节标准正、侧位片即可。若肘关节于屈曲位固定而不允许伸直者，可拍肘关节轴位片观察（图 7-82、图 7-83）。

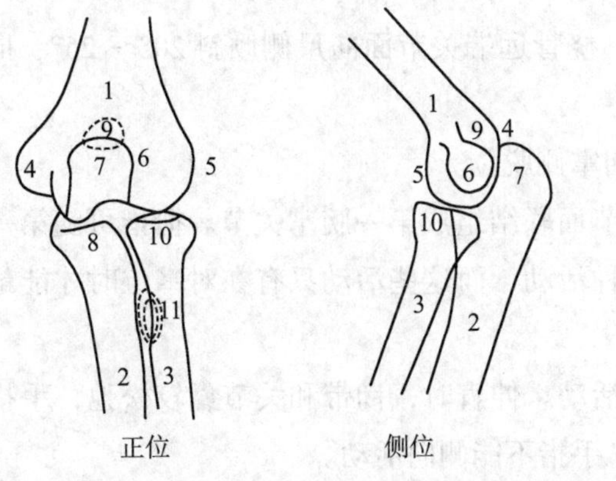

图 7-82　肘关节正、侧位 X 线示意图

1. 肱骨；2. 尺骨；3. 桡骨；4. 肱骨内上髁；5. 肱骨外上髁；6. 肱骨小头；7. 尺骨鹰嘴；8. 尺骨冠突；9. 鹰嘴窝；10. 桡骨小头；11. 桡骨粗隆

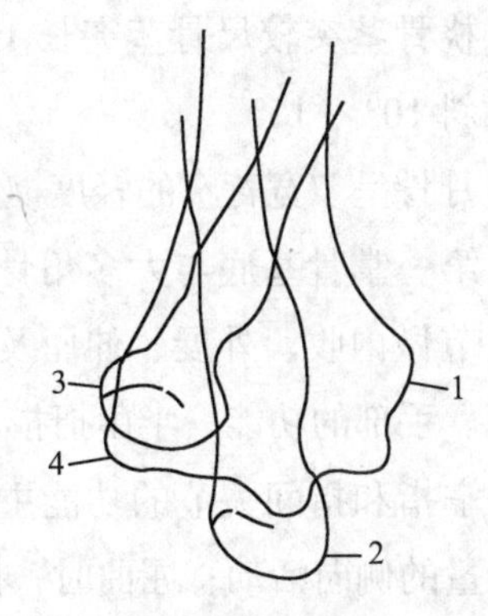

图 7-83　肘关节轴位 X 线示意图

1. 肱骨内上髁；2. 尺骨鹰嘴；3. 桡骨小头；4. 肱骨外髁

1. 正位 X 线片

正位 X 线片主要是观察携带角、肘直线和髁干角。

（1）携带角：正常肱骨纵轴线与尺骨纵轴线的夹角为 5°～ 20°，超过者为肘外翻，低于者为肘内翻。

（2）肘直线：伸肘时肱骨内、外髁与尺骨鹰嘴突三点连成一条横线。

（3）髁干角：肱骨内、外髁连线与肱骨纵轴线为一直角。

（4）肱骨小头与桡骨小头关节面相对应。

2. 侧位 X 线片

桡骨纵轴线通过肱骨小头中心；肱骨小头与肱骨干形成向前 25°～ 30°的前倾角。桡骨小头脱位与肱骨髁上骨折时，上述关系可失常。

3. 肘关节轴位片

肘关节轴位片主要用于伸展型肱骨髁上骨折屈曲位固定时，观察远折端的侧方移位情况，特别是向尺侧的移位情况。

五、腕及手部检查

腕是手与前臂的连接部，包括近排的舟骨、月骨、三角骨、豆骨及远排的大多角骨、小多角骨、头状骨、钩骨八块腕骨。其近排与桡尺骨下端组成桡腕关节，远排与五个掌骨近端组成腕掌关节；两排腕骨之间，为腕骨间关节。其中以桡腕关节最重要。

尺骨小头的三角软骨盘及韧带与近排腕骨相连，不直接参与腕关节。三角软骨盘的基底与桡骨下端尺侧相连，尖端附着于尺骨茎突基底桡侧面，对维持下尺桡关节稳定起重要作用。在下尺桡关节中，桡骨可围绕尺骨做 150°的旋转运动。该部容易发生扭伤和劳损而产生疼痛。

桡骨茎突较尺骨茎突长 1 ～ 1.5cm，桡骨远端关节面向尺侧倾斜 20°～ 25°、向掌侧倾斜 10°～ 15°。

月骨呈掌宽背窄的轻度楔形，故易向掌侧脱位。

第一掌骨基底与大多角骨的鞍状关节面联结组成第一腕掌关节。拇指可随第一腕掌关节做内收、外展、伸屈及对掌等各种活动，而这些活动只有在对掌位时才能最大发挥。手部的功能一半由拇指承担。

掌指和指间关节的功能主要是伸屈活动。伸直时，韧带和关节囊较松弛，手指可有少量的侧向活动；屈曲时，韧带紧张，手指不能侧向活动。

（一）望诊

两侧对比下观察两手是否对称，外形有无异常，有无肿胀、畸形等。

1. 肿胀

肿胀的轻重、部位，可在一定程度上反映出损伤或疾病的性质和轻重。腕和手部软组织较薄，伤后多肿胀明显，甚或起水疱。一般扭、挫伤多肿胀较轻，腕部明显肿胀者，多为桡骨远端骨折；腕骨间关节骨折、脱位，多肿胀严重；手背肿胀，多为掌骨骨折；局限于某一指掌或指间关节部的肿胀，轻者为韧带或关节囊损伤，重者为脱位或近关节部的掌骨或指骨骨折；腕和手指背侧的局限性肿胀，常为腱鞘炎和伸肌腱损伤。

非创伤的腕部圆形肿块，为腱鞘囊肿（图 7–84）；腕关节和指关节的梭形肿大（周围肌肉萎缩），多为关节结核（图 7–85）和类风湿关节炎（图 7–86）；腕、手和指的红肿伴热痛，为热毒郁结，如指甲周围炎（图 7–87）、腕和手指的骨髓炎、化脓性关节炎、脓性指头炎（图 7–88）、化脓性腱鞘炎（图 7–89）及指蹼和掌间隙的化脓感染等。

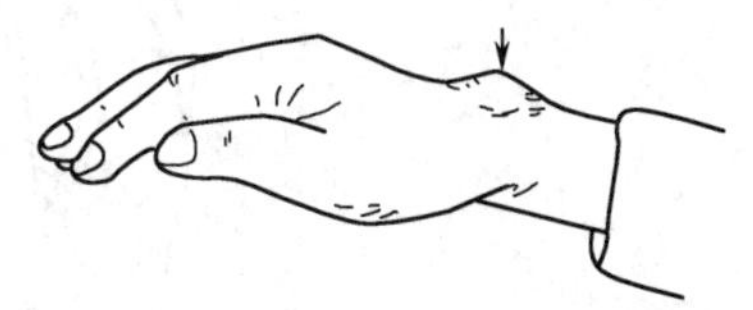

图 7–84　腕背腱鞘囊肿外形

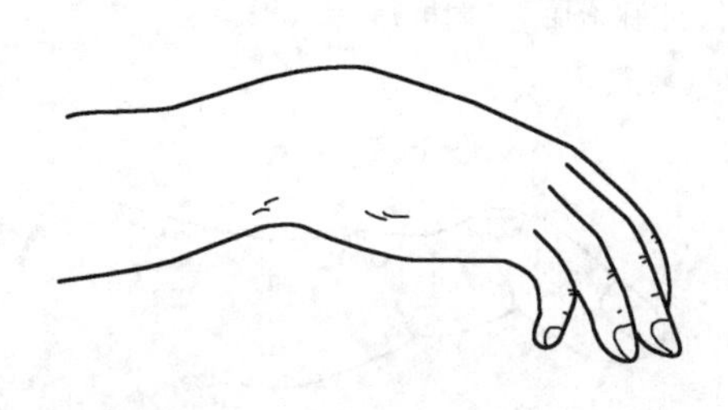

（1）腕关节的结核性肿胀，常处于掌屈位

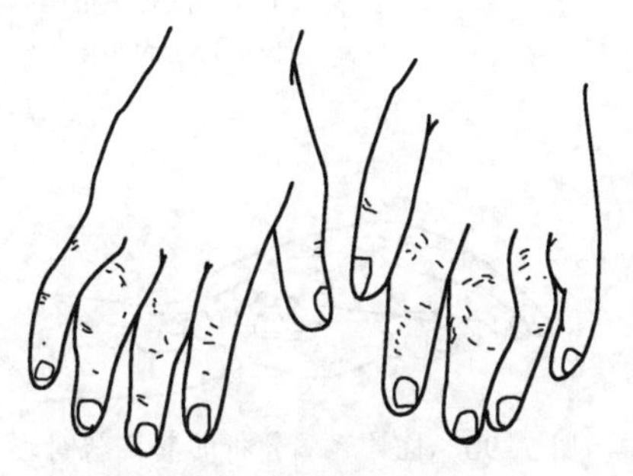

（2）手指结核性肿胀外形

图 7–85　腕和手指的结核性肿胀外形

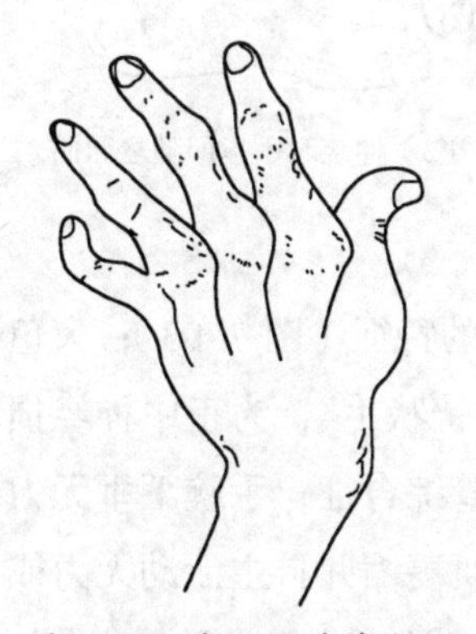

图 7–86　类风湿关节炎的手部肿胀外形

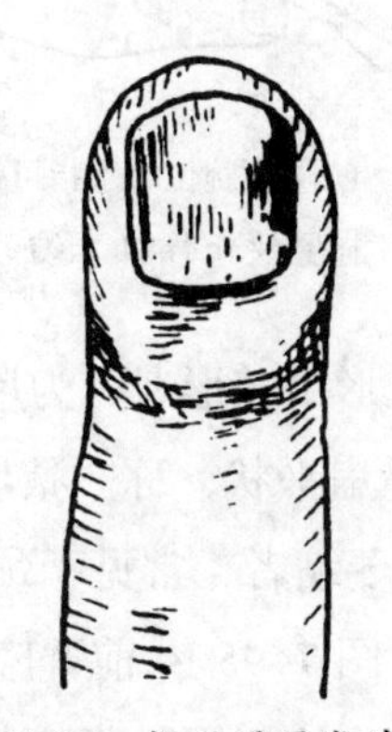

图 7–87　指甲周围类外形

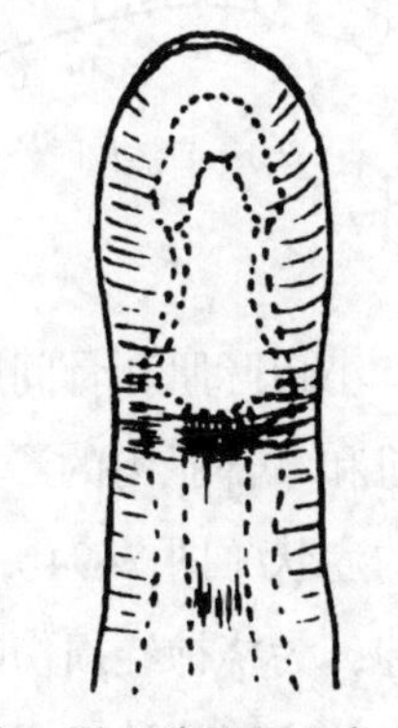

图 7–88　脓性指头炎外形

2. 畸形

腕和手的畸形常可反映疾病或损伤的性质和程度。畸形明显者，一目了然；轻微者，需两侧对比观察才能发现。临床常见腕和手部损伤后的畸形，如腕部的餐勺状畸形（图 7–90）为伸直型桡骨远端骨折特征、腕背外侧“鼻烟窝”凹陷的消失为腕舟骨骨折的表现、腕关节前后径增厚为腕骨间关节脱位征象、手指末节下垂无力伸直者为手指伸肌腱止点部撕脱的表现，称作“锤状指（图 7–91）”。若伤时日久，前臂肌肉萎缩变细，腕和手指呈屈曲状，伸指则屈腕加甚，伸腕则手指屈曲加甚者（图 7–92）。

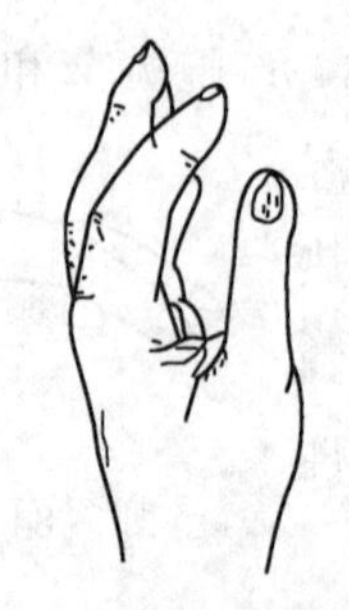

（1）早期仅有手指稍屈曲和局部肿胀

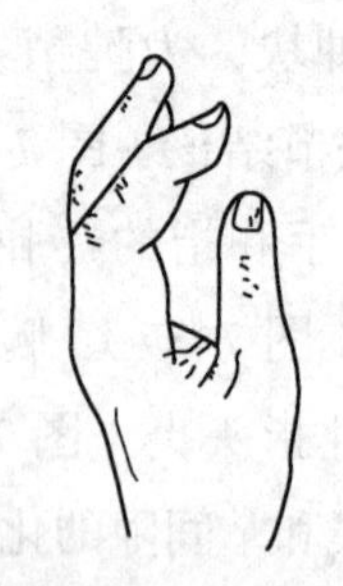

（2）晚期炎症蔓延至腱鞘范围之外，肿胀增加，范围扩大

图 7-89　化脓性腱鞘炎

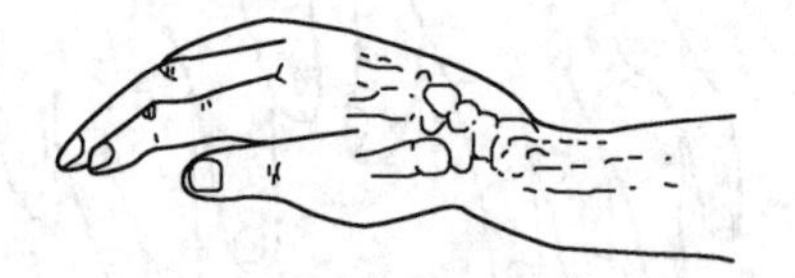

图 7-90　桡骨远端骨折的餐叉状畸形

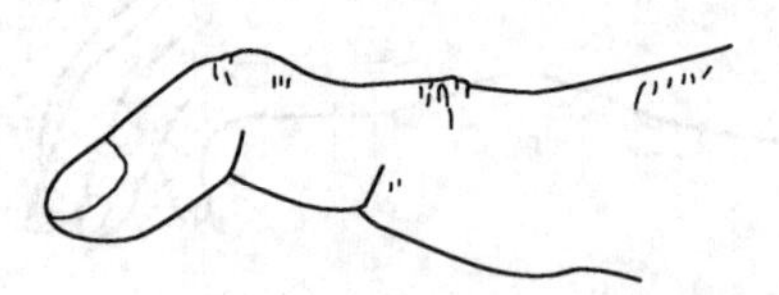

图 7-91　锤状指畸形

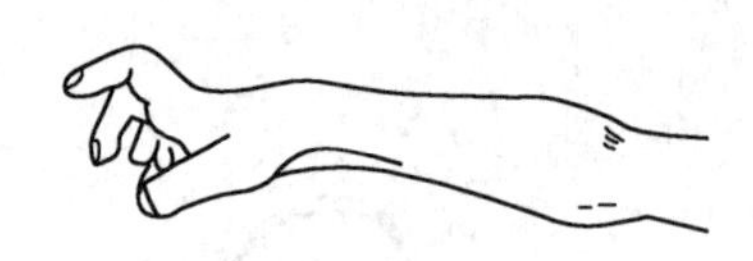

（1）自然位时外形

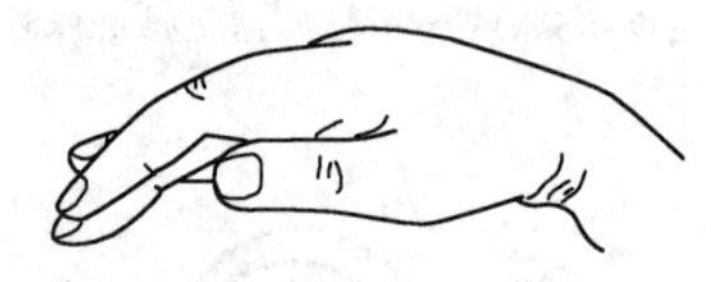

（2）屈腕位时手指可伸直

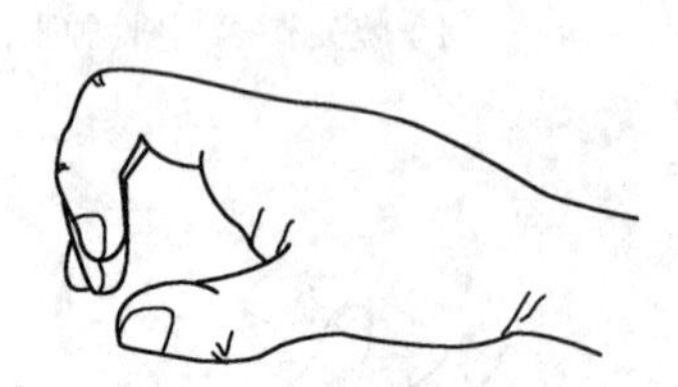

（3）伸腕时手指即随之屈曲

图 7-92　前臂缺血性肌挛缩的典型体征

小鱼际肌和骨间肌萎缩，伴爪形手畸形者，为尺神经损伤的特征（图 7-93）；大鱼际肌和掌部肌肉的严重萎缩，手呈扁平状，称“猿形手”或“铲状手”，为正中神经损伤的症状（图 7-94）；大鱼际轻度萎缩者，常见于颈椎病和腕管综合征；手腕下垂无力背伸，为桡神经损伤的典型体征（图 7-95）；前臂广泛严重的肌萎缩并自主活动无力或丧失，为臂丛神经损伤表现；若仅为尺侧屈肌萎缩者，可能为尺神经或正中神经损伤。

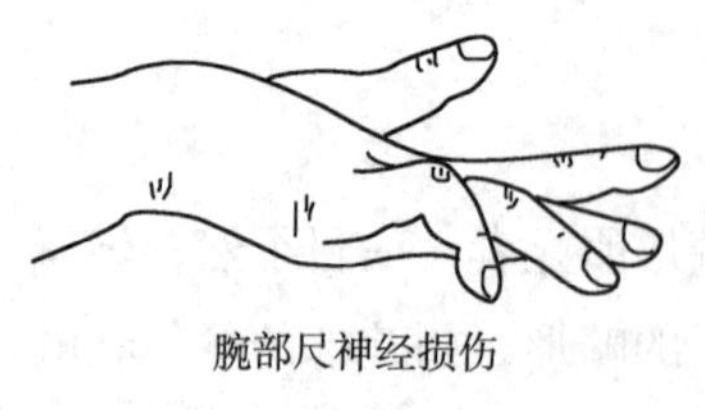

腕部尺神经损伤

图 7-93　爪形手

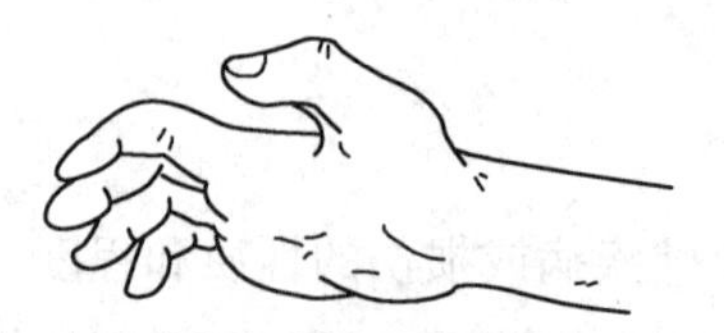

腕部正中及尺神经损伤

图 7-94　猿形手

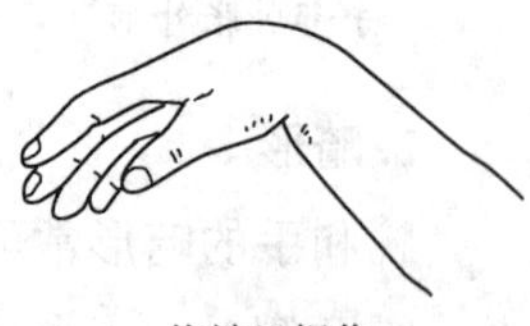

桡神经损伤

图 7-95　垂腕征

（二）触摸、按压诊察

1. 压痛

压痛的部位常是损伤和病变所在，压痛的程度和范围为判断疾病或损伤性质的重要依据。腕和手部的损伤致骨折、脱位，常在相应部位有压痛。如前臂下端桡侧的压

痛伴明显肿胀，多为桡骨远端骨折；腕背外侧“鼻烟窝”部的压痛伴局部肿胀，为腕舟骨骨折；腕关节正中的压痛伴肿胀，为月骨骨折或病变表现；下尺桡关节间的压痛，或伴尺骨小头的异常活动，有摩擦感，为下尺桡关节脱位或三角纤维软骨损伤；手背和手指的局限性压痛伴肿胀、骨异常活动和顶压痛者，表示该部有骨折；指间关节的侧方压痛，常为韧带或关节囊损伤的症状。

腕和手部劳损，常表现为相应部位的钝性压痛。如腕部劳损时，常有腕关节桡、尺侧屈腕肌止部的压痛；腕掌侧正中部的压痛，伴叩击时向掌指的放射痛，为腕管综合征的表现；桡骨茎突背外侧的压痛，为腱鞘炎的症状；拇或食指指掌关节掌侧的压痛，或伴伸展时的弹响，为屈肌腱鞘炎，或称“扳肌指”“弹响指”；腕关节和手背部的，按之弹软柔韧钝痛的局限性肿块，为腱鞘囊肿。

腕和手指的结核或类风湿关节炎，多有相应关节部的广泛压痛伴活动障碍；腕和手指的骨髓炎和化脓性关节炎，多压痛广泛伴灼热；手指甲部的触痛，或伴冷热过敏痛者，为血管球瘤病的特征。

2. 畸形

腕和手部的骨折、脱位及某些疾患，常可在相应部触及不同的畸形。如伸展型桡骨远端骨折，可在腕掌侧触及近折端的高突；腕掌侧正中触及的骨性突起，可能为月骨脱位或腕骨间关节掌侧脱位；腕背侧正中触及钝圆骨突起者，为腕骨间关节背侧脱位；指掌关节掌侧触及的钝圆突起，指背伸而不能掌屈者，为指掌关节脱位；指间关节掌侧的钝圆突起，手指偏歪或过伸，为指间关节脱位；手掌背侧触及的尖锐突起，为掌骨骨折；腕关节桡侧触及的膨大突起，多为桡骨的巨细胞瘤；手背和手指触及的单一或多数骨性膨突，为软骨瘤病。

（三）腕和手的运动功能检查

检查时，先做自主运动，有障碍时再做被动活动。一般主动活动障碍而被动活动正常者，多为神经或肌腱损伤；主被动活动均受限者，为关节强硬或肌肉挛缩。

1. 腕关节中立位

手指与前臂成一直线。

2. 腕关节正常运动范围

其运动主要是伸屈、内收（尺侧屈）、外展（桡侧屈）。

（1）腕背伸：35°～60°（图 7–96）。

（2）腕掌屈：50°～60°（图 7–97）。

（3）腕内收：30°～40°（图 7–98）。

（4）腕外展：25°～30°（图 7–99）。

3. 手指的中立位

手指的中立位为手指完全伸直。

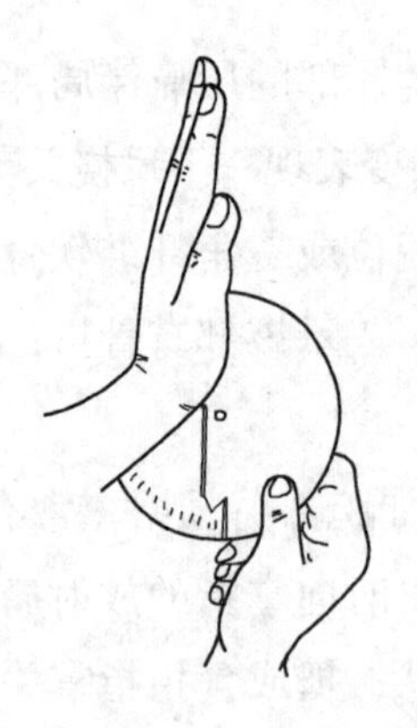

图 7-96 腕关节背伸运动测量法

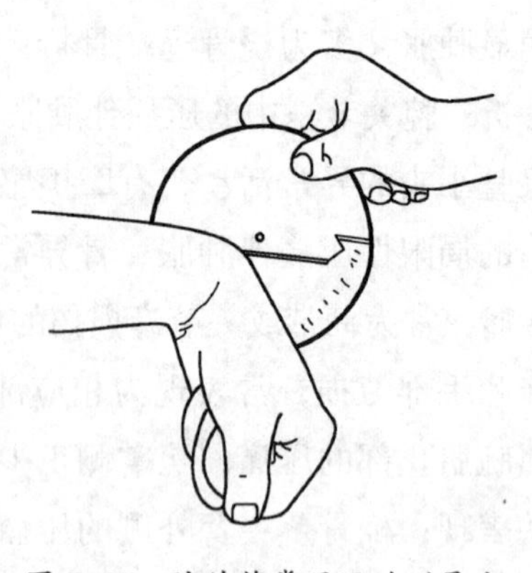

图 7-97 腕关节掌屈运动测量法

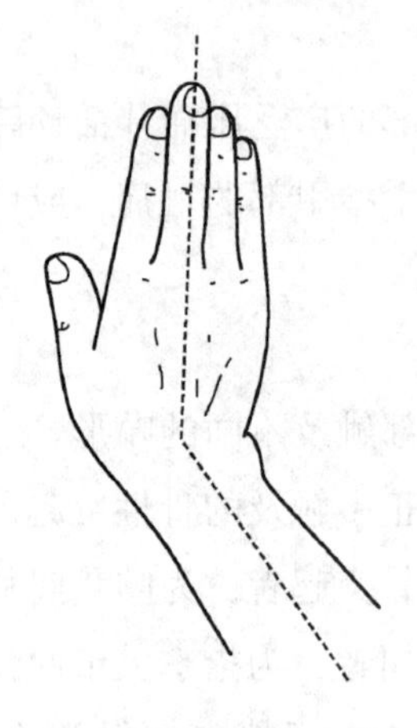

图 7-98 腕关节内收

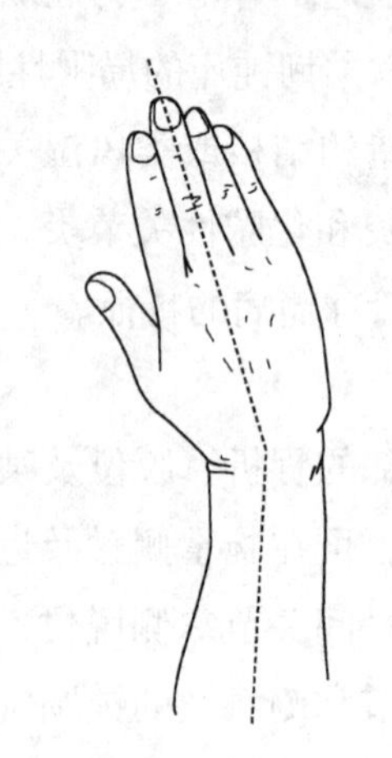

图 7-99 腕关节外展

4. 手指正常运动范围

拇指、小指及第 2、3、4 指的运动范围不同，以下分述之。

（1）拇指掌指和指间关节，有伸、屈、内收、外展、对掌等运动。①伸展：0°（图 7-100）。②屈曲：指间关节 90°（图 7-101）；掌指关节 20°～ 50°（图 7-102）。③外展：桡侧外展 90°（图 7-103）；掌侧外展 40°（图 7-104）。④内收：靠近掌侧缘及食、中指掌面（图 7-105）。⑤对掌：可抵达小指指掌关节部（图 7-106）。

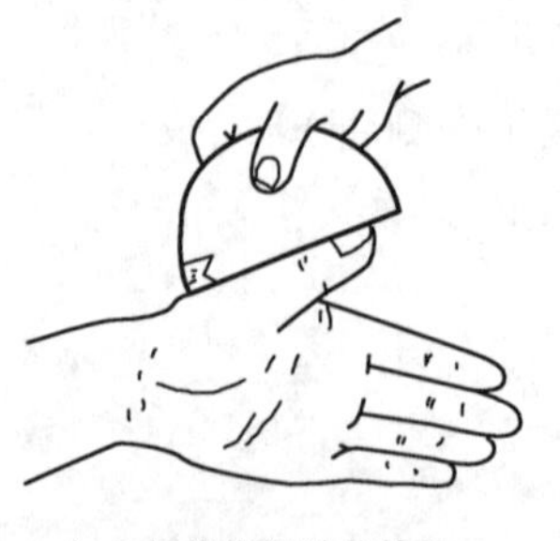

（1）拇指指间关节伸展

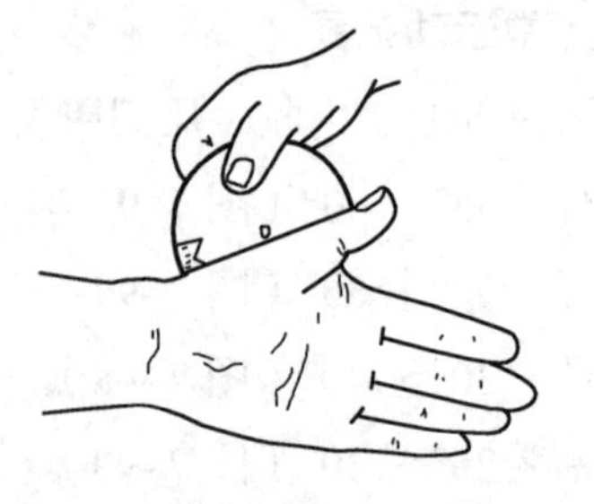

（2）拇指掌指关节伸展

图 7-100 拇指伸展运动

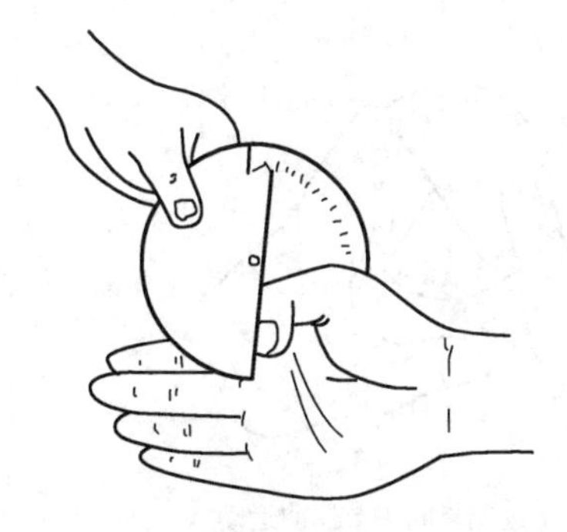
图 7-101 拇指指间关节屈曲运动

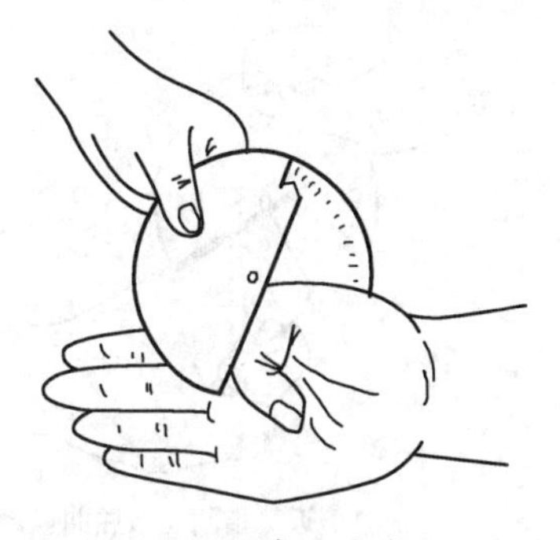
图 7-102 拇指掌指关节屈曲运动

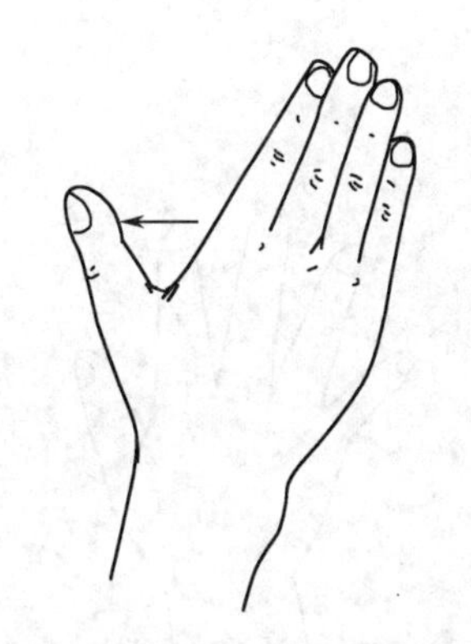
图 7-103 拇指桡侧外展运动

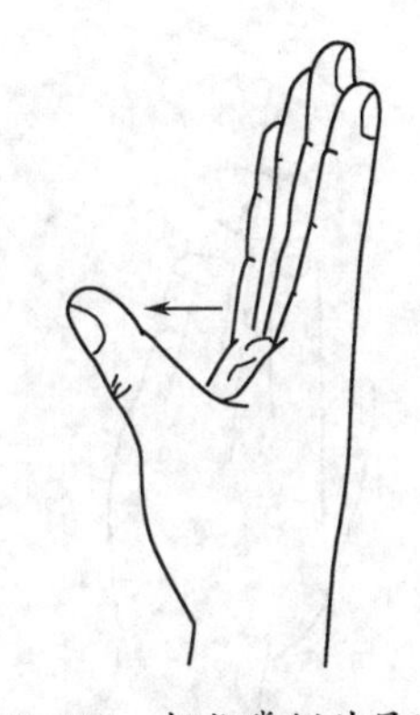
图 7-104 拇指掌侧外展运动

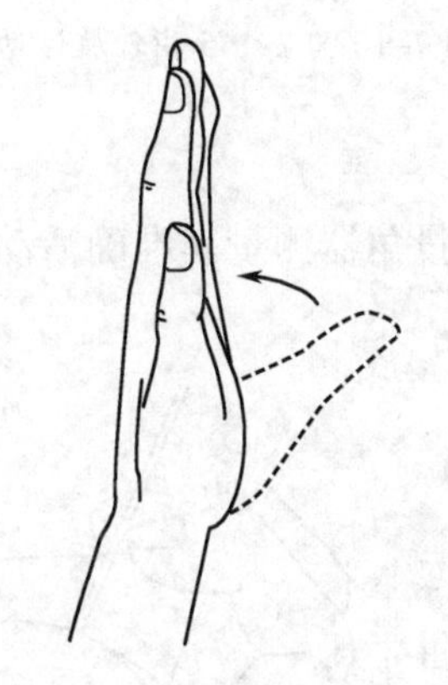
图 7-105 拇指内收运动

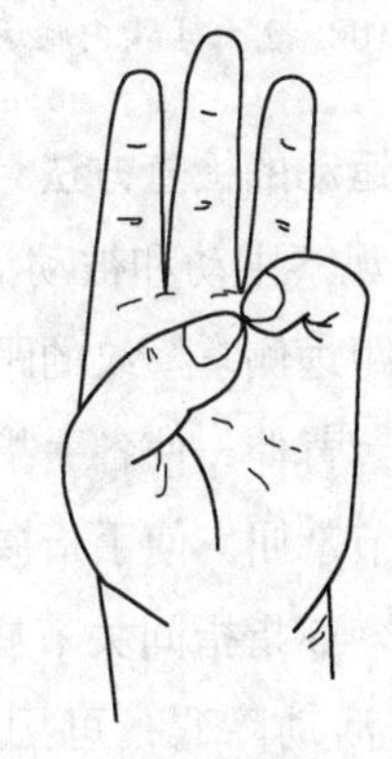
图 7-106 拇指对掌运动

（2）小指关节有伸屈、外展及对掌功能。

（3）第 2 ～ 4 指关节主要是伸屈运动。①伸展：伸直 0°。②屈曲：指掌关节 90°，近侧指间关节 100°～ 110°，远侧指间关节 80°～ 90°（图 7-107）。③第 2、4、5 指尚可内收向中指并拢（图 7-108），外展四指互相分开（图 7-109）。

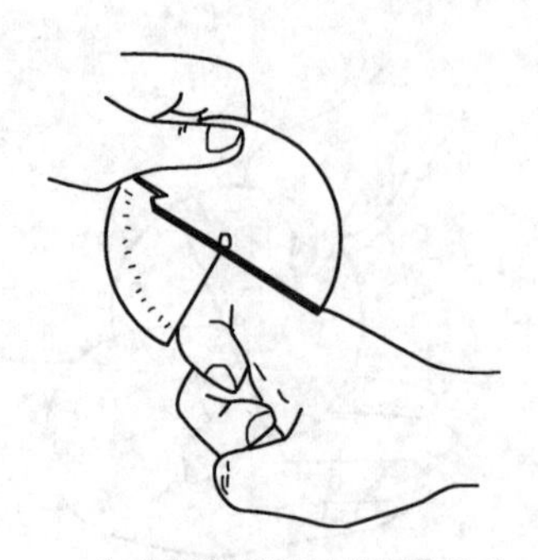
（1）近侧指间关节屈曲运动

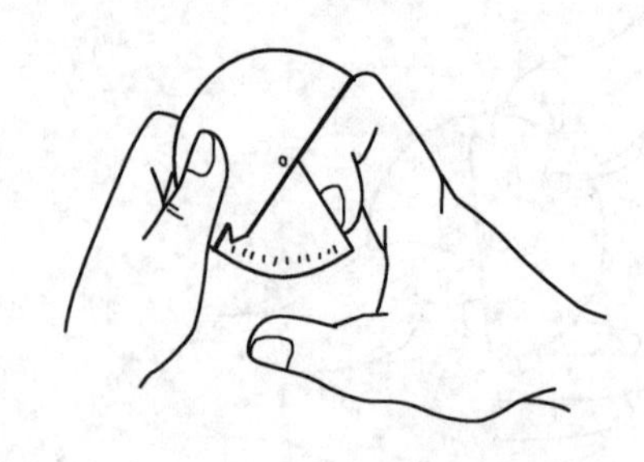
（2）远侧指间关节屈曲运动

图 7–107　2 ～ 4 指关节屈曲运动

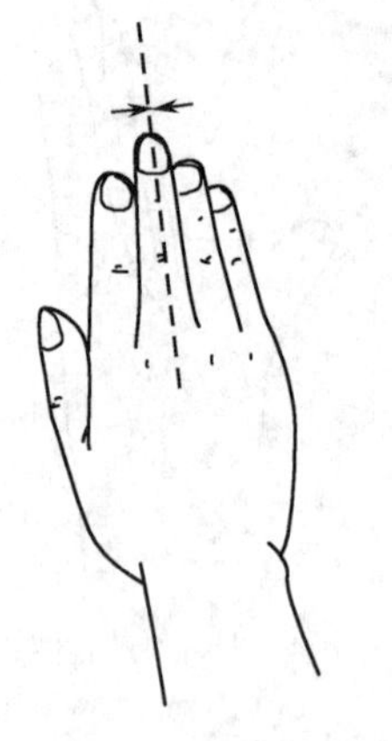
图 7–108　2 ～ 4 指内收运动

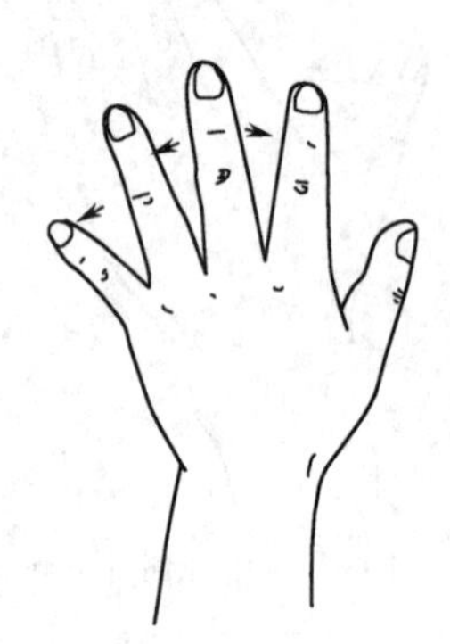
图 7–109　2 ～ 5 指外展运动

5. 腕和手运动的检查方法

两侧对比观察主动和被动活动情况，必要时可用量角器测量其准确活动度。屈指时，测量指端距远侧掌横纹的距离。

（1）腕关节背伸，使各手指伸直。

（2）腕关节掌屈，使手指握拳。

（3）第 2 ～ 5 指指间关节屈曲，使手指尖端触及远侧掌横纹。若活动障碍，可用量角器测量其最大伸屈度，或测量指端距远侧掌横纹的尺度（图 7–110）。

（4）观察手指的并拢和分开，拇指的伸屈、内收、外展和对掌等运动情况。正常拇指内收可触及手掌尺侧缘，对掌可抵达掌侧各指掌关节部。

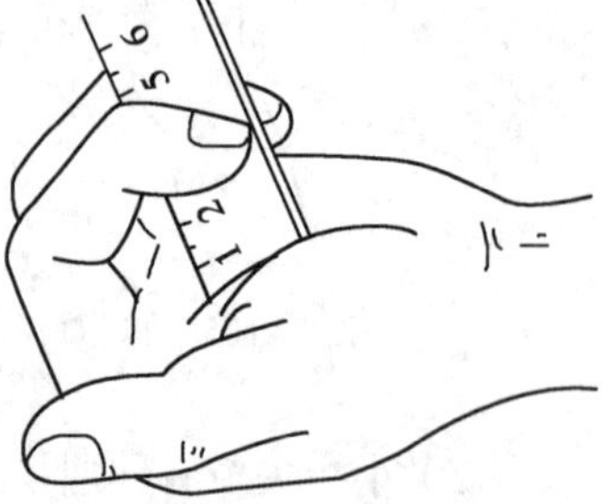

图 7–110　屈指运动的另一种测量法

（四）特殊检查

1. 前臂直尺试验

将一直尺置前臂尺侧的肱骨内髁到小指，正常尺骨小头不能接触直尺。若桡骨远端骨折移位时，直尺可与尺骨小头接触（图 7–111）。

2. 腕管综合征的几种试验

（1）屈腕试验：腕掌屈，同时指压腕关节掌侧正中部 1 ～ 2 分钟，若手掌麻木、疼痛加重，且向食、中指放射，即为阳性（图 7–112）。

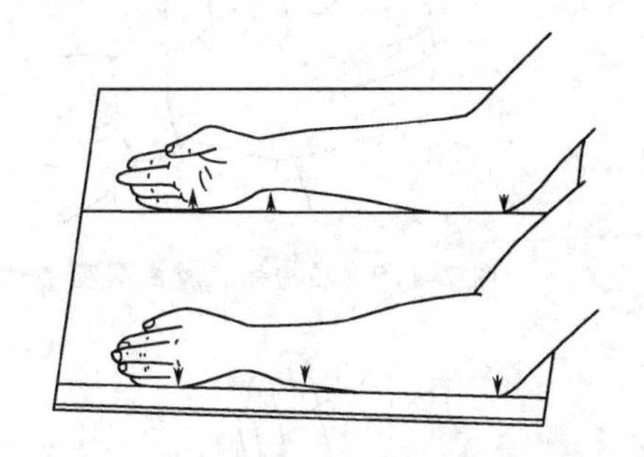

图 7–111　前臂直尺试验（右手阴性，左手阳性）

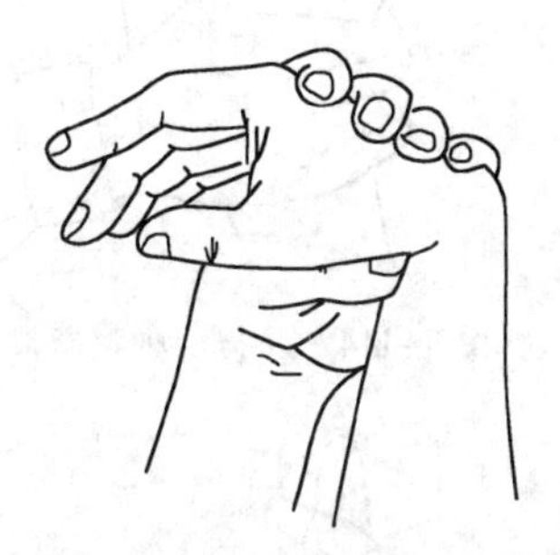

图 7–112　屈腕试验

（2）叩触试验：轻叩或压掌侧腕横韧带近侧缘的中点，若手指出现麻木、刺疼或加重，即为阳性。

（3）举手试验：仰卧位，患肢伸直抬高，若出现手指麻木、刺痛或加重，即为阳性。

（4）上臂扎带试验：与测血压法相似，只需将血压升至收缩压以上，若出现手指麻木、疼痛或加重，即为阳性。

3. 屈拇握拳尺偏试验

拇指屈曲，握拇指于掌心内，同时腕向尺侧倾斜，若桡侧茎突部出现疼痛，即为阳性（图 7–113），表示有桡骨茎突部狭窄性腱鞘炎。

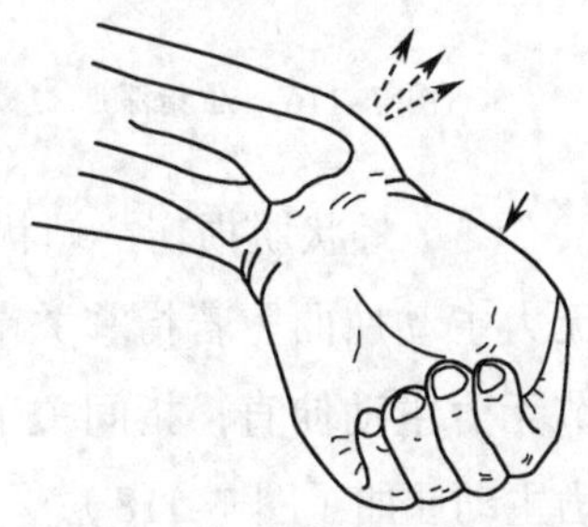

图 7–113　屈拇握拳尺偏试验

4. 手镯试验

医者用手握尺桡骨下端，引起疼痛者即为阳性。类风湿关节炎时，可出现阳性。

5. 手指肌腱断裂的检查

（1）拇指肌腱断裂：屈拇长肌腱断裂时，拇指末节不能自主屈曲（图 7–114）；伸拇长肌腱断裂时，拇指末节不能自主伸直；伸拇短肌腱断裂时，末节伸位时，无力伸直近节拇指；屈拇短肌腱断裂时，末节伸直位，无力自主屈曲近节拇指（图 7–115）；若拇指长短肌腱完全断裂，则拇指的屈曲功能将完全丧失。

（2）食、中、环、小指的屈指深、浅肌腱断裂：屈指深肌腱断裂时，末节指骨无力屈曲（图 7–116）；屈指浅肌腱断裂时，在末节指骨伸位时，中节指骨无力主动屈曲（图 7–117）；若固定掌指关节于伸直位，则近、远侧指间关节均无力主动屈曲者，即说明屈指深、浅肌腱均断裂。

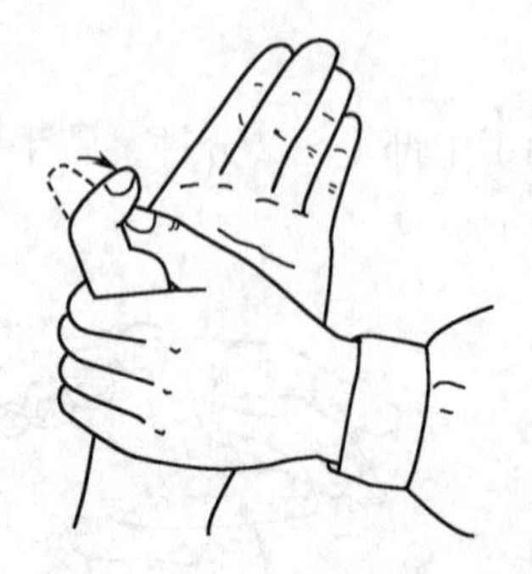

图 7–114 屈拇长肌腱断裂检查法

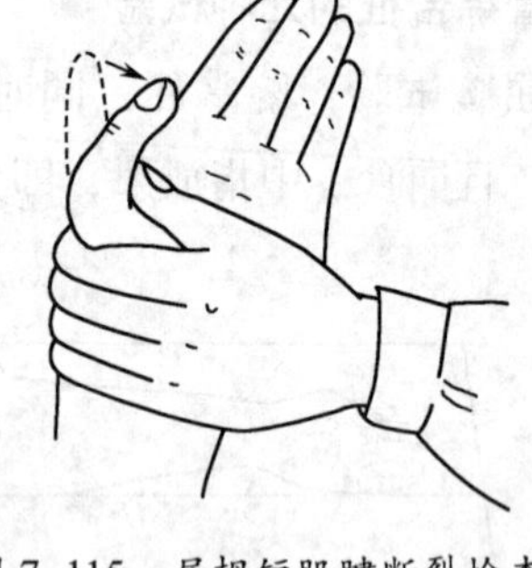

图 7–115 屈拇短肌腱断裂检查法

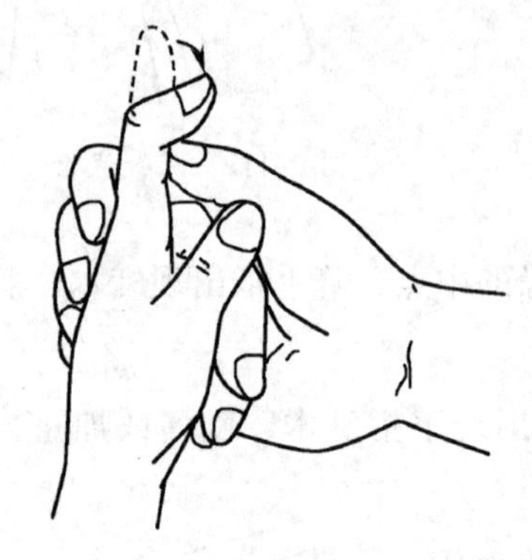

图 7–116 屈指深肌腱断裂检查法

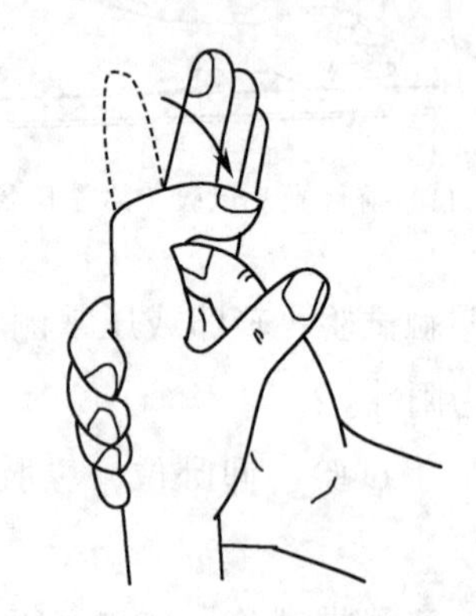

图 7–117 屈指浅肌腱断裂检查法

（3）蚓状肌损伤：蚓状肌或屈指深肌腱在蚓状肌的起点近侧断裂时，则指掌关节无力主动屈曲。若指掌关节处于屈曲时，则指间关节无力主动伸直；指间关节伸直时，则指掌关节无力主动屈曲（图 7–118）。

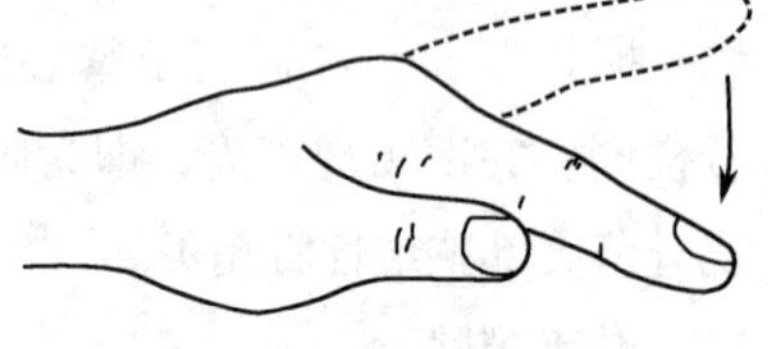

图 7–118 蚓状肌损伤检查法

（4）伸指肌腱断裂：根据断裂部位，有以下不同表现：

①掌骨区断裂：指间关节可主动伸直，而指掌关节则无力主动伸直（图 7–119）。

②指骨近节区中央腱条断裂：近侧指间关节无力主动伸直（图 7–120）。

③指骨中节区伸指肌腱止点附近断裂或撕脱骨折，则末节指骨不能主动伸直，呈锤状指畸形。

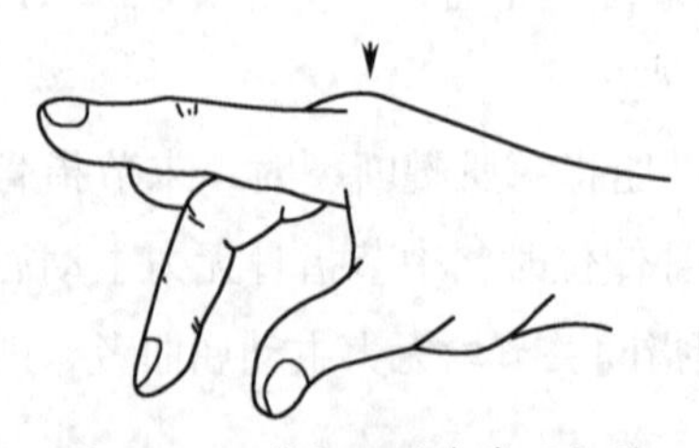

图 7–119 伸指肌腱在掌区断裂

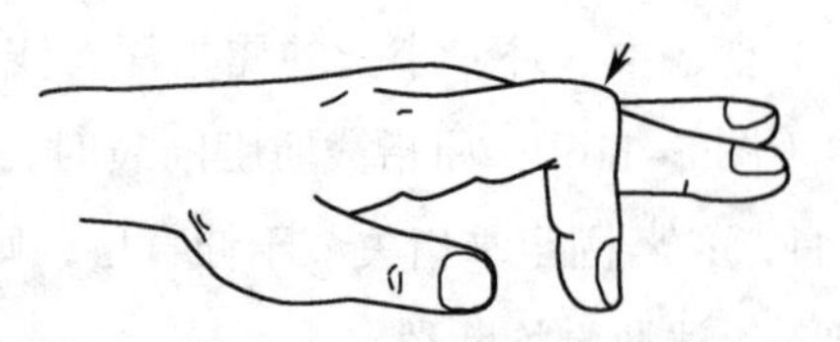

图 7–120 伸指肌腱中央腱条在指骨近节区断裂

（五）腕和手部的 X 线检查

腕关节检查时，应常规拍腕的正、侧位 X 线片（图 7–121），必要时还应拍舟骨特殊位片。手掌和手指检查时，需拍手的正斜或正、侧位。

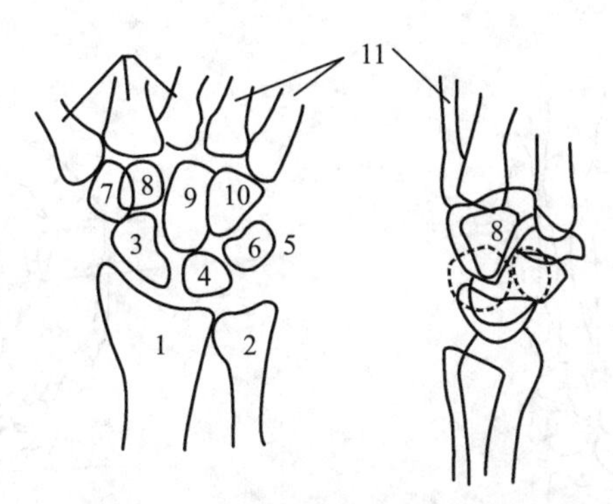

图 7–121　腕关节正位 X 线示意图

1. 桡骨；2. 尺骨；3. 腕舟骨；4. 月骨；5. 三角骨；6. 豆状骨；7. 大多角骨；8. 小多角骨；9. 头状骨；10. 钩状骨；11. 掌骨

1. 腕关节正位片

（1）桡骨尺倾角，也称“内倾角”。即通过桡骨关节面内侧缘作一桡骨纵轴垂线，此线与桡骨关节面切线的夹角，即桡骨关节面的尺倾角，正常值为 23°（图 7–122）。桡骨远端骨折移位时，此角可缩小或消失。

（2）正常月骨呈四方形，月骨脱位时，即表现为三角形（图 7–123）。

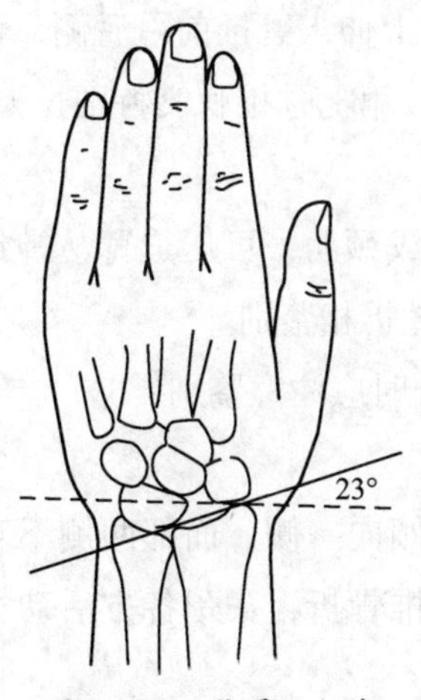

图 7–122　桡骨尺倾角

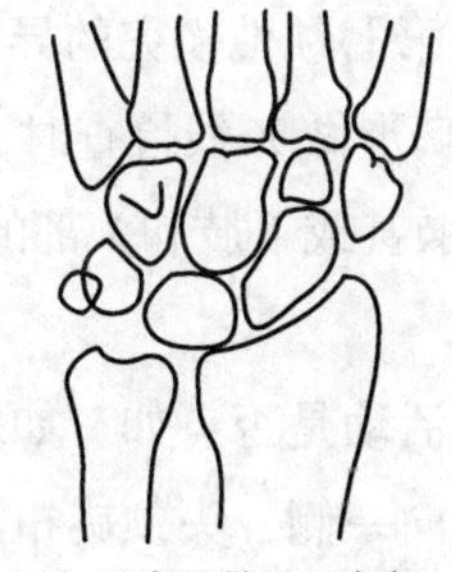

（1）正常月骨呈四方行

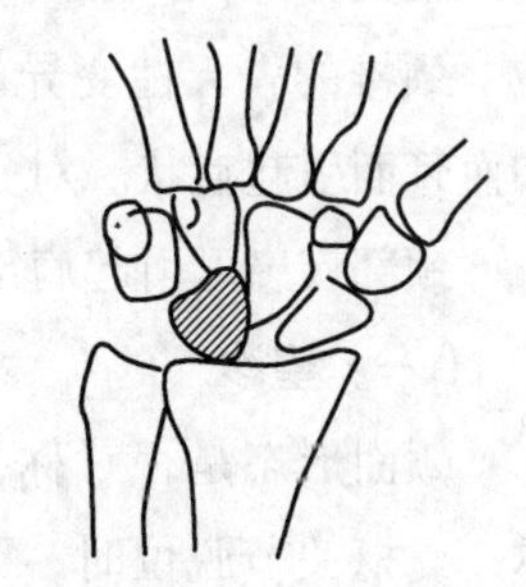

（2）月骨脱位时变为三角形

图 7–123　月骨影像

（3）下尺桡关节间距，标准正位片最大不超过 5mm，下尺桡关节脱位时，此间距增大。

（4）头月轴线：正常头状骨与月骨和第三掌骨在一条直线上。月骨周围腕关节脱位时，此线失常（图 7–124）。

2. 腕关节侧位片

（1）桡骨前倾角：通过桡骨关节面的前缘作纵轴线的垂线，此线与桡骨关节面切线的夹角，即前倾角，正常值为10°左右（图7–125）。桡骨远端骨折移位时，此角可消失或变为负角。

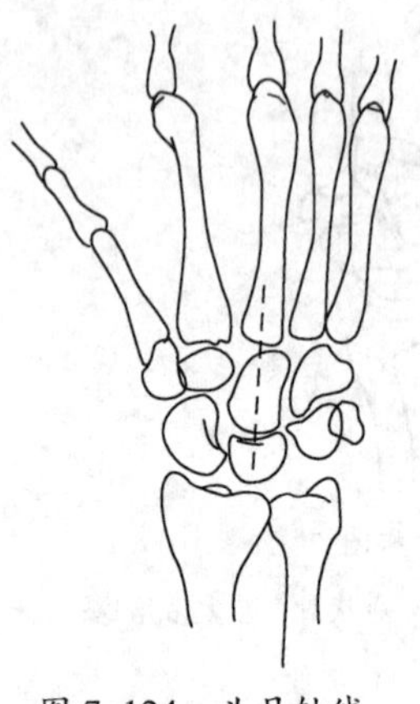

图7–124 头月轴线

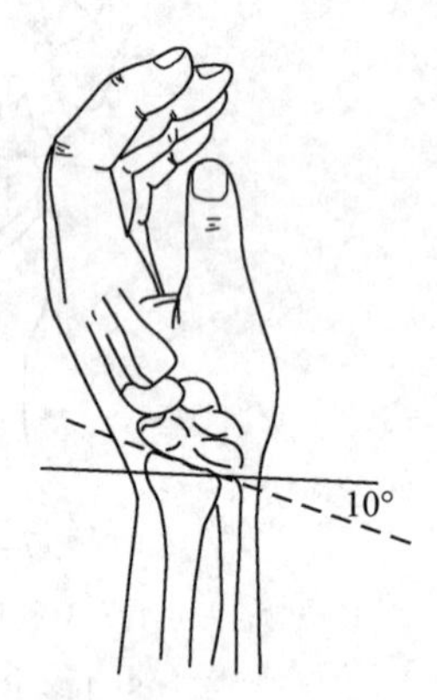

图7–125 桡骨前倾角

（2）头月轴线：正常侧位片上，头状骨和月骨在一条轴线上。月骨周围性腕关节脱位时，此轴线失常。

六、颈部检查

颈椎古有天柱骨、玉柱骨之称，由7个颈椎组成，形成向前的生理曲度。第一颈椎呈环状无椎体，称“寰椎”。第二颈椎椎体上有齿状突，向上伸入寰椎前弓后侧，称“枢椎”。其棘突特别宽大，在X线侧位片上是个明显的标志。第七颈椎棘突特别长大，为颈胸交界部位，触摸时很明显，为临床定位的标志。

颈椎的先天性变异较多，第七颈椎横突的异常增大而形成颈肋，可压迫臂丛神经和血管而引起症状。对先天性畸形做X线检查时，应注意与骨折相鉴别。

颈部疾患可引起肩部、上肢甚或下肢和头部的症状，检查时应注意鉴别。

（一）望诊

颜面形态是否对称，颈项活动是否自如。如斜颈、头颈倾向一侧，面部两侧不对称；寰枢关节脱位时，下颌扭向一侧，头颈旋扭不灵便；颈椎骨折，头颈各方活动均受限；颈椎结核，头颈不敢活动，常用两手托下颌保护。

观察颈项部有无瘢痕、窦道和脓肿。颈项两侧的瘢痕和窦道常为颈淋巴结核的表现。

（二）触摸、按压诊察

1. 压痛

首先触摸压痛的部位，是在棘突的中线还是在两侧。颈椎病的压痛常在棘突旁及肩胛骨内上角处，且按压时疼痛可放射到同侧上肢及手部；棘突之间的压痛多为闪扭筋伤或“落枕”；颈部外侧及锁骨上方的压痛，可能是臂丛神经疾患；乳突与枕下中线之间的压痛，多为颈椎间盘或关节突病变；颈椎骨折、脱位，可在相应部位中线区触及定点不移的压痛（图 7–126）。

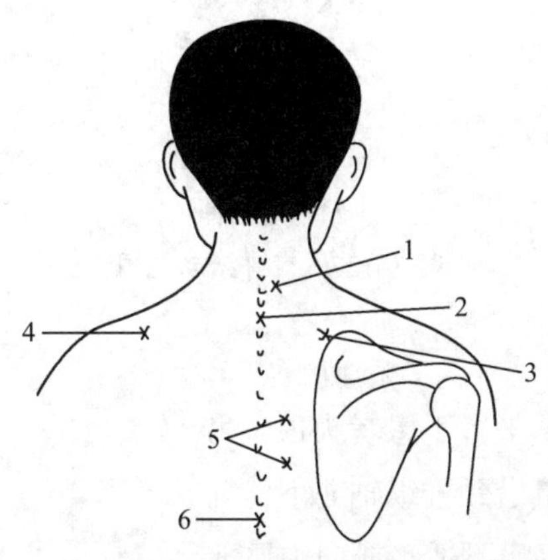

图 7–126　颈、背部常见压痛点部位

1. 颈椎棘突旁；2. 颈、胸椎棘突间；3. 肩胛内上角；4. 斜方肌中部；5. 肩胛骨内缘与胸椎棘突之间；6. 中胸段棘突之间

2. 畸形

触摸棘突有无偏斜。颈椎半脱位时，可有棘突偏斜；颈椎骨折、脱位时，可触及相应颈椎棘突的后凸畸形；棘突连线触及硬结或条索状物，为项韧带钙化的现象。

（三）运动功能检查

颈脊柱有前屈、后伸、左右侧屈、旋转和回旋运动，检查时应固定两肩，不使躯干参与运动。根据颈部疾患病变部位、性质，可有不同程度的运动受限。寰枕关节病变时，前屈受限；寰枢关节病变时，旋转和伸屈都受影响。寰枕和寰枢关节的功能最重要，二者发生病变时，颈部的旋转和伸屈功能将丧失一半。颈部的伸屈功能主要在下颈段，侧屈在颈中段。

颈部运动可随年龄增大而逐渐减小，一般先出现后伸运动受限，较晚出现前屈受限。若为椎间盘病变，则颈椎伸屈和侧屈活动均可引起疼痛，其中后伸受限尤为明显；颈椎结核，可见侧屈和旋转受限明显。

颈部正常运动范围（图 7–127）颈部的中立位 0°，为颈部伸直面向前：①前屈 35°～ 45°；②后伸 35°～ 45°；③侧屈左右各 45°；④旋转 60°～ 80°。

（四）颈部特殊检查

1. 牵拉试验

患者颈部前屈。医者一手扶患侧头部，另一手持患侧腕部，将上肢外展 60°左右牵拉（图 7–128）。若患肢出现疼痛、麻木为阳性，说明有颈神经根刺激现象。

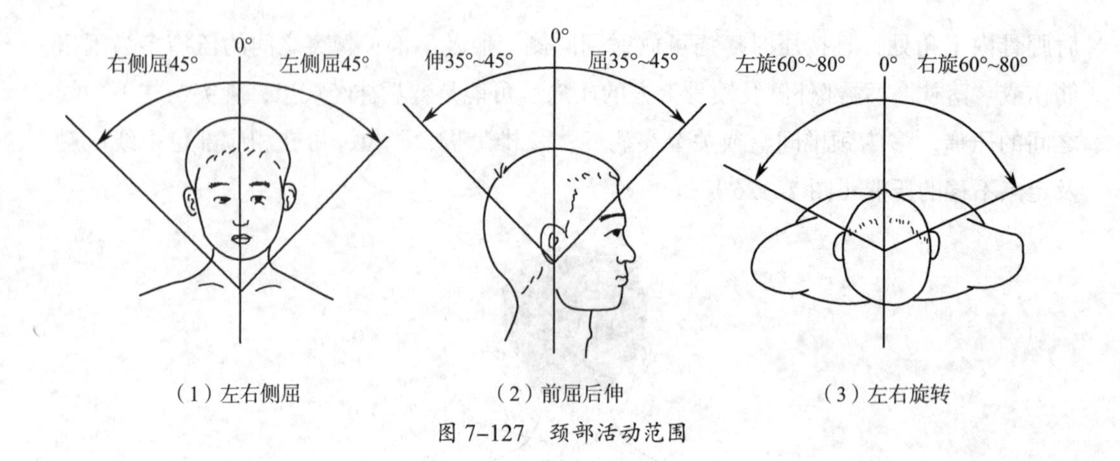

（1）左右侧屈　（2）前屈后伸　（3）左右旋转

图 7–127　颈部活动范围

2. 头顶叩击试验

患者端坐。医者一手掌平置于患者头顶，另一手握拳叩击手背，使力量沿颈椎纵轴向下传导（图 7–129）。若出现颈部疼痛不适，或向上肢放射疼痛、麻木为阳性，说明神经根受挤压刺激。

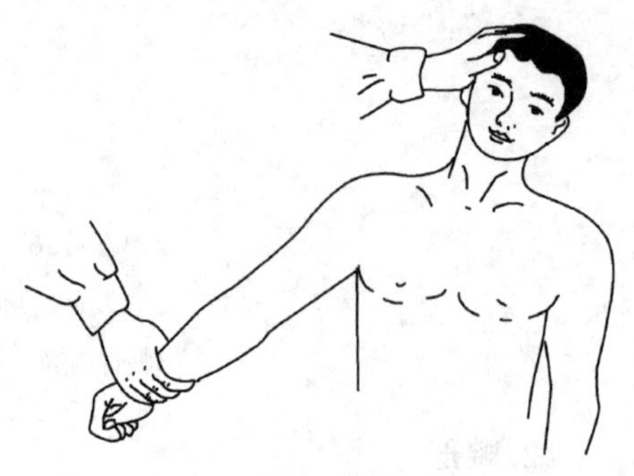

图 7–128　牵拉试验

3. 压顶试验

患者头部中立或后伸位，医者两手相叠按压头顶部，若患肢出现疼痛、麻木或加重者为阳性（图 7–130）。

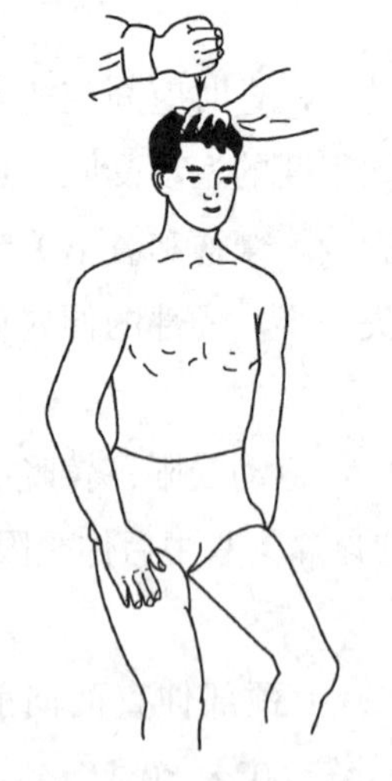

图 7–129　头顶叩击试验

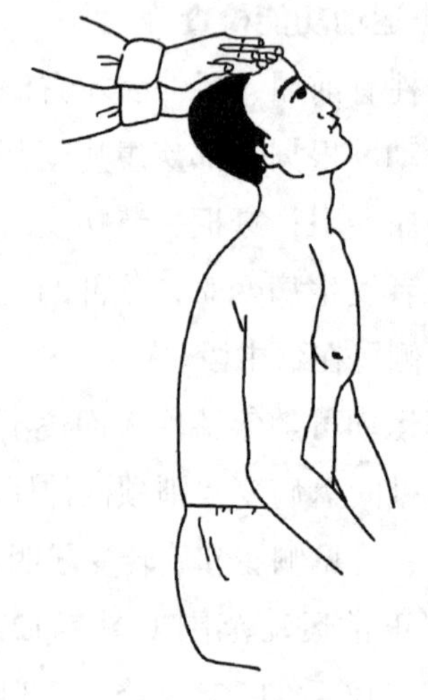

图 7–130　压顶试验

4. 拔伸试验

患者端坐，医者两手分持患者头部两侧，轻轻向上拔伸，患者感觉颈及上肢疼痛、麻木减轻者为阳性。该试验可作为颈椎病牵引的适应证之一。

5. 扭头看物试验

患者端坐，扭头看物，若头不能转动或转动身躯者为阳性。此试验可说明颈椎或颈肌有疾患，如落枕、颈椎强直或结核等。

6. 前屈旋转试验

患者端坐，头前屈，再向左右旋转，若颈部出现疼痛即为阳性，常见于颈椎病。

以上诸项试验，多用于颈椎病的检查。

7. 深呼吸试验

患者端坐，两手置腹部。医者先触摸、对比两侧桡动脉跳动力度，再令患者抬头尽力吸气并向患侧扭头，同时下压患侧肩部，若患侧桡动脉减弱或血压下降且疼痛加重即为阳性。说明锁骨下动脉受挤压；相反，抬高患肩面向前，则脉搏恢复，疼痛缓解。该试验主要用于颈肋检查。

8. 压肩试验

医者两手向下按压患侧肩部，若出现或加重上肢疼痛或麻木即为阳性（图7–131）。表明臂丛神经受压，主要用于肋锁综合征检查。

9. 超外展试验

患者站或坐位。医者将患肢外展高举过头，若桡动脉减弱或消失即为阳性（图7–132）。用于锁骨下动脉有无被喙突及胸小肌压迫检查。

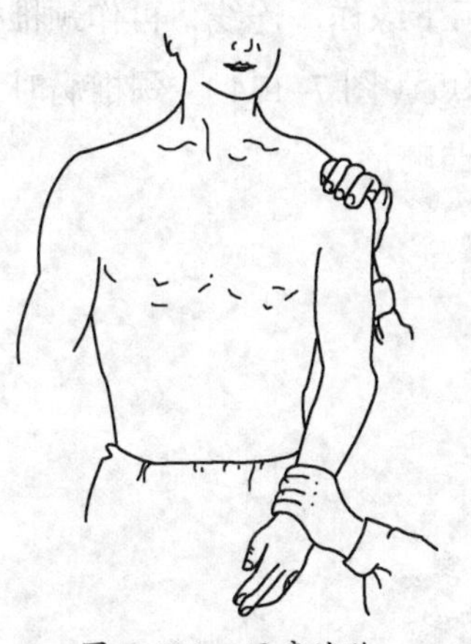

图 7–131　压肩试验

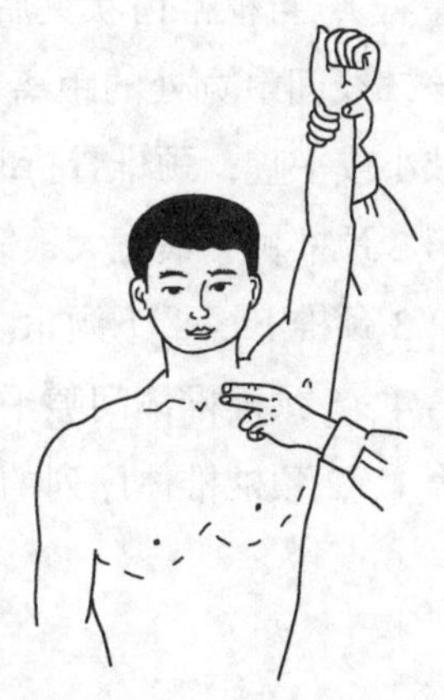

图 7–132　超外展试验

（五）颈部 X 线检查

颈部 X 线检查一般正侧位片即可满足诊断要求，必要时可加拍左、右斜位及张口正位片。

1. 颈部正位片

（1）正常枢椎齿状突与寰椎两侧块间距离应相等，且两椎体关节面相互平行。如有偏移或不平行，应考虑有半脱位或脱位。

（2）颈椎开口正位 X 线片第 1、2 序列测量：从寰椎两侧最外缘的连线称寰底线，于其中点作一垂线，称寰椎轴线，正常齿状突轴线应与寰椎轴线相重叠，若齿突有偏向移位，则两轴线发生分离［图 7–133（1、2）］。

（3）颈 1、2 两侧关节突关节的距离应相等，同侧关节面应相互平行。有脱位时，两侧关节间隙不等，相邻关节面也不平行。

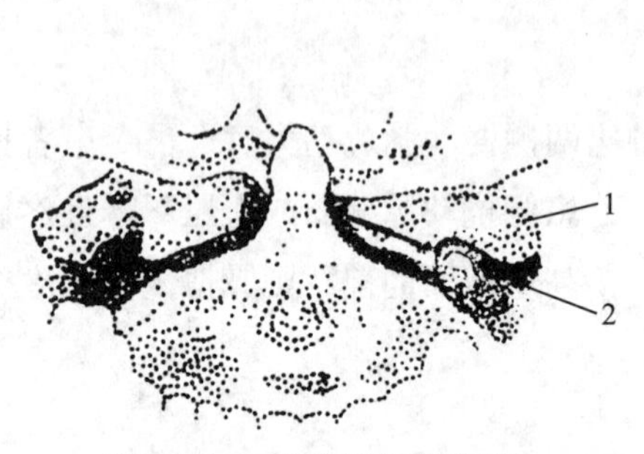

1.寰椎侧块；2.齿状突和环齿间隙

（1）

1.齿状突；2.寰椎侧块

注意寰椎明显向左移位，侧块与齿突间距比对侧显著增宽。但此乃正常寰枢椎功能X线解剖的重要征象，勿误为脱位。头向一侧旋转和倾斜时，常见到此种征象，故拍片时应注意体位的正确性

（2）

图 7–133　颈椎开口正位 X 线示意图

2. 颈部侧位片

（1）正常颈椎生理前凸：曲线圆滑连续，第 4 颈椎为前凸最高部（正常前凸深度为 12mm 左右），自枢椎齿状突后上缘至第 7 颈椎后下缘作一连线，再作颈椎椎体后缘之连线，该二线间最宽处的距离，即颈椎前凸的深度（图 7–134）。颈椎病时，可出现生理前凸减小或平直；颈椎骨折时，可出现局部后凸畸形。

（2）第 2 颈椎棘突最宽大，第 7 颈椎棘突最长。

（3）第 3 颈椎下缘平下颌角。

（4）第 4、5 颈椎椎体间隙平喉头。

（5）第 1、2 颈椎椎体序列的测量。

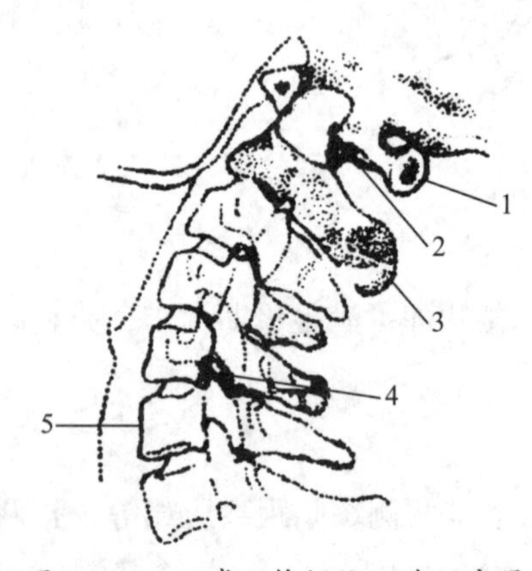

图 7–134　正常颈椎侧位 X 线示意图

1. 寰椎后结节；2. 齿状突；3. 第 2 颈椎棘突；4. 小关节突；5. 椎体

取枕骨大孔后界外板之一点与寰椎前结节下缘之一点作一连线，称“寰枕线”。该线应通过齿状突。正常寰枕线与齿状突后缘的交点至寰椎前结节下缘的距离（寰齿间距），应为寰枕线全长的1/3，如超过1/3则为齿状突后脱位。

正常寰齿间距（寰椎前结节后下缘至齿状突前缘距离）为1～2mm，若超过2mm时，应考虑为寰椎半脱位。

3. 颈部左右斜位片

颈部左右斜位片可观察椎间孔、小关节突和神经孔等的变化（图7–135）。

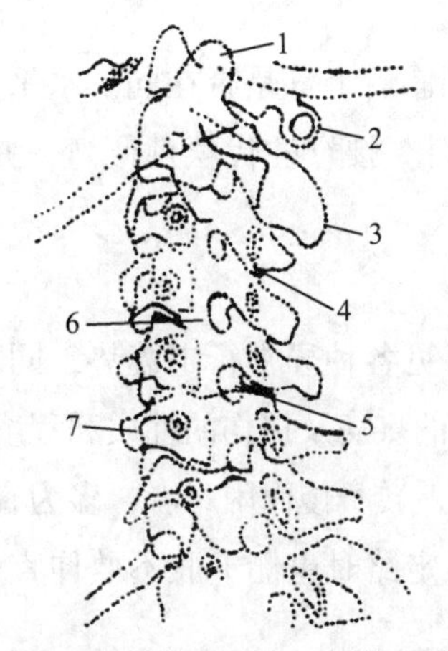

图7–135　正常颈椎斜位X线示意图

1. 齿状突；2. 寰椎后结节；3. 第二颈椎棘突；4. 小关节突；5. 椎间孔；6. 钩突关节；7. 横突

七、腰背部检查

腰背部包括胸椎、腰椎和骶椎上部。腰背和腰骶部为某些疾病的好发部位，脊椎的压缩性骨折好发于胸腰段；腰骶或下腰部为闪扭伤和慢性劳损的好发部位。腰部疾患可影响和牵掣下肢，下肢和足部疾患也可影响和牵掣腰部而引发疼痛等症状，检查时应予以注意。

（一）望诊

从不同体位的多方向进行观察，有时还可辅以器械测量，从而发现不同疾患或异常。

1. 对比观察

利用正常人的躯干前、后、左、右的对称性来观察身体有无异常。

背面观：两肩、两肩胛下角是否齐平；两侧大粗隆高低是否相等；两侧臀横纹是否对称。

前面观：肩与胸廓是否对称，有无两侧高低不等；两侧髂嵴是否齐平。

侧面观：站立姿势是否端正；胸、腰部生理曲度有无异常。

2. 腰背部软组织

两侧软组织是否对称，有无肿胀、瘀斑、肌肉痉挛、萎缩、色素斑、丛毛、包块等。脓肿或窦道位于靠近胸椎部者，可能为胸椎结核；位于腰三角部者，可能为腰椎结核；位于骶髂关节部者，可能为骶髂关节结核。

3. 坐卧姿势

严重腰痛患者，可见下坐、上床及卧倒时动作缓慢，起坐或起床时常用手扶凳或扶床，小心翼翼地站或坐起。

4. 骨盆及下肢

观察骨盆有无倾斜、两侧髂后上棘是否在同一水平、两下肢是否等长、有无膝及足部畸形等往往引起骨盆倾斜。腰脊柱代偿性侧弯，是引起腰部畸形和疼痛的原因之一。

5. 行走姿势

腰部病变活动受限时，可见各种异常行走姿势，同时上肢前后甩动也不自然。通过这些观察，有利于判断腰部的疾病及损伤的性质和程度。

（1）走路时腰挺直不灵活，转身慢而困难者，多为脊椎损伤或疾患。

（2）腰椎间盘突出患者，走路时患侧下肢不敢伸直且跛行，重心偏向健侧，脊柱多向健侧倾斜。

（3）髋、膝关节强直时，走路跛行，脊柱向患侧倾斜。

（4）脊椎结核，患者走路轻慢，腰背僵直怕振动。

（5）脊椎骨折、脱位并脊髓损伤患者，走路时两腋架拐，身躯前倾，两膝过伸，臀部后突；扭转身躯时，甩动两腿，足跖拍地，移步艰难。

6. 脊柱力线

脊柱的正常力线为直立时从枕骨结节向下作的垂线，应通过所有棘突与臀沟（图 7–136）。

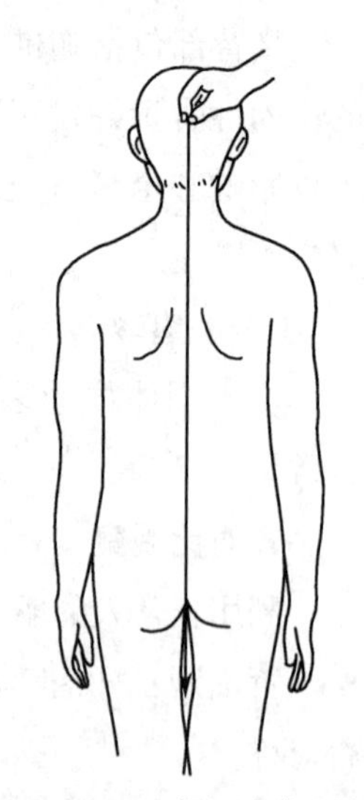
图 7–136 脊柱正常力线

脊柱的生理曲度随年龄和性别而异。婴儿只有一个向后的原始弯曲，会坐时出现了颈椎的向前曲度，会站立、走路时又出现了腰椎的向前曲度。老人由于椎间盘的退行性变，脊背可出现程度不等的驼背（后凸）。女性的腰椎前凸较男性为大。

（1）脊柱侧弯：背面观正常脊柱应为一条直线，如有左、右侧弯，即为脊柱侧弯畸形（图 7–137）。检查时，应注意原发侧弯的部位、侧向、有无后凸和胸廓畸形。

脊柱侧弯只是一种体征或后遗症，并非一种疾病。根据病因和解剖结构是否改变，可有以下表现类型。

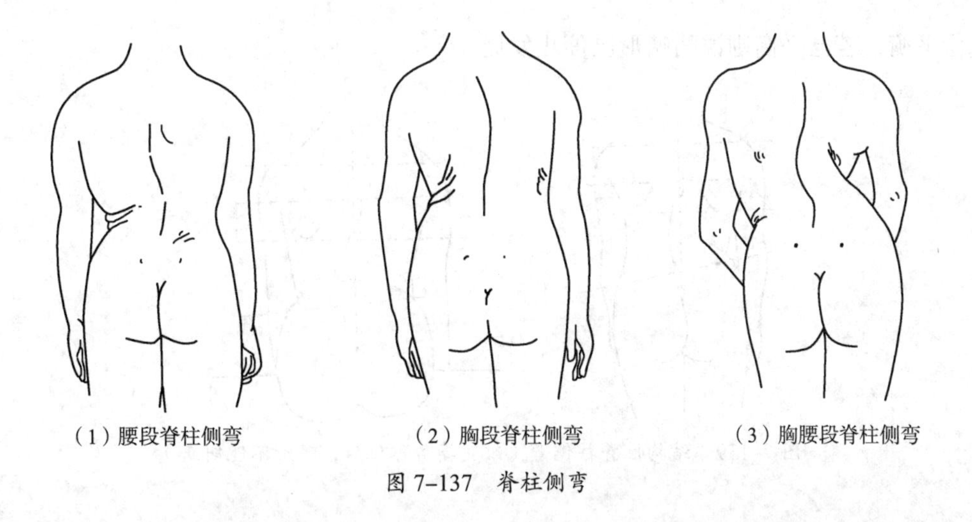

图 7-137　脊柱侧弯

①侧弯可随体位、姿势改变而变化者，如前屈或侧卧时，侧弯即消失，胸廓无畸形，为功能性脊柱侧弯。此类脊柱侧弯多发于腰段或胸腰段，只有一个曲度，骨结构正常，多为习惯性姿势不正而引起的姿势性脊柱侧弯（图 7-138）。其次为一侧下肢短缩而致骨盆倾斜，继发脊柱代偿性侧弯。亦有为缓解疼痛、筋肉挛缩症状，而使脊柱向某一侧倾斜，引起侧弯。

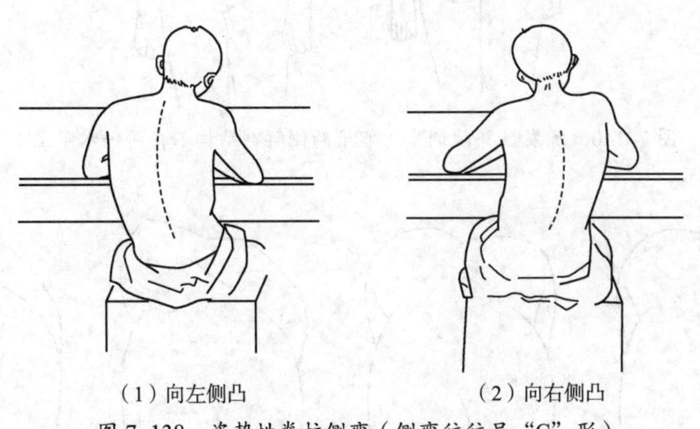

图 7-138　姿势性脊柱侧弯（侧弯往往呈“C”形）

②若侧弯较重，曲度固定，不能随姿势、体位改变而变化者，为结构性脊柱侧弯，也称“器质性脊柱侧弯（图 7-139）”。此类侧弯的脊柱常呈旋转突出，前屈时更加明显，严重者伴胸廓畸形。其骨、韧带、椎间盘等常有实质性病变，或为功能性侧弯失治日久而发展成为结构性侧弯。

③特发性（原发性）脊柱侧弯：此类脊柱侧弯最多见，原因不明，约占全部脊柱侧弯的 80%，多发于儿童或青春期的女性。好发于胸段脊柱，严重者往往合并胸廓畸形，躯干两侧的解剖结构不在同一水平（图 7-140）。弯腰时，一侧胸廓凸起，形成“剃刀背”状畸形（图 7-141）。检查时，应了解侧弯出现的时间、原因、变化及是否已

代偿平衡，若已平衡则说明畸形已停止发展。

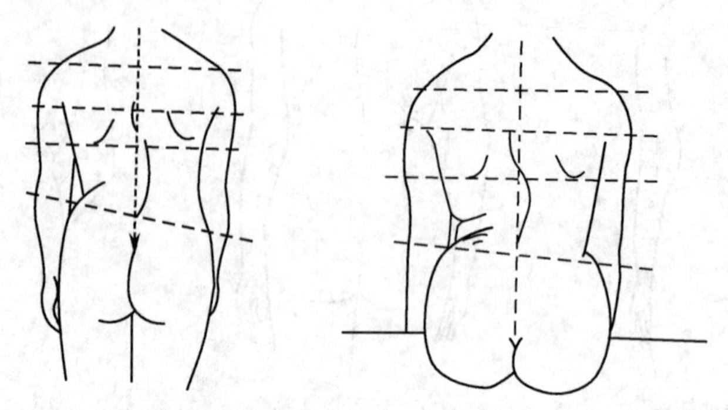

图 7-139　结构性脊柱侧弯（改变姿势体位后，畸形不能纠正）

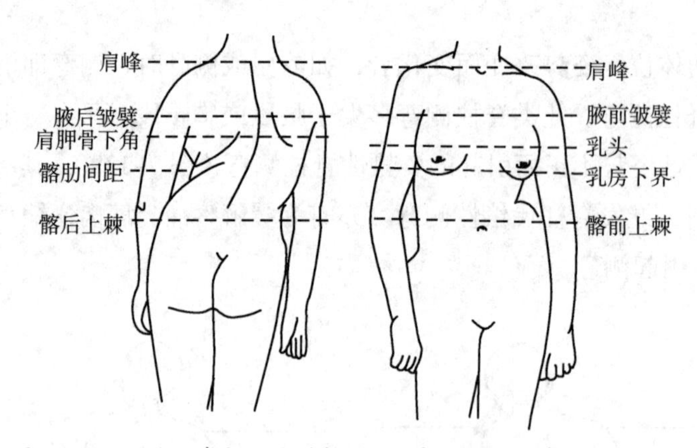

图 7-140　原发性脊柱侧弯（躯干两侧解剖结构不在同一水平上）

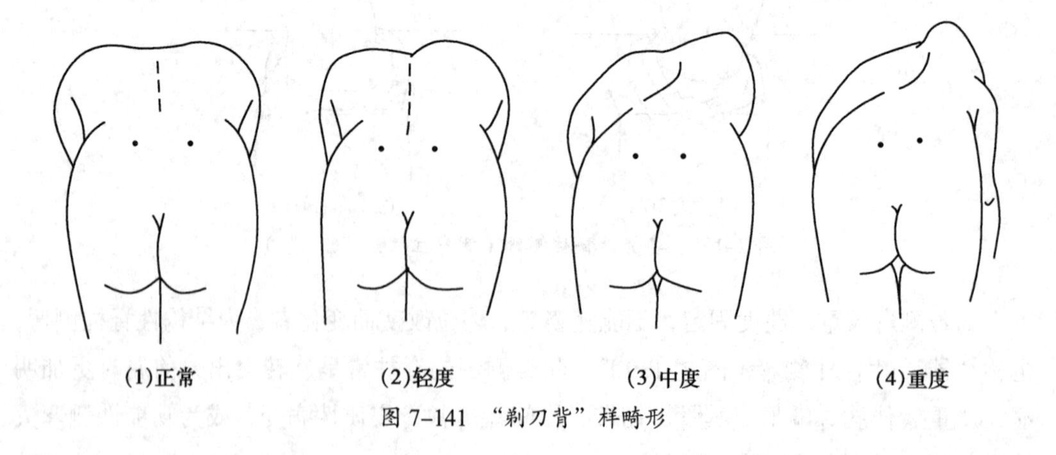

图 7-141　“剃刀背”样畸形

④先天性脊柱侧弯：为脊椎先天性发育缺陷引起，有半椎体（图 7-142）、楔形椎等。此类侧弯约占全部脊柱侧弯的 10%，可有家族性，多有继续发展趋势（75%）。有半数患者侧弯严重，同时有前或后凸畸形。或伴有脊髓发育异常，出现下肢和足的畸形、括约肌的功能障碍。

⑤其他原因引起的脊柱侧弯：小儿麻痹后遗症而累及脊柱两侧肌力不平衡时，可引起脊柱侧弯，也称“麻痹性脊柱侧弯”。还有骨质疏松症并发病理性骨折和创伤性脊椎骨折、类风湿脊椎炎、先天性关节挛缩等，均可引起脊柱侧弯。

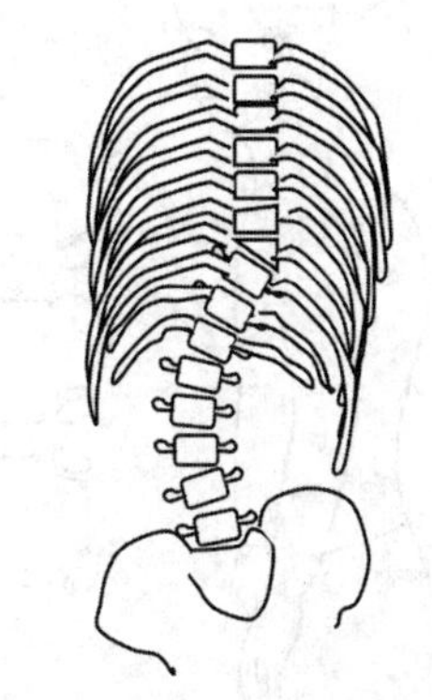
图 7–142　先天性脊柱侧弯示意图（半椎体引起）

（2）脊柱前后凸：侧面观脊柱正常生理弧度，为颈段前凸、胸段后凸、腰段前凸、骶段后凸（图 7–143）。前后凸畸形系指超出正常生理曲度者，常见的有以下几种。

①驼背（圆背畸形）：多数胸椎后凸超出正常生理曲度，呈钝圆形，无其他异常者，称“驼背畸形”。病因有先天、后天、姿势不良等，如儿童期佝偻病（图 7–144）、青春期胸椎骨骺炎（图 7–145）、老年期骨质疏松症等（图 7–146），多数胸椎椎体楔形变而呈钝圆形后凸畸形。②角状后凸（驼峰畸形）：表现为脊柱某部的局限性后凸（图 7–147）。如椎体压缩性骨折或脱位、胸腰椎结核等，常发生脊柱角状后凸畸形。③前凸畸形（图 7–148）：常见于脊柱腰段，腰椎生理前凸增大。常见原因为腰椎滑脱、腹肌麻痹、肥胖、妊娠后期等，均可引起腰椎生理前凸增大。驼背、先天性髋关节脱位、髋关节屈曲挛缩、双侧马蹄足等，亦可引起继发性腰椎生理前凸增大。腰椎生理曲度改变，易引起腰部劳损和腰椎间盘退行性病变。

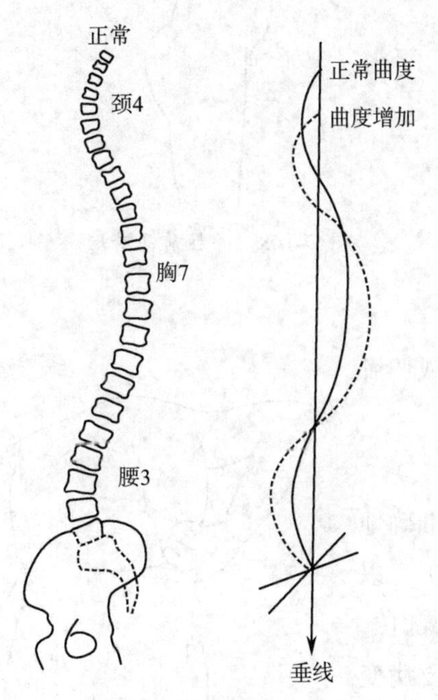

图 7–143　脊柱正常生理曲度（重力垂线应通过各段曲度的交界处）

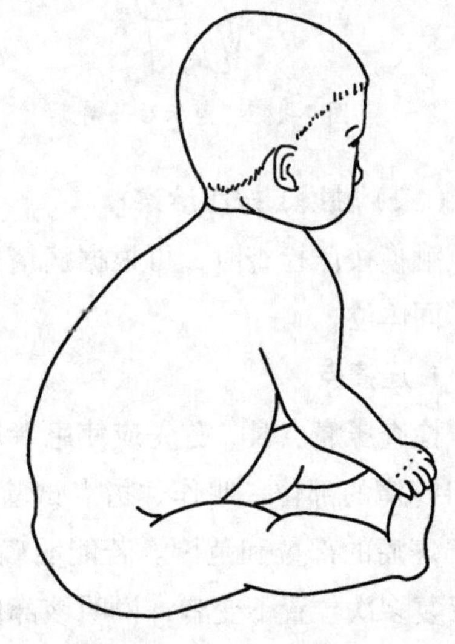
图 7–144　佝偻病性脊柱后凸

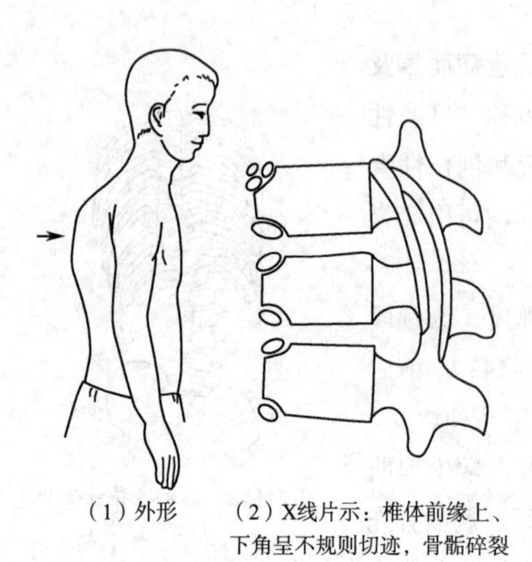

（1）外形　（2）X线片示：椎体前缘上、下角呈不规则切迹，骨骺碎裂

图 7-145　圆背畸形（青少年胸椎骨骺炎）

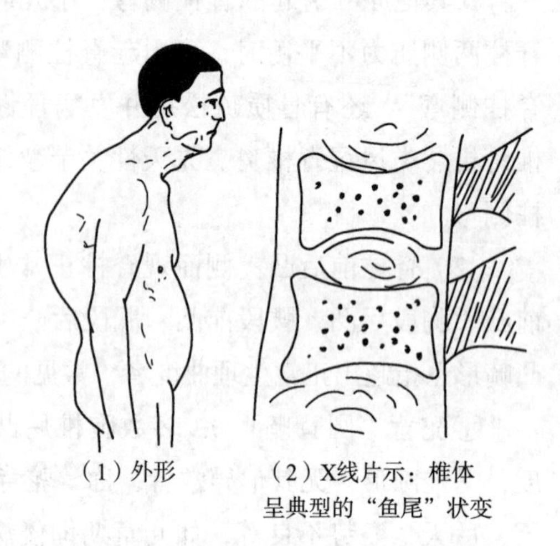

（1）外形　（2）X线片示：椎体呈典型的“鱼尾”状变

图 7-146　老年性骨质疏松症脊柱后凸

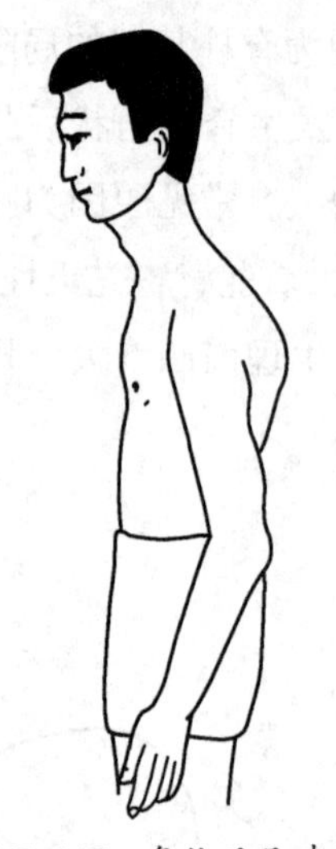

图 7-147　角状后凸畸形

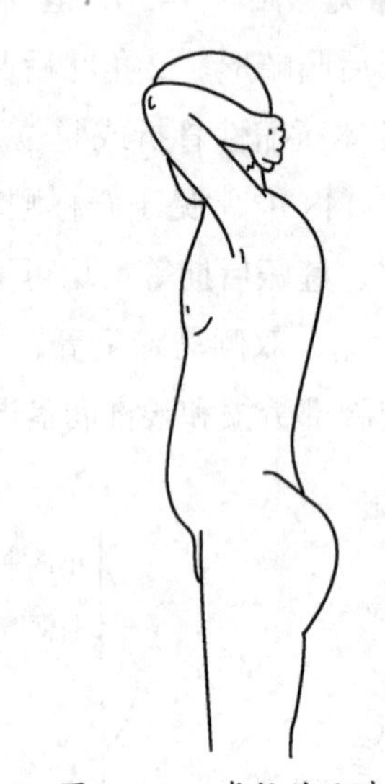

图 7-148　脊柱前凸畸形

（二）触摸、按压诊察

触摸按压检查时，可根据病情采取站、坐或俯卧等不同体位。

1. 压痛点

检查压痛点时，首先应使患者用一个手指准确地指出疼痛的部位，叫作“指点试验（图 7-149）”，以了解疼痛的部位和范围。若能明确指出疼痛的部位，且反复多次位置不变者，说明该部位可能有重要病变或损伤；反之，若不能准确地指出疼痛部位者，多无重要病变或损伤。

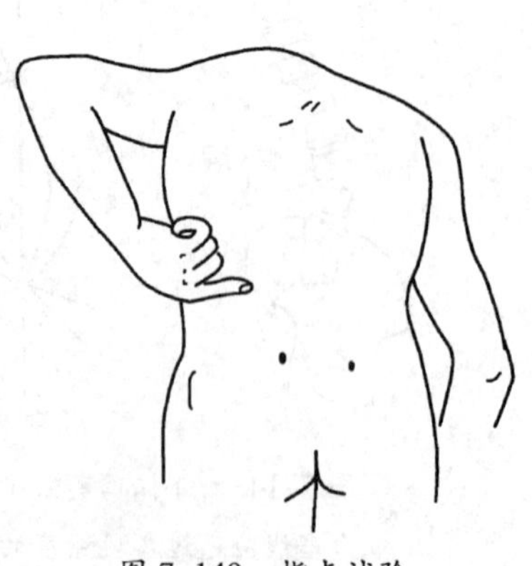

图 7-149　指点试验

检查压痛点，应自上而下依次按压棘突、棘上和棘间韧带、腰骶关节、关节突关节、横突、椎旁肌、脊肋角、骶髂关节、坐骨切迹等（图 7–150），以查找压痛部位、性质及深浅等，压痛点往往是病变的部位所在。表浅压痛多为棘上、棘间韧带和肌肉损伤，深在压痛可能为椎体和附件损伤。如横突骨折及横突间韧带撕裂，多在骶棘外缘线相应局部有深在压痛。第 3 腰椎横突综合征，可在骶棘肌外缘相应局部有深在压痛，有的还可沿臀上皮神经向臀部放射。腰椎间盘突出，可在椎板间线相应椎间隙有明显的深在压痛，并向患侧下肢放射。椎体骨折或结核，可在中线相应脊椎局部有深在压痛或叩击痛。此外，还应叩压脊肋角部肾脏有无疾患，以排除由此而引起的腰痛。

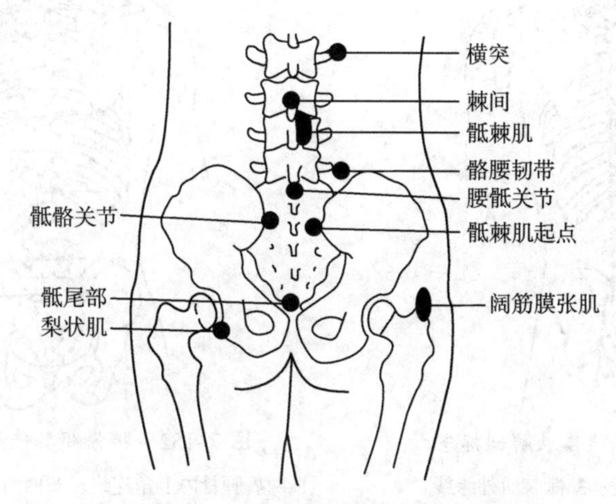

图 7–150 腰部压痛点触诊的重点部位

2. 触摸筋肉痉挛

患者取俯卧位可以使肌肉放松。医者触摸椎旁肌肉是否紧张，若局部筋肉紧绷、张力很高，表明该部肌肉处于痉挛状态，可能有软组织损伤，或骨折、脱位，但应排除继发于别处损伤的保护性痉挛。

3. 脊椎的定位

脊椎疾患应确定是某一脊椎的病变或损伤，常利用脊椎相邻结构的解剖关系或自身解剖特点，通过触摸来定位。

（1）胸、腰椎体表解剖标志定位法

①纵线：从脊柱中线的棘突至骶棘肌外缘分为三条平行线（图 7–151）。

正中线：各棘突的连线，为棘上韧带、棘间韧带所在部位。

椎板间线：棘突旁 1.5cm 处的纵行线，相当于腰肌、椎板、关节突关节及椎弓根部。

骶棘肌外缘线：正中线外 3 ～ 6cm 处之纵行线，相当于骶棘肌外缘和横突尖部。

②水平线（图 7–152）

两肩胛骨内上角连线的中点，相当于第 2 胸椎平面。

两肩胛冈间的连线，相当于第 3 胸椎平面。

两肩胛下角间连线，相当于第 7 胸椎平面。

肩胛下角与同侧髂嵴最高点连线的中点，相当于第 12 胸椎平面。

两侧髂嵴连线的中点，相当于第 4 腰椎的平面。

两侧髂后上棘间的连线，相当于 1、2 骶椎棘突间隙，骶髂关节上部，蛛网膜下腔终点。

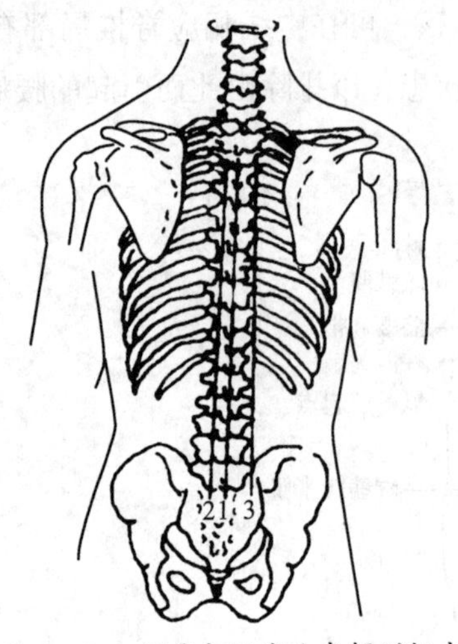

图 7–151　腰背部纵线体表解剖标志

1. 正中线；2. 椎板间线；3. 骶棘肌外缘线

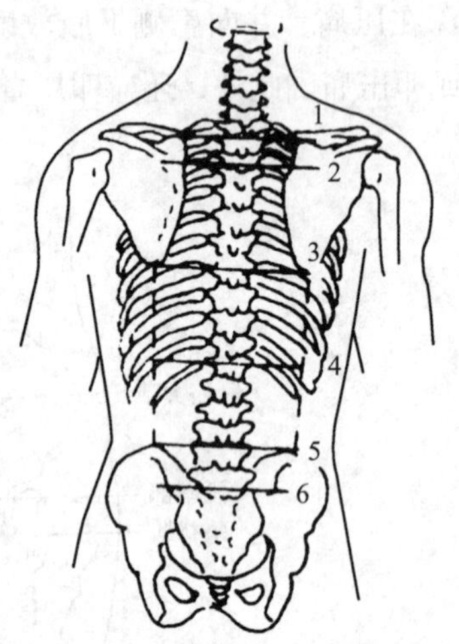

图 7–152　腰背部水平线体表解剖标志

1. 两肩胛骨内上角连线；2. 两肩胛冈连线；3. 两肩胛下角连线；4. 肩胛下角与同侧髂嵴最高点连线的中点；5. 两侧髂嵴连线；6. 两侧髂后上棘连线

③前后线（图 7–153）

前后线乳突下一横指，对第 1 颈椎横突。

环状软骨水平，对第 6 颈椎横突。

胸骨颈切迹，对第 2 胸椎。

胸骨角，对第 4 胸椎。

胸骨体与剑突相接处，对第 9 胸椎。

剑突与脐孔连线中点，对第 1 腰椎。

下肋缘，对第 2 腰椎。

脐孔，相当于 3、4 腰椎间隙。

髂嵴水平，对第 4 腰椎。

（2）棘突定位法：根据胸、腰椎棘突各自的解剖特点，通过触摸进行定位。如第 7 颈椎棘突最突出，便可据此来确定 1、2 胸椎棘突的部位。沿第 12 肋骨向上触摸，相接处即第 11 胸椎。需注意的是，胸椎棘突自上而下倾斜度逐渐增大，故棘突的水平往往在同一椎体平面之下。

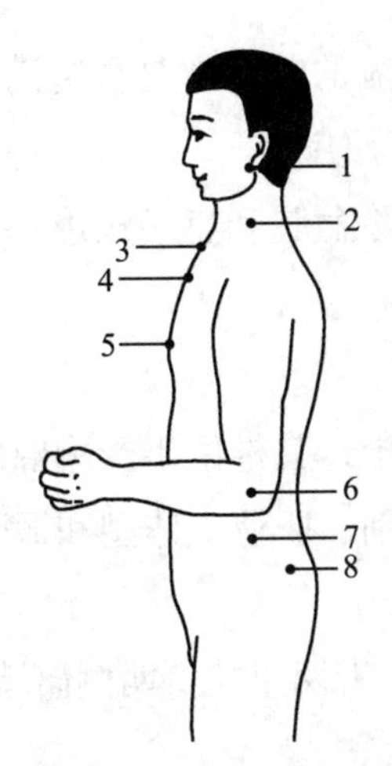

图 7-153　脊柱的体表定位标志

1. 乳突下一横指，相当于第 1 颈椎横突；2. 环状软骨水平，相当于第 6 颈椎横突；3. 胸骨颈切迹，相当于第 2 胸椎；4. 胸骨角，相当于第 4 胸椎；5. 胸骨体与剑突连接部，相当于第 9 胸椎；6. 下肋缘，相当于第 2 腰椎；7. 髂嵴水平，相当于第 4 腰椎；8. 髂后上棘，即骶髂关节上部

4. 棘突触诊法

以食、中二指并拢，自上而下沿棘突连线滑行触摸（图 7-154）。或用食、中、环三指，中指置棘突尖部，食、环二指置棘突两侧，自上而下滑行触摸（图 7-155）。注意棘突有无异常突起或凹陷、间隙是否相等、排列是否齐整、有无侧弯及偏斜，若局部棘突偏斜，表明该相应脊椎有旋转、关节紊乱。若棘突倾斜或异常突起，应注意有无棘突骨折，或椎体骨折、脱位，如腰骶棘突凹陷或呈台阶状，应注意有无隐性脊椎裂或腰椎向前滑脱。

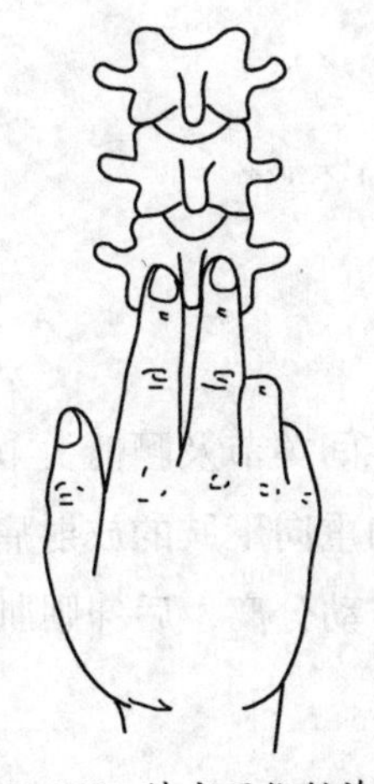

图 7-154　棘突两指触诊法

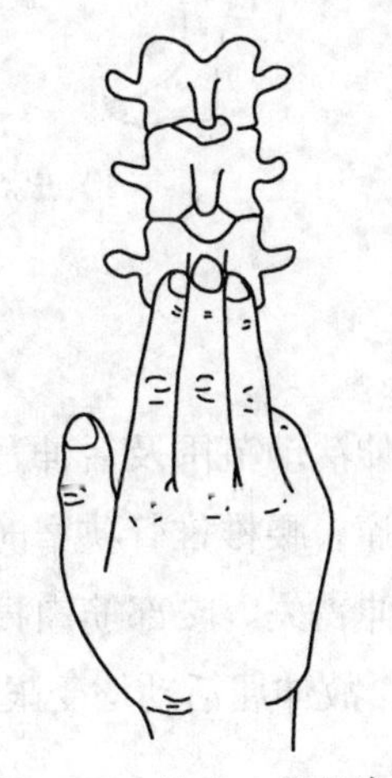

图 7-155　棘突三指触诊法

5. 腹部触诊和叩诊

患者取仰卧位，用指指叩诊法检查有无腹胀，触摸腹部有无深在压痛，腰椎骨折

时，常有这些体征。触摸少腹两侧的髂窝部是否饱满：腰椎结核患者的脓液沿腰大肌流注于髂窝部，形成该部位脓肿而饱满。

下腰部疼痛者，应检查并排除盆腔和直肠疾患；对女性腰疼患者，还应排除子宫及附件疾患。

（三）胸、腰椎运动功能检查

脊柱的运动主要是颈椎和腰椎，胸椎由于受胸廓的限制致活动范围不大。腰椎的活动范围较大，但也与年龄、性别、职业、体型和锻炼等有关，检查时应注意这些因素的影响。

检查时，患者取立正姿势。医者两手扶持两侧髂嵴，以限制骨盆活动的参与。

1. 前屈

在患者立正位肌肉放松下进行。注意活动的范围、姿势是否正常，活动过程中有无疼痛。若有阳性体征，对诊断腰骶部疾患有重要意义。如腰椎或腰骶关节病变时，腰平直、僵硬、屈曲受限有疼痛，其活动中心在髋关节（图 7–156）。韧带损伤及慢性劳损，屈曲可使伤部受到牵扯而增加疼痛。

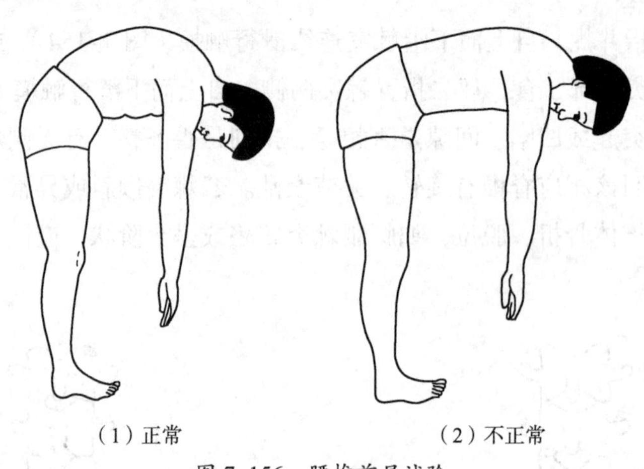

图 7–156　腰椎前屈试验

2. 后伸

观察后伸活动范围及后伸过程中有无疼痛。腰椎椎间关节及腰骶关节病变时，后伸受限且疼痛。腰椎椎管狭窄时，后伸受限、疼痛且加重向下肢的放射痛。强直性脊椎炎时，后伸丧失。腰部筋肉损伤时，前屈可使伤部被动分离，后伸则肌肉主动收缩致伤部分离，故伸屈活动均受限且加重疼痛。

3. 侧屈

患者取立正姿势，两上肢垂于体侧，活动时足跟不能移动，观察活动范围、姿势及活动过程中有无疼痛。腰部椎间关节及腰骶关节损伤时，侧屈活动受限且疼痛加重。

4. 旋转活动

姿势同上，两上肢可随之旋转，但骨盆不能参与活动，两足不能旋转。观察旋转活动范围、姿势及有无疼痛。患腰脊柱各种关节疾患时，旋转运动均可受限，且疼痛加重。

5. 运动的手法检查

为减少患者精神因素对运动的影响，可配合手法以补充。

（1）胸椎后伸：可采用“弹性试验”。患者俯卧位，上肢分置两侧。医者以手掌平放胸椎棘突上，自上而下缓缓按压，反复数次（图 7–157）。若弹性活动减少或消失，即表示后伸受限。

（2）胸腰段后伸：患者俯卧位，两上肢环抱头前。医者一手用力托起患者上身，另一手拇指触按该段棘突（图 7–158），检查后伸有无受限。

（3）胸腰段屈曲：患者侧卧位，髋、膝关节尽量屈曲。医者一手推患者膝部，使髋、膝关节尽量屈曲，使脊柱胸腰段被动前屈；另一手触摸腰部各棘突的活动及棘间距离的变化（图 7–159）。

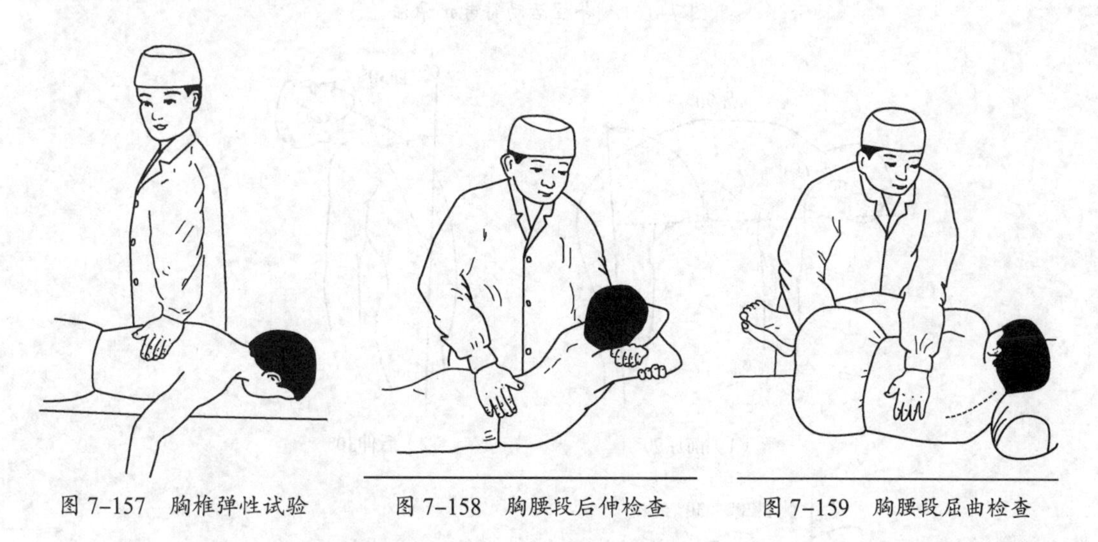

图 7–157　胸椎弹性试验　　图 7–158　胸腰段后伸检查　　图 7–159　胸腰段屈曲检查

（4）腰椎后伸：患者俯卧位，两下肢伸直。医者一手托起两下肢徐徐抬起，使腰部后伸；另一手拇指触摸腰椎诸棘突的活动及棘间距离变化（图 7–160）。若为儿童，医者一手握两小腿向后上方提起，正常后伸柔和自如；如有脊柱结核，则腰部平直、僵硬而随臀部一起离开床面。

6. 胸腰段脊柱正常运动范围

以直立姿势为 0°，正常可前屈、后伸、左右侧屈、左右旋转活动，可采用文字或符号记录法（图 7–161、图 7–162）。

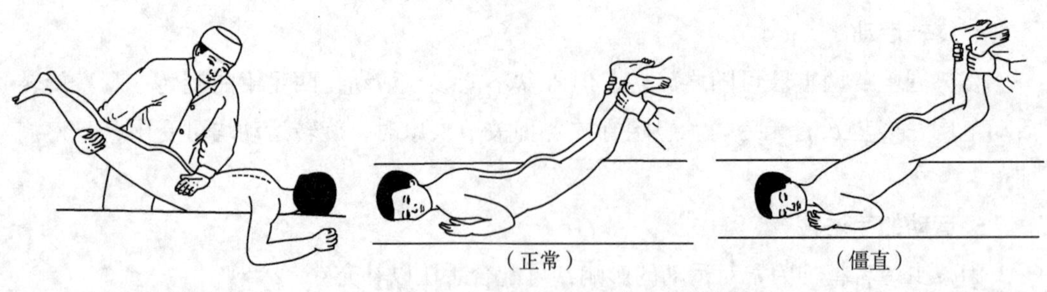

图 7-160　腰椎后伸检查

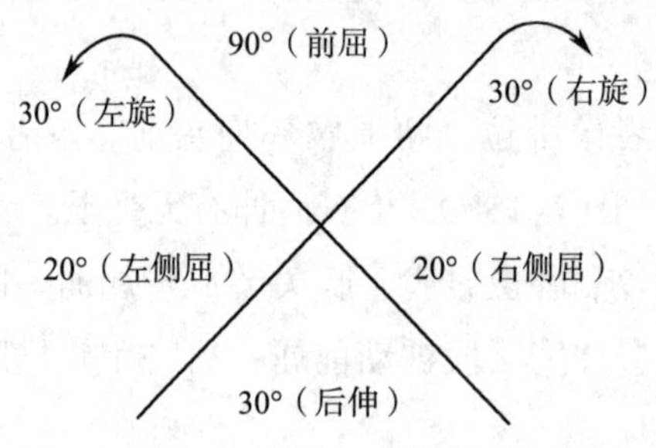

图 7-161　脊柱活动符号记录法

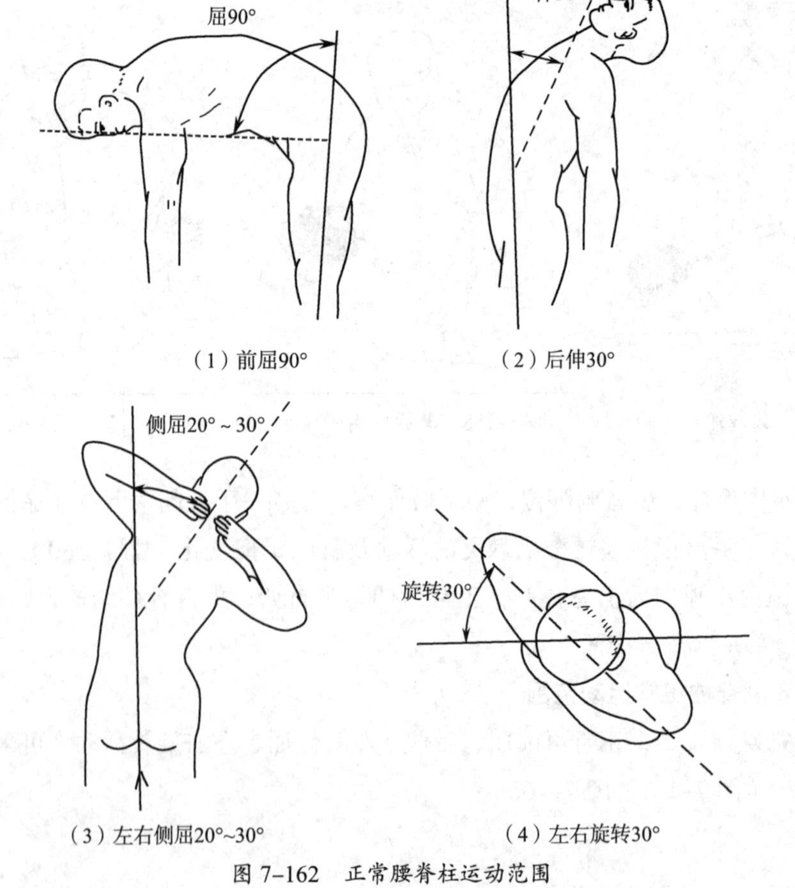

图 7-162　正常腰脊柱运动范围

（1）前屈 90°，手指尖可触及地面。

（2）后伸 20°～ 30°。

（3）左右侧屈 20°～ 30°。

（4）左右旋转 30°。

7. 胸腰段脊柱运动测量

（1）前屈测量：为准确掌握胸腰脊柱屈曲受限部位和程度，可在患者颈 7 ～胸 11 和骶 1 等棘突上作标记。先在直立下测量颈 7 ～胸 11 和骶 1 的距离，再在尽量前屈下测量二者的距离进行对比。正常颈 7 ～胸 11 可增加 3 ～ 4cm，胸 11 ～骶 1 可增加 5 ～ 7cm（图 7–163）。由上述直立与前屈脊柱长度变化，可见正常胸椎前屈小于腰椎前屈，若二者差不多或相反，则说明腰椎活动受限。

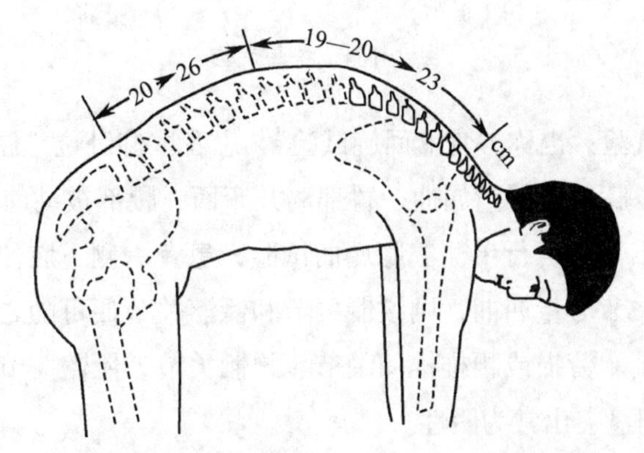

图 7–163　胸腰脊柱直立与前屈长度的变化

（2）腰骶部前屈活动测量：患者取直立位，在背侧两髂嵴连线的中点作一标记，向下 10cm 处再作一标记，然后令患者弯腰，正常可由 10cm 增加到 14cm 以上。

（3）脊柱侧弯测量：正常棘突连线为一条垂线，两侧髂嵴和肩峰连线都垂直于棘突连线。若两水平线与棘突连线不垂直，说明棘突连线不垂直，即有脊柱侧弯。

（4）后凸成角畸形：角状后凸，可用量角器测定；若为圆背后凸，可用俯卧位，将弧度画在纸上进行测量。

（四）特殊检查

1. 腰部特殊检查

（1）麻醉试验：取 0.5% ～ 1%普鲁卡因 10 ～ 20mL 做痛点封闭，有助于病变粗略的定位诊断。若注于皮下后痛即消失，多为筋膜或韧带疾患；若疼痛不减，多为椎管内疾患。

（2）拾物试验：常用于儿童腰部前屈运动的检查。患者站立，令其拾起地上物品，正常为两膝微屈，弯腰拾起。若腰部有病变，则可见腰部挺直，双髋、膝关节微屈去拾地上物品，即为阳性（图 7–164）。

（3）起身试验：患者取仰卧位，两下肢伸直，做起身动作（图 7–165）。若腰骶关节或下腰部疼痛者，即为阳性。

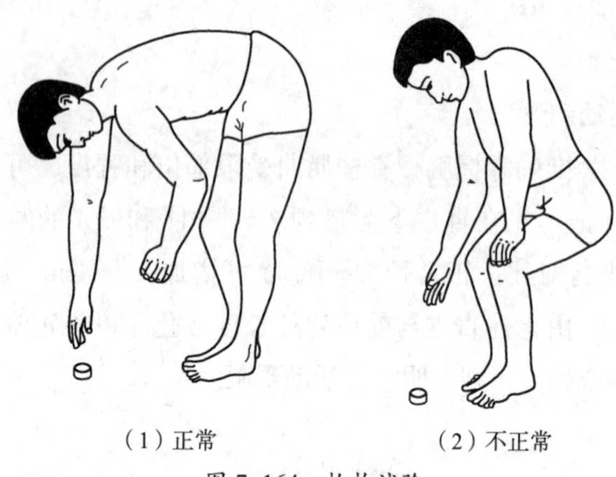

（1）正常　　（2）不正常

图 7–164　拾物试验

（4）髋膝屈曲试验：也称“骨盆回旋试验”。患者取仰卧位，屈曲髋、膝关节。医者两手推膝，使髋、膝关节尽量屈曲，臀部离开床面，腰部被动前屈（图 7–166），腰骶部发生疼痛即为阳性。若行单侧髋膝屈曲试验，患者一侧下肢伸直，医者用同样方法使另一侧髋、膝关节尽量屈曲，则腰骶关节和骶髂关节便可随之运动，若有疼痛即为阳性。如闪筋扭腰、劳损或腰椎椎间关节、腰骶关节、骶髂关节等病变，均可使本试验阳性，但腰椎间盘突出常为阴性。

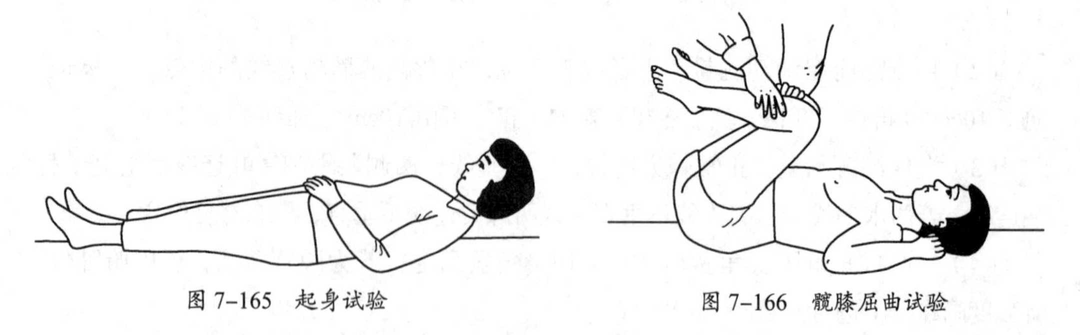

图 7–165　起身试验　　图 7–166　髋膝屈曲试验

（5）棘突触诊直腿抬高试验：患者取仰卧位，两下肢伸直。医者一手触摸腰椎棘突，另一手持踝部做直腿抬高（图 7–167）。在抬高过程中，若未触及腰椎运动即出现疼痛者，可能为骶髂关节病变。若疼痛发生在腰椎运动之后，则病变在腰骶关节可能性大。若两侧下肢分别抬高到同样度数引起同样疼痛时，则腰骶关节病变可能性更大，因双侧骶髂关节出现同样病变、同样程度者鲜见。

（6）背伸试验：患者取俯卧位，两下肢并拢，双手合抱于颈后。医者固定双腿，令患者尽力抬起上身，再于背部适当加压，使患者抗阻力下背伸（图 7–168），如有疼痛即为阳性，说明有筋肉或椎间关节病变。

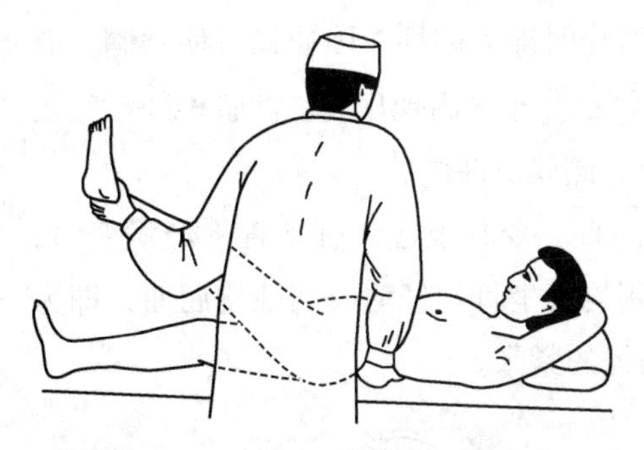

图 7-167　棘突触诊直腿抬高试验

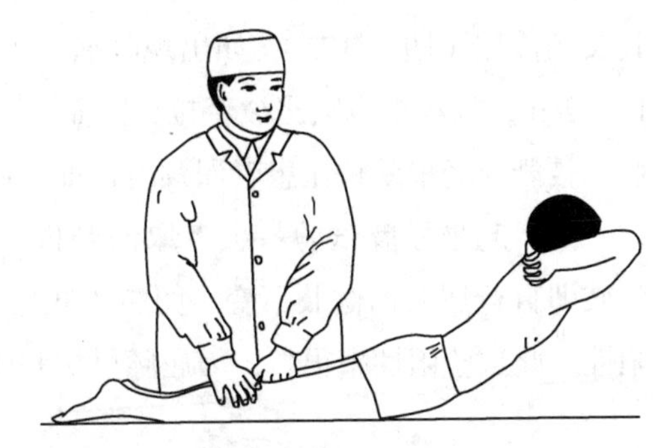

图 7-168　背伸试验

2. 坐骨神经特殊检查

坐骨神经由腰 4、5 和骶 1、2、3 神经根组成，腰骶部受伤或病变时，常引起坐骨神经痛。

（1）直腿抬高试验：患者取仰卧位，两腿伸直，分别做直腿抬高动作（图 7-169），然后再做被动抬高。正常下肢可抬高 80°以上无疼痛。若下肢直腿抬高受限并有放射性疼痛者即为阳性，说明有神经根刺激现象，应注明两腿抬高度数。该试验是各种坐骨神经紧张试验的基本方法，但应排除腘绳肌和后膝关节囊疾患的影响。

（2）直腿抬高踝背伸试验：在上法直腿抬高到最大限度但尚未引起疼痛时，突然将踝关节背伸（图 7-170），若引起患肢后侧剧烈的放射性疼痛即为阳性。用于区别髂胫束、腘绳肌、后膝关节囊等紧张所造成的直腿抬高受限。因踝关节背伸只增加坐骨神经和腓肠肌紧张，而对小腿以上的肌肉、筋膜并无影响。

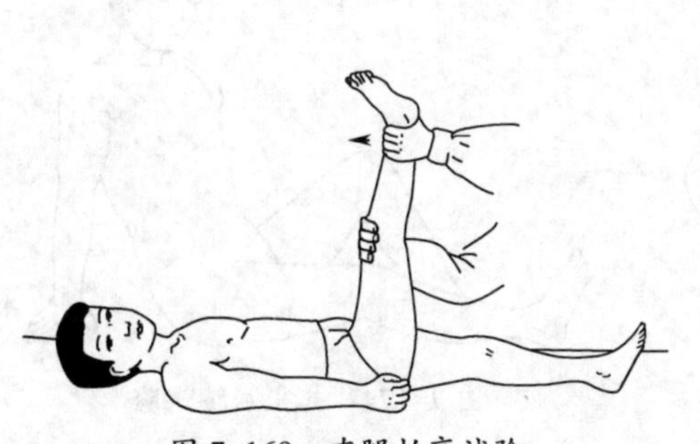

图 7-169　直腿抬高试验

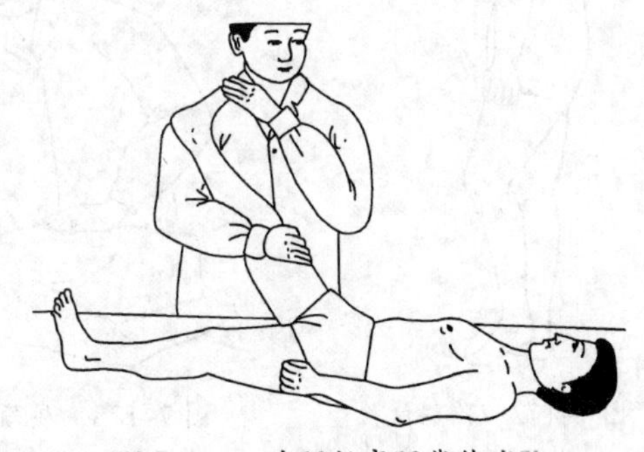

图 7-170　直腿抬高踝背伸试验

（3）坐位压膝试验：令患者坐于床上，两腿伸直，有坐骨神经痛时，患膝即自然屈曲，以缓解坐骨神经的紧张。如将膝关节下压，坐骨神经痛加剧时即为阳性（图 7-171）。

（4）鞠躬试验：患者取站立位，做鞠躬动作（图 7-172）。若患肢即刻有下肢放射痛并屈膝者，即为阳性。

（5）屈颈试验：患者取仰卧位，医者一手置患者胸前，另一手置枕后徐徐用力使其头颈前屈（图 7–173），如出现腰痛及下肢放射痛时即为阳性。因屈颈可使脊髓上升 1 ～ 2cm，神经根也随之被牵拉，因而使受压神经根分布区出现疼痛。如腰椎间盘突出症、腰骶神经根受挤压患者屈颈时，即引起患肢后侧放射性疼痛。

（6）起坐屈膝试验：患者取仰卧位，两腿伸直。令其坐起，有坐骨神经病变时，患肢即自行屈曲而健肢不变（图 7–174）。如两侧均有坐骨神经痛时两膝均屈曲，即为阳性。此试验阳性率很高，因屈膝可缓解坐骨神经的紧张。

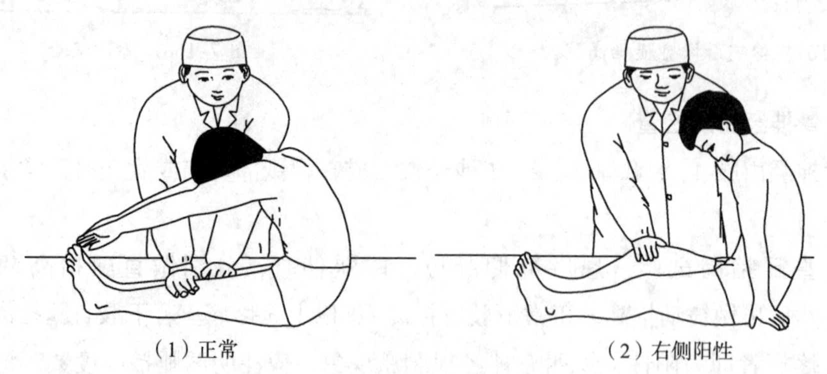

（1）正常　　（2）右侧阳性

图 7–171　坐位压膝试验

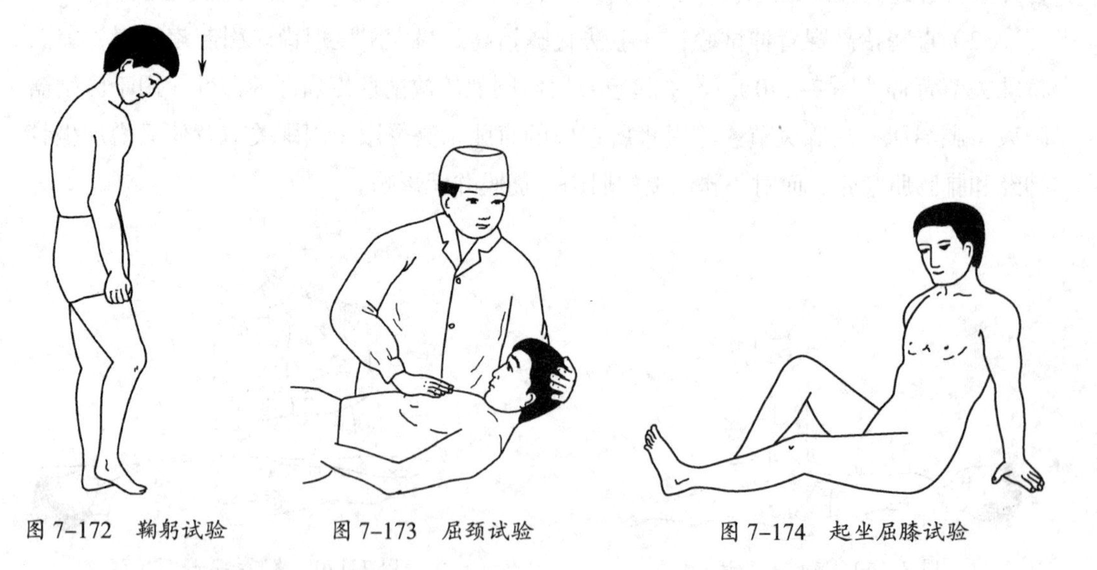

图 7–172　鞠躬试验　　图 7–173　屈颈试验　　图 7–174　起坐屈膝试验

（7）挺腹试验：患者仰卧位，据病情分四步进行。①两腿伸直，两上肢置腹部或身侧，以枕部和两足跟为着力点，将腹部和骨盆用力向上挺起（图 7–175），若出现腰痛及放射性下肢痛即为阳性；若症状不明显，再行下一步试验。②保持挺腹姿势下，做深吸气后屏气，同时腹部用力鼓气约半分钟，患肢出现疼痛者即为阳性。③在挺腹姿势下，用力咳嗽，有患肢放射性痛者即为阳性。④在挺腹姿势下，医者两拇指压迫患者两侧颈静脉，有患肢放射性痛者即为阳性。

以上操作依次进行，如出现阳性症状，即停止下一步检查。

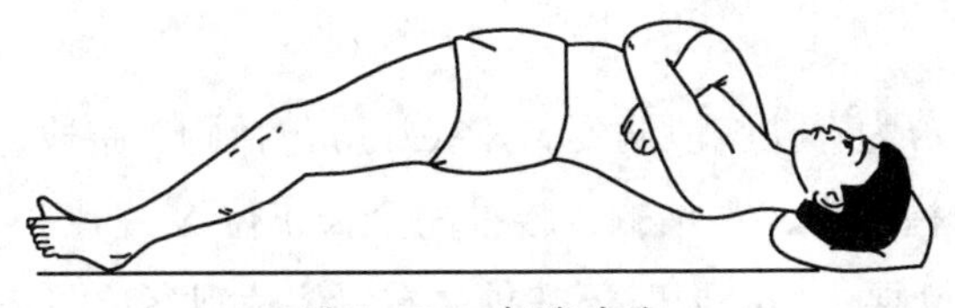

图 7–175　挺腹试验

上述操作可使背肌、臀肌强烈收缩及骨盆前倾，若屏住呼吸则胸、腹和颅内压均增高，椎管内的压力也迅速增高，从而加重已受压神经根的刺激而发生疼痛。

（8）梨状肌紧张试验：患者仰卧位，伸直患肢，做内收内旋动作，若有坐骨神经放射痛时，再迅速外展外旋患肢，若疼痛即时缓解为阳性。或取俯卧位，屈曲患膝，医者一手固定骨盆，另一手持患肢踝部做髋关节的内、外旋活动，若出现上述反应即为阳性（图 7–176）。

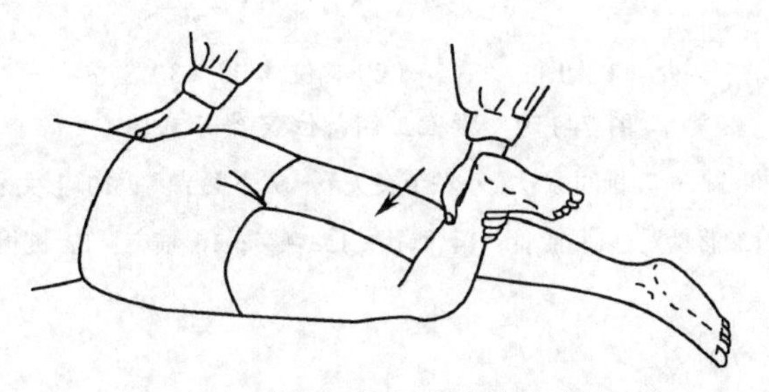

图 7–176　梨状肌紧张试验（俯卧位法）

3. 股神经检查

股神经由腰 2、3、4 神经根组成，腰 3、4 椎间盘病变可引起股神经症状。

（1）伸膝紧张试验：患者俯卧位，医者一手固定骨盆，另一手持患侧踝部，膝伸或屈位，将髋关节强力后伸（图 7–177）。若出现大腿前方放射性疼痛即为阳性，表示有股神经受压。

（2）屈膝紧张试验：患者俯卧位，两下肢伸直。医者一手置骶髂部固定，另一手持患肢踝部，使膝关节逐渐屈曲至足跟接近臀部（图 7–178）。若出现腰痛和大腿前侧放射痛即为阳性，说明股神经有病变。

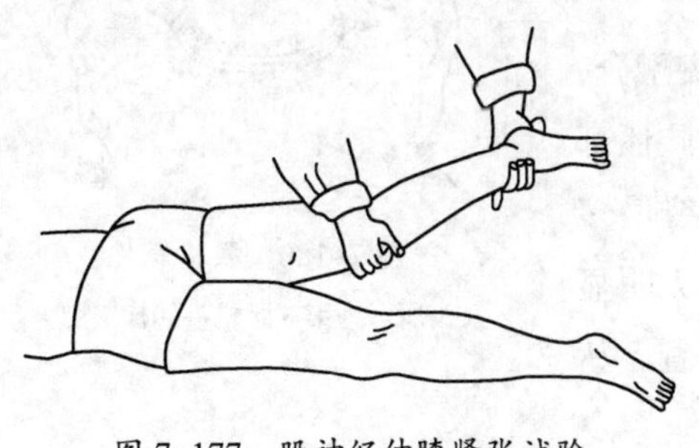

图 7–177　股神经伸膝紧张试验

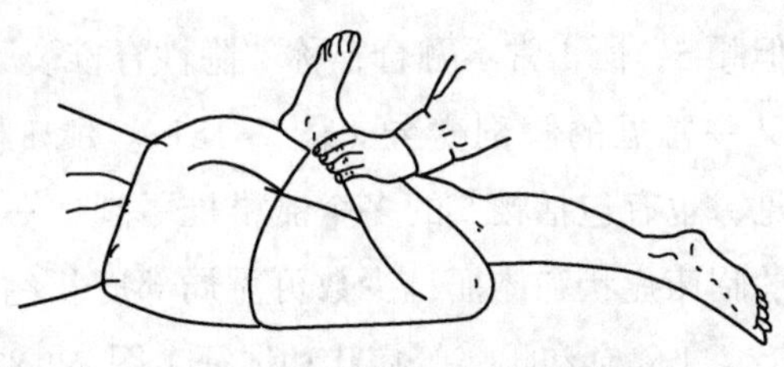

图 7–178　股神经屈膝紧张试验

（五）X线检查

根据病情需要，若为脊柱胸段病变，X线片应包括胸、腰段，腰段病变应包括胸、腰段及骶椎；若为脊柱侧弯，需拍胸、腰椎的全长正位X线片，以便测量定位。一般正侧位片即可满足诊断要求，必要时还需拍左右斜位片观察（图7–179）。

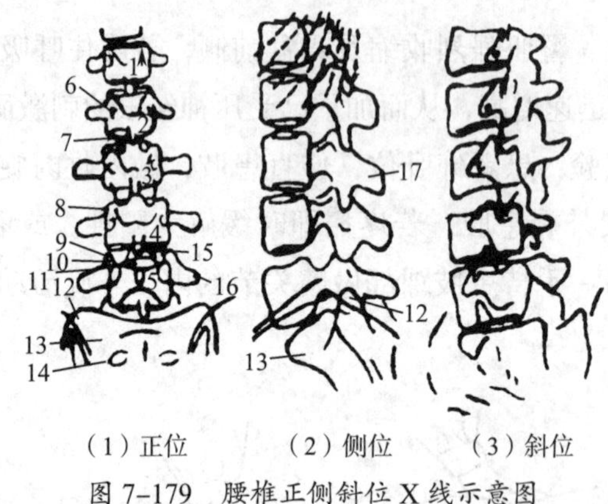

（1）正位　　（2）侧位　　（3）斜位

图7–179　腰椎正侧斜位X线示意图

1～5.腰椎体；6.椎弓根；7.椎间隙；8.小关节突关节；9.下关节突；10.上关节突；11.椎体上面；12.髂骨翼；13.骶骨；14.骶孔；15.棘突；16.横突；17.椎板

1.正位X线片

（1）正常胸、腰脊柱正位X线片显示各椎体及棘突呈直线排列。若有脊柱侧弯时，可出现不同侧向的弯曲度。

（2）椎体两侧等高对称，椎间隙两侧相等，每个椎间隙也大致相等。正常腰椎间隙较大，胸椎间隙较小。若有椎间盘或椎体结核性病变，则椎间隙变窄或两侧椎间隙不等。

（3）注意椎体两侧连线是否规整，横突等是否正常。

（4）脊柱的胸腰段和腰骶部常有解剖变异。如腰椎骶化和骶椎腰化（图7–180），前者系指第5腰椎横突肥大，或部分或完全与第1骶椎融合；后者系指第1骶椎与第2骶椎分离，形如腰椎。这些变异可影响局部生物力学的内在平衡，易发生劳损。

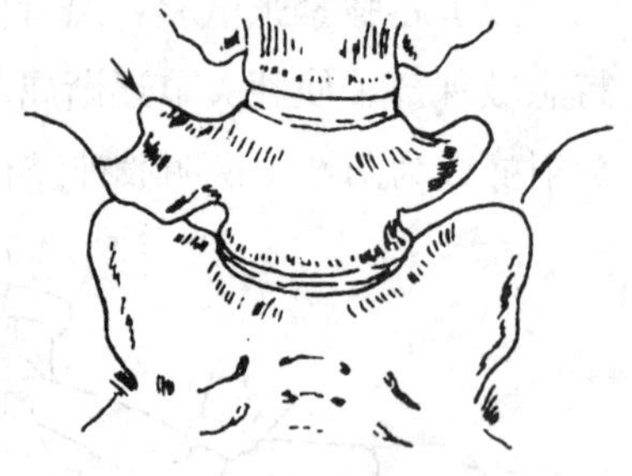

图7–180　腰椎骶化

箭头所示为第5腰椎一侧横突肥大

正常腰骶椎的左右椎板在5～6岁时与棘突融合，但腰5、骶1常不融合，称“隐性脊椎裂”，是腰骶部又一常见的解剖变异（图7–181）。骶1椎弓裂最多见，也有包括腰5的多个骶椎椎弓裂。一般多无明显的临床症状和体征，少数可见局部皮肤色素沉着、丛毛、小陷窝和腰痛等症状和体征（图7–182）。

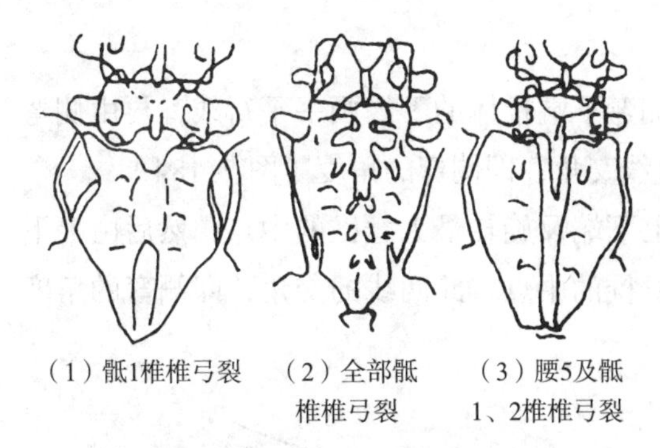

图 7–181　腰骶部隐性脊椎裂

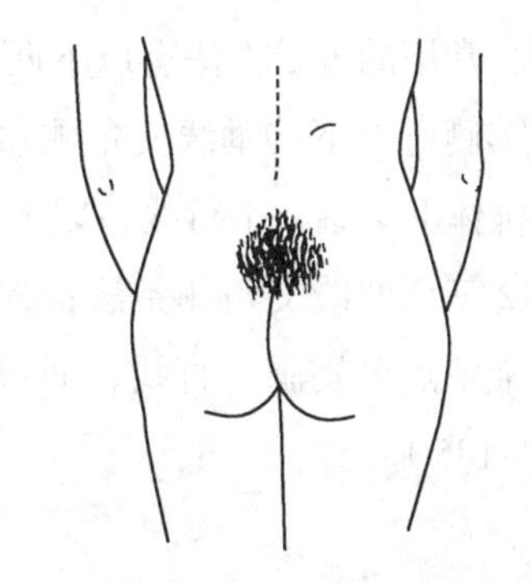

图 7–182　隐性脊柱裂的局部丛毛

2. 侧位 X 线片

（1）正常脊柱侧位 X 线片为胸椎向后、腰椎向前（第 4 腰椎最明显）、骶椎向后的“S”状弯曲，诸椎体前缘连线、后缘连线（椎管底连线）、关节块连线及椎管顶连线为大致相互平行、平滑而和谐的曲线。

（2）正常成人胸 12、腰 1 椎体稍呈前低后高的轻度楔形改变，应与压缩性骨折相鉴别。

（3）椎板和上、下关节突之间的峡部也可发生不联合现象，好发于 4、5 腰椎，可致椎体向前发生不同程度的滑脱，引起腰痛和神经根病变，应与外伤骨折相鉴别。

（4）正常腰骶部是由腰椎的前凸与骶椎后凸连接处形成一向前的凸起角度，称“腰骶角”。其测量方法：沿第一骶椎上缘的延长线与水平线所形成的交角，即腰骶角。正常约 30°左右，站立位 X 线检查时增大 8°～ 12°。此角度增大，可影响腰骶关节的稳定性，容易发生第 5 腰椎体向前滑脱。

3. 斜位 X 线片

椎弓峡部不连接时，需拍 X 线斜位片。

在正常斜位 X 线片上，椎体附件表现为“狗形”，椎弓峡部相当于“狗颈”，上关节突相当于“狗耳”，横突相当于“狗眼”，椎板相当于“狗身”，两下关节突相当于“狗前后腿”，棘突相当于“狗尾”。若出现“狗颈带项链”，表示椎弓峡部不连接（图 7–183）。若双侧峡部不连接，易发生椎体向前滑脱。

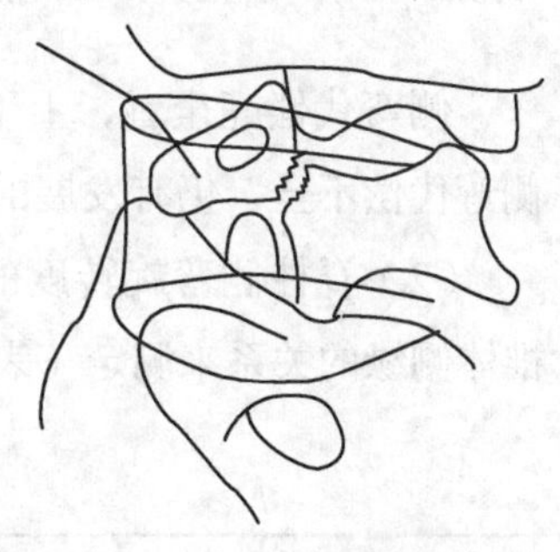

图 7–183　椎弓峡部不连接的斜位 X 线示意图

4. 脊柱常见畸形的 X 线片测定

（1）脊柱侧弯的测定：需拍胸、腰脊柱的全长正位 X 线片进行测量。

测量时应注明侧弯的部位和方向，常以凸侧命名。原发性侧弯引起继发或代偿性侧弯者，多呈“S”形曲线。具体方法：先由 X 线片上确定原发性侧弯的上下端椎体，即由原发性侧弯变为继发性侧弯的部位，X 线显示椎间隙左右相等，或虽有宽窄不等，但与前相反，则与此间隙相连椎体的上、下端，即原发性侧弯的上、下端。然后进行测量，常用的测量方法有以下两种。

①侧弯上下端垂线交角测量法：先由侧弯下端椎体的下缘画一平行线，再由侧弯上端椎体上缘画一平行线，以上两线的垂直线交角，即侧弯的角度（图 7–184）。

②三点两线交角测量法：先标出侧弯上下端及旋转最大脊椎的中点，然后由上下端脊椎中点分别画一直线，通过旋转最大脊椎的中点，此两线的交角，即侧弯的角度（图 7–185）。

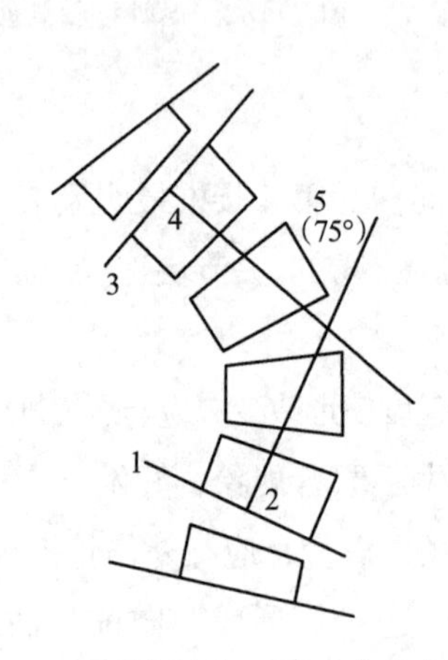

图 7–184　脊柱侧弯上下端垂线交角测量法

1. 下面脊椎，其底面倾向弯曲的凹面；2. 从下面脊椎底面向上引一条垂直线；3. 上面脊椎，其顶面倾向弯曲的凹面；4. 从上面脊椎的顶面向下引一条垂直线；5. 两条垂线相交的角度即侧弯的角度

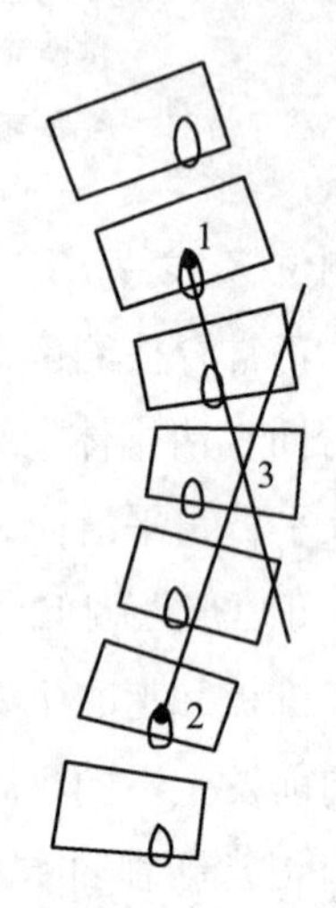

图 7–185　脊柱侧弯三点两线测量法

1. 上端脊椎；2. 下端脊椎；3. 旋转最明显的脊椎，由上下端两脊椎与旋转最明显脊椎连线的交角，即侧弯的角度

侧弯代偿完全者，上下继发侧弯角之和等于原发侧弯角。若不相等，说明原发性侧弯代偿不全，仍有发展的可能。

（2）脊柱侧弯旋转度的测定：根据棘突与椎体侧缘或中线的关系，或根据椎弓与椎体侧缘的关系来测定（表 7–4）。

表 7–4　各椎体旋转度的测定

旋转度	凸侧	凹侧
中性	对称	对称
+	向第一格移位，早期歪斜	开始消失，早期歪斜
++	向第二格移位	逐渐消失
+++	移位至中线	消失
++++	移位超过中线至凹侧	消失

正位 X 线片，如椎弓根影像（卵圆形）与椎体侧缘距离相等，为中立位无旋转。若椎弓根距离椎体侧缘较远，为脊椎向该侧旋转；或在椎体中线两侧等距离各作二条平行垂线，根据椎弓根在脊柱侧弯凸侧及凹侧的显影位置，即可确定脊柱旋转度（图 7–186）。

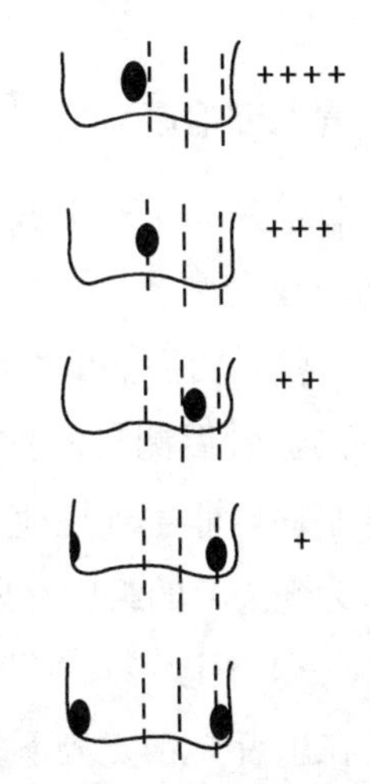

图 7–186　脊柱旋转度测量法

（3）肋椎角及肋椎角差的测定和意义：顶椎（侧弯曲度顶点的脊椎）与相应肋骨所成的角，即“肋椎角”。侧弯的凸和凹侧肋椎角的差，即“肋椎角差”。

测量方法：在正位 X 线片顶椎上缘或下缘中点作垂线，再由肋骨小头中点至肋骨颈、干交接处中点作连线，两线相交之角即肋椎角（图 7–187）；两侧肋椎角相减，即肋椎角差（图 7–188）。

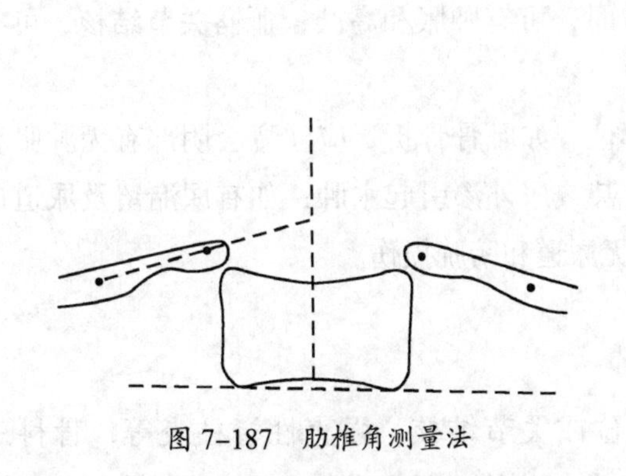

图 7–187　肋椎角测量法

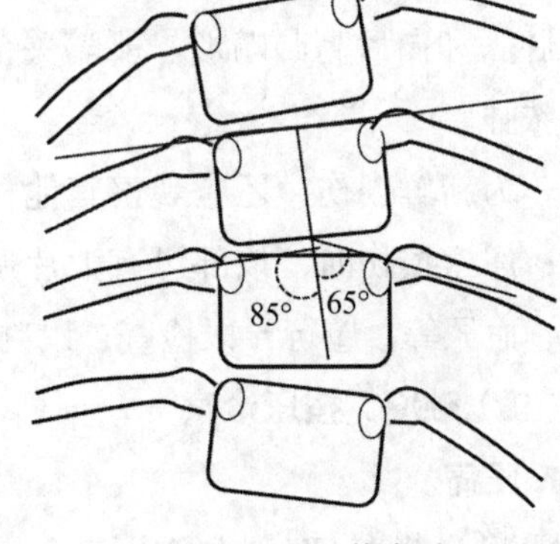

图 7–188　肋椎角差

若有脊柱侧弯，则两侧肋椎角不相等，凸侧肋骨向下倾斜度较凹侧大，在侧弯顶点肋骨倾斜度最大。早期侧弯较轻时，凸侧顶点，肋骨小头与相应顶椎椎体上角有一定距离（图 7–189）；若侧弯继续发展，则肋骨小头与相应椎体上角相重叠（图 7–190）。

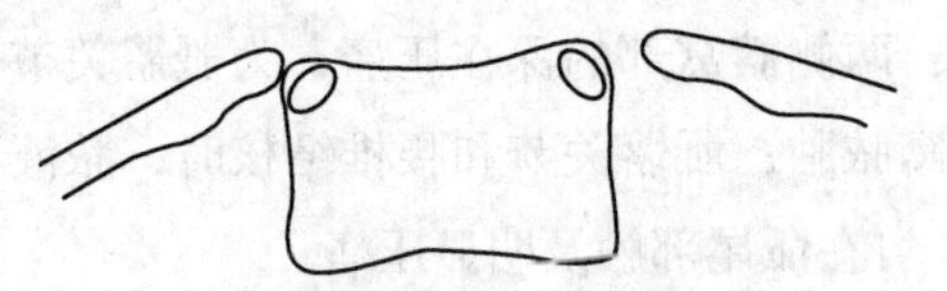

图 7–189　脊柱侧弯早期，肋骨小头与椎体上角的位置关系（有一定距离）

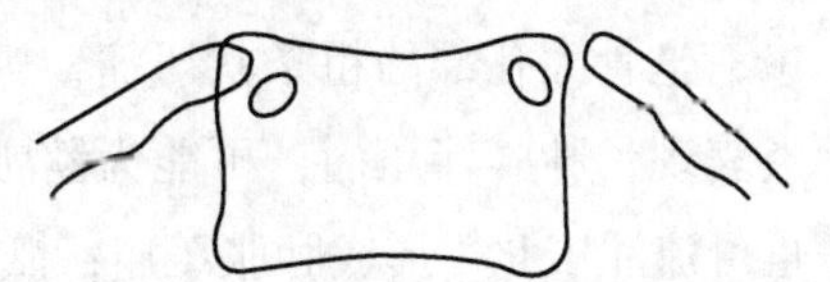

图 7–190　脊柱侧弯进展时，肋骨小头与椎体上角的位置关系（相重叠）

早期原发性脊柱侧弯是稳定性或进展性，定期行肋椎角测定有一定的监测意义。若侧弯稳定，其肋椎角差小，说明侧弯不进展或逐渐减小；若为进展性，则肋椎角差大，且呈进展性增大。肋椎角差的临界值为 20°，若原发性脊柱侧弯的肋椎角差大于 20°者，应视为进展性。

八、骨盆部检查

骨盆是躯干与下肢连接的桥梁，有承上启下、保护盆腔脏器的功能，其生物力学结构非常坚固。

骨盆是由后侧的骶尾骨与两侧的髋骨（髂骨、耻骨、坐骨）联结而成的坚强骨环，两侧的髂骨后侧与骶骨构成骶髂关节。骶髂关节为微动关节，周围有坚强韧带附着，非常坚固。非生理性应力，可发生骶髂关节错缝、半脱位或其他疾患。两侧髋骨的髋臼，为髋关节的组成部分。两侧的耻骨由纤维软骨联结，构成耻骨联合。

（一）望诊

在患者立正姿势下，医者观察其两侧骨盆是否平衡对称，有无左右倾斜或前后倾斜。正常是髂前上棘和两侧髂嵴连线在同一水平位上，否则说明骨盆有左右倾斜，如骶髂关节脱位、骨盆环骨折，或继发于脊柱侧弯、臀肌麻痹、内收肌痉挛、一侧下肢短缩、关节强直等均可引起骨盆倾斜。此外，应注意两侧髂后上棘连线是否呈水平位，有无肿胀和向后高凸畸形。骶髂关节脱位时，可有肿胀和高凸；骶髂关节结核，可有寒性脓肿。

若为新鲜创伤，还应观察其他相应部位。如耻骨骨折，应注意会阴部有无肿胀和瘀斑；尿道损伤时，该部可有大片瘀斑，甚或尿外渗引起水肿；如有尿潴留及尿道口血迹、血尿等，应行导尿检查，以判断有无尿道和膀胱损伤。

（二）触摸、按压诊察

1. 压痛

骶髂关节有韧带损伤、错缝、半脱位或关节结核、强直性脊柱炎等，骨科三角（两侧骶髂关节和腰骶关节三个腰痛好发部位构成的三角区，称“骨科三角”，图7-191）可有压痛。

依次按压髂前上棘、下棘、髂嵴、耻骨水平支、耻骨联合、坐骨体及坐骨结节等部位，若有骨折时，则相应部位有压痛。髂嵴后缘下的条索状压痛，为臀上皮神经疾患；坐骨大孔部的粗条状压痛，为梨状肌疾患；两侧髂窝部的深在压痛，为骶髂关节炎表现；肿胀伴压痛，可能为髂腰肌疾患或髂窝脓肿；骶髂关节和腰椎结核时，脓液也可流注于此，形成肿胀压痛；骶尾骨骨折时，可在骶尾部触及明显压痛。

2. 畸形

骶髂关节部触及棱形高凸，为骶髂关节脱位表现；耻骨水平支可触及台阶状畸形，为该部的骨折错位；耻骨联合部触及缝隙者，为耻骨联合分离；若为缝隙伴台阶状畸形，可能为耻骨联合分离伴骶髂关节脱位；骶尾部触及的高凸和骨异常活动，为骶尾骨骨折或尾骨的骨折脱位。

（三）运动功能检查

1. 站位

患骶髂关节疾病时，患者常屈曲患侧下肢，使健侧下肢支持体重。腰前屈和旋转受限并疼痛时，说明后伸及侧屈受限较轻。

2. 坐位

患骶髂关节疾病时，坐时身向健侧倾斜，患侧臀部抬起（图 7–192）。由于坐位时骨盆相对固定，故腰前屈时疼痛及受限程度较站位时明显减轻甚或正常。而患腰骶关节疾病时，站立和坐位运动幅度和疼痛相同。

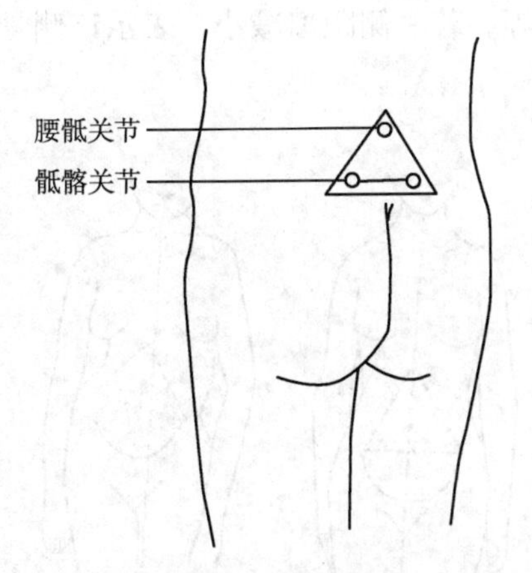

图 7–191 两侧骶髂关节和腰骶关节组成的腰部骨科三角

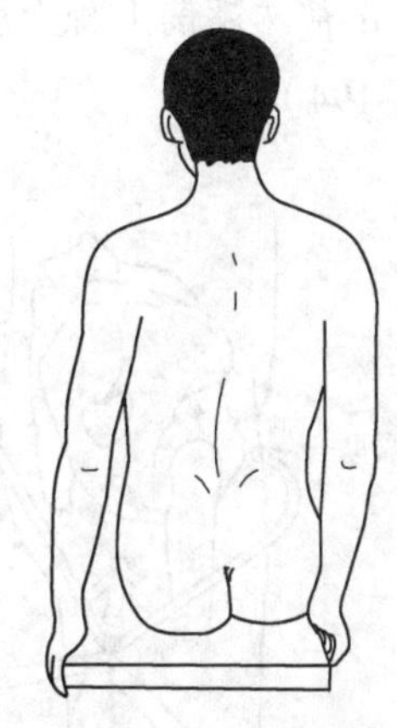

图 7–192 骶髂关节病变的坐位姿势

骶髂关节病变、腰椎间盘突出和腰部疾患，可根据活动时的疼痛程度，鉴别于下（表 7–5）。

表 7–5 骶髂关节疾患、腰椎间盘突出、腰部疾患疼痛鉴别

病名	坐位		旋转	放射痛
	屈曲	后伸		
骶髂关节疾患	–	–	+	+
腰椎间盘突出	+	+	–	+
腰部疾患（含腰骶关节，除外腰椎间盘突出）	+	+	+	±

注：“+” 为出现疼痛，“–” 为无疼痛，“±” 腰骶部病变可有向股前外侧的放射痛

3. 卧位

患者侧卧位做髋关节屈伸时有骶髂关节疼痛，为骶髂关节松弛的征象。检查时，医者一手置于骶髂关节部，令患者做髋关节伸屈活动，可听到或感到响声。严重者，在响声前剧烈疼痛，之后疼痛消失，乃骶髂关节面摩擦所致。

4. 卧床翻身活动

患骶髂关节病变时，患者常喜健侧卧位、两下肢屈曲、翻身困难、常用手扶臀部转动，几乎所有骶髂关节病变都有这一阳性体征。

（四）骨盆畸形测量法

1. 骨盆前后倾测量法

患者取站立位，医者测量骨盆入口平面与水平面的夹角，正常60°为骨盆前倾，小于60°为骨盆后倾（图7–193）。

2. 骨盆左、右倾斜及一侧移位测量法

（1）正常两髂前上棘至胸骨剑突的距离相等。若一侧距离减小，表示该侧骨盆上移（图7–194）。

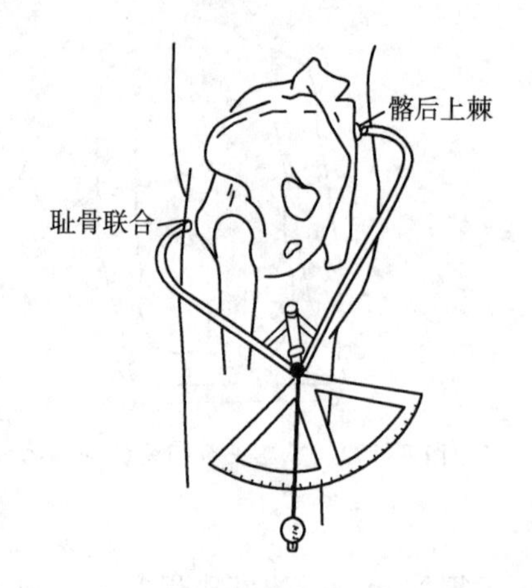

图7–193 骨盆前后倾的测量

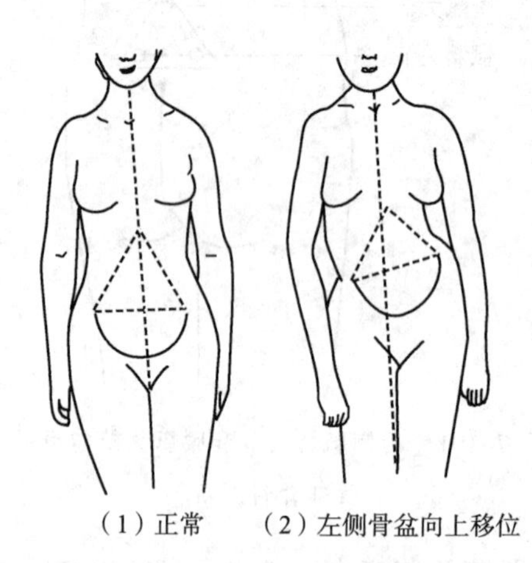

图7–194 骨盆左右倾斜及一侧移位测量法

（2）画线法：两髂嵴连线的中点向下作一直线，正常时两线垂直，若一侧明显成锐角，则对侧骨盆有上移（图7–195）。若对侧骶髂关节与耻骨联合同时向上脱位，或坐、耻骨支及髂骨翼同时骨折向上移位，或坐、耻骨支骨折并骶髂关节向上脱位，均可出现上述现象。

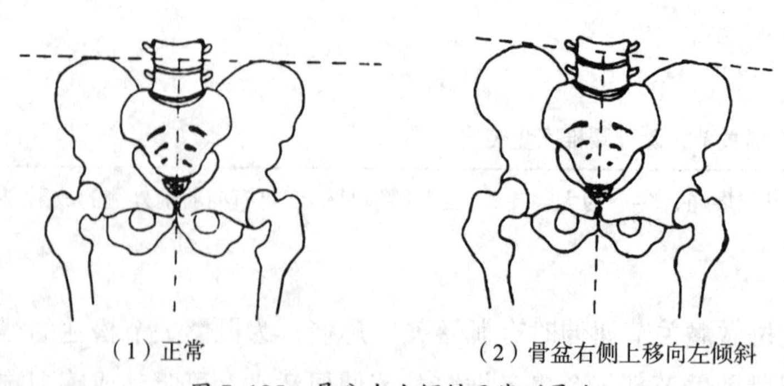

图7–195 骨盆左右倾斜画线测量法

（五）特殊检查

1. 骶髂关节分离试验

骶髂关节分离试验又称“髋外展外旋试验”“盘腿试验”“‘4’字试验”。患者仰卧位，伸直健侧下肢，患侧膝、髋关节屈曲并将小腿外侧置健侧大腿下段前侧。医者一手持健侧髂前上棘部，另一手置患侧膝关节内侧并向床面按压（图 7–196）。若骶髂关节有病变时，可发生疼痛，但应排除髋关节疾患。

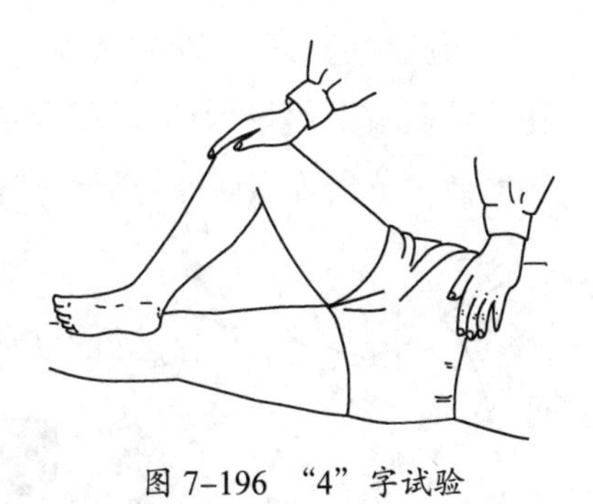

图 7–196　“4”字试验

2. 分腿试验

分腿试验又称“床边伸腿试验”“骶髂关节扭转试验（图 7–197）”，具体有下述两法。

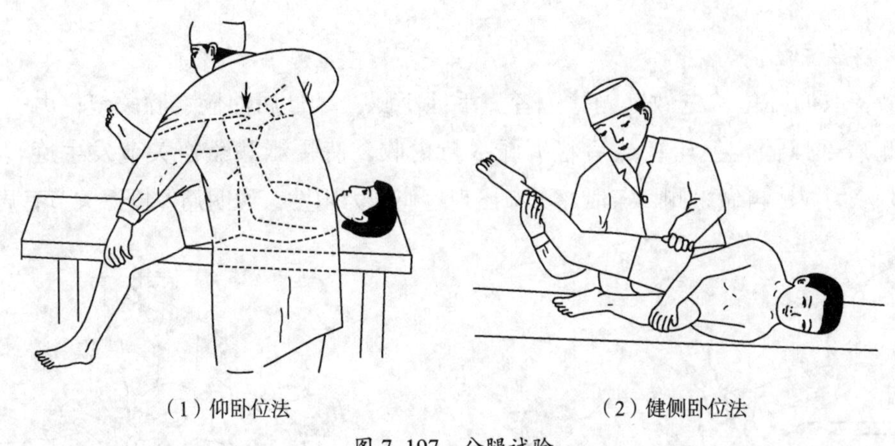

（1）仰卧位法　　（2）健侧卧位法

图 7–197　分腿试验

（1）仰卧位法：仰卧于床边，将健侧髋、膝关节屈至腹壁，令患者双手抱膝以固定骨盆。令患侧下肢垂于床边，医者一手推按健侧膝部助髋、膝关节屈曲，另一手按压患侧大腿，使髋关节尽量后伸。若该侧骶髂关节出现疼痛即为阳性，说明骶髂关节有病变。

（2）健侧卧位法：患者健侧卧位，令健侧髋、膝关节屈至腹壁以固定骨盆，医者一手握患侧小腿使膝屈曲 90°并向后牵拉，使髋关节过伸；另一手前推骶部，可使骶髂关节向后旋转，出现疼痛为阳性。

3. 骨盆挤压与分离试验

患者取仰卧位，医者双手分别向外按压两髂前上棘内侧，使骨盆向两侧分离；之后，两手换置于髂前上棘的外侧向内挤压。或取侧卧位，医者用手按压上侧髂嵴部，同法检查对侧。此外，还可行耻骨联合部按压试验（图 7–198），髂骨翼及坐、耻骨骨折均可出现阳性，而骶髂关节病变的阳性率不高。

4. 提腿试验

提腿试验又称“伸髋试验”。患者俯卧位，医者一手按压骶部，另一手后提患侧大腿，使髋关节尽量后伸（图 7–199）。此时股四头肌紧张，髂骨发生前倾和旋转，如该侧骶髂关节出现疼痛即为阳性，表示该侧骶髂关节有病变。

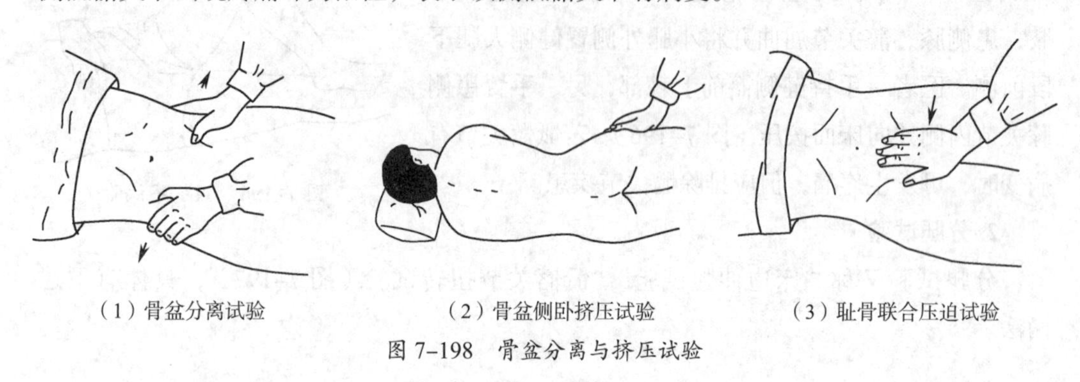

（1）骨盆分离试验　（2）骨盆侧卧挤压试验　（3）耻骨联合压迫试验

图 7–198　骨盆分离与挤压试验

5. 斜扳试验

患者取仰卧位，先做健侧。医者一手握小腿，尽量屈曲髋、膝关节；另一手按压同侧肩部以固定躯干；然后将大腿尽量内收，使腰骶和骶髂关节发生旋转（图 7–200）。用同法再做患侧，若骶髂关节出现疼痛即为阳性，说明痛侧骶髂关节有病变。

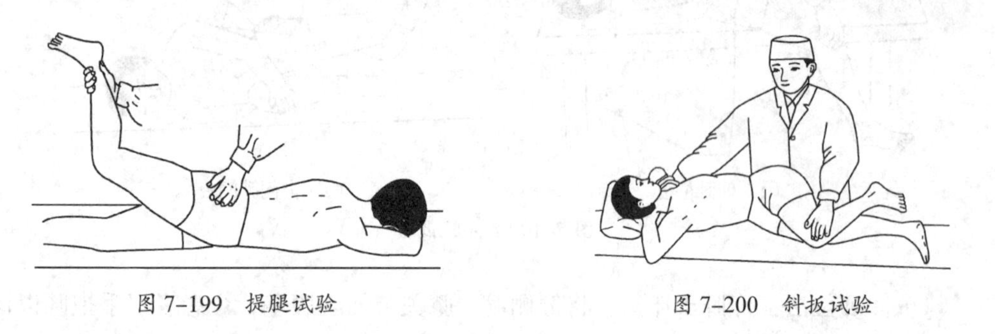

图 7–199　提腿试验　　图 7–200　斜扳试验

6. 骨盆旋转试验

患者坐于靠背椅上，医者面对患者，以两腿夹持患者两膝以固定骨盆，再用两手扶持患者两肩，将躯干做左右旋转活动（图 7–201）。若某侧骶髂关节有疾患，出现疼痛即为阳性。

7. 单腿跳跃试验

先做健侧，后做患侧。如腰部无病变，健侧持重单腿跳跃应无疼痛；若做患侧单腿持重跳跃试验时，骶髂关节部有疼痛或不能跳起者即为阳性。在排除髋关节、膝关节、脊柱等病变影响外，多为骶髂关节疾患。

8. 蹲坐试验

令患者坐于床边或板凳上，以两手撑起躯干，再突然放手坐下，若骶髂关节因振动而引起疼痛者即为阳性（图 7–202）。

9. 倾斜试验

患者取站立位，将躯干向左或右倾斜，若一侧骶髂关节有病变时，则躯干倾向对侧的动作多受限。

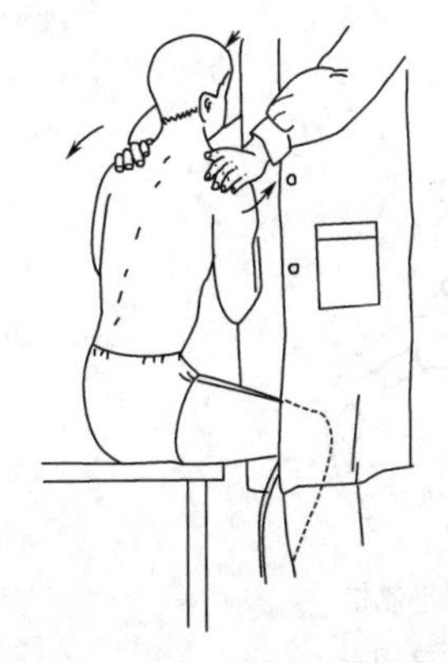

图 7–201　骨盆旋转试验

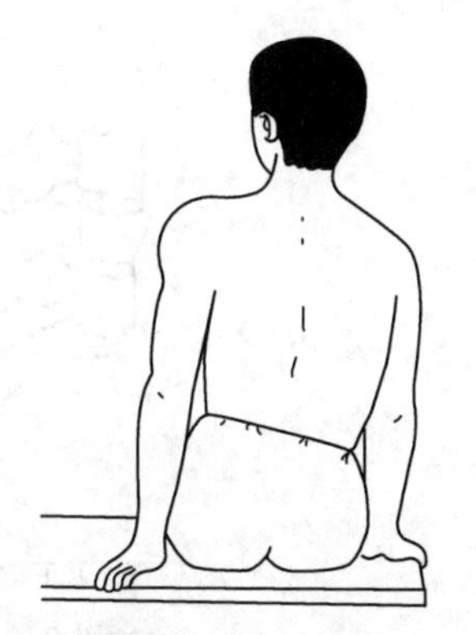

图 7–202　蹲坐试验

（六）X 线检查

一般拍摄骨盆正位 X 线片，即可满足诊断要求（图 7–203）。

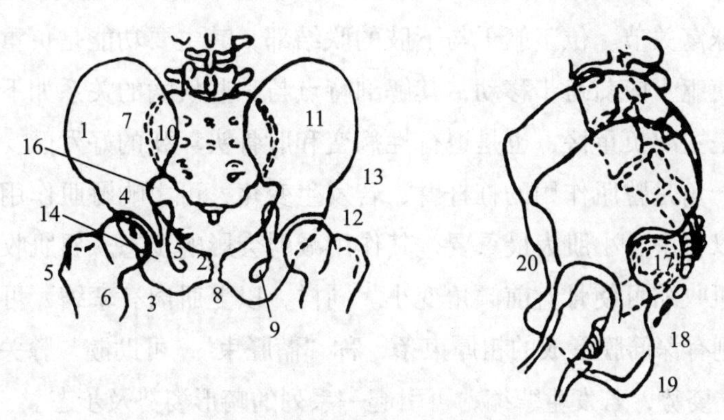

图 7–203　骨盆正侧位 X 线示意图

1. 髂骨翼；2. 耻骨；3. 坐骨；4. 髋臼；5. 大粗隆；6. 小粗隆；7. 髂骨；8. 耻骨联合；9. 闭孔；10. 骶髂关节；11. 营养血管；12. 髋臼骨；13. 髂前上棘；14. 泪痕；15. 坐骨棘；16. 小骨盆内壁；17. 坐骨大切迹；18. 坐骨小切迹；19. 坐骨结节；20. 髂骨小结节

骨盆正位 X 线片：首先观察小骨盆的圆形弧度线是否正常，若有骨盆倾斜及骨折变位，均可破坏其正常解剖形态。

两髂前上棘及坐骨结节，有无撕脱性骨折；两侧髂骨翼有无骨折及错位；两侧髋臼有无骨折及错位；两耻骨、坐骨支有无骨折及错位，耻骨联合有无分离和上下错位；两侧骶髂关节正常应在同一水平，关节间隙应相等。若一侧有脱位（多合并骨盆环前部骨折），可出现上移和间隙增宽；骶髂关节结核时，关节间隙变窄或模糊或有破坏；退行性病变时，可有骨质增生。

正常骶尾骨在一条直线上，若有骨折或脱位时，可出现裂隙或向侧方错位。

疑有骶髂关节半脱位时，可拍两侧骶髂关节斜位片，半脱位侧关节间隙可增宽。

骶、尾骨骨折、脱位时，需拍骶尾骨侧位 X 线片（图 7–204），以观察有无前后错位及成角畸形。

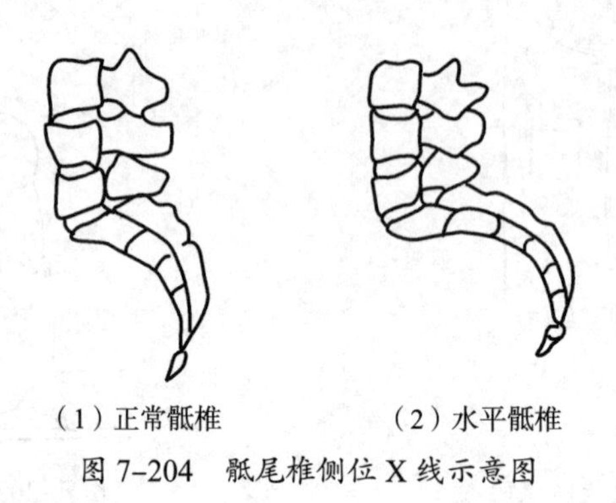

（1）正常骶椎　　（2）水平骶椎

图 7–204　骶尾椎侧位 X 线示意图

九、髋部检查

髋关节古称“髀枢”，由股骨上端的股骨头和髋骨的髋臼窝组成，是人体最大、最深和最完善的球窝关节。位于躯干与下肢的联结部，其主要功能是负重，又有相当大的运动范围，使躯干向前跨步移动，其解剖特点与某些疾病的关系如下：①髋臼和股骨头的外上方是主要负重区，也是退行性病变和股骨头坏死的好发区。②股骨颈与干之间形成的颈干角是臀肌作用的杠杆臂，若发生变化，可影响臀肌作用而出现畸形步态。③臀肌中以臀中、小肌为最重要，其作用减弱会影响步态。屈肌收缩可使骨盆前倾角增大，伸肌收缩可使骨盆前倾角变小。同样，以上肌肉有挛缩，可引起相应的畸形。④大腿外侧有深筋膜形成的粗厚束条，称“髂胫束”，可助髋、膝关节屈曲，有利于人体维持直立姿势，若发生挛缩，可引起一系列的畸形姿势及步态。

（一）望诊

1. 一般观察

两髂前上棘是否在同一水平，臀部是否对称，臀沟有无改变，臀部有无肿胀、高突、窦道、瘢痕、肌肉萎缩等。

2. 步态

诸如疼痛性步态、短缩性步态、臀肌失效步态、鸭行步态、跳跃步态、麻痹步态、剪刀步态等。

3. 肿胀、瘀斑

观察肿胀的程度、性质、部位和瘀斑的部位范围等。如弥漫性肿胀伴红热者，为热毒表现；虽肿胀弥漫但不红不热者，为髋关节结核；创伤性骨折、脱位，可因骨折的部位、程度而出现相应的肿胀和瘀斑。如髋关节后脱位时，臀部呈弥漫性肿胀；前下方脱位时，则会阴部肿胀伴瘀斑；股骨颈骨折时，多无明显肿胀，或仅在腹股沟部出现小片瘀斑；粗隆间骨折多肿胀严重，且可伴大腿内侧沿内收肌向下，出现大片瘀斑。

4. 畸形

观察关节有无屈曲、内收、内旋和外展、外旋、高突等畸形。

（1）屈曲畸形：髋关节不能伸直达中立位。检查时，先将健肢屈近腹壁，以固定骨盆，若患肢也随之屈曲，其屈曲的角度，即畸形的角度。腰椎前凸增大，可代偿髋关节部分屈曲畸形（图 7–205）。如髋部的炎性疾患，若治疗期间未注意保持功能位置，常后遗髋关节屈曲挛缩畸形。

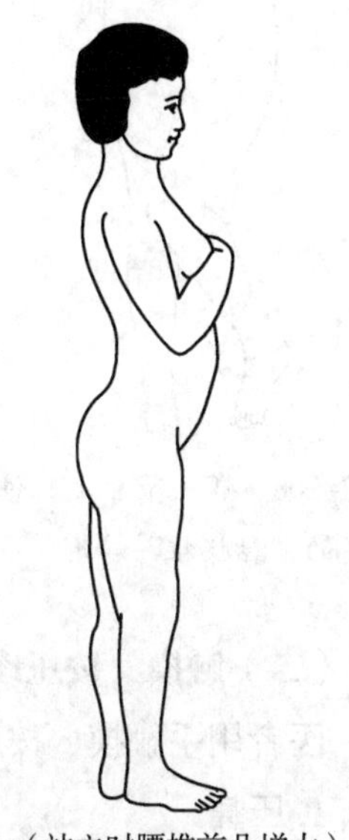

（站立时腰椎前凸增大）

图 7–205　髋关节屈曲畸形

（2）内收、外展畸形：如一侧下肢超出躯干轴线居其内侧而不能外展者，为内收畸形（图 7–206）；居其外侧而不能内收者，为外展畸形（图 7–207）。大腿轴线与躯干轴线所成的角，即畸形的角度。如股骨颈、粗隆间骨折，或其他髋部疾患后遗有严重髋内、外翻畸形，或髋关节强直于内收、外展位，或内收、外展肌挛缩等，均可有内收或外展畸形。有时内收、外展畸形可伴发屈曲和旋转畸形。如髋关节后脱位时，出现内收伴屈曲内旋畸形（图 7–208）；前上方脱位时，出现外展伴外旋畸形（图 7–209）；前下方脱位时，出现外展伴屈曲、外旋畸形等（图 7–210）。

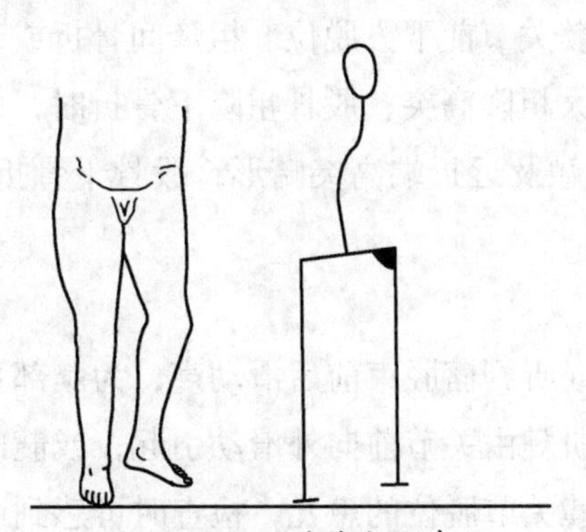

图 7–206　髋关节内收畸形

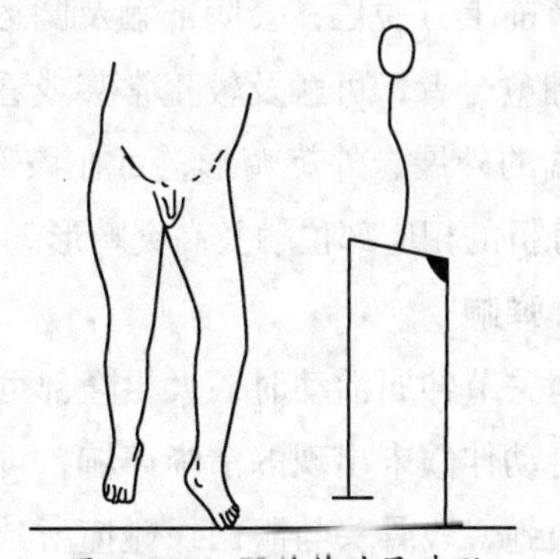

图 7–207　髋关节外展畸形

（3）内、外旋畸形：患者取仰卧位，两下肢伸直，观察足尖、髌骨位置是否向上，如偏向内侧为内旋畸形，偏向外侧为外旋畸形。若仅足尖偏向内或外侧，则其旋转畸形可能在小腿。股骨颈、粗隆间或股骨干骨折，屈曲外展、外旋畸形常有外旋畸形；治疗不当者，也可后遗外旋畸形。髋关节脱位的内或外旋畸形，常和内收或外展及屈曲畸形同时存在。

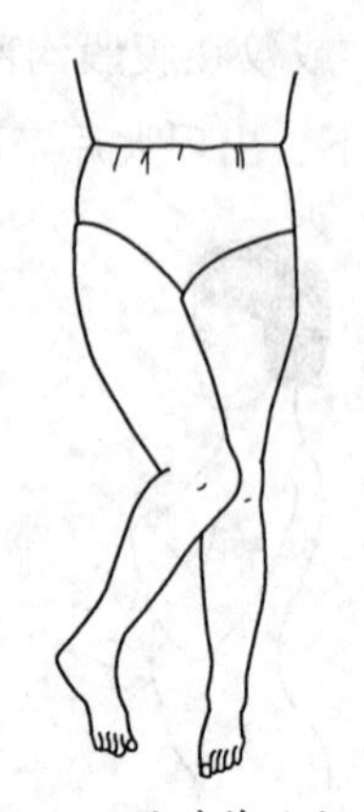

图 7-208 髋关节后上脱位的“黏膝征”畸形

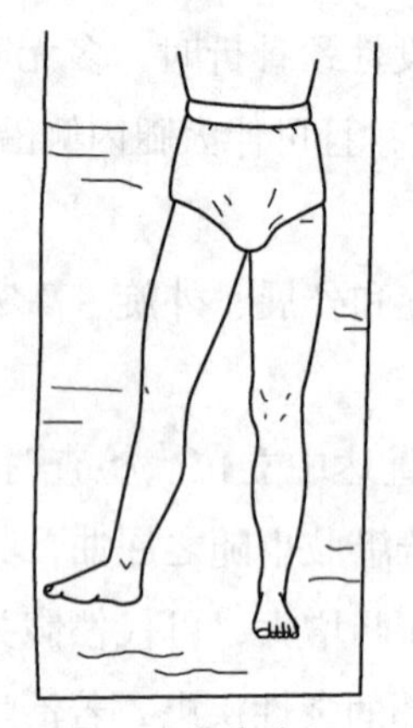

图 7-209 髋关节前上脱位的极度外旋畸形

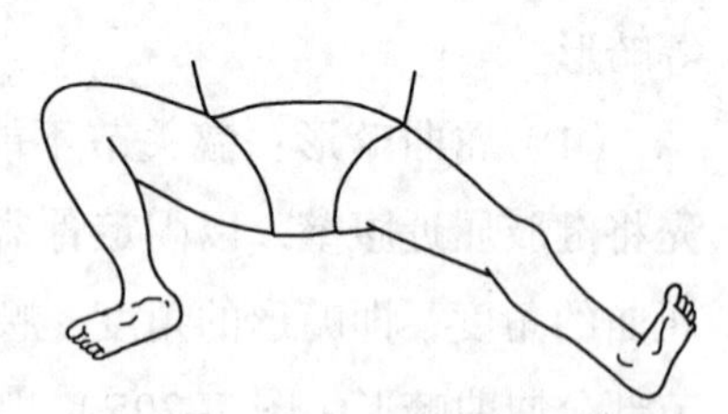

图 7-210 髋关节前下方脱位的典型体位

（二）触摸、按压诊察

医者用手触摸、按压，可检查有无疼痛、畸形和肿胀波动等。

1. 压痛

压痛的部位，往往是病变所在处。如股骨颈骨折，可在腹股沟中部触及压痛；大粗隆部的压痛，多为粗隆间骨折或大粗隆骨骨折；沿大粗隆向内或沿肢体纵轴的推顶和叩击痛，多为股骨颈、髋臼底或粗隆间、股骨等部位的骨折。

2. 畸形

臀部触及的圆形突起，为髋关节后脱位的表现；腹股沟外侧触及圆形突起者，为髋关节前上方脱位；会阴部触及圆形突起，为髋关节前下方脱位。粗隆间骨折或骨折后内翻愈合者，可触及较正常甚或看到明显的大粗隆高突；股骨粗隆下骨折时，由于近折端的外展、外旋畸形，可在该部前、外侧触及近折端高突畸形；股骨干骨折时，可在骨折的相应部位触及高突畸形。

3. 弹响

髋关节伸屈活动时，大粗隆部可有触摸感或听到髂胫束前后滑动声，为髋部弹响症；自动伸髋末出现的清晰声响，可能为髂腰肌腱由关节前向外滑动引起，或髋臼缘韧带松弛、股骨头与髋臼缘碰撞所致；先天性髋关节脱位的患儿，检查时可感到或听到股骨头脱出与归臼的响声。

（三）髋关节运动功能检查

1. 髋关节中立位

两侧髂前上棘在同一水平线上，腰保持正常生理前凸，髋关节伸直（不前屈、后伸、内收、外展）为中立位（图7-211）。若一侧髋关节不能伸直摆在中

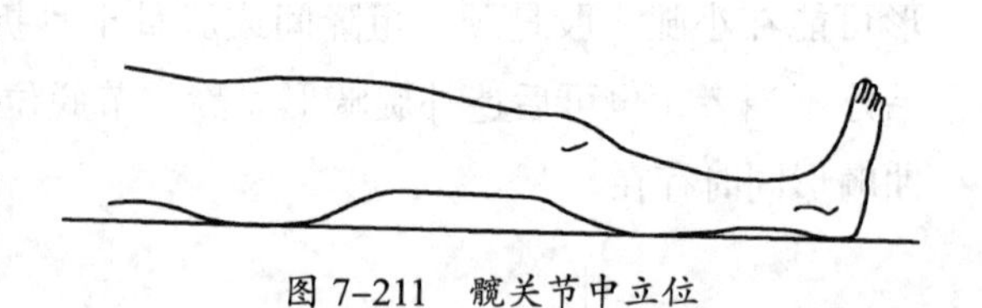

图 7-211 髋关节中立位

立位时，应尽量使对侧肢体摆在与此对称的位置，以便检查准确。

2. 髋关节正常活动范围及检查方法

（1）前屈：患者取站或卧位，在膝关节伸直位，髋关节可屈曲 90°；屈膝位髋关节可屈曲 130°～ 140°，即可屈近腹壁（图 7–212）。必要时可将对侧髋伸直，以固定骨盆，以免影响检查结果。

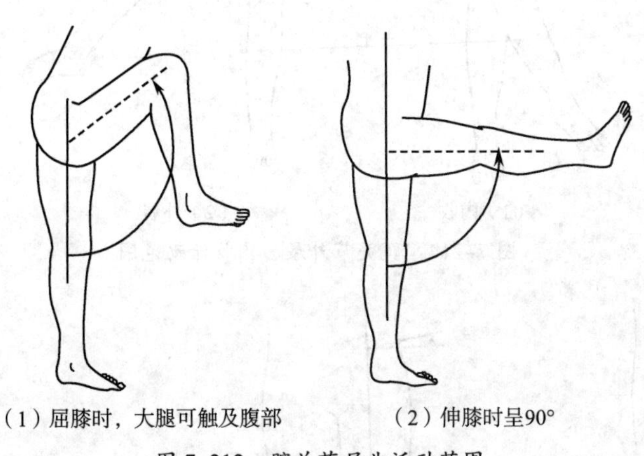

（1）屈膝时，大腿可触及腹部　　（2）伸膝时呈90°

图 7–212　髋关节屈曲活动范围

（2）后伸：患者取俯卧位，将对侧大腿垂于检查台边为 90°，后伸可达 40°～ 45°（图 7–213）。或医者一手固定骨盆，另一手持踝，屈膝上提小腿，如有屈曲挛缩，常见骨盆连同臀部一起被提离床面。

（3）外展、内收：患者站或仰卧位，固定骨盆，防止移动。外展 40°～ 45°，内收 35°～ 45°，可在对侧大腿上 1/3 处交叉（图 7–214）。

（4）内、外旋运动：有伸位和屈位两种检查方法。

①伸位法：患者俯卧位屈膝 90°，正常外旋 45°，内旋 30°～ 40°（图 7–215）。亦可不屈膝，仰卧位，下肢伸直，转动小腿使髋关节旋转。

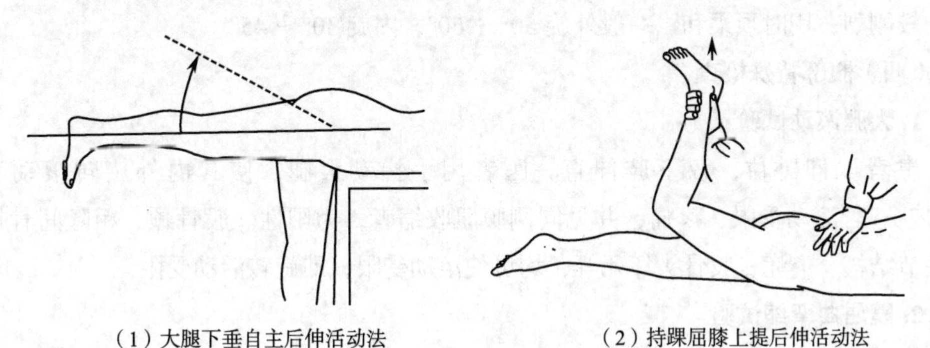

（1）大腿下垂自主后伸活动法　　（2）持踝屈膝上提后伸活动法

图 7–213　髋关节后伸活动范围

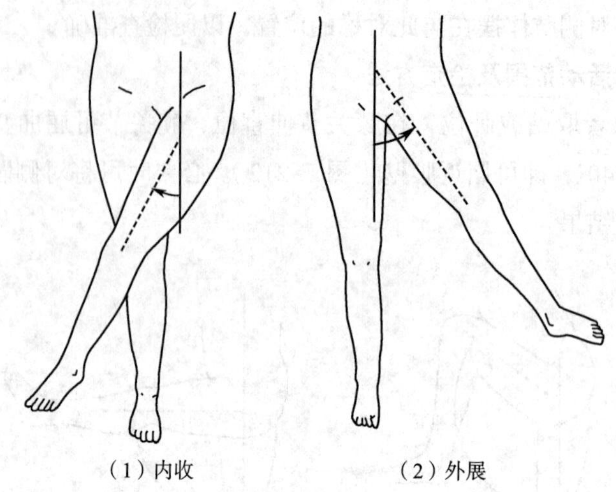

图 7-214 髋关节外展、内收活动范围

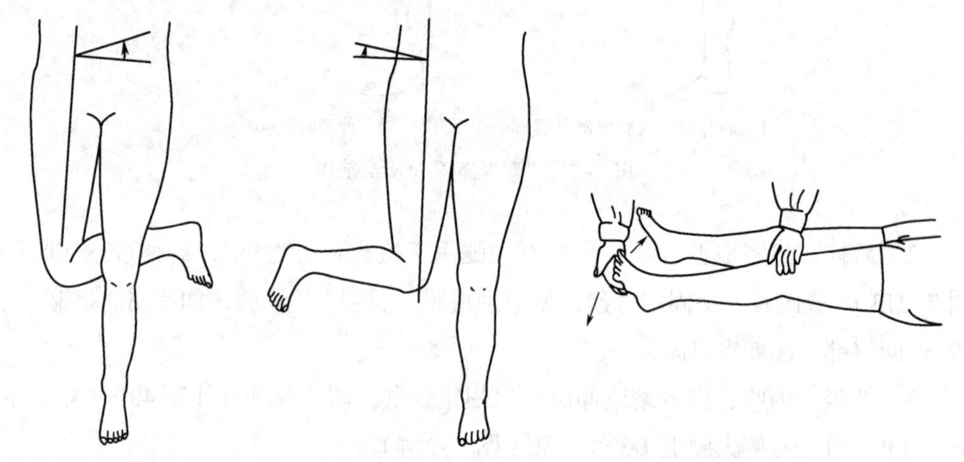

图 7-215 伸直位髋关节旋转活动法

②屈位法：患者仰卧位，髋、膝屈曲 90°，以小腿做杠杆检查（图 7-216）。此法动作较剧烈，用时须柔和。一般外旋 50°～ 60°，内旋 30°～ 45°。

（四）髋部特殊检查

1. 大腿滚动试验

患者取仰卧位，双下肢伸直。医者用手搓动大腿，使其内外旋转滚动（图 7-217）。若滚动受限、疼痛，并见同侧腹肌收缩者，为阳性。股骨颈、粗隆间骨折及髋关节结核、炎症、股骨头坏死等，均可使滚动受限，即旋转活动受限。

2. 髋屈曲挛缩试验

患者取仰卧位，先将健侧屈近腹壁，以克服腰前凸增大的代偿作用。再令患腿伸直，如不能伸直，即为阳性（图 7-218）。说明该髋有屈曲挛缩畸形。大腿与床面所形成的角，即屈曲挛缩的畸形度数。

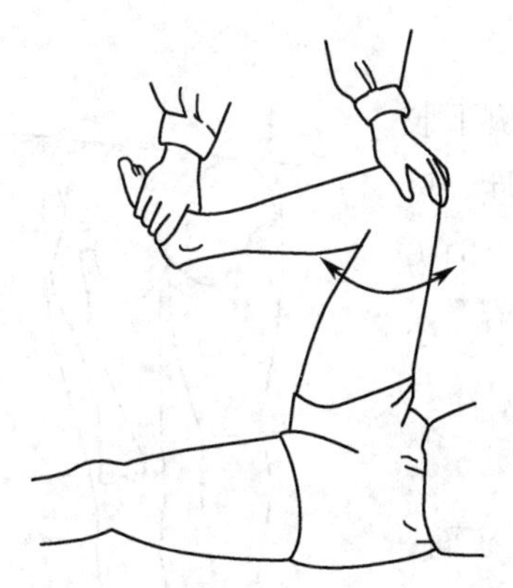

图 7-216　屈曲位髋关节旋转活动法

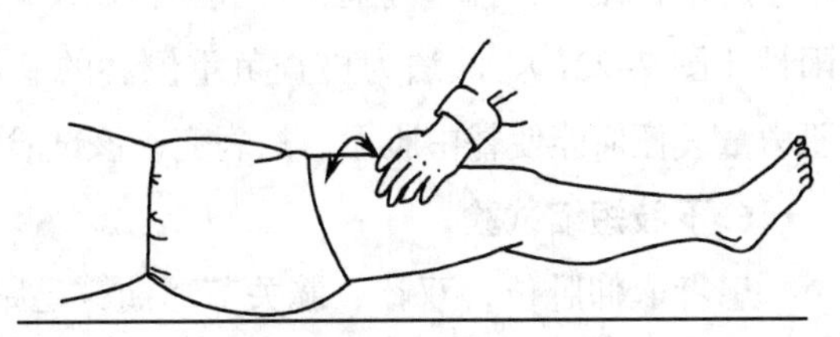

图 7-217　大腿滚动试验

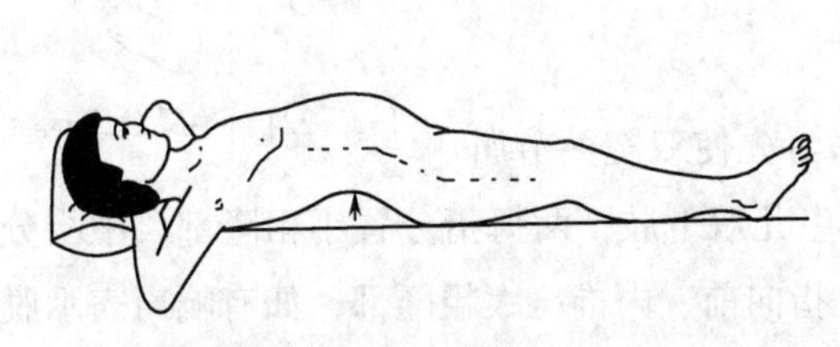

（1）患侧髋关节伸直时，腰椎呈代偿性前凸

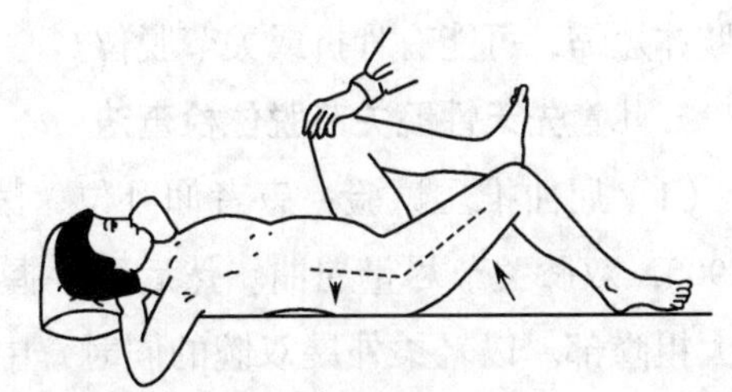

（2）健侧髋关节被动屈曲时，患侧髋关节随之屈曲

图 7-218　髋屈曲挛缩试验

3. 过伸试验

过伸试验又称“腰大肌挛缩试验”。患者取俯卧位，患肢屈膝 90°。医者一手持小腿下段上提使髋过伸，若骨盆随之抬离床面者，即为阳性（图 7-219），表示髋后伸受限。腰大肌疾患及髋关节结核早期及髋关节的炎性病变等，均可出现该试验阳性。

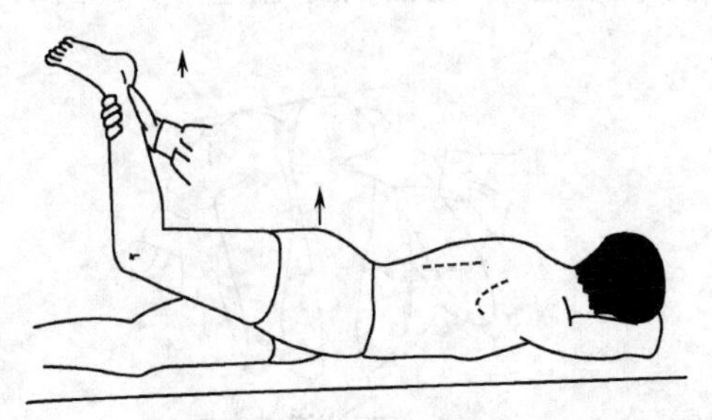

图 7-219　腰大肌挛缩试验

4. 推拉试验

患者取仰卧位，髋、膝关节伸直。一助手固定骨盆，医者一手置大粗隆部，另一手持小腿上推下拉，若能上下移动 2 ～ 3cm，即为阳性（图 7-220）。或医者一手固定骨盆，另一手持小腿上段，使髋、膝关节屈曲 90°，将大腿上推下拉，如有上下过度移动，即为阳性，表示髋关节不稳。股骨颈骨折、髋关节脱位时，此试验常为阳性。

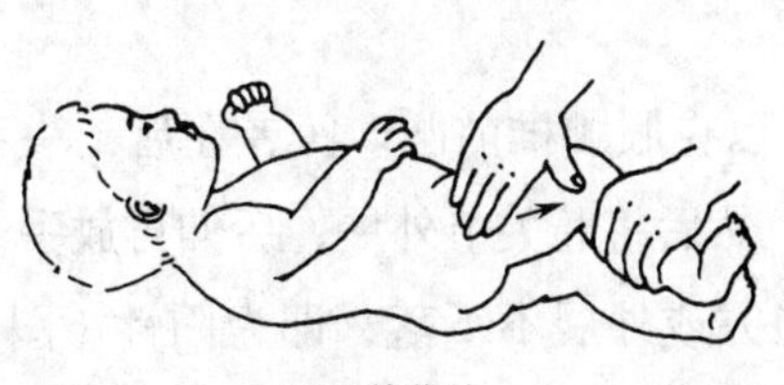

（1）伸位法

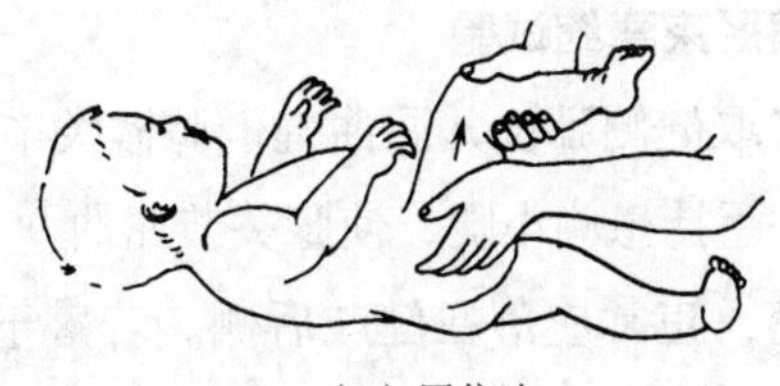

（2）屈位法

图 7-220　推拉试验

5. 单腿独立试验

单腿独立试验又称“臀中肌试验”。令患者先用健侧下肢单腿站立，患肢抬起，患侧骨盆上提，臀皱襞上升为阴性。再用患肢单腿站立，抬起健腿，若健侧骨盆及臀皱襞下降，即为阳性（图 7–221）。此法为检查负重侧髋的稳定度或臀中、小肌力量，任何能使臀中肌无力的病变，该试验均可出现阳性。

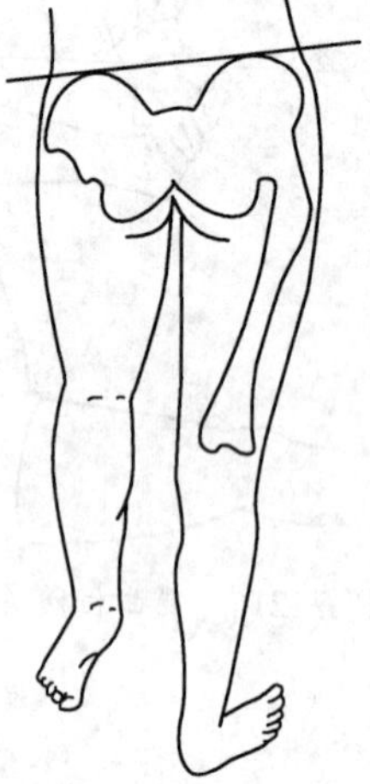

图 7–221　单腿独立试验

6. 下肢短缩试验

患者取仰卧位，双膝、髋关节屈曲，足跟并齐平放床面。正常两膝顶点等高，如一侧低即为阳性（图 7–222），表示低侧肢体短缩，可能有骨折或关节脱位。

7. 儿童先天性髋关节脱位检查法

（1）屈曲推压试验：患者仰卧位，医者先使双髋关节屈曲 90°，双膝关节尽量屈曲。然后两手握患儿双下肢，两拇指分置小粗隆部，中指分置大粗隆部。以轻柔外展双髋的同时，中指向前、内推压大粗隆部，如有响声表示脱位的髋关节已复位。然后拇指在小粗隆部向外推压，如有响声则表示股骨头滑出髋臼，即为阳性（图 7–223）。若拇指放松压力，股骨头即复位者，说明髋关节不稳定，容易发生脱位。该法适用于检查一岁以内的婴儿。

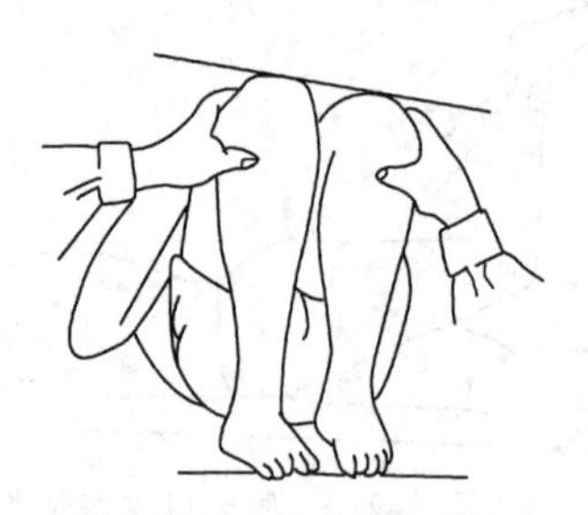

图 7–222　下肢短缩试验

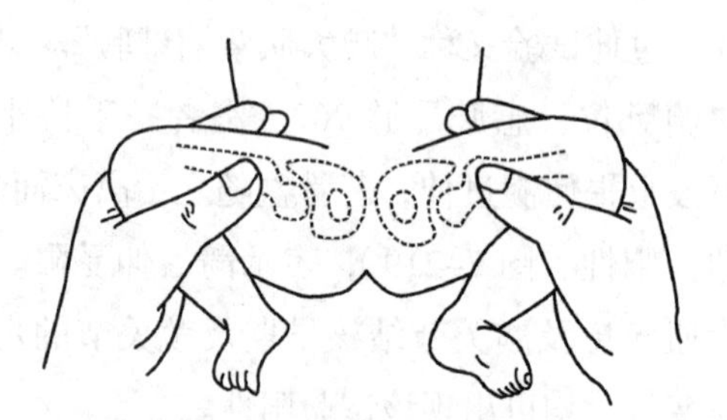

图 7–223　髋膝屈曲推压弹响试验

（2）蛙式试验：又称“双髋外展试验”，适用于婴幼儿。患者仰卧位，医者两手持患儿双膝部，将双膝、双髋关节屈曲 90°，再将两髋外展、外旋呈蛙式位。如一或两侧大腿不能贴近床面即为阳性（图 7–224），说明髋关节外展受限。先天性髋关节脱位时，此试验多呈阳性。

8. 髂胫束挛缩试验

患者取健侧卧位并屈曲健侧膝髋关节，以克服腰椎前凸。医者在后，一手固定骨盆，另一手持患侧小腿，使膝关节屈曲 90°，然后将髋关节外展、后伸再放手，让患肢自然下落，正常应落在健肢后侧。若落于前方或外展不下落，即为阳性（图 7–225），表明髂胫束或阔筋膜张肌挛缩，并可在大腿外侧摸到挛缩的髂胫束。

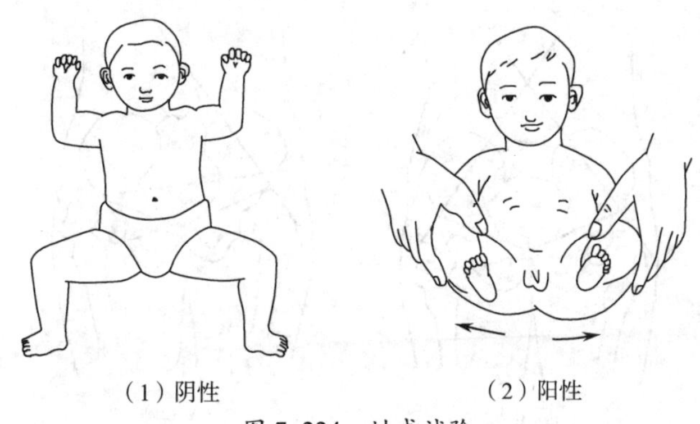

图 7-224　蛙式试验

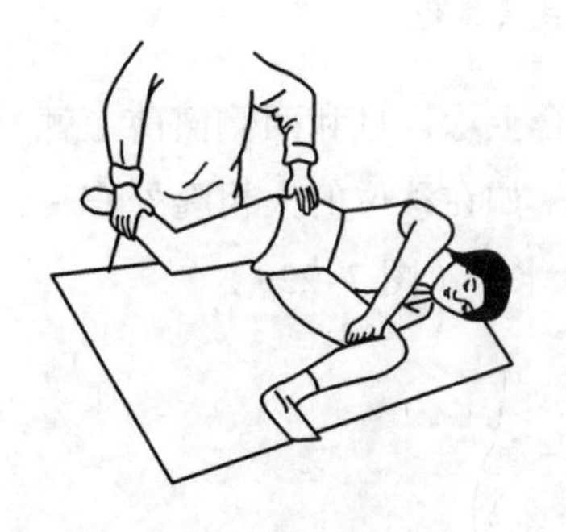
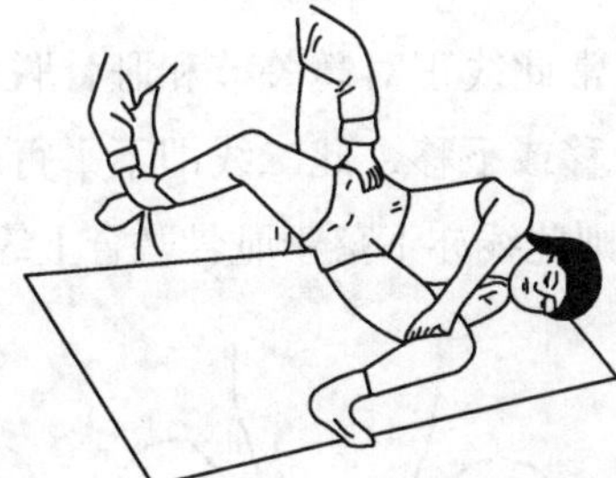
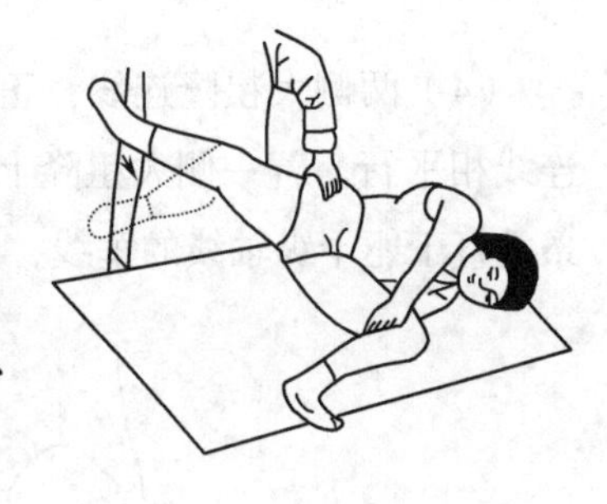

图 7-225　髂胫束挛缩试验

9. 大粗隆位置测定

（1）髂、坐骨结节连线：患者仰卧位，由髂前上棘至坐骨结节画一连线，正常此线经过大粗隆顶部（图 7-226）。若大粗隆顶部高于或远离此线，均为异常。若高出仅在 1cm 以内时，不能作为病理现象。

（2）大粗隆与髂前上棘间的水平距离：患者仰卧位，髋关节置中立位。先自髂前上棘向床面作一垂线，再由大粗隆顶点作一水平线，两线间的距离，正常为 5cm 左右（图 7-227）。两侧对比，若大粗隆上移或下移，则此距离缩短或延长。

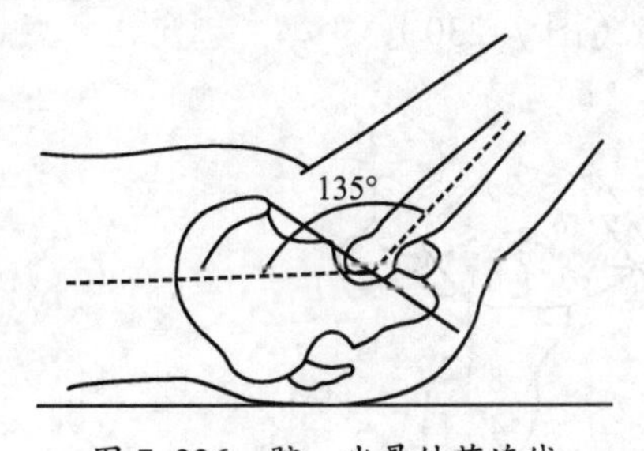

图 7-226　髂、坐骨结节连线

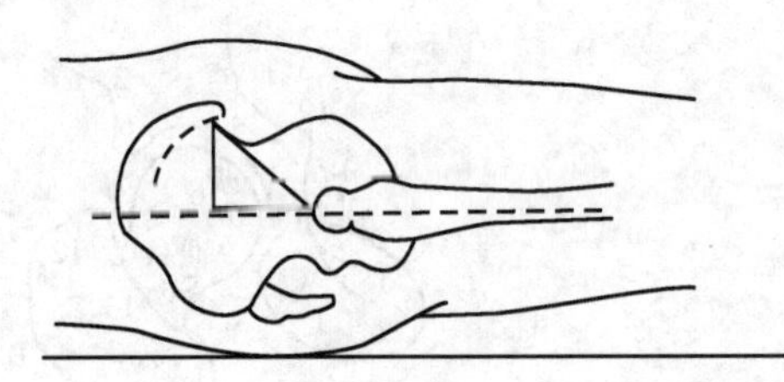

图 7-227　大粗隆与髂前上棘间的水平距离

（3）两侧大粗隆经髂前上棘向腹壁的延长线及其交点：患者仰卧，两髋关节置中立位，分别由两侧大粗隆尖部通过两侧髂前上棘向腹壁引一直线，正常两线应交会于脐上或脐部中线（图 7-228），如一侧大粗隆上移，则此交点位于对侧或脐下。如股骨颈骨折、髋关节后上方脱位和严重髋内翻畸形等，均可出现上述现象。

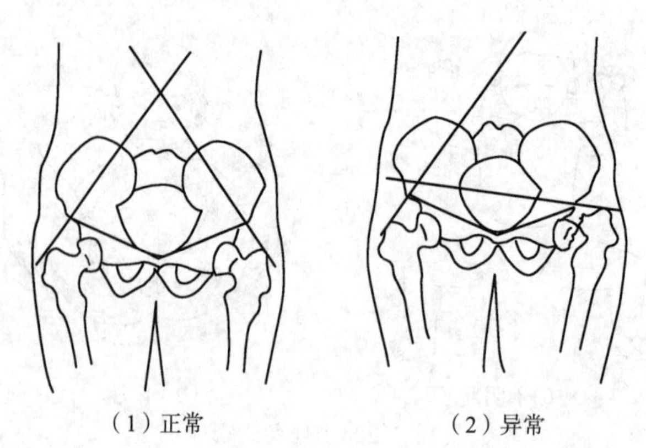

（1）正常　　（2）异常

图 7-228　两侧大粗隆经髂前上棘向腹壁的延长线及其交点

（4）两侧大粗隆连线：正常此线正对髋关节和耻骨联合上缘，且和两侧髂前上棘连线相平行。若一侧大粗隆上移或下移，此二线即不平行。如在移位的大粗隆处作一条垂直于躯干纵轴线的垂线，则此线亦不落于耻骨联合上缘水平（图 7-229）。

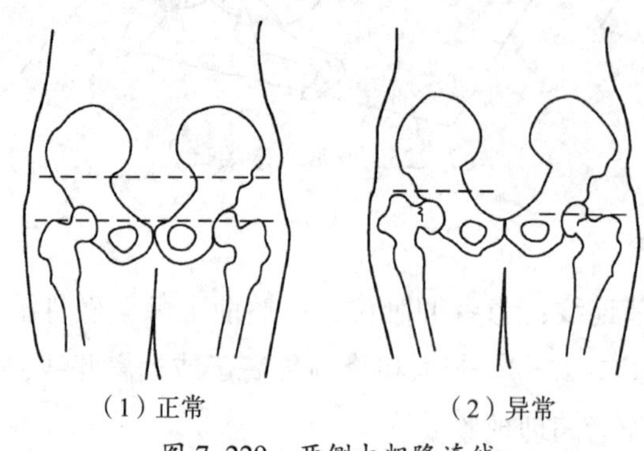

（1）正常　　（2）异常

图 7-229　两侧大粗隆连线

（五）X 线检查

做髋部 X 线检查时，一般应拍正轴位片。儿童先天性髋关节脱位时，应拍包括股骨上段的全骨盆正位 X 线片，以便对比观察及测量（图 7-230）。

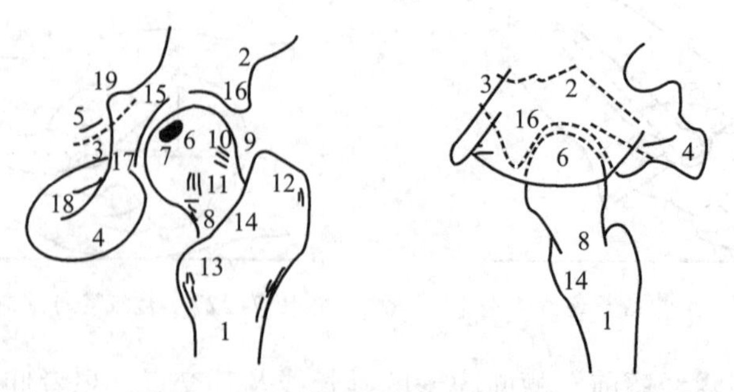

图 7-230　髋关节正轴位 X 线示意图

1. 股骨干；2. 髂骨；3. 耻骨；4. 坐骨；5. 骶骨；6. 股骨头；7. 股骨头凹；8. 股骨颈；9. 头颈分界线；10. 张力线；11. 压力线；12. 大粗隆；13. 小粗隆；14. 粗隆间嵴；15. 髋臼顶；16. 髋臼嵴；17. 关节间隙；18. 闭孔；19. 坐骨嵴

1. 正位 X 线片

（1）股骨颈、闭孔弧线：正常股骨颈内缘与闭孔上缘为一弧线，若股骨头向上或向下脱位，或股骨颈骨折向上移位，此线均不连续。

（2）大粗隆顶端的水平线：沿股骨大粗隆顶部向内作一与股骨纵轴线相垂直的水平线，正常此线应通过股骨头凹陷或其下方。若股骨颈、粗隆间骨折、股骨头骺滑脱等内翻愈合或髋内翻畸形者，由于大粗隆上移，此线将高于股骨头凹陷。

（3）髂颈线：正常股骨颈外缘与髂前下棘外缘为一光滑的曲线，髋关节脱位或股骨颈骨折移位时，此曲线不连续。

（4）股骨颈干角：股骨干的纵轴线与股骨颈纵轴线的夹角，称“颈干角”。正常为130°左右，小于120°者为髋内翻，大于130°者为髋外翻。

2. 髋关节轴位 X 线片

髋关节轴位 X 线片主要观察股骨颈的前倾角和股骨颈骨折后的前后移位。在髋关节轴位片上，股骨颈纵轴线与股骨干纵轴线的夹角，即“前倾角”，正常为13°左右。股骨颈骨折时，前倾角可减小或增大，复位时应注意此角的复常。

3. 儿童先天性髋关节脱位的全骨盆正位 X 线片

（1）髋关节双“十”字测量法：先通过两侧“Y”形软骨上缘画一水平线，再由两髋臼后上缘各画一通过水平线的垂直线。此三条线相交即形成一双“十”字形。正常股骨头骺应在同侧“十”字的内下角，先天性髋脱位时则移向外上方（图 7–231）。

（2）髋臼指数：沿髋臼后上缘关节面向“Y”形软骨水平线画一斜线，两线相交的角，即“髋臼指数”，正常不超过 27°。先天性脱位、髋臼发育不良时，此角可增大（图 7–232）。

（3）先天性髋关节脱位时，股骨颈上端至“Y”形软骨水平线距离缩小（图 7–233）。

（4）先天性髋关节脱位时股骨头骺骨化中心偏小。

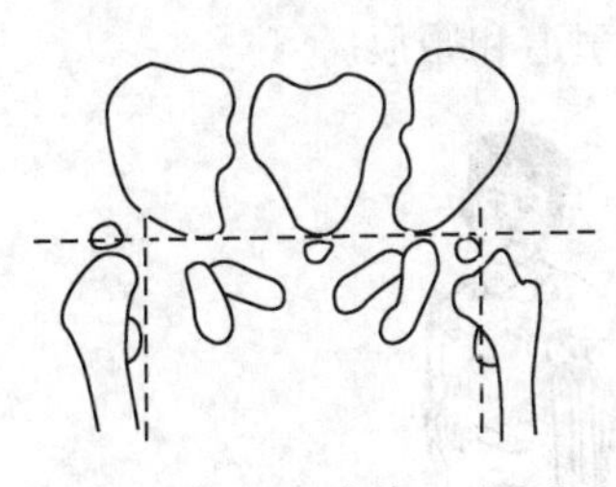

图 7–231　髋关节双“十”字测量法

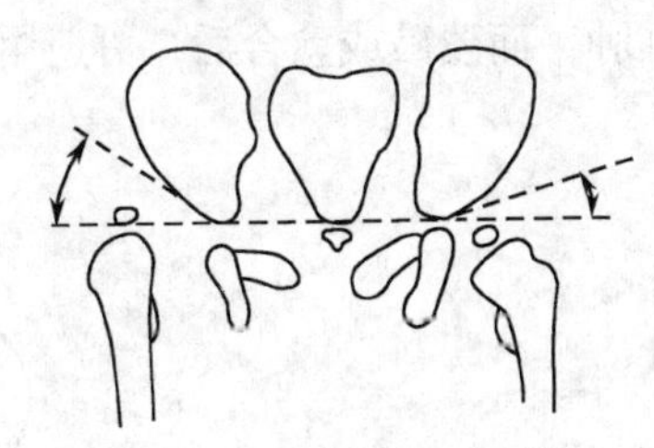

图 7–232　髋臼指数

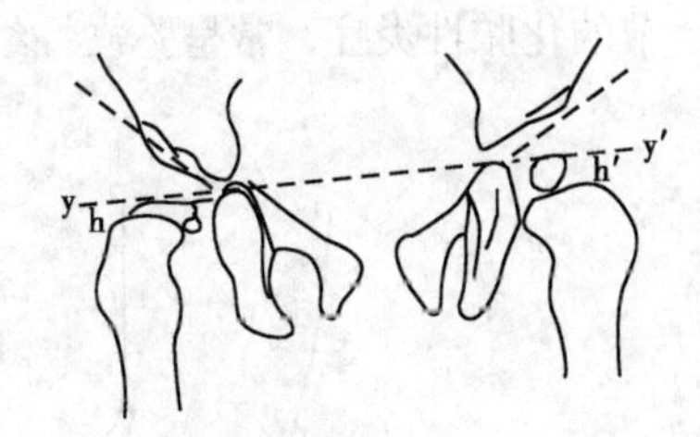

图 7–233　股骨颈上端至“Y”形软骨线垂直距离减小（h < h′）

十、膝部检查

膝关节由股骨下端和胫骨上端组成。实际上，膝关节是由三个关节、六个关节面组成，即股骨内髁关节面与胫骨内髁关节面、股骨外髁关节面与胫骨外髁关节面、股骨滑车前面与髌骨后面的关节面共同组成。

膝关节缺乏球与窝的自然稳定装置，内、外侧半月板可增加其稳定性，但其稳定主要是靠肌肉和韧带，其中股四头肌和内侧副韧带最为重要。膝关节伸直位时最稳定，几乎无任何侧向和旋转活动；屈曲位稳定较差，可有 5°～ 12°的侧向活动及 20°～ 30°的内旋、6°～ 8°的外旋活动，故该体位下易受损伤。

膝关节的主要功能是负重和伸屈活动。髌骨在伸展活动，特别是在伸展至最后的15°中起重要作用。

（一）望诊

检查时，患者脱去长裤和袜子，以便两侧对比。医者首先观察步态有无跛行、蹲起是否自如，再进一步观察有无其他异常。

1. 肿胀

肿胀的部位、范围、程度和性质是诊断的重要依据。一般筋伤肿胀较轻，而骨折、脱位肿胀多较严重。损伤后膝关节的弥漫性肿胀，应考虑关节内骨折和韧带损伤；髌骨骨折后，关节前部呈弥漫性肿胀伴瘀斑；关节两侧的明显肿胀，多为股骨和胫骨的内、外髁骨折；股骨和胫骨髁间骨折时，膝关节多有严重肿胀；腘窝部的严重肿胀，应注意骨折、脱位合并腘窝血管损伤；股骨内髁部的局限性肿胀，多为内侧副韧带损伤或撕脱性骨折。

非创伤性的膝部肿胀较为复杂。髌前半球形的肿胀突起，为髌前滑囊炎表现（图 7–234）；髌上部的肿胀膨隆，为髌上滑囊炎；膝关节滑膜炎少量积液时，两膝眼部饱满，大量积液时，“象面”轮廓不清（正常膝关节半屈位，前面观似“象面”，即髌韧带代表“象鼻”，其两侧凹陷代表“象眼”，股四头肌内侧头代表“象耳”）；膝关节的梭形肿胀（关节肿大，其上下肌肉萎缩），形似“鹤膝”，为膝关节结核的表现（图 7–235）；膝关节的化脓性炎症，常呈弥漫性红肿，而溃破或愈合后，可遗留窦道和瘢痕。

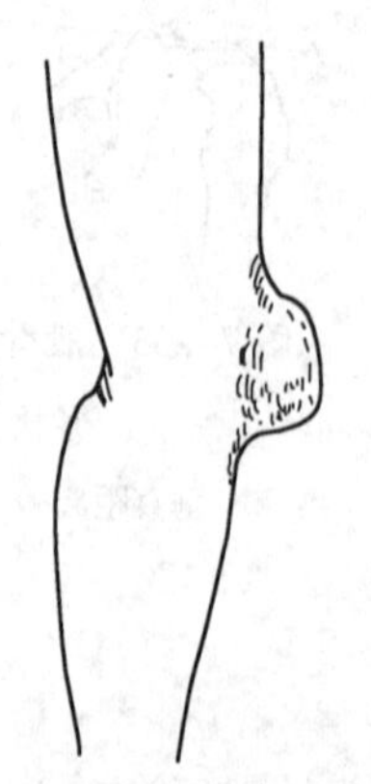

图 7–234　髌前滑囊炎的半球形囊性凸起

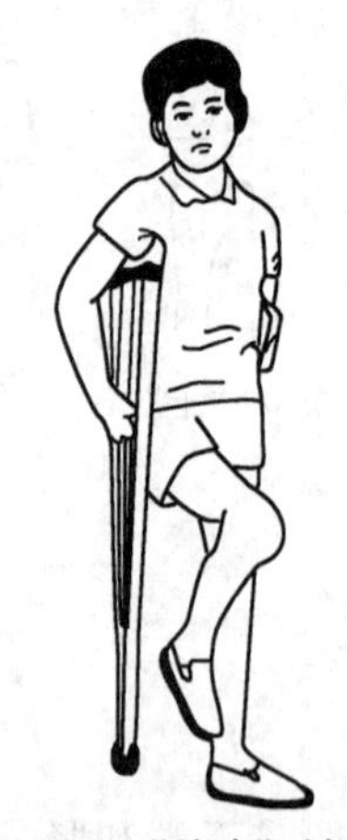

图 7–235　“鹤膝”样畸形

2. 畸形

站立位两足并拢观察。正常膝关节有 5°～ 10°的外翻角和 5°～ 10°的过伸度。

（1）膝内、外翻畸形：又称“O”形和“X”形腿。两踝关节并拢而膝关节不能并拢者，为膝内翻，两膝间距离越大，膝内翻越严重；若两膝关节并拢时，两踝关节不能并拢者，为膝外翻，两踝间距离越大，膝外翻越严重（图 7–236）。

（2）膝反张：膝关节过伸超过 10°以上者，为膝反张。如近膝关节部股骨和胫骨骨折向后成角突起愈合或腰椎骨折合并截瘫者，站立时常呈膝反张状（图 7–237）。

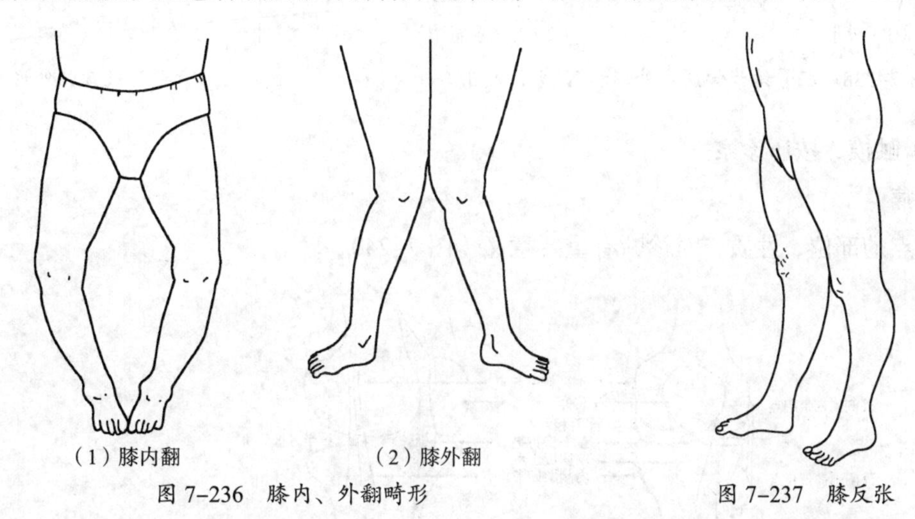

（1）膝内翻　（2）膝外翻

图 7–236　膝内、外翻畸形　　图 7–237　膝反张

（3）膝关节屈曲挛缩：关节不能伸直。膝关节的炎性病变，若长期处于非功能位僵硬时，可后遗程度不等的屈曲畸形；小儿麻痹后遗症的股四头肌瘫，常有膝关节屈曲挛缩畸形。膝关节的横径增宽，多为股骨髁间骨折。

（4）股四头肌萎缩：膝关节部的病变或损伤常引起股四头肌萎缩，如半月板损伤、膝关节内及周围韧带损伤、关节内或关节周围骨折和股骨骨折的长期固定及劳损性疾患等均可引起股四头肌萎缩，严重者一目了然，轻者需两侧对比测量方能确定。

（5）异常高凸或凹陷：创伤后出现的髌下方高突，可能为膝关节前脱位；髌下的凹陷，可能为膝关节后脱位；膝前方平坦低陷者，可能为髌骨骨折；膝前方空虚，外侧高突者，可能为髌骨外脱位；髌上部的凹陷，为股骨髁上骨折。非创伤性的胫骨结节突起增大，为胫骨结节骨骺炎（图 7–238）；膝关节两侧近关节部的局限性高突，多为骨异常骨瘤病；膝关节活动至某一角度时，关节间隙出现突起，多为关节内游离体或半月板囊肿（图 7–239）。

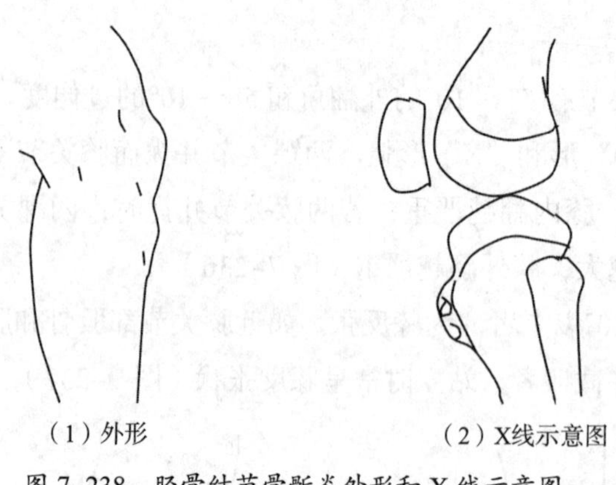
（1）外形　　（2）X线示意图

图 7–238　胫骨结节骨骺炎外形和 X 线示意图

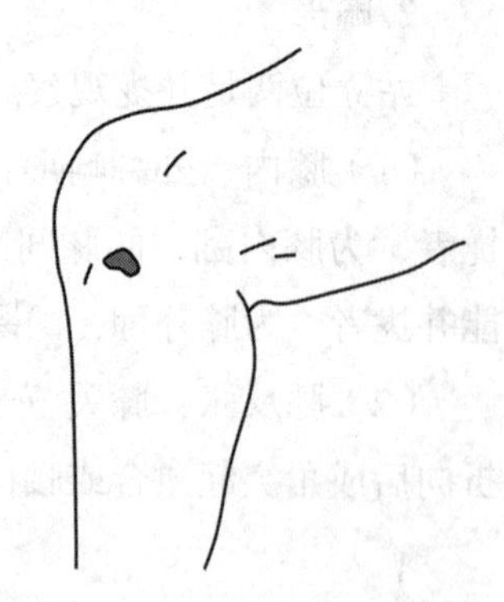
图 7–239　半月板囊肿外形

（二）触摸、按压诊察

1. 压痛

压痛点的部位、性质，对诊断有重要意义（图 7–240）。

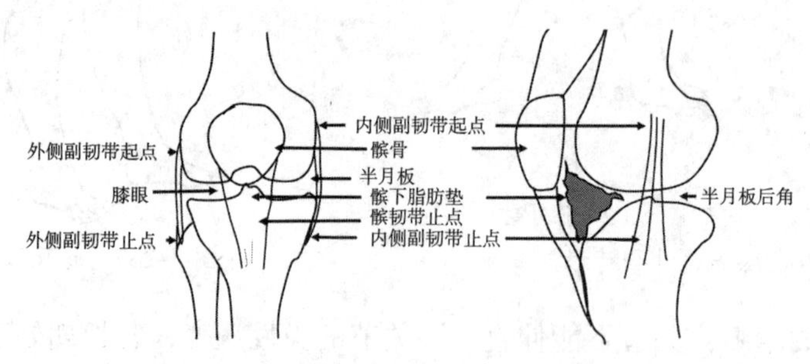

图 7–240　膝部常见压痛部位

（1）损伤性压痛：膝关节内侧副韧带损伤时，多在股骨内髁部有压痛；髌骨下方的压痛伴凹陷，可能为髌韧带损伤；髌骨内侧部的压痛伴肿胀，为髌骨支持带损伤或髌骨脱位；腓骨小头部的压痛，可能为膝关节外侧副韧带损伤；髌骨骨折时，可在相应部触及压痛和裂隙；膝关节间隙压痛，常为同侧半月板或侧副韧带损伤。

（2）劳损性或其他疾患的压痛：髌骨两侧边缘部的压痛，多为髌股关节的劳损性病变；膝关节的劳损性病变，多在两侧关节间隙及“膝眼”部有压痛；髌韧带劳损时，常在其止点胫骨结节部有压痛；髌下缘及髌韧带两侧的深在压痛，为髌下脂肪垫的劳损（检查法：仰卧膝伸直位，一手向内下及外下推髌骨，另一手拇指按压髌下端脂肪垫附着部。脂肪垫损伤时，可有明显疼痛）；胫骨结节骨骺炎时，局部多有明显压痛。

2. 畸形

不同的损伤可触及不同的畸形表现。如髌骨骨折，可在局部触及台阶状畸形或裂隙；髌上方触及台阶状畸形，为股骨远端骨骺移位的表现；髌下方触及台阶状突起为膝关节前脱位，而触及空虚者则为膝关节后脱位；腘窝部触及台阶状突起者亦为膝关节后脱位，而触及钝圆突起者则为膝关节前脱位；髌韧带部触及裂隙凹陷者，为髌韧带损伤；髌上方触及空虚者，可能为股四头肌损伤。

3. 关节积液、滑膜肥厚及摩擦音

正常膝关节有约 5mL 的少量滑液，以润滑关节、缓冲震荡、营养软骨。积液多者，一目了然。中等或少量积液，可用浮髌试验来确定。一般积液超过 10mL，浮髌试验即可出现阳性。

正常膝关节滑膜不能触及，若触摸膝关节软组织增厚有柔韧感，为滑膜增厚，膝关节任何性质的慢性炎症均可导致滑膜增厚。如膝关节结核、色素沉着性绒毛结节样滑膜炎、类风湿关节炎等，均可引起滑膜增生肥厚。

正常膝关节活动不应有摩擦音响。关节内骨折、损伤，或劳损、退化等患者在进行伸屈活动时，可感到或听到摩擦声响。如髌股关节炎在做伸屈活动或推压髌骨时，可感到或听到摩擦声响；关节内游离体、半月板损伤等在做膝关节伸屈活动时，常有声响；慢性滑膜炎引起的滑膜粗糙，可在股骨髁侧方触及粗糙的摩擦感；股骨髁和胫骨平台骨折复位不良患者在做膝关节伸屈活动时，常有摩擦声。

膝关节间隙及周围肿物的触诊，即用拇、中、食三指触摸髌上、髌前、髌韧带两侧、关节间隙及腘窝等处有无肿物（图 7–241）。

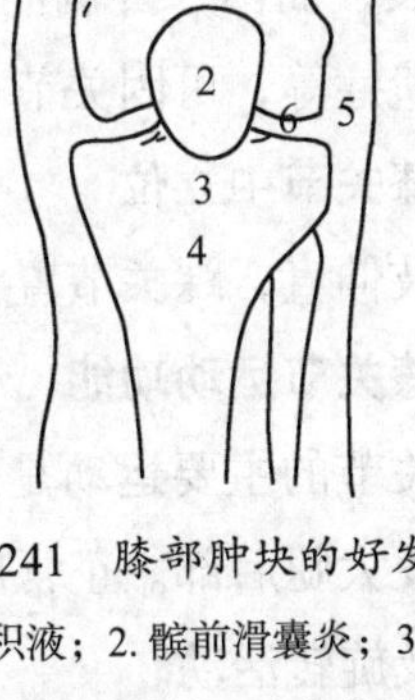

（1）一般性肿物：髌上及髌前滑囊发炎时，局部可触及和看到囊性肿胀；腘窝部触及囊肿，多为腘窝囊肿（或贝克囊肿，图 7–242、图 7–243）；膝关节活动时关节间隙出现的肿物，多为关节内游离体或半月板囊肿，应摸清其大小、数目和硬度等。

图 7–241　膝部肿块的好发部位

1. 髌上囊积液；2. 髌前滑囊炎；3. 髌下滑囊炎；4. 胫骨结节骨骺炎；5. 外侧半月板囊肿；6. 关节内游离体或积液

（2）肿瘤性肿块：股骨下端及胫骨上端是某些骨肿瘤的好发部位。该部位的偏心性突起、硬而推之不移不痛者，多为骨软骨瘤；能触及有乒乓球样肿块者，为巨细胞瘤表现；大腿下段肿而粗大，触之柔韧，有压痛、发热和青筋暴起者，为骨肉瘤的表现。

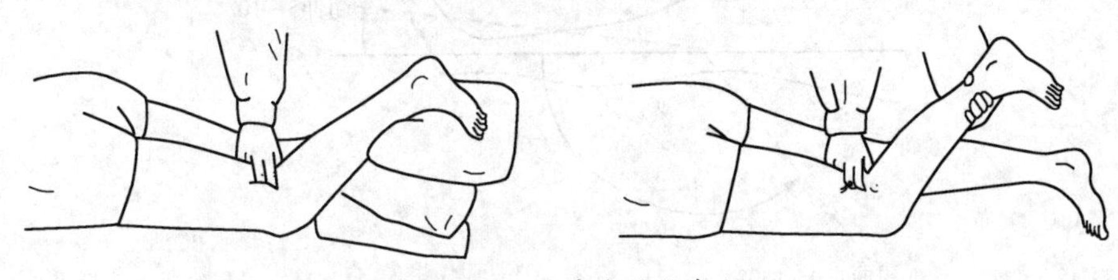

图 7–242　腘窝囊肿触诊法

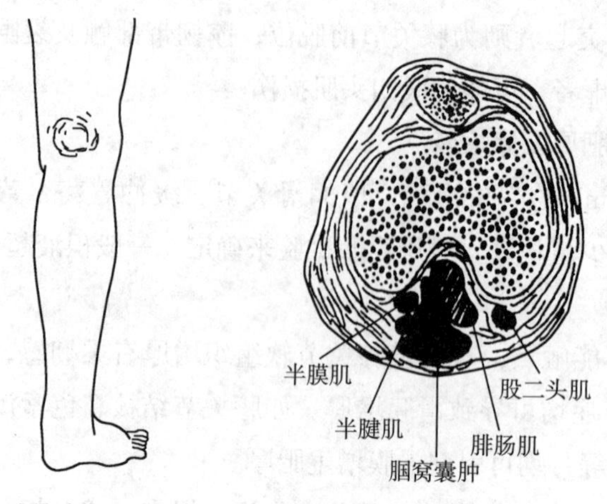

（1）腘窝囊肿外形　（2）腘窝囊肿与周围组织的关系（截面示意图）

图 7-243　腘窝囊肿

（三）膝关节运动功能检查

检查时应脱去长裤，在两侧对比下进行。膝关节的任何疾患，都可使运动受限，而以急性损伤和急性炎症受限最明显。膝关节强直时，任何运动均丧失；关节外疾患时，膝关节受限较小。膝关节的活动度增大，有重要临床意义。如结核性骨质破坏和胫骨平台塌陷性骨折，均可使活动度增大；膝关节损伤后的前后异常活动，多为交叉韧带断裂，而内、外侧向的活动增大，则为侧副韧带损伤；膝关节的肌肉萎缩、小儿麻痹后遗症等，可因关节松弛而活动度增大。

1. 膝关节中立位

下肢伸直，踝关节置 0°位，髌骨和足趾向前。

2. 膝关节运动功能

膝关节的主要运动是伸屈，伸 0°，可过伸 5°～ 10°；屈曲 150°，完全屈曲时小腿可接触及大腿后部。正常膝关节伸直时，无侧向及旋转活动，屈曲 90°时可有小量的被动侧向及旋转活动。

3. 膝关节正常运动范围

①伸直：0°，过伸 5°～ 10°；②屈曲：120°～ 150°；③内旋：屈膝 90°位，可有 20°～ 30°的被动内旋活动；④外旋：屈膝 90°时，有 6°～ 8°被动外旋（图 7-244）。

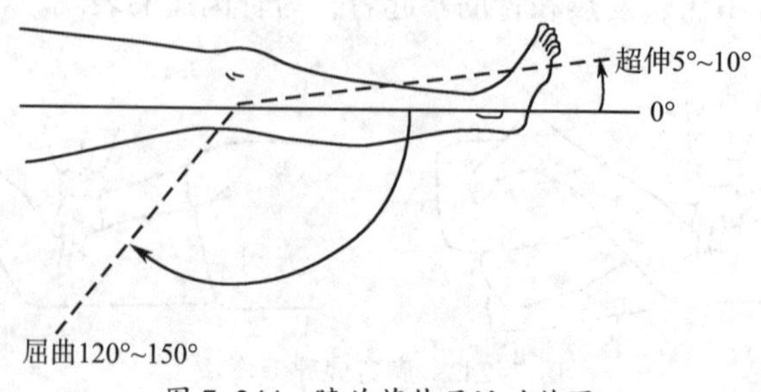

图 7-244　膝关节伸屈活动范围

（四）特殊检查

1. 浮髌试验

患者仰卧，膝关节伸直位。医者一手置髌骨上方挤压髌上囊，并用手指挤压髌骨两侧，使滑液流回关节腔，再以另一手食指轻按髌骨，若髌骨有撞击股髌关节面感，即为阳性（图 7–245），说明积液不多。若髌骨随手指上抬而浮起者，表示积液较多。若为站立位，髌上囊的积液即自然流注关节腔，而髌骨浮起，以两拇指分别推压髌骨两侧，若有髌股撞击感，即为阳性。积液的性质可通过穿刺抽吸来鉴别。急性创伤为血性积液，而急性炎症则可能为脓性，一般多为渗液。

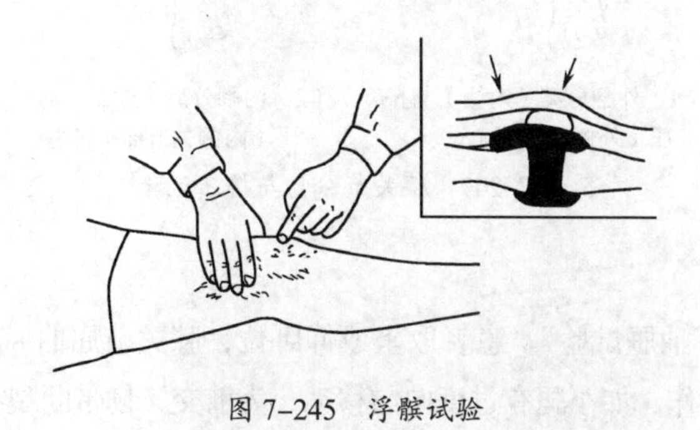

图 7–245　浮髌试验

2. 髌骨研磨试验

患者仰卧，膝关节伸直，医者用右掌按压髌骨，并施力行环旋揉动，使髌骨与股骨髁发生摩擦，出现疼痛者为阳性，提示为髌骨软化症。

3. 单腿半蹲试验

以患肢单腿站立，屈膝下蹲，若出现腿软、疼痛时，即为阳性。髌股关节出现摩擦音时，亦为阳性（图 7–246）。本试验主要用于检查髌骨软化症。

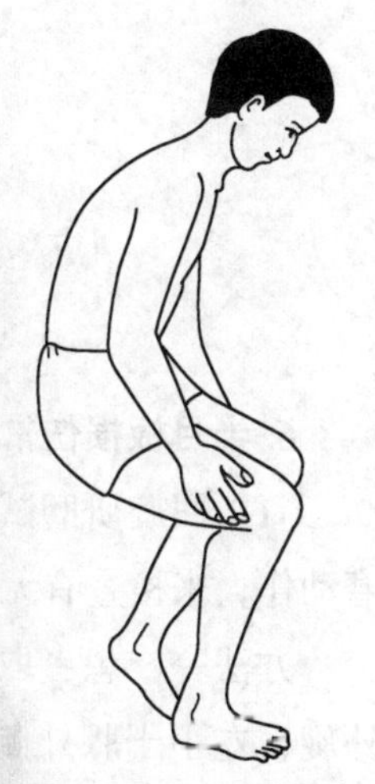

图 7–246　单腿半蹲试验

4. 膝关节分离试验

膝关节分离试验又称“侧方挤压试验”“侧副韧带紧张试验”。患者仰卧，膝关节伸直位。医者一手持小腿下段做外展动作，另一手推膝关节外侧向内，使内侧副韧带紧张。若出现疼痛和异常摆动时，即为阳性（图 7–247），表示内侧副韧带损伤或松弛。也可先封闭压痛点，再极度外展小腿，在内侧关节间隙加大的情况下，拍正位 X 线片做进一步检查。此试验可同时挤压外侧关节面，若外侧半月板损伤时，可出现关节间隙疼痛。此外，亦可用相反方法检查外侧副韧带和内侧半月板的损伤。

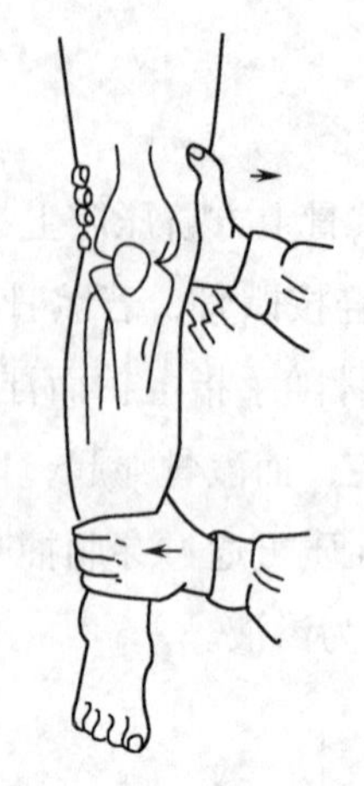

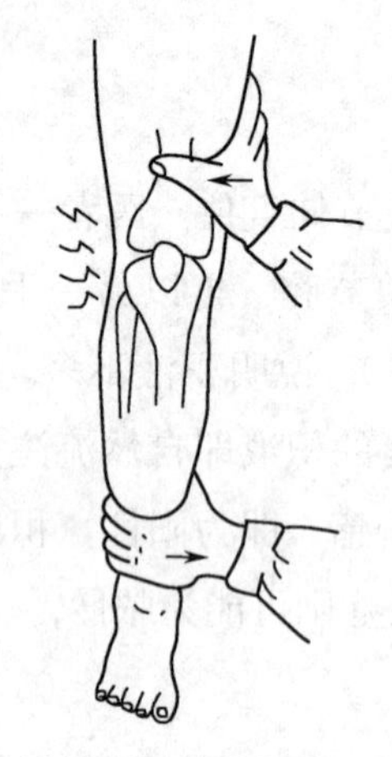

（1）外翻分离（内侧）与挤压（外侧关节面）试验　（2）内翻分离（外侧）与挤压（内侧关节面）试验

图 7–247　膝关节分离与挤压试验

5. 推拉试验

推拉试验又称“抽屉试验”。患者取坐或仰卧位，膝关节屈曲 80°。医者两手握持小腿上端做前拉后推动作，如小腿有过度向前移动，为前交叉韧带断裂或松弛（图 7–248）。

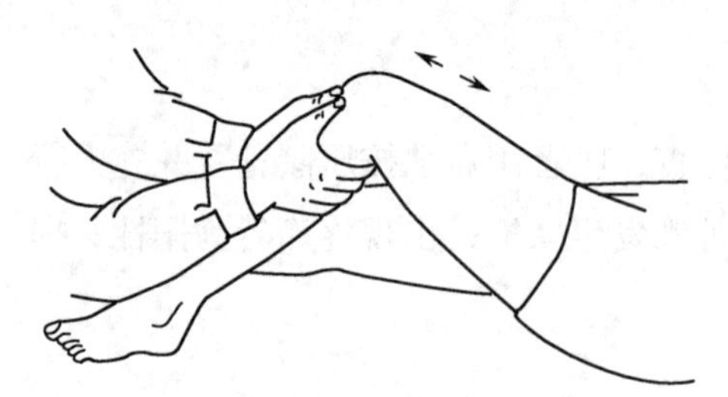

图 7–248　膝关节前后推拉试验

6. 半月板损伤常用的几种检查方法

（1）回旋研磨试验：又称“半月板弹响试验”。此试验是利用膝关节面的旋转和研磨动作，来检查有无半月板损伤。本法有两个动作，各包括三种力量。

方法一：患者取仰卧位。医者左手固定膝关节，右手持足，先尽量屈膝并使小腿外旋，左手于膝外侧向内推挤使膝关节外翻，在保持外旋、外翻的同时，缓慢伸直膝关节。如膝内侧有疼痛和响声，即为内侧半月板破裂。按上法作相反方向的动作，即在膝内翻、内旋的同时伸直膝关节，如膝外侧有疼痛和响声，即为外侧半月板破裂（图 7–249）。以上为本试验的基本方法，但实际疼痛和声响的部位，有时与其相反。即小腿内翻、内旋伸直时，往往内侧半月板疼痛，反之则外侧半月板疼痛。也有不管向内或向外，只要关节面有研磨和旋转，其疼痛始终固定于一侧膝关节间隙。

方法二：医者一手持膝部，触摸内侧或外侧关节间隙；另一手持足或小腿下段，尽量屈膝，使小腿内收、外旋的同时伸直膝关节，如有响声和疼痛为内侧半月板破裂；

反之，小腿外展、内旋伸直时，如有响声和疼痛，为外侧半月板破裂。

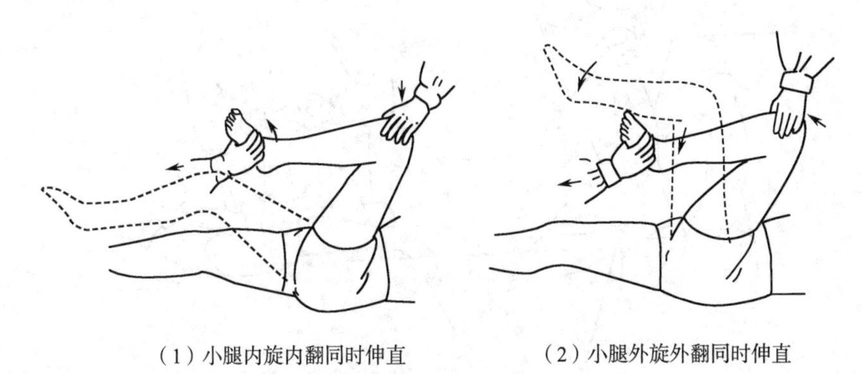

（1）小腿内旋内翻同时伸直　　（2）小腿外旋外翻同时伸直

图 7–249　回旋研磨试验

半月板损伤的部位，可由膝关节伸屈不同角度时所出现的响声和疼痛来判定。半月板后角破裂时，响声和疼痛出现于极度屈膝位；中部破裂时，则出现于屈膝 90°位；前角破裂时，应在膝关节完全伸直时出现疼痛和响声。

在损伤早期，软组织损伤未修复前，该试验即使阳性也不能肯定为半月板损伤。

（2）环转试验：患者取仰卧位，膝、髋关节完全屈曲。医者一手置关节间隙处触诊，另一手握足跟，然后做大幅度环转运动，内旋环转检查内侧半月板，外旋环转检查外侧半月板。同时逐渐伸直膝关节至微屈位，若至一定角度时触之粗响声时，为后角的巨大破裂，低浊声为半月板内缘撕裂（图 7–250）。

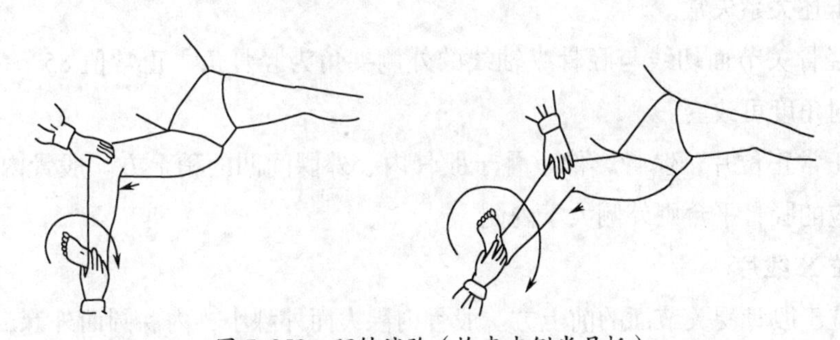

图 7–250　环转试验（检查内侧半月板）

（3）俯卧研磨试验：又称“膝关节旋转提拉试验”或“旋转挤压试验”。患者俯卧位，医者以膝抵压患肢腘窝上部，两手持患肢足部上提膝关节，同时向内或外侧旋转，疼痛表示为韧带损伤；反之，两手持足下压膝关节，并向内或外侧旋转，同时做极度屈膝后再伸直（图 7–251），疼痛则表示内或外侧半月板损伤。根据疼痛出现时膝关节所处的角度，以判定半月板损伤的部位。最大屈度时的疼痛，为后角损伤；直角位出现疼痛，为中央部损伤；伸直时出现的疼痛，为前角损伤。

（4）弹跳征：患者仰卧位，主动伸屈膝关节时，发生弹跳，小腿颤动，并有较大响声，有时伴疼痛，为盘状半月板损伤的重要体征。

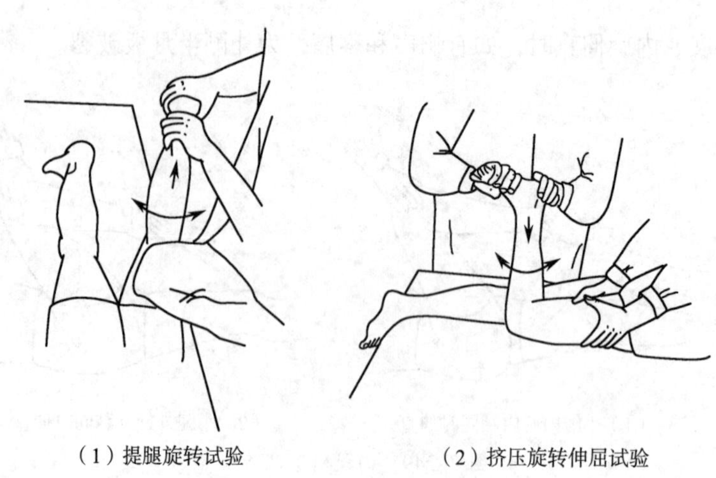

（1）提腿旋转试验　　（2）挤压旋转伸屈试验

图 7–251　俯卧研磨试验

（5）交锁征：当活动膝关节时，突然于某一角度被卡住，不能伸屈并疼痛时，称为“关节交锁”。当慢慢伸屈时，“咯噔”一声交锁解除，关节又能活动。

（五）X 线检查

检查时，一般拍膝关节正侧位 X 线片即可。髌骨有时需拍轴位片，必要时还可拍膝关节隧道位片检查（图 7–252）。

1. 正位 X 线片

（1）膝关节的股、胫两关节面切线互相平行，膝内、外翻及胫骨平台有塌陷性骨折时，则上述关系失常。

（2）胫骨关节面切线与胫骨纵轴线的外侧夹角为胫骨角。正常值 85°～ 100°，膝内、外翻时角度可改变。

（3）正常正位片，髌骨影像重叠于股骨内、外髁间凹的稍上方。股骨内髁大于外髁，相对应的胫骨平台则外侧大于内侧。

2. 侧位 X 线片

髌骨位于股骨髁关节面的前上方。股骨内髁大而外髁小，内髁圆而外髁扁。

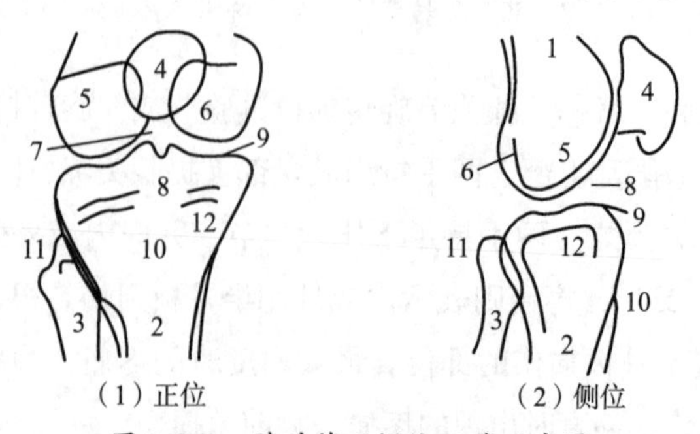

（1）正位　　（2）侧位

图 7–252　膝关节正侧位 X 线示意图

1. 股骨；2. 胫骨；3. 腓骨；4. 髌骨；5. 股骨外髁；6. 股骨内髁；7. 股骨髁间窝；8. 胫骨髁间隆突；9. 胫骨平台；10. 胫骨结节；11. 腓骨小头；12. 胫骨骨骺线

髌骨侧、轴位X线片髌骨的退行性变，轴位片上可观察到髌骨两侧缘的增生和髌骨关节面与股骨的髌股关节面磨损、粗糙、硬化及关节间隙变窄等退行性变；髌骨的上、下移位或错位情况，可由侧位片上观察（图7–253、图7–254）。

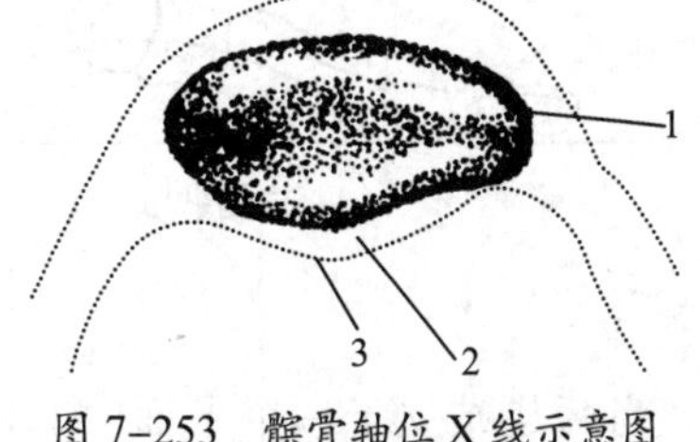

图7–253　髌骨轴位X线示意图

1. 髌骨；2. 髌股关节隙；3. 髌股关节面

3. 膝关节隧道位片　膝关节的退行性变或骨性关节炎时，可较清楚地显示出股骨两髁关节面内侧缘的增生情况（图7–255）。

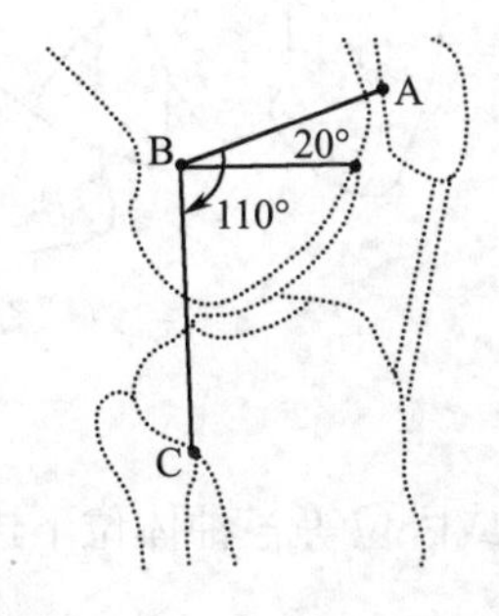

图7–254　髌骨侧位X线示意图

A. 髌骨关节面的中点；B. 股骨髁间窝上方骨质疏松区的中心；C. 胫骨上端后缘和腓骨相交点。利用此三点可测量出髌骨位置的高低，正常在100°～110°，为使用方便，可将此角减去90°（“B”点到髌骨关节面下缘）即10°～20°，大于此角者为髌骨高位，小于者为髌骨低位。可用以判断髌韧带断裂和髌骨骨折复位不良后的髌骨上移程度位置或错位情况和髌骨软化症的发生率与髌骨位置关系的研究

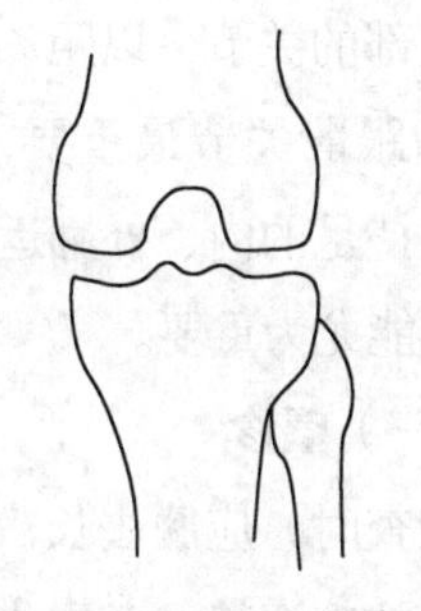
图7–255　膝关节隧道位X线（俯卧屈膝后前位片）示意图

十一、踝及足部检查

踝关节由胫腓骨下端和距骨滑车组成。胫骨远端突出部为内踝，腓骨远端突出部为外踝，胫骨远端后缘的唇样突出为后踝，合称“三踝”，组成踝穴，包容距骨滑车。外踝较内踝长，有限制足外翻的作用，故踝关节内翻损伤多见。

踝关节的主要功能是负重，其运动主要是背伸和跖屈，内收、外展运动幅度很小。

足部的主要功能是负重、站立和行走，推动躯干向前。足部的骨骼排列成内、外两个纵弓（图7–256）和一个横弓（图7–257）。足弓主要是依靠足底的韧带、筋膜和肌肉维持。足纵弓的高度，青年男性为1.5～3.5cm，青年女性为1.5～3.1cm。足横弓由跗骨和跖骨构成为拱桥状，其宽度，男性为6.6～9.8cm，女性为6.3～8.8cm。

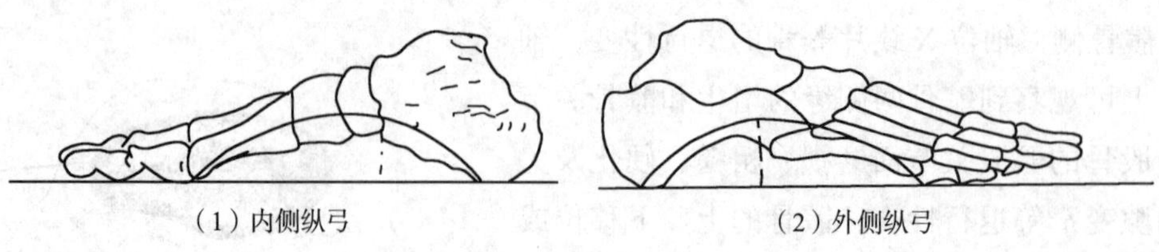

图 7–256　足纵弓

当两足站立于一个平面时，体重主要落在两跟骨及第 1、5 跖骨头上，足跟负重 50%，而第 1、5 跖骨头联合负重 50%。正常足部无论站立或行走，均起支持体重作用。

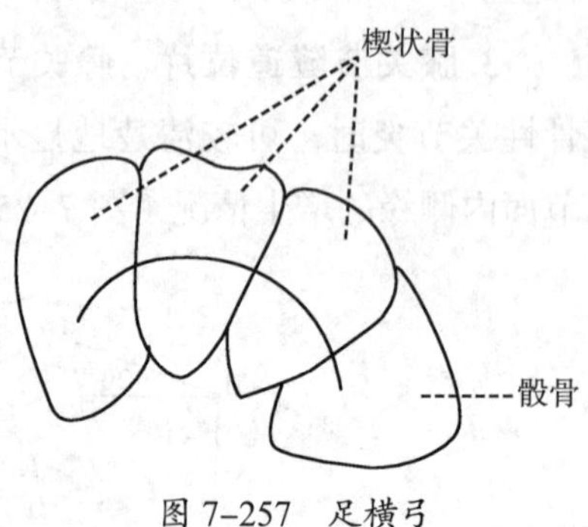

图 7–257　足横弓

足部的关节，以距、跟、舟三骨组成的距跟、距跟舟和跟骰关节最重要，合称三关节。它们相互联系，主持足的内、外翻运动。走不平路面时，跗横关节的功能尤为重要。

（一）望诊

检查时，应脱去长裤和鞋袜，从站立、行走、坐或卧位等各种体位下进行观察。

1. 站立姿势、负重点和步态

站立时的正常姿势，为两足向前或略呈“八”字形，走路抬腿自如，两足前进速度距离相等，步行角度不超过 15°（脚印与路线间的夹角）。若下肢有内或外旋畸形，足处于外展或内收位，就会出现后或前“八”字形脚（图 7–258）。足的负重点，可用脚印来显示（图 7–259）。

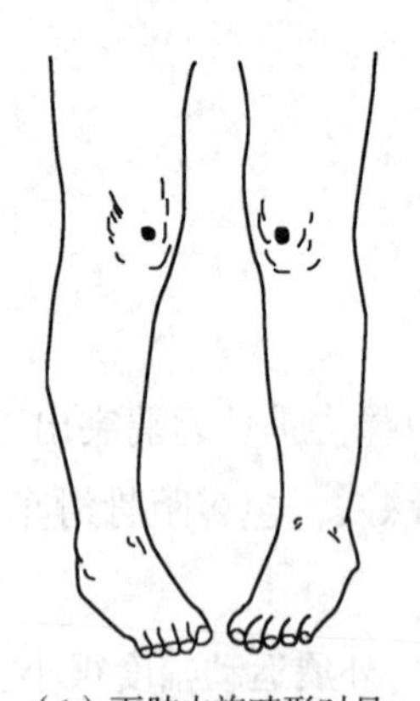

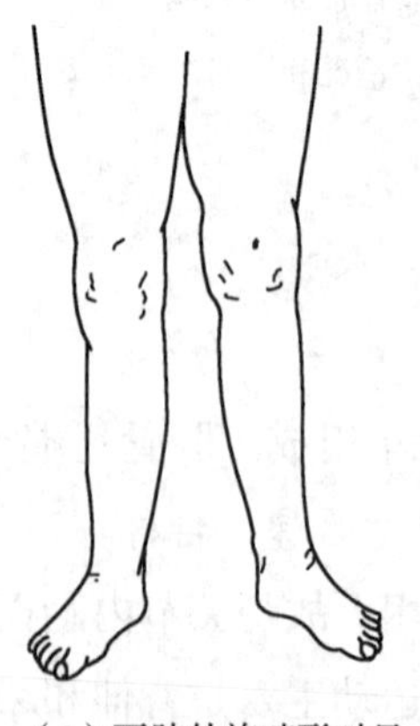

图 7–258　下肢内、外旋畸形时足的异常体形

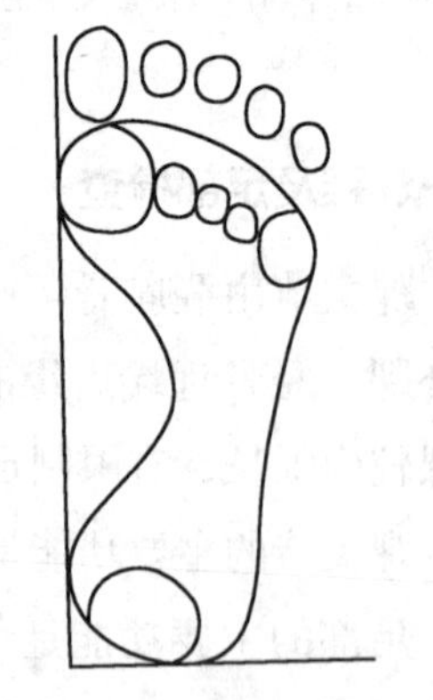

图 7–259　足的负重点

2. 观察足弓、足长和足宽

首先观察足有无平跖和高弓畸形。其方法：将足浸水或足底涂抹墨水或滑石粉，

踏于地面、木板或白纸上，印出脚印，以辨别足弓的形态（图 7–260）。足纵弓低落者显示足长，横弓低落者则显示足宽。

3. 肿胀、瘀斑

踝和足部软组织较薄，创伤后肿胀、瘀斑多较严重，甚或起大量水疱。如踝和足的前外侧扭伤，除外踝前下方肿胀外，足背部可有大片青紫瘀斑；踝关节内侧韧带损伤时，除局部肿胀外，足底内侧可有大片瘀斑；跟骨骨折时，多为踝关节两侧肿胀，足底内后部有大片瘀斑；单踝骨折时，仅在局部有肿胀；两或三踝骨折时，多出现全关节肿胀；距下关节损伤时，踝关节两侧肿胀。足背砸轧伤时，可有严重肿胀并出现大量水疱，甚或皮肤撕裂、剥脱。有些足踝部损伤，即使仅为软组织损伤，肿胀也可长期不消。

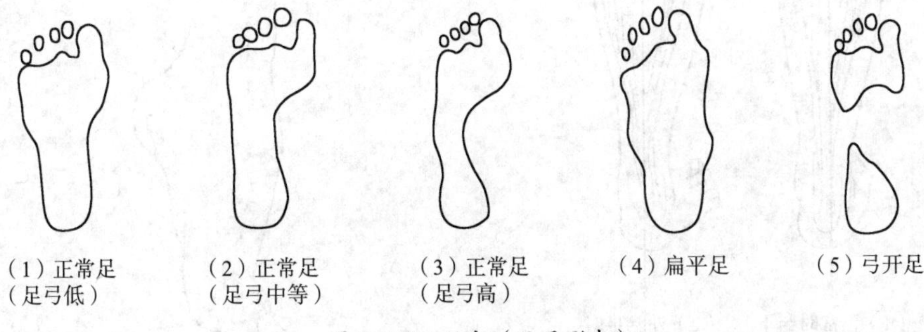

图 7–260　足印（足弓形态）

踝关节的化脓性炎症、结核、类风湿关节炎等，常为全关节弥漫性肿胀。足背或内、外踝下方的局限肿胀，多为腱鞘囊肿或腱鞘炎；跟骨结节部的肿胀，可能为类风湿性骨膜炎或跟腱周围炎；2、3 跖趾关节背侧的局限性肿胀，多为跖骨头软骨炎；第 5 跖骨头部的肿胀，可能为滑囊疾患。

4. 畸形

足踝部骨性结构复杂，损伤或疾患时，畸形较多见。有些畸形如马蹄足、高弓足、仰趾足、多趾、并趾、外翻等一目了然，有些则需两侧对比后才能发现，如跟骨的内外翻、轻度的平跖足等。临床常见的足踝部畸形如下：

（1）损伤性畸形：两踝骨折时，内踝部多有较正常突起。若伴踝关节横径增宽，可能为两踝骨折并下胫腓关节分离；跟骨骨折，多有平足和脚跟增宽；三踝骨折并向后半脱位者则前足缩短，而前足增长者则可能为踝关节前脱位；内踝后高突伴踝外翻者，可能为距骨体骨折伴脱位；足踝增宽伴踝关节外翻畸形者，可能为距下关节脱位；足背的横形突起，并前足短缩、扁平者，为跖跗关节脱位等。

（2）非创伤性足踝部常见畸形

①跟腱与下肢轴线变化：正常站立时，跟腱长轴线应与下肢长轴线相平行。足外翻时，跟腱长轴线向外偏斜（图 7–261），其偏斜程度同外翻程度成正比。

②马蹄足：又称“尖足”“垂足”，为跟腱挛缩、踝关节跖屈畸形。站立时，前足着地，足跟悬空（图 7–262）。若为创伤引起者，则为腓总神经损伤的表现。

③仰趾足：又称“跟足”，与马蹄足相反，为跟腱麻痹、踝关节背伸畸形。站立时，足跟着地前足跷起（图 7–263）。

④内翻足：为腓骨长、短肌麻痹，致距下、距舟和跟骰三关节的畸形。跟骨内旋，前足内收，下肢（胫骨）长轴延长线落在跟腱长轴线（跟骨中线）的外侧（正常二线应重合）。站立或走路时，足外侧着地，甚或呈半圆形畸形（图 7–264）。

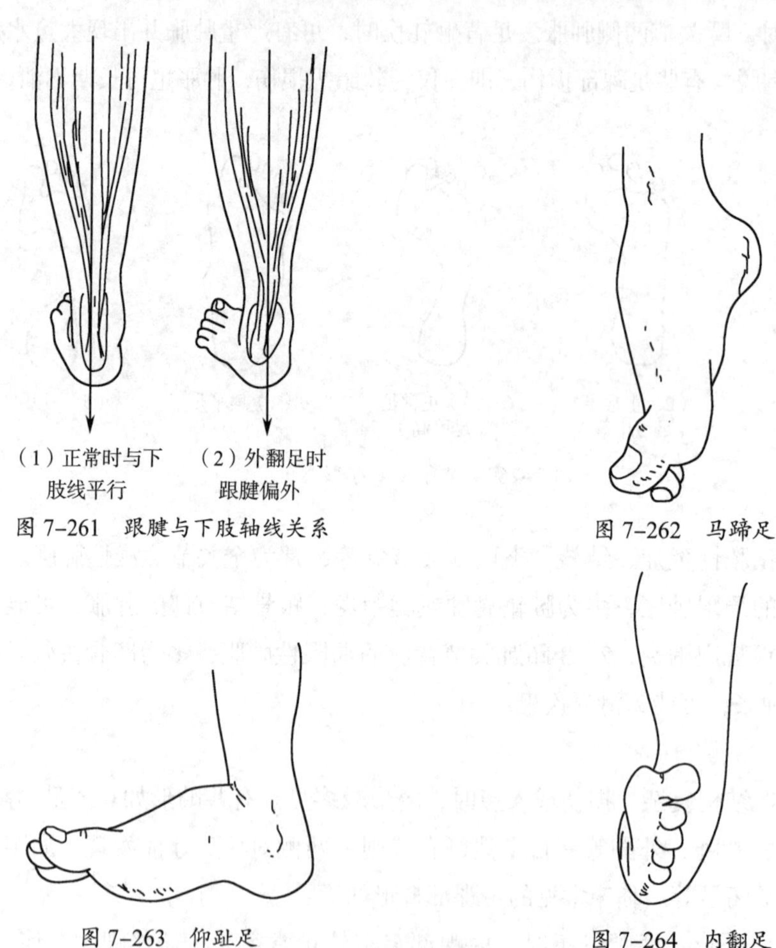

（1）正常时与下肢线平行　（2）外翻足时跟腱偏外

图 7–261　跟腱与下肢轴线关系

图 7–262　马蹄足

图 7–263　仰趾足

图 7–264　内翻足

⑤外翻足：亦为三关节畸形，只是与内翻足相反，乃腓骨长短肌挛缩。跟骨外旋，前足外展，足纵弓低平，舟骨向内突出，胫骨长轴延长线落在跟骨中线内侧。站立和走路时，足内侧着地（图 7–265）。

实际在临床上第 2、4、5 畸形多合并发生，形成马蹄内翻足或马蹄外翻足，而单独发生者较少见。

⑥扁平足：也称“平跖足”。站立时，足纵弓顶点的舟状骨接触地面，且向内突出，前足增宽并外展，跖面可形成胼胝，多合并轻度外翻畸形（图 7–266）。

⑦高弓足：又称“凹足”。与扁平足相反，足弓过高（图 7–267）。

⑧外翻足：第 1 跖骨内收，趾外翻，甚则骑跨于次趾上，第 1 跖趾关节内侧高突（图 7–268）。

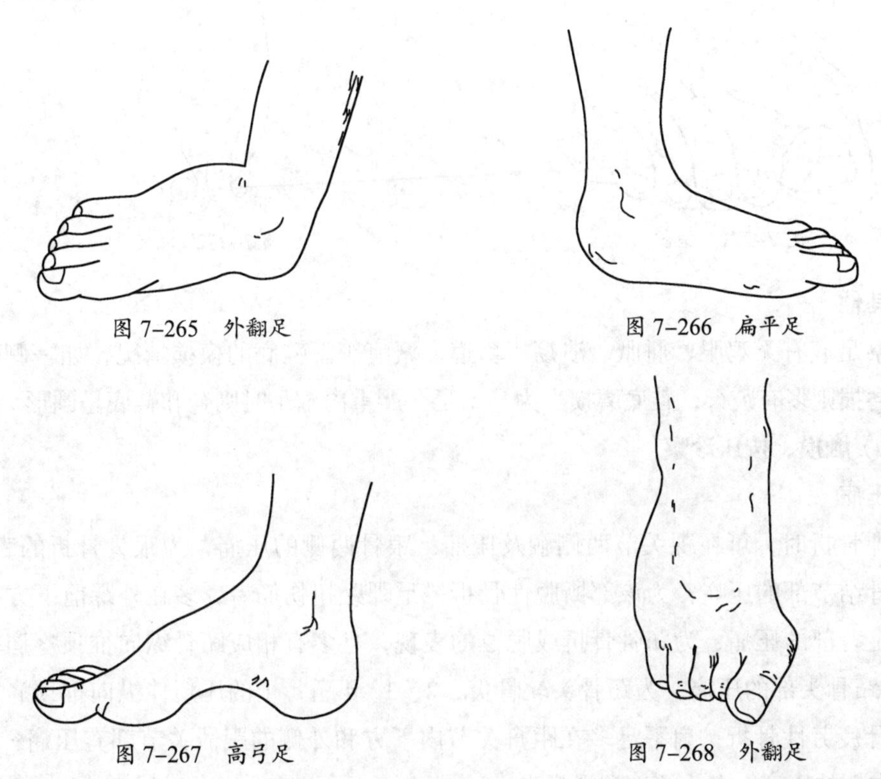

图 7–265 外翻足　图 7–266 扁平足

图 7–267 高弓足　图 7–268 外翻足

⑨草鞋足：为趾与次趾间距过大，犹如穿草鞋时的姿势。两趾之间的足底有一深凹的褶痕（图 7–269）。

⑩爪形足：在高弓足的基础上，跖趾关节过伸，两趾间关节屈曲，形如爪状（图 7–270）。

⑪ 锤状趾：常见于第 2 趾，其跖趾关节过伸，趾间关节屈曲，趾背侧皮肤常有胼胝（图 7–271）。

⑫ 叠趾：常见于趾或小趾，驾叠于相邻趾上（图 7–272）。

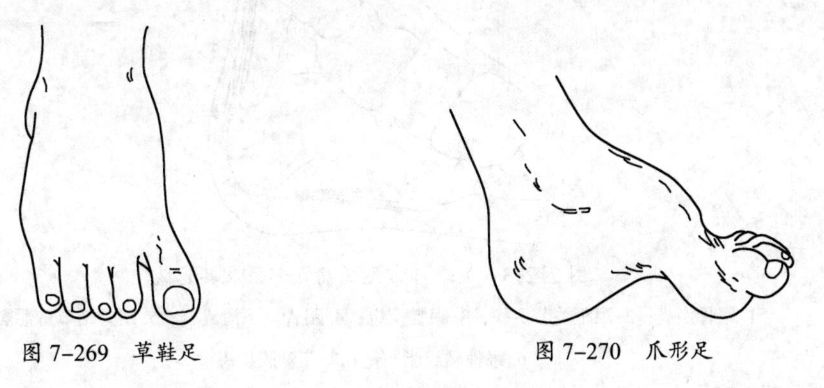

图 7–269 草鞋足　图 7–270 爪形足

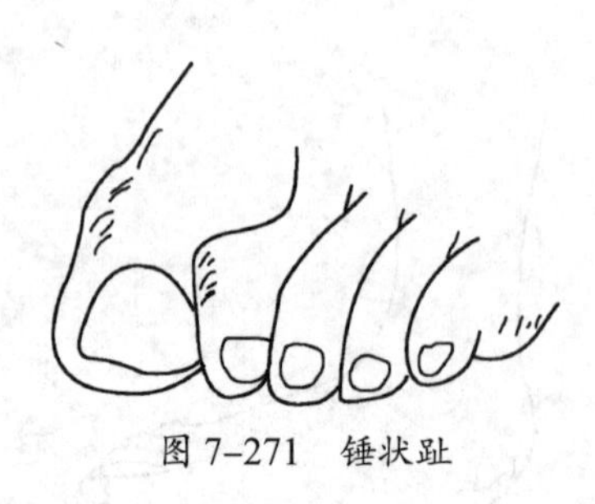
图 7–271 锤状趾

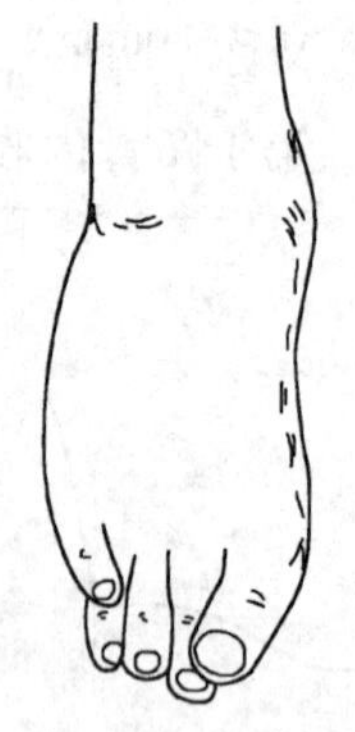
图 7–272 叠趾

5. 其他

观察足底有无鸡眼、胼胝、溃疡、窦道、瘢痕等。鞋底的模损情况，如一侧鞋底有过度磨损则多有跛行，鞋底磨损少为马蹄足，严重内翻足时则鞋和鞋底呈圆形。

（二）触摸、按压诊察

1. 压痛

两踝骨折时，可在踝关节两侧触及压痛；跟骨两侧的压痛，为跟骨骨折的表现；第 5 跖骨结节部的压痛，为该部撕脱性骨折；足踝踒扭伤筋者，多在外踝前下方有压痛；前足背部的压痛，为跖骨骨折或脱位的表现，且多有相应跖骨纵向推顶疼痛。足底 2、3 跖骨头部的压痛，为跖骨头软骨炎；2、3、4 跖骨干的压痛伴纵向推顶痛，可能为跖骨疲劳性骨折；扁平足多在距舟关节内下方和外侧的跟骰关节部有压痛；第 1 跖骨头内侧的压痛，多为该部有滑囊炎。

跟骨及其周围的非外伤性压痛，为多种疾病的表现。如跟腱部的压痛为跟腱周围炎，且多伴有摩擦音和肿胀；若为跟腱断裂，除压痛外尚可触及裂隙；跟腱止点部的压痛，可能是跟腱后滑囊炎；儿童足跟后下方的压痛，可能是跟骨结节骨骺炎；成人足跟跖面的压痛，可能是跟骨骨刺和脂肪垫；足跟前部的压痛，可能为跖腱膜劳损（图 7–273）。

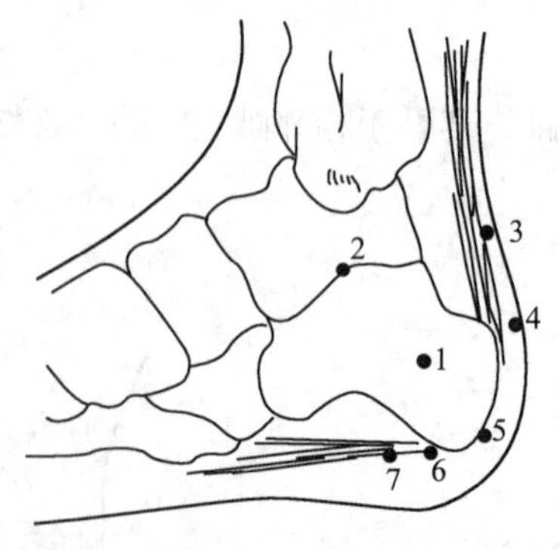

图 7–273 足跟部常见压痛点部位及其意义

1. 跟骨疾病；2. 跟距关节疾病；3. 跟腱疾患；4. 跟骨皮下滑囊炎；5. 跟骨结节骨骺炎；6. 跟骨刺或脂肪垫；7. 跖腱膜疾患

2. 畸形

外踝下触及骨性突起，为跟骨压缩性骨折的表现；距骨周围性跗骨脱位时，可在距舟关节背侧触及距骨头的钝圆突起；舟骨部触及高突时，可能是舟骨脱位或骨折脱位或副舟骨；内踝部触及裂隙或棱状突起，为内踝骨折；距骨骨折脱位时，可在内踝后部触及距骨体的钝圆突起；足前部触及台阶状高突，为跖跗关节脱位表现；第一跖趾关节内侧触及骨性突起，为足外翻的表现。

3. 跟腱张力检查

患者取仰卧或坐位，医者一手持踝上部固定并以拇指触摸跟腱，另一手推足底前部。跟腱挛缩时，张力增大，踝关节背伸受限；跟腱麻痹时，张力减弱，踝关节呈过度背伸。

检查跖筋膜张力时，医者一手固定踝关节并以拇指触摸足底后内侧，另一手推前足背伸。跖筋膜挛缩时，呈弓弦状绷起且合并有高弓足；而跖筋膜松弛时，则足弓低平。

4. 触诊

严重的下肢损伤，应常规检查足部温度、胫前后动脉跳动情况及感觉变化，以判定末梢血循环情况和有无血管、神经损伤。方法：以食、中二指触摸足背和胫后动脉跳动情况。有肿胀时，可先按压推挤后始能触摸清楚。还可用手指按压足趾或趾甲，以观察毛细血管的充盈反应；然后用食、中指腹或背部触摸足背的温度，以判断血循环情况。用手指触摸或以钝针触刺，以测定其触觉和痛觉变化，从而判定有无神经损伤。

（三）踝关节和足部运动功能检查

检查时，先令患者主动做踝关节背伸、跖屈和足趾背伸跖屈动作，若有障碍时则做被动活动。若自主活动障碍而被动活动正常者，为肌肉麻痹或损伤；主、被动活动均受限者，为关节强硬。

1. 踝关节中立位：为足与小腿成 90°，足跟不内、外翻，前足无内收、外展。

2. 踝部和足部各关节正常运动范围（图 7–274）。

（1）踝关节运动范围：主要是背伸跖屈。①背伸：20°～ 30°；②跖屈：40°～ 50°。

（2）距下关节：主要运动为内翻与外翻。①内翻：30°；②外翻 30°～ 35°。

（3）跗中关节（距舟、跟骰）：主要是前足的内、外翻和内收、外展运动。①内翻：30°；②外翻：30°～ 35°。

（4）距骨循胫骨纵轴向内、外的旋转运动。

（5）足部各关节的联合运动：①旋前：外翻与外展同时进行；②旋后：内翻与内收同时进行。

（6）跖趾关节运动：主要是背伸跖屈。①背伸：45°；②跖屈：30°～ 40°。

（7）趾间关节运动：主要是背伸跖屈，其伸屈活动也主要是跖趾关节的联合动作。

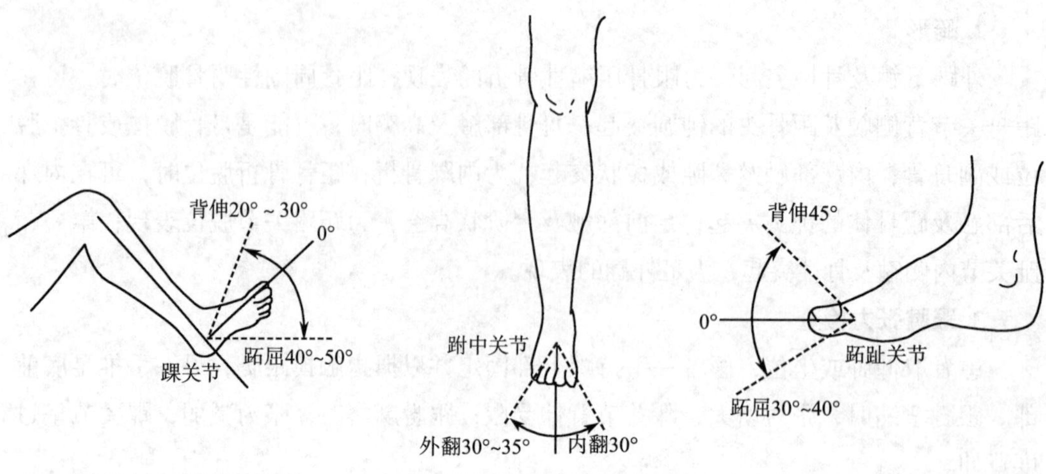

（1）踝关节运动（背伸、跖屈） （2）跗中关节运动（内翻、外翻） （3）跖趾关节运动（背伸、跖屈）

图 7–274 踝、足关节运动范围

（四）踝和足部测量法

1. 轴线测量

正常足部结构与身体重力必须在正确轴线上；否则不但会引起足部疾患，而且还将导致腰、膝部的劳损性病变。

（1）小腿轴线：正常站立时，小腿中段后面的中点与跟骨后面正中的连线，应与小腿至地面的垂直线在一条直线上。如有跟骨内、外翻，则两直线不重合而成交角（图 7–275）。

（2）胫骨轴线：胫骨长轴直线，应正对第 1、2 趾间。如有足内、外翻，平跖或踝关节脱位时，轴线关系则发生变化（图 7–276）。

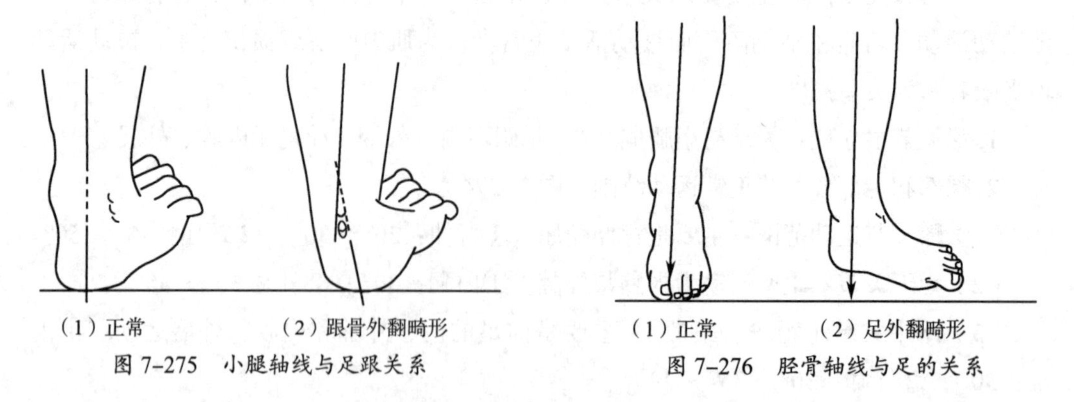

（1）正常 （2）跟骨外翻畸形

图 7–275 小腿轴线与足跟关系

（1）正常 （2）足外翻畸形

图 7–276 胫骨轴线与足的关系

（3）外踝轴线：小腿外侧面经外踝向下的垂直线，应通过足外侧长度（不含足趾）的后 1/3 处（图 7–277）。踝关节骨折、脱位时，此轴线关系发生变化。

（4）前后足关系：以跖跗关节为界，后为后足，前为前足。正常第 1 跖骨中轴线与距骨长轴线基本一致（图 7–278）。若第 1 跖骨内偏为内收足畸形（图 7–279），而外偏为外展足畸形。

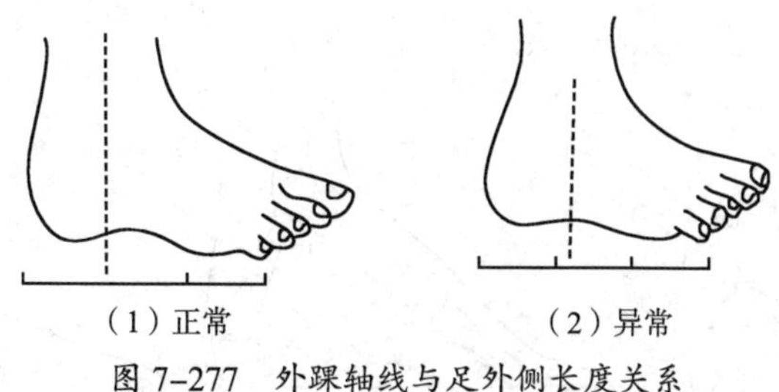

图 7–277　外踝轴线与足外侧长度关系

（5）足长轴：自足跟正中引一轴线，正常应通过第 1、2 趾间。该线与两踝连线相交，前外侧角为 95°左右，若成直角则表示前足外展；大于 95°则表示前足内收（图 7–280）。

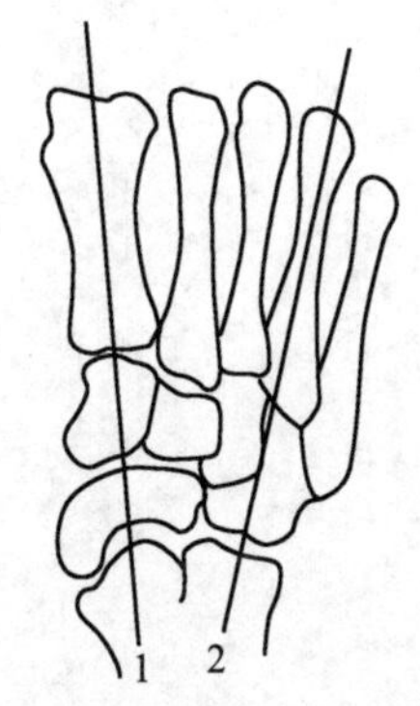

图 7–278　前后足关系 X 线示意图
1. 距骨纵轴延长线通过第 1 跖骨纵轴；
2. 跟骨纵轴延长线通过第 4 跖骨纵轴

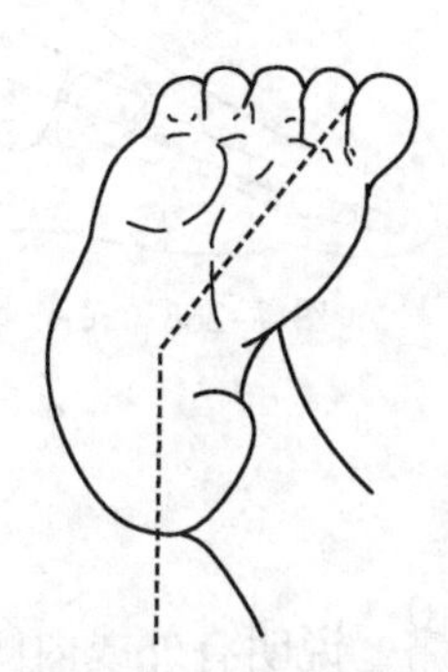
图 7–279　内收足畸形

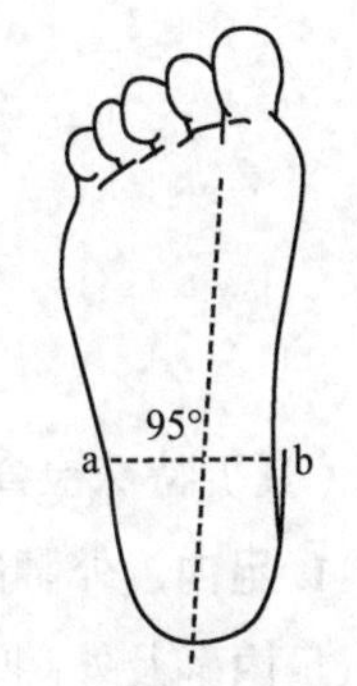

图 7–280　足长轴与两踝连线关系

2. 足弓的测量

（1）足弓指数：足弓除目测之外，还可测定其指数。即以量尺测定足弓高度（地面至足背最高处）和长度（从足跟后缘至最长趾末端），将测出的足高度除以足长度再乘 100 所得数据，即为足弓指数（图 7–281）。正常足弓指数在 29°～ 31°范围内，轻度平足为 25°～ 29°，25°以下为严重平足。测量公式：足弓指数 = 足高度 / 足长度 ×100。

（2）足弓角：第 1 跖骨头、跟骨结节和内踝三点组成的三角形，顶角正常为 95°，平足时可增大至 105°～ 120°，高足弓可减少至 60°。跟骨侧角正常为 60°，平足时减少至 50°～ 55°，高弓足时可增大至 65°～ 70°（图 7–282）。

（3）足舟骨定位线：内踝至第 1 跖骨头内侧连线，正常应通过舟骨结节（图 7–283）。足弓低落时，舟骨结节在此线之下，如扁平足；足弓升

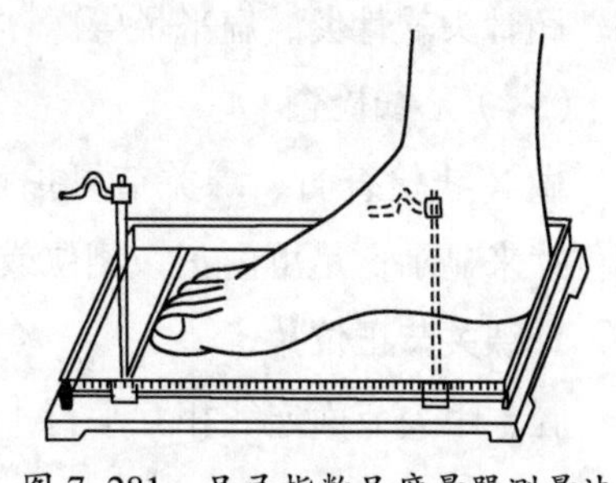
图 7–281　足弓指数足度量器测量法

高者，舟骨结节在此线上，如高弓足。

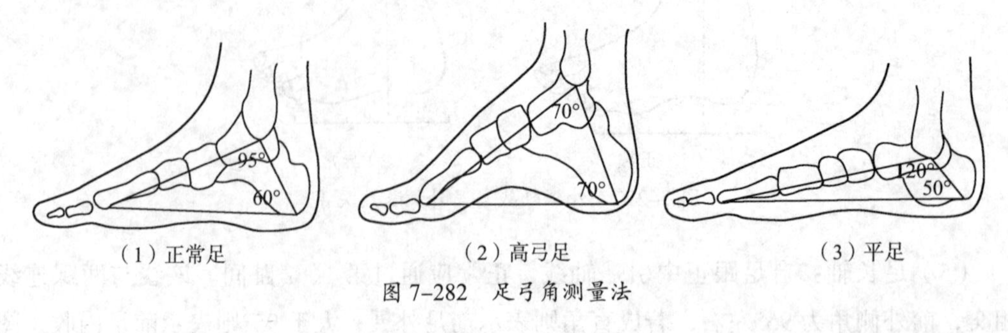

图 7–282　足弓角测量法

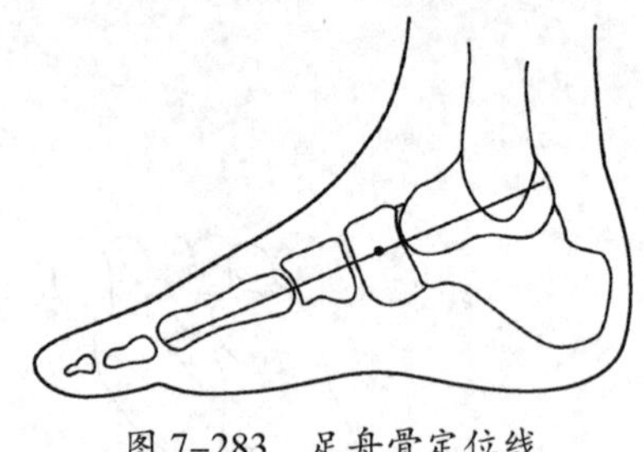
图 7–283　足舟骨定位线

（五）特殊检查

1. 足内、外翻试验

足内翻及外翻时如有疼痛，说明有外或内侧韧带损伤。

2. 跟骨叩击试验

医者用拳叩击跟骨时有疼痛，说明有跟骨骨折或踝关节损伤。

3. 提踵试验

患足不能提踵 30°（踝关节跖屈 60°）站立，而仅能提踵 60°（踝关节跖屈 30°）站立者为阳性，提示有跟腱断裂。因 30°提踵是跟腱的作用，而 60°提踵站立时，则为胫后肌和腓骨肌的协同作用。

4. 跖骨头挤压试验

医者一手持足跟部固定，另一手横行握挤五个跖骨头。若出现前足放射样疼痛为阳性（图 7–284），可能为跖疼病、跖骨头软骨炎、扁平足等。

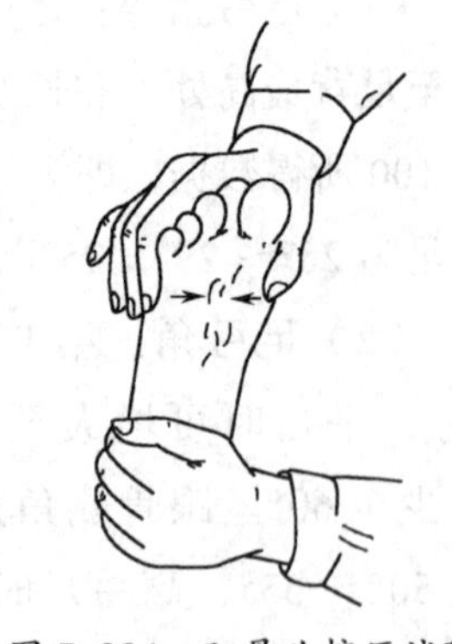
图 7–284　跖骨头挤压试验

（六）X 线检查

做 X 线检查时，踝关节可拍正、侧位片，跟骨可由侧轴位片来显示；足可由正、侧位或斜位片来显示。

1. 踝关节正位片

胫、距关节面连线相互平行［图 7–285（1）］。

2. 踝关节侧位片

胫、距二骨关节面呈距离相等的两弧线，踝关节脱位及先天性畸形等均可使上述关系改变［图 7–285（2）］。

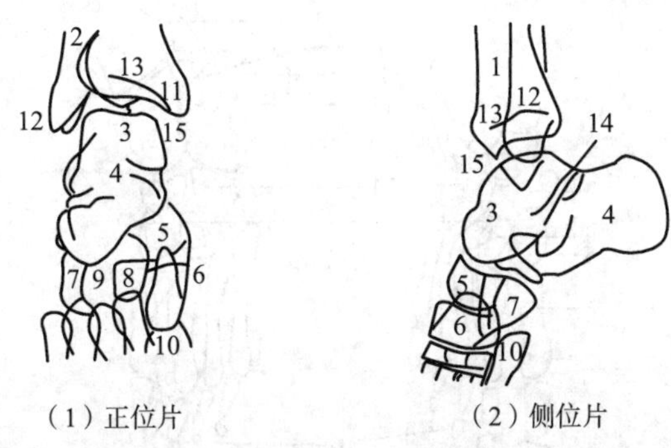

（1）正位片 （2）侧位片

图 7–285 踝关节正、侧位 X 线示意图

1. 胫骨；2. 腓骨；3. 距骨；4. 跟骨；5. 舟骨；6. 第 1 楔骨；7. 骰骨；8. 第 2 楔骨；9. 第 3 楔骨；10. 跖骨；11. 内踝；12. 外踝；13. 胫骨骨骺线；14. 跟距关节；15. 胫距关节

3. 跟骨侧轴位片

（1）跟骨结节角：由跟骨侧位片上，做跟距关节后上缘及跟骨后上缘二点连线，并做跟骨前突上缘及跟距关节后上缘二点连线。二线的后侧夹角，正常值为 25°～45°。跟骨压缩骨折、先天性畸形足、扁平足等结节角减小，高弓足跟骨结节角增大［图 7–286（1）］。

（2）跟骨轴位角：由跟骨轴位片上，分别作跟骨内、外缘突出部的切线，二线交角正常值为 17°，跟骨骨折后多向外突起成角而致该角度增大［图 7–286（2）］。

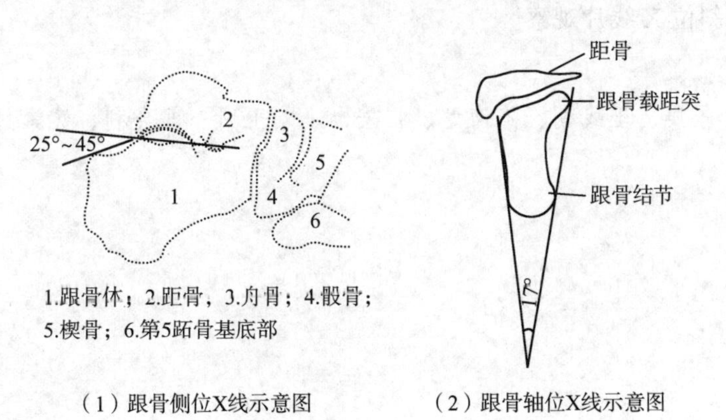

（1）跟骨侧位X线示意图 （2）跟骨轴位X线示意图

图 7–286 跟骨侧轴位 X 线示意图

4. 足正、斜位片（图 7–287）

（1）距骨纵轴延长线：由足正位片上做距骨纵轴线与第 1 跖骨纵轴线，正常时二线相一致；跟骨纵轴延长线与第 4 跖骨纵轴线相一致。跖跗关节脱位和足的先天性畸

形等，上述关系紊乱。

（2）踇趾外翻角测量：足正位片上，第 1 跖骨与踇趾趾骨的纵轴线交角，正常值为 10°～ 20°，称为“生理性外翻”，角度增大时为外翻畸形。

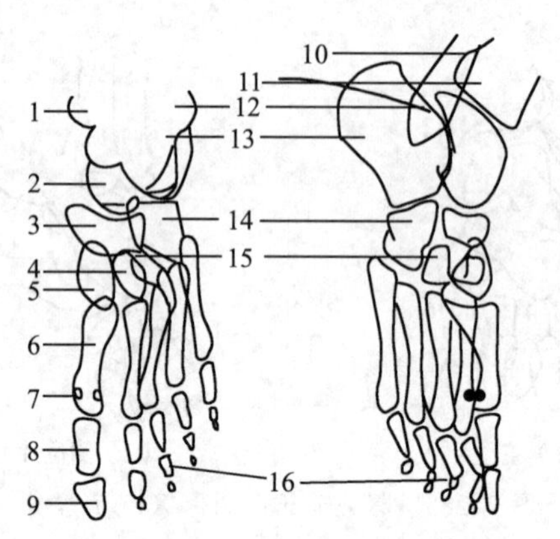

图 7–287　足正斜位 X 线示意图

1. 内踝；2. 距骨；3. 舟骨；4、5、15. 楔骨；6. 跖骨；7. 籽骨；8. 近节趾骨；9. 远节趾骨；10. 腓骨；11. 胫骨；12. 外踝；13. 跟骨；14. 骰骨；16. 中节趾骨

（3）扁平足可由足侧位片上做如下测量：①内弓：跟骨与水平接触最低点，距骨头最低点，第 1 跖骨头与水平接触最低点，三点连线与第 2 点所形成的夹角，即内弓角，正常值为 113°～ 130°。②外弓：跟骨水平接触最低点、跟骰关节最低点、第 5 跖骨头与水平接触最低点、三点连线与第 2 点所形成的夹角，即外弓角，正常值为 130°～ 150°。

（4）跖骨骨折：其内外移位可由足的正位 X 线片上来观察；而向足底和背侧的移位，有时需拍斜位 X 线片观察。

（张茂、王战朝、陈海龙、崔宏勋、刘玉珂、郭会利、沈素红、李少侠等）

第八章　创伤急救与并发症

创伤急救和并发症的处理很重要，如处理不当，轻者加重损伤或招致感染，增加患者的痛苦，重则形成残废甚至影响生命。因此，对创伤并发症能迅速准确地诊断和处理是非常必要的。

中医对创伤急救的内容很早就有了记载，并积累了丰富的实践经验。早在西周、春秋时期，对创伤就有了病名分类。战国时代《脉法》《阴阳脉死候》等记载了创伤的急救治疗。秦汉时代已十分重视对“猝死”的急救，张仲景首创了人工呼吸救治法。扁鹊“以刀刺骨”及华佗的“刮骨疗毒”术等都说明了这一时期中国医学骨外科技术的发展。三国两晋南北朝时期，对一些导致死亡的创伤证候有了比较明确的认识，并总结了早期处理、抢救的经验。隋唐时期，对创伤急救形成了一整套处理方法，理论上也有了进一步的发展。宋代《洗冤集录》记载了当时对创伤的诊断、局部检查法、对损伤危重症的治疗方法和药物，介绍了葱白炒热敷伤处的止痛法、酒调苏合香丸灌治“五绝及堕打猝死”等。明清时期，异远真人在《跌损妙方》中指出跌打损伤的主要病机是“气血不流行”。《医学入门》的“折伤专主血论”指导了对严重失血引起的昏厥及瘀血攻心等创伤危重证候的治疗。薛己主张用“独参汤以回阳”。后世医家，特别是在“有形之血不能速生，几微之气所当急固”的观点指导下，都采用“独参汤”救治失血昏厥等危重伤员。另一方面，止血带和止血药的运用也得到了改进和发展。杨清任于《外科集验方》中提出了对金疮要用绳或绢缚住“血路”以止血，然后再在伤口上掺止血药的治疗方法。

第一节　现场急救

急救的目的是抢救生命，防止患者再度受伤，防止伤口污染，减少痛苦，创造运送的条件。急救一般在现场进行，急救用品必须就地取材。

一、就地检查

首先需要扼要地了解伤情，迅速地加以分析，确定损伤性质、部位、范围等，不能只注意损伤明显部位而忽略了其他部位的检查。检查时要轻柔细致，不可粗暴地翻身和搬动，以免加重损伤程度及造成休克或加重休克。

1. 检查有无呼吸困难、发绀、异常呼吸等现象。

2. 测脉搏、呼吸、血压，观察皮肤色泽。如患者脸色苍白、四肢发凉、出汗或肢端发绀、脉细弱而速，收缩压在 90mmHg 以下者，提示有休克发生。

3. 检查伤口有无出血及出血情况。

4. 凡神志不清，瞳孔改变，耳鼻道出血，眶周皮下瘀血，应疑有颅脑损伤。

5. 检查有无胸、腹、盆腔、内脏损伤及内出血。

6. 检查有无脊髓、周围神经损伤及肢体瘫痪等。

7. 检查肢体有无肿胀、疼痛、畸形及功能丧失表现，确定是否有骨折、脱位。

二、急救处理

1. 抗休克

严重骨折同时合并有其他并发症的患者，应注意预防休克发生。对已有休克的患者，应积极抗休克治疗，抢救生命。

2. 止血

出血为创伤后休克的主要原因，不加以控制则会引起或加重休克。现场止血可根据不同情况，采用加压包扎、填塞压迫、止血带、骨盆带或抗休克裤等方法，以简单有效地挽救生命为主。对于四肢大出血，使用止血带方法简单，效果确实，但绑扎的部位要正确，松紧要适度，否则会加重出血（压迫静脉而未压住动脉）。

使用止血带，必须要注意下列几点：

（1）止血带不应直接与皮肤接触，可利用衣服三角巾或毛巾等作为衬垫。

（2）缚扎部位必须在膝或肘关节以上。上臂应避免放在中下 1/3 处，以免引起桡神经损伤。

（3）缚扎止血带的伤员，须在明显部位标记止血带缚扎的时间。

（4）止血带缚扎的时间最长不超过 2 小时，否则应隔 1 小时左右放松一次。如伤口过大或大血管损伤而丢失大量血液时，不可轻易将止血带放松。

3. 伤口处理

现场处理伤口的目的在于保护伤口，防止再度污染，给以后清创创造有利条件。一般就地取材，用无菌纱布或清洁布料或干净衣服等覆盖伤口并包扎，切忌填塞污物，局部不必敷药。开放性骨折断端外露时一般不宜还纳，以免加重深部感染；如已还纳，则应注明原来骨折端外露，以便清创处理时加以重视。如有四肢外伤性断肢（趾、指），除按一般包扎外，还要把断离的肢体包起一并送到医院。

4. 骨折肢体临时固定

四肢骨折时，骨折断端活动可以引起疼痛，损伤周围软组织，增加出血，引发或加重休克。经初步检查，凡疑有骨折的肢体，应立即予以固定。无理想固定器材时，可就地取材，如树枝、木板、木棍、报纸、枕头、纸板等都可作为固定器材。无物可取时，可用布条将上肢屈肘90°悬吊在胸前，下肢可伸直与健肢捆在一起。

5. 创伤患者的运送

经上述处理后，根据实际情况，可酌情转送患者。运送时要力求平稳、舒适、迅速，不倾斜、少振动，搬运要轻柔。四肢不要靠在担架边缘，以免途中撞击，引起疼痛，使病情加重。有开放伤口时，应力争在6～8小时内送到医院，以便做一期清创缝合；疑有脊柱骨折时，由二人将患者推滚到木板或担架上；或有一人扶头，一人抬腿，中间两人托住脊柱，将患者平放到木板或担架上，避免腰脊屈曲。放下或抬起时，要求动作一致，绝对禁止一人拖肩、一人抬腿搬动或一人背送。如用布担架，患者要俯卧，使脊柱伸直。颈椎损伤的患者，如搬动不当，有加重脊髓损伤的危险，可促成患者短期内死亡，所以搬运时要使头部固定于中立位，不屈不伸，颈部两旁挤以沙袋、纸匣或卷叠的衣服，防止颈部左右旋转。骨盆骨折的患者，臀部两旁应挤以软垫或衣服，避免振动，减少疼痛。

第二节 创伤性休克

创伤性休克是由于机体遭受剧烈的暴力打击、重要脏器损伤、大出血等使有效循环血量锐减，微循环灌注不足，以及创伤后的剧烈疼痛、恐惧等多种因素综合形成的机体代偿失调的综合征。与单纯的失血性休克不同，其病因、病理变化更加复杂，除循环系统的急骤变化外，神经系统、内分泌、代谢等方面亦都发生了不同程度的功能紊乱。此外，长期使用止血带而突然释放所致的“止血带休克”，亦可被认为是创伤性休克的一种。

中医对休克早有认识。秦汉之前的《黄帝内经》称之为“厥”，以后中医又有“脱”“闭”“闭阳”“亡阴”“欲绝”“欲死”等名称。中医认为，剧烈疼痛是引起休克的原因之一，如《素问·举痛论》所曰：“卒然痛，死不知人，气复返则生矣。”《鬼遗方》曰“金疮弓弩所中，闷绝无所识”，是外伤引起的休克。《明医指掌》“血虚而厥者，而血大损故也”;《医宗金鉴·正骨心法要旨》有“亡血过多，以致眩晕”等都是创伤性失血引起的休克。

中医认为，“阴平阳秘，精神乃治”，休克的产生就在于“阴微阳衰”。“阴微阳衰”是由于阴阳失调、此消彼长地发展到一方亢盛而耗衰另一方，或一方耗损过度而另一方失去依存，无法再进行阴阳两者的平衡与协调。

【病因与分类】

创伤性休克有比较严重的外伤史，如高速撞击、由高处坠落、重物打击等，造成骨与软组织的损伤，通常伴有一定的失血。如严重的骨与软组织开放性损伤，急剧大量的失血可致气随血脱。其次多发性骨折，或某些出血量多的骨折（如骨盆骨折或股骨干骨折等），以及胸腹腔内的脏器损伤等，虽没有明显的外出血，但由于经脉损伤，血不归经，溢于脉外致瘀血。大量的瘀血滞留体内，一则有效血容量减少，二则血瘀必致气滞，气滞血瘀则气血隔绝而周流不畅，亦可发生休克。创伤后由于疼痛的刺激，加之恐惧、疲乏或因年老体弱或伤后感受寒冷等不利因素，以致脏腑功能紊乱，气血运行失常，从而神明失守，导致休克发生。

创伤性休克既有失血过多，又有气滞血瘀，两者互相关联，虚中有实，实中有虚，变化多端，根据发病机制将其分为气虚血脱和气滞血瘀两大类。

【症状与诊断】

休克患者生命垂危，需要立即抢救，不允许等待复杂的检验或等检查有了结果之后才进行抢救。主要依靠简单的病史和临床表现，判断休克类型及其程度，立即判明造成休克的主要因素，及时予以有效的治疗。

休克患者一般目闭眼陷，精神萎靡或烦躁不安，有的患者汗珠遍体，皮肤发冷、苍白、脉搏细数，呼吸浅急；有的患者神志清醒，有的患者昏迷或大小便失禁。

血压虽然不能作为判断休克的精确标志，但测量血压简便易行，定时测量血压，对判断休克的发展和治疗效果有很大帮助。休克期间收缩压降低比舒张压明显，因而脉压变小。一般来说，收缩压的高低不如脉压大小的意义大。有的患者虽然收缩压不低，但脉压小，血压测不清不是好的征象。收缩压下降（＜90mmHg或较基础血压下降大于40mmHg）或脉压小于20mmHg时，应该认为患者已进入休克状态；血压下降到60～70mmHg时，休克比较严重；如血压下降到60mmHg以下，则患者生命垂危。高血压患者，血压突然大幅度下降，虽然收缩压不低于90mmHg，但也可能是严重休克的表现。除血压与脉压的测定外，周围循环状态的观察也很重要。周围循环不足的表现为指端发绀、发冷、静脉塌陷，皮肤按压后血循环恢复缓慢等。

尿量是反映肾脏血液灌流量的一个重要指标。每小时少于0.5mL/kg，说明肾脏血液灌流量不足。

中心静脉压测定与动脉压测定综合分析以判断血容量情况，正常值是6～12cmH_2O。在创伤性休克，血容量不足时，中心静脉压降低。

化验检查：

1. 血常规测定

动态地观察红细胞、血红蛋白、红细胞比容等这几项指标的变化，可了解血液有无浓缩或稀释，指导补充液体的种类和数量。

2. 尿常规、尿量测定

表明肾功能情况，进一步可做二氧化碳结合力及非蛋白氮的测定。

3. 电解质测定

可发现钠及其他电解质丢失。此外，由于细胞损害累及细胞膜，钠和水进入细胞而钾排出细胞外，易造成高钾低钠血症。

4. 动脉血乳酸含量测定

其含量高低对判断预后有重要意义。正常值不超过 2mmol/L，持续 48 小时以上的高水平血乳酸（＞ 4mmol/L）预示患者的预后不良。

【治疗】

（一）急救处理

根据“急则治其标”的治疗原则，首先予以急救。

1. 保持呼吸道通畅

患者平卧，保持呼吸道通畅，注意保暖。对于呼吸困难的患者，根据造成呼吸困难的原因，给予及时处理。

2. 止血与补充血容量

休克的原因是外伤性出血，应迅速而彻底止血。首先要做到暂时性止血，等条件许可时再行清创术或破裂脏器的修补或摘除术。如内脏破裂或大血管破裂出血量很大时，不应等到休克纠正后再进行手术，应一边大量输血抢救，一边进行手术，以免延误手术时机。

迅速有效地恢复血容量是抢救休克的一个重要步骤。输血量和输血速度应根据血容量缺少程度和失血前身体状况而定。临床上常按下列方法估计血容量：成人估计失血量轻度休克时约占全身血容量 20%（800mL 以上），中度休克为 20%～40%，重度休克为 40%以上。

抢救过程中如暂时没有血源，可用生理盐水、乳酸林格液、白蛋白或人工胶体等代替，或可用生脉注射液 20 ～ 40mL 加入液体中静滴。补液的速度，原则上先快后慢，必要时可行静脉切开或开放两条通路或加压输液。如果血容量已经补足，血压仍不升，可用血管活性药物，但必须准确得当。常用的药物包括多巴胺、去甲肾上腺素、血管加压素和多巴酚丁胺等。如用血管活性药物后血压仍不回升或短暂回升后再次下降，应重新做全面检查，是否尚有活动性出血，有无广泛的心肌梗死，脑组织有无损伤等。

3. 吸氧及止痛

休克患者一般都缺氧，缺氧可导致酸中毒或心律失常而加重休克，所以休克患者需要氧气吸入。疼痛是创伤性休克的主要原因，故应及时采用止痛镇静药物并对骨折予以固定、外伤予以包扎等方法进行止痛。

4. 维护及恢复心、肺、肾功能

及时而有效地治疗休克是维护心、肺、肾功能的必要措施。大量输血输液时，应严密观察病情变化，防止肺水肿发生，控制心律失常。如出现中心静脉压增高而心输出量不足时，可应用少量洋地黄类药物。一般常用西地兰，首次量0.4mg，以后每4～6小时补加0.2～0.4mg，一日总量不超过1.2mg，以50%葡萄糖液20～40mL稀释后缓注。如出现窦性心动过缓，可静注阿托品0.5～1mg或异丙肾上腺素0.5～1mg加入5%或10%葡萄糖液200mL内静脉点滴。出现心律失常时，应消除病因，注意纠正水电解质紊乱。

肾脏对低血压的反应非常敏感，因而在治疗休克时，应预防急性肾功能衰竭的发生。在补充血容量纠正休克的同时，可酌情使用利尿剂，如速尿20～40mg静注并留置导尿，准确记录每小时尿量。

5. 维护电解质和酸碱平衡

休克常合并有酸中毒，快速发生的代谢性酸中毒可能引起严重的低血压、心律失常和死亡。临床上常使用5%碳酸氢钠以改善休克时的酸中毒，但不主张常规使用。代谢性酸中毒的处理应着眼于病因处理、容量复苏等干预治疗，在组织灌注恢复过程中的酸中毒状态可逐步纠正，过度的血液碱化可使氧解离曲线左移，不利于组织供氧。

6. 体温控制

严重创伤性休克合并低体温是疾病严重的临床征象，低体温（＜35℃）可影响血小板的功能、降低凝血因子的活性、影响纤维蛋白的形成、增加创伤患者严重出血的危险性，是出血和病死率增加的独立危险因素。如合并颅脑损伤，控制性降温有一定的积极效果。

（二）中药治疗

1. 气虚血脱

（1）阴虚：创伤失血过多，阴血大伤，津液亏耗，症见神昏汗出、面色苍白、唇干舌燥、脉虚数。治宜益气生津养阴，急以生脉散服之。病情继续发展，亡血气脱，气血两伤，根据“血脱者益气”的原则，治宜大补元气，急以独参汤或参芪汤服之。

（2）阳虚：创伤血脱，阴液耗伤，阳失依托，阴损及阳，阳失固摄，甚则脱绝，症见昏蒙、目合口开、手撒肢厥、面色苍白、汗出淋漓、脉微欲绝。治宜回阳救逆，急以参附汤或独参汤鼻饲。

2. 气滞血瘀

损伤后，离经之血凝滞，失血伤阴，气血同行，血伤气损，症见昏愦、伤处肿胀、面色晦黯、舌有瘀斑、脉细或涩。治宜益气化瘀，针刺神门促醒后，急服二味参苏饮。

其用药特点是：益气不留瘀，活血不伤气。亦可用丹参注射液 20 ～ 30mL 加入葡萄糖液中静滴。

第三节 挤压伤

挤压伤，中医称“压迮伤”，系指肢体肌肉丰厚的部位遭受长时间重物或其他物体的压迫、撞轧而造成的损伤。清·胡廷光《伤科汇纂·压迮伤》载：“压迮伤意外所迫致也。或屋倒墙塌，或木断石落，压着手足骨必折断，压迫身躯人必昏迷。”

【病因与分类】

（一）病因

挤压伤多见于房屋倒塌、工矿塌方、交通事故等意外伤害，也可见于外固定的压迫等。挤压伤后，可引起气血、经络、脏腑的损害，并导致机体功能紊乱。轻则由于损伤瘀血，体肢肿胀严重，内部张力增高而致气血流通受阻，筋肉失养，发生肌肉缺血性挛缩或肢体坏死；重则组织液大量渗出，肢体高度肿胀，阻滞气机，加之肢体受压后一些毒性物质的吸收而发生一系列严重病症，可危及生命。

（二）病理病机

1. 肌肉病变

挤压综合征的肌肉病变与骨筋膜室综合征的病理变化相似，当局部组织直接受到较长时间的压迫并接触外界压力后，局部可以恢复血液循环。但由于毛细血管上皮受到损伤，通透性增加，肌肉发生缺血性水肿，体积增大，骨筋膜室内压力上升，肌肉组织的局部循环发生障碍；毛细血管内压力更加增高，血液成分向组织间隙大量渗出，如此恶性循环，骨筋膜室内压力不断上升，处于压力如此升高的空间中的肌肉与神经最后可能发生缺血性坏死。

2. 肾功能障碍

肌肉坏死后，肌红蛋白及酸性代谢产物等有害物质大量释放，在伤肢解除压力后，通过循环再建或侧支循环释入血流，进入体循环，加重创伤后机体的全身反应，造成肾脏损害，促进肾功能衰竭的发生。

肾缺血和组织破坏产生的有害物质是导致肾功能障碍的两大原因，其中肾缺血是主要原因。肾缺血可能是由于血容量减少所致，但主要因素是创伤后全身应激状态下的反射性血管痉挛。总之，肢体受压后，主要是通过骨筋膜室内压力上升造成肌肉缺血坏死及全身应激状态下反射性血管痉挛导致肾缺血这两个病理过程，最终发展为挤压综合征。这两个过程继续发展，最终将导致以肌红蛋白尿为特征的急性肾功能衰竭。

（三）分类

根据损伤病因和损伤程度不同，可分为筋膜腔综合征和挤压综合征。

1. 筋膜腔综合征

四肢肌肉和神经处于由深筋膜所形成的间隔区中，当间隔区内压力增高，就会影响气血的流通，使营卫不贯，导致肌肉坏死、神经麻痹。

2. 挤压综合征

挤压综合征是指肢体长时间受挤压而造成肌肉组织的缺血性坏死，出现以肢体肿胀、肌红蛋白尿、高血钾为特点的急性肾功能衰竭。挤压伤后并不一定发展为挤压综合征，但筋膜腔综合征如伴有肌红蛋白尿时，即可称为“挤压综合征”。

【症状与诊断】

（一）筋膜腔综合征

本病以局部症状最为突出，症见伤肢明显肿胀疼痛、肢体变硬，出现张力性水疱、皮温降低、皮色暗红或有紫斑、压痛明显、远端肢体活动受限、被动活动时疼痛剧烈，甚则肢体远端发凉、苍白或发绀、脉搏减弱或消失，严重者导致肌肉挛缩或坏死。

筋膜腔综合征是一种进行性发展的疾病。初期症状可能不明显，但病情发展迅速，如不及时处理，可导致终生残疾，甚至危及生命。尤其应注意的是，发病时受累肢体的远端有脉搏，皮肤颜色和温度均接近正常，但伤肢疼痛呈进行性加重，被动活动时疼痛剧烈时，应及时处理，否则会造成神经与肌肉不可逆的损害。

筋膜腔综合征根据临床表现即可确诊。

（二）挤压综合征

本病以全身症状为主，局部症状与筋膜腔综合征基本相似，但范围广，损伤程度严重。

临床在解除压迫 24 小时内出现“深褐色”或“红棕色”尿，继而出现肾区疼痛、小便少，甚至导致尿毒症。随着病情加重，可发生休克。

诊断：

1. 有长时间受重物挤压的受伤史。

2. 持续少尿或无尿，并且经补液治疗后尿量无明显增多，或出现红棕色、深褐色尿。

3. 尿中出现蛋白、红细胞、白细胞及管型。

4. 血清肌红蛋白、肌酸激酶、乳酸脱氢酶水平升高。

5. 伴有急性肾损伤。

挤压综合征根据病史、临床症状和实验室检查即可确诊。

【治疗】

（一）急救

挤压伤的早期急救措施是以预防挤压综合征的发生为主。

1. 早期解除压迫

尽量缩短肢体受压时间，包括夹板固定、石膏固定和自体压迫。伤肢应置于凉爽的空气中或用凉水降低伤肢的温度，但冬季要防冻伤。伤肢禁止按摩、热敷及抬高。

2. 碱化尿液，预防中毒

凡有受压史的患者，可一律服用碱性饮料，既可利尿，又可碱化尿液。一般用 8 ～ 10g 碳酸氢钠溶于 1000mL 水中，再加适量糖及食盐。如不能进食，可用 5%碳酸氢钠静脉滴注，第一天总量为 200 ～ 300mL，维持尿液 pH 为 6.5 以上。

3. 局部处理

（1）针刺放液疗法：对于伤处肿胀甚者，针刺放液以降低局部张力，预防筋膜腔综合征和挤压综合征的发生。

操作方法：常规消毒后，用三棱针或 12 号注射针头，直接刺入压力高的筋膜腔肌肉内，然后拔出，瘀血可顺针眼流出。每 5 ～ 10 分钟重复 1 次，每次多处针刺，使局部张力降低为止。

（2）筋膜腔切开减压：使筋膜腔内组织压力下降，防止组织坏死，有利于血液流通，从而消除缺血状态。

①切开减张适应证：受压肢体肿胀明显，张力高或局部水疱发生，肢体远端运动减弱，肌肉收缩疼痛，有相应运动感觉障碍者；有明显致伤原因，尿潜血或尿肌红蛋白试验阳性。

②方法：肢体切口依肢体长轴进行，皮肤和筋膜的切口应足够大。切开时，如发现坏死范围大，一次切除对机体打击过大，可分次切除。切口不缝合，可用抗生素纱布包扎，不可加压。为了防止感染，全身应加用抗生素。如果伤口渗出液较多，应注意水电解质和蛋白的补充。肿胀消退后，切口多能自愈，必要时可行二期缝合。伤口愈合后，应及早进行功能锻炼，以促进功能恢复。

4. 抗生素应用

伤肢的感染，可使局部的情况恶化，发生湿性坏疽，从而加重肾功能的负担，同时会促使氮质血症或高钾血症的迅速发展，而且可引起全身性或其他脏器感染，如肺部感染等。因此，治疗一开始即应注意伤肢的保护、严格无菌隔离、抗生素的应用。及时减张和清除坏死组织。如有感染和脓肿形成，要及早引流，并做伤口分泌物和血液的细菌学调查及敏感试验。早期尚未做细菌学调查以前，可先用 1 ～ 2 种强有力的广谱抗生素，以后再根据细菌培养情况进行调整，但应避免应用对肾脏有害的药物。

5. 补充血容量

凡有长时间受压史的患者，大都有不同程度的血容量不足。及早补液以补充血容量，不仅是防止休克的措施，而且由于增加了肾血流量和减少了肾缺血、缺氧，对肾功能也起到了保护作用。因此，即使是无明显休克的患者，也应注意及早开始补液，其补液量的多少依患者情况而异。如无禁忌，一般补液量要求偏多，可依据尿量而定；若已发生挤压综合征，应严格限制液体输入量。应常规留置导尿管，记录每小时尿量，以便正确补液，避免输入过量。

严重挤压伤的患者，大都血液浓缩，早期避免用全血。

6. 渗透性利尿

利尿措施应在有效血容量基本补足，血压稳定后开始。其目的是争取在肾实质尚未受到损害之前，解除血管痉挛，以利于肾小球滤过功能，使肾小管中有较多的碱性尿液通过，增加肌红蛋白等有害物质的排出。

常用药物：①尿量超过 20mL/h，可应用 20% 甘露醇缓慢静脉点滴［甘露醇 1～2g（kg・d），输入速尿小于 5g/h］，无尿伤员不能应用甘露醇。②速尿 20 ～ 40mg 静脉注射。

治疗的同时应密切观察每小时尿量、比重、颜色、pH 值等，并详细记录，还应将患者对输液、利尿剂等的反应进行分析和记录，以便对肾功能情况及时作出判断。如经补充血容量、碱化尿液、利尿等措施后，尿量无增加或逐渐减少，并出现尿比重固定，尿钠含量增高，血尿素氮、肌酐等增高时，在排除肾前性的少尿、无尿后，要及时做出急性肾功能衰竭的诊断，并积极处理。

一旦发生肾功能衰竭，应及早进行透析疗法。本疗法可以明显减少由于急性肾衰竭的高血钾症造成的死亡，是一个很重要的治疗方法。有条件时，可以做血液透析。腹膜透析操作简单，对大多数患者亦能收到良好的效果。

（二）中药治疗

1. 内服药

根据肢体损伤的程度及临床表现辨证施治。

（1）症见食欲不振、面色无华、烦躁不安、大便秘结、舌红苔黄、脉弦紧及伤肢肿胀疼痛、活动时疼痛加剧。治宜活血化瘀，理气止痛。方用桃红四物汤加苡仁 20g，茯苓 20g，天花粉 10g，柴胡 10g 等。

若伤肢肿胀甚、发硬、起水疱，肢端发绀或苍白，脉搏减弱或消失。治宜逐瘀利水，通经止痛。方用血肿解或复元活血汤加猪苓 15g，泽泻 12g，车前子 12g，花粉 10g 等。

若局部红、肿、焮、热。治宜活血化瘀，清热解毒。方用解毒饮或活血舒肝汤加天花粉 12g，大青叶 20g，丹皮 15g，连翘 20g，紫花地丁 20g，茯苓 20g，木通 15g，车前子 12g 等。

若伤肢已做筋膜切开术，治宜凉血祛瘀，清热解毒。方用四物苓前汤加大青叶 20g，连翘 20g，金银花 15g，紫花地丁 20g，天花粉 12g，蒲公英 10g，败酱草 15g 等。

（2）随着病情加重，症见尿少、色黄赤、大便不通、腹胀、口渴、舌苔厚腻或干、脉弦数或滑数。治宜活血化瘀，清热解毒。方用大黄茅根汤加味（大黄、白茅根、黄芪、桃仁、车前子、赤芍）。若尿量多、面色苍白、出汗、舌质淡、无苔或少苔、脉弦无力或细数无力，治宜益气养阴固肾；方用益气固肾汤加小茴香 3g，五味子 9g，生地黄 10g，芡实 12g，山萸肉 12g，覆盆子 12g，党参 15g 等。若少气懒言、体倦无力、二便基本恢复正常、伤肢尚肿痛、脉弦无力或缓而无力，治宜益气养血、通经活络；方用补中益气汤加香附 10g，乌药 6g，桑寄生 15g。上肢加桂枝 6g，威灵仙 10g，五加皮 10g。

2. 外用药

若患处皮肤完整，局部外敷速效消肿膏或四黄膏加红花、赤芍。

第四节　脂肪栓塞综合征

【病因与病机】

脂肪栓塞综合征是严重创伤（特别是长管状骨骨折）后，以进行性低氧血症、皮肤黏膜出血点和意识障碍为特征的综合征。创伤越严重，脂肪栓塞发生率越高，症状也越严重，全身各脏器均可被侵犯，肺、脑、肾栓塞在临床比较多见。男性多于女性，儿童发病率仅是成人发病率的 1%。

脂肪栓塞综合征的发病机理目前还不十分清楚，无统一认识，一般综合为机械性和化学性两种学说。机械性学说认为，损伤后的骨髓或软组织局部的游离脂肪滴由破裂的静脉进入血流，造成脂肪栓塞。化学性学说认为，创伤后机体应激反应通过交感神经的神经—体液效应，释放大量儿茶酚胺，使肺及脂肪组织内的脂酶活力增强、脂肪水解，产生甘油及游离脂肪酸，以致过多的脂肪酸在肺内积累，而游离脂肪酸的毒性作用造成一系列肺部病理改变，导致呼吸窘迫综合征、低氧血症。近来有些学者，鉴于脂肪栓塞往往发生于长期低血压或休克患者，因而认为脂肪球的产生，可能是由于肝脏缺氧而造成脂肪代谢的障碍所形成。

【症状与诊断】

本病临床分为三种类型：即暴发型、完全型、不完全型。不完全型按病变部位可分为纯肺型、纯脑型。

（一）症状

脂肪栓塞综合征的临床症状可表现轻微，也可猝然死亡。有人认为："几乎每例长管骨骨折患者都会发生脂肪栓塞，只是没有临床表现，所以难以觉察。"因此，凡下肢严重创伤（挤压伤、多发骨折、大手术后等）都要警惕本综合征的发生。对创伤后已排除颅脑损伤的继发昏迷患者，应特别注意早期诊断。

1. 临床表现

（1）肺症状：胸闷、呼吸急促、发绀、咳嗽，听诊肺部有湿性啰音。

（2）脑症状：烦躁、谵妄、嗜睡、昏迷、抽搐等。

（3）出血点：皮肤黏膜点状出血，多在睑结膜、头面部、颈部、前胸、腋下。

（4）发热：排除急性感染以外的难以解释的突然发热，体温多在38℃以上。

（5）脉速：每分钟可突然增加20次或者更多达120次/分以上。

2. 化验检查

（1）贫血：无明显失血原因的急性、进行性贫血，血红蛋白下降。

（2）血小板减少在9万以下，甚至低到4万。

（3）血沉增快：大于70mm/h。

（4）在血、尿、痰里可查到游离脂肪滴。

（5）血清脂酶活性增高。

（6）血中游离脂肪酸增高。

（7）动脉血氧分压下降（60mmHg以下）。

（8）肺部X线平片可见肺门阴影增宽，膈肌升高，肺野有暴风雪样阴影。

（二）诊断

直到现在，仍没有脂肪栓塞综合征的有效诊断标准，只能从临床表现、影像学资料和易感因素入手。因此，很多专家提出了脂肪栓塞综合征的临床诊断标准，但目前最常用的是Gurd诊断标准（表8-1）。

表 8–1　常用的 Gurd 诊断标准

Gurd's Criteria	
主要诊断标准	皮肤瘀斑
	呼吸系统症状和胸片影像学改变
	中枢神经系统障碍，并排除外伤等原因
次要诊断标准	心动过速
	发热
	视网膜改变
	肾功能改变（少尿、无尿或者脂肪尿）
	急性血小板较少症
	血色素急性减少
	高红细胞沉降率（ESR）
	痰中带有脂肪球
一般而言，需满足 1 个主要标准、4 个次要标准才能诊断 FES	

临床症状结合理化检查，即可确诊本病。

【治疗】

（一）预防

首先清除致病因素，对严重创伤并多发性骨折患者应及时抗休克治疗，改善缺氧症状。搬动中，骨折要临时固定。骨折复位过程中，应操作轻柔，做到确实有效的制动，防止或减少局部的损伤以减少脂肪滴进入血流。创伤后 1 ～ 5 天内，应定时做血气分析和胸部 X 线检查，有利于早期诊断。

（二）治疗

一旦出现脂肪栓塞证候，呼吸支持疗法十分重要。在保障呼吸道通畅的前提下，可通过鼻导管或面罩给氧，使氧分压维持在 70 ～ 80mmHg 以上，对症状严重的患者需迅速通畅气道。须短期呼吸支持者，可行气管内插管；而对长期呼吸支持者，应做气管切开并及早采用机械辅助呼吸。严格控制液体入量，使液体出入量保持负平衡，从而预防肺水肿。

1. 常用药物治疗

（1）激素：在有效呼吸支持下，动脉血氧分压仍不能维持在 60mmHg 以上时，可使用大量激素。氢化考的松每日 1.0 ～ 1.5g 或地塞米松 10 ～ 20mg，连用 2 ～ 3 天。

（2）抑肽酶：主要作用是降低骨折创伤后一过性高脂血症，防止脂栓对毛细血管的毒性作用，抑制骨折血肿内激肽释放和组织蛋白分解，减慢脂滴进入血流速度。治疗剂量为每日抑肽酶 100 万抑肽单位。

（3）高渗葡萄糖加氨基酸或葡萄糖加胰岛素：对降低儿茶酚胺的分泌、减少体内脂肪动员和缓解游离脂肪酸毒性有一定效果。

（4）白蛋白与游离脂肪酸相结合：使后者毒性作用大大降低，故对脂肪栓塞有治疗作用。

2. 辅助治疗

（1）脑缺氧：为保持脑的功能、减少脑部和全身耗氧量、降低颅内压、防止高温反应等，可采用头部降温和冬眠疗法。

（2）骨折治疗：应视情况相应处理，关键是做好局部固定。

3. 中药治疗

（1）胸闷、呼吸急促、发绀、咳嗽，听诊肺部有湿性啰音。

治则：理气活血，清肺化痰。

处方：活血舒肝汤加川贝 10g，桔梗 15g，天花粉 15g，茅根 15g，橘红 10g，葶苈子 10g。

（2）烦躁、神志不清、谵妄、嗜睡、抽搐等。

治则：活血祛瘀，通窍醒神。

处方：通窍活血汤加逐瘀护心散。

【按语】

脂肪栓塞综合征的药物应用一直存在争议。肝素可能有助于刺激脂肪酶的活性，减少脂肪的聚集，但同时是一种抗凝剂，这对于一个外伤病人来说，有增加出血的危险性。皮质类固醇可提高 PaO_2，对抗游离脂肪酸毒性作用所引起的肺部炎症反应，降低血小板附着，稳定溶酶体膜，降低毛细血管通透性，减少间质性肺水肿或脑水肿，对脂肪栓塞综合征的预防和治疗有肯定作用，但在重大创伤和另外一些免疫力低下的病人，有增加特殊并发症的不利因素。所以，有人倡议在有效的呼吸支持治疗下血氧分压仍不能维持在 8kPa（60mmHg）以上时，再应用激素。

第五节　破伤风

破伤风是指破伤风杆菌侵入人体，在体内繁殖产生毒素，作用于中枢神经系统而引起的一种以肌肉阵发性痉挛、紧张收缩为特征的急性特异性感染。此病是可以预防的，但一旦发病，死亡率较高。

【病因与病机】

破伤风的原因，《沈氏尊生书》记载："惟跌打损伤，疮口未合，贯风而成，乃为真破伤风。"《伤科补要》记载："如疮口被风邪所客，则木旺生火，反克肺金而成破伤风矣。致疮口浮肿，溃烂流脓，变生诸症，甚则憎寒壮热，口噤目斜，身体强直，角弓反张，危在旦夕，救之不及者死。"由此可见，破伤风是由风邪入侵破伤之处而成，属于外风为患的痉病范畴。

破伤风杆菌是革兰阳性厌氧芽孢杆菌，广泛存在于泥土和人畜粪便中，尤以土壤中为常见，伴同尘土飞散到人的皮肤、衣服和空气中。破伤风杆菌不能侵入正常皮肤和黏膜，所以破伤风都发生在创伤后。创伤后，破伤风杆菌侵入人体，但不一定发病，其发病除与细菌毒力强、数量多或患者缺乏免疫力等有关外，局部缺氧环境是重要的。对于开放性损伤，特别是伤口较深，伤口处较小，伤口内又有坏死组织、血块充塞，或机械性填塞过紧、局部缺血等，就形成了一个适合该菌生长繁殖的缺氧环境，如果同时还存在其他需氧菌的混合感染，后者将进一步消耗伤口内残留氧气，使本病更易于发生。

【症状与诊断】

破伤风潜伏期短则2日，长则38日，平均7～10日。个别患者也有在伤后一天就发病的，也有在数月或数年后再次手术时发病的。潜伏期的长短与伤口所在部位、感染情况和机体免疫状态有关，潜伏期越短者，预后越差。

破伤风前驱症状：全身乏力、头晕、头痛、咀嚼无力，局部肌肉紧张、牵扯痛，进而吞咽困难，感觉咽痛，舌和颈部发硬，反射亢进等。病情继续发展，则出现张口困难、咀嚼肌刺痛、面肌痉挛。

典型症状：在肌肉紧张性收缩基础上的，阵发性强烈痉挛，通常最先受影响的是咀嚼肌，随后顺序为面部表情肌及颈、背、腹、四肢肌肉，最后为膈肌。相应出现的征象为牙关紧闭、苦笑、颈项僵直、角弓反张、腹肌紧张及喉头、呼吸肌或膈肌痉挛致通气困难，可出现呼吸骤停。抽搐每次发作持续时间由数秒或数分钟不等，间歇期长短不一，发作频繁者表示病情严重。发作可因轻微的刺激，如光、声、接触、饮水等诱发。抽搐发作时，患者神志清醒。破伤风患者一般无高热，一旦出现高热，则提示细菌毒力较强或已合并肺炎，体温可高达40℃以上。

也有个别患者由于痉挛出现的先后和程度上的不同，或因受伤前的预防和治疗关系而变为轻型发作，有时只有局部肌肉痉挛，称作"局部破伤风"。如不及时处理，也可发展为全身破伤风。

破伤风的并发症有骨折、尿潴留、痉挛性窒息、肺部感染、酸中毒及循环衰竭等。

破伤风病程一般为3～4周，亦可延长到6周以上。经过抢救后，如病情趋向好转，则发作次数逐渐减少，程度转轻，间歇期增长，阵发性痉挛停止，但肌紧张及反射亢进，需要经过一段较长时间才能恢复。在此期间，仍可突然出现膈肌和全身强烈痉挛，并有生命危险，应予以高度重视。恢复期患者，有时可出现幻觉、幻听、谵语、躁动等症状，但经过一段时间后多能自行恢复。

【治疗】

（一）预防

破伤风是可以预防的疾患。普遍推行破伤风类毒素注射，使体内产生抗体并长期保持有效浓度，是预防破伤风发生的重要措施。

破伤风杆菌的生长、繁殖，必须有缺氧特殊环境，因此在创伤后，早期彻底地清创、消灭死腔、畅开引流，并注射破伤风抗毒血清是预防破伤风的关键。

（二）治疗

破伤风一旦发生，必须立即采取有效的综合治疗。

1. 保持呼吸道通畅

必要时早期行气管切开，排除气管内分泌物，保持呼吸道通畅。预防肺部感染，预防酸中毒，以便于控制呼吸，防止痉挛性窒息。

2. 中和血中毒素

尽早应用破伤风抗毒血清。一般用量是 1 ～ 6 万单位，分别由肌内注射与静脉滴入。静脉滴入应稀释于 5% 葡萄糖溶液中缓慢滴入，用药前应做皮内过敏试验，也可输入已产生破伤风自动免疫者的全血或血浆；亦可注射人破伤风免疫球蛋白，一般只需注射 1 次，剂量为 3000 ～ 6000 单位。

3. 清除毒素来源

在良好麻醉控制痉挛下，行病灶清除，进行彻底扩创，消灭死腔，清除坏死组织和异物，局部用过氧化氢溶液反复冲洗，术后敞开引流。

4. 控制和解除痉挛

根据病情可交替使用镇静解痉药，严密隔离，避免不必要的刺激和骚扰，以减少患者的痉挛和痛苦。

常用的镇静解痉药：

（1）苯巴比妥 0.06g，每日 3 次。

（2）苯巴比妥钠 0.1 ～ 0.2g，肌内注射。

（3）10% 水合氯醛 10 ～ 15mL 口服或 30 ～ 40mL 保留灌肠，每 4 ～ 6 小时 1 次。

（4）安定 10 ～ 20mg，肌内注射或缓慢静脉注射。

（5）冬眠合剂一号：氯丙嗪 50mg，异丙嗪 50mg，度冷丁 100mg，肌内注射，每次 1/3 ～ 1/2 量，每 8 ～ 12 小时 1 次，亦可加入 5% 葡萄糖溶液内静脉点滴（低血容量时忌用）。

（6）痉挛发作频繁，不易控制者，可用硫喷妥钠 0.5 ～ 1.0g 作肌内注射或静脉点滴，或副醛 2 ～ 4mL 肌内注射（并发肺炎者不宜使用）。

5. 并发症的预防和治疗

早期大剂量应用青霉素，可抑制破伤风杆菌，同时消灭其他需氧菌，改善局部缺氧环境和防治肺炎。如并发感染，应针对致病菌种选用有效抗生素。

高压氧治疗可改善局部缺氧环境，同时可治疗呼吸及心血管紊乱。

静脉输入葡萄糖溶液、平衡液、血浆或血浆代用品、全血等，以补充由于肌痉挛、高热出汗等所致的大量水分丢失，防治水电解质紊乱，预防发生肺栓塞。

6. 护理

加强护理，避免呼吸道窒息、肺部感染、坠床、褥疮及痉挛咬舌等外伤的发生。

（1）加强生命体征的观察，记录出入液量。

（2）注意有无心血管紊乱，避免突然和反复的心跳骤停。

（3）给药次数要尽量减少，能合并使用者，尽量一次给药，以减少对患者的人为刺激。

（4）破伤风患者由于不断阵发抽搐、出大汗等，消耗量很大，要十分注意高热量、高蛋白质、高维生素等营养补充。对轻型患者，应争取在痉挛发作的间歇期内，经口补充营养；对严重患者，应在大剂量使用镇静剂的情况下采用胃管饲入。

（5）设置隔离病房对患者严密隔离，固定专用治疗用具应彻底灭菌，污染敷料一律烧毁。

7. 中药治疗

（1）内服药

①风毒在表，症状较轻；治宜祛风解痉；方用玉真散加全蝎 10g，蜈蚣 5 条。

②风毒入里，症状加重；治宜活血息风，化痰解毒；方用五虎追风散加丹参 20g，金银花 20g，连翘 15g，蜈蚣 10 条。

③症状缓解，气血亏虚；治宜益气养血除风；方用圣愈汤加僵蚕 10g，全蝎 5g。

（2）外用药：玉真散适量敷患处。

（3）针灸疗法：在配合镇静药物使用下，牙关紧闭取颊车、下关、足三里、三阴交、合谷、内关等穴；喉痉挛可刺少商放血；角弓反张取穴风府、大椎、长强、承山、昆仑；四肢抽搐取穴曲池、外关、合谷、石溪、风市、阳陵泉、申脉、太冲等。

第六节　气性坏疽

气性坏疽是梭状芽孢杆菌侵入人体，在组织内肌肉层中繁殖，产生多种酶类和毒素引起的以局部剧痛、水肿、皮下积气、组织迅速坏死、分泌物恶臭同时伴有全身毒血症为特征的急性特异性感染。根据病变范围的不同，分为芽孢菌性肌坏死和芽孢菌性蜂窝织炎两类，通常所说的气性坏疽即芽孢菌性肌坏死。

【病因与病机】

气性坏疽的病源是一群革兰阳性厌氧梭形芽孢杆菌，广泛存在于泥土和人畜的粪便中。气性坏疽杆菌侵入人体后未必发病，因其生长繁殖必须具备两个条件，即失活的组织和缺氧的环境。所以农业劳动伤、泥土和粪便污染的开放性骨折、血管损伤所造成的四肢缺血坏死、臀部广泛肌肉损伤、严重开放性骨盆骨折后直肠、会阴周围组织损伤、腹部穿透伤等发病率较高。

【症状与诊断】

本病发展急剧，必须强调早期诊断。气性坏疽一般在伤后 1 ～ 4 日发病，短至 6 ～ 8 小时发病。患者常主诉伤肢沉重呈胀裂样疼痛，非一般止痛剂所能缓解。随即体温急剧上升，脉搏呼吸异常，出现全身中毒症状。伤口周围无一般化脓菌样炎症反应，仅见皮肤高度水肿、苍白、发亮。由于毒素作用，皮肤迅速由暗红变为紫铜色，进而为黑紫色，并迅速向近心端蔓延。表皮出现大小不等的浆液性水疱，伤口内肌肉肿胀坏死，呈暗红或土灰色，状若熟肉，剪割不出血，并丧失弹性和收缩力。伤口周围常扪及捻发音，靠近伤口挤压时，可有气泡逸出，同时流出恶臭的淡棕色稀薄混浊液体。伤口分泌物涂片检查有大量革兰阳性杆菌，X 线片示肌纤维内有气体存在。

病情迅速恶化，患者表情淡漠、面色苍白、烦躁不安，偶有恐惧或欣快感、出冷汗、呕吐、呃逆、呼吸急促、脉搏快速、高热、白细胞下降、显著贫血。晚期危重时，可出现黄疸、谵妄、昏迷、体温下降、血压下降，表现重度中毒性休克征象。

根据以上局部症状、全身表现、理化检查即可确诊。

【治疗】

（一）预防

由于气性坏疽杆菌的生长繁殖必须具备失活的组织和缺氧的环境两个条件，所以伤后争取在 6 个小时内彻底清创是预防气性坏疽的关键。超过 6 小时以上的污染伤口，特别是有泥土污染并有大量坏死组织者，应在大量使用抗生素下清创，并用 3% 过氧化氢或 1/5000 高锰酸钾溶液冲洗。术后用含有氧化液的纱布疏松填塞引流和湿敷。对已经缝合的伤口或包扎石膏绷带的肢体，怀疑有气性坏疽感染时，应立即打开，拆线并彻底清创，敞开引流。

（二）治疗

气性坏疽一旦发生，应立即治疗。

1. 手术治疗

在应用大量抗生素及全身支持疗法的同时，行紧急手术治疗。手术时，一般采取全身麻醉，不用止血带。术中注意补液补血，并连续加用抗生素。轻症可行局部处理，将病变区广泛切开，切除无活力的肌肉组织，直到有收缩出血的正常肌肉为止，并用大量氧化剂冲洗。术后敞开伤口，用含氧液纱条填塞引流和湿敷，并经常更换敷料，密切观察局部及全身病情发展，发现问题及时处理。对全身情况危重、局部感染发展迅速，或伴有血管损伤以及严重粉碎性骨折，局部手术处理意义不大而危及生命的，应考虑截肢。截肢应通过健康组织进行。截肢后残端缝合不安全时，可开放并以氧化液湿敷包扎。

2. 高压氧疗法

高压氧配合治疗气性坏疽效果良好。一般在 3 日内进行 7 次治疗，每次 2 小时，间隔 6 ～ 8 小时。第 1 日做 3 次，第 2、3 日各做 2 次。在第一次治疗后，检查伤口并将已坏死的组织切除，以后根据情况可重复清创。

3. 抗生素的应用

大量使用抗生素静脉滴注，待中毒症状和局部情况好转后，再减少剂量或停用。

4. 支持疗法及护理

（1）给予高热量、高蛋白、富有维生素的饮食，不能口服者可胃管饲食。

（2）留置导尿，记录每日出入量，随时纠正水电解质紊乱。

（3）贫血患者应少量多次输血。

（4）对症处理，如镇静、止痛、退热等。

（5）设立隔离病房，对患者严密隔离。工作人员进入病房，必须严格穿衣、戴帽、戴口罩，所用衣物每日更换 1 次。治疗用具应固定专用，彻底灭菌，被污染的敷料一律烧毁。凡处理过患者的房间和手术室均严格灭菌、擦洗，以杜绝交叉感染。

5. 中药治疗

（1）病情较轻，全身症状不明显，局部症状较突出。症见：肢体肿胀严重，出现大小不等的浆液性水疱，伤口内有气泡逸出、恶臭。治宜祛瘀解毒。方用仙复汤或解毒饮加土茯苓 30g，猪苓 15g，车前子 20g，丹参 30g，丹皮 10g。

（2）若病情较重，全身中毒症状明显，局部症状严重。症见：患者表情淡漠，面色苍白，烦躁不安，出冷汗，呕吐，呼吸急促，脉搏细速，高热，白细胞下降，显著贫血，伤肢呈紫铜色或黑紫色，并迅速向近心端蔓延，伤口内肌肉坏死并有恶臭的淡棕色稀薄混浊液体流出。治宜益气养血，清热解毒。方用生脉散或圣愈汤加金银花 30g，连翘 15g，紫花地丁 30g，土茯苓 30g，车前子 20g。

第七节 周围血管损伤

周围血管损伤的主要危险是致命的大出血和肢体缺血坏死，无论是挽救生命或保存肢体，血管损伤都需要紧急处理。

【病因与分类】

（一）病因

火器伤、切割伤、骨折、脱位、外固定过紧等，均可致血管损伤。

（二）分类

血管损伤可分为动脉损伤和静脉损伤两类。

1. 动脉损伤

根据伤后皮肤是否完整，可分为开放伤和闭合伤两类。

（1）闭合性损伤：动脉闭合伤的伤情往往比较隐蔽，多见于四肢骨折和脱位，如肱骨髁上骨折损伤肱动脉、肩关节脱位损伤腋动脉、胫骨上端斜形骨折损伤胫后动脉、膝关节过伸损伤或脱位以及股骨髁上骨折损伤腘动脉等。

（2）开放性损伤：火器伤、切割伤、严重的开放性骨折、肢体断离等，多造成动脉开放伤，伤情比较复杂，多伴有不同程度的组织缺损、污染和合并神经、肌腱、骨骼损伤，并常引起大出血和休克。

根据血管损伤的程度可分为：

①动脉完全断离，血管收缩是动脉对创伤的反应。动脉完全断离后，断端即发生痉挛和卷缩，使出血停止。所以动脉完全断离的后果，视肢体供血状态而异。前臂和小腿都有两根动脉干，如果只切断其中一根，一般不会造成严重后果。如唯一的动脉干断离时，肢体远端的缺血程度取决于侧支循环情况，有些血管如腘动脉的侧支循环少，损伤后肢体远端坏死率极高。

②动脉破裂：投射物的擦伤、利刃或骨折端刺伤等，可造成动脉壁穿孔或撕裂。血管壁的收缩反应非但不能帮助止血，反而使裂口更大，造成严重的出血，流血不止。有些病例虽可因低血压和周围血肿压力而暂时停止出血，但当血压回升或振动后，可再次出血。因此，动脉破裂比动脉完全断离还要危险，也有可能形成搏动性血肿（假性动脉瘤）而造成突发性大出血危象。

③动脉内膜壁撕裂：由于牵拉和扭曲，动脉内膜和肌层发生断裂，但外壁完整，常被不确切地称为“动脉挫伤”。血管损伤部微肿，失去正常色泽，动脉搏动减弱或消失，用指触按有实感，创伤部位以下血管变细。

在膝关节过伸性创伤中，往往发现腘动脉有这种情况，既无大出血，局部也没有大血肿，足背动脉搏动若有若无。

④血管受压：移位的骨折片、筋膜腔血肿、夹板或石膏固定过紧等均可造成血管压迫，阻塞血液循环，引起缺血性挛缩，甚至肢体远端坏疽。

⑤动脉痉挛：创伤性动脉痉挛主要是一种肌原性反应，是血管壁受到机械刺激后引起的平滑肌持久收缩，这种收缩可持续 24 小时或更长时间。持久痉挛的后果与动脉

断离基本相同。

2. 静脉损伤

在血管损伤中，大静脉损伤的发生率相当高，多数发生在四肢，特别是股浅静脉、腘静脉、肱静脉等。颈静脉开放性损伤可能引起空气栓塞，立即致死。

【症状与诊断】

（一）症状

血管损伤的临床症状最突出的表现是出血和急性动脉供血不足证候。

1. 出血

血管破裂和断离后，在开放性创伤中，一部分血液自伤口流出，一部分流入组织间隙，表现为外出血及伤肢局部肿胀。动脉出血是喷射状，血色鲜红；静脉出血如泉水涌出，色暗红。如无伤口或伤口较小时，血液部分或全部流入组织间隙，伤肢局部进行性肿大，张力急剧增加，伴有疼痛。出血量的多少取决于血管内、外压力的大小和止血凝块的稳固性。急性大量失血可导致低血容量休克。

2. 急性动脉供血不足

动脉受压，内膜撕裂和血管痉挛可引起急性动脉供血不足，可出现如下症状：

（1）伤肢疼痛：疼痛性质类似肌肉痉挛，有时一闪而过，有时也可以没有。

（2）伤肢远侧脉搏减弱或消失：下肢查腘动脉及足背动脉，上肢查肱动脉和桡动脉，如搏动消失，提示近侧动脉闭塞。患者有血管病或低血压时，动脉搏动也可能减弱或消失，应与健侧对比，以资鉴别。有时因侧支循环关系，动脉损伤后，仍存在远侧搏动，但较微弱。

（3）伤肢远侧皮肤苍白，有时青紫或出现瘀斑，肢端发凉，毛细血管充盈试验阳性。

（4）伤肢端麻木，上肢从手指开始，下肢从足趾开始，逐渐向上发展，先是感觉迟钝，数小时后可完全麻木。

（5）肌肉缺血数小时后即可瘫痪。如果出现手或足屈曲挛缩，提示肌肉严重缺血，若不立即恢复血液循环，肢体功能难望恢复。颈总或颈内动脉损伤，使伤侧大脑缺血，可发生对侧偏瘫。

3. 肢体的重要静脉断裂或受压

静脉断裂或受压可致静脉回流障碍，其典型表现为伤肢远侧严重水肿、发绀及皮温下降等。肢体急性静脉回流障碍，常在伤后 12 ～ 24 小时内出现。

（二）诊断

根据病史、临床症状及检查即可确诊，必要时可做彩超检查、X 线动脉造影检查或同位素扫描。

【治疗】

（一）临时性止血

临时性止血是血管急救处理的一项重要措施，其方法有：

1. 手压止血法

这是现场急救最简捷的临时止血措施。用手指、手掌或拳头压迫出血部位近侧动脉，暂时控制出血，以争取时间采取其他临时止血措施。

2. 加压包扎止血法

本法常用于四肢临时止血。

3. 强屈关节止血法

前臂和小腿动脉出血不能制止时，如无合并骨折或脱位，立即强屈肘关节或膝关节，可以控制出血。

4. 填塞止血法

腹股沟和腋窝等部位出血时，由于血管位置较深，可用填塞止血法。

5. 止血带止血法

本法应从严掌握，一般在其他止血法不能奏效时使用。

（二）手术治疗

肢体出现急性动脉供血不足，伤肢远端动脉搏动消失，皮温下降，肤色苍白和青紫，出现麻木、屈曲挛缩或肌肉瘫痪等缺血症状者，或伤肢出现进行性肿胀伴有循环障碍征象者，或伤口反复出血者，或骨折、脱位已整复但缺血症状仍未消失者，应行血管探查术或深筋膜切开减张术。如血管受压应解除压迫、血管断裂应予以修补。对于静脉损伤，次要静脉可予以结扎，重要静脉则应尽可能修补。血管修补的方法有血管壁修补术、血管吻合术、血管移植术等。术后石膏托固定伤肢于治疗所需要的位置，以利损伤血管的修复。

（三）药物治疗

1. 抗凝血治疗

血管受压解除压迫后或血管修复术后，易致血栓形成，故需抗凝血治疗。

（1）中药治疗：活血化瘀药物有扩张血管，增加组织血流量，抑制血小板的聚集，增强纤维蛋白的溶解，增加红细胞和血小板的电泳率，降低血管渗透性，减少血管炎性渗出，抑制结缔组织增生等多方面作用。

①气虚血瘀，经络阻滞：症见患肢肿胀，色暗红或青紫或有瘀斑，患处疼痛，脉沉涩或沉弦，舌质紫暗，苔白。治宜活血化瘀，通经活络。内服当归10g，川芎6g，赤芍10g，生地黄10g，桃仁10g，红花10g，枳壳10g，柴胡10g，延胡索10g，甘草3g。上肢加桂枝、羌活；下肢加川牛膝。

②瘀毒内结：症见患肢肿胀，患处疼痛，昼轻夜重，喜凉恶热，局部发红、灼热或

伴全身发热、舌质红绛、苔黄，脉滑数或弦数。治宜活血化瘀，清热解毒。方用仙复汤。

③气血亏虚：伤后出血较多，气阴两伤。症见患肢肿胀，酸沉无力，畏寒怕凉，肌肤欠润，精神萎靡，面色萎黄，语低无力，舌质淡或淡紫，苔薄白，脉沉细或洪大无力。治宜益气养血，通经活络。内服黄芪30g，党参10g，当归10g，赤芍10g，生地黄10g，白术10g，茯苓12g，麦冬12g，五味子15g，红花10g，桃仁10g，黄芩6g，柴胡10g，枳壳10g，甘草3g。

（2）西药治疗：阿司匹林和6%低分子右旋糖酐溶液静脉注射能减少血小板黏附和积聚；妥拉苏林和潘生丁具有舒张血管的作用，对防止血栓形成和改善微循环有帮助，且合并症少。

成人用阿司匹林0.5～1g，一日2次；潘生丁50mg，一日3次；妥拉苏林25mg，一日2次肌注；6%低分子右旋糖酐500mL，一日1～2次，静脉注射。

2. 抗生素治疗

抗生素治疗主要是预防和控制感染。

（四）功能疗法

损伤中、后期可进行肌肉收缩功能锻炼，以促进血液循环，便于伤肢的功能恢复。

第八节　周围神经损伤

周围神经包括臂丛神经、尺神经、正中神经、桡神经、坐骨神经、股神经、腓总神经、胫神经。周围神经多为运动纤维与感觉纤维混合组成。每一主要神经具有神经干，其外有神经外膜。神经损伤后再生的速度与神经损伤程度、断端之间有无间隙、缝合是否正确、缝合的时间及伤处神经床是肌肉、脂肪组织或为瘢痕组织，以及各种神经再生力不同而有所差别。一般认为，神经切断后经过缝合，近侧端约于10天后开始沿增生的神经鞘膜向下生长，进入远端管状的神经鞘膜。神经再生平均每天约1mm，必须待神经纤维自切断处长到该神经远侧末端终末器官方能恢复功能。

【病因与分类】

（一）病因

直接暴力的打击、枪击、牵拉、挤压等均可致周围神经损伤。

（二）分类

1. 根据伤因分类

（1）神经挤压伤：上肢手术绑扎止血带时间过久，或由于骨折、脱位造成的神经损伤等，一般为神经轴退变，但鞘膜和结构仍完整。

（2）神经挫伤：神经受较小、较钝的暴力冲击，如腕月骨脱位对正中神经的损伤时，神经轴和鞘膜多完整。

（3）神经裂伤：由于锐利的骨折端刺伤神经而造成，常见于肱骨干中、下段骨折及肱骨髁上骨折，其锐利的骨折端可造成桡神经和正中神经裂伤，或锐器切割，如刀伤、玻璃伤等，神经轴或鞘膜全部或大部分断裂。

（4）神经牵拉伤：常见于肘关节前脱位等，轻者仅神经传导功能暂时丧失。肩关节高度外展背伸位或肩部下压，颈部向对侧偏斜性损伤，可造成臂丛神经牵拉伤。该神经损伤较严重，大部分不易恢复。

（5）神经牵扯伤：多见于肘外翻畸形，尺神经因长期牵扯、摩擦而引起尺神经炎。

（6）神经压迫伤：由于骨折部骨痂和瘢痕形成而压迫神经所致。

（7）神经撕裂伤：多见于机器绞伤，由于牵扯、挤压而造成软组织与神经断裂。

（8）火器伤：枪伤、弹片伤可造成骨、肌肉、血管和神经损伤。

2. 根据受伤神经是否与外界相通分类

（1）闭合性损伤：①原发闭合性损伤多见于挤压伤、牵拉伤、挫伤、裂伤等。②继发性神经损伤多见于牵扯伤、压迫伤等。

（2）开放性损伤：多见于切割伤、火器伤、撕裂伤等。

3. 根据神经损伤程度分类

（1）神经干完全断裂：多见于开放性损伤。神经功能完全丧失，伤后两断端收缩分离，其间为瘢痕组织充填，不能再生及恢复功能，应尽早施行手术缝合。

（2）神经轴突及神经鞘膜部分断裂：多见于严重的挫伤和开放性损伤。神经功能部分保存，其断裂部分亦需手术缝合。

（3）神经轴突变性而神经鞘膜完整：常见于挤压伤。因神经外膜完整，损伤不广泛，内部出血不多，神经轴突再生后，可自行恢复功能。

（4）神经轴突和鞘膜完整，但传导功能丧失：多见于挫伤和轻度的牵扯伤，数周后功能多可自行恢复。

4. 根据神经损伤后的时间分类

①新鲜损伤；②陈旧损伤。

【症状与诊断】

（一）症状

周围神经断裂后，立即发生运动和感觉功能丧失。运动瘫痪为下神经单元型，肌张力减低，肢体弛缓，反射消失，逐渐发生肌肉萎缩（伤后 3 个月即有明显肌肉萎缩，1 ～ 2 年后达到极点）。感觉丧失包括深浅觉，并有血管运动麻痹和营养障碍现象，损伤神经分布区皮肤变光滑、发红、温度较高，无汗或少汗，皮肤、指甲、肌肉及骨关节萎缩变性，如指甲粗糙、骨质疏松、关节强直。不完全神经损伤，可保存一部分功能，并可有感觉过敏现象，轻者可为感觉异常，重者轻微触按，针刺及冷热改变都可引起模糊、弥漫和放射性疼痛，称“灼性神经疼痛”，肌肉和神经干对触压均过敏。

（二）诊断

根据病史、临床症状及检查，即可确诊。

【治疗】

（一）药物治疗

1. 肿胀、瘀血严重者

治宜活血化瘀，通经活络。方用桃红四物汤加僵蚕 10g，地龙 10g，香附 10g。

2. 瘀血不严重者

治宜理气活血通经。方用新伤续断汤加香附 10g，地龙 10g，僵蚕 10g，乌药 6g。上肢加桂枝 5g，威灵仙 10g；下肢加木瓜 10g，川牛膝 10g，五加皮 12g。

3. 损伤时间较久，肌肉萎缩

治宜益气养血通经。方用黄芪桂枝五物汤加丹参 15g，地龙 10g，僵蚕 10g，全蝎 10g，川断 15g。上肢加桂枝 5g，灵仙 10g；下肢加木瓜 10g，川牛膝 10g，五加皮 12g。

（二）手术治疗与固定

根据神经损伤的程度不同，采用不同的治疗方法，并配合不同形式的固定，以有利于神经的恢复，防止继发性损伤。

1. 闭合性神经损伤

一般采用非手术疗法多可恢复。2 ～ 3 个月后，如有部分功能恢复，可继续治疗；如 3 个月后，无恢复征象，应手术探查。如闭合性损伤合并有骨折，估计损伤严重，可酌情进行手术探查，然后选用适当的内固定。骨折后，若随着骨折的愈合而逐渐出现神经损伤症状时，应考虑骨痂压迫神经；超过 3 个月无恢复迹象时，应行手术探查，松解被压迫神经。

2. 开放性神经损伤

在彻底清创后，应对神经损伤进行细致处理。如为断裂，应行缝合术。如受伤已超过 8 小时，伤口污染严重，应在清创后，将神经断端用黑丝线拉近、缝合、固定在周围软组织上，以防止断端收缩，并将神经置于肌肉间，以减少瘢痕粘连。待伤口愈合 3 周后，再行神经缝合术。如伤口曾化脓感染，应在伤口愈合 3 个月内行神经吻合，一般不宜超过 3 个月，因时间过久，肌肉萎缩，关节挛缩，神经末梢失去功能，则肢体功能不易恢复。

3. 陈旧性神经损伤或神经缝合术一年半后

如功能未恢复者，上肢可行肌腱移植术。下肢如坐骨神经损伤，可行足三关节融合术及踝关节融合术；如腓总神经损伤，可行足三关节融合术及肌腱移位术。

在治疗期间，应防止神经损伤而致的关节畸形。关节经常保持于功能位，必要时采用外固定。如臂丛神经损伤，应用外展支架保持患肢，以减少神经根紧张，使神经断端接近，便于神经功能的恢复，预防肩关节半脱位，减少上肢组织水肿。腓总神经损伤在恢复期时，可用高腰靴支持踝关节在90°位，练习行走等。

神经损伤的手术疗法：神经减压术、神经松解术、神经缝合术等。缝合神经时，如与断端有一定距离，可采用：①神经游离法：游离两侧神经干，使断端接近。②关节屈曲法：若距离较大在5～6cm，游离两断端后能勉强缝合，但有张力时，可使关节屈曲以减少张力。③神经移位法：将神经从其原来较曲折的途径转移到一个比较顺直的位置，同时结合关节屈曲法而达缝合的目的。如尺神经从肱骨内髁后方移到前方，并取屈肘位，能克服缺损5～6cm。神经缝合时，可根据神经损伤程度分别做对端缝合、部分缝合、交叉缝合或神经移植术。

（三）功能疗法

神经损伤后，要进行主动的、被动的肌肉收缩锻炼和关节屈伸功能锻炼；按摩活筋，并配合外揉筋丹，以防止肌肉萎缩和关节的挛缩，有利于神经功能的恢复。

（四）针灸

上肢取穴：肩髃、曲池、合谷、阳溪。

下肢取穴：髀关、梁丘、足三里、解溪。

【诊断与治疗的新进展】

1. 高频超声

高频超声在诊断周围神经病变中有广阔的应用前景。采用高频彩色超声进行神经形态的诊断，特别是判断手术适应证有以下优势：①高频超声检查无创、便携、价格低廉，成像连续稳定；②能直接观察神经的损伤部位，查明神经受损的原因，如瘢痕粘连、直接断裂、卡压等，并观察周围组织与神经的关系，了解周围组织是否对神经形成压迫；③便于寻找可能的多处损伤；④不受患者伤情和金属材料影响；⑤能够动态观察神经、肌肉、肌腱和骨骼的关系，了解活动状态下神经受压的情况；⑥结合神经电生理检查，误诊率更低；⑦能判断神经损害的程度，有助于治疗方案的制定，避免了不必要的手术探查。虽然高频超声检查具有很多优点，但在国内应用于外周神经病变诊断的时间较晚，国内临床医生对其作用缺乏认识。可以预见，它可以对周围神经损伤的诊断和治疗带来极大的帮助。未来我们还应该就其对不同神经、不同部位损伤程度的诊断标准和手术指征进一步细化，使周围神经损伤的治疗进入一个量化、可视的新时代。

2. 电针

10余年来，国内学者对电针治疗周围神经损伤机理的研究较多，不但从形态学、功能方面证明其治疗效果，更从分子机制方面探讨电针促进周围神经损伤后再生的理论依据。电针促进轴突生长和突触重建过程相关的神经营养因子如 NGF、CNTF、IGF-1、BDNF 等分子表达是否受同一机制调控，在损伤不同阶段各营养因子作用不同。电针诱导其表达过程的主次关系、相互之间影响的关系如何？NGF、BDNF、NT-3\NT-4 等通过与 Trk 受体（TrkA、TrkB、TrkC）结合，不但促进神经再生、保护神经功能，而且还介导血管再生的关键因子 VEGF 表达在损伤区毛细血管的再生方面同样发挥极其重要的作用 p-s1。电针是否也能通过以上途径促进周围神经毛细血管网的重建，从而促进神经功能的恢复。所有这些，都有待我们继续探讨。

3. 高压氧

过去认为周围神经损伤 1 个月后神经纤维才开始再生，近期研究发现，损伤后 6 小时神经纤维即开始再生，其再生过程需要良好的内外环境，且周围神经损伤会引起相应的神经元胞体死亡，并且病程与周围神经损伤恢复明显相关。高压氧治疗作为一种无侵入性治疗手段，是神经康复治疗较常用的手段之一，其对受损神经恢复的积极作用已得到基础和临床研究证实，并在临床治疗中取得满意疗效。

4. 异体神经移植

化学脱细胞异体神经亦可作为周围神经组织工程支架材料，其良好的仿生性是当前采用的生物可降解材料无法比拟的，特别是修复周围神经长段缺损的应用前景广阔。随着细胞生物技术、组织工程技术的进一步发展，经过医学研究者的不懈努力、深入研究，一定会克服重重障碍，让周围神经长段缺损的修复不再是困扰医学工作者的难题，让广大患者早日得到康复。

5. 神经生长因子

目前大量动物实验研究显示，神经生长因子可有效修复损伤的周围神经，不但有营养而且还有促进神经再生的作用。综合当前研究，神经生长因子能有效保护感觉神经元，有效帮助运动纤维的再生。

6. 神经导管

其具有防止周围组织的长入及减少神经瘤的发生等优点，而施万细胞、神经干细胞等是研究较多的种子细胞。

7. 同种异体神经

同种异体神经的主要抗原成分为施旺细胞、髓鞘及组织间隙细胞，其中神经膜细胞抗原性最强。

8. 中药

中药治疗周围神经损伤疗效确切，无论在基础还是临床方面都取得了一定的成果，但仍有许多有待解决的问题：①需对中药作用机制进行深入的研究；②剂型的改进，如充分利用酶反应技术、超临界流体萃取技术等常用的提纯技术使得有效中药适宜口服或静脉滴注，方便患者接受；③在体实验和离体实验相结合；④研究所涉及的中药或复方种类局限，研究内容零乱，在中药作用的有效性上缺乏微观指标，所研究复方多为验方，其配伍组成及配比缺乏客观的科学依据，缺乏对中药多种化学成分对人体综合作用的研究。今后应重视并积极发掘祖国传统医学宝库，充分发掘中医的理论资源和中药资源，利用西医学的研究手段，多靶点、多方位探索中药治疗周围神经损伤的作用机制，进一步发现和补充中药新的药理作用，同时还可以就周围神经的组织工程和基因工程方面进行研究，为今后新药开发与临床治疗提供良好的基础。

9. 细胞和分子生物学等研究手段的应用

在周围神经科学领域，创伤后吻合口局部瘢痕的生成及其随后发生的组织纤维化严重影响了神经轴突传导功能的恢复，瘢痕的形成极大地制约了周围神经的修复。显微外科技术及物理屏障的应用虽然为周围神经再生提供了良好的条件，但仍无法阻止局部瘢痕的形成。周围神经局部瘢痕抑制试剂的研究尚处于动物试验阶段，但已证实其对瘢痕抑制具有的良好效果。

10. 组织工程技术

组织工程技术的核心是建立细胞与生物材料的三维空间复合体，即具有生命力的活体组织，对病损组织进行形态、结构和功能的重建并达到永久性替代。它具有 4 个基本要素，即种子细胞、支架材料、细胞外基质、诱导和促进生长的因子。

11. 基因治疗

随着细胞分子水平认识的深入，基因治疗成为目前周围神经损伤重要的修复方法。基因治疗是应用基因工程和细胞生物学技术，将具有正常功能的目的基因导入患者体内并发挥作用，纠正患者体内缺乏的蛋白质或抑制体内某些基因过度表达，从而促使损伤神经的再生。周围神经损伤修复应用基因治疗前景广阔，但对于干细胞治疗和神经营养因子基因转移的最佳组合的探索仍是影响神经损伤后功能恢复重点。目的基因多样性选择、目的基因在宿主体内足量稳定的表达、多基因联合治疗等问题，也是基因治疗技术的研究方向。

展望：周围神经损伤修复是一个漫长而复杂的病理生理过程，而上述治疗技术为患者提供了新的选择。这些技术开展尚不平衡，如何选择最佳治疗手段或各项技术联合治疗，以期达到安全、疗效最佳的效果，目前尚无统一认识。我们相信，随着材料科学、纳米技术、药物靶向技术、干细胞、组织工程等相关领域的不断发展，周围神经损伤修复最终会取得突破性进展。

一、上肢神经损伤

上肢神经发自臂丛。臂丛神经由第 5 到第 8 颈神经和第 1 胸神经的前支组成。颈 5 ～ 6 脊神经的前支合成上干，颈 7 的前支为中干，颈 8、胸 1 脊神经前支合成下干。上、中、下三干伸向外下方，在进入锁骨后方之前，各干又分为前后股。上、中干之前股，合成外侧束；下干前股构成内侧束；各干之后股合成后束。外侧束和内侧束汇合构成正中神经，并自外侧束发出肌皮神经，内侧束发出尺神经，后束主要构成腋神经及桡神经。

臂丛神经损伤

臂丛神经损伤在临床比较常见。因为上肢及躯干仅依靠锁骨和肌肉联系，活动性甚大，而臂丛神经比较表浅，易受直接暴力损伤。

【病因与分类】

1. 牵拉性损伤

当某种暴力作用于患者的头部或肩部，使头部向对侧偏斜或使肩部向下坠或二者同时发生，则臂丛神经上部紧张或断裂，其结果为上臂丛神经损伤（图 8–1）。当患肢强力外展或被牵扯向上，则臂丛神经下部紧张或断裂，其结果为下臂丛神经损伤（图 8–2）。如外力过于强大时，全部臂丛神经都可能受到不同程度的损害，为全臂丛神经损伤。

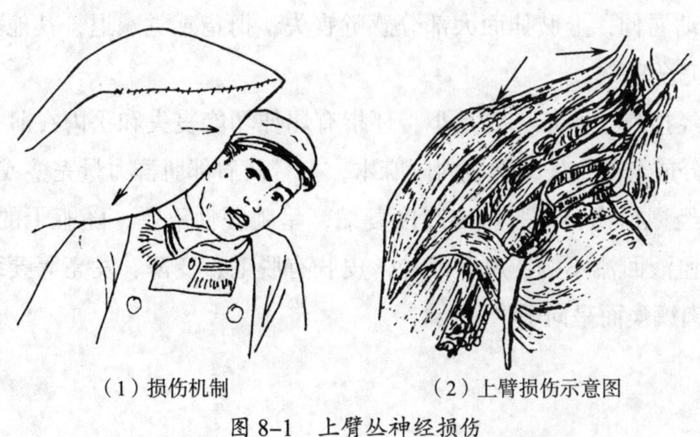

（1）损伤机制　　（2）上臂损伤示意图

图 8–1　上臂丛神经损伤

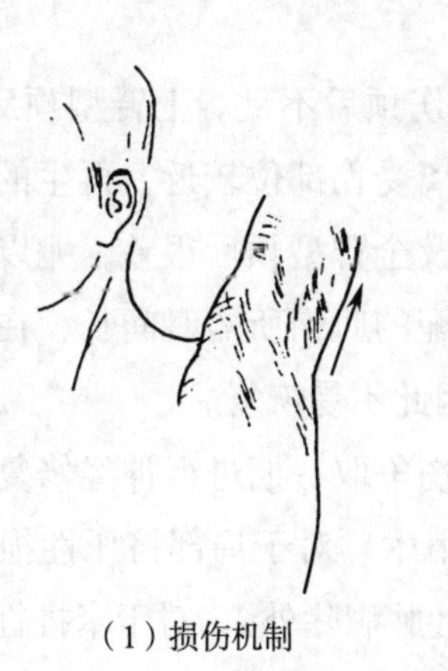

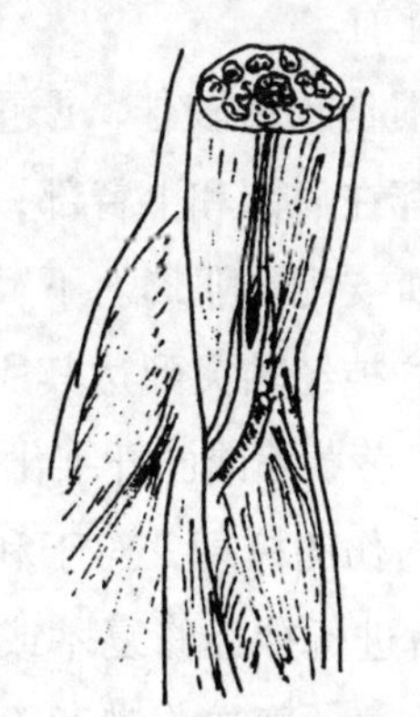

（1）损伤机制　　（2）下臂损伤示意图

图 8–2　下臂丛神经损伤

2. 直接暴力损伤

多见于直接暴力的打击、挫伤等。损伤范围较大，断端多不规则，大部分神经组织被挫伤或造成较大范围的神经缺损。除神经损伤外，常合并其他组织损伤。

3. 局部挤压伤

臂丛神经附近的骨折、脱位、肿瘤等都可能压迫臂丛神经。

【症状与诊断】

臂丛神经轻度损伤，患者神志清楚，伤后仅觉上肢的某一部分不能运动，无明显的知觉障碍。检查时，发现一部分肌群瘫痪或运动减弱，无固定的知觉麻木区。损伤严重者，患者常有短时间的昏迷，患肢有比较严重的瘫痪和知觉障碍。

椎孔内损伤常伴有短暂的同侧下肢运动障碍和膀胱、直肠括约肌的功能障碍。如上臂丛神经根被撕脱，使患侧大小菱形肌和前锯肌同时瘫痪；如下臂丛神经根被撕脱，则出现同侧眼球内陷、眼睑下垂、瞳孔缩小、半侧面部无汗（霍纳综合征）。

椎孔外损伤常在锁骨上窝或前上胸部有血肿机化后遗留局部硬结。

上臂丛神经损伤：肩和上臂的运动功能丧失。上肢外侧麻木，患肩不能外展外旋，肘关节不能主动屈伸；上肢伸面大部分感觉丧失，拇指感觉减退，其他全部、手部及前臂内侧感觉完全正常。

下臂丛神经损伤：手指主要是小、环指有屈伸功能丧失和手内在肌瘫痪，腕和前臂运动功能部分或全部丧失，上肢内侧麻木，上臂及肩部肌群力量完整或稍减弱。

全臂丛神经型损伤：患肢肌肉高度萎缩，呈弛缓性下垂，随躯干的运动而摇摆。因长期下垂，血液回流不畅，患肢浮肿，皮肤有脱毛、变薄、发亮等萎缩现象。肩肱关节因周围肌肉瘫痪而呈向下半脱位。

【治疗】

一般治疗原则见前。

臂丛神经轻度损伤预后较佳，严重损伤预后不良。上臂型预后较好，因颈 5 ～ 6 神经所支配的肌肉都在肩部和上臂部，距离受伤部位较近，再生的神经轴能够在比较短的时间内到达其所支配的肌肉。下臂型及全臂型预后很差，尤以手的内在肌距离损伤部位较远，再生的神经轴突到达其所支配的肌肉所需时间长，在神经轴突到达肌肉之前，麻痹肌肉已显著萎缩或已纤维化，因此不易恢复。

根据臂丛神经损伤的机理，对于利器伤争取一期进行神经修复术。火器伤争取伤口一期愈合，3 周后进行神经修复术或移植术。对于局部挤压性损伤应尽早解除外在压迫，神经的功能恢复一般较为满意（恶性肿瘤除外）。对于牵扯性损伤，如需手术探查，除椎孔内损伤外均可进行，但需结合具体病情，认真细致地制订适合该患者的具体手术方案。

【诊断与治疗的新进展】

1. MRI

具有良好的软组织对比度及多方位、多序列成像的特点，可清晰显示臂丛神经及其与毗邻结构的关系。MRI 已成为诊断臂丛神经损伤的首选影像学手段，并为治疗策略的选择提供重要依据。今后，随着新技术的应用和发展，在臂丛神经显像上更好地实现形态与功能的结合，具有更为广泛的临床应用价值。

2. 规范化康复治疗

国内外近些年来出现较多关于本病治疗的研究，技术也在不断提升，而这均对改善臂丛神经损伤后的神经修复效果提供了必要前提。但患者过度依赖手术而忽视术后的康复治疗，无法达到手术预期效果。规范化康复治疗包括：①低频脉冲电疗法；②中频电疗法；③运动疗法治疗对每一位臂丛神经损伤后的患者设计一套行之有效的运动治疗计划，根据患者损伤后遗留的功能障碍的不同和手术方式选择的不同，针对性地对患者制订个性化的治疗方案；④采用中医推拿手法治疗方式对患者的人体进行刺激治疗方式。

桡神经损伤

桡神经在上臂支配肱三头肌、肱桡肌和桡侧伸腕长肌；在前臂支配旋后肌、肘后肌、桡侧伸腕短肌、尺侧伸腕肌、伸指总肌、固有伸示及小指肌、外展拇长肌和伸拇长及短肌。

【病因与分类】

桡神经在上臂中部至中下 1/3 部紧贴肱骨干走行，所以桡神经损伤多发生于有移位的肱骨干中下 1/3 骨折、肱骨髁上骨折或桡骨小头脱位等牵扯性损伤多见，上臂受牵拉或腋窝受压也会造成桡神经损伤；亦可见于枪弹伤、切割伤、手术误伤和骨痂压迫伤等。

【症状与诊断】

桡神经上臂主干损伤，主要出现腕下垂，所有伸指肌及拇指外展功能均丧失，第1、2 掌骨背面皮肤感觉消失。如损伤平面位于腋部，尚可累及臂后侧皮支，而且不能伸直前臂。如损伤平面位于肱中部，尚可累及前臂后侧皮支出现肘上及前臂后面桡侧感觉消失。桡神经深支损伤则出现患肢所有指伸肌及拇指外展肌功能丧失，而桡侧伸腕长肌功能存在，无感觉障碍。桡神经浅支损伤和桡神经腕部损伤，无运动障碍，仅有第 1、2 掌骨背面皮肤感觉消失（图 8-3、图 8-4）。

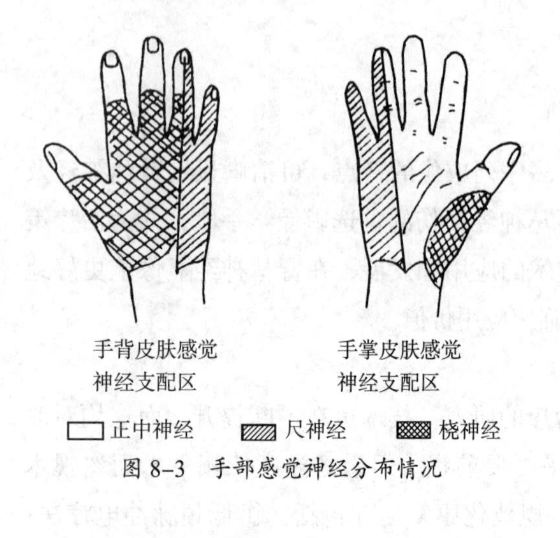

图 8-3 手部感觉神经分布情况

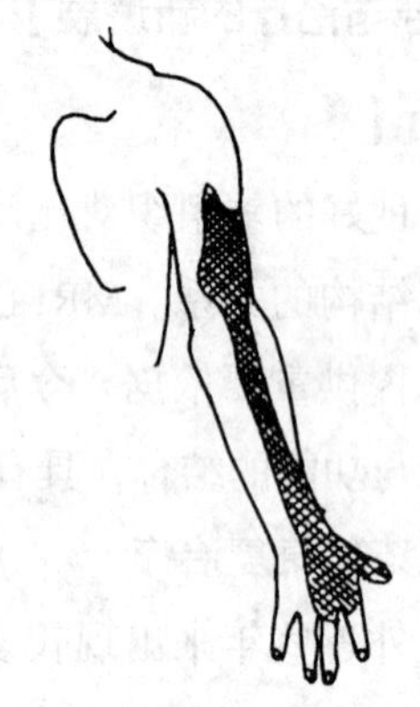

图 8-4 桡神经在肱骨中部前臂后侧皮神经起点上损伤后知觉消失范围

【治疗】

一般治疗原则见前。

腕下垂症应保持腕关节在功能位，并练习掌指关节及指间关节活动，避免关节强直。

神经断裂应尽早缝合，骨痂压迫应做神经松解术。神经缺损在 4 ～ 5cm 时，可做桡神经移位术，将桡神经移位到肱骨前方，并取肘屈曲位，能克服缺损 5 ～ 6cm。桡神经移位术，适用于神经损伤部位在三头肌分支以下。

【诊断与治疗的新进展】

桡神经损伤晚期手功能重建术的康复路径管理：

1. 术后 1 ～ 2 周

术后 1 ～ 3 天用软枕将患肢抬高，由远端向近端向心性按摩患肢，手法轻柔而有力，指导患者肘关节屈伸活动。告知患者在取下石膏时，需要保持腕和手指伸展位，前臂旋前位。术后第 4 天将石膏改为支具固定，指导其在疼痛耐受范围内轻轻地做 2 ～ 5 指指间关节被动屈伸练习，每组 10 次，每天 6 组。术后 2 周，伤口愈合后拆除缝线进行瘢痕治疗。夜间休息和按摩间歇期，可以预防性使用硅胶瘢痕贴。

2. 术后 3 ～ 4 周

进行神经肌肉功能再训练以获得伸指、伸拇及伸腕功能。①旋前圆肌转位：桡侧腕伸肌术后的患者需要保持指间关节和腕关节中立位，屈曲掌指关节 40°～ 60°，指导患者在该姿势下屈曲指间关节、伸拇指，主动做腕关节由中立位到完全背伸位的练习。将前臂和腕关节放在中立位，1 ～ 5 指放松保持伸展位，患者慢慢前臂旋前，同时护士帮助伸展腕关节，通过缓慢的、控制下的活动获得好的活动模式，每天 4 ～ 5 次，每次 15 ～ 20 分钟。早起避免同时屈腕屈指的联合动作，避免移位肌肉肌腱的过度牵拉。②尺侧腕屈肌转位：指总伸肌腱术后的患者做轻度尺偏屈腕动作的同时，练习伸掌指关节，每天 4 ～ 5 次，每次 15 ～ 20 分钟。为了避免内在肌的伸指间关节的代偿作用，可用弹力绷带将示、中、环、小指的指间关节固定在屈曲位。③掌长肌转位：拇长伸肌重建伸拇功能患者，让患者在屈腕的同时，有意识地练习伸拇指指间关节，每天 4 ～ 5 次，每次 15 ～ 20 分钟。

3. 术后 5 ~ 6 周

术后第 5 周去除支具的肘关节部分，非练习时继续穿戴前臂部分支具。加强神经肌肉功能再训练，使用表面电极生物反馈治疗，或通过拍打、振动和冰块刺激相应的肌肉，反馈刺激肌肉收缩。如果掌指关节屈伸不超过 25°，患者可以进行以下练习：①完全握拳，腕背伸；②手指放松，主动腕关节屈伸练习；③腕背伸，拇指屈曲对掌练习。鼓励患者进行功能性活动：腕中立位，做腕屈肌等长收缩的同时，进行伸指活动。前臂旋前，腕背伸，如同拍皮球的姿势。

术后第 6 周，教导患者掌握家庭运动训练处方的内容：①保持指间关节和腕关节伸直位，屈伸掌指关节；②保持掌指关节伸直位，屈伸指间关节；③腕关节由屈曲到中立位；④保持拇指轻度尺侧外展位，屈伸拇指的指间关节；⑤保持前臂旋前位，屈伸肘关节；⑥保持肘关节屈曲，腕关节、手指伸直位，旋转前臂。以上运动处方内容每天 3 ～ 4 次，每次 20 ～ 30 分钟。

4. 术后 7 ~ 8 周

术后第 7 周患者可以同时伸腕、伸指和伸拇的联合活动，每组重复 10 次，每天 6 组。减少支具的使用时间，仅在夜间或保护情况下使用。每天中频刺激上肢伸肌 2 次，可以促进转位肌腱的滑动。如果外在伸肌持续紧张，且手指关节屈伸不超过 25°，帮助患者进行手指关节被动伸屈活动。如果欠伸超过 25°，需要进行手指关节被动伸屈活动，休息时使用伸指支具固定。术后第 8 周不再使用保护性支具，指导患者循序渐进地做抗阻运动练习：①伸指运动：将橡皮泥搓成圈，环绕五指，手指用力向外伸展，每天 3 ～ 4 次，每次 15 ～ 20 分钟。训练 3 天后，将橡皮泥改为由细到粗的牛皮筋进行练习，逐渐增加训练的阻力。②伸拇运动：将橡皮泥搓成圈，拇指套入其中，背伸拇指，阻力可通过橡皮泥的粗细调节或将橡皮泥改为阻力更大的牛皮筋，每天 3 ～ 4 次，每次 15 ～ 20 分钟。③伸腕运动：将掌心向下前臂放在桌上，手伸出桌面，腕关节平桌缘，用健手固定前臂，首先尽可能屈曲手腕，手指伸直位放松，其次尽可能背伸手腕，手指屈曲位放松，每一个伸、屈动作均需要维持 3 ～ 5 秒，每天进行训练，每次 15 ～ 20 分钟。训练 3 天后指导患者将双手平放在桌面，保持手指关节、肘关节伸直位，使上肢与桌面垂直，后要求患者脚不动，身体逐渐前倾使重心前移，逐步加大腕关节背伸的角度，直到患者最大限度地承受能力。或指导患者将双手掌紧贴墙面，保持手指关节、肘关节伸直位，后要求患者脚不动，身体逐渐前倾，使重心前移，逐渐将双手平行下移，逐步加大腕关节背伸的角度，直到患者有最大限度承受的能力。此期如果外在伸肌持续紧张，要求患者佩戴伸腕伸指动力型支具，佩戴时指导患者做屈腕屈指活动。

正中神经损伤

正中神经在上臂内侧与肱动脉伴行。该神经在上臂无分支，进入前臂后，即分出运动支，支配前臂的旋前圆肌、掌长肌、屈指浅肌、屈指深肌（示、中指）、屈拇长肌及旋前方肌，至腕部以下又分出回反支，支配大鱼际肌、蚓状肌（桡侧半）及感觉支分布于桡侧 3 个半手指。

【病因与分类】

本病常继发于肱骨髁上骨折与月骨脱位，多为挫伤或挤压伤，继发于肩关节脱位者为牵扯伤。正中神经于腕部较为表浅，易被锐器切割。此外，正中神经位于狭窄的腕管内，可因腕部骨质增生或腕横韧带肥厚等产生慢性神经压迫症状。

【症状与诊断】

正中神经损伤平面位于肘关节以上，出现患肢屈腕（桡侧），屈拇、食、中指深肌功能丧失，大鱼际肌萎缩，拇指对掌功能丧失，桡侧三个半指感觉消失（图 8–5）。

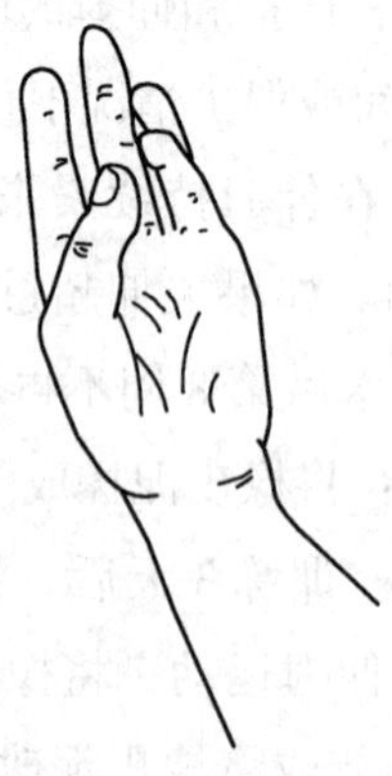

图 8–5 正中神经麻痹后大鱼际肌萎缩，拇指不能对掌，拇、食、中指屈指障碍

【治疗】

一般治疗原则见前。

闭合性损伤可行非手术疗法。如 3 个月无恢复现象或有骨痂压迫者，应行手术探

查。神经断裂应尽早缝合。神经缝合后功能恢复时间，肘部损伤平均 8 ～ 9 个月，腕部损伤平均需 4 ～ 5 个月。

【诊断与治疗的新进展】

1. 手部矫形器改善拇对掌功能

手矫形器具有保持功能体位，矫正或补偿部分缺失功能的作用，针对正中神经损伤静态的矫形器多见，用于术后固定保护神经，促进功能恢复。

2. 内窥镜治疗

用其治疗腕管综合征创伤小。

3. 正中神经三维可视化研究

开发并应用 3D Nerve 可视化系统较为成功地实现了正中神经显微结构三维可视化，为临床上正中神经损伤修复方式的选择和组织工程化人工神经的仿生构建提供有益帮助。

尺神经损伤

尺神经在肘部以下分支，支配尺侧屈腕肌、屈指深肌（环、小指），至腕部在腕横韧带的外面，豌豆骨的外侧和尺动脉的内背侧进入掌部，分成深浅两末梢支。浅支为感觉支，支配掌短肌及小指、环指尺侧半；深支为运动支，支配外展小指肌及屈小指肌、小指对掌肌、第 3、4 蚓状肌和拇内收肌、屈指短肌深层及所有骨间肌。

【病因与分类】

在肘部，尺神经位于肱骨内上髁背侧的沟中，故尺神经损伤多见于肘部损伤；如为肱骨髁上骨折、肱骨内髁骨折、肘关节外侧脱位等，常为挤压伤或牵扯性损伤。在腕部尺神经切割伤多见，常为正中神经同时受伤。

【症状与诊断】

尺神经低位（腕部）损伤主要出现小指及环指尺侧半感觉消失，小鱼际肌、骨间肌萎缩，以第一背侧骨间肌为显著，各指不能作内收、外展动作。因环、小指的骨间肌与蚓状肌丧失功能、失去与外在肌的平衡作用，因此出现掌指关节过伸、指间关节屈曲的典型爪形畸形。尺神经高位损伤（肘部），除出现上述症状外，尺侧屈腕肌及环、小指的屈指深肌功能丧失，检查夹纸试验阳性（图 8–6、图 8–7）。

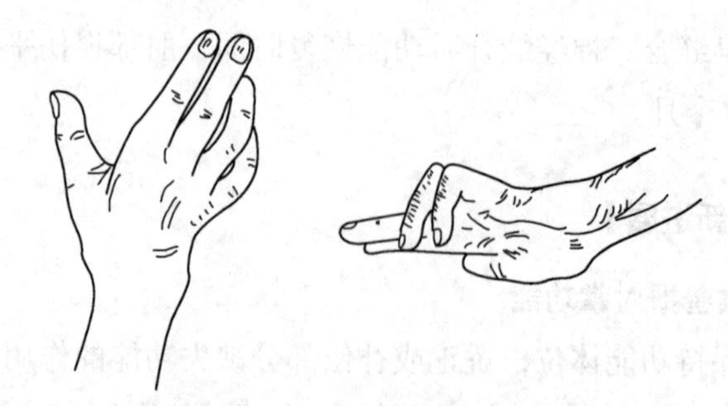

图 8-6　尺神经损伤后，手部畸形，环、小指掌指关节过伸，
指间关节屈曲，骨间肌萎缩，小鱼际肌萎缩情况

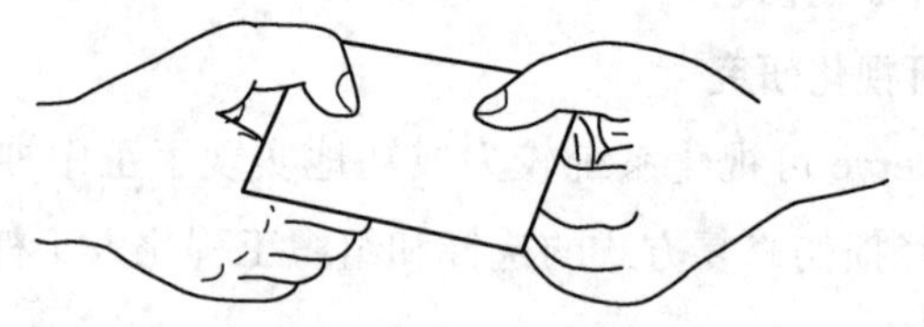

图 8-7　尺神经损伤后进行夹物试验时，拇指指间关节屈曲

如正中神经与尺神经合并损伤，前臂掌侧肌肉麻痹、萎缩，旋前、屈腕、屈指功能丧失，诸指的掌指关节轻度过伸，指间关节屈曲，拇指第 1 掌骨与其他掌骨靠拢平行，丧失对掌运动，大小鱼际肌及骨间肌萎缩，呈猿手畸形（图 8-8）。

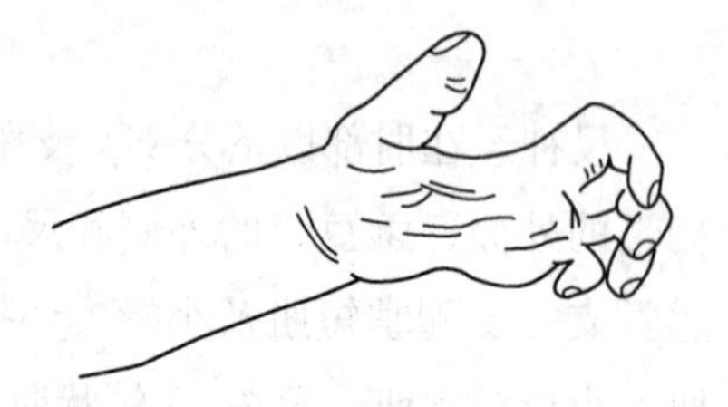

图 8-8　正中及尺神经损伤后手部姿势

【治疗】

一般治疗原则见前。

因肘部损伤而致的尺神经牵扯性损伤，应行尺神经前移术。神经断裂应尽早缝合，必要时同时行尺神经前移术。神经缝合后，功能恢复一般不如桡神经及正中神经。肘部损伤的神经恢复时间均需 10 ～ 12 个月。

正中神经和尺神经合并损伤，手部功能大部分丧失。为了改善手部功能，可以利用伸腕肌移至屈指肌，恢复部分屈指功能，但首先必须稳定腕关节才能发挥移植肌腱的屈指功能。

【诊断与治疗的新进展】

1. 肌骨超声检查具有良好的诊断价值，对于肘管综合征电生理检查方法是很好的补充 。

2. 肌骨超声引导下或内窥镜辅助下行肘管切开减压术因具有微创、直观与不影响美观的优点，现于国外广泛应用。国内虽有相关报告，但尚处于起步阶段。

二、下肢神经损伤

下肢神经发自腰丛和骶丛。腰丛起于腰 2 ～ 4 脊神经，主要构成股神经和闭孔神经。骶丛起于腰 4、骶 3 脊神经，主要汇合构成坐骨神经，再分为腓总神经和胫神经。腓总神经又分为腓深神经（胫前神经）和腓浅神经（图 8–9）。

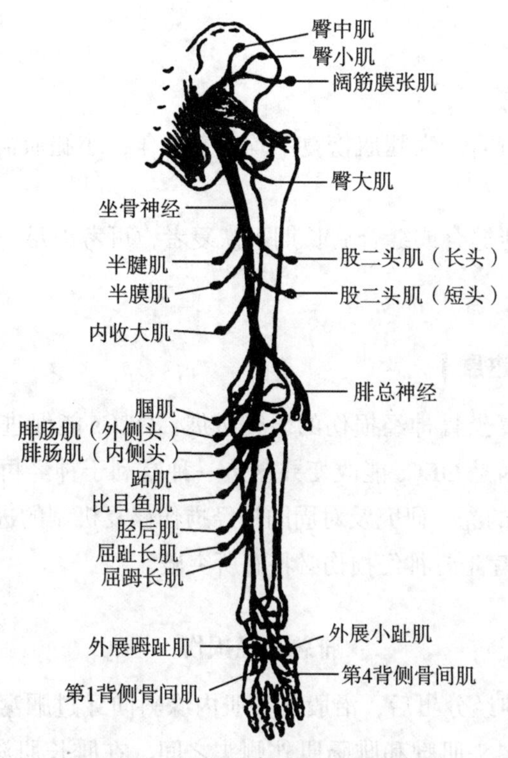

图 8–9 下肢后面神经及其支配的肌肉

坐骨神经损伤

坐骨神经是骶丛的延续，在坐骨大孔的下部、梨状肌下方，穿出骨盆，进入臀部，然后在股骨粗隆和坐骨结节之间进入股后部，垂直而下到股骨下 1/3 分成胫腓两支。坐骨神经在臀部依次位于闭孔内肌、股方肌的表面，由臀大肌覆盖，在其内侧有股后侧皮神经和臀下动脉。坐骨神经在股部位于内收大肌表面，由股二头肌长头覆盖，有运动支在股部分出，支配股二头肌、半腱肌、半膜肌和内收大肌。

【病因与分类】

坐骨神经是全身行程最长的神经，所以受伤机会较多。一般见于火器伤、刀割伤、骨盆骨折、髋关节后脱位、髋部或臀部手术误伤等。

【症状与诊断】

坐骨神经损伤根据其不同平面，可产生不同的下肢运动功能丧失。臀部平面损伤则下肢膝关节屈曲障碍，踝关节及足趾运动丧失，足下垂，小腿外侧、后侧及足感觉消失；如在股部平面损伤，则产生患肢踝关节及足趾运动丧失，足下垂。

【治疗】

一般治疗原则见前。

神经断裂应尽早缝合。大腿肌恢复平均约需 1 年；小腿肌需 2 ～ 3 年；感觉恢复亦需 1 ～ 2 年。

神经缺损太多不能缝合或缝合后长期不恢复者，可考虑足三关节融合术及胫距关节融合术。

【诊断与治疗的新进展】

嗅鞘细胞移植修复坐骨神经损伤的研究进展：OECs 能促进损伤的坐骨神经再生及功能恢复，主要原因是 OECs 能改变并创造一种有利于神经再生的微环境。随着对 OECs 生物特性和功能的深入研究及对周围神经损伤修复机制的进一步阐明和临床实践的深入，OECs 移植治疗坐骨神经损伤必将有所突破。

腓总神经损伤

腓总神经自坐骨神经分出后，沿股二头肌内缘斜向穿过腘窝外上方至其外侧，到达腓骨头，然后在股二头肌腱和腓肠肌外侧头之间，在腓长肌深面绕过腓骨颈外侧，分成腓深神经和腓浅神经两支。腓深神经（胫前神经）在胫部有运动支至胫前肌，伸长肌、伸趾长肌、第 3 腓骨肌、末梢分支分布于足背皮肤和足部肌肉。腓浅神经（肌皮神经）先下行于腓骨长短肌之间，分出腓骨长短肌的肌肉分支，在小腿下 1/3 穿过深筋膜分成内外两末梢支，分布于足背皮肤（图 8–10）。

【病因与分类】

腓总神经损伤在下肢神经损伤中比较多见，因其在腓骨头处位置表浅。膝关节外脱位，膝外侧韧带撕裂伤，腓骨小头骨折等均易损伤腓总神经。不适当的石膏固定、夹板外固定、皮牵引及肢体自压等亦可造成腓总神经损伤。

【症状与诊断】

腓总神经损伤，出现足下垂、足不能背屈和外翻、伸趾功能丧失，小腿前外侧、足背皮肤、趾背外侧感觉障碍。

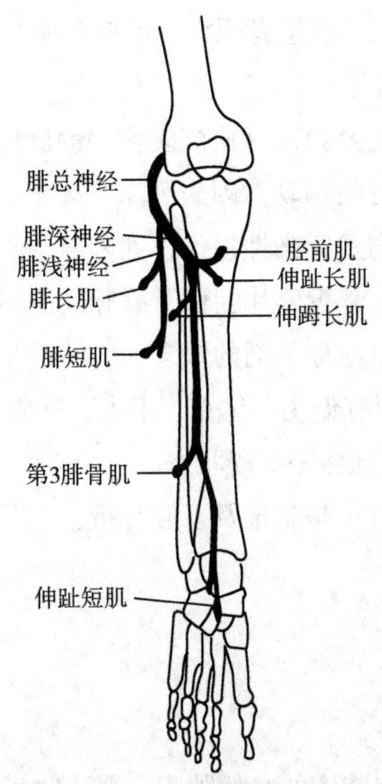

图 8-10 小腿前面神经及其支配的肌肉

【治疗】

一般治疗原则见前。

神经挤压伤后，应及时解除外在原因。神经断裂应尽早缝合，患者可在恢复期用高腰靴支持踝关节在 90°位练习行走。

【诊断与治疗的新进展】

腓总神经损伤后期，行胫后肌肌腱转位重建足背伸功能术，其操作简单，效果确切。

（王战朝、王凤英、李春游、陈海龙、闰亚非）

第九节 下肢深静脉血栓

【病因与病机】

下肢深静脉血栓（lower extremity deep venous thrombosis，LEDVT）是血液在下肢深静脉内不正常凝结引起的疾病，血液回流受阻，出现下肢肿胀、疼痛、功能障碍，严重者显著影响生活质量甚至导致患者死亡。后期常遗留下肢水肿、继发性静脉曲张、皮炎、色素沉着、淤滞性溃疡等。

下肢深静脉血栓形成的主要原因是血流缓慢、静脉壁损伤和血液高凝状态。引起血流缓慢的原因很多，如长时间制动、因病卧床、久坐、静脉曲张等。静脉壁的损伤包括化学性损伤、机械性损伤及感染性损伤，如静脉内注射各种刺激性溶液和高渗溶液、静脉局部挫伤、撕裂伤、骨折碎片创伤及静脉周围感染灶等均可引起静脉血栓形成。先天性高凝状态原因有血栓抑制剂的缺乏、血纤维蛋白原的异常、纤维蛋白溶解异常等，后天性高凝状态原因有创伤、休克、手术、肿瘤、长期使用雌激素、怀孕等。大剂量应用止血药物，也可使血液呈高凝状态。

下肢深静脉血栓（LEDVT）是躯干及下肢骨折，尤其是骨盆与股骨上段骨折的常见并发症。

【症状与诊断】

（一）症状

本病最常见的症状是一侧肢体的突然肿胀，严重时可出现股青肿，是由于髂股静脉及其属支血栓阻塞，静脉回流严重受阻，组织张力极高，导致下肢动脉受压痉挛、肢体缺血，如不及时处理，可发生休克和静脉性坏疽。静脉血栓一旦脱落，可随血流漂移、堵塞肺动脉主干或分支，根据肺循环障碍的不同程度引起相应肺栓塞的临床表现。慢性期可出现慢性下肢静脉功能不全的临床表现，包括患肢的沉重、胀痛、静脉曲张、皮肤瘙痒、色素沉着等。

1. 下肢深静脉血栓形成主要表现

（1）患肢肿胀：这是最常见的症状，患肢组织张力高，呈非凹陷性水肿，皮色泛红，皮温较健侧高，肿胀严重时，皮肤可出现水疱，随血栓部位的不同，肿胀部位也有差异。

（2）疼痛和压痛：患肢局部感疼痛，行走时加剧，轻者局部仅感沉重，站立时症状加重。静脉血栓部位常有压痛。

（3）浅静脉曲张：深静脉阻塞可引起浅静脉压升高，发病 1 ～ 2 周后可见浅静脉曲张。

（4）股青肿：表现为下肢极度肿胀、剧痛、皮肤发亮呈青紫色、皮温低伴有水疱。足背动脉搏动减弱或消失，全身反应强烈，体温升高。

2. 检验检查

（1）血浆 D– 二聚体升高，但需排除创伤、手术后、危重及恶性肿瘤等因素。

（2）血常规可有白细胞总数和中性粒细胞轻度增加。

（3）彩色多普勒超声检查：敏感性、准确性均较高，临床应用广泛，是 LEDVT 诊断的首选方法，适用于筛查和监测。

（3）CT 静脉成像：主要用于下肢主干静脉或下腔静脉血栓的诊断，准确性高。

（4）磁共振静脉成像：能准确显示髂、股、腘静脉血栓，但不能很好地显示小腿静脉血栓。尤其适用于孕妇，且无需使用造影剂。

（5）静脉造影：准确率高，不仅可以有效判断有无血栓、血栓部位、范围、形成时间和侧支循环情况，而且常被用来评估其他方法的诊断价值，目前仍是诊断 LEDVT 的“金标准”。缺点是有创、造影剂过敏、肾毒性以及造影剂本身对血管壁的损伤等。

（二）诊断

结合临床症状、病史及相关辅助检查即可明确诊断。

【治疗】

（一）预防

对躯干及下肢骨折（尤其是骨盆与股骨上段骨折）等具有高危险因素的患者，要采取综合预防措施。如术前与术后采取必要的药物预防措施；术中操作时，在邻近四肢或盆腔静脉周围的操作应轻巧，避免造成血管内膜损伤；避免术后腘部垫枕影响小腿深静脉回流；鼓励患者经常主动活动足和趾，并嘱多做深呼吸及咳嗽；尽可能早期下床活动，必要时下肢穿医用弹力长袜。

（二）治疗

下肢深静脉血栓治疗目的在于预防肺栓塞，减轻血栓后并发症，缓解症状。近年来 LEDVT 的治疗主要是非手术疗法，如抗凝、溶栓、滤器置入及其他介入治疗手段，必要时可手术取栓治疗。

1. 抗凝疗法

这是 LEDVT 主要治疗方法之一，急性期使用肝素或低分子肝素，过渡到口服抗凝药物，如华法林。由于华法林与药物或食物相关作用复杂，个体剂量差异大，有出血风险，需要监测，近年来，研制出许多新型口服抗凝药物，如利伐沙班等，极少受药物或食物影响，一般无需检测，使用方便。

2. 溶栓治疗

（1）溶栓药物：尿激酶最常用，对急性期的治疗具有起效快、效果好、过敏反应少的特点。常见的不良反应是出血。

（2）降纤药物：常用巴曲酶，是单一组分降纤制剂，通过降低血中纤维蛋白原的水平来抑制血栓形成，治疗 LEDVT 的安全性高。

3. 手术治疗

（1）手术取栓：是清除血栓的有效治疗方法，可迅速解除静脉梗阻。常用 Fogarty 导管经股静脉取出髂静脉血栓，用挤压驱栓或顺行取栓清除股腘静脉血栓。

（2）经皮机械性血栓清除术：主要是采用旋转涡轮或流体动力的原理打碎或抽吸血栓，从而达到迅速清除或减少血栓负荷、解除静脉阻塞的作用。

（3）下腔静脉滤器：下腔静脉滤器可以预防和减少肺栓塞的发生，由于滤器长期植入可导致下腔静脉阻塞和较高的深静脉血栓复发率等并发症，为减少这些远期并发症，建议首选可回收或临时滤器，待渡过肺栓塞发生的风险期后取出滤器。

4. 其他治疗

压力治疗：血栓清除后，患肢可使用间歇加压充气治疗或弹力袜，以预防血栓复发。

5. 中药治疗

（1）患肢广泛肿胀、胀痛或剧痛，或患肢皮炎、溃疡并发感染，或并发血栓性浅静脉炎，红肿热痛，舌质红绛，舌苔白腻或黄腻，脉滑数或洪数。治法：清热利湿、活血化瘀。处方：四妙勇安汤加味，或活血灵合解毒饮煎服。

（2）患肢广泛肿胀，轻度胀痛、沉重，舌质红绛或有瘀斑，舌苔白腻，脉沉涩。治法：活血化瘀、利湿通络。处方：丹参活血汤或活血通脉饮加味。

（3）患肢肿胀、胀痛较轻，股静脉呈硬索条状，小腿皮肤色素沉着，呈棕褐色或青黑色，皮肤和皮下组织纤维性硬化，坚韧紧硬，舌质红绛或紫暗，舌苔白，脉弦涩。治法：活血通络、软坚散结。处方：舒脉汤加减，或活血灵煎服并服加味益气丸。

（4）肢体肿胀、沉重、胀痛，晨轻晚重，腰酸畏寒；或小腿皮肤溃疡，创面肉芽淡白，脓液清稀，倦怠无力，不思饮食，舌质淡，苔薄白，脉沉细。治法：温肾健脾、利湿通络。处方：温阳健脾汤或补肾活血汤加减。

第二篇 骨折篇

第九章　骨折概论

骨的完整性或连续性遭到破坏，称为“骨折”。由暴力作用引起的，称“外伤性骨折”；因骨骼本身有病变（骨髓炎、骨结核、骨肿瘤等）引起的，称“病理性骨折”。临床以外伤性骨折为多见。创伤骨折不仅骨组织受到破坏，而且骨断端周围的筋肉亦同时受到损伤，甚至骨折端穿出皮肤或黏膜形成开放性损伤，或同时伴发神经、血管和内脏的损伤。

中医防治骨折已有几千年历史，经过历代医家的不断提高，积累了丰富的经验。平乐正骨在这方面有着突出的贡献，220多年来，经过八代传人的传承与发展，博采众长，使得平乐郭氏正骨在我国骨伤科领域内成为一支瑰丽的奇葩。洛阳平乐正骨对骨折的治疗，始终贯穿着整体观念，强调筋骨并重，骨折对位与功能恢复并重，内治与外治并重，固定与活动并重。对骨折的复位、固定、用药及功能疗法等都各有成套的方法和原则（详见总论）。实践证明，应用这些方法和原则，能够取得骨折对位好、愈合快、功能恢复早、后遗症少等优良效果。

第一节　骨折的病因和分类

一、骨折的病因

（一）直接暴力

直接暴力引起的骨折，常发生在暴力直接作用的部位，如棍棒击伤、重物砸伤、车轮轧伤、利刃火器伤等。这类骨折多呈横断、粉碎和凹陷，骨折周围软组织损伤较重，包括血管、神经伤和开放性损伤。

（二）间接暴力

间接暴力又叫传导、杠杆、旋转暴力，所引起的骨折不在作用力的部位。如俯卧跌倒，手掌按地常引起上肢近关节部位的骨折，如桡骨下端、肱骨髁上、肱骨外科颈等处；失足滑倒，身体旋转或投掷手榴弹甩动太猛，可引起胫腓骨和肱骨螺旋骨折；由高处坠落，臀部着地，多引起胸腰脊椎段屈曲型压缩性骨折。间接暴力引起的骨折多为嵌插、斜行、螺旋或压缩型，骨折周围的软组织损伤较轻，合并血管、神经损伤和开放伤的机会较少。

（三）肌肉牵拉

肌肉骤然收缩，可拉断肌肉附着处的骨质，如股四头肌猛烈收缩引起髌骨骨折、肱三头肌猛烈收缩引起尺骨鹰嘴骨折、前臂屈肌猛烈收缩引起肱骨内上髁骨折、剧烈咳嗽时肋间肌收缩引起肋骨骨折。这类骨折多不规则，而且是闭合性的，损伤程度相对较轻。

（四）持续性劳损

某些特殊部位的骨骼，由于长期反复经受低能负荷的作用，会发生疲劳性骨折。如长途跋涉行军途中会发生第 2 及 3 跖骨骨折、胫腓骨骨折或股骨颈骨折。这类骨折多无移位，但愈合缓慢。

（五）其他因素

机械外力是造成骨折的主要原因，但骨折的发生也与患者的年龄、体质、解剖部位的结构特点以及骨骼原来是否有病变等内在因素相关。如老年人气血日渐亏损，肝肾不足，筋肉萎缩，骨质疏松脆弱，动作迟缓，应变能力差，跌倒后常引起桡骨下端、股骨颈、粗隆间、脊椎骨等部位的骨折。壮年人气血旺盛，筋肉丰满，骨质强，动作灵便，遇到同样外力时，不容易引起骨折。青少年正在生长发育期，长骨端骨骺未曾闭合是个潜在弱点，所以常见骨骺骨折。儿童幼阳之体，筋肉柔弱，天生好动，但平衡失稳，骨质柔韧，可发生青枝骨折。颈椎 5、6，胸椎 11、12，腰椎 1、2 因活动范围相对较大，故容易发生骨折脱位。骨皮质与骨松质的交接处容易发生骨折。有病的骨骼如肿瘤、脆骨症、骨质疏松症等，在日常生活中如上下楼梯、过门槛，甚至在床上翻身等也会引起骨折。

二、骨折的分类

骨折分类的目的是便于诊断和治疗，目前分类方法很多，但单项的分法都比较片面，临床上常将各单项的分法综合运用。

（一）根据骨折端是否与外界相通分类

1. 闭合性骨折

骨折处皮肤黏膜完整，骨折断端不与外界相通。

2. 开放性骨折

骨折附近的皮肤黏膜破裂，骨折端与外界相通。

（二）根据骨折程度分类

1. 不完全骨折

骨的完整性或连续性仅有部分遭到破坏。

2. 完全性骨折

骨的完整性或连续性全部遭到破坏。

（三）根据骨折数目分类

1. 单一骨折

限于一处骨折。

2. 多发骨折

一骨两处或多骨同时骨折。

（四）根据骨折后是否合并重要组织及脏器损伤分类

1. 单纯骨折

单一或多发骨折，不合并大的血管、神经及脏器损伤。

2. 合并损伤

骨折合并大的血管、神经及脏器损伤。

（五）根据骨折后的时间分类

1. 新鲜性骨折

一般指成人在伤后 3 周以内，儿童在伤后 2 周以内者。

2. 陈旧性骨折

成人 3 周以后，儿童 2 周以后者。

对于某些特殊部位的骨折需要灵活对待，如股骨颈骨折、腕舟骨骨折即使已 3 周，亦可按新鲜骨折处理；儿童肱骨髁上骨折、肱骨外髁翻转骨折等如超过 1 周，手法复位就很困难。

（六）根据骨折复位后的稳定性分类

1. 稳定性骨折

骨折复位后加适当外固定即可保持对位者，称“稳定性骨折”，如横断骨折、青枝骨折、嵌插骨折等。这类骨折因骨折端吻合严密，临床愈合较快。

2. 不稳定骨折

骨折复位后虽加外固定但也不易保持对位者，称“不稳定性骨折”，如斜形骨折、螺旋形骨折、粉碎性骨折等。这类骨折常需配合牵引以维持对位或配合其他固定器具，而且折端吻合欠佳，愈合比较缓慢。

（七）根据受伤前骨质是否健康分类

1. 外伤性骨折

骨折前骨质健康，结构正常，骨折纯属外来暴力引起。

2. 病理性骨折

骨折前骨质已有病态，显示破坏、疏松、脆弱等，失去正常结构，在正常生活中遇轻微外力即可引起骨折。

（八）根据不同年龄分类

1. 产伤骨折

婴儿出生时助产不当，常引起四肢骨折。

2. 骨骺分离与骨折

只能发生在骨骺出现以后和封闭之前，故多见于儿童和青少年。

3. 老年骨折

老年人骨质萎缩、疏松、脆性大，即使较小的外力也可引起骨折。如行走跌倒，臀部着地，多引起股骨颈骨折。若为停经后的中老年妇女，还会引起脊柱压缩性骨折。

（九）根据骨折线的形态分类（图 9-1）

1. 裂纹骨折

骨质发生裂隙，呈一条裂线，常见于长骨端、颅骨、肩胛骨等处。

2. 青枝骨折

骨的一侧皮质断裂、张开或压缩并呈现弯曲，常见于儿童长骨及干骺端。

3. 横断形骨折

骨折线几乎与骨的长轴垂直，多见于长骨骨折。

4. 斜形骨折

骨折线与骨的纵轴斜交，斜面有大有小。

5. 粉碎性骨折

骨碎成多于两块，有两条以上的骨折线相交，相交形式颇多，如 Y、T、蝶形等。

6. 螺旋形骨折

骨折线沿骨的纵轴环绕呈螺旋状。

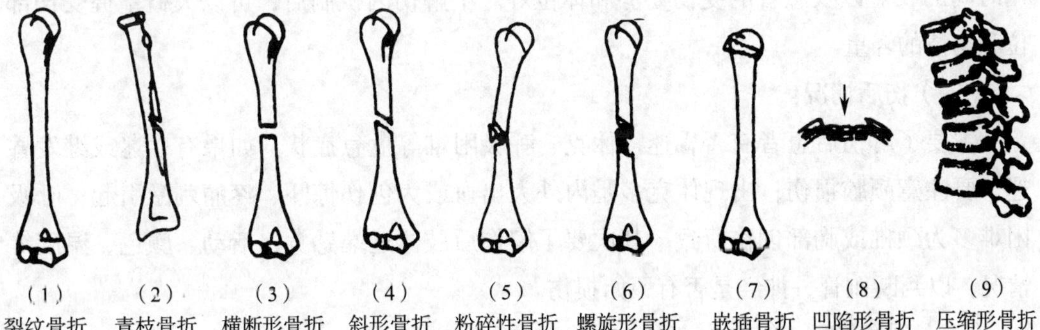

图 9-1　根据骨折线的形状分类

7. 嵌插骨折

嵌插骨折多发生在长骨干骺端，坚质骨嵌插在松质骨内，如股骨颈、肱骨外科颈、桡骨远端骨折等。

8. 凹陷形骨折

骨折块向内陷入，如颅骨、肋骨、髋臼底等处骨折。

9. 压缩形骨折

松质骨受压缩而变形，如跟骨、脊柱骨等。

10. 骨骺损伤

常见的损伤形式有骨骺分离、骨骺骨折、骺与干骺端同时骨折、骨骺压缩等。

第二节　骨折的诊断

骨折的诊断是运用望、闻、问、切、摸、动、量，结合现代影像学的检查，把收集到的全部资料，进行归纳、分析、辨别、判断，从而得到骨折的部位、性质及有无合并伤等的正确结论。在检查过程中，要注意全面、仔细、轻柔，防止只看表浅伤，不注意深部伤；只注意一处伤，不注意多处伤；只注意局部伤，不注意全身伤。切摸测量时，要防止动作粗暴，不可只顾检查而忽略患者痛苦和可能造成加重损伤。通过全面检查，结合病史、症状、体征等，一般都能够得出正确的诊断。

一、询问病史

病史询问的内容，包括创伤原因、伤后情况、现场处理、转送过程、病情转归等。

（一）创伤原因

主要了解暴力的方式（跌倒、打击、坠落、碰撞、挤压、辗轧等），暴力的性质（直接、间接、牵拉、劳损），暴力的大小、速度、方向，施暴物体的形状、性质，作用时间的长短以及患者的受伤姿势和体位等。了解伤因机制后，可以大概掌握受伤部位和伤情的轻重。

（二）伤后情况

主要了解伤后患者有否昏迷、休克、呼吸困难等危急症状。如果有昏迷或继发昏迷，要注意颅脑损伤；出现休克多是内外大出血或为创伤惊吓、疼痛刺激引起；呼吸困难多为颈椎或胸部创伤所致。其次要了解伤后肢体远端感觉、活动、颜色、温度等情况，以判断血管、神经是否有原始损伤。

（三）现场处理

现场处理包括止疼、止血、伤口包扎、临时固定肢体、临时用药给氧等措施。这些处理关系到患者运送途中的安全和病情的转归，同时对以后的检查、诊断具有重要意义。

（四）长途转运

凡长途转运的患者，往往伤势严重，如开放性骨折合并大血管破裂绑扎止血带的患者是否按时放松止血带、脊柱骨折脱位的患者在移动过程中方法正确与否等，都关系到病情的发展与预后。

通过上述病史询问，结合现在症状表现，就可以重点明确，心中有数。

二、临床表现

骨折的临床表现与伤因机制、受伤部位、受伤程度以及伤后病理生理改变等多种因素有关。从骨折原因多方位的分类法中，就可以看出其复杂性，但总起来说不外乎全身表现和局部表现。

（一）全身表现

1. 休克

这是创伤骨折常见的合并症，如骨盆骨折、多发性骨折、脊柱骨折脱位和严重的开放性骨折等都会因广泛的软组织损伤或大的血管损伤而大量出血，血容量减少和创伤疼痛刺激使患者表现出一系列症状。早期可见面色苍白、烦躁不安、血压下降、脉搏细数、尿量减少等，这些症状称为“代偿期”。在此期间如果能够迅速补足血容量，病情会很快好转，否则病情会进一步加重，出现血压继续下降、脉搏由细数变为缓慢以及患者精神萎靡、表情淡漠、四肢冰冷、口唇干裂，甚至昏迷，若抢救不及时会很快死亡。

2. 发热

要分清发热与高热。骨折患者一般都会因血容量不足而减少皮肤的血液供应，加上局部软组织损伤后瘀血分解产物的排泄吸收，就会引起全身发热，这种发热一般在38.5℃左右，随着肿胀消退，体温也随之恢复到正常，临床上把这种体温变化叫“瘀血发热”。高热是指体温在39℃以上，常见于开放性骨折出现感染和颈髓损伤，因体温调节中枢失常，体内积热不能散发而发热。此外，骨折患者尤其是下肢辗挫性骨折或多发性骨折，在伤后48小时之内，排除上述两种原因和其他急性感染而突然出现难以解释的高热时，应考虑并发脂肪栓塞综合征，并结合诊断该病的其他各项标准紧进行紧急处理。

3. 尿少

要分清尿量减少、少尿与无尿。一般认为24小时之内尿量不足400mL者为少尿，不足100mL者为尿闭。骨折患者初期常见尿量减少，这是因为骨折后无论内外出血都会使血容量不足，为了保证心、脑等重要脏器的血液供应，体内水分需要重新分配，细胞和组织内的水进入血管，从而引起尿量减少；但在24小时内不至于少到400mL，而且随着血容量的补充和消化功能的恢复，尿量也就很快恢复到正常。如果骨折是挤压伤引起，当解除压力后24小时内尿量不足400mL者，要考虑肾功能不全，并结合全身和局部症状，急查肾功能和肌红蛋白尿试验，以便采取保护肾功能措施，预防肾衰竭。骨盆骨折无尿，多为尿道损伤，可见血尿和尿道口滴血。脊柱骨折无尿，因排尿机制破坏，出现早期尿潴留、膀胱膨隆、尿难排出，这些均需采取不同措施以紧急处理。

4. 脏器损伤

脏器损伤多是骨折的合并伤，常见于躯干的复杂骨折。躯干不同部位的骨折，会引起该部位相应脏器的损伤，同时出现该部位相应脏器的特有症状。如颅骨骨折常合并颅内血肿和脑组织损伤，从而也就出现神经系统症状。依据血肿在颅内的不同部位，则出现不同的昏迷状态（见颅脑损伤），严重的颅底骨折常见耳道、鼻孔出血或流出脑脊液。颈椎骨折脱位多引起颈髓损伤，出现高位截瘫、呼吸困难、口唇发绀、中枢性高热、腹胀、二便闭塞等症状。肋骨骨折多合并肺脏损伤，并发气血胸者，症见呼吸困难、胸闷气短、咳痰带血，甚至口唇发绀、血压下降而出现休克。骨盆骨折可合并尿道损伤或膀胱破裂，尿道损伤可见膀胱膨隆、尿道口滴血。若膀胱破裂口在腹膜外者，可以排出少量尿液，不出现急腹症；若破裂口在腹膜内，尿液流入腹腔内，会出现腹膜刺激症状。脏器损伤多属于急症，应根据不同情况紧急处理。

（二）局部表现

1. 肿胀、瘀斑与水疱

这是骨折后局部的常见症状。凡骨折都会损伤经脉（大小血管），离经之血瘀积在骨折周围而形成肿胀。瘀血量少而深者，则肿胀轻而局限；瘀血表浅，积于皮下者，则形成青紫色瘀斑；瘀血量大而肿胀严重者，则出现张力性水疱。以上情况多见于四肢严重移位的闭合性骨折。肿胀、水疱不仅妨碍骨折的及时整复固定，而且阻碍静脉回流，甚至引起远端肢体剧痛、麻木、发凉、无脉和功能障碍。因此，必须提高警惕，严密观察，及时处理。否则，轻者引起缺血性挛缩，重者引起远端肢体坏死。

2. 疼痛与压痛

疼痛是骨折的必有症状，其原因：一是气血凝滞，阻塞经络，气机不通，不通则痛；二是骨折错位，相互移动摩擦，刺激周围组织，使疼痛加剧。因此，现场处理用夹板或就地取材，将骨折肢体临时固定，既可减轻疼痛预防软组织进一步损伤，也可预防病情加重。压痛是检查骨折的方法，凡骨折部位的压痛点固定，做肢体远端的纵轴叩击（如股骨颈骨折），或两个方向的相对挤压（如肋骨骨折、骨盆骨折），或两手做二辅法检查（用于四肢长管骨），骨折处的痛点不移，而且疼痛敏锐。

3. 畸形与功能障碍

畸形是骨折后表现出来的特殊体征。畸形表现与暴力大小、作用方向、受伤时的姿势体位以及骨折后肌肉的牵拉力、肢体的重力等因素有关。表现在骨折端的变位有重叠、嵌插、旋转、背向等；表现在肢体外形，可见内收、外展、内旋、外旋、突起、凹陷、成角、缩短等。股骨干骨折多出现重叠，大腿相对缩短；股骨颈内收型骨折，可见下肢缩短、内收外旋；胫腓骨双骨折，呈现缩短、足外旋。某些特殊部位的骨折有着特殊的畸形，如桡骨远端伸展型骨折出现餐勺畸形、肱骨髁上骨折出现靴状畸形、脊柱屈曲压缩骨折呈现后突畸形等。检查伤肢应与健侧对比，并结合病史和伤前情况全面诊查，以防漏诊。

功能障碍是骨折后的必然现象，骨折使肢体失去正常的杠杆支撑作用，加上疼痛刺激、肌肉反射性痉挛，使肢体失去部分或全部正常功能。一般来说，不完全性骨折、嵌插骨折，功能障碍轻；完全性骨折、有移位骨折，则功能完全丧失。但对某些嵌插和无移位骨折不可疏忽，如老年性股骨颈骨折，伤后尚能骑车或步行，但因活动过量致嵌插分离，从而增加治疗的难度。

4. 骨异常活动与骨擦音

骨折破坏了骨的完整性和连续性，使原本不活动的骨干出现了不应有的突起或凹陷、扭曲或旋转，移动远端肢体，或用二辅法检查，骨异常活动很明显。在检查过程中，两骨折端相互触碰或摩擦而发出响声，则称为“骨擦音”。分离型骨折、嵌插骨折、不完全骨折或两骨折端有软组织隔离者，则无骨擦音。要注意骨擦音的检查不可反复进行，以防锐利骨端刺伤周围肌肉、神经和血管，甚至刺破皮肤，引起并发症和开放伤，给患者造成不应有的痛苦。

三、影像学检查

近年来随着新技术的发展，用于骨关节系统的检查方法不断增多，概括可分为三大类：X线检查、成像检查及特殊造影。X线检查，包括X线平片、体层摄影、放大摄影、干板摄影、数字摄影（CR）等；成像检查，包括电子计算机体层扫描（CT）、三维CT成像、磁共振成像（MRI）、B型超声检查等；另有特殊造影及髓核造影等。这些检查方法的出现和应用，提高了骨关节疾病诊断的正确率。但因某些检查如电子计算机体层扫描和磁共振成像因检查费用昂贵而未能普及应用，尚不宜作为常规手段。X线检查虽然是传统检查方法，但现有新的检查手段也断然难以取代，一般骨折用X线检查均能获得正确的诊断。

（一）X线检查

X线检查分透视检查和拍摄照片检查。

1. 透视检查

优点是机动灵活，快速经济，多方位，检查范围可大可小，不但能确定诊断而且能帮助治疗及治疗后的复查。缺点是不能提供永久性资料。

2. 拍摄X线照片检查

优点是便于提供永久性资料，便于会诊，而且应用范围广，不仅用于骨折的诊断复位，同时对于软组织损伤性钙化与骨化、软组织内气体、创伤性关节内积液及周围软组织肿胀等均可拍片诊断；缺点是检查范围局限。对拍摄体位，一般骨折正、侧位即可；但对某些骨折则需有特殊要求，如外科颈骨折拍正位、穿胸轴位，肱骨髁上骨折拍正、轴位，腕舟骨骨折拍特殊位，髌骨冠状面骨折拍侧、轴位等。对X线片的阅读，要注意年龄、性别、部位、时间、片号等逐项对照，以防疏漏。阅读片序：一般是先观察软组织有无异常，各层组织分界是否清晰，然后观察骨外形及结构是否正常。观察关节，应包括关节腔、关节面、关节间隙、滑膜韧带、关节附近软组织阴影等。对青少年，要注意骨骺和骺板有无异常。观察脊柱，要注意生理弯曲度、椎体形态结构、椎间隙、椎旁软组织、椎弓及附件、椎间孔、椎弓根等有无异常。

四、CT及MR检查

通过上述病史的询问、病因机制的了解，结合全身表现、局部特征以及影像检查等，对一般骨折可以做出正确诊断。对少数难以确诊的，如骨关节内骨折等可用关节镜等辅助检查。

第三节 骨折的治疗

一、手法复位

手法复位是治疗骨折与脱位的首要步骤。平乐郭氏正骨手法分为五类，即检查手法、治筋手法、整复骨折脱位手法、康复手法及养骨手法。具体整复骨折的手法有11法。

（一）复位时机与条件

骨折复位的时机越早越好，能够在伤后半小时内得到复位为最佳时期，称为“骨折复位的黄金时期”。早期复位因局部血肿未起，复位容易；复位后肿胀渐起，内压增高，反而使复位后的折端更加稳定，而且也有利于骨折的愈合。若局部肿胀严重，布满张力性水疱者，宜初步大体复位，临时固定，待肿胀消减后再进一步处理；若开放性骨折骨端外露，宜先清创后再复位；若休克昏迷合并内脏损伤的患者，宜待全身情况稳定后再手法复位。

（二）选择必要的麻醉

麻醉的目的在于配合复位，减轻患者痛苦。需不需要麻醉配合，应根据骨折的部位、伤后时间长短及复位的难易程度决定。一般来说，新鲜的、容易复位的骨折，如桡骨下端骨折、尺桡骨单一骨折、儿童肱骨髁上骨折等，可不用麻醉；估计复位困难，所需时间较长，如儿童肱骨外髁翻转骨折、尺桡骨双骨折、肱骨外科颈骨折合并肱骨头脱位、陈旧性骨折畸形愈合的需要而能够再行整复固定者，或复位后骨折不稳定，需要穿针固定者，应按照不同情况选用局部浸润、神经阻滞、硬膜外腔或完全麻醉等方法。

（三）骨折复位措施

骨折以手法复位为主。对某些用手法复位困难，或不宜用手法复位，或用手法复位失败的骨折，应根根据情况或配合牵引，或使用其他器具，或手术切开复位。

1. 手法复位

手法复位是治疗骨折的主要措施，适用于一切闭合性骨折。根据骨折的不同部位、不同类型，选择 11 法中的一法数则，或数法数则联合应用。

2. 牵引复位

有胶布粘贴牵引、布兜牵引、骨牵引等。

（1）胶布粘贴牵引：又称“皮牵引”，重量不能太大，以 2 ～ 3kg 为宜，否则容易滑脱。该牵引经过皮肤肌肉传导，只能起间接作用，对抗肌肉收缩的力量小，一般只能起到稳定折端、维持体位的作用，常用于老年人股骨颈骨折、粗隆间骨折、儿童股骨干骨折等，也可用尼龙黏合带牵引。双下肢悬吊皮肤牵引治疗婴幼儿股骨干骨折时，一定要粘贴牢靠，经常观察，防止滑脱压迫，致足踝皮肤压迫坏死，甚至足坏死。

（2）布兜牵引：用粗棉布或帆布依照牵引部位的形态和不同的牵引目的，制作成不同的布兜（或布带）兜住患部，通过滑轮装置进行牵引，常用于颈椎骨折脱位、骨盆分离型骨折等。

（3）骨牵引：牵引力直接在骨上，重量根据需要可大可小，常用于长管骨重叠移位骨折和不稳定性骨折、颈椎骨折脱位、关节突交锁等。常用的牵引部位有股骨髁上、胫骨结节、跟骨、尺骨鹰嘴、颅骨等。

附：骨骼牵引法

（1）股骨髁上牵引：将患肢置于牵引架上，膝关节屈曲 30°左右，常规消毒皮肤，无菌操作，助手将大腿下段两侧皮肤向上牵拉，使该处皮肉坚紧。自髌骨上缘引一横线，再从腓骨小头前缘向该横线引一垂线，两线的交点即为出针点，与该点相对的内侧为进针点，即在内收肌结节之前方及上方各 1 ～ 2cm 处。在两侧进出点做局部麻醉，并深达骨膜。术者持牵引针穿过皮肤、肌肉并达到骨膜，在针与大腿纵轴保持直角的情况下，将针缓缓钻入或击入，并穿透对侧的骨膜和皮肤，直到露出两侧皮外的两段相等时停止。用 75%的酒精纱布、无菌敷料包扎针眼后，挂上牵引装置。儿童股骨髁上牵引进针点高于成人，可在髌骨上缘上方 1.5 ～ 2cm 处，防止损伤骺板和骨骺，必要时可在透视下操作（图 9–2）。

（2）胫骨结节牵引：操作步骤同“股骨髁上牵引”。穿针部位为胫骨结节最高点垂直向后 2cm 处，针由外向内穿出挂上牵引装置。儿童注意避免损伤骨骺（图 9–3）。

（3）跟骨牵引：用枕或沙袋垫在小腿后侧，使足跟抬高，维持踝关节于中立位。进针点位于内踝尖和足跟后侧缘连线的中点，或中后 1/3，避开胫后动脉，由内向外击入骨圆针（图 9–4）。

（4）颅骨牵引：参见“脊髓损伤”有关内容。

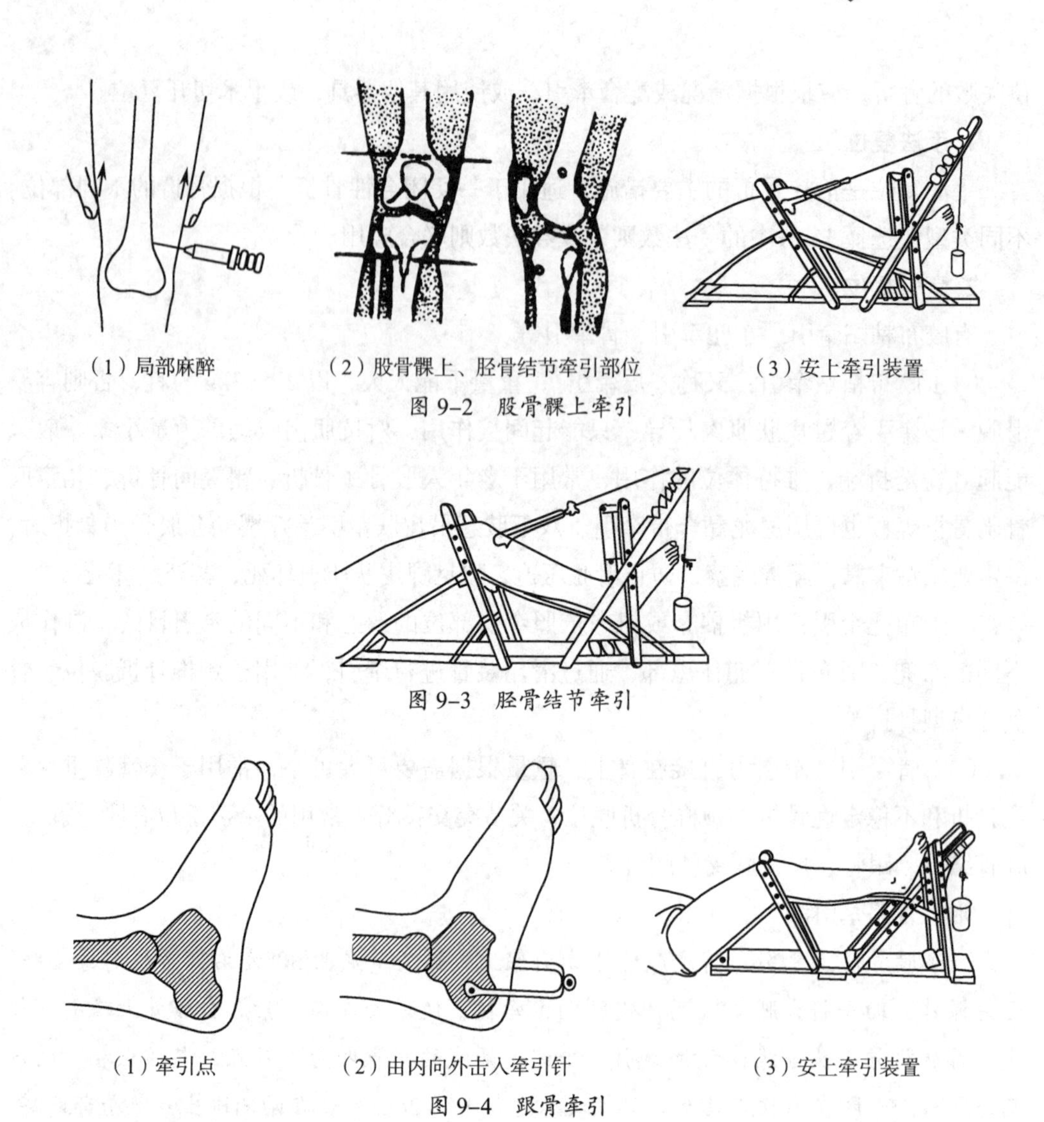
（1）局部麻醉　（2）股骨髁上、胫骨结节牵引部位　（3）安上牵引装置

图 9-2　股骨髁上牵引

图 9-3　胫骨结节牵引

（1）牵引点　（2）由内向外击入牵引针　（3）安上牵引装置

图 9-4　跟骨牵引

3. 器具复位

器具复位常用于手法复位不易成功的关节内骨折，邻近关节部位的旋转移位骨折，如胫骨平台下陷骨折、跟骨骨折、桡骨颈歪戴帽骨折、尺桡骨交叉移位骨折、股骨髁部骨折等。操作注意事项：皮肤必须完好，无菌操作，配合麻醉，在透视下根据不同部位、不同类型的骨折，选好进针点，将骨圆针或特制的专用针经皮进入，或撬拨，或推挤，或勾拉，或弹压，或贯穿，或聚合等，务使复位满意。在确保复位稳定后，或退出撬拨针而改用其他外固定，或在撬拨针上装置专用的固定器具，或配合特制的小夹板辅助固定，直到骨折临床愈合，详见有关部位骨折的固定。

4. 手术切开复位

用以上方法均不能达到满意复位者，或陈旧骨折畸形愈合影响功能者，行切开复位内固定。

二、外固定

外固定是保证骨折复位后不再移位，从而获得顺利愈合的有力措施，常用的有小夹板固定法、石膏固定法、器具固定法、穿针固定法、绑扎固定法、粘贴固定法、挤垫固定法等。临床根据不同部位、不同骨折类型，选择合适的固定形式，或采用一种固定形式，或采用联合的固定形式。

（一）小夹板固定法

1. 单一小夹板固定法

不配用其他器具，根据肢体的长短、粗细、不同部位、不同骨折类型，选用合适的型号规格，按操作规范固定，多用于上肢骨折、下肢无移位骨折、踝关节骨折等。

2. 小夹板配合牵引固定法

有两种使用形式：一种是在牵引的过程中，骨折局部的肢体同时用小夹板固定，这样可以使内在压力增高，不但有利于骨折端的稳定，而且也有利于骨折的愈合，多用于下肢骨折的治疗。另一种是把小夹板作为支具来配合牵引，如前臂托板配合胶布牵引治疗掌骨、指骨骨折，小腿直角托板配合胶布牵引治疗跖骨骨折等。

3. 小夹板配合器具固定法

某些特殊部位的骨折和不稳定性骨折为了保持复位后的稳定，在使用器具固定的同时，还需要小夹板配合固定，如股骨近段骨折用双针撬压复位配合小夹板固定、肱骨髁上尺偏型骨折采用小夹板配合撬式架固定、胫腓骨不稳定性骨折用钳夹配合小夹板或双针配合小夹板固定等。

（二）石膏固定法

石膏具有良好的可塑性，固定范围广，不需反复调整，尤适用于肢体肿痛已消，骨折初步粘连而需回家休养的患者。缺点是易形成“空壳”现象和遮挡 X 射线。

（三）器具固定法

器具固定法主要指外固定器，这些器具多是我院近些年来的科研成果，它们的临床应用与推广提高了有关骨折的治疗效果，并取得明显的社会效益，如鹰嘴钳治疗尺骨鹰嘴骨折、勾拉复位固定器治疗胫骨平台骨折、股骨髁间复位固定器治疗股骨髁间骨折、反弹固定器治疗跟骨骨折等。

（四）穿针固定法

大多数骨折经手法整复后，可以达到理想对位，但要保持骨折整复后的位置就较困难。往往需要反复错位，多次手法整复，甚至需手术切开复位内固定，这无疑要增加患者痛苦和经济负担；而采用手法整复，穿针固定，则取二者所长，可使骨折在良好的固定环境中不再移位，迅速愈合。钢针内固定只起到“内夹板”作用，维持骨折的对位和轴线，髓内固定则不能控制旋转等，所以必须配合坚强的外固定。钢针一般只固定到骨折粘连，并不会因肌肉牵拉和轻度外力而移位时即可拔除，改用单纯外固定。临床常用的外固定是夹板固定和石膏固定。

（五）挤垫固定法

挤和垫是两种方法：挤法是用沙袋或包好的砖块放置肢体的两侧，从而起到固定治疗作用，如新鲜髋关节脱位复位后，或小儿股骨骨折复位后已用小夹板固定，再用挤砖法辅助固定；分离型骨盆骨折于髂翼两侧放置沙袋对挤固定。垫法是用棉垫或沙袋放置于受伤肢体的下方或夹板内侧，从而起到稳定和治疗作用。例如胸腰段单纯屈曲型骨折，患者仰卧位，于后凸处垫一沙袋，随着创伤修复和患者练功幅度增大，随时将沙袋加高。又如肱骨外科颈后伸型骨折，复位后为防止向前成角，可在前侧夹板内侧加垫。

（六）绑扎粘贴固定法

本法系用布带、绷带、钢丝、胶布等固定某些特殊部位的骨折，如腋卷绷带固定法用于锁骨骨折、四头带固定法用于下颌骨无移位骨折、钢丝齿间固定用于有移位的下颌骨骨折。掌骨颈骨折、锁骨外端骨折可用胶布条粘贴固定。

三、药物治疗

骨折的药物治疗原则为整体辨证、筋骨并重、内外兼治，分内治法和外治法两大类。

（一）内治法

内治法主要是三期辨证，内服中药。所谓三期，就是把骨折治疗分为初、中、后三个阶段。一般初期为伤后 1 ～ 2 周，中期为 3 ～ 6 周，后期为 6 周以后。所谓辨证就是根据患者在各期所表现的不同症状，“急则治其标”“缓则治其本”，或“标本兼治”。急则治其标，多数用于初期，全身症状严重，危及患者生命，当先行急救；缓则治其本或标本兼治，多是全身症状轻微，治疗则以局部为主或兼顾全身症状。平乐郭氏正骨三期用药分为破、和、补三大法。

1. 初期以“破”为主

“破”即破其瘀血。除少数创伤急症，或因脏腑损伤，或为失血过多需配合西医学急救外，绝大多数的闭合性骨折包括急症处理后转入正常治疗的患者，因瘀血停积局部，均需服药破除。临床根据瘀血所在部位（头、颈、胸、四肢等）、肿胀的轻重、危害的深浅（影响到脏腑所表现出来的全身症状），采用或攻，或下，或清，或消方法，务使瘀血散去，肿消痛止，有利于骨折的愈合。

2. 中期以“和”为主

经过早期治疗，患者体质有所好转，创伤有所恢复，筋骨开始接续，病情逐渐减轻，但创伤处瘀血未尽，或见瘀血残留，局部表现青肿；或见气血不调，局部微肿作疼；或经络阻滞，或脾胃不和。凡此种种，当以“和”为主，或疏通经络，或调和气血，或疏肝和胃，或理气止痛，务使余邪尽，气血通，脾胃健，而后才能使新骨生。

3. 后期以“补”为主

创伤患者绝大多数经过常规治疗后，在预期内能获得骨折愈合和功能恢复。少数患者由于年龄差异、体质强弱、伤情轻重、不同部位，以及治疗正误、患者配合等多种因素的影响，骨折后期会出现一些异常情况。表现在全身方面，或因卧床日久，正气虚弱致面色㿠白、神疲乏力；或因脾肾阳虚致饮食无味、纳少懒言、四肢无力、伤肢浮肿、按之下陷；或因肝肾亏损致头晕目眩、失眠多梦、梦遗滑精等。表现在局部方面，常见关节强硬、动则疼痛、筋肉挛缩、麻木发凉、骨质疏松、迟延愈合等。临床针对不同情况或双补气血，或调理脾胃，或温通经络，或滋补肝肾等，取得了满意的治疗效果。

（二）外治法

外治法是指药物通过皮肤、筋肉吸收而达到治疗目的的方法。该法简单，疗效显著，向来被历代医家所推崇，延续至今而不衰。其用药原则也分为三期：早期止疼消肿，中期活血散结，后期温通利节。虽然是局部用药，但也必须和整体辨证相结合，以急则治标为原则，按轻重缓急和局部皮肤的条件，选用相应的药物。给药方法和药用剂型很多，如敷贴法有膏药、药膏、散药、丹药等；涂擦法有油剂、酊剂、水剂等。此外，还有熏洗法、热熨法、水浸法等（详见总论“药物疗法”）。

四、功能疗法

功能疗法是平乐郭氏正骨四个系列治疗方法之一，分为自主锻炼法和按摩活筋法。功能疗法贯穿在骨折治疗全过程之中，对恢复患者体质、减少合并症、预防后遗症，有着不可低估的作用。骨折患者由于创伤刺激，常引起脏腑功能紊乱，气血运行失调，关节筋肉粘连。功能疗法可以使人体产生不同的生理效应，从而改善心肺功能，促进全身和局部气血的运行畅通，增强肠胃蠕动，改善食欲和睡眠，从而消除创伤对机体带来的损害。对局部来说，能缓解肌肉痉挛，减轻疼痛，促进血肿吸收，同时肌肉的收缩对骨折产生一种纵向生物应力，有利于复位后折端稳定和新骨形成，对关节部位可预防筋肉挛缩、粘连和关节强硬。

（一）自主锻炼法

自主锻炼法是依靠患者自己主动锻炼的方法。练功前医护人员先把目的和意义讲清楚，让患者充分理解，坚定其锻炼信心，发挥其主观能动作用，以便密切配合治疗。然后根据患者年龄、体质、不同的损伤部位和不同的骨折类型，把预先制订的练功计划，包括方法要领、顺序节奏、注意事项等对患者解释清楚。练功应循序渐进，持之以恒，只有长期坚持，才能收到预期效果。

（二）按摩活筋法

按摩活筋法是医护人员根据不同病情，运用相关的手法，对患者施以全身的或局部的按摩活筋。按摩活筋的手法很多，临床常用的有四个系列手法，即揉药法、理筋法、活筋法、通经活络法，根据病程长短、功能障碍程度来选择应用。

第四节 骨折的愈合过程

中医学把骨折的愈合过程概括为“瘀去、新生、骨合”三个阶段。认为“血不活则瘀不能去，瘀不去则新不能生，新不生则骨不得合”。此三个阶段既有区别，但又不能截然分开，是一个渐进的、连续的、错综的演变过程。

骨折的修复，是机体对损伤反应的必然结果。根据其不同阶段的特征，骨折愈合的整个过程大致可分为三期。

一、骨折早期（瘀血肿胀期）

骨折早期由于组织损伤、局部出血而造成血肿，4 ～ 5 小时后，血肿开始凝结，纤维蛋白渗出，加上骨折端由于损伤而致血运破坏，因而部分细胞陷于坏死，由此导致吞噬细胞活跃以清除坏死组织。与此同时，随着组织的新生，毛细血管及成纤维细胞亦增生，血肿逐渐机化，新生的肉芽组织逐渐形成、演进，最后形成骨折端结缔组织连接。此一过程大概为 10 日左右。

这一时期的临床表现：骨折后由于经络气血受损，血瘀气滞，引起肿胀疼痛，严重者可波及全身，产生瘀热、腹胀、大便秘结、小便短赤等一系列创伤后瘀血症状，进而气血和顺，瘀血逐渐消退，肿胀、疼痛消减。

这一阶段可概括为：骨折局部肿胀、疼痛开始，到肿胀、疼痛消退大半为止。

二、骨折中期（接骨续筋期）

骨折后 24 小时内，骨折端的骨膜即开始肥厚，细胞也开始增生，逐渐形成新骨，准备两端“会师”。另一方面，随着血肿机化的演进，血肿外围成骨细胞和成软骨细胞迅速涌入骨折端间隙，在血肿吸收后，逐步转化为软骨以至骨化，以膜内化骨及软骨内化骨的形式，将骨折两折端连接在一起。当其强度足以抗拒一般的外力，如肌肉的收缩力、剪力或旋扭力，不致再引起骨折变位时，即骨折已达到临床愈合。

X 线片示：可见到骨折端有梭形骨痂阴影，其密度较皮质骨低，骨折线仍可见到，但已较模糊。

此一阶段大约 30 日。在此阶段，骨折端若经常发生不利于骨折愈合的活动，可招致膜内化骨不能“会师”，软骨化骨逆转而造成骨折延迟愈合，甚至可导致不愈合。

这一时期的主要表现：局部肿胀逐渐消退，骨折端由纤维粘连逐步硬化，直到骨异常活动消失，局部压痛不明显，轴冲及叩击等应力痛由存在到逐渐消失。此阶段机体内的反应是"活血长骨"即"气血和顺则骨自长，筋自强"。

三、骨折后期（塑形复原期）

骨折临床愈合后，但其愈合尚未牢固，肢体功能尚未恢复，随着功能活动锻炼和负重锻炼，骨的失用性脱钙和骨质疏松可逐渐恢复，而且骨痂也逐步得到改造。不需要的骨痂，通过吸收而消失，骨痂不足的部位，如弯曲和凹陷处通过膜内化骨而补充、平整，直到骨折线逐渐消失，骨髓腔贯通，骨小梁通过骨折端，最后骨折修复塑形完善。此阶段大约为半年，骨折线完全消失大约需 1 年。

此阶段的临床表现：因用进废退是机体自身生命活动的规律，故骨折后长期卧床或肢体制动的结果，致肢体因废用而导致功能障碍、筋肉消瘦、关节僵凝（有时可表现为虚肿）、肢体无力和酸困痛等，直至经络通顺，气血复旺，筋强骨健，功能完全恢复。

骨折的愈合过程，可以人为地使其缩短，通过内、外用药和其他方法或措施，可加速其过程的演变，这已被事实所证明。认为药物对骨折愈合根本就没有作用，或不用接骨药物骨折就不能愈合的两种说法，都是片面的。

此外，还应该了解，有的患者在骨折愈合过程中，外骨痂不明显只要内骨痂好，亦可达到临床愈合的标准，应排除单纯依靠 X 线片指征为标准的做法，要结合临床指征为依据。相反，有时 X 线片示骨折端外骨痂很多，或似乎已连接，而临床检查并未愈合，仍有骨异常活动存在，应引以注意。

第五节　骨折的复位标准和愈合标准

整复、固定、功能锻炼和内外用药，是治疗骨折的四项最基本的手段，而整复首当其冲。骨折后如没有理想的或较理想的复位，就谈不上固定、功能锻炼和内、外用药。因此，骨折复位的好坏是确定治疗效果的主要因素。

骨折对位对线越好，固定也就越稳定，骨折的愈合相应也快，功能锻炼也就可以及早进行，继而功能恢复快而完全，肢体也就无畸形和病废。所以对骨折的治疗，首先应力争做到骨折的解剖对位或近解剖对位，最起码应做到功能对位。尽管根据患者的年龄不同、身体条件不同、社会职业不同、骨折部位不同、再塑形能力不同，故对骨折对位的严格程度也不同，但作为医者，应尽力做到对手法技巧精益求精，达到"知其体相，识其部位，一旦临证，机触于外，巧生于内，手随心转，法从手出……使仍复于旧也"。

在对患者进行手法整复前，首先做到详细检查、观片，从而了解骨折的类型、部位和楂形，制订复位方案，确定采用何种手法，组织参加人员，明确分工，选择最为适合的麻醉方法（或不麻醉），做到心中有数，有条不紊，并应用稳、准、巧的手法进行整复，避免粗暴，尽最大努力争取一次复位成功，给骨折顺利愈合打好基础。

一、复位标准

骨折复位的好坏，应从解剖学和今后对功能恢复是否有影响两个角度来进行测定。

（一）解剖复位或近解剖复位

通过熟练整复手法，对不同类型的骨折进行闭合复位，使骨折端达到生理解剖的正常标准，或接近正常标准。

（二）功能复位

对不同类型的骨折采用相应手法，虽不能达到解剖复位，但必须达到恢复正常功能所要求的复位标准，以便日后对患者生活和工作的功能恢复无影响。首先应了解到不同的病、不同的骨折部位和不同的骨折类型的不同要求。

1. 患者年龄不同的要求区别

根据患者的年龄、考虑到患者的耐受力、能够配合治疗的程度、身体对手法整复刺激的耐受能力、家庭负担和社会责任、本身组织细胞再生和塑形能力等各方面的要求，可灵活掌握。

（1）老年人：以要求生活功能恢复为主。其骨折后容易气血停滞，加上再生能力衰退，多受不了疼痛的刺激，同时美观和重体力劳动无严格的要求，故避免强求解剖复位。医者应把注意力放在争取其骨折快速愈合上来，早期进行功能锻炼，避免长期固定而致气滞血凝加重、关节粘连僵硬、骨质脱钙、疏松、肌肉萎缩或虚肿不消，延长病程，形成病废。因此，对老年人的骨折应以无痛的功能复位或复位稍差，但日后对生活影响不大为前提。

（2）成年人：成年人为社会的主要劳动力及创造者，对社会和家庭负有重大的使命和责任，对骨折的复位、功能的恢复都要求严格。

（3）儿童：由于儿童本身各种组织细胞再生能力旺盛，因而对骨折的塑形和愈合能力亦强，故对骨干骨折的对位要求不太严格，但对骨骺的损伤需千万注意，因为骨骺损伤会给儿童带来发育上的严重障碍，甚至造成终身病废。

2. 上肢与下肢的要求区别

（1）上肢：功能要求灵活，故对位对线的要求不及下肢严格，但对关节功能的恢复要求高。对上肢来说，一个解剖复位的骨折而伴有强硬的关节，倒不如关节活动灵活而伴有一个复位稍差的骨折。

（2）下肢：功能是负重，要求稳定。当走路和站立时，因人体的全部重量完全由下肢来承担，走路时要求步态平衡，站立时要求能够持久，骨折对线不好往往使关节面倾斜，致负重不均匀而导致磨损，引起创伤性关节炎。如在重叠过多的情况下愈合，因双侧下肢不等长而导致跛行，不能耐久负重，造成功能上的障碍，形成工作和生活上的不便，甚至痛苦。

3. 骨干、近关节和关节内骨折的要求区别

（1）骨干骨折：要求对位不严格而对线严格，重叠移位在2cm以内者，对行走无碍，一般看不出跛行步态（股骨2cm以内，胫腓骨1cm以内）。如股骨干骨折，对位不好或完全错位，但只要力线好，仍可承担负重、行走和站立的功能。

（2）近关节骨折：根据关节活动的需要，对特定部位的某一方向的错位要求严格。如肱骨外科颈骨折，向前的突起成角必须矫正，其次是向侧方的突起成角和错位；肱骨髁上骨折，向桡侧的突起成角和向尺侧的错位必须矫正，其他次之。

（3）关节内骨折：关节内骨折多涉及关节面，使关节失去其完整性和光滑度，给日后的关节功能活动造成障碍，影响工作和生活。在整复过程中，首先通过手法恢复关节面的平整和光滑，对位尽量准确，力争达到解剖复位，避免影响关节的功能活动。但即使再完美的复位，也不可能恢复到原有的关节生理光滑度，都有引起创伤性关节炎的可能，只是形成创伤性关节炎的时间或快或慢、程度可轻可重。

根据以上原因和要求，功能恢复标准应该是：①骨折短缩移位在1～2cm以内，肱骨骨折、儿童骨折有时尚可稍为放宽。②可允许有顺生理弧度10°以内的成角畸形。③骨折端对位在1/2～1/3以上。④上肢骨折允许有10°～15°旋转移位。⑤关节内骨折，力争解剖复位或近解剖的复位，着重恢复其关节面的平整，关节面的移位不能超过2mm。

锁骨骨折、肋骨骨折的复位和固定不易，很难达到理想的对位，但由于畸形愈合后对功能无碍，故不必强求复位满意。

临床工作中，可参考上述标准，具体应用。

二、愈合标准

愈合标准分临床愈合标准和骨性愈合标准。目前对愈合标准的说法尚不完全一致，通过我们的观察认为：临床愈合标准以临床检查为依据，X线检查为辅助；骨性愈合标准，是以X线检查为依据，结合临床表现。

（一）临床愈合标准

1. 局部无压痛及纵向冲击痛。

2. 骨折端已无骨异常活动。

3. X线片示骨折有连续性骨痂形成，密度一致，骨折线已模糊不清。

（二）骨性愈合标准

1. 具备临床愈合的标准。

2. X线片示骨折线已消失，骨小梁已通过折端，骨痂均匀，与皮质骨无差别。

下列一般骨折临床愈合时间，以供参考（表 9–1）。

表 9–1 骨折临床愈合时间

骨折名称	临床愈合时间（周）	骨折名称	临床愈合时间（周）
锁骨骨折	4～5	股骨颈骨折	12 周左右
肱骨外科颈骨折	4～6	股骨转子间骨折	8 周左右
肱骨干骨折	4～8	股骨干骨折	4～8
肱骨髁间骨折	4 周左右	髌骨骨折	4 周左右
肱骨髁上骨折	2～3	胫腓骨骨折	4～8
尺桡骨骨折	4～8	踝部骨折	4～6
桡骨远端骨折	4 周左右	距骨骨折	4～8
腕舟骨骨折	8 周左右	跟骨骨折	4～6
掌指骨骨折	4 周左右	跖趾骨骨折	4～6

第六节 影响骨折愈合的不利因素

影响骨折愈合的因素很多，分有利于骨折愈合的因素和不利于骨折愈合的因素两方面，其中有全身因素和局部因素、外在因素和内在因素、人为因素和自身因素。

如患者身体好，气血旺盛，生化之源充足，且思想开朗、乐观，能与医者配合，骨折愈合就快。诊疗及时、辨证用药得当，或骨折损伤较轻，手法复位良好，固定合理，骨折愈合就快。再者，小儿生理机能旺盛，塑形能力强，都是骨折愈合的有利因素。现将骨折愈合的不利因素分述于下：

影响骨折正常愈合的不利因素，可分为自身因素、病源因素和医源因素三大类。

1. 自身因素

是指患者自身所具有的因素。一般外因是通过内因起作用的，如患者年老、情志忧思、饮食起居失常、脏腑及经络功能不调、体质虚弱，都能影响到气血的生化和循环、津液的敷布、周身四肢百骸的需要和髓充骨长。

（1）年老体弱：必然气血衰退，肝肾亏虚，生长机能减退，骨折愈合缓慢。

（2）思想紧张：情绪悲观，思虑伤脾而引起食少纳呆、失眠，致生化之源不足，影响骨折愈合。

（3）房事劳损：房劳损伤精、津，致肝虚肾亏，髓不能充，骨不得长。

（4）与医生不能很好配合，患者自动解除固定和乱动肢体等。

（5）合并其他疾病，如糖尿病、甲状腺疾病等。

2. 病源性因素

是指疾病本身的不利于骨折愈合的因素。

（1）损伤严重：如严重的粉碎性骨折、多发性骨折、开放性骨折、局部软组织缺损、骨缺损或感染等。

（2）软组织嵌入：骨折端之间有软组织嵌夹，致骨折端不能接触，骨痂不能爬行通过而影响骨折愈合。

（3）骨折局部血供不良：如腕舟骨骨折、股骨颈骨折、胫腓骨中下段骨折、距骨颈骨折等。

（4）有严重的或较多的并发症：如合并血管或神经损伤、休克、脂肪栓塞、挤压综合征、血气胸等。

3. 医源性因素

医源性因素是指医者对疾病处理不当而导致疾病。

（1）医嘱不明：①未对患者做耐心细致的解释和说服工作。②对患者未做功能锻炼方法上的指导或指导不够，检查不及时，故未能取得患者的主动配合，不能达到预期效果。

（2）复位不良：医者技术不高或责任心不强致骨折复位不佳、骨折端接触不多、成角或背向槎未纠正，影响了骨痂的爬行通过，从而影响愈合。临床证明，骨折端接触面越大，骨折愈合就容易。因其形成骨痂的范围较广，骨痂的爬行通过较易。否则相反。

（3）治疗不当

①过牵或其他原因引起的骨折端分离：如股骨骨折的牵引重量过大或时间过长，未进行及时的调整而致过度牵引，形成骨折端分离；肱骨干骨折，因折端以下肢体的重垂作用等未得到及时处理和纠正。实践证明，骨折端之间有很小的分离，也可使骨折愈合的时间有延迟到数月的可能。

②反复多次的整复：为了强求解剖对位而进行反复多次的整复，造成骨折局部软组织及骨膜的损伤，以及骨折端的磨损而光滑，形成折端不稳，使骨痂形成受影响，故应力争一次整复成功。如果解剖复位不易，达到功能复位即可，不必强求解剖对位而勉强进行反复整复。

③粗暴的检查和搬动肢体：致使骨折再移位和新生骨痂的剥离。在检查时，手法要轻、稳，凭指下感觉，切勿进行粗暴的摇摆晃动，尽量避免不必要的打开固定进行检查。在搬动患肢时，要平托患肢，使骨折端避免剪力和扭旋力。

④不合理的过早活动：活动锻炼是有原则的，必须在保证骨折对位和促进骨折愈合的前提下，尽早地、循序渐进地做有利于保护骨折端嵌插的生物应力活动，避免出现折端的剪力或扭旋力活动。更不能急于锻炼功能而忽略了骨折愈合的要求，或当骨折尚未达到临床愈合的程度而过早地进行无原则的活动。否则，必然会给骨折的愈合

带来不良的影响，致骨痂连续性中断而影响骨折愈合。

⑤误用切开复位手术，或清创不当、不彻底：不必要的和粗暴的切开复位手术，可以造成骨膜广泛剥离和软组织的损伤，因而也破坏了骨折端的血液供应，使骨痂不易形成而影响愈合。

清创不当，将尚能成活的骨碎片取出过多而形成骨缺损，致骨痂爬行填充不易。此外，清创不彻底可形成感染化脓，且未能及时加以控制，致伤口长期不愈合，都可影响骨折愈合。

（4）固定不力

①固定器具选择不合适：如某些肱骨干骨折需用双超夹板固定，却单用了超肩或超肘夹板而致固定不稳；夹板或固定用具大小型号不对，过大或过小，过长或过短，过宽或过窄，将就应付，非但不能达到固定目的，甚至起到相反作用；夹板或固定器具塑形不好，与肢体固定所需不符。

②加垫部位不准确：加垫本身的目的是协助固定，保证对位，以便骨折能顺利愈合。加垫部位如不准确，可起到相反的作用，甚至形成局部压迫溃疡或坏死，影响肢体的血运，从而影响骨折愈合。

③固定绑扎过紧或过松：骨折的对位主要是靠手法整复优良和固定的合理，而不能单靠固定过紧来维持折端的对位来达到复位的目的。因此，固定绑扎时应松紧适度，过松则起不到固定作用，过紧会影响血液运行，造成肢体肿胀和缺血挛缩或坏死，不但影响骨折愈合，而且可造成病废。

在治疗骨折时，医者要充分估计到骨折愈合过程中的有利因素和不利因素，做出统一、全面、详尽的安排，以促进骨折的愈合和病情的恢复。

第七节　骨折迟延愈合和不愈合

骨折迟延愈合，是指骨折愈合缓慢，过程延长；骨折不愈合，是指骨折时间长久，不采取植骨等特殊措施而不能愈合者。

骨折迟延愈合，是临床常见现象，而真正的骨折不愈合则较少见，通常所说的不愈合，实际多指骨折迟延愈合。

骨折迟延愈合的因素很多，有病源性、自身性、医源性等，若能及时找出影响骨折愈合的原因，并加以排除，虽骨折的愈合时间延长，但最终多可愈合。

一、骨折迟延愈合和不愈合的诊断

1. 骨折迟延愈合和不愈合的时间概念

骨折愈合的时间虽无统一认识，但对各部位骨折的愈合时间也有较公认的概念。

例如：骨折超过3个月不愈合者，就可诊断为骨折迟延愈合；超过半年不愈合者，为骨折不愈合；但由于骨折局部损伤的严重程度、具体部位、患者的年龄、体质等情况差异很大，故临床应有整体观念，综合分析，不能一概而论。例如，损伤严重的一骨多段骨折，股骨颈和胫骨中下段等一些特殊部位的骨折，或患者体质很差等，其愈合时间要超过一般的骨折愈合时间；反之，另一些特殊部位，以及儿童期的骨折等，其愈合时间远不需要那么长。因此，对骨折的愈合时间应具体情况具体分析。

2. 骨折迟延愈合和不愈合的临床和X线表现及其鉴别

骨折治疗后达到通常认为的愈合时间，但局部仍有压痛、纵轴推顶痛和骨异常活动，X线片显示骨痂稀少或无骨痂出现者，即可诊断为骨折迟延愈合；若骨折已超过6个月，局部肿胀、压痛消失，但仍有骨异常活动，X线片显示骨折端钝圆、萎缩、硬化、肥大、折线清晰、髓腔闭锁等，即可诊断为骨折不愈合。

骨折迟延愈合的诊断，是以时间和临床症状为主，参考X线表现。例如，肱骨中段骨折治疗3个月后，局部压痛、骨异常活动仍明显，X线片显示骨痂稀少或不明显，即可诊断为骨折迟延愈合。

骨折不愈合的诊断，主要是依X线片的表现，参考临床症状和时间。例如，股骨中段骨折，治疗已半年，局部虽说无肿胀、压痛，但骨异常活动仍存在，X线片明显具有上述骨折不愈合征，即可诊断为骨折不愈合。反之，虽骨折治疗已半年，局部骨异常活动也存在，但仍有压痛，X线片仅显示骨痂稀少或不连续，仍为骨折迟延愈合现象，若能找出影响骨折愈合的因素，并加以排除，骨折仍有愈合的可能。故不能把骨折迟延愈合和不愈合的时间界限绝对化，而主要是依据临床症状、X线片表现做出判断。

二、骨折迟延愈合和不愈合的治疗

1. 排除影响骨折愈合的因素

影响骨折愈合的因素很多，其中固定不当尤为多见，如固定用具不能有效地控制扭旋和剪切伤力；其次是过度牵引所致的分离移位，如初期采用大重量牵引，复位后又未及时减少牵引重量，或减少不够，日久导致肌肉疲劳、断端分离，即使最后只有少量牵引，而断端的分离仍难以消除，如不采取有效措施，势必影响骨折的正常愈合；再就是患者缺乏必要的活动，或活动不得法。上述三者为骨折治疗中影响愈合的最常见因素，若能及时排除而采取相应的有效措施，骨折仍可愈合。

其他尚有骨折局部因素，诸如开放性骨折伤口感染、骨和软组织缺损、软组织嵌夹等，也应根根据情况况及时采取相应措施予以处理，以创造有利条件，此类骨折的多数仍是可以愈合的。

患者的精神状况也可影响骨折的正常愈合。若患者顾虑多端，精神负担过重，也可引起骨折的迟延愈合。应有针对性地解除思想顾虑，鼓励其树立战胜疾病的信心，并讲明治疗的方法、目的，以取得患者的配合，特别是指导患者主动功能锻炼，对促进骨折的愈合有重要意义。

2. 骨折迟延愈合的药物治疗

在排除上述影响骨折愈合的因素后，根据患者的体质等具体情况，给予相应的药物治疗，对促进骨折愈合也有重要意义。根据久病多虚和肾主骨的原理，采用益气补肾壮骨的补肾益气壮骨汤或丸，并根据全身情况酌情加减。如食少纳呆者，加助消化类药；有频繁遗精者，乃肾虚精关不固，可配用固肾涩精之金锁固精丸或知柏地黄汤加龙骨、牡蛎、续断、骨碎补。

多数的骨折迟延愈合经上述处理后可以愈合，若治疗 3 个月仍无明显改变，或已出现骨折不愈合征象者，应及时采取手术植骨等方法处理。

第八节 “骨折病”的预防和治疗

“骨折病”是指在骨折治疗过程中合并发生的骨关节病变。“骨折病”的主要内容有关节僵硬或关节活动功能受限、肌肉萎缩、肌腱粘连、骨质疏松、骨折迟延愈合或不愈合等。这些在骨折治疗过程中发生的病变，多是由于治疗方法不当而产生的并发症。如在骨折治疗中只注意了骨折复位后需要固定制动的有利一面，而忽视了因固定制动而带来的气血运行不畅，伤肢瘀肿消散迟缓，造成瘀不去、新不生的局部病理状态，进一步加重了伤肢的气血郁滞，从而发生一系列的病理变化，势必影响气血的温煦、濡养功能；再加长期制动造成骨的失用性改变，终将导致关节僵硬、筋肉萎缩、肌腱粘连、骨质疏松、骨折迟延愈合甚至不愈合。反之，若忽视了有效固定，不控制其有碍骨折愈合的扭旋和剪式伤力，也将影响骨折的正常愈合，甚至不愈合。

一、“骨折病”的预防

骨折治疗过程中的并发症，多数是可以避免的，预防为主对“骨折病”尤为重要。因绝大多数骨折治疗中的并发症，是可以通过适当有效的措施加以避免的，至少可以降低其发病率或程度。

其预防措施，首要的是在骨折治疗中要认真执行筋骨并重的原则，具体方法有以下几方面：

1. 早期柔和的手法复位既可为骨折的修复创造有利条件，又不致增加局部损伤，从而有利于气血畅通，瘀消肿散，以收瘀去新生的效果。

2. 适度有效的局部固定，即在有效的前提下，其固定物的选用、固定范围、松紧等要适度，既要保持骨折的对位，又不至影响气血的畅通。

3. 加强管理、严密观察，特别是对配合持续牵引者。骨折复位固定后，即应在短时间内逐步减少牵引维持量，严防过度牵引而引起分离移位。若一旦发生分离移位，即应及时采取有效措施加以消除。如患者自我的肌等长、等张收缩和纵向挤压等，使分离逐步变为嵌插力，及时调整固定及体位，经常保持固定的合理有效和维持对位对线的最佳体位。

4. 加强指导下的功能锻炼对“骨折病”并发症的预防有重要意义。首先只有使患者明确和掌握功能锻炼的意义和方法，才能自觉主动地进行锻炼。功能锻炼应根据损伤和患者的具体情况及伤后的不同阶段，采用活动量由小及大、时间由短到长的方法，循序渐进，持之以恒，直到骨折愈合，功能恢复。

5. 内外用药应根据患者年龄、体质、损伤程度等综合辨证，内外用药，使瘀肿早日消散，以利骨折的早日愈合。

以上各项是预防“骨折病”的综合性措施，既要做到系统掌握、认真执行，又要根据骨折治疗的不同阶段，有重点地贯彻实施，这样骨折治疗中的并发症是可以避免的。

二、“骨折病”的治疗

骨折治疗中的并发症，若能认真执行上述综合性预防措施，绝大多数可以避免，若一旦发生，即应采取积极有效的措施进行治疗，使骨折早日愈合，肢体功能尽快恢复。

1. 关节强硬或功能障碍的治疗

积极主动的功能锻炼，既是预防关节强硬的主要措施，也是治疗关节强硬的有效方法。患者主动的功能活动，痛苦小又不易产生并发症。活动应循序渐进，持之以恒，既要坚定信心，又不能操之过急，以免增加损伤。只要能坚持锻炼，多数关节强硬都可望获得良好改善。各部位不同时期的锻炼方法，参照第五章“功能疗法”。

按摩活筋是治疗关节僵硬的重要医疗手段，运用得当，对克服筋肉挛缩、肌腱和关节粘连有良好的效果。针对不同关节的主要生理功能和僵硬程度，采取相应的按摩活筋手法，也可配合药物按摩。手法要稳健，用力应适度，每次都应达到患者的最大耐受程度。用力要由轻到重，活动范围由小到大，循序渐进，且不可操之过急，避免手法粗暴，以免增加患者痛苦和新的损伤。手法应在患者主动配合下进行，既可减少患者痛苦，又不致增加新的损伤。手法可每日进行一次，之后要指导患者主动锻炼，以保持和巩固手法治疗效果。各部位的具体按摩活筋手法，参照第五章“功能疗法”。

药物也是治疗关节强硬的有效方法。常用方法有内服温经活血、舒筋利节之养血止疼丸、加味身痛逐瘀汤（原方加伸筋草、麻黄、桂枝）等。外用药物对关节强硬的治疗尤为重要，常用的有温经通络利节之活血伸筋汤、舒筋活血散、苏木煎等。合并寒湿邪侵、酸沉疼痛者，加川乌、草乌、苍术。若关节强硬严重，各种疗法久治不效而严重影响关节功能者，可采用手术方法治疗。

2. 肌肉萎缩和骨质疏松的处理

骨折治疗中并发的这两种病变，主要是肢体长期制动、功能锻炼不够而导致的失用性病变。因此，积极主动的功能锻炼，包括骨折愈合一定强度的外固定保护下的逐步增加肢体负重的生理性刺激，是治疗肌肉萎缩、骨质疏松的根本性措施，只要能持之以恒地坚持下去，绝大多数肌肉萎缩和骨质疏松都可逐步恢复。除此之外，根据肝主筋、肾主骨、脾主肌肉的原理，可内服补中益气、滋养肝肾类药物，如加味补中益气汤（原方加续断、补骨脂、白芍）或加味黄芪桂枝五物汤（原方加党参、续断、补骨脂），以调补中气，滋养肝肾。

3. 骨折迟延愈合和不愈合的处理

只要严格贯彻骨折的治疗原则，措施恰当及时，绝大多数骨折都可顺利愈合。若一旦发生骨折迟延愈合和不愈合，应针对具体情况，采取上述的有关方法处理。需要注意的是，只要骨折的位线能达到功能恢复要求，就不要勉强手法矫正；反之，应根据畸形情况，采用相应手法矫正，然后给予有效固定，指导功能锻炼。

第九节　小儿骨折特点

小儿骨骼在结构和功能上均与成人不同。它们正在生长发育，尚未定型，又有专司骨骼生长发育的特殊结构——骨骺和骺板，所以小儿骨折及其治疗原则具有许多成人见不到的特点，甚至在某些方面与成人截然不同。故盲目套用一些成人骨折的处理方法对待小儿骨折不仅失当，而且还会发生原则性错误，导致不良后果。

一、小儿长骨干骨折的特点

1. 较强的可塑性

小儿骨骼中胶原蛋白等有机成分较成人多，有较多的骨孔和哈佛管，故具有三大生物力学特性：①在骨折发生前有很大的可塑性，即柔软易弯曲；②可缓冲应力的集中，减少骨折的发生；③在张力和压力作用下均可发生骨折，而成人只能在张力作用下发生骨折。

因此，小儿骨干常发生弯曲型骨折（弹性变形）、青枝骨折和翘棱骨折。弹性变形是小儿骨折中特有的一型，X 线片上可见弯曲但无骨折线。更特殊的是弯曲局部不产生骨痂，且弯曲畸形不易自行纠正。如某些孟氏骨折，只有尺骨弯曲和桡骨小头脱位；有些胫骨骨折，腓骨只见弯曲。

2. 骨膜肥厚强韧

小儿的骨膜不但肥厚，而且强度大，不易破裂，外伤后常导致青枝骨折、蹒跚骨折，而骨膜完整，临床症状不明，故易发生误诊。

肥厚坚韧的骨膜除具有积极的生骨能力外，在骨折后常常有一侧骨膜保持完整，形成铰链（如青枝骨折）。整复时，若能合理应用未断裂的铰链，实施三点矫形原理，则骨膜铰链会迫使骨折达到满意复位，否则会成为复位的障碍，甚至由于骨膜铰链的牵引作用，发生迟发性成角畸形。如肱骨髁上的尺偏型骨折，容易发生肘内翻畸形。

青枝开裂型骨折：凸侧骨膜和骨皮质断裂张开、凹侧完整，远近两折端等宽。常见于大龄儿童，治疗上重在矫角牵引，可采用“桌面掌压法”充分矫正成角，务必听到凹陷侧骨皮质的断裂声，或感觉到凹侧骨膜有撕裂展开感，有时需要矫枉过正，否则易致迟发性成角。

青枝压缩型骨折：凸侧骨皮质完整、凹侧骨皮质皱起呈“台阶样”或“竹节状”改变，远近两折端不等宽，常见于低龄患儿，整复时以牵引为主、矫角为辅，将“台阶”拉展使两折端等宽即可，不一定要听到或感觉到凹陷侧骨皮质的断裂声（感），否则易致凸侧压缩。

3. 骨折愈合快

因为小儿骨干的血液供应丰富，骨膜有强大的成骨能力，骨生成快而且多，因此小儿骨折愈合过程相当快。年龄越小，速度越快，至成人则稳定于一定水平。例如肱骨髁上骨折，儿童一般 2 ～ 3 周即可达临床愈合；股骨干骨折，新生儿只需 3 周，而成人则需要 20 周左右。

小儿骨折不愈合的极少。有专家认为，骨折不愈合不是小儿骨折的合并症，多系严重的复杂创伤（如车祸，造成严重的软组织损伤、缺损和合并感染，或切开复位、内固定应用不当）所致。一般情况下，不愈合多因骨折间隙嵌入软组织，或移位的关节内骨折被关节液浸泡而发生。

4. 塑形能力强

小儿骨骼在生长过程中有较强的自我塑形和矫正能力，这种能力在骨干骨折中更为明显，年龄越小，矫正能力也越强。如产伤股骨干骨折即使出现近 80°成角畸形，或短缩畸形为股骨干全长的 1/2 左右，后期也能矫正到接近正常。骨折对位不佳，甚至断端失去接触者，也能逐渐塑形如正常的骨干，这种矫正能力在 10 岁以内者几乎是大龄儿童的 3 倍。若不了解此种特性而处理小儿骨折，一味追求解剖对位，做出不必要的切开复位或多次手法暴力整复，常会导致感染、骨不愈合、骨骺损伤和神经、血管损伤等并发症，甚或造成终身残疾。

因此，医生治疗的对象是疾病本身，而不是只关注 X 线片上的表现。小儿骨折中只有少数情况须采用手术治疗，大部分经保守治疗即可获得满意效果。同时不能走另一极端，即过分依赖儿童不可预知的骨骼塑形能力而不去努力对位，这样容易引起家长误会，造成医疗纠纷。

5. 畸形转归复杂

成角畸形与邻近关节的活动方向相同时（轴向成角，例如肘、膝、踝附近向关节伸屈面方向的成角畸形），畸形可部分自行矫正。越近关节，角度越小，矫正越好；年龄越小，矫正越快越完善。但与关节垂直的成角畸形（即非轴向成角，例如肱骨髁上骨折的肘内翻畸形），则不易自行矫正。对旋转畸形，无论程度如何、年龄大小，都难以自行矫正。

6. 关节僵直少

儿童骨折并发关节僵硬和强直的机会比较少。但屡施暴力、强力扳扭、多次手法复位、反复手术切开、固定时间过久等，则易导致后期关节运动障碍。若将一个未损伤的正常肘关节固定 6 周，是不会发生僵直的，而一个受伤的肘关节则可能发生僵直。所以，儿童虽然发生关节僵直的少，但也不可长时间固定关节。

二、长骨干骨折的分型

1. 弯曲型

弯曲型骨折是小儿长骨干骨折所特有，X 线片无任何骨折线和成角畸形，只有骨干弯曲。最大特征是始终无骨痂生成，而且畸形呈永久性，无塑型倾向，多见于尺骨和腓骨。

2. 竹节型

竹节型又称“压力型”或“翘棱型”骨折，也是小儿骨折所特有，一般发生在长骨的干骺端，该处皮质骨厚度逐渐减少，由初级和二级松质骨组成的骨小梁增多，并具多孔性，骨膜附着牢固。以垂直传达外力为主，压痛和患儿不敢负重或不敢持物是主要症状，骨膜多完整无损，肿胀不严重，X 线片呈典型“竹节状”改变。

3. 青枝型

由于传达暴力超过了骨的弹性变形限度而发生骨折。张力一侧发生骨折，压力一侧发生弯曲成角。

4. 完全型

当暴力较大、骨质完全断裂时出现。与成人一样，有横断、斜形或粉碎，有成角或旋转移位。

三、骨骺损伤的特点

X 线片上骨骺与干骺端之间的透明带（软骨）是骺板。骺板也称“生长板”，由软骨细胞组成。根据组织学和功能特征，骺板又可分为三层：生发层、成熟层和转化层。骺板具有橡胶样韧性，有减震作用，可保护关节面免遭像成人常见的严重粉碎性骨折。骨骺损伤约占儿童骨折的 1/5，具有以下特点：

1. 骨骺损伤常易漏诊、误诊、误治，影响该骨骺的生长发育，以致晚期出现畸形。

2. 暴力可以同时损伤骺板和骨骺，即使复位正确，也可能影响骨骺的发育生长，形成晚期畸形。

3. 骨骺大部分由软骨组成，无骨外膜，血液供应差，复位不佳或对位不紧密者，容易发生不愈合，同样也影响骨的发育和生长，形成晚期畸形。

4. 关节内骨骺骨折，复位不佳而畸形愈合者，可发生晚期畸形，而且晚期可能出现创伤性关节炎。

5. 骨骺软骨生发层损伤导致晚期畸形概率高。所谓晚期畸形是该处骨骺因损伤而生长停滞所发生的畸形，一般在伤后几个月，甚至一年后才能察觉，甚至继续发展，直至成年。成年前做截骨矫形者，畸形仍可复发。因此，对每个骨骺损伤的儿童，须注意随诊。

6. 对骨骺损伤做必要的切开复位内固定时，要尽量降低手术创伤，减少软组织剥离，复位必须正确。对必须跨越骺板做固定时，尽量选用光滑的细克氏针，以减少对骺软骨的破坏、避免后期骨桥的形成，影响患肢生长。需要强调的是，儿童骨折的内固定物，不能一味强调解剖复位和牢靠固定，只要达到复位后的基本稳定即可，并同时辅助外固定（夹板、石膏、支具），即所谓的“稀松内固定 + 坚强外固定”。

7. 骺板对牵引力的抗力最强，对扭转力的抗力最弱。儿童骺板比韧带强度弱得多，所以在儿童损伤中骨骺分离多见，而韧带损伤断裂极为少见，在做任何小儿韧带损伤的诊断应慎重。小儿竹节状骨折（翘棱骨折）和骨骺分离相当于成人的韧带损伤。

一般而言，骨骺骨化中心出现越早，其骺板的生长潜力就越大。由于骺板具有生长潜力，故在其损伤后可能引起生长障碍或者紊乱——过度生长、生长迟缓、生长停止和不对称生长等。骺板部分损伤会造成该区骨骺早闭或周边性骨骺与干骺端间的骨桥形成，引起进行性成角畸形。

四、骨骺损伤的分型

骨骺损伤的分型方法较多，最常用的仍是 1963 年 Salter–Harris 的分型，该分型从损伤机制、损伤在骺板细胞层中的部位和对以后生长的影响方面考虑，将 X 线片上的表现分为五型。该分型描述了骺板、骨骺和关节受累的范围，表示分型的数字越大，越可能出现骺板部分早闭和受累关节结构的不相匹配。

I 型：骨骺分离。多由于剪切力、扭力或撕脱力造成，可有或者没有移位，应力位 X 线片有助于确诊（由于增加患儿痛苦，故很少使用）。分离一般发生在骺板的肥大层，故软骨和生长带留在骨骺一侧，所以多不引起生长障碍。婴幼儿骺板软骨层较宽，容易发生骨骺分离，约占骨骺损伤的 15.9%。唯一的 X 线征象是骨化中心移位。该型复位容易，预后良好。但股骨头骨骺分离时骺动脉多被破坏，预后不佳。该型也可见于坏血病、佝偻病、骨髓炎和内分泌疾病等所致的病理性损伤。

Ⅱ型：骨骺分离伴干骺端骨折。该型损伤最多见，约占骨骺损伤的48.2%。好发部位在桡骨远端、肱骨近端及胫骨远端。多发生在10～16岁的儿童。骨折线通过骺板肥大层并累及干骺端的一部分，骨折片呈三角形。在骨折端成角之凸侧有骨膜撕裂，而凹侧骨膜完整。其复位容易，预后较好。

Ⅲ型：骨骺骨折。属于关节内骨折，骨折线起自骨骺（少数例外），穿过关节面延伸至骺板，并沿骺板软骨到周围组织，约占骨骺损伤的4%。多发生于胫骨远端内侧、外侧和肱骨远端外侧。这种骨折应引起足够的重视，因为关节面容易被累及，并且骨折线往往穿过静止细胞层和增殖细胞层。无移位、关节面平整者预后较好，一般移位超过2mm者是手术切开复位内固定的适应证。

Ⅳ型：骨骺和干骺端骨折。该型也较多见，仅次于第2型，占骨骺损伤的30.2%。骨折线呈斜形贯穿骨骺、骺板及干骺端。由于骨折通过骺板的全层，所以容易引起生长发育障碍和关节畸形，多见者为鱼尾状畸形。此型多见于10岁以下的肱骨外髁及年龄较大的胫骨远端骨折，移位明显者（＞2mm）须切开复位及内固定。

Ⅴ型：骺板挤压性损伤，多由垂直的剪切应力造成。此型少见，占骨骺损伤的1%左右。由于严重压缩暴力，导致了骺板软骨的压缩性骨折。有学者指出，此型损伤只发生在单轴活动的关节，如膝关节和踝关节。这种骨折应引起足够重视，因为它破坏关节面及骨骺全层并常伴有移位。由于软骨细胞严重破坏或来自骨骺营养血管的广泛损伤，导致骺板早闭和生长停止，逐渐出现骨骼变形和关节畸形。但早期X线表现常为阴性结果，多在晚期发生生长障碍时才能做出诊断。

此外，1994年Peterson描述了2种以前的分型所不能包括的骺板骨折：一种是通过干骺端的完全骨折，伴有纵行通到骺板的线性骨折，骨折线通常不沿着骺板延伸（Peterson Ⅰ型）。如桡骨远端、胫骨远端的干骺端骨折，就常伴有纵行通向骺板的骨折线。另一种是部分骺板（合并骨骺和干骺端）丢失（Peterson Ⅰ型），如内外踝的摩擦、切割、开放性骨折等。通常是开放性骨折所致，需切开复位和内固定，也经常因为骺板早闭需要晚期做重建性手术。

五、骨骺损伤的后遗症

骨骺板静止层（生发层）损伤（如外伤、炎症和放射等）后容易形成部分性骨桥，即部分性骨骺早闭，也就是骨骺与干骺端之间骺板软骨由骨组织代替，由此产生生长障碍的严重后果。

骨桥所在部位和范围不同，其后果也不同：当骨桥位于中央，范围不大，骨桥的牵制力小，未超过周围正常软骨对称性生长潜力时，可使骨桥被拉长、变细和拉断，而后再愈合又形成骨桥，就这样一次又一次地反复进行，但对生长影响极小。中央型骨桥范围较广，当牵制力超过生长板的生长潜力时，出现中央部位生长停止，形成鱼尾状畸形。

当骨桥位于周围一部分时，则出现进行性内翻或外翻畸形。范围遍及整个骺板时，则出现骨骺早闭，生长完全停止，必然引起肢体短缩。

骨骺板生长潜力的测量结果表明，3kg 或生长板横断面 15g/mm^2 牵制力，即每一软骨细胞柱 15mg 的牵制力就可以限制胫骨近端骨骺的生长。动物实验得出类似结果，生长潜力在小牛胫骨近端 3.1kg/cm^2，可产生抑制生长的作用。

对已经出现骨桥并致畸形者，要严格结合病史和年龄，全面评估，动态观察，严格把握手术适应证，选择合适治疗方案。一般认为，胫骨远近端的板状骨桥，范围＜ 15% ～ 20% 者，可行骨桥切除（骺开放术）；弥漫型股骨远端中央型骨桥，范围＞ 15% ～ 20% 者，可行全骺板阻滞，胫骨远端成角＞ 5°～ 10°者，可考虑附以截骨矫形。总之，对于骨桥所致的肢体畸形，治疗原则是结合年龄和畸形程度，评估生长潜力，行分期矫正等个体化治疗方案。

六、小儿骨折诊断注意事项

在小儿骨折领域，诊断是非常重要的，任何诊断错误将导致因治疗不当而产生不良后果，有时是严重的结果。

1. 不明显的 X 线表现，容易遗漏或忽略细微的骨折或邻近的脱位，如孟氏骨折常遗漏桡骨小头脱位。

2. 没有移位的骨骺分离（Saltert-Harris Ⅰ型）是常见的损伤，然而大多 X 线片上不显示任何阳性象征。而在生长板部位的触痛是唯一的诊断依据，腓骨远端较多见。

3. 弯曲型和竹节型骨折多见于婴幼儿，容易漏诊，当患儿不敢站立着地或不敢持物时，医生应仔细耐心地检查，寻找肢体某部位是否有固定不变的压痛点。

4. 应力性骨折，早期表现为疼痛、跛行和骨质疏松，后期可见明显的骨痂。

5. 小儿骨折的诊断常因骨骺而发生错误，如肱骨远端全骨骺分离容易误诊为肘关节脱位。只有熟悉不同年龄骨化中心的大小、形态和位置，才能在发生骨折、脱位和骨骺分离时做出正确判断。

6. 把骺板（或骺线）当作骨折线是经常发生的错误，尤其是肱骨近端和尺骨近端损伤，应结合临床。

7. 完整的病史可协助做出正确的诊断，如肱骨外髁骨折与桡骨小头半脱位，一个多为摔倒致伤，一个因牵拉手腕致伤。

8. CT、MRI、B 超、关节造影可协助诊断。

9. 患儿哭闹、烦躁可能预示在治疗过程中出现问题，且不可以“娇惯任性”等搪塞，不去认真检查，造成严重后果。

附 1：软骨膜环损伤

软骨膜环是骨膜的延续部分，包绕着骺板（生长板），可调节骨的周径。软骨膜环的损伤只见于小儿。虽然该损伤少见，但一旦发生则能产生特殊的后果。如软骨膜环一端掀起翻转移位者，将产生创伤性外生骨疣；若软骨膜环损伤消失者（常由于摩擦腐蚀损伤所致），可以跨越骺板，形成骨骺与干骺端的骨桥，产生进行性成角畸形。软骨膜环损伤早期诊断较为困难，一般在晚期才会出现以上改变。

附 2：切开复位的（相对）适应证

1. 移位明显的关节内骨折，如Ⅲ、Ⅳ型骨骺损伤。

2. 部分牵拉性骨骺损伤，如肱骨内、外上髁骨骺分离。

3. 多发性骨折或合并其他脏器损伤，对一处或两处行切开复位内固定，便于对其他损伤的治疗和护理。

4. 合并脑损伤患者。

5. 合并血管神经损伤的骨折。

6. 某些手法复位失败者。

7. 骨异常活动骨骨折。

第十节　骨骺损伤

骨骺与干骺端有一薄层软骨组织，称"骺软骨板"，有骨骼的生长功能。在干骺端闭合前为骨的薄弱部分，凡能引起成人韧带损伤和关节脱位的伤力，均可引起儿童的骨骺分离或骨骺骨折。故骨骺损伤是儿童期的常见骨伤科病，约占儿童期长骨骨折的 10%，是因韧带和关节囊的韧度要较骺软骨大 2 ～ 5 倍之故。四肢的骨骺有两种，即压迫性骨骺和牵拉性骨骺，两者的解剖位置和功能不同。前者位于长骨两端，构成关节的一侧，承受关节传递来的压力，其骺软骨担负着骨的纵轴生长任务；后者位于肌肉或肌群的起止部，为肌肉或肌腱的附着点，承受肌肉或肌腱的牵拉力。它不参与关节构成，也不影响骨的纵轴生长，如股骨小转子、肱骨内上髁的骨骺即属此类。压迫性骨骺关系到骨的长轴生长、骨端形成和关节轴的解剖位置，如果损伤后诊断错误、贻误或治疗不当，可导致骨骺发育停滞或早期闭合，从而发生各种不同程度的畸形，应引起高度重视。

本节着重介绍骨骺损伤的一般问题，对具体的每个骨骺损伤，将分别在具体部位中论述。

一、四肢骨化中心的显现和闭合时间

人体骨化中心的显现和闭合时间，在不同个体中有正常的差异范围，女性比男性早

1～3年。骨化中心显现早，则出现年龄的个体差异小；反之，骨化中心显现晚，则个体差异大。其骨化中心显现与闭合年龄之间的关系，是骨化中心显现越早，则闭合越晚。了解了这些情况，有助于临床判断儿童骨骼发育情况，提高对骨骺损伤的诊断水平。

为方便起见，现将四肢骨骼骨化中心的显现和闭合年龄列表（表9–2）于下：

表9–2　四肢骨化点出现与融合年龄

骨名		骨化点出现部位	出现年龄		融合部位	融合年龄	
			男	女		男	女
上肢骨	肱骨	肱骨头	出生～1岁	出生～1岁	肱骨头与大小结节融合	3～5岁	3～5岁
		大结节	7个月～2岁	7个月～2岁	大结节与肱骨头融合	5～8岁	4～7岁
		小结节	2～3岁	2～4岁	与近端骨骺融合	17～20岁	16～17岁
		小头及外1/2滑车	7个月～1岁	7个月～1岁	肱骨小头、滑车与外上髁	14～17岁	14岁
		内1/2滑车	9～14岁	10～11岁	全部肱骨		
		内上髁	9～13岁	6～9岁	远端骨骺	16～18岁	14岁
		外上髁	9～17岁	10～13岁	融合	远端骨骺	
	尺骨	鹰嘴	10～14岁	9～12岁	鹰嘴与尺骨干	15～19岁	13～14岁
		尺骨小头	6～11岁	7～8岁	小头与尺骨干	18～20岁	16～20岁
	桡骨	小头	5～9岁	5～14岁	小头与桡骨干	15～18岁	13～14岁
		远端	7个月～8岁	7个月～3岁	远端与桡骨干	17～20岁	17～20岁
	腕骨	头状骨	出生～1岁	出生～1岁	歌诀： 一头二钩三三角， 四月五舟六大七小， 八到十岁豆来到		
		钩骨	出生～1岁	出生～1岁			
		三角骨	2～6岁	2～4岁			
		月骨	3～7岁	2～5岁			
		舟骨	5～7岁	4～5岁			
		大多角骨	4～7岁	3～5岁			
		小多角骨	4～10岁	3～5岁			
		豌豆骨	10～16岁	9～14岁			
	掌指骨	第1掌骨、全指骨近端	1～7岁	7个月～3岁	近端与掌、指骨干融合	15～20岁	14～16岁
		第2～5掌骨远端	1～6岁	7个月～2岁	第2～5掌骨远端与骨干融合	15～20岁	14～16岁

续表

骨名		骨化点出现部位	出现年龄		融合部位	融合年龄	
			男	女		男	女
下肢骨	髋骨	髂嵴	15～19岁	12～15岁	髂嵴与髂骨翼融合	19～24岁	18～24岁
		坐骨结节	15～19岁	12～15岁	坐骨结节与坐骨融合	19～24岁	18～24岁
		髋臼丫形软骨骨化	12～14岁	11～13岁	髋臼Y形软骨融合	16～17岁	13～17岁
	股骨	股骨头	7个月～1岁	6个月～1岁	股骨头与股骨颈融合	17～19岁	15～17岁
		大转子	2～6岁	2～4岁	与大转子融合	17～19岁	15～17岁
		小转子	9～15岁	9～12岁	与小转子融合	17～18岁	15～17岁
		股骨远端	初生	初生	远端与股骨干融合	17～22岁	16岁
	髌骨	髌骨	4～7岁	3～4岁			
	胫骨	近端	出生	出生	胫骨近端与骨干融合	17～22岁	16岁
		远端	7个月～12岁	出生～12岁	胫骨远端与骨干融合	16～20岁	15～18岁
	腓骨	近端	4～10岁	3～7岁	腓骨近端与骨干融合	17～22岁	16～17岁
		远端	1～2岁	1～2岁	腓骨远端与骨干融合	16～20岁	15～18岁
	跗骨	跟骨体	出生	出生	跟骨结节与跟骨体融合	14～19岁	13～18岁
		跟骨结节	7～12岁	5～10岁	跟骨结节与跟骨体融合	17～22岁	16岁
		距骨	出生	出生		16～20岁	15～18岁
		骰骨	出生～6个月	出生～6个月			17～22岁
		足舟骨	1～4岁	2～3岁		16～20岁	15～18岁
		第1、2楔状骨	2～4岁	7个月～1岁			
		第3楔状骨	6个月～1岁	6个月～1岁		17～22岁	16岁
	跖趾骨	第1跖骨、全趾骨近端	2～4岁	7个月～3岁	第1跖骨、全趾骨近端与骨干融和	16～19岁	15～16岁
		第2～5跖骨远端	2～5岁	1～4岁	第2～5跖骨远端与骨干融合	16～18岁	15～16岁

注：四肢骨化点显现的年龄，女性比男性平均早1～2岁，融合年龄平均早2～3岁。

二、骨骺损伤的分型

造成骨骺损伤的外力，主要有三种，即牵拉力、垂直挤压力和复合性伤力。复合性伤力是剪式、扭转和挤压的综合作用，牵拉力主要作用于牵拉性骨骺的损伤，而挤压和复合性外力则引起压迫性骨骺的损伤。

骨骺损伤的分型有多种，本节根据骨骺损伤后X线的主要表现，分为三种类型，即骨骺分离、骨骺骨折和骨骺软骨板挤压损伤。

（一）骨骺分离型

骨骺分离型的临床和X线表现又有两种不同形式，即单纯骨骺分离和骨骺分离伴干骺端骨折（图9–5）。

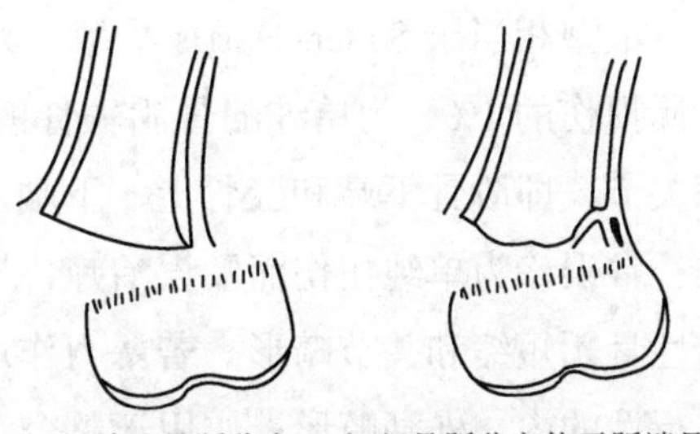

（1）单纯骨骺分离　（2）骨骺分离伴干骺端骨折

图9–5　骨骺分离型

1. 单纯骨骺分离

本型相当于Salter–Harris Ⅰ型，不涉及干骺端和骨化中心。此型临床较少见，约占全部骨骺损伤的15.9%，多发于软骨板较厚的婴幼儿期。股骨头骨骺移位多表现为此型，桡骨远端和肱骨内上髁的骨骺也可发生此型损伤。此型损伤复位容易，一般预后良好，若血运受损则预后较差。

2. 骨骺分离伴干骺端骨折

本型相当于Salter–Harris Ⅱ型，亦为剪式和牵拉伤力引起，临床最为多见，约占全部骨骺损伤的半数，多发于桡骨下端，其次为肱骨和桡骨上端、胫骨和股骨下端。好发于10～16岁的青少年，骨折线通过骨骺后斜向干骺端，分离的骨骺连同干骺端的三角形骨片共同移位，X线称为“角征”。在三角形骨片侧骨膜常完整，称“软组织合页”，复位较容易，复位后也较稳定。只要骨骺血运未受损，预后常良好。

（二）骨骺骨折型

骨骺骨折型属于关节内骨折，其临床和X线表现也有两种形式（图9–6）。

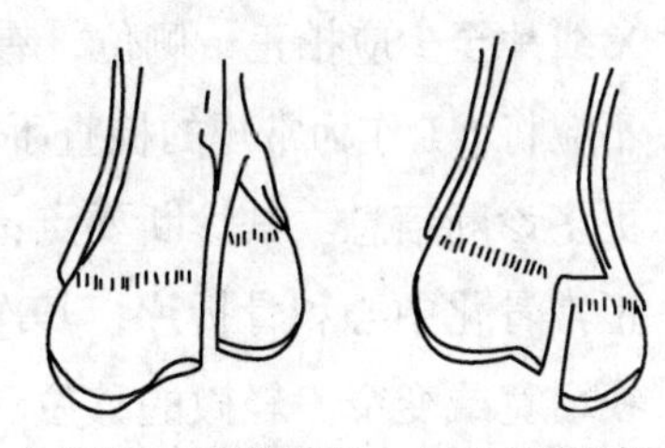

（1）骨骺和干骺端骨折　（2）骨骺骨折

图9–6　骨骺骨折型

1. 骨骺和干骺端骨折

本型相当于Salter–Harris Ⅳ型，为剪式和扭旋的复合伤力引起，临床较多见，约占全部骨骺损伤的1/3。骨折线从关节面开始，呈纵行贯穿骨化中心、骺软骨进入干骺端。X线所见骨折片由部分骨骺和部分干骺端组成。好发于10岁以下儿童的肱骨外髁及年龄较大的胫骨下端。因属关节内骨折，需精确复位，否则有发生创伤性关节炎的可能。如无骨桥形成，一般不会发生生长停滞和关节畸形。

2. 骨骺骨折

本型相当于 Salter-Harris Ⅲ型，亦为剪式和扭旋复合外力引起，临床较少见，约占骨骺损伤的 4%，好发于 15 岁左右青少年的胫骨下端内、外侧。骨折线从关节面起呈纵行通过骨骺和骺软骨，二者共同向一侧移位。X 线显示，骨骺部分被撕裂，一般移位较轻，预后较好，多不会影响骨骺发育。因属关节内骨折，需精确复位，以免发生创伤性关节炎。

（三）骨骺软骨板挤压型

本型相当于 Salter-Harris Ⅴ型，为严重的纵向挤压暴力所致，临床很少见，约占骨骺损伤的 1%。为单纯的骨骺软骨板挤压性损伤，好发于 10 岁以下儿童的踝关节和膝关节，即股骨下端和胫骨上、下端。X 线多无明显改变，临床也多表现为软组织损伤，常误诊为单纯扭伤而贻误治疗，导致骨骼发育停滞。挤压暴力作用的部位发生进行性骨骺短缩和关节畸形。若暴力作用偏于关节的一侧，则该侧发育停滞，发生关节进行性的内、外翻畸形；作用于整个骨骺，则整个长骨发育停滞而发生进行性短缩畸形，或二者兼而有之。

三、骨骺损伤的诊断

骨骺损伤的发病率很高，好发于学龄和青春期的男孩。在此年龄期，凡疑有韧带损伤和关节脱位的，就应想到有骨骺损伤的可能。其好发部位，依次为桡骨下端、肱骨内上髁、肱骨外髁、桡骨小头、胫骨下端、肱骨上端、股骨下端、肱骨下端全骺和股骨头骺。若按关节分，则肘关节部骨骺损伤最多，几乎占全部骨骺损伤的一半；其次为腕关节，占全部骨骺损伤的近 1/3。

骨骺损伤的诊断，主要依据外伤史、临床症状和 X 线表现。由于年龄的特殊性，患儿依从性较差，不能很好地配合检查，不能准确地描述伤因和疼痛部位，常会给诊断带来困难。所以诊断信息的收集，必须强调病史的采集和认真、仔细、全面的查体。X 线片至少应拍正、侧位，有疑问时还应拍健侧相同部位作对照观察。需要强调的是，不应将 CT 作为常规的检查手段，因为 CT 的成像原理和 X 光线是一样的，并不能提供更多诊断信息。其诊断要点：首先要熟悉正常骨骺骨化中心显现和闭合时间，以辨别正常骨化中心和骨折片；其次是观察骨化中心和干骺端的对应关系，有无错位和骨骺线增宽或变窄。轻微的移位和骨骺线变化，很容易被忽略，应与健侧作对比观察。此外，还应观察有无从干骺端分离的三角形骨折（角征）或薄片状骨片（板征），对诊断骨骺分离伴干骺端骨折和骨骺骨折很重要。干骺端骨片越大，移位也越明显。对无明显 X 线征的患者，如局部症状严重或有损伤史，应高度警惕骨骺软骨板挤压伤的可能。

四、骨骺损伤的治疗

骨骺损伤的治疗，依其损伤的类型和年龄的不同而有很大差异。对骨骺分离和骨骺骨折，通常采用手法复位和局部小夹板或石膏固定治疗，或闭合或微创复位克氏针固定，绝大多数预后良好。对可疑为骨骺软骨板挤压伤者，应延期负重，为骺板损伤的修复创造条件，避免或减少畸形的发生。下肢需要负重，故其短缩或畸形常较上肢明显，对功能的影响也较大。骨骺损伤患者的年龄越小，对骨骼发育的影响越大；反之，年龄越大，影响越小。

多数骨骺损伤，都可运用手法整复、局部固定和内、外辨证用药而获得良好的治疗效果，部分严重移位的骨骺损伤则需要手术精确复位，以恢复骺板的连续性，减少后期骨桥形成的机会。

1. 新鲜骨骺损伤

早期轻柔的手法整复、局部固定为最理想的治疗方法。手法应在充分拔伸下进行，严禁用粗暴手法推挤骺板，以免造成骨骺软骨板的进一步损伤。若移位轻者，不必强求解剖复位。具体手法和固定方法，分别在各论的具体疾病中介绍。

2. 超过 10 天的陈旧性骨骺损伤

估计手法复位困难者，不宜强行手法复位。对移位明显者，必要时可行手术复位内固定，以求关节面完整，减少对骨骼发育的影响。手术应尽量少剥离骨骺周围的软组织，以免影响骨骺血运，且不宜用器械粗暴撬拨骺板断面，以免挫伤骺板。内固定物应通过干骺端而不宜通过骺板，必须通过时应垂直进入，不能横穿骺板。内固定物宜用创伤较小的平滑细钢针，不宜用螺钉或金属丝。术后辅以外固定，3 ～ 6 周骨折愈合后即可去除。

3. 骨骺损伤后发育畸形的处理

若骨骺为部分损伤，生长缓慢或停止，而其余部分继续正常生长，则必然产生进行性成角畸形，可待发育停止后行截骨术矫正。若骨骺为全部损伤，生长迟缓或停止，则将产生进行性短缩畸形。此种情况若发生在尺桡或胫腓成对骨中的一个，则二骨将发育不等长，产生邻近关节的进行性畸形，可行手术延长短骨或缩短较长的骨。当发生在单一股骨或肱骨而出现肢体不等长时，仅对下肢的矫正有意义，可行患肢延长或健肢缩短术矫正。对短缩合并成角者，则延长、矫角同步进行。

4. 骨骺损伤复位后的固定

可根据不同部位，采用相应的超关节小夹板固定法，即牵引加超关节小夹板固定法、牵引加挤垫固定法等，3 ～ 6 周即可。

5. 骨骺损伤后的药物治疗

初期可根据损伤和瘀血肿胀情况，采用活血祛瘀消肿类药物内、外应用，使肿胀尽快消除，以保持和恢复骨骺的良好血运，消除或减少对骨骼发育的影响。

6. 合并开放伤或关节内移位明显的骨骺损伤

切勿强调闭合复位和保守治疗，而应果断在全麻下手术，尽量解剖复位并适合固定移位之关节内骨折块，严格清创缝合，必要时采取跨关节外架之外固定辅助固定，同时维护一定的关节活动度。

五、骨骺损伤的预后

骨骺损伤经轻柔的手法整复，相应的小夹板固定，内、外辨证用药，多可获得良好效果。有30%左右发生不同程度的畸形，而有5%～10%的骺板损伤会发生有临床意义的骨骼发育障碍。

骨骺软骨板损伤后，可能立即停止生长，或生长迟滞，继续一个时期才完全停止。其生长障碍可能为整个骺板或仅为其一部分，直至生长期的终止。所发生的畸形是进行性短缩，或进行性成角，或二者兼有。

影响骨骺损伤预后的因素有以下几方面：

1. 骨骺损伤的类型

单纯的骨骺分离或骨骺分离伴干骺端骨折，只要处理及时和恰当，一般预后良好。骨骺骨折若能早期采用轻柔手法精确复位，则多数关节发育和功能不会受到影响。骨骺软骨板挤压性损伤，虽发生率很低，但预后很差，多有骨骼和关节发育障碍。

2. 骨骺损伤部位和患者年龄

若损伤部位的生长潜力较大，如股骨下端、胫骨上端、肱骨上端和桡骨下端，其影响骨骺发育的严重程度就较其他为大。由患者年龄可推算出损伤骨骺的闭合前生长潜力，如骨骺已临近闭合年龄，即使骨骺损伤严重，也不会造成明显畸形；相反，患者年龄越小，则损伤骨骺的生长潜力就越大，发育障碍的严重性也就越大。

3. 损伤骨骺所处位置和血供情况

如股骨头骺整个处于关节内，为关节软骨所覆盖，血供本来就不足，加之创伤使血供又受到损害，发生骨骺缺血性坏死，继发关节退行性改变，影响生长的可能性大。

4. 损伤骨骺的肢体

若损伤骨骺为前臂或小腿成对骨中的一个，则两骨将发生进行性不等长，产生邻近关节的内翻或外翻畸形；若桡骨下端骨骺损伤早期闭合，则将发生手向桡侧歪斜的拐状手畸形，影响手的外观和功能。

5. 开放性损伤

本病发生率不高，其软组织损伤严重，骨骺血供受损较大，且增加感染因素，其预后较闭合性差。如发生感染，骨骺板常由于软骨溶解而遭到破坏，导致骨骺早闭而预后很差。严格局部清创、复位和合适的内外固定，预防和控制感染。

6. 医源性因素

如整复手法粗暴，或反复多次手法整复将导致骺板进一步损伤。若为陈旧性，强行手法整复时，骺板损伤的可能性就更大。手术时使用器械撬拨骺板也会造成骺板损伤，用螺丝钉、钢丝横贯骺板固定，将增加骨骺早期闭合、停止生长的机会。

总之，对儿童骨折的治疗，须综合考虑骨折情况以及具体患儿伤情，结合各部位生长潜力，予以综合评估，选择合适的个体化治疗方案。

第十一节　开放性骨折的处理

一、概述

骨折伴局部软组织损伤使骨折处与外界相通者，称“开放性骨折”。古代文献中的“折疡”“金疡”即骨折和金属锐器所致的软组织破裂，包括开放性骨折。早在周代的《周礼·天官》篇中，就有“折疡”和“金疡”的记载。汉代张仲景创开放性骨折的药物内治法，《金匮要略》载有“病金疮，王不留散主之”。同时代的外科名医华佗，创立了“麻沸散”，为手术处理创伤创造了条件。隋代巢元方的《诸病源候论》提出创伤应早期处理的原则，“须急及热，其气血未寒”。并提出清创要彻底摘除伤口内异物。“箭簇金刀中骨，骨破碎者，须令箭簇出，仍应除碎骨尽……不尔，疮疗不合。”又提出疮口须缝合，其缝合的原则要层次分明。“凡始缝其疮，各有纵横。鸡舌隔角，横不相当。缝亦有法，当次阴阳，上下逆顺……腠理皮脉，复令复常。”唐·蔺道人又提出对开放性损伤要“煎水”冲洗伤口原则，对预防感染有重要意义。明清各家对开放性损伤的处理，提出了全身辨证用药的原则。如《伤科补要》指出：“凡服汤药，必以和营养卫为主。”“皮开肉绽出血过多者，宜补而行之。”“更按其脉之虚细沉小和缓者生，若浮洪数大疾急者死。”“如出血过多急以人参补气，即经所谓阳生阴长之义耳。”如出血过多而面黄眼黑，不可攻瘀，宜服八珍汤，或用独参汤先固根本。

平乐郭氏正骨，对开放性骨折亦认为皮肉破绽，瘀血已外溢，不宜攻利，宜补而行之。对开放性骨折的处理，同样贯穿着整体观念、辨证论治的精神，除局部外伤的处理外，更重视内服药物的全身调治。

二、病因和术前准备

开放性骨折多为由外及内的皮肤破裂使骨断端裸露，或为骨折断端刺破皮肉而由内及外的暴露。前者伤口较大，创面污染也较重；后者伤口较小，易将污物带入深层。

开放性骨折除战时的火器伤外，跌仆、坠堕、砍割、磕碰等，以及交通事故的碾轧、碰撞和机器的绞扭、挤压，矿山井下的塌方、冒顶压砸等均可引起。了解这些因素，不但对全身伤情的估计有意义，而且对伤口局部损伤情况也有很大影响。如被高速行驶车辆碰撞、碾轧，伤情多较复杂，局部软组织挫伤也较严重，甚至皮肉剥脱；全身情况也较严重，易合并颅脑、内脏损伤而出现休克，应严加注意。若为金属锐器砍割伤，易引起血管、神经、肌肉（腱）等断裂，但皮肤边缘多较整齐，软组织挫伤多较钝器伤为轻。若为塌方、冒顶的压砸，易引起挤压性损伤，创面污染也较严重，清创不易彻底。

开放性骨折由于伤因、损伤部位、伤口大小、软组织损伤轻重等的不同，伤情和全身反应差异很大。可能仅为骨折断端刺破皮肉，也可能伤口很大，甚或合并血管、神经断裂；可能创面洁净，边缘整齐，也可能伤口很不规则，软组织挫伤严重，或创面污染严重；其全身反应可能轻微，也可能严重，甚至出血过多而发生休克等。掌握这些情况，对整个伤情的估计、手术方案的制订和保证手术的顺利都很重要。

术前的充分准备，对保证手术顺利和术后患者安全都很重要。若有休克，应首先救治，以免搬动而加重病情，对因活动性出血影响休克纠正者，也可边救治休克，边处理伤口。

术前应做好必要的检验检查，出血多时及时输血，保证手术顺利安全。应尽可能做好术前X线片检查，以便了解骨折移位和粉碎等情况，做到心中有数，便于术中处理，对麻醉等需应用的药物，应做好过敏试验，以便及时安全应用，以保证手术顺利和术后安全。

三、开放性骨折的治疗

中医对开放性骨折的治疗，除坚持了整体观念、辨证论治的原则外，也吸取了西医的一些长处，使中医处理开放性骨折的方法日益完善。

（一）伤口的局部处理

对伤口局部及时正确的处理，是治疗开放性骨折的关键，既有利于伤口的一期愈合，又可减轻和防止全身情况的恶化。其目的是把开放的复杂性骨折，变为单纯的闭合性骨折。

1. 处理伤口应在充分麻醉下进行，四肢可采用神经阻滞麻醉，最好不用局部浸润麻醉，以免引起局部污染的扩散和因麻醉不全而增加患者痛苦，加重全身反应。

2. 只要全身情况允许，应尽早行伤口的彻底清创术。避免伤口出血而加重全身反应，减少伤口感染的机会。一般应争取在伤后6小时内进行，对一些全身情况较差者，一方面进行全身治疗，一方面处理伤口。处理伤口时，应严格坚持在无菌条件下进行。

处理伤口应先后有序，一般按下述步骤进行。

（1）先行伤口周围皮肤的清洁刷洗，用软毛刷蘸软皂，先由伤口周围由近及远地彻底刷洗后，再用生理盐水冲洗创面的污染异物。污染严重时，可用3%的过氧化氢溶液、生理盐水反复冲洗，除去伤口内污染物。而后行皮肤的碘酒或酒精或碘伏消毒，铺无菌巾后再行伤口的进一步处理。

（2）伤口的彻底清创，即将伤口内受污染和失去活力的组织彻底清除，这是预防伤口感染的关键性措施，一定要严格认真进行，既不能有姑息和侥幸心理，又不要怕彻底清创后使伤口扩大，缝合困难。否则，将导致因组织坏死，伤口感染而形成骨髓炎长期不愈合的严重后果。

清创前，应首先判明皮肤及软组织损伤的性质、范围和伤口污染程度，以确定需清创的范围。清创应按组织层次由浅及深，即由皮肤、皮下组织、筋膜、肌肉、骨骼等循序渐进，方不致遗漏。对穿出皮外的骨骼，需彻底清创后方可还纳，以免将污物带入深层。对粉碎骨片，碎小的与周围组织分离者，可以清除；较大骨片，不宜轻易剔除，以免造成骨质缺损而难以愈合。

伤口经彻底清创后，应用无菌生理盐水冲洗两次，清洁创面和冲洗组织残渣后，再用 1∶1000 新洁尔灭溶液或稀释的碘伏溶液浸泡创面。若伤口时间较长或伤口污染严重者，可再用 3%过氧化氢溶液浸泡和生理盐水冲洗创面。然后更换上层敷料或加盖无菌单，更换使用过的器械。手术者，亦应再用新洁尔灭或酒精浸泡双手，更换手套后再行进一步操作。

（3）清创后，可根据创面污染等具体情况，行内或外固定。虽然内固定物有组织内异物之弊，但它可使骨折端稳定，既便于软组织和伤口的处理，为闭合伤口提供了条件，又可避免因断端不稳定而再次损伤软组织，且内固定后可简化外因定，便于早期行肌肉、关节活动和下床锻炼。因此，对开放性骨折行彻底清创后，正确使用内固定，不但不会增加伤口感染机会，反而有利于防止和控制感染的发生和发展。即使有伤口感染，但因骨端稳定，也有利于伤口的处理和感染的控制。若有重要血管损伤，骨折内固定后，可采用相应方法进行修复。有神经损伤者，可根据创面污染情况，采取相应方法修补或延期修补。此外，还可根据伤情和骨折类型而选用其他固定。如胫骨斜形或螺旋形骨折伤口较小者，清创缝合后也可避开伤口而行经皮钳夹固定；若创面污染严重或伤后时间较长，感染的可能性较大者，也可采用牵引治疗或外固定架固定，但骨牵引不应在损伤的同一骨上进行，以免感染时相互影响；股骨骨折时，不宜采用股骨髁上牵引，而应采用胫骨结节牵引；内固定或钳夹后，可采用石膏管形或前后石膏托外固定。

（4）开放性骨折彻底清创后，一般应力争一期缝合，闭合创面，变开放性骨折为闭合性骨折。若伤口时间过长或污染严重而清创难以彻底者，或由于种种原因不能一期缝合伤口时，可在清创后用消毒玉红膏纱布或碘伏纱布充填伤口，无菌敷料加压包扎，前后石膏托外固定，待二期再行伤口缝合或植皮处理。

开放性骨折的伤口应力争尽早闭合，不应局限于伤后 6 ～ 8 小时，可根据伤口的具体处理情况而定。若伤口污染不甚而又清创彻底，可酌情放宽闭合伤口的时限。

伤口的闭合方法，可根据创面具体情况而定。最简单的是直接缝合，但若皮肤张力较大，切忌勉强缝合，以免造成皮肤坏死，使骨端外露而继发感染。可行减张缝合，减张口处行植皮修复，有时可用肌瓣转移覆盖裸露的骨端，或用旋转皮瓣移植闭合创面。如有大面积皮肤缺损，可采用一期创面负压吸引，二期根据情况植皮或皮瓣移植消灭创面。

（二）开放性骨折的全身治疗

开放性骨折在行彻底清创后，应根据患者体质、损伤程度和全身情况，辨证选用适当的药物进行全身治疗，对恢复患者体质，增强抗邪能力，预防和控制感染，都是十分必要的。但不应把防止伤口感染完全寄希望于药物应用上，而应用于上述创面及骨折的处理上。

除根据伤口和细菌培养情况有针对性地选用抗生素类药物外，还应根据全身情况，辨证选用固正御邪类中药内服，以收“正气存内，邪不可干”的效果。

1. 伤口清创缝合后全身情况好转，可用祛瘀解毒法，大剂服用活血消肿、清热解毒之四物银翘二苓汤或仙复汤、解毒饮等加减。

2. 若伤口出血较多，面黄无华，倦怠无力，或烦渴，脉细弱，可用益气补血以培本固正，佐以清热解毒。方用当归补血汤加银花、蒲公英，或参芪汤加银花、连翘，或生脉饮加银花、蒲公英等。

3. 抗生素的应用宜早，应在伤后转运时或到医院就诊后即开始应用。选用抗生素时，最好能根据伤口分泌物细菌培养和药物敏感试验结果，采用针对性强的抗生素。在未得出结果前，可结合使用控制革兰阳性球菌及阴性杆菌的抗生素，切不可滥用抗生素，否则不但起不到抗感染的作用，反而有发生副作用的危险。为减少全身药物用量及副作用，同时又能有效控制感染，有时也可局部使用抗生素，或局部应用抗生素药液灌注、负压吸引等方法。

4. 对所有开放性损伤患者，都应在 24 小时内常规应用破伤风抗毒素 1500 新国际单位，预防注射。对严重污染伤口，就诊时间又较晚者，或有气性坏疽可疑者，应使用气性坏疽抗毒素。

5. 根据全身情况采用必要的支持疗法。失血较多者，应及时适量输血以扩充血溶量，改善全身情况，并应静脉补给足够的液体，特别是当患者伤情较重而又饮食不好时尤为必要，既可补充一定的营养，又可直接给予抗生素，还有利于毒素的稀释和排泄。

6. 除上述处理外，还应严格观察全身和伤口情况。开放性骨折清创缝合后，应定时观察伤口。若伤口内瘀血积聚，应及时排出，以利气血畅通，以免瘀血化热作脓。若全身持续高热不退，多有感染化脓趋势，应于伤口低位处拆除部分缝线，清除伤口内异物及感染灶。至于是否全部拆除缝线，应视伤口情况，原则是既要做到引流通畅，又不致使骨骼裸露，对于内固定物，只要有效果，就不能轻易取出，可于伤口内局部应用有效抗生素，或行抗生素溶液灌注引流。患肢可用牵引或石膏外固定妥善保护，根据伤口和全身变化情况辨证施治，以待转机。

第十二节　骨折常见并发症

一、骨折的并发症

骨折的并发症一般分为早期和晚期两种。

（一）骨折早期并发症

1. 休克

休克多因严重损伤，骨折引起大出血或重要器官损伤所致。

2. 脂肪栓塞综合征

本病发生于成人，因骨折处的髓腔内血肿张力过大，骨髓被破坏，脂肪滴进入破裂的静脉窦内，进入血液循环，引起肺部、脑部脂肪栓塞。肺栓塞表现为呼吸困难、发绀、心率加快和血压下降等。脑栓塞表现为意识障碍，如烦躁、昏迷、抽搐等。

3. 重要内脏器官损伤

①肝、脾破裂；②肺损伤；③膀胱、尿道损伤；④直肠损伤等。

4. 重要周围组织损伤

①重要血管损伤；②周围神经损伤；③脊髓损伤。

5. 骨筋膜室综合征

本病多见于前臂内侧和小腿，常由创伤骨折或外包扎过紧等，迫使骨筋膜室容积减小，骨筋膜室内压力增高。

（二）骨折晚期并发症

1. 坠积性肺炎

本病多发生于骨折长期卧床的患者，特别是老年、休弱和患有慢性病的患者。

2. 褥疮

严重骨折后，患者长期卧床不起，身体骨突起处受压，局部血液循环障碍易形成褥疮。

3. 深静脉血栓

本病多见于骨盆骨折或下肢骨折患者，长期缺乏运动使血液处于高凝状态。

4. 感染

开放性骨折，特别是污染较重或伴有较严重的软组织损伤者，若清创不彻底，可导致化脓性骨髓炎。

5. 损伤性骨化

本症多因关节扭伤、脱位或关节附近骨折，骨膜剥离形成骨膜下血肿。若处理不当，可使关节附近软组织内广泛骨化。

6. 创伤性关节炎

骨折未能准确复位，关节面不平整，长期磨损易引起关节炎。

7. 关节僵硬

本症是骨折和关节损伤最为常见的并发症。

8. 急性骨萎缩

本症即损伤所致关节附近的痛性骨质疏松，也称“反射性交感神经性骨营养不良”。

9. 缺血性骨坏死

本症是骨折段的血液供应被破坏所致。

10. 缺血性肌痉挛

本症是较严重的并发症之一，是骨筋膜室综合征处理不当的结果。

二、骨折并发症的预防

第一，对患者的全身和局部情况必须有全面的认识和评估，对观察到的问题及时给予针对性处理。做到这些，诸如坠积性肺炎、褥疮、下肢深静脉栓塞、软组织感染、神经血管损伤、骨筋膜室综合征及脂肪栓塞等一类并发症可能不会发生，即便出现，也可通过及时、正确的处理化解。

第二，对引起骨折的损伤机制和骨折的类型、状态应有详尽了解，那么术前评估、治疗方法的选择、手术时机的确定、手术入路、固定方法乃至术后康复计划就言之凿凿，不容易出现偏差，自然将并发症拒之门外。

第三，认真学习和掌握新技术，注重系统的技术培训及专业知识的更新，千万不能对新技术仅有一知半解就自以为是地匆匆用于临床实践，因为那样做没有不出乱子的。

第四，做到精心手术，正确操作。每一个步骤都要符合规范，术后要认真观察，时刻保持警惕，不让并发症的苗子在眼皮底下溜走。一经发现要及时处置，把它消灭在萌芽状态。

（郭维淮、万富安、丁杏坡、崔宏勋、李春游等）

第十章　上肢骨折

上肢骨折，包括锁骨骨折、肩胛骨骨折、肱骨骨折、桡骨骨折、尺骨骨折、腕骨骨折、掌骨骨折和指骨骨折。

上肢是人体劳动操作的主要部分。锁骨、肩胛骨是上肢与躯干联系的枢纽，称为上肢带骨，通过上臂、前臂作为杠杆和手部的操作而体现其功能。上肢的功能要求是“灵活性”，特别是手部各关节的灵活活动更为重要。

第一节　锁骨骨折

锁骨，又名“锁籽骨”“缺盆骨”。《医宗金鉴·正骨心法要旨》中说：“锁籽骨，《经》名柱骨，横卧于两肩前，起缺盆之外，其两端外接肩解……”

锁骨桥架于胸骨与肩峰之间，为唯一联系肩胛带与躯干的支架，以支持上肢多项功能的完成。

锁骨骨干较细，位置表浅，易发生骨折。锁骨骨折占肩部骨折的53.1%，是一种常见病，幼年患者尤为多见。

锁骨位于皮下，极易摸到全骨。锁骨细而长，有两个弯曲，呈“～”状（幼儿时没有弯曲）。肩峰端扁平，稍向后弯曲，由松质骨组成。胸骨端呈三棱柱状，稍向前弯曲，有骨腔，骨质较致密。中1/3与外1/3交界处易发生骨折（图10–1）。

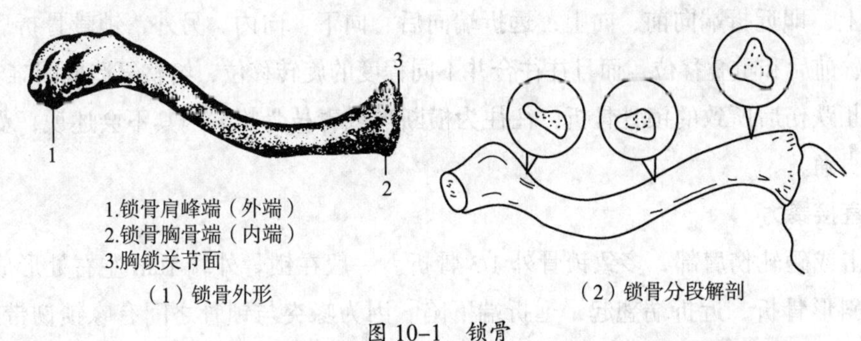

（1）锁骨外形　　（2）锁骨分段解剖

图10–1　锁骨

锁骨的外上方有斜方肌附着，外下方有三角肌附着，喙锁韧带、肩锁韧带通过肩锁关节与肩胛骨相连，有肋锁韧带与第1肋骨相连。锁骨内下方有胸大肌附着，内上方有胸锁乳突肌附着，胸锁韧带与肋锁韧带与躯干相连。各组肌肉和韧带与锁骨骨折后折端的移位有重要的关系。因为颈阔肌的存在，可使锁骨处皮肤任意活动，具有相当程度的松弛性与弹性，故锁骨骨折后，虽离皮肤甚近，但不易穿破皮肤形成开放性骨折。

锁骨的血运丰富，来自骨营养动脉和骨膜动脉，两者起自肩胛上动脉和胸肩峰动脉。骨营养动脉从锁骨中1/3后面进入骨中，一般为1～2支，罕见为3～4支；当锁骨中1/3骨折时易损伤骨营养动脉，时有骨折延迟愈合和不愈合现象发生。骨膜动脉数量较多，主要从锁骨两端进入骨中。所有血管在骨松质内彼此吻合成网，尤其在胸骨端更为明显。由于血运丰富，故锁骨骨折后，极少有延迟愈合或不愈合者。

锁骨下动脉、静脉及臂丛神经，位于锁骨中部内侧，故骨折后可合并血管、神经损伤，但很少见。锁骨除支持上肢作用外，还有保护臂丛神经及锁骨下大血管的作用。

【病因与分类】

（一）病因

《医宗金鉴·正骨心法要旨》记载：“打击损伤，或骑马乘车，因取物偏坠于地，断伤此骨。”

间接暴力致伤者多见，直接暴力致伤者较少见。

1. 间接暴力

跌倒时以手撑地，暴力沿上肢向上传导；或肩部外侧着地而致锁骨中外1/3或中1/3骨折，此种类型最常见。骨折线往往呈短斜形或横断形。近折端由于胸锁乳突肌的牵拉，向前向上翘起；远折端因受上肢重力和三角肌的牵拉而向下、向后陷落，且向内重叠。个别病例两折端之间有筋肉嵌入，一般是由近折端插入皮肉所致。还有相当一部分为碎折，也很典型，两骨折端间有一三角形骨片，向前下方移位，旋转斜置于远近两折端之间，往往是一个骨尖朝向前上方，严重者可刺入皮下。其两折端移位情况仍同上，即近折端向前、向上，远折端向后、向下、向内。另外，锁骨骨折后不仅有上下、前后和重叠移位，而且往往合并不同程度的旋转移位，给整复造成困难。

小儿跌伤后所致的锁骨骨折，往往为横断形或青枝骨折。因其不会述说，受伤原因多不明确。

2. 直接暴力

打击或砸轧伤肩部，多致锁骨外1/3骨折。一般在锁骨外端1cm左右处形成横断形或短斜形骨折，近折端翘起，远折端下陷。因为喙突与锁骨之间有喙锁韧带连接，故骨折端往往移位不大。若近折端向上翘起明显者，说明喙锁韧带已经断裂，与肩锁关节脱位的损伤机制和处理方法相同。直接暴力所致的锁骨中段骨折，往往损伤严重，应注意是否合并血管、神经损伤，肋骨损伤。此类骨折较少见。

（二）分类

1. 按部位

本病按部位可分为锁骨外段（外 1/3）骨折、锁骨中段（中 1/3）骨折、锁骨内段（内 1/3）骨折［图 10–2（1）（3）］。

2. 按骨折线

本病按骨折线可分为横断形骨折、斜形骨折、粉碎性骨折、青枝骨折［图 10–2（2）（4）（5）］。

3. 按程度

本病按程度可分为无移位骨折、移位骨折、嵌入骨折、开放骨折、骨折合并血管神经损伤。

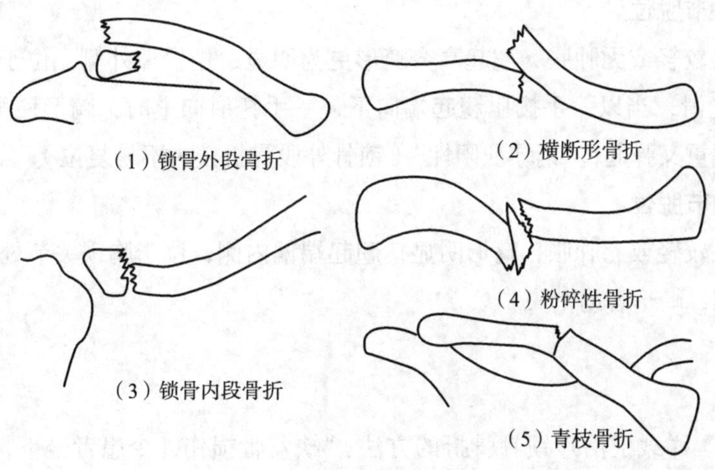

图 10–2　锁骨骨折分类

【症状与诊断】

（一）症状

患者行走时患肩低垂，头偏向患侧，用健手托持患肢，以缓解胸锁乳突肌的牵拉疼痛（图 10–3）。

局部肿胀、疼痛，压痛明显，有移位者可看到局部高突畸形，能触及骨变软，有骨摩擦音，肩关节活动障碍。

凡在骨折断端处能触及一个骨尖刺向前上方者，即为典型的锁骨碎折。若于近折端的外侧有瘀斑、瘀点，或在肿胀中央有一凹陷，推拉该处皮肤不能移动，即为骨折端之间有皮肉嵌入。锁骨外段骨折，近折端翘起明显并能触及不平整的骨楂，此型骨折应与肩锁关节脱位相鉴别。

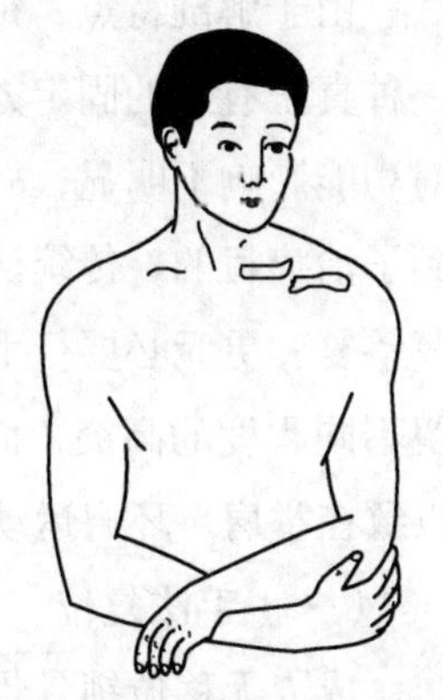

图 10–3　锁骨骨折的体征

小儿锁骨骨折，因皮下脂肪丰满，畸形多不明显，加上小儿不会述说，伤因和症状不明确，因而往往造成漏诊或误诊，故应详细询问和检查。当举抱小儿腋下时啼哭，或举臂穿衣、夜间翻身时哭啼，即应考虑是否有锁骨骨折。若因折端触碰、摩擦而疼痛啼哭，应详细检查锁骨，确定有否骨折，较小的小儿最好在哺乳时进行检查。

（二）诊断

本病因锁骨位置表浅，依据外伤史、临床症状，不难做出诊断。必要时拍摄锁骨正、轴位X线片，以明确骨折、错位等情况。

在诊断锁骨骨折的同时，应检查有无锁骨下动、静脉及臂丛神经损伤，有无合并气胸，即注意患肢远端感觉、运动及循环情况，是否有呼吸困难等，以免延误治疗时机。

（三）鉴别诊断

1. 肩锁关节脱位

局部肿胀较轻或无肿胀，翘起高突畸形更为明显，位置偏外侧，位于肩锁关节处。翘起端触之光滑，当以一手按压翘起端向下、一手托肘向上时，畸形便可消失，但松手后锁骨远端重又弹起，“钢琴征阳性”（锁骨外段骨折较为不易复位）。

2. 胸锁关节脱位

局部肿胀较轻或无肿胀，畸形明显，翘起端偏内侧，位于胸锁关节处，触之光滑，压之有滑动感，畸形容易消失。

【治疗】

《普济方》详载了治疗锁骨骨折的方法：“缺盆骨损伤，令患者坐下，提其患人胳膊，用手端捏骨平正，用乳香消毒散敷贴，以软绢卷如拳大，兜于腋下，上用一薄板子，长寸宽过半，软纸包，按定，上用鹰爪长带子拴缚定……次伸舒手指，以后骨可如旧。”此法至今仍被沿用。

由于解剖特点，锁骨骨折复位困难，固定不易。外固定方法虽然很多，但至今仍无一种真正有效的固定方法。由于锁骨的血运丰富，骨折容易愈合，并且畸形愈合后一般对功能影响不明显，故能求得外观上无畸形、平复，不影响美观，功能恢复完善，即达到了治疗目的。传统认为锁骨错位愈合并不影响功能，因而无必要为追求解剖复位而反复整复，更无必要行手术治疗。目前看这种观点欠妥，因锁骨畸形愈合，不仅局部常遗留不同程度的高突，而且日后可导致胸锁、肩锁关节功能不协调，发生创伤性关节炎，以致在举肩、环肩运动中发生疼痛等，因此对有移位骨折者应力求解剖复位。

（一）手法复位

成人无移位锁骨骨折，或5岁以下的小儿锁骨骨折，不论折端是否有移位，均不需手法整复，可用“∞”字绷带固定，保持扩胸姿势，三角巾或腕颈带将患肢悬吊于胸前

2 ~ 3 周，外贴接骨止痛膏药即可。小儿锁骨骨折畸形在发育过程中可自行修复，一年后拍双肩 X 线片对比，双侧锁骨可无区别，因此要向患者及其家属说明情况及后果。

成人有移位的锁骨骨折，可进行手法整复。

1. 锁骨外段及内段骨折

牵拉扩胸按压复位法：患者坐于高凳上，挺胸抬头，双手叉腰，一助手站于患者背后，将一腿屈曲，足踏于坐凳边缘，膝部顶住患者两肩部正中、两侧肩胛骨之间，以双手扳持患者两肩前外侧，向外向后徐徐牵拉，使之呈扩胸姿势。当折端牵开后，术者站于患者前侧，以手按压骨折端的高突部，使之平复即可［图 10–4（1）］。

2. 锁骨中段骨折

（1）牵拉提按推挤复位法：患者坐姿及助手情况同上。术者站于患肢前外侧，以一前臂提持患侧腋下，向外后牵拉，以加大牵拉力，尽量使远折端翘起接近近折端；以另一手按压近折端向后下或提远折端向前上，并加以推挤捏对使骨折端平复，有时还需要上下摇摆骨折端，使平复更紧密或形成嵌插［图 10–4（2）］。

（2）旋臂牵拉提按推挤复位法：若为碎折，或嵌入型骨折而不易复位者，可采用此法。患者坐姿及助手情况同上。术者牵患侧上肢，先前屈高举，然后外旋外展放下，同时术者以前臂提持患侧腋下，向外向后牵拉，以另一手按压推挤近折端使复位即可，亦可捏持骨碎块使旋转，然后推挤折端复位。一般嵌入能够缓解，碎折块亦能够旋转复拉或平复［图 10–4（3）］。

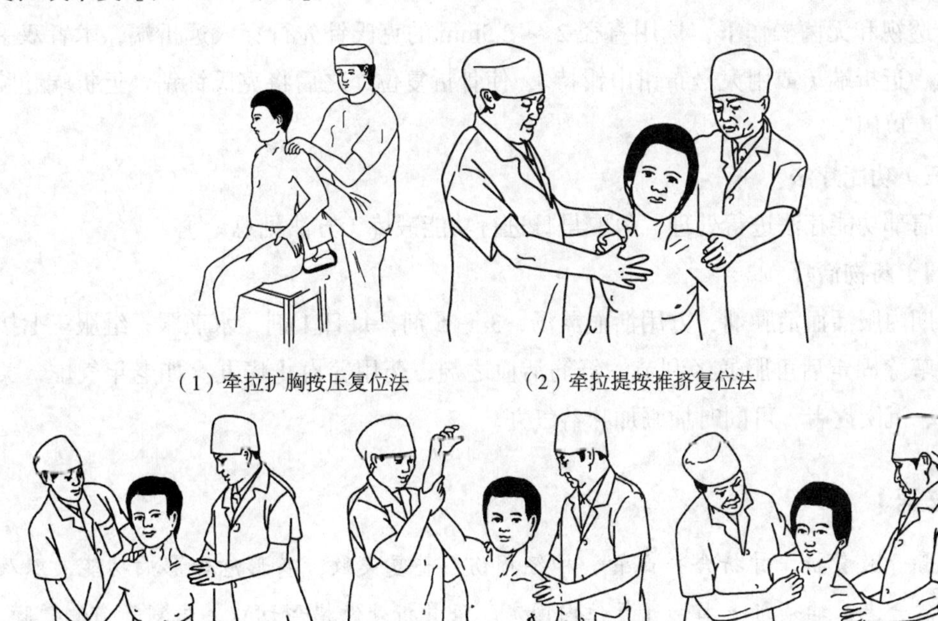

（1）牵拉扩胸按压复位法　（2）牵拉提按推挤复位法

（3）旋臂牵拉提按推挤复位法

图 10–4　锁骨骨折复位法

若骨碎块尖端不能平复，亦不必强行按压，待骨折愈合后可行骨突切除，以解决负重时疼痛或摩擦疼痛和美观问题。

对于皮肉嵌入的骨折，亦可采用嵌入缓解法，先将嵌入缓解，然后按一般骨折进行整复。根据生物力学原理，锁骨骨折整复时最有效的伸肩运动是双肩在与躯体正中轴垂直的平面围绕该轴运动；仰卧式整复法与坐式整复法相比能更有效地避免耸肩动作，因此，它能产生更大的复位力矩而有利于复位。

凡50岁以上的老年患者，因易形成气血停滞、关节粘连，不要强行整复及长时间固定，应早期进行功能锻炼，否则可遗留肩凝症，甚至肩关节长期僵凝疼痛，不能恢复功能活动。

（二）固定

1. 锁骨外段骨折以“∞”字绷带固定4周。
2. 锁骨内段骨折一般复位后比较稳定，仅外贴接骨止痛膏药、腕颈带悬吊4周即可。
3. 锁骨中段骨折以腋卷或者肩人字绷带固定法固定4周。
4. 小儿与老年患者外贴接骨止痛膏药后，以腕颈带悬吊2～4周。

锁骨骨折“∞”字绷带固定法已成为传统固定法，但通过临床观察，用此种方法对锁骨中段骨折进行固定弊多利少。因压力大部在锁骨的远端，而骨折近端失控，这样使远折端更向后下，而近折端相对更向前上方翘起。锁骨外段骨折，压力作用于远近两折端，固定效果很好。因此，锁骨中段骨折可采用手法整复、经皮穿针固定法：在麻醉、透视和无菌操作下，选用直径2～2.5mm的克氏针先行穿入远折端，术者双手钳持远、近折端（或用大号布钳巾钳持），使骨折复位，之后将克氏针钻入近折端髓腔足够长度以固定。

（三）功能疗法

按肩部功能疗法进行处理，争取早日进行功能锻炼（方法见总论）。

（四）药物治疗

初期内服活血消肿剂，方用活血灵汤，3～5剂，每日1剂，水煎服；继服三七接骨丸。解除固定后可服通经利节、舒筋活血之剂，药用养血止痛丸。如老年气虚，关节僵凝、沉困疼者，可同时加服加味益气丸。

【按语】

锁骨开放骨折，骨折合并血管、神经损伤，整复失败，畸形愈合影响功能，以及骨折不愈合者，均须行手术切开复位内固定。沿骨折处做横形切口，先剥开前侧骨膜，用止血钳等插入髓腔，将折端向前翘起后再剥后侧骨膜，这样可避免伤及锁骨下血管、神经，根据情况选用克氏针、钢板或钢丝做内固定。有缺损或不愈合者，应同时采用髂骨植骨填充间隙。

第二节　肩胛骨骨折

肩胛骨，俗名“锨板子骨”，古称“饭匙骨”“琵琶骨”。《伤科补要》记载：“肩胛者，髃骨之末，成片骨也。”《医宗金鉴·正骨心法要旨》说：“髃骨者，肩端之骨，即肩胛骨臼端之上棱骨也。其臼含纳臑骨上端，其处名肩解，即肩骸与臑骨合缝处也，俗名吞口，一名肩头，其下附于脊背。成片如翅者，名肩胛，亦名肩膊，俗名锨板籽骨。”

肩胛骨位于躯干的两侧，为一三角形扁骨，可分为肩胛体、肩峰、肩胛骨关节盂、喙突、肩胛冈五部分，其后方冈上窝有冈上肌附着，冈下窝有冈下肌、小圆肌、大圆肌附着，其前方有肩胛下肌附着（图10–5）。

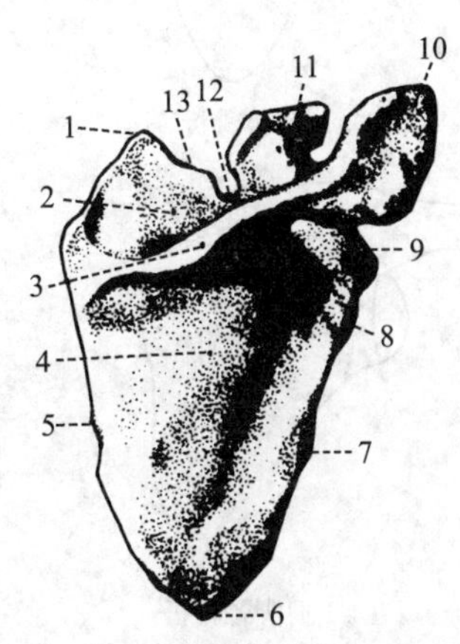

图 10–5　肩胛骨结构

1. 上角；2. 冈上窝；3. 肩胛冈；4. 冈下窝；5. 内侧缘；6. 下角；7. 外侧缘；8. 体部；9. 肩胛骨关节盂；10. 肩峰；11. 喙突；12. 肩胛切迹；13. 上缘

肩胛骨的外端，由肩胛骨关节盂与肱骨的上端肱骨头形成肩肱关节。其前方与胸壁形成类似关节性联结（肩胛胸壁关节，简称肩胸关节），肩胛骨在胸壁上的活动范围为60°，肩峰的内端与锁骨外端形成肩锁关节。当肩关节前屈60°、外展30°，肩胸关节即参与活动，活动度之比为2∶1。即上臂每抬高15°时，肩肱关节活动为10°，肩胸关节活动为5°。肩胛骨与胸壁之间的运动形式主要有两种：平移和旋转。通常肩胛骨与胸壁之间的运动是上述两种运动的复合形式。肩胛骨上下方向的移动范围为1.0～2.0cm，内外平移的距离约为1.5cm。在肩部上举活动中，肩胛骨在冠状面夹角30°～40°平面内的旋转度约为60°。

肩胛骨被众多肌肉包裹、保护，故骨折较为少见，骨折多发生于体部。

【病因与分类】

（一）病因

本病多为直接暴力所致，如挤轧、打击、坠落等。伤后由于肩胛局部有肌肉和筋膜包裹，一般移位不甚，骨折多呈劈裂或粉碎性。若外力过大，可合并肋骨骨折和胸腔脏器损伤。

（二）分类

1. 本病按部位可分为肩胛体骨折、肩峰骨折、肩胛骨关节盂骨折、肩胛颈骨折、肩胛冈骨折、喙突骨折。其中以肩胛体及肩胛冈骨折较为多见，其他骨折较为少见（图 10–6）。

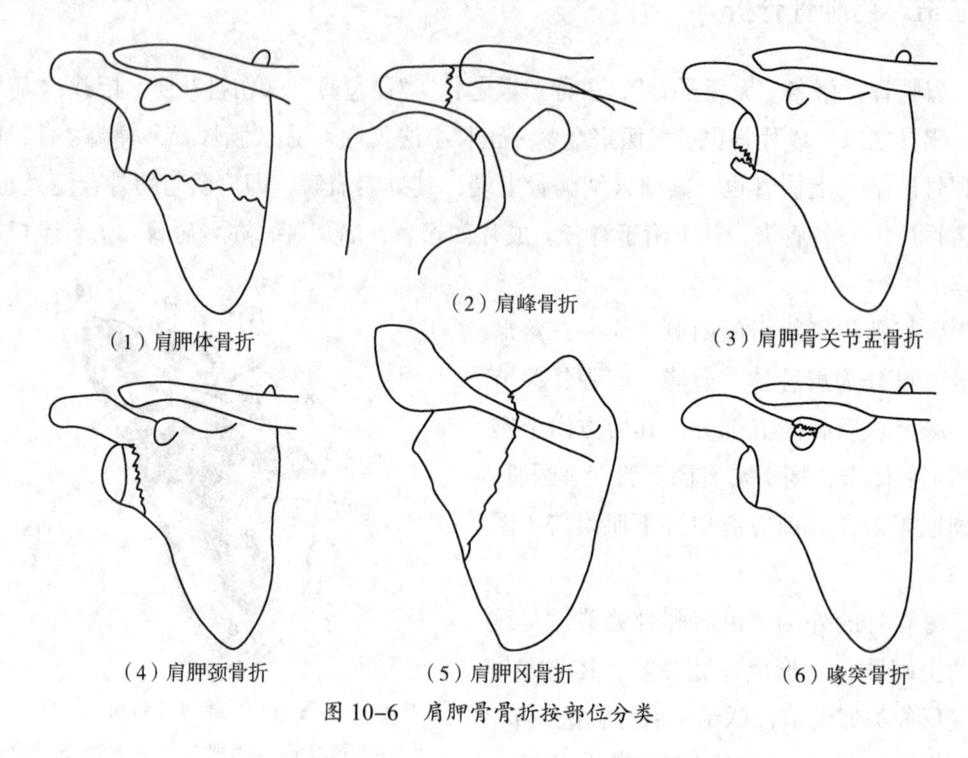

（1）肩胛体骨折　（2）肩峰骨折　（3）肩胛骨关节盂骨折

（4）肩胛颈骨折　（5）肩胛冈骨折　（6）喙突骨折

图 10–6　肩胛骨骨折按部位分类

2. 本病按程度可分为无移位骨折、有移位骨折和粉碎性骨折（图 10–7）。

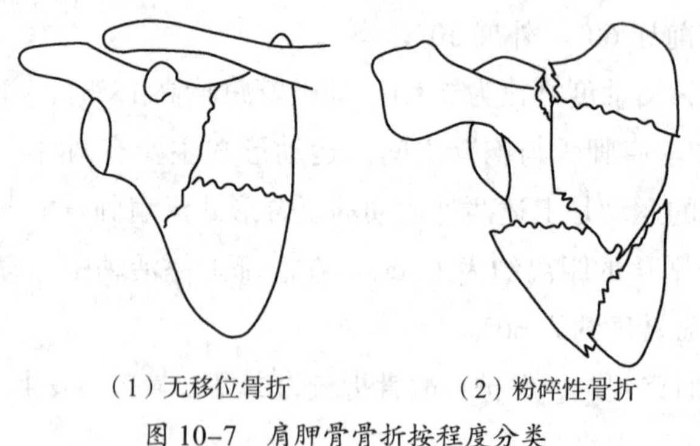

（1）无移位骨折　（2）粉碎性骨折

图 10–7　肩胛骨骨折按程度分类

【症状与诊断】

（一）症状

局部肿胀、疼痛，压痛明显，有时可触及畸形与骨擦音、骨异常活动，肩关节功能障碍。

（二）诊断

依据外伤史、临床症状，结合 X 线片，即可确诊。

临床应仔细观察肩胛骨的X线片，有时易被忽视。由于肩胛骨体部骨质薄，无移位的体部骨折线多不明显，应仔细观察肩胛骨的内外缘骨皮质是否失去连续性，骨小梁有无断裂或阶梯样改变，寻找肩胛上缘有无断裂处。肩胛体部的重叠骨折，常显示为条状的致密白线，应加以辨别。如疑有肩胛颈骨折、肩胛骨关节盂骨折或喙突骨折，必要时应拍摄肩部轴位片或切位片。

【治疗】

若有内脏损伤，要首先处理，然后再处理骨折。

（一）肩胛体骨折（包括肩胛冈骨折）

移位不甚者，一般不需手法整复。局部外贴接骨止痛膏，肘屈90°，以腕颈带或三角巾悬吊患肢4周即可。

移位骨折严重，但未合并肋骨骨折和内脏损伤者，可于背部缓缓按压，或推挤捏对，贴接骨止痛膏，然后以腕颈带或三角巾屈肘悬吊4周即可。

（二）肩峰骨折

无移位或移位不大者，无须特别处理，外贴接骨止痛膏即可。移位比较明显的骨折，折块多向上移位，用外展推挤复位法：患者仰卧，患肢外展45°左右，术者将骨折块向下推挤复位。在此位置维持2～3周后，改为腕颈带或三角巾悬吊，固定4周。

（三）肩胛颈骨折

肩胛颈无移位骨折，悬吊固定4周，外贴接骨止痛膏。若有移位者，近折端多向下、向内移位，采用外展牵拉推挤复位法。

患者仰卧，一助手牵拉患肢腕上部，使上肢外展90°～120°，助手用宽布带穿过患侧腋下，向对侧做反牵拉，使嵌插缓解。术者站于患侧，从腋下将移位的远折端向下内推挤，使之复位，后以腋卷放置腋下固定，再以腕颈带悬吊，并将患肢上臂固定于胸壁，以控制肩关节的活动4～6周。外贴接骨止痛膏。

该骨折亦可皮肤牵引和手法整复并用。牵引时，上臂外展90°左右，根据需要可增加重量达2～3kg，应在2～3日内整复骨折，然后仍以牵引维持固定4～6周，再开始功能锻炼。

（四）喙突骨折

喙突骨折临床少见，也往往被忽视。由于肌肉和韧带的附着，移位亦往往不大，无须特殊治疗，外贴接骨止痛膏休息即可。

肩胛骨骨折，临床愈合解除固定后，按肩关节功能疗法进行处理，药物治疗同锁骨骨折。

【按语】

对合并肋骨骨折和胸内脏器损伤发生气、血胸者，应及时处理，如卧床制动、吸入氧气、胸腔闭式引流、输血、输液等。对骨折波及外缘、错位严重、关节盂骨折、关节面台阶明显、合并腋神经损伤者，表现为三角肌区皮肤麻木、肩关节不能外展等，应手术切开复位，钢板、钢丝固定，以解除对腋神经的压迫。

第三节　肱骨骨折

肱骨又名臑骨。《医宗金鉴·正骨心法要旨》指出："臑骨即肩下肘上之骨也。"

肱骨即上臂骨，是上肢最大的管状骨，两端膨大，中间为肱骨体。上端呈半球形，为向内、向上、向后方的肱骨头。肱骨头、干之间，有一自然的内倾角，称为头干角，一般为 130°～ 135°。从侧位看，肱骨上端亦有一后倾的角度，称为后倾角，一般为 20°～ 30°。肱骨头与肩胛骨的关节盂相关节，上端的外份有大结节，为冈上肌的附着点，且向下延伸成一纵嵴，名大结节嵴，为胸大肌的附着部；前份有小结节，向下延伸亦成一纵向的嵴，名小结节嵴，为背阔肌的附着部。大、小结节之间有一纵向的沟，称为结节间沟，有肱二头肌的长头腱通过。大、小结节和肱骨头之间的环状沟，称为解剖颈。肱骨上端与肱骨干之间稍微缩细的部分，称为外科颈，此处最易发生骨折（图 10–8）。

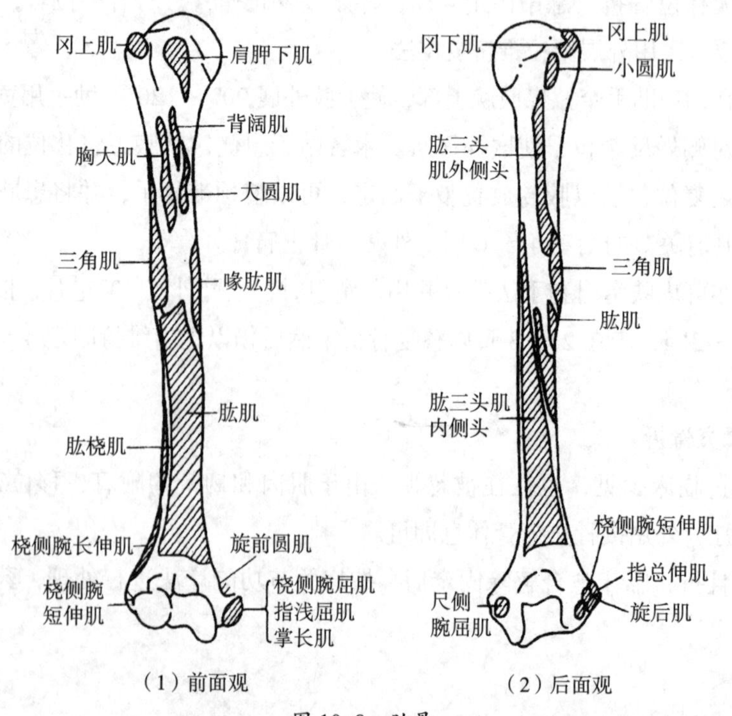

图 10–8　肱骨

肱骨体上半部略呈圆柱状，上下两部移行处的外侧有三角肌粗隆，为三角肌的附着点，肱骨体的后侧中份有由上内向下外斜行的桡神经沟，内有桡神经通过，因而肱骨中段或中下段骨折易伤及桡神经。

肱骨下端略卷曲向前，前后扁薄，左右略宽，向两侧膨大的突起为内、外上髁。内上髁向内侧突出明显，后内侧有尺神经沟，尺神经紧贴后侧下降；外上髁略小。内上髁为前臂屈肌群的附着处，外上髁为前臂伸肌群的附着处。下端关节面以内侧份较大且低，称肱骨滑车，与尺骨上端相关节；外侧份较小，略呈球状，称肱骨小头，与桡骨上端相关节。肱骨下端前面有两个小凹，在滑车上方的名冠突窝，在肱骨小头上方的名桡骨窝，肘关节屈曲时分别接纳尺骨的冠状突和桡骨小头；下端的后方有鹰嘴窝，伸肘时容纳尺骨鹰嘴。

肱骨大结节骨折

肱骨大结节位于肱骨上端，偏外侧，其上有冈上肌附着，还有冈下肌和小圆肌附着。肱骨大结节骨折，又名膀尖骨折。

【病因与分类】

（一）病因

直接暴力和间接暴力均可致伤，但以间接暴力所致伤者较多。

1. 间接暴力

如肌肉牵拉所致的撕脱骨折，骨折块多较小，一般向上、向后移位，且多为肩关节脱位的合并症。

2. 直接暴力

如打碰局部、跌倒时肩外侧着地，都可导致肱骨大结节骨折，多无移位。一般骨折块较大，且多为粉碎性。

（二）分类

本病分有移位骨折和无移位骨折（图 10–9）。

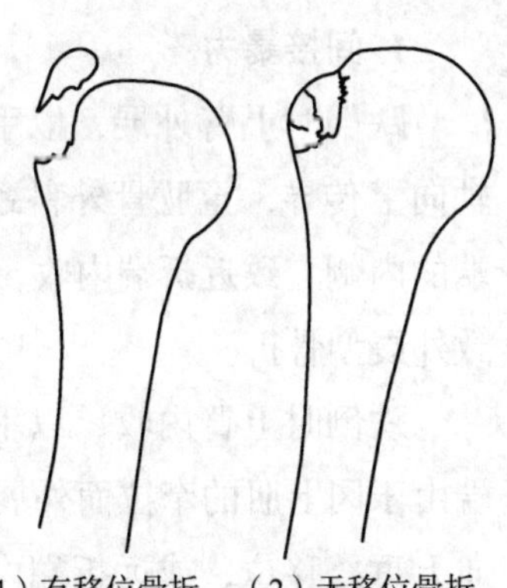

（1）有移位骨折　（2）无移位骨折

图 10–9　肱骨大结节骨折

【症状与诊断】

（一）症状

肩顶部肿胀、压痛，有固定压痛点。肩关节功能障碍，特别是外展功能丧失，局部早期可出现瘀斑，有时可触及骨擦音及骨异常活动。本病应与肩部挫伤相鉴别。

（二）诊断

依据外伤史、临床症状，结合 X 线片可确诊。

（三）鉴别诊断

肩部挫伤：压痛面积较大，压痛点不局限于肱骨大结节局部，肿消痛即减，功能亦随之恢复，病程短。

【治疗】

无移位的肱骨大结节骨折，无须特殊治疗，外贴接骨止痛膏，腕颈带悬吊3～4周，及早开始功能锻炼。

有移位者进行手法整复，采用推按复位法。患者取坐位或卧位，患肢外展。术者站于患侧，一手持患肢上臂固定，另一手拇、食两指推按骨折块向下、向前即可复位。将患肢固定于外展70°位4周，去除固定，开始肩关节功能锻炼。

折块不稳定者可在局麻、透视和无菌操作下，金针拨骨，穿针固定。对闭合复位失败或陈旧性骨折并影响功能者，则手术切开复位，螺丝钉固定，或切除骨突。合并肩袖损伤者，必要时修补肩袖。

功能疗法及药物治疗同锁骨骨折。

肱骨颈骨折

肱骨颈骨折是一种常见病，占肩部骨折的22%。患此病者多为少年，占54%；50岁以上的老年人占27%。肱骨颈骨折包括肱骨头骺滑脱、肱骨解剖颈骨折及肱骨外科颈骨折，前两种类型少见。

肱骨外科颈在肱骨上端解剖颈下2～3cm处，为骨干密质骨向骨端松质骨移行的部位，骨折机会较多，故名外科颈。

【病因与分类】

（一）病因

本病多为间接暴力所致，亦有直接暴力致伤者，多为无移位骨折或碎折。

1. 间接暴力

跌倒时上臂外展，以手或肘部内侧着地，身体向伤侧倾倒，暴力沿上肢或上臂纵轴向上传导，至肱骨外科颈处而致骨折。骨折后，部分病例远折端的外缘嵌插于近折端的内侧，致近折端内收，肱骨头旋转，骨折远段骨干外展，远折端向内前重叠移位，致外展型骨折。

跌倒时上臂内收，以手或肘外侧着地，暴力向上传导，致肱骨外科颈骨折，近折端由于冈上肌的牵拉而外展，肱骨干由于暴力作用而内收，骨折后远折端向前、向外、向上重叠移位，或远折端内侧骨皮质与近折端的外侧嵌插，形成远折端向外、向前的成角畸形，成内收型骨折。若外力继续作用，远折端可向上刺穿皮肉，形成开放性骨折。

跌倒时，上臂背伸，以手或肘下方着地，暴力向上传导，致外科颈骨折，近折端向前屈曲，远折端的后侧皮质与近折端相嵌插呈向前突成角（多见），或远折端向前向上突起成角或重叠移位（少见），成背伸型骨折。同样机理，可致肱骨解剖颈骨折和肱骨上端骨骺滑脱，其临床表现及治疗方法完全同外科颈骨折，故不单独赘述。

2. 直接暴力

直接暴力如打击、碰撞，多致无移位裂纹和粉碎性骨折。

（二）分类

1. 按受伤机制

①无移位骨折。②外展型骨折，多见于老年人。③内收型骨折，多见于青少年和儿童。④背伸型骨折，多见于青少年。

2. 按折端是否与外界相通

①闭合性骨折，皮肉完整，骨折端与外界不相通。②开放性骨折，极少见，多见于内收型，远折端向上刺穿皮肉后，骨折端由于肢体的重力作用而缩回，往往破口小而内腔大；另一种为远折端刺穿皮肉后停留于外，折端间有皮肉嵌夹。

3. 按其伤后就诊时间的长短

①新鲜骨折：一般为伤后 2 ～ 3 周以内者。②陈旧性骨折：一般为伤后 3 周以上者。

【症状与诊断】

（一）症状

1. 无移位骨折

肩部肿胀，相当于肱骨外科颈处有明显压痛，无畸形，肩关节功能障碍，应与肩部挫伤相鉴别[图 10–10（1）]。

2. 外展型骨折

肩部肿胀、疼痛、压痛明显，多数有大片瘀斑，甚至可遍布上臂及肘部，多由于老年气虚，不能收摄所致（组织松弛，止血作用延迟所致）。肩前内侧，相当于喙突水平，能触及骨折远折端的骨槎，畸形明显，三角肌止点处向内凹陷；上臂下段外展，呈翼状，不能贴近胸壁。

此种类型骨折应与肩关节前脱位和下脱位相鉴别。

X 线检查：①正位片：肱骨外科颈骨折，远折端向内移位，或两折端向内成角嵌插，远折端的外侧皮质嵌插在近折端的内侧[图 10–10（2）]。②轴位片：远折端向前重叠移位，并突起成角，或嵌插。

3. 内收型骨折

肩部肿胀、疼痛、压痛明显，于肩外上前侧有突起畸形。正位看，上臂下段内收，相当于喙突水平的外、前侧有高突畸形，局部可触及向前外侧移位的远折端，一般瘀血不明显。

此种类型骨折，有时可合并皮肉嵌夹，一般皮肉被嵌夹于两折端之间的远折端下面，由于远折端向前上方刺插所致，临床表现为肩前外侧高突畸形的顶点处呈皮肉凹陷，或有点状瘀斑，局部皮肉推拉时不能移动。

还有个别开放性骨折，也属于此类型。骨折后，在外力的继续作用下，远折端向前外上方刺穿皮肉后，骨端缩回；个别骨端仍外露于皮外，皮肉嵌夹在远近两折端之间。

X 线检查：①正位片：骨折远折端向外上重叠移位或成角移位［图 10–10（3）］。②轴位片：远折端向前重叠移位或成角移位。

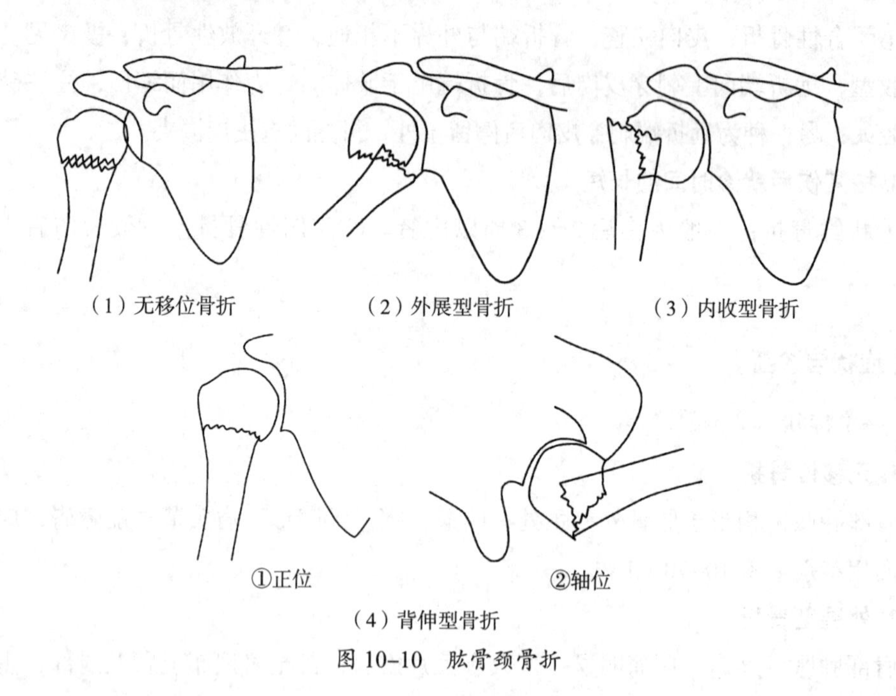

图 10–10　肱骨颈骨折

4. 背伸型骨折

肩部肿胀、疼痛、压痛明显，功能障碍，肩关节前侧相当于喙突水平处，向前有显著高突畸形，局部或有点状瘀斑。侧位观：上臂下段背伸，肩前向前突出，肩后凹陷。

骨折发生在干骺端，由于三角肌的覆盖，加上骨折端又常嵌插，同时肿胀严重，故不易触知骨折的骨楂和骨异常活动，以及骨折的移位情况。单纯的肩关节正位 X 片线上只能见到肱骨外科颈处显示一无移位的横形折线，掩盖了向前成角和移位的情况，容易误诊为肱骨外科颈的无移位骨折而不加整复，然而这种畸形正是以后遗有肩关节功能障碍的根本所在，应予以重视。

此型骨折向前成角的角度一般为 30°～ 50°，严重者可达 60°～ 70°，但由于近折端肱骨头在关节内的旋转，临床上外观畸形可能并不严重，由此而导致的功能障碍却是严重的。这种畸形只能在肩关节的轴位片上或穿胸位片上，才能全部显示，因此必须强调，凡肩部损伤疑有骨折者，拍摄肩关节正、轴位 X 线片是必不可少的。因患肢疼痛明显，不方便外展拍轴位片时，可拍穿胸位片。

经临床观察，肱骨外科颈骨折侧方成角和移位所造成的肩关节功能障碍远不及向前成角严重。因为在日常工作和生活中，经常要求上肢高举，故向前的成角移位有时虽不太严重，但对功能影响却不小，给工作和生活造成一定的困难。

应当注意，肱骨外科颈的无移位骨折是极少见的，故当遇到 X 线正位片示无移位骨折时，即应考虑到是否为肱骨外科颈的背伸型骨折，补拍肩关节的轴位 X 线片（穿胸位片）。

X 线检查：①正位片：可见肱骨外科颈处呈一横形的无移位骨折线，或稍有重叠的阴影［图 10–10（4）①］。②轴位片：肱骨外科颈骨折，远折端向前成角嵌插，或成角重叠移位［图 10–10（4）②］。

以上各型骨折均存在折端向前错位、成角和肱骨头旋转的问题，这是因肱骨特殊的解剖结构和受伤机制造成的。解剖上肱骨头有两个倾斜角，即在冠状面上肱骨头与肱骨干有 130°～ 135°的内倾角，在横断面上肱骨头与肘关节横轴有 20°～ 30°的后倾角；冈上肌、冈下肌、小圆肌自上而下附着于大结节，大圆肌、肩胛下肌附着于小结节。诸肌协同作用，使肱骨头能自如地收展、屈伸和旋转，而骨折往往使这些肌肉的附着点分裂，并改变到近折端、远折端或其他碎骨块上，以致诸肌不能协调一致；由于肩袖肌的不平衡牵拉和远折端上移的顶撞，势必使肱骨头沿原倾斜角向后内倾斜并发生旋转，则近端折面朝向前外，远端折楂向前上重叠。另外，伤后患肢多自然下垂置于体侧，肘关节横轴自内后向前外侧倾斜，从而增大了肱骨头后倾角度。以上这些均可造成骨折后向前错位和成角畸形。

（二）诊断

依据外伤史和临床表现，结合肩关节正位、穿胸轴位 X 线片，即可确诊。必须注意，各型骨折均存在折端向前错位和成角。X 线片对明确骨折类型、错位、成角及肱骨头旋转等情况甚为重要。正位片如见肩关节间隙增宽，肱骨头失去正常形态且呈半脱位状，折端重叠较多，这是由于肱骨头发生旋转，关节内积血之故；随着骨折的复位和积血的吸收，可自行恢复。穿胸侧位片可发现折端向前错位、成角的严重程度，其折线多由前上斜向后下，近折端后侧多连带一三角形骨块，这在儿童尤为明显，系骨骺滑脱。拍穿胸侧位片时，不应抬举患肩，以防骨折错位，增加患者痛苦，可作为常规检查。

（三）**鉴别诊断**

1. 肱骨外科颈无移位骨折与肩部挫伤的鉴别见表 10–1。

2. 肱骨外科颈外展型骨折与肩关节脱位的鉴别见表 10–2。

表 10–1 肱骨外科颈无移位骨折与肩部挫伤的鉴别

	肱骨外科颈无移位骨折	肩部挫伤
肿胀	严重	较轻
疼痛	较重	较轻
压痛	有定点，位于肱骨外科颈处，位置深	为片状，位于挫伤局部，位置浅
功能	障碍严重甚或丧失	轻度受限
病程	长，需待骨折愈合后逐渐恢复	肿消痛减则痊愈
X 线片	有骨折	无骨折

表 10–2 肱骨外科颈外展型骨折与肩关节脱位的鉴别

	肱骨外科颈外展型骨折	肩关节脱位
肿胀	严重	轻
疼痛	严重	较轻
骨异常活动	存在	无
骨擦音	存在	无。合并大结节骨折时有，但部位不同
肩部畸形	圆肩，肩关节盂不空虚，在肩前内下方可触及骨折的远折端，畸形姿势可改变	方肩，肩关节盂空虚，在肩前内下方可触及圆形的肱骨头，畸形姿势呈弹性固定，不能改变
瘀斑	存在或严重	无或轻度
X 线片	肱骨外科颈骨折	肩关节脱位

【治疗】

（一）**手法复位**

手法复位的关键是矫正骨折的向前成角与移位。肱骨颈骨折属于干骺端骨折，由于肱骨头向后、向内倾斜旋转，骨折近段短小，不易着力，再加上肿胀较严重，肩部肌肉丰厚，肌力强，骨折端不易牵开，故复位难度较大。

1. 无移位骨折无须整复，仅外贴接骨止痛膏，腕颈带悬吊 4 周即可。

2. 外展型骨折采用牵拉推挤按压内收复位法。患者仰卧，一助手用宽布带穿过患侧腋下，向上牵拉肩部（作为反牵拉），另一助手持患肢腕关节上方，先顺势向远端牵拉。术者站于患侧，用双手向外、向后推挤或扳拉骨折远折端，同时牵臂的助手，在用力牵拉的情况下，使患臂内收、前屈，横过胸前，使之复位（图 10-11）。

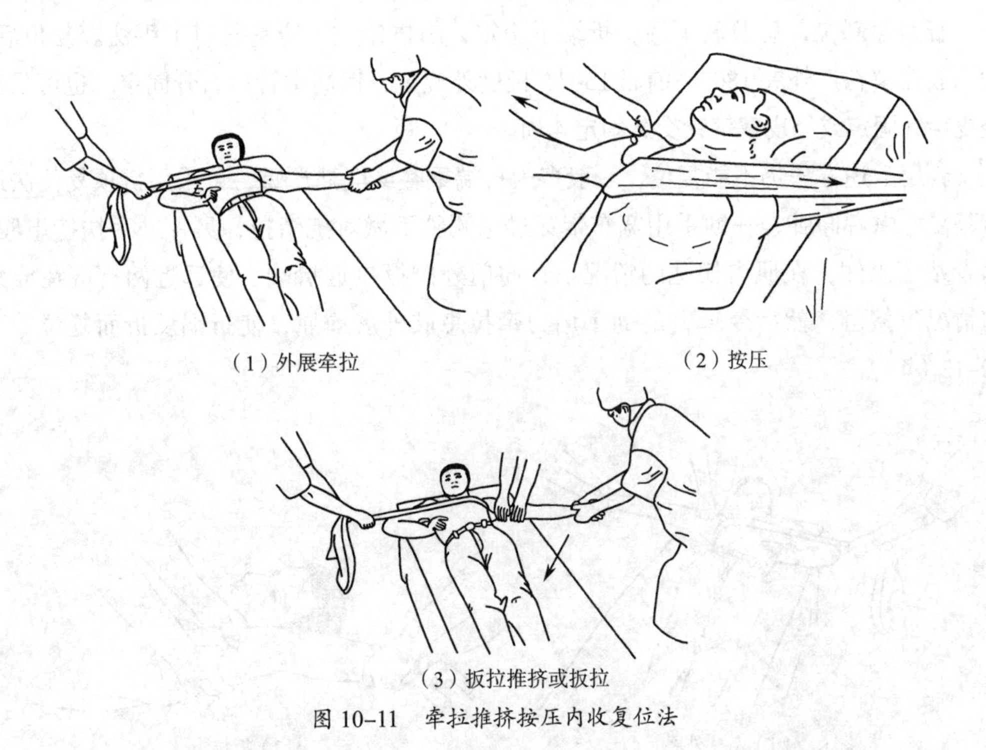

（1）外展牵拉　（2）按压

（3）扳拉推挤或扳拉

图 10-11　牵拉推挤按压内收复位法

若患者肌肉力量过强，或折端嵌插过紧而不易牵开者，则可并用足蹬复位。患者仰卧，第一助手用宽布带穿过患侧腋下向上牵拉，第二助手站于健侧骨盆外侧处，第三个助手手持患肢腕关节上方，先顺势向远端牵拉，然后在牵拉的情况下将患肢内收经过身前，交给健侧骨盆处所站立的助手。此助手将一足经过胸前，用足跟蹬住远折端的内前侧向后、向外用力，同时向健侧牵拉患肢。术者站于患侧，用手维持骨折端，待折端牵开后，亦向外、向后扳远折端，即可复位（图 10-12）。

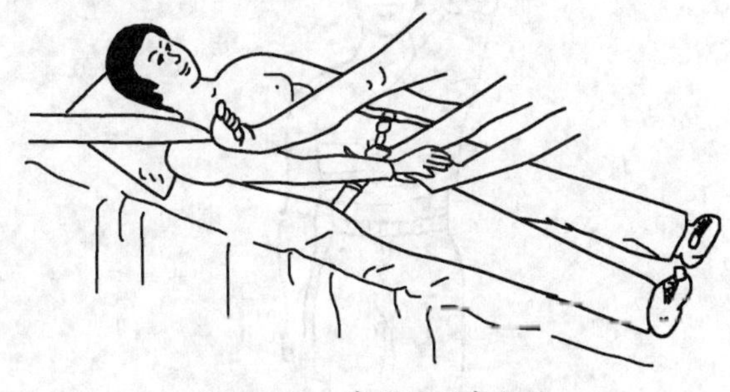

图 10-12　牵拉足蹬复位法

3. 内收型骨折采用牵拉外展推挤提按复位法。患者仰卧，一助手用宽布带穿过患侧腋下向上、向健侧牵拉，另一助手持患肢腕关节上方顺势向远端牵拉，并使患肢逐渐外展 120°左右，术者站于患侧患肢外方，两手持骨折端，待折端牵开后，用力向内、向后推挤远折端，使之平复，并维持对位。同时牵拉患肢的助手在牵拉的情况下，使患肢前屈复位，然后将患肢逐渐内收放下，屈肘置于胸前［图 10–13（1）］；或术者站于患肢内侧，在上下用力牵拉的情况下，两手持骨折端，重点在远折端，向内后扳拉复位［图 10–13（2）］。

若为短斜槎，患肢放下后，折端不稳定，易再错位，应重复以上手法。复位后，使患肢停留在近外展 180°、前屈 150°、极度外旋位，以高举管型石膏固定。也可采用经皮穿针固定或经皮双钢针交叉固定 4 周。

若用上述方法仍不能复位，一般多为折端重叠或嵌插严重，可采用折顶复位法进行整复。患者仰卧，一助手用宽布带穿过患侧腋下做对抗牵拉，另一助手扶持患肢。术者站于患侧，在肌肉松弛的情况下，向前外侧扳拉近折端，使远近两折端在成角的情况下接触，然后令牵臂的助手用力牵拉患肢外展前屈，使折端反折而复位［图 10–13（4）］。

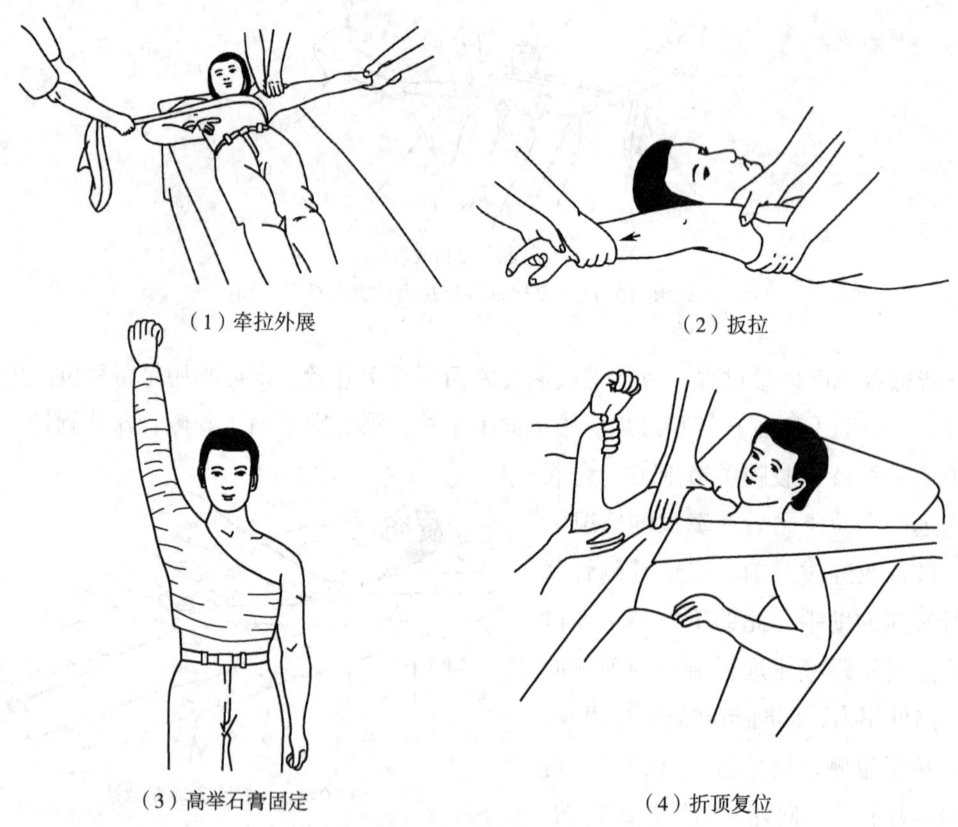
（1）牵拉外展
（2）扳拉
（3）高举石膏固定
（4）折顶复位

图 10–13　牵拉外展推挤提按复位法

若为合并折端皮肉嵌入者，应先用嵌入缓解法以缓解嵌夹，然后采用相应手法进行整复骨折（嵌入缓解法见总论）。

若为开放性骨折，应按无菌清创 – 整复 – 固定 – 缝合伤口的步骤进行处理。

4. 背伸型骨折采用牵拉按压复位法。患者仰卧，一助手用宽布带穿过患侧腋下向上牵拉，另一助手持患肢腕关节上方顺势向远端牵拉，并使之外展40°左右，术者站在患侧，用手向后按压向前突起成角或移位的远折端，或向后扳拉远折端，同时牵臂的助手在牵拉的情况下使患肢前屈复位（图10–14）。

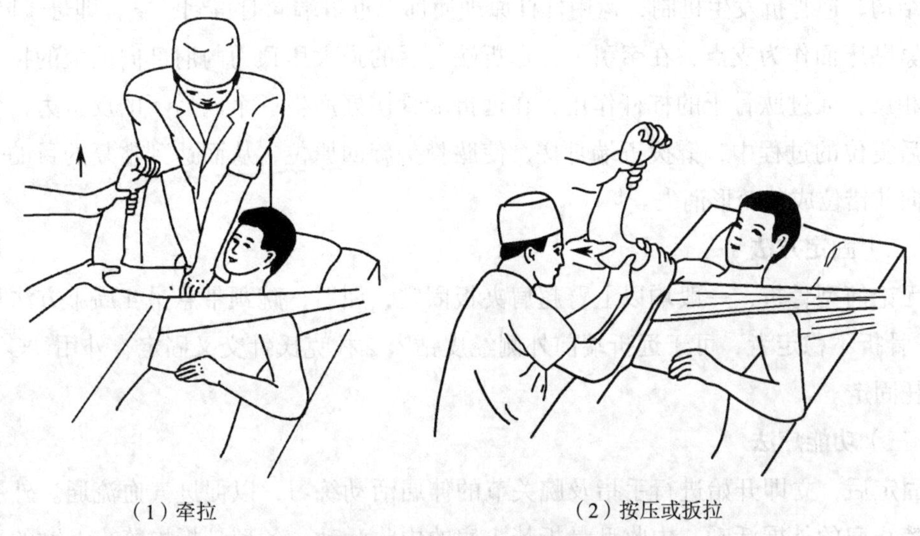

（1）牵拉　（2）按压或扳拉

图10–14　牵拉按压复位法

若折端嵌插过紧，用上法整复失败者，可采用折顶复位法：患者体位和助手同上。术者站于患侧，先以双手提近折端向前，同时牵臂的助手在用力牵拉的情况下，将患臂背伸，以扩大畸形，使远近两折端的嵌插先分离，并在成角的情况下接触，然后术者再向后按压折端，同时牵臂的助手提患臂前屈，即可复位。

压顶抬法专用于整复折端的向前错位、成角，效果较好。患者仰卧于硬板整复床上，患肩靠近床边并紧贴床面，不可因牵引、疼痛等原因抬离床面而影响整复效果。一助手用牵引带穿过患侧腋窝向内上固定牵引；另一助手握持患肢肘部及前臂，使掌心向前、下顺势牵引，牵引力要大于前一助手，防止患肩向上耸起。在重叠和侧方移位矫正后，根据患者性别、年龄、体质、病情和整复床的高低，选用下述三法之一进行错立成角复位。①掌压法：患肩后侧紧贴床面作为支点，术者立于患侧，以单掌根或双掌根重叠放于远折端前侧（不可高于腋平面），猛力向后按压；如力量不足，术者可以双掌根为支点将身体悬空，利用整个身体悬空的重力向后按压，同时令助手在牵引下前屈上臂。如术者仅用单掌根向后的按压力即可，则另一只手应于肘后向前扳抬，协助助手前屈上臂。②膝顶法：术者以一侧屈曲的膝关节抵于远折端前侧，用力向后顶压，双手环抱肘后向前扳抬，交错用力，同时令助手在牵引下前屈上臂。③肩抬法：术者蹲于患侧，双手环抱远折端前侧，用力向后下扳牵，同侧肩部抵于患肘后侧，向前上抬举（呈欲站起状），同时令助手在牵引下顺势抬举上臂。在施行掌压、膝顶、肩抬三法过程中，如听到复位响声或有滑动复位感，肩前侧高突畸形随之消失而呈凹陷状，表示已复位成功。否则，可重复或交替使用上述三法。施法时，远折端向后的压顶力一定要强大，这是整复成功的关键。

临床总结的掌压、膝顶、肩抬三法整复肱骨外科颈骨折的向前错位成角，是根据解剖结构、逆骨折发生机制，运用杠杆原理使远、近折端同时得到整复，即母子同步。患肩紧贴床面作为支点，在牵引下，远折端向后的强大压顶力与肘部向前上的抬举力方向相反，通过肱骨干的杠杆作用，在远折端骨槎处产生一个向后下的反折力，使其在向后复位的过程中，撬拨近端骨槎，使肱骨头旋回原位，从而达到整复的目的——折端向前错位成角畸形消失。

（二）固定方法

无论何型骨折，一般均以上臂超肩夹板固定，屈肘，腕颈带悬吊4周（方法见总论）。骨折不稳定者，可于远折端前外侧经皮钻入2枚克氏针交叉固定，外用“O”形石膏托固定。

（三）功能疗法

固定后，立即开始进行手指及腕关节的伸屈活动练习，以促进气血流通。外展型骨折禁止肩的外展活动，内收型骨折禁止肩的内收活动，各型骨折均禁止上臂的后伸活动。解除固定后，按肩部功能疗法进行按摩活筋和功能锻炼（方法见总论）。

（四）药物治疗

1. 内服药

初期：肿胀严重者，可内服活血祛瘀之剂，方用活血疏肝汤或血肿解，每日1剂，水煎服。开放性骨折治以活血清热解毒，方用解毒饮或仙复汤，每日1剂，水煎服。

中期：肿胀已消退，治以活血通经接骨，方用活血灵或橘术四物汤，每日1剂，水煎服，同时配服三七接骨丸或接骨丹。

后期：骨折已愈合，解除固定后，关节僵凝，活动受限，仍感困疼，治以活血止痛、通经活络利节之剂，方用养血止痛丸。

老年患者由于气血亏虚，可加服补气血、益肝肾之品，以加味益气丸与养血止痛丸同服。

2. 外用药

初期：肿胀甚者，可外敷活血消肿、清热解毒剂，方用三黄散、文蛤膏。

后期：解除固定后，关节活动受限、疼痛，可外洗活血舒筋之品，方用苏木煎等，熬水温洗，或按摩展筋丹、展筋酊等。

【按语】

1. 骨折不超过3周，尚可进行闭合手法整复者，按新鲜骨折整复固定。时间过长、不能行闭合手法整复或整复失败者，可手术切开复位，钢板内固定，或切除向前突起的骨突，以改善其功能。

2. 加垫的使用：因肱骨外科颈骨折一般均向前突起成角或移位，故在用超肩夹板固定时，在前侧板上段外科颈骨折远折端的相应部位加方形垫，以保证对位。外展型骨折，必要时在内侧板上端用棉花包垫成蘑菇形，以避免远折端向内形成再移位和成角。

3. 应该正确掌握肩带和反折带的使用方法。使用腕颈带时，肘关节屈曲应大于90°，使上臂前屈，置于腋中线以前。

4. 争取早日解除固定，进行功能锻炼，这对老年患者更为重要。

5. 及时检查对位和固定情况，以便发现问题，及时纠正。

肱骨干骨折

肱骨干骨折是指肱骨外科颈以下、肱骨内外上髁 2cm 以上的骨折。肱骨干骨折占全身骨折的 3.5%，以 30 岁以下的成人较多见。骨折好发于骨干的中段，下段次之，上段最少，中下 1/3 骨折容易合并桡神经损伤。

【病因与分类】

（一）病因

直接暴力和间接暴力都可致病。

1. 直接暴力如打击、挤轧，多致中段或中上段骨折，且多为横断形骨折或碎折。

2. 间接暴力多为跌倒时以手按地，或肘部着地，外力向上传导，多致中段或下段骨折；或因肌肉强力收缩的牵拉外力，如投弹或球类运动的投掷骨折、掰手腕等所致的骨折，多为中下 1/3 的斜形或螺旋形骨折。

骨折后，因骨折的部位不同和受肌肉牵拉的影响，可发生各种不同类型的骨槎移位。如发生在外科颈以下、胸大肌止点以上，多为横断形骨折，远折端由于胸大肌、背阔肌的牵拉而向内移位。此型骨折不多见，多发生于儿童。如骨折发生在胸大肌止点以下、三角肌止点以上，近折端受胸大肌的牵拉而向内移位，远折端受三角肌的牵拉和肱二头肌及肱三头肌的收缩影响，向外、向上重叠移位，骨槎亦多为横断形。如骨折发生在三角肌止点以下，则近折端受三角肌的牵拉而外展，远折端因肱二头肌与肱三头肌的收缩作用而向上重叠移位。如发生在下段，因肱二头肌、肱三头肌的收缩力线偏于肱骨中轴线的内侧，故折端多向外突起成角或移位。如骨折发生在肱桡肌附着点以下，肱骨内外上髁以上 3 ～ 4cm 处，由于前臂的重垂作用，远折端形成向前旋转移位，这种旋转有时可高达 60°～ 70°。

（二）分类

1. 按部位可分为：①上段骨折：多为横断形骨折；②中段骨折：多为横断形骨折、斜形骨折（长斜形和短斜形）；③下段骨折：多为横断形骨折或斜形骨折；④中下段骨折：多为螺旋形骨折或粉碎性骨折。此种碎折较为典型，多为较大的骨碎块位于前内侧，又名蝶形骨折（图 10–15）。

2. 按移位程度可分为无移位骨折和有移位骨折。

3. 按槎形可分为横断形骨折、斜形骨折（包括短斜形骨折和长斜形骨折）、螺旋形骨折、粉碎性骨折、背向槎骨折（多为斜形或锯齿形骨折）。

4. 按伤后时间可分为新鲜骨折和陈旧性骨折（骨折后 3 周以上者）。

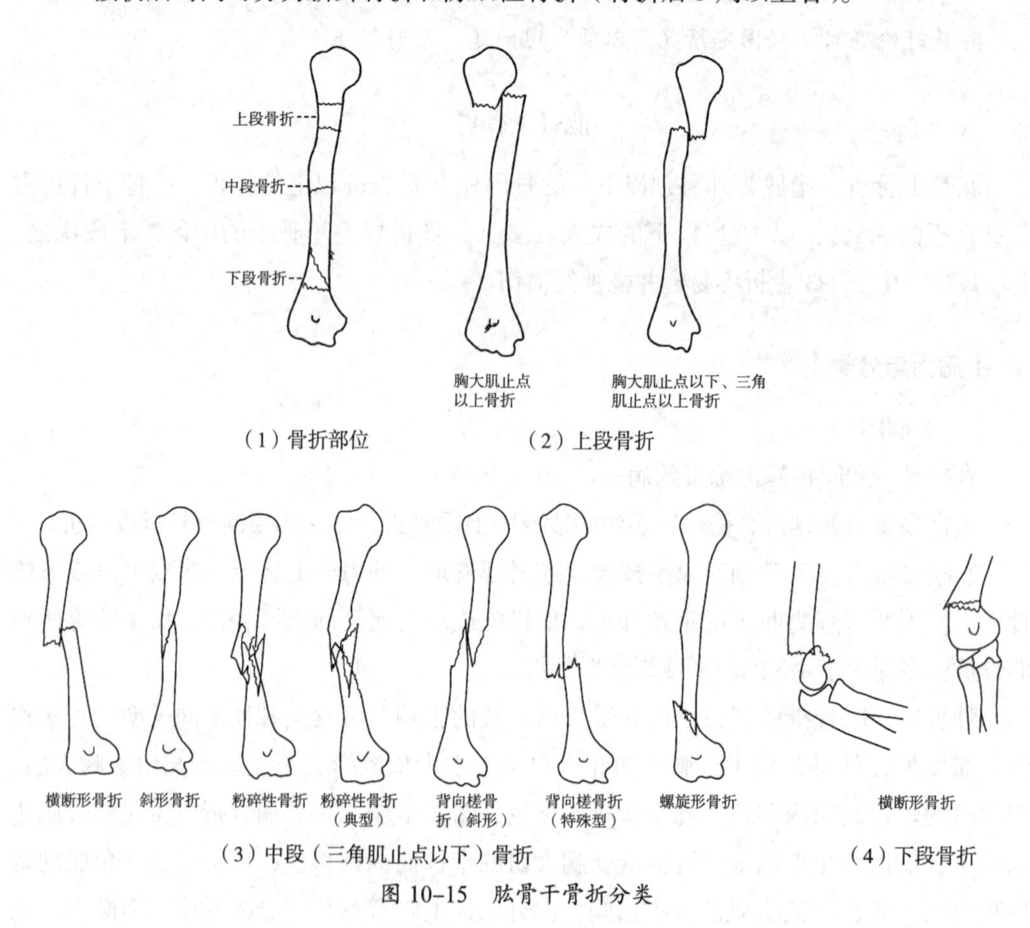

图 10–15 肱骨干骨折分类

【症状与诊断】

（一）症状

上臂肿胀可延及前臂和手部，疼痛，骨折部压痛明显，可触及骨异常活动及骨擦音，有移位者有明显畸形，皮肤可出现瘀斑，患臂功能活动障碍。如为肱骨中下 1/3 骨折，应注意检查有无桡神经损伤。陈旧性骨折肿痛缓解，畸形明显。

X 线正、侧位片：可见不同类型的骨折。

（二）诊断

依据外伤史、临床症状，结合 X 线片，即可确诊。

【治疗】

若为无移位骨折，只用夹板固定，屈肘，腕颈带悬吊即可。有移位骨折需先手法复位再固定。

（一）手法复位

1. 上段骨折

（1）胸大肌止点以上骨折：此型骨折复位后容易出现固定困难，往往一离开手的捏持即变位。即便在重叠移位畸形下愈合，一般也不遗留功能障碍和其他后遗症。此类骨折多发生于儿童，在生长发育过程中可自行塑形矫正（如为成年，亦可做经皮穿针法复位固定）。

此型骨折采用牵拉推挤提按复位法：患者仰卧，一助手用宽布带穿过患侧腋下向上做反牵拉，另一助手持患肢腕关节上方，顺势向远端牵拉，逐渐外展 30°～40°。术者站于患侧，两手拇指向内推近折端，其他四指向外扳拉远折端，先矫侧方移位，在维持侧方对位的情况下，以提按法矫正前后移位使之复位（图 10–16）。

（2）胸大肌止点以下、三角肌止点以上的骨折：采用牵拉推挤提按复位法。

患者仰卧，一助手固定肩部，另一助手持患肢腕关节上方，向远端牵拉，术者站于患侧，背向患者头部，以两手拇指向内推远折端，其他四指向外拉近折端，先矫正侧方移位，再在维持侧方对位的情况下，以提按法矫正前后移位使平复（图 10–17）。

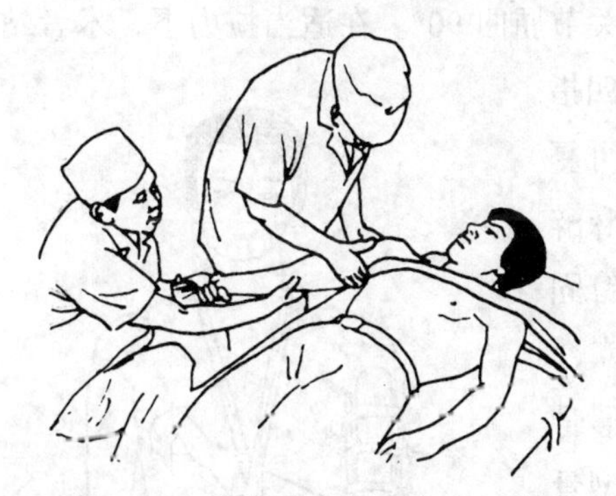

图 10–16　整复胸大肌止点以上骨折

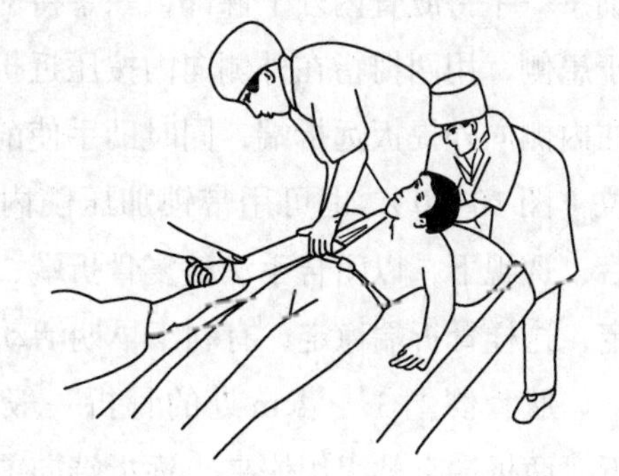

图 10–17　整复胸大肌止点以下骨折（三角肌止点以上）

（3）三角肌止点以下骨折：仍采用上法。患者仰卧，助手同上，术者站于患侧，面向患者头部，以两手拇指向内推挤近折端，其他四指向外拉远折端，再以提按法矫正前后移位（图 10–18）。

若为螺旋形骨折，在复位时应加旋转力量使其复位。若为碎折（多见于蝶形骨折），采用屈肘牵拉旋臂推挤提按复位法：患者仰卧，第一助手固定上臂上段，第二助手令患者肘关节屈曲 90°，前臂高度旋前，第三个助手两手持患肢肘部向远端牵拉，有些单用此法即可复位。如复位仍欠佳，再进行推挤提按矫正其残留移位（图 10–19）。

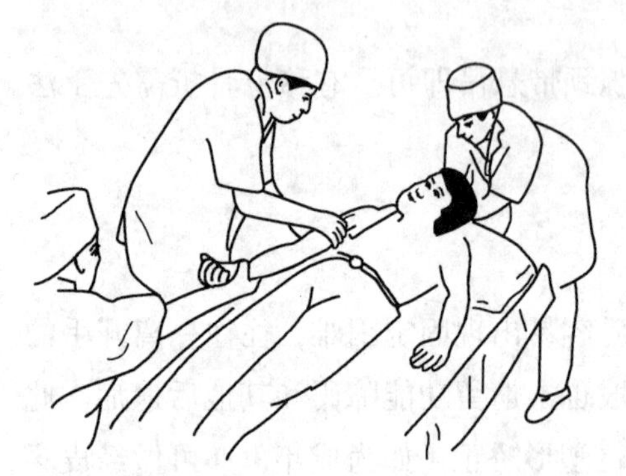

图 10–18　整复三角肌止点以下骨折

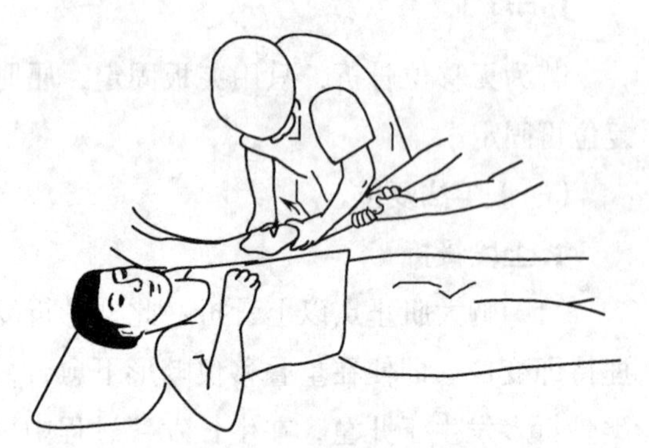

图 10–19　整复螺旋形骨折

此型骨折关键在于屈肘和前臂极度旋前，骨折即复位好。若伸肘，前臂中立或旋后，折端即向外突起成角，三角形的骨碎片亦分离，必须注意。

2. 中段骨折

若为横断形或短斜形骨折，整复较容易，仅用牵拉推挤提按法即可复位，但较常出现折端分离，致延迟愈合。此种患者筋肉多瘦弱，再加上近折端有三角肌的牵拉和前臂不自觉前屈和内旋、贴胸放置，易形成向外成角，故一开始即应注意。

3. 下段骨折

下段骨折采用屈肘牵拉旋臂提按复位法。患者仰卧，一助手固定上臂上段，另一助手一手持肱骨内外上髁部，一手持前臂，使肘关节屈曲 90°。在适当拉力下，术者站于患侧，用两拇指在外侧向内按压近折端，其他四指在内侧向外提扳远折端，同时助手使前臂旋前即可复位（图 10–20），也可用带锁加压髓内钉固定。麻醉后，透视下，以闭合手法整复骨折端，钻入髓内钉固定，这样骨折端稳定，有利于早期活动及功能锻炼。

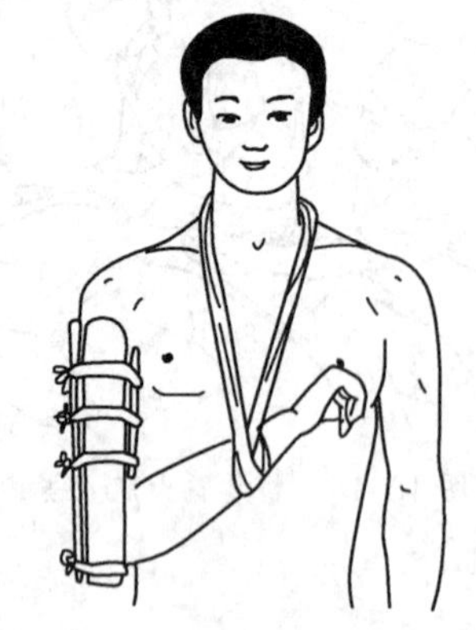

图 10–20　粉碎性（蝶形）骨折的固定高度（屈肘和前臂极度旋前）

肱骨髁上 3 ～ 4cm 处的骨折一般多为横断形骨折，两折端有软组织嵌夹，远折端向前旋转。此型骨折复位不易，每当伸肘时，远折端向前旋转更甚，可达 90°。肘屈 90°时，远折端仍向前旋转达 30°左右。高度屈肘时才能对线好，但两折端仍前后错位。

此型骨折采用嵌入缓解法配合折顶复位法。患者仰卧，首先用嵌入缓解法以缓解筋肉的嵌夹。一助手固定上臂上段，另一助手扶持肘部，术者站于患侧，在肌肉松弛的情况下，推近折端向前，同时持肘的助手拉肘，使肱骨远段背伸，以扩大畸形，才能将嵌入缓解，同时使远近两折端在成角的情况下接触，然后进行反折，术者向后压远折端同时高度屈肘复位，切忌伸肘和前臂旋后，否则易再移位。

4. 背向槎骨折

此型骨折多见于肱骨中段或中下段，且多发生斜形骨折和锯齿形骨折，采用旋转拨槎法。患者仰卧，一助手固定上臂上段，另一助手扶持前臂，术者站于患侧，一手持近折端，一手持肱骨髁部，在筋肉松弛的情况下，向内或向外侧，使远折端围绕近折端旋转，至对侧或接近对侧时，令持前臂的助手再向远端牵拉，同时术者推挤提按折端使复位。

若为齿状槎骨折除用上法外，亦可采用折顶复位法。

5. 陈旧性骨折

骨折后超过 3 周才就诊者，称陈旧性骨折。此型骨折由于骨折周围软组织机化、粘连，折端骨痂增生，畸形连接，时间越长，复位难度越大。

（1）适应证：①骨折尚未牢固愈合者。②畸形严重，影响功能，或有碍美观。

（2）手法复位：在颈丛或臂丛麻醉下，进行折骨复位。

1）单纯成角畸形：患者仰卧，将折端的突起部位置于三角形支垫上，支垫上衬以软物。一助手固定肱骨上段。术者站于患侧，一手持骨折部，一手持骨折远段加压，缓缓用力，将骨折端重新折断，然后按新鲜骨折进行整复。也可以利用管型石膏，于成角对侧截开，折骨矫角，加楔再固定。

2）重叠、旋转成角畸形：患者仰卧，助手固定肱骨上段，术者站于患侧，一手持骨折端，一手持骨折远端，以稳健手法，或旋扭，或反折，将折端分离，然后按新鲜骨折进行整复。

（3）撬拨复位：行颈丛或臂丛麻醉，透视下进行无菌操作。患者仰卧，常规消毒铺巾，一助手固定肱骨上段，另一助手持患肢腕关节上方加以固定，透视下选择进针点，以尖刀片在皮肤上切一小口，用骨圆针刺入，先将骨折端的骨痂进行断裂和剥离（如骨痂不多时可直接撬拨），然后折骨，选一骨端作为支点，利用杠杆原理，将骨折端进行撬复。

如骨折畸形愈合已牢固，不能用以上方法进行矫正者，必要时可做切开复位。

（4）注意事项：①严格选择适应证。②手法应稳、巧，避免粗暴。③撬拨时应避开血管、神经。④折骨复位后，如折端对位不稳定时，可做经皮穿针固定，配合夹板或石膏外固定。

（二）固定

一般肱骨中段以上骨折均采用上臂超肩夹板固定 4 ～ 8 周（方法见总论），但有个别情况，需注意以下几点。

1. 胸大肌止点以上骨折：因折端复位后不稳定，应于内侧夹板上端加厚蘑菇垫以推挤远折端向外，同时对肩带应稍松结扎，肘关节屈曲度应大于 90°悬吊于胸前以保持折端稳定对位（图 10–21）。

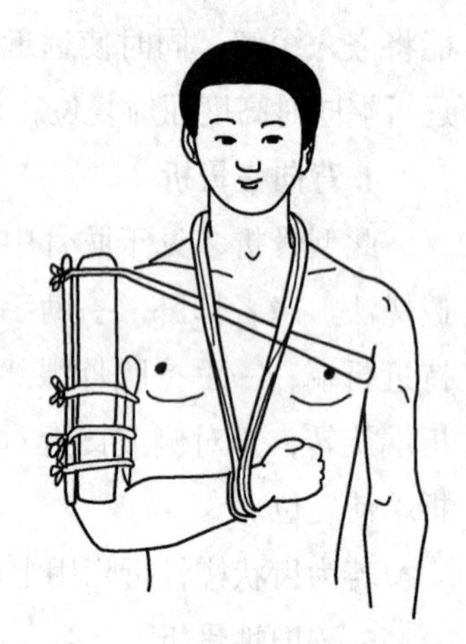

图 10–21　胸大肌止点以上的骨折固定法

2. 肱骨中段骨折：因骨折端易形成分离及向外成角，故应采用双超夹板固定（即超肩超肘关节夹板）。根据情况，必要时可加用三角巾悬吊，固定期间避免前屈及内收上臂。

3. 肱骨蝶形碎折：应以双超夹板固定于前臂极度旋前、屈肘角度大于 100°位。

4. 肱骨下段骨折：以超肘夹板固定后，使前臂旋前，切忌前臂旋后。

5. 肱骨下段（肱骨髁上 3 ～ 4cm 处）横断形骨折：超肘夹板固定，前臂应极度旋前，肘关节极度屈曲位悬吊。因此型骨折愈合较慢，固定时间应较长。

6. 医者每天查房时，要及时调整患者固定带的松紧，并在夹板外夹挤骨折端，亦可将对挤方法教给患者陪护，每日多次进行夹挤，使骨折在固定中复位、复位中固定，尤适用于粉碎性、斜形及螺旋形骨折。对于肱骨骨折有成角者，暂时不要处理，待 2 ～ 3 周折端粘连后去除夹板，改用肩人字管型石膏固定，同时纠正成角，直至骨折愈合（2 ～ 3 个月）。

7. 肱骨干骨折因受诸多肌肉，尤其是三角肌的牵拉而极不稳定，虽易复位，但难以保持。故目前多采用手法整复、穿针固定，效果颇佳。因骨折部位不同，穿针方法也不一样。

经皮穿针固定肱骨骨折的进针点有大结节、鹰嘴窝及骨折端等，术者可根据具体情况采用相应方法。所选针具要有足够的长度，一般为 4 ～ 5mm，不可过粗。因属经皮固定，太粗则稍有错位就不易穿入另一端髓腔，太细又无抗弯力。穿针固定只起到“内夹板”作用，可维持骨折对位，并不能控制旋转，因此还要配合坚强的外固定。术后即应加强锻炼，尤其是自主耸肩活动。术者亦可每天给予纵压刺激，防止折段分离，用“O”形弹力绷带固定效果更好。一般 4 ～ 8 周即根据情况拔除固定针，改用单纯夹板固定，加强关节活动。闭合复位后，也可用穿针、外固定架固定，稳定骨折端。

（三）功能疗法

固定一开始即应做耸肩活动和手部及腕部的伸屈活动锻炼。解除固定后，做肩、肘关节的功能锻炼及按摩活筋（方法见总论）。

（四）药物治疗

内服、外用药同肱骨颈骨折。

肱骨髁上骨折

肱骨髁上骨折，是指肱骨内外髁上下 2cm 范围、折线通过鹰嘴窝的骨折。该骨折多见于 10 岁以下的儿童，是一种常见病，占儿童肘部骨折的 60% ～ 70%。

肱骨髁上部位，儿童时期在结构上最为薄弱，为松质骨与密质骨交界处，且肘关节囊及韧带相对较坚强，故在儿童肘部损伤时，容易发生骨折，但不容易发生脱位。

【病因与分类】

（一）病因

本病多为间接暴力所致，患儿由高处坠下或跌倒时，肘关节半屈曲或屈曲以手按地，外力沿前臂向上传导，至肱骨髁上部，形成肱骨髁上骨折。骨折端向后移位，成伸展型骨折。损伤时若肘关节屈曲角度较小，可造成肱骨髁上伸展型斜形骨折，骨槎由前下斜向后上；如肘关节屈曲角度较大，可造成伸展型横断形骨折。因骨折时，身体多向患侧倾倒，故多见远折端向尺侧移位，占肱骨髁上伸展型骨折的 85%以上，称尺偏型骨折。若骨折时患肢呈中立位以手按地，身体前倾，致远折端单纯向后移位，称中间型骨折，此型少见。若骨折时身体向健侧倾斜，肘关节呈一时性内收，可致远折端向桡侧移位，称桡偏型骨折，亦少见。

跌倒时，肘关节屈曲，肘后着地，外力作用使肱骨髁上部骨折，远折端向前移位，成屈曲型骨折，此种损伤少见。肘关节屈曲角度大时，骨折线可由后下斜向前上；屈曲角度小时，骨折线可呈横断形；骨折时肘后外侧着地，远折端向前内侧移位；骨折时肘后侧着地，远折端单纯向前移位；骨折时肘后内侧着地，远折端向前外侧移位。

同时，肱骨髁上骨折的移位，多数伴有远折端的旋转移位。伸展型骨折，以尺偏型为例，当身体向患侧倾倒，致肱骨髁上骨折，使远折端向尺侧移位的同时，由于尺骨冠突的推顶力和站起时前臂自然贴附胸壁而致远折端同时内旋，占 75% ；位于中立位，不旋转者占 20%，外旋者仅占 5%。伴有旋转外力者，骨槎多为短斜形。屈曲型骨折，多数为肘后内侧着地，故伴有远折端向外旋转者较为多见。

暴力大时，肱骨髁上骨折后，外力继续作用，可致骨折尖锐的近折端向下刺破肘前的皮肤，形成开放性骨折，也可损伤肘部的血管和神经，但都较少见。

（二）分类

1. 按发病机制分：①伸展型骨折：此型最多见，占 90%以上。②屈曲型骨折：少见。③旋转型骨折：骨槎多为横断形，又分伸展旋转型和屈曲旋转型（图 10–22）。

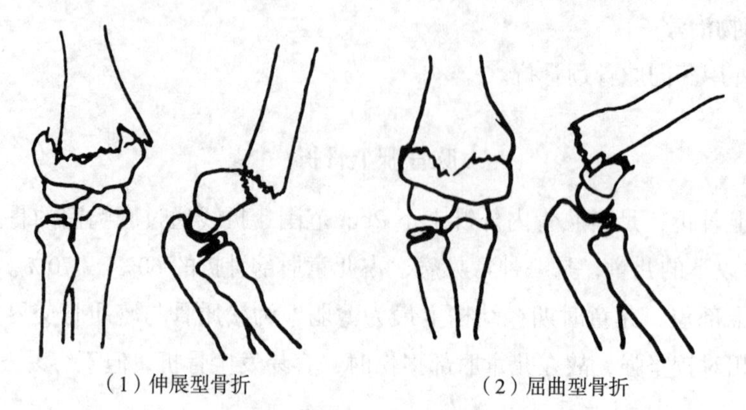

（1）伸展型骨折　（2）屈曲型骨折

图 10–22　肱骨髁上骨折按发病机制分类

2. 按折端移位情况分：①无移位骨折：少见。②尺偏型移位骨折：最多见，占 85%以上。③桡偏型移位骨折：少见。④中间型移位骨折：少见（图 10–23）。

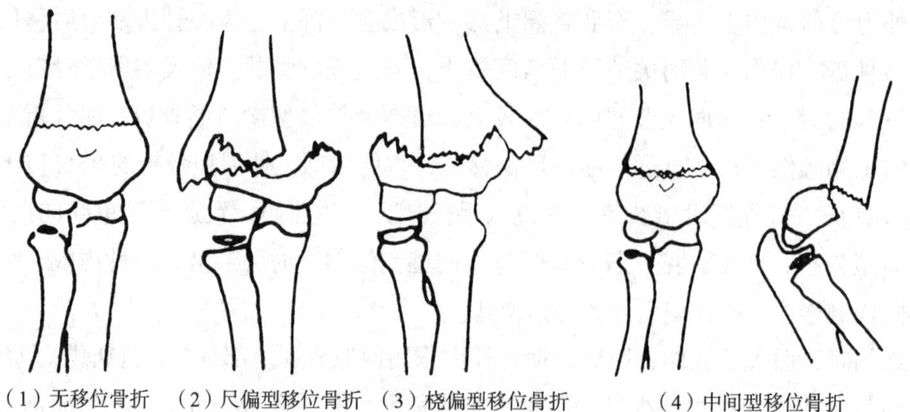

（1）无移位骨折　（2）尺偏型移位骨折　（3）桡偏型移位骨折　（4）中间型移位骨折

图 10–23　肱骨髁上骨折按折端移位情况分类

3. 按发病后就诊时间分：①新鲜骨折：1 周以内者；②陈旧性骨折：1 周以上者。

【症状与诊断】

（一）症状

肘部肿胀一般较严重，有时起很多水疱，疼痛、压痛，有骨异常活动存在，功能障碍，畸形明显，肘部有瘀斑。

伸展型骨折：肘后三点连线正常，肘尖后突，靴状畸形，肘前可触及不平的肱骨近折端骨槎，应与肘关节后脱位相鉴别［图 10–24（1）］。

屈曲型骨折：肘后三点连线正常，肘部呈圆形［图 10–24（2）］。

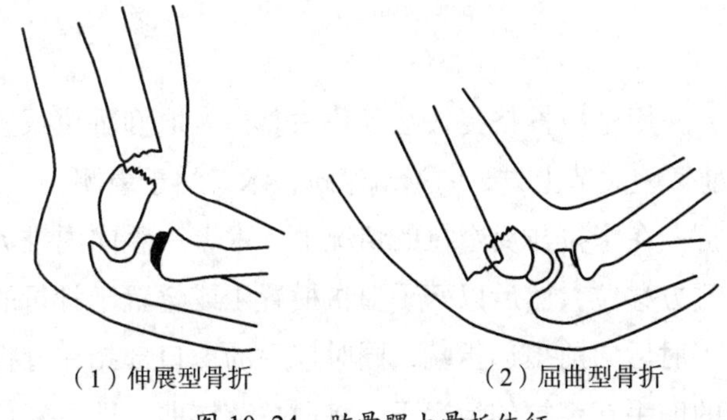

（1）伸展型骨折 （2）屈曲型骨折

图 10–24 肱骨髁上骨折体征

（二）合并症

1. 桡神经损伤，腕关节下垂，背伸无力或不能，轻者拇指背伸无力，虎口区麻木，较多见。

2. 正中神经损伤，重者后期可出现“猿手”，但极少见。多为轻度损伤，表现为食指屈曲无力，拇指对掌无力。

3. 尺神经损伤，小指及环指间关节不能伸直、麻木。

4. 肱动脉损伤，手部温度低，颜色暗或苍白，桡尺动脉搏动消失。

（三）诊断

本病有外伤史，结合 X 线正、侧位片，可明确诊断。

（四）鉴别诊断

肱骨髁上伸展型骨折与肘关节后脱位的鉴别见表 10–3。

表 10–3 肱骨髁上伸展型骨折与肘关节后脱位的鉴别

	肱骨髁上伸展型骨折	肘关节后脱位 （后方或后外方或后内方脱位）
肿胀	严重	较轻
肘后三点标志	正常	失常
畸形	能改变	不能改变，且呈弹性固定
触诊	肘窝可触及不平的肱骨近折端	脱位时可触及光滑的肱骨下端
瘀斑及水疱	有	无
疼痛	严重	较轻
X 线片	骨折	脱位

【治疗】

（一）手法复位

1. 伸展型骨折：采用牵拉推挤提按法复位法。患者取仰卧位或坐位，一助手固定上臂，另一助手牵前臂腕关节上方，向远端牵拉，术者站于患侧。

（1）桡偏型骨折：在牵拉与反牵拉的情况下，术者一手向内推远折端，一手向外挤近折端。先矫正侧方移位，然后以两手拇指横置于或叠置于骨折的近折端前方，向后按压，其他四指于肘后向前提远折端，同时双手的虎口部扣住骨折端，使不能再向侧方移位。令牵臂的助手在牵拉的情况下，将肘关节屈曲，即可复位。此型骨折，复位后稳定，只要做到真正复位，即不会再变位。

（2）中间型骨折：除不需矫正侧方移位的步骤外，其他与桡偏型骨折复位法相同。此型骨折，复位后亦较稳定，不易再变位。

（3）尺偏型骨折：在牵拉与反牵拉的情况下，术者一手向外推远折端，一手向内挤近折端向内，然后以双手虎口部扣住折端，在维持折端不再向侧方移位的情况下，双手拇指相叠，横置于骨折的近折端前方，其他四指于肘后向前提远折端，同时令牵臂的助手牵拉，将肘关节屈曲即可复位。若远折端合并外旋者，令牵臂的助手将前臂极度旋前，术者再矫正前后移位，牵拉屈肘。若远折端合并内旋者，令牵臂的助手将前臂旋后，术者再矫正前后移位，牵拉屈肘即可复位［图 10–25（1–1 ～ 1–4）］。

本型骨折亦可采用屈肘牵拉推挤法复位：患者取仰卧位或坐位，一助手固定上臂，术者站于患侧，一手持患肢前臂，一手置于折端，先以推挤手法矫正侧方移位，然后再以四指向后拉近折端，以拇指于后侧向前、向下推远折端，同时令肘关节屈曲，即可复位。如合并远折端旋转者，可在矫正前后移位的同时，令远折端旋前或旋后，屈肘复位，亦可令助手牵前臂复位［图 10–25（2）］。

上述复位二法中以前法复位较好，后法可节约人力，但有时牵力不够。

伸直尺偏型复位法——床面掌压法：助手固定上臂，术者先以双手握前臂与助手对抗牵引 3 分钟，之后，术者仅用一手握患肢前臂继续牵引，另一手抵于近折端外侧向内推压，在牵引与推压的同时，形成肘外翻，折端向内成角，则尺偏移位得到纠正；之后术者保持上述姿势不变，将向内推压的手转至近折端前侧改为向后按压，鹰嘴紧贴床面为支点，将远折端自然向前顶移，牵引前臂的手在外翻位屈曲肘关节，可使骨折复位满意［图 10–25（3）］。此法利用后侧平整的床面进行整复，成功率高，又不易矫枉过正，需要人手少，操作容易，非常实用。

2. 屈曲型骨折：采用牵拉推挤提按复位法。患者取仰卧位或坐位，一助手固定上臂，另一助手一手持肘部，一手持前臂，肘关节屈曲 40°～ 50°，向远端牵拉，术者站于患侧，以双手拇指向后压远折端，其他四指向前提近折端，即可复位。

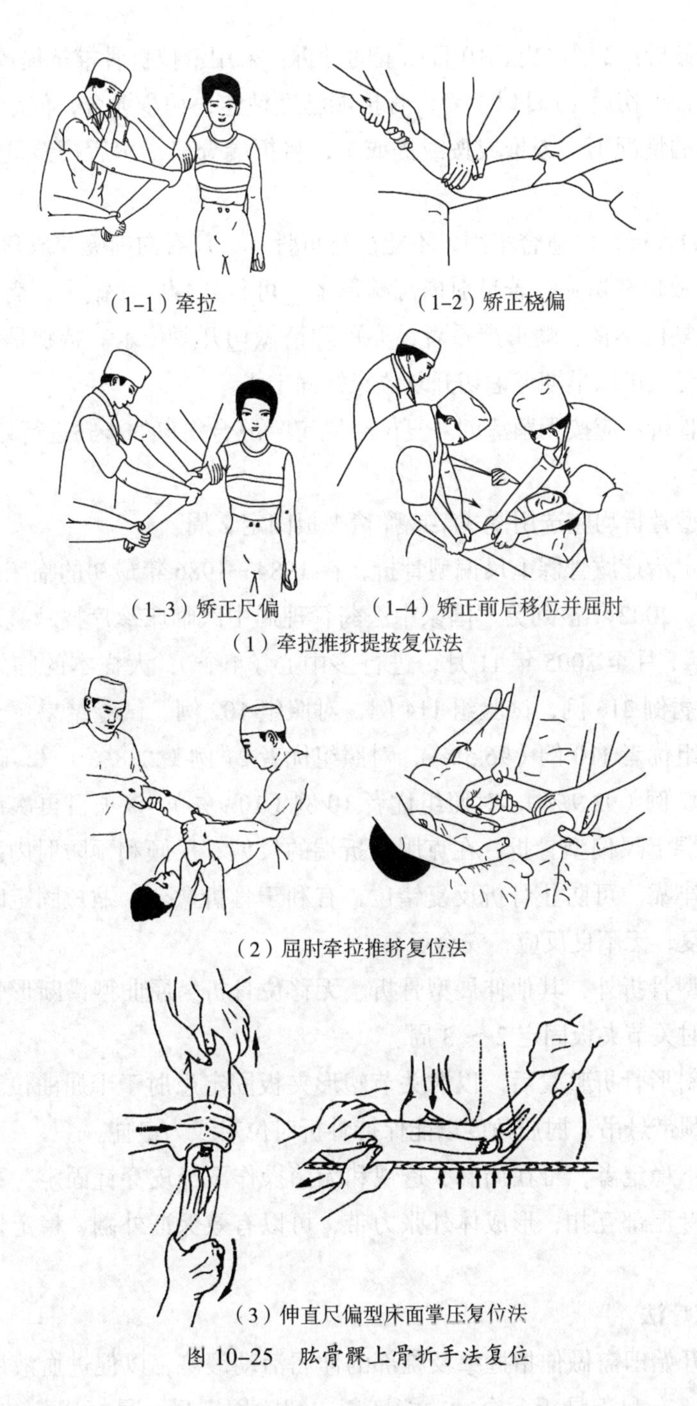

（1-1）牵拉　（1-2）矫正桡偏

（1-3）矫正尺偏　（1-4）矫正前后移位并屈肘

（1）牵拉推挤提按复位法

（2）屈肘牵拉推挤复位法

（3）伸直尺偏型床面掌压复位法

图 10-25　肱骨髁上骨折手法复位

若同时有侧方移位者，亦应先以推挤手法矫正侧方移位后，再矫正前后移位，同上法。

若为屈曲横断形者，亦可采用同法。但向后推远折端时手法用力要适度，避免用力过大而矫枉过正，造成伸展型骨折。需要注意的是，反复整复可致骨折端磨损而不稳定。

若为屈曲型骨折，并有远折端旋转者，复位时前臂应极度旋后，按上法进行整复。

3. 陈旧性骨折：2 周以内、10 日以上的骨折，采用牵拉折骨推挤提按复位法。

肱骨髁上骨折伤后 10 日以上者，骨折端已经粘连，初步愈合，但尚不牢固，可在上下对抗牵拉的情况下，或推或按或提或折，将折端分离，然后按整复新鲜骨折的方法进行复位。

2 周以上的骨折，已愈合牢固，不能进行折骨者，仅有向前突起成角畸形，可待骨折愈合牢固后做骨突切除；若呈肘内翻畸形者，可行外翻内移截骨、交叉张力固定术进行矫正；对复位不良、畸形严重者，亦可酌情做切开复位术。特别是复位不良、尺偏、旋转明显者，可以早期考虑切开复位穿针固定术。

4. 开放性骨折：应按无菌清创 – 复位 – 固定 – 缝合伤口的步骤进行处理。

（二）固定

1. 凡尺偏型骨折均应选用撬式架或弹簧夹板固定 2 周。

撬式架固定治疗肱骨髁上尺偏型骨折，在 1984—1986 年最初的临床研究中曾取得了很好的疗效。2002 年被列为“国家中医药管理局中医临床诊疗技术整理与研究”项目，于 2003 年 1 月至 2005 年 11 月，进行多中心（4 个）、大样本的临床疗效研究与评价，共纳入病例 216 例，试验组 114 例，对照组 102 例。试验结果：①去固定时远端尺倾：治疗组优者 110 例（96.5%），对照组优者 21 例（22.8%）；②随访时携带角：治疗组优者 107 例（93.9%），对照组优者 10 例（10.9%）。该项目再次证明，撬式架固定治疗肱骨髁上尺偏型骨折，在克服远折端的尺偏、尺倾和预防肘内翻方面，确实有效，且固定牢靠，可防止骨折反复错位，有利于骨折愈合，缩短固定时间，有利于肘关节功能恢复，无不良反应，安全可靠。

2. 除尺偏型骨折外，其他伸展型骨折、无移位骨折、屈曲型横断形骨折，整复后均选用上臂超肘关节夹板固定 2 ～ 3 周。

3. 屈曲型斜形骨折整复后，以肘关节塑形夹板固定患肘于半屈曲位 2 ～ 3 周。固定后，屈肘腕颈带悬吊，肘屈角度以能保持骨折对位对线为最佳。

4. 对折端不稳定者，可在局麻、透视和无菌操作下经皮穿针固定，穿针后，外侧远、近端克氏针尾部互扣，形成体外张力带，可以有效保证外翻、稳定折端，最后以石膏外固定。

（三）功能疗法

在固定一开始即需做伸指握拳及腕部的伸屈活动锻炼，以促进血液循环，通经消肿，长骨舒筋，有利于骨折愈合，功能恢复。解除固定后，最好避免被动按摩活筋，强力粗暴的按摩活筋更须禁忌，因可造成肘部新的损伤和形成血肿机化，甚至形成骨化性肌炎、骨质增生和关节粘连挛缩，影响肘关节的功能恢复。故肘关节的功能疗法，以自主锻炼为主，配合恰到好处的被动按摩活筋力量。

按摩活筋恰到好处的表现：①被动伸屈活动达患者能忍耐限度，稍痛而又痛得不厉害，说明既起到舒筋作用，又未造成新的损伤。②按摩活筋后有困痛感，稍休息后，不再形成新的肿胀，患者感到舒服，疼痛减轻，功能活动有进步。

按摩活筋力量不足的表现：①按摩活筋时无痛或微痛。②按摩活筋后功能未有好转。

按摩活筋力量太过的表现：①按摩活筋时进行强屈强拉伸，疼痛不能忍受，甚至使患儿大哭大闹。②经按摩活筋后，肿胀更甚，甚至局部发烧，疼痛，虽经休息亦不减轻。③经休息后功能非但未好转，反而障碍更甚，关节更强硬。

其他按肘关节功能疗法进行处理。

（四）药物治疗

1. 内服药：三期分治同其他骨折，肿胀严重或有水疱者，应大剂量内服活血消肿、清热解毒、利湿通经之品，方用活血疏肝汤或仙复汤、解毒饮、血肿解等。

2. 外用药：外敷三黄散，有水疱者进行水疱穿刺后，外敷酒精纱布。解除固定后，外洗活血舒筋、通经利节之剂，方用苏木煎、伸筋汤，熬水，温洗患肢，每日 2 次。忌熏洗。

（五）并发症的治疗

1. 有血管压迫者，患肘肿胀严重或起水疱，桡动脉触之微弱或摸不清，应立即缓缓牵拉患肢，试做缓解压迫的整复，牵引要充分，以解除骨折端对血管的压迫和刺激，恢复正常血液循环，并同时内服大剂量活血通经中药，然后将患肘轻屈，适当固定，腕颈带悬吊休息，密切观察，待肿胀稍消后进行二次调整。

2. 有大血管损伤者，多为压迫和挫伤，断裂者极少见。一旦确诊应立即进行探查，有断裂者可做血管吻合术。

3. 有神经损伤症状者，多为压迫挫伤，随着骨折复位和压迫的解除，多能自行恢复。治疗方法见“周围神经损伤”相关内容。

【按语】

1. 一般应先矫正侧方移位，再整复前后移位。重点是纠正远折端的尺偏、尺倾和内旋，整复时尽量将尺侧骨膜拉展或撕裂，使内侧骨质塌陷复起，嵌插张开，远折端轻度桡偏、外翻，从而降低肘内翻的发生率。骨折已愈合，发生肘内翻畸形者，酌情及早行关节外矫形截骨术，防止继发发育畸形加重。

2. 手法要熟练，用力要有分寸，恰到好处。横断形骨折若因用力不当，伸展型可整复成屈曲型，同样屈曲型亦可整复成伸展型，反复推挤，整复次数越多，折端越不稳定，并可引起新的损伤。这就要求术者掌握较熟练的方法，用力适当，恰到好处。

3. 如为屈肘位固定者，于复查、透视或拍片时，不应将关节伸展和前臂旋动，应透视侧、轴位，或拍摄侧、轴位片。

4. 固定时间不能过长和过短，在保证骨折临床愈合的情况下，尽量争取早日解除固定，进行功能锻炼。

功能锻炼要求强度由轻到重，时间由短到长，次数由少到多，循序渐进，避免过急、过猛和过量，但也要克服谨小慎微、不敢进行锻炼的思想。对个别患者，应进行劝告或鼓励督促。

骨化肌炎是肘部常见、严重继发症，一旦发生将严重影响患肢功能，故一定要避免粗暴被动活动，主要依靠自主活动锻炼。

5. 固定期间和解除固定以后，尽量避免外展上臂和内收前臂，避免导致内翻的活动和姿势，从而避免造成肘外侧的张力和肘内侧的压缩力，以消除肘内翻后遗症的形成因素。嘱患儿走路时，前臂置于旋后位，在肘呈外翻的情况下，前后摆动患肢。

6. 肘关节功能的恢复，不能依靠手提重物进行牵拉伸肘，亦不能不恰当地凭借拉力器。因提重物时，如放松肌肉，无疑是不恰当地被动伸展加力，可导致肘部新的损伤；如肌肉不放松，反而提物屈肘对抗施力，则达不到锻炼伸肘的目的，并可造成肘内翻。使用拉力器的道理亦同。

7. 外洗药应温热洗，不应熏洗，避免出汗过多，反而损伤津液，使筋失濡养而形成筋强、筋挛。洗药时应避免受凉，以免招致外邪侵入而致病。

肱骨经髁部骨折

肱骨经髁部骨折，是指肱骨髁部低位骨折，骨折线通过肱骨内外上髁或稍下部位，有时为肱骨下端骨骺滑脱。此类骨折不多见，多发生于5岁以下的小儿。3岁以下的小儿因其肱骨下端骨骺尚未出现，单从X线片上只能看到尺、桡骨近端一致性向内后或后侧移位，故往往会被误诊为肘关节脱位。每当遇到此种病例时，应首先考虑为肱骨经髁部骨折（骨骺滑脱），因小儿肘关节脱位者极少或不存在，应结合临床详细检查，加以鉴别（图10–26）。

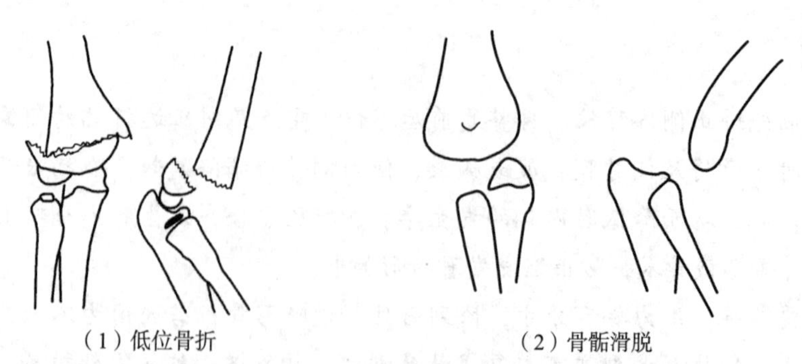

（1）低位骨折　　（2）骨骺滑脱

图10–26　肱骨经髁部骨折

本病病因与分类、症状与整复方法、固定与功能疗法基本与肱骨髁上骨折相同，故不详述。唯整复手法应稳缓，不能急猛粗暴，避免造成骨骺损伤，致发育障碍，形成终身残疾。一旦误诊或整复对位不佳而致畸形愈合，折骨复位已不可能，手术切开复位亦很困难，最好根据发育情况而采用相应的处理方法。

肱骨经髁部骨折应与肘关节脱位相鉴别（表 10-4）。

表 10-4 肱骨经髁部骨折与肘关节脱位的鉴别

	肱骨经髁部骨折	肘关节脱位
年龄	多发生于 5 岁以下的小儿	多发生于成人
肿胀	严重	轻
疼痛	重	轻
瘀斑	存在	无
畸形	可以改变	呈弹性固定
肘后三点标志	正常	失常
骨异常活动	存在	无
肘前触及	骨槎不光滑（或光滑的干骺断）	肱骨远端光滑

肱骨髁间骨折

肱骨髁间骨折，属关节内骨折，临床较少见，多发生于青、壮年，占全身骨折的 0.48%。

由于本病为关节内骨折，骨折块多呈分离、旋转，或粉碎，折线涉及关节，加上损伤严重，致肿胀剧烈，故复位和固定均困难，预后亦欠佳，往往严重影响功能的恢复。但如果处理得当，如良好的手法复位，有效固定，合理辨证内服、外用中药，早日功能锻炼，治疗效果还是满意的。复位的优良率可达 85%以上，功能恢复的优良率可达 81%以上。

经过临床观察，早日进行功能锻炼是功能恢复的关键，滑车关节面在锻炼中尚可得到一定程度的修复。

【病因与分类】

（一）病因

本病多为间接暴力致伤，力量较大、较猛。由高处掉下或跌倒时，肘关节处于伸直位或半屈曲位，以手按地，外力沿前臂向上传导至肱骨下端，先致肱骨髁上骨折，外力继续作用，使尺骨的半月切迹和桡骨小头向上冲击，同时由上向下的身体重力使骨折的近折端向下冲击，上下挤切力致肱骨的内外髁间纵向劈裂，形成肱骨髁间骨折。由于挤切力较重，加之内外髁上屈、伸肌总腱的牵拉，故劈裂的内外髁常呈分离、旋转移位，且向后移位，称伸展型，此型骨折较多见。

跌倒时，肘关节屈曲，肘后着地，或打击碰撞肘部，暴力作用于尺骨鹰嘴，力量经尺骨半月切迹和桡骨小头向上、向前撞击，形成肱骨髁上骨折，同时将肱骨两髁纵向劈裂开，致远折端向前移位，称屈曲型骨折。

如暴力较小，可致无移位骨折。

（二）分类

1. 按受伤机制分：①伸展型骨折：远折端向后移位，多见。②屈曲型骨折：远折端向前移位，少见。

2. 按骨折移位情况分：①无移位骨折：骨折线通过肱骨髁上和肱骨内外髁之间，但无移位。骨折线呈“T”或“Y”字形。②分离移位型骨折：骨折远段与肱骨干之间有明显移位，肱骨滑车与肱骨小头有分离，但肱骨内、外髁折片无旋转。③尺偏旋转伸直型骨折：骨折远段与肱骨干有分离，肱骨滑车与肱骨小头之间有分离，内侧骨块向内旋转，外侧骨块向外旋转，外侧骨块多低于内侧骨块。内外侧骨块且一致性向内，向后移位。此型最为多见，占髁间骨折的74%。④旋转屈曲型骨折：骨折远段与肱骨干有分离，肱骨滑车与肱骨小头之间有分离，内侧骨块向内旋转，外侧骨块向外旋转，内外侧骨块一致向前移位。⑤粉碎性骨折：折端破碎三块以上者（图10-27）。

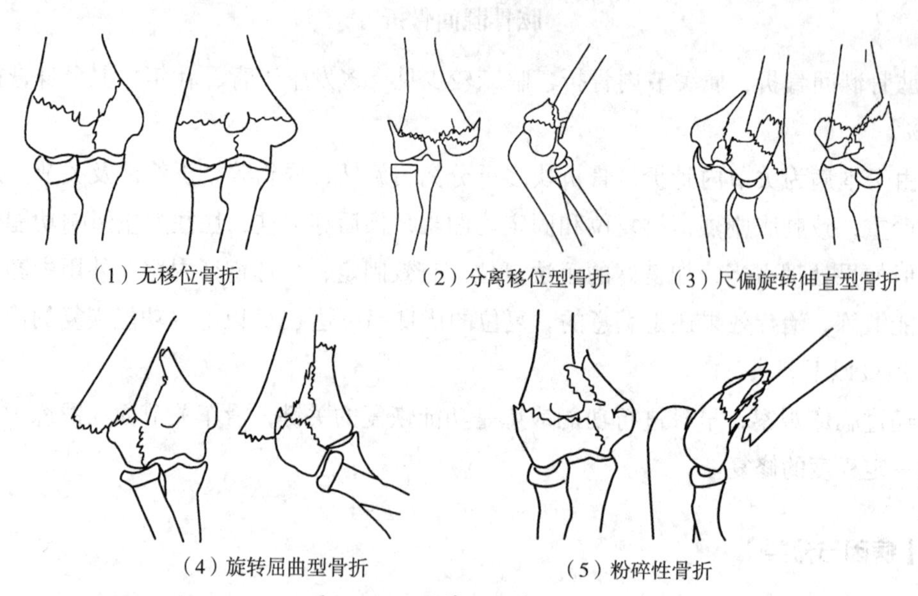

图10-27　肱骨髁间骨折分类

【症状与诊断】

（一）症状

肘部高度肿胀、瘀血、疼痛、压痛，功能高度障碍，有时起水疱。有移位者，可查知明显骨异常活动、骨擦音，严重者触之如“一袋子碎骨头”；畸形显著，肘关节前后径及横径增宽。

（二）诊断

依据外伤史、临床症状，结合 X 线正、侧位片可确诊。

【治疗】

（一）手法复位

本病除无移位者外，其他各型均应在臂丛麻醉下进行牵拉对挤提按法复位。

1. 分离移位型骨折

患者仰卧，患肢外展 70°～ 80°，一助手固定上臂，另一助手牵患肢腕关节上方，顺势向远端牵拉。当上下两断端牵开后，维持牵拉力。术者站于患侧，以两手掌推挤内、外髁，使分离的两髁合拢复位，再以两手虎口部扣紧两髁，保持对位，然后按肱骨髁上伸展型骨折整复髁上骨折的移位即可。

2. 尺偏旋转伸直型骨折

患者仰卧，臂外展 70°左右，一助手固定上臂，另一助手牵腕关节上方，顺势向远端牵拉，并使前臂稍旋后。术者站于患侧，以两手握持内外两髁。待助手缓缓牵开折端后，以一手拇指向内、向后推按外髁，其余四指向外、向前提扳内髁，另一手握肱骨干向内、向后推，同时令牵前臂的助手在牵拉的情况下，使前臂外展，即可矫正远折端的尺偏移位，以及内外折块在冠状面上的内、外旋转和分离移位。术者再以两手虎口扣紧内外两髁，并向后压肱骨近折端，其他四指向前提拉远折端，牵臂的助手在牵拉的情况下，使肘关节屈曲到 90°即复位。

3. 旋转屈曲型骨折

患者仰卧，臂外展 70°～ 80°。一助手固定上臂，另一助手牵腕关节上方，顺势缓缓向远端牵拉。术者站于患侧，以两手握持肱骨内外两髁，当骨折端牵开后，以两手掌向内向、上推外髁向外、向下挤内髁。当两髁分离旋转移位矫正后，以一手固定两髁，另一手向前提肱骨干，以矫正前后移位。如复位后折端稳定，可将肘关节屈曲 90°；如不稳定，可使肘关节屈曲 30°～ 40°（看何种角度稳定，就维持在该角度）。

4. 粉碎性骨折

此型骨折往往移位严重，两髁骨块难于复位。因其移位方向多属尺偏旋转伸直型，故其复位手法亦同尺偏旋转伸直型骨折，应根据复位手法及骨折端的稳定情况而定。必要时辅以尺骨鹰嘴牵引，以维持复位后的稳定性。

如骨折移位方向属旋转屈曲型者，按旋转屈曲型手法进行整复。

（二）固定

1. 夹板固定

一般均采用上臂超肘夹板固定，肘关节屈曲 90°，腕颈带悬吊。尺偏型不稳定者，可用撬式架或弹簧夹板固定 4 周左右。屈曲型骨折屈肘固定不稳定者，可将肘关节固定于半伸直位，以肘关节塑形夹板固定10日后，再改为肘关节屈90°固定。个别骨槎复位后不稳定者，可在相应部位加棉垫以控制，固定4周左右。

2. 穿针固定

肱骨内、外髁是前臂伸屈肌总腱的起始附着点，正是因为它们的牵拉才使内、外髁分别发生向内、外旋转，所以肱骨髁间骨折极不稳定，易再错位。采用闭合穿针固定治疗肱骨髁间骨折，既可协助对位，又可保持固定，效果满意。方法：臂丛麻醉后，患者仰卧于透视整复床上，肘部常规消毒，铺无菌巾，先采用以上正骨手法使骨折基本复位，之后扣紧两髁保持对位，用一枚2mm克氏针经外侧钻入外髁折块，达髁间折线处暂停，利用克氏针前、后、上、下摆动，使内、外髁对位更严密，关节面更平整，透视复位满意后将克氏针继续钻入外髁折块，使两髁固定变成肱骨髁上骨折；再用2枚1.5～2mm克氏针分别从内、外髁或单从外髁钻入，固定髁上骨折（方法同肱骨髁上骨折），在针未进入近折端之前应前后摆动针尾，以纠正折块在矢状面上的旋转。

（三）功能疗法

骨折复位固定后，开始即做耸肩及腕手部关节的伸屈活动锻炼。一周后让患肢在健肢的扶持下，开始慢慢伸屈肘关节，两周左右后自主活动肘关节，并逐日加大活动量和活动范围、时间和次数。据观察，在固定中，经过关节活动尚可纠正部分残余移位，并能限制骨折块的移位、旋转。

解除固定后要详细教给患者锻炼方法，并随时加以指导。要以自主锻炼为主，避免被动强力屈伸肘关节。只要锻炼方法恰当，持之以恒，大多数患者均能获满意效果。据统计，功能恢复差者仅占3.7%。

此外，除个别患者遗有创伤性关节炎外，一般不会遗有明显的创伤性关节炎，这可能与骨折线未通过关节面有关。据观察，骨折线多经过髁间沟处，或滑车外1/3，使尺骨鹰嘴与肱骨滑车关节保持正常或接近正常的解剖关系，为功能恢复提供了有利条件，从而也避免了创伤性关节炎的发生。

（四）药物治疗

同肱骨髁上骨折。

【按语】

1. 在整复过程中，上下牵拉时，术者应以两手握持肱骨内、外髁，防止加大两髁的旋转。如不加以控制，牵拉力越大，两髁旋转角度越大，分离移位越严重。

2. 当折端牵开后，维持牵拉力要适度。如大力牵拉，折端反而不易复位。

3. 肱骨髁间骨折整复是关键，固定是整复的继续，穿针可防止骨折再移位，且以针代指有利于撬拔复位。肘关节功能恢复正常是治疗的目的，所以要早期自主活动，不仅可以矫正残余移位，也有利于关节面的模造。

4. 对手法不能准确对位，尤其是关节面参差不齐者及开放性骨折等，应切开复位内固定，取肘关节后侧切口，充分暴露病变部位，根据情况采用“Y”形钢板、螺栓、克氏针、钢丝等，直至固定满意为止。

肱骨外髁骨折

肱骨外髁骨折属于关节内的骨折，多发生于 4 ～ 10 岁的儿童。其发病率略次于肱骨髁上骨折，占全身骨折的 4.35%，是一种常见病。

肱骨下端骨骺较多，出现时间不一。儿童时期肱骨外髁处于骨骺软骨阶段，故易发生骨折。

肱骨外髁骨块仅可见到肱骨小头的骨化中心及部分干骺端的骨质阴影，由于骨骺软骨不显影，故实质上骨折块较 X 线片所显示的体积要大，有时几乎相当于肱骨下端的一半。

肱骨外髁的外后侧为前臂伸肌群的附着部，这些肌肉的收缩牵拉是骨折块移位的因素。

因为肱骨外髁骨折属关节内骨折，骨折块小，不易捏持，且移位程度和移位方向复杂，所以在手法复位时比较困难。

【病因与分类】

（一）病因

本病多为间接暴力所致。跌倒时，肘关节微屈以手按地，暴力沿桡骨向上传导，冲击肱骨小头，而致肱骨外髁骨折。暴力的大小和作用的方向不同，可致不同类型的骨折。如暴力小，仅致无移位骨折；暴力较大，可致侧方平行移位骨折；暴力大，可致骨折块由肘后外侧关节囊薄弱处冲出，再加上肌肉的牵拉，造成不同程度的翻转移位。

跌倒时，若肘关节处于屈曲位，则肘尖着地，身体向患侧倾斜，内翻暴力致肘外侧韧带将肱骨外髁拉折。骨折后，由于桡侧伸肌的收缩牵拉，形成不同程度的移位和翻转。

（二）分类

本病根据骨折块移位的程度，可分为三度（图 10–28）。

1. 第 1 度：骨折块无移位。

2. 第 2 度：骨折块平行向外或向后移位（多见）。

3. 第 3 度：骨折块从关节内脱出且成翻转移位，其翻转度可沿冠状轴、矢状轴和纵轴旋转。按骨折块停留的部位，可分为以下三型。

（1）外侧型：即骨折块脱出后，停留在肘关节的外侧。

（2）外后侧型：即骨折块脱出后，停留在肘关节的外后侧。本型最多见，占本病的 2/3。

（3）外前侧型：即骨折块脱出后，停留在肘关节的外前侧。

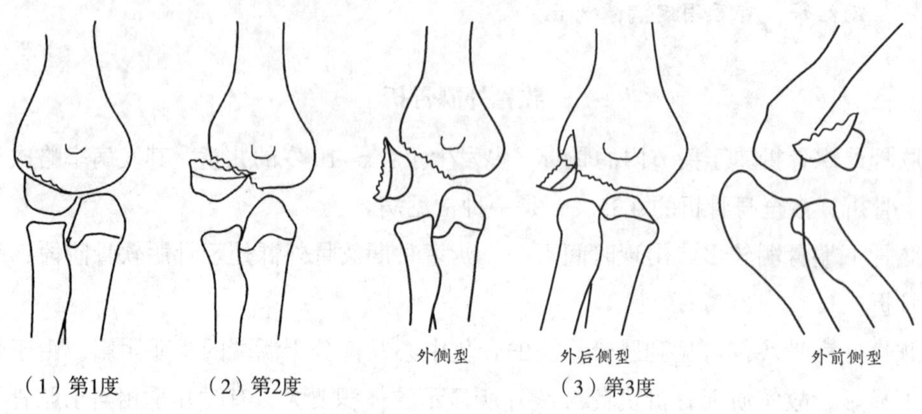

图 10–28　肱骨外髁骨折分类

【症状与诊断】

（一）症状

患肘肿胀，尤以外侧为甚，局部高突，有紫瘀斑。患肢下垂，肘关节微屈，功能障碍，有移位者可触及移动的骨折块和骨擦音。

X 线正、侧位片可见到明显的骨折线，或骨折块移位，或翻转移位程度、类型和大小及其停留的部位。

（二）诊断

本病依据外伤史、临床症状，结合 X 线片，可确定诊断。

【治疗】

（一）手法复位

1. 第 1 度骨折

该类型骨折无须整复，局部外贴接骨止痛膏，屈肘腕颈带悬吊 2 周。

2. 第 2 度骨折

该类型骨折采用推挤复位法。患者仰卧，助手固定患肢上臂，术者站于患侧，一手持前臂，一手拇指推挤外移的骨折块向内前方复位（图 10–29）。

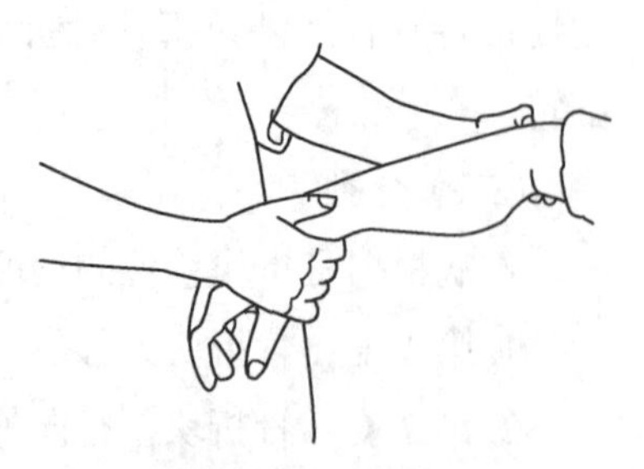

图 10–29　推挤复位法

3. 第 3 度骨折

该类型骨折采用倒程逆施复位法（又名原路返回法），需在臂丛麻醉或全麻下进行。

（1）外侧型及外前侧型：患者仰卧，助手固定上臂，术者站于患侧，一手持前臂腕关节上方，使肘关节屈曲40°左右，并使前臂外旋，放松桡侧伸，另一手拇指轻轻研揉骨折局部，推散瘀血，摸清骨折块，然后以拇指推挤骨折块前内侧缘，使之向后移动，并绕过肱骨外髁嵴，接近原关节囊的破裂口处（骨折块向后推移的过程中，由于拇指的压力，自身即围绕伸肌止点旋转）。若此时骨折块隆起，说明骨折块向前、向外、向下旋转移位的畸形已基本得到矫正，再用拇食二指捏持骨折块使之沿横轴翻转，同时向前、向内推挤，并伸肘，前臂旋前即复位［图10–30（1）］。

若骨折块吻合欠佳，在用拇指稳定骨折块的同时，使肘关节做小幅度的伸屈活动，残留移位可得到矫正。

（2）外后侧型：患者仰卧，助手固定上臂，术者站于患侧，一手持前臂，肘关节微屈，另一手推挤骨折块翻转后的下缘，食指压骨折块的上缘，使折块先沿原路翻转到正常，同时向前推挤使之复位。此型骨折复位较为困难［图10–30（2）］。

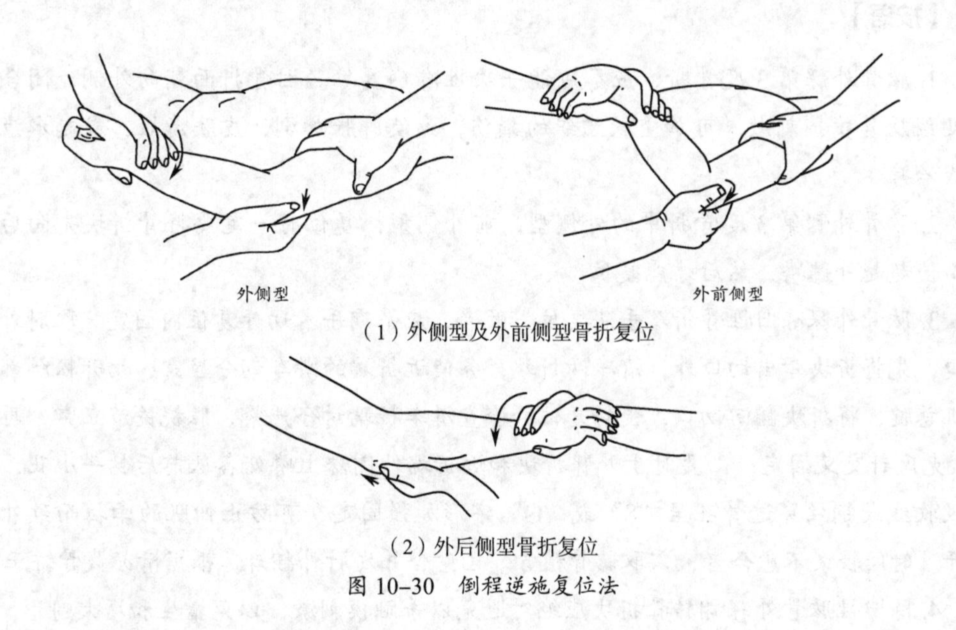

（1）外侧型及外前侧型骨折复位

（2）外后侧型骨折复位

图10–30　倒程逆施复位法

（二）固定

1. 夹板固定

第1度骨折腕颈带悬吊2周。第2度骨折应用直夹板将肘关节固定于伸直位或过伸位，骨折块才能稳定，否则易向外移位。第2度、第3度骨折用肘关节塑形夹板将肘关节固定于半屈曲位即可，有个别不稳定如向外侧遗有平行移位者，经推挤折块复位后，将肘关节固定于伸直位，皆固定2周，前臂皆旋后。

2. 钢针撬拔复位与固定

肱骨外髁骨折无论翻转与否，其折线走向多由前内斜向后外，加之前臂伸肌的不断牵拉，外髁折块很不稳定，夹板固定后仍易向后外侧少许移位，可向外前翻转移位和向外侧翻转移位进行整复，使折块向后，或使折块翻转复位，或向外后翻转移位整复。

滑车面不平整，可用钢针撬拨复位穿针固定：在臂丛麻醉和无菌操作下进行，先用手法使折块翻转过来，用一枚 2mm 左右的克氏针从桡骨小头外上方击入外髁折块，术者持针向前后旋转，向内推，向上提，可使折块严密对位；X 射线检查折线对合严密后，保持位置，击入钢针，另取一枚直径 1.5 ～ 2mm 的克氏针由外下向内上钻入，将外髁折块交叉固定。

（三）功能疗法

固定后一般不鼓励患者做腕及手部关节的伸屈锻炼活动，因伸肌的牵拉易致骨折错位。解除固定后，按肘关节功能疗法进行处理。

（四）药物治疗

同肱骨髁上骨折。

【按语】

1. 肱骨外髁第 3 度骨折，应尽可能一次性准确复位。因骨折面朝向外侧，闭合复位几经反复推挤刺激，可加重软组织的损伤，致使肿胀加剧，皮肤溃烂，或起水疱而延误治疗。

2. 肱骨外髁第 3 度骨折中的外侧型、前外侧型，复位时一定要将骨折块先向后推挤，使超越外髁嵴，然后才能复位。

3. 肱骨外髁陈旧性骨折及手法复位失败者，应早期手术切开复位内固定。取肘外侧切口，先将折块牵出切口外，清净两折端，务使近折端的滑车部分显露，切开松解部分伸肌总腱，将折块翻回切口，旋转复位，检查滑车折端对合严紧、肱桡关节正常，再用 2 枚克氏针交叉固定；必要时于外髁折块和近折端外侧髁上嵴处各从前后钻一小孔，用可吸收线或钢丝穿过骨孔呈“8”或“O”字形加强固定，可防止伸肌的牵拉而致外侧张开。时间较久不愈合者，需取髂骨植骨。已愈合并发肘外翻者，根据情况截骨矫正。

4. 陈旧性肱骨外髁翻转骨折块应绝对避免以手触摸刺激，以免增生和增大畸形。

5. 肱骨小头骨骺滑脱或骨折，临床上不多见，故不赘述。

6. 肱骨外髁骨折多为撕脱性骨折，不需整复和固定，不遗留症状。如果进行整复和固定，反而增加了患者痛苦，且有因此而遗有病痛和功能障碍者，故无须特殊处理。

7. 在观察 X 线片时，应结合临床症状，以免将骨骺线误诊为骨折。

肱骨内上髁骨折

肱骨内上髁骨折是临床上常见的骨折。肱骨内上髁为前臂屈肌群和旋前圆肌的附着点，其后方有尺神经沟，内有尺神经通过。

由于解剖原因，骨折多发生于肱骨内上髁二期骨化开始形成到骨骺闭合这一时期的少年。从结构上讲，在这个时期内，该部位是个薄弱环节；从患者的性情上讲，这个时期正是好动的时候。

【病因与分类】

（一）病因

跌倒时，肘关节伸直，以手按地，前臂外展，屈肌群被拉紧，加上屈肌群本身主动防护性收缩，二者合力将肱骨内上髁撕脱；或投掷动作过猛，或外力使肘关节过度外翻，或前臂极度旋转，同时前臂屈肌群猛烈收缩，将肱骨内上髁撕脱；也有因外力直接打击或碰撞于内上髁局部而致骨折者，但极少见。轻者移位不明显，重者分离下移，再重者合并肘关节内侧撕裂伤，同时致肘关节内侧张开，内上髁骨折片翻转嵌夹于肱尺关节间隙内；更甚者合并肘关节向外后侧脱位，可并发尺神经损伤。

（二）分类

本病按骨折移位程度可分为 4 度。

1. 第 1 度：裂纹骨折或仅有轻微移位。因外力较轻，部分筋膜未断裂［图 10–31（1）］。

2. 第 2 度：骨折块有分离或伴有轻度旋转移位，因该部筋膜未完全撕裂，故移位不大，骨折块仍位于肘关节水平以上［图 10–31（2）］。

3. 第 3 度：骨折块有旋转移位，且被嵌夹于肱尺关节缝内。由于患肢受强大的外翻力，使骨折块从关节囊内侧破孔处被关节内的负压吸入关节内，在肱骨滑车和尺骨半月切迹关节面之间紧紧嵌夹住，且常呈骨折块折面朝向尺骨半月切迹的旋转移位［图 10–31（3）］。

4. 第 4 度：肱骨内上髁骨折后，骨折块有分离旋转移位，同时合并肘关节向外后侧脱位。骨折块折面多朝向肱骨滑车。此类骨折易被忽略，误认为单纯肘关节脱位而给予整复，以致骨折块被嵌夹在尺骨半月切迹与肱骨滑车之间，转变为第 3 度骨折［图 10–31（4）］。

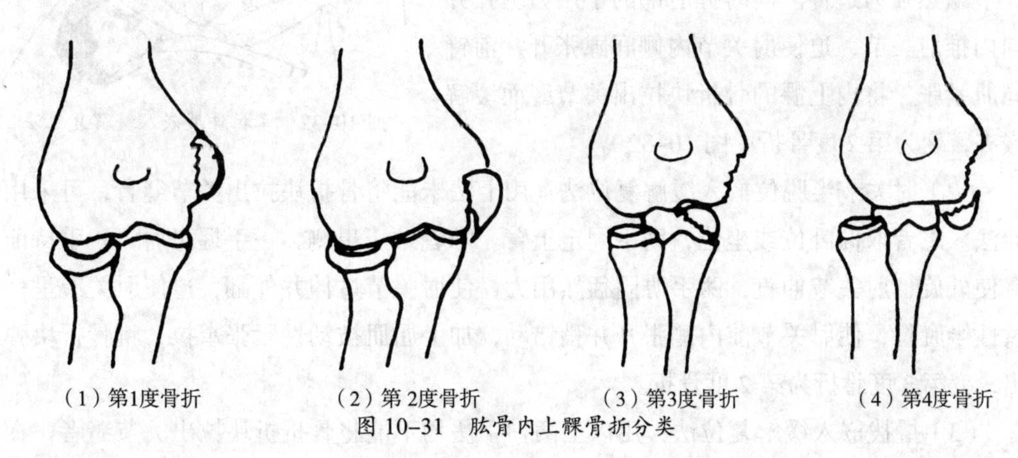

图 10–31　肱骨内上髁骨折分类

【症状与诊断】

（一）症状

肘部肿胀较剧，尤以内侧为甚，局部压痛，或有瘀斑，仔细触摸，可查及移动或浮动的骨折块，肘关节功能障碍。如为骨折块被嵌夹，则肘关节功能丧失，稍动即疼痛剧烈。如为第 4 度骨折，则具有肘关节脱位症状，呈肘后三点连线失常，肘关节畸形，呈弹性固定，不能改变，肘前内侧可触及圆而光滑的肱骨下端，肘外侧可触及桡骨上端及后突的尺骨鹰嘴。合并尺神经损伤则第 4、5 指麻木，伸展受限，呈半屈曲状。

（二）诊断

本病依据外伤史、临床症状，结合 X 线正、侧位片，可以确定诊断。

【治疗】

（一）手法复位

1. 肱骨内上髁第 1、2 度骨折

此两种类型骨折不需手法进行整复。

2. 第 3 度骨折

此型骨折在肱骨内上髁骨折中最易被漏诊，且是手法整复难度最大的一种类型，倘若失治即可造成后遗症。手法整复需在臂丛麻醉下进行，采用嵌入缓解法。

（1）牵拉伸展嵌入缓解复位法：患者取仰卧位或坐位，助手固定上臂。术者站于患侧，一手握患肘，一手持患侧手指，使肘关节伸展，前臂极度外旋。先慢慢向远侧牵拉，在患者无思想准备的情况下拉手指，并使指间关节、腕关节、肘关节猛然强力过伸。同时握肘部的手用力上托并向内推肘关节，迫使肘关节内侧间隙张开，前臂屈肌紧张，将内上髁的骨折块拉出关节缝而缓解嵌夹，变为第 2 度骨折（图 10–32）。

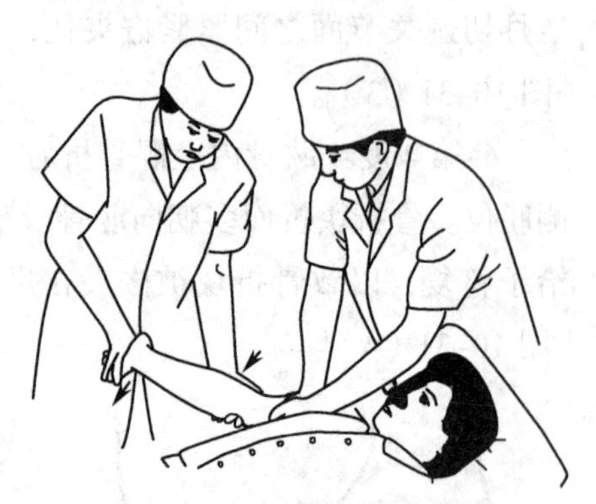

图 10–32　牵拉伸展嵌入缓解复位法

（2）肘关节半脱位嵌入缓解复位法：用上法未能将骨折块拉出关节缝者，可采用此法。患者取仰卧位或坐位，助手固定上臂。术者站于患侧，一手握患肘，一手持前臂使外旋，肘关节伸直，两手协同猛然用力，使肘关节过伸并外翻，迫使肘关节呈一过性半脱位，使肘关节前内侧张开并稍错动，加上屈肌被动性紧张牵拉，将骨折块弹出，变第 3 度骨折为第 2 度骨折。

（3）撬拨嵌入缓解复位法：用以上两种手法均不能将骨折折块拉出关节缝者，在臂丛麻醉、X线透视下进行无菌操作。患者仰卧，常规消毒铺巾，助手固定上臂。术者站于患侧，于肘后内侧紧靠尺骨鹰嘴内缘，避开尺神经，用尖刀片在皮上刺一小口，然后刺入。用骨圆针在前臂外展外旋伸肘位拨骨折块外出，以缓解嵌夹，变第3度为第2度骨折，包扎针眼。

3. 第4度骨折

（1）牵拉推挤提按复位法：患者仰卧，一助手固定上臂，另一助手扶前臂，使肘关节伸直且内收，将内前侧间隙变窄。术者站于患侧，一手推尺桡骨上端向内，一手挤肱骨下端向外。先矫正肘关节的侧方移位，使骨折块向内侧推移，然后以两手拇指向后按压肱骨下端，其他四指向前提尺桡骨上端。持前臂的助手顺势向远端牵拉，并在牵拉的情况下屈曲患肘，肘关节脱位即可复位，骨折由第4度变为第2度。

用此法矫正侧方移位时，切忌牵拉前臂，方可在矫正肘关节侧方移位时将骨折块随之推到肘关节内侧，当肘关节脱位复位后，变为肱骨内上髁第2度骨折。否则，如果在牵拉的情况下矫正肘关节的侧方移位，往往使肱骨内上髁撕脱的骨折块嵌夹在尺骨半月切迹与肱骨滑车之间，形成第3度骨折。

（2）旋挤推按复位法：此法需明确内髁折块是位于脱位的尺骨鹰嘴的内侧缘，并未进入关节腔被嵌夹。患者仰卧，一助手固定上臂，另一助手握持前臂下段及手腕，并将前臂外旋内收以关闭肘关节内侧（鹰嘴与滑车内侧）间隙，防止整复脱位时骨折块被嵌夹而转为第3度骨折。术者一手握持前臂近端以加强前臂的外旋内收，另一手握上臂下段；各手位置放妥后，令远端助手顺畸形姿势（屈肘130°）牵引，术者持上臂之手向后推，持前臂之手向前拉屈，先整复向后脱位，之后术者持前臂之手加大外旋内收力，同时将前臂近端向内推按，持上臂之手向外扳拉，即可整复侧方（外侧）脱位。内髁折块因被尺骨半月切迹内侧缘的刮挤移向内侧，随着肘关节的屈曲而复位；若内髁折块复位不严密，可用拇指将其向内上推挤靠拢，加垫后肘“8”字绷带或夹板固定均可。手法复位失败或陈旧性骨折患肘功能受影响者，可行手术切开复位，克氏针或张力带钢丝固定。

（二）固定

肱骨内上髁第2度骨折，复位并不困难。但由于骨折块小，并有屈肌附着其上牵拉，故不易固定，用外固定方法也不能保证其对位。经临床观察，肱骨内上髁第1、2度骨折，不进行整复和固定，反而消肿快，疗程短。部分病例，骨折块在局部血肿消散的过程中，可自行靠拢复位，即使未复位的骨折块亦可形成骨性愈合或纤维连接，丝毫不影响功能，也不会形成尺神经继发性损伤的症状。故当肱骨内上髁第3、4度骨折改变成第1、2度骨折后，不再做复位措施，只需按第1、2度骨折的处理方法，内服大剂量中药，促使肿胀早日消退，争取尽早进行肘关节自主功能锻炼，即是最佳的治疗方法。一般1～2周即开始肘关节的功能锻炼活动。第3、4度骨折，由于软组织损伤严重，一般 3 周后开始功能锻炼，但一开始即做腕及手部关节的伸屈活动。

（三）功能疗法

同肘部功能疗法。

（四）药物治疗

同肱骨髁上骨折。

【按语】

1. 第 1、2 度肱骨内上髁骨折，应内服大剂量活血消肿中药，以促使肿消痛减，待肿胀一消退即可开始肘关节的自主功能锻炼。

2. 第 3 度骨折施行撬拨法缓解嵌夹的骨片时，手法要稳妥，避开尺神经，进针勿过深，以免刺伤神经和血管。

3. 第 4 度骨折整复时，一定不能用一般整复肘关节脱位的方法，在矫正侧方移位时，不但不能牵拉患肢，而且最好将肘关节内翻，使肘关节内侧间隙变窄，以便将骨折块推挤到肘内侧，否则易使骨折块嵌夹入关节缝，形成第 3 度骨折，给复位带来不必要的麻烦。

4. 肱骨内髁骨折较少见，按肱骨髁间骨折的方法处理。

5. 手法复位失败及有尺神经损伤者，可考虑切开复位、尺神经前移手术。

第四节　尺、桡骨骨折

尺、桡骨组成人体的前臂，前臂又名下臂，《医宗金鉴·正骨心法要旨》记载："自肘至腕，有正辅二根。其在下而形体长大，连肘尖者为臂骨；其在上而形体短细者为辅骨，俗名缠骨，叠并相倚，俱下接于腕骨焉。"

前臂由尺、桡两骨组成。尺骨上端大而下端小，为构成肘关节的重要部分；桡骨相反，上端小而下端大，为构成腕关节的重要部分。前臂上 1/3 肌肉丰富，下 1/3 多是肌腱，因而上粗下细，外形椭圆。从正面看，尺骨较直，桡骨干约有 9.3°的弧度突向桡侧；从侧面看，两骨干均有 6.4°的弧度突向背侧，尺、桡两骨借上、下桡尺关节及悬张于骨干间的骨间膜紧密相连（图 10–33）。

上桡尺关节由桡骨小头环状关节面与尺骨切迹构成，桡骨小头被附着在尺骨桡切迹前后缘的环状韧带所约束。下桡尺关节由桡骨切迹与尺骨小头构成，关节间隙为 0.5 ～ 2mm。三角纤维软骨的尖端附着于尺骨茎突，三角形的底边则附着在桡骨下端尺骨切迹边缘，前后与关节囊连贯，它横隔于桡腕关节与下尺桡关节之间而将两滑膜腔完全分隔开。

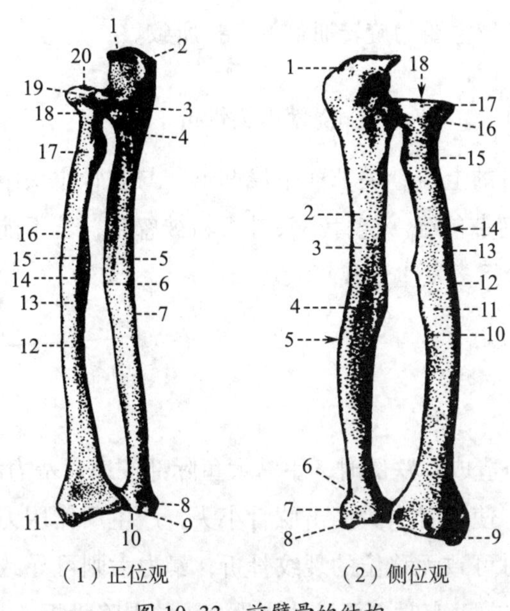

（1）正位观　　（2）侧位观

图 10–33 前臂骨的结构

正位观：1. 半月切迹；2. 鹰嘴；3. 冠突；4. 尺骨粗隆；5. 前面；6. 骨间嵴；7. 尺骨体；8. 尺骨小头；9. 尺骨茎突；10. 尺骨小头环状关节面；11. 桡骨茎突；12. 外侧面；13. 前缘；14. 骨间嵴；15. 前面；16. 桡骨体；17. 桡骨粗隆；18. 桡骨颈；19. 桡骨小头环状关节面；20. 桡骨小头

侧位观：1. 鹰嘴；2. 后缘；3. 后面；4. 骨间嵴；5. 尺骨体；6. 尺骨小头环状关节面；7. 尺骨小头；8. 尺骨茎突；9. 桡骨茎突；10. 骨间嵴；11. 后面；12. 后缘；13. 外侧面；14. 桡骨体；15. 桡骨粗隆；16. 桡骨颈；17. 桡骨小头环状关节面；18. 桡骨小头

下尺桡关节的稳定主要由坚强的三角纤维软骨与较薄弱的掌背侧下桡尺韧带维持，上、下桡尺关节的联合活动，构成了前臂独有的旋转功能。其旋转轴起自桡骨小头中心，向下至尺骨茎突基底部，活动时桡骨小头在尺骨桡切迹里旋转，而桡骨尺切迹则包绕着尺骨小头旋转。

肘关节屈曲 90°，上臂紧贴胸壁，拇指向上为前臂中立位，拇指向内为前臂旋前位，拇指向外为前臂旋后位，旋转幅度一般为 150°左右。

骨间膜为一坚韧的纤维组织，附着于尺桡骨间嵴，其纤维由桡骨斜向内下，抵于尺骨，除供前臂肌肉附着外，对稳定上、下桡尺关节及维持前臂旋转功能有重要作用。

当前臂在中立位时，骨间隙最大，骨干中部距离最宽，为 1.5 ～ 2cm，骨间膜上下一致紧张。桡、尺骨干的骨间嵴相互对峙。在此位置时，桡骨、尺骨骨干如同负重帆布担架两侧的木杠一样稳定。当前臂旋前或旋后时，骨干间隙缩小，骨间膜附着的桡、尺骨间嵴不再相互对峙，骨间膜上下松紧不一致，两骨间的稳定性消失。

前臂肌分为 4 组：①屈肌：起于肱骨内髁。②伸肌：起于肱骨外髁。③旋后肌：肱二头肌，旋后肌，肱桡肌。④旋前肌：旋前圆肌，旋前方肌。

骨折时，除暴力作用外，骨折端的重叠、成角及侧移位主要受伸屈肌群的影响；

上、下骨折段的旋转畸形主要为旋转肌群的牵拉所致。

桡骨小头骨折

桡骨小头位于桡骨的上端，关节面呈浅凹形，与肱骨小头组成关节。桡骨小头位于关节囊内，被环状韧带包绕。桡骨小头骨折易被忽略，若不能及时治疗可造成前臂旋转功能受限。此种骨折多发生于成年人。

【病因与分类】

（一）病因

本病多由间接暴力造成。跌倒时，手掌大鱼际部按地，暴力沿前臂桡侧向上传导，引起肘关节过度外翻，使桡骨小头撞击肱骨小头，产生反作用力，致桡骨小头受挤压而发生骨折。暴力小时可致无移位的裂纹骨折，暴力大则可导致不同程度的劈裂骨折或粉碎性骨折。暴力方向垂直时亦可导致桡骨小头的塌陷骨折。

（二）分类

本病按骨折的程度可分为以下几种。

1. 裂纹骨折

暴力较小，桡骨小头外侧关节面被撞击而形成裂纹，但骨折无分离及移位，一般骨折线自桡骨小头关节面斜向外侧［图 10–34（1）］。

2. 劈裂骨折

桡骨小头外侧关节面受较大暴力的撞击，其外侧缘劈裂，一般为关节面的 1/3 到 1/2，近折端常有向外、向下移位［图 10–34（2）］。

3. 粉碎性骨折

强大的暴力撞击可造成桡骨小头的粉碎性骨折［图 10–34（3）］。

4. 塌陷骨折

桡骨小头受较大且垂直的暴力撞击，可致桡骨小头关节面被压而塌陷［图 10–34(4)］。

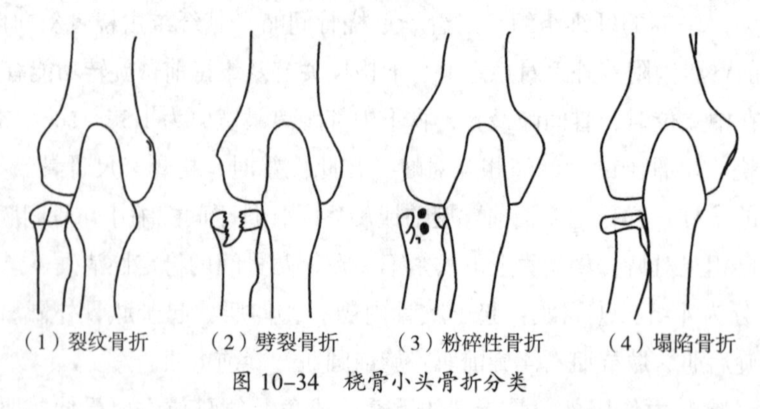

（1）裂纹骨折　（2）劈裂骨折　（3）粉碎性骨折　（4）塌陷骨折

图 10–34　桡骨小头骨折分类

【症状与诊断】

（一）症状

肘部肿胀，中心位于外侧，局部疼痛，压痛，功能障碍，特别表现为前臂旋转功能障碍，旋臂时疼痛剧烈。

（二）诊断

本病依据外伤史、临床症状，结合 X 线正、侧位片可确诊。

【治疗】

（一）手法复位

1. 裂纹骨折不需手法整复，仅外贴接骨止痛膏，肘屈 90°，腕颈带悬吊 2 周。

2. 有移位的骨折欲达解剖复位较困难。如为劈裂骨折，骨折涉及关节面，在 1/3 以下的边缘骨折，塌陷较轻者，均不影响前臂的旋转功能。

（1）牵拉推挤复位法：对涉及关节面较多、移位较大的劈裂骨折或塌陷骨折，采用牵拉推挤复位法。

患者仰卧，一助手固定上臂，另一助手牵拉前臂，术者站于患侧，在上下牵拉的情况下，根据移位方向，或推，或挤，或提，或压，使骨折复位。

（2）钢针撬拨复位法：适用于各型骨折，尤适用于桡骨小头外侧骨折或折端嵌插过紧、闭合手法复位失败者。

在臂丛麻醉、X 线透视下进行无菌操作。患者取仰卧位，常规消毒铺巾，一助手固定上臂，另一助手扶持前臂。术者站于患侧，在移位的桡骨小头骨折块下方 1cm 处皮肤切一小口，然后将骨圆针刺入，探至桡骨干时，再顺桡骨干向上斜进针，将桡骨小头骨折块逐渐撬起，直到针尖达骨折远折端，以远折端作为支点，利用杠杆作用，将骨折块全部撬起推移而复位，无菌包扎针眼。

若退针后再次骨折者，则将撬拨针钉入远折端，维持复位，保留 2 ～ 3 周。

（3）手术治疗：对成人桡骨小头粉碎性骨折或其他类型骨折，不易复位或复位不良而严重影响功能者，应尽早进行桡骨小头切开复位内固定或切除术。虽然桡骨小头切除后，有可能形成下尺桡关节继发性紊乱或肘外翻后遗症，但仍不失为一个较好的方法。有条件者可行桡骨小头假体置换术。

对 14 岁以下的儿童，不宜做桡骨小头切除术，但也无须过于担忧，因其再塑形能力强，在尽可能闭合手法复位的情况下，早日进行功能锻炼，后期视具体病情确定治疗方法。

（二）固定

复位后，一般用肘部塑形夹板，将患肢肘关节固定在半伸直位 2 ～ 3 周。

（三）功能疗法

固定一开始即做腕及手部关节的伸屈活动锻炼，解除固定后按肘关节的功能疗法进行处理。

（四）药物治疗

同肱骨髁上骨折。

【按语】

桡骨小头骨折在临床上容易被忽略，若未能及时治疗将造成前臂旋转障碍或引起创伤性关节炎。

桡骨颈骨折

桡骨颈是指桡骨小头以下至桡骨粗隆之间的较细部分。该部骨折多发生于14岁以下的少年和儿童，又名桡骨小头歪戴帽。

【病因与分类】

（一）病因

本病多为间接暴力所致，跌倒时臂外展，以手按地，力量沿前臂桡侧向上传导，使桡骨小头撞击肱骨小头所致。

（二）分类

1. 按骨折程度（图10–35）

本病按骨折程度可分为以下3种。①无移位骨折：桡骨颈处有骨折线但无移位。②嵌入型骨折；桡骨小头倾斜与桡骨干相嵌插。③分离移位型骨折：骨折后近折端与桡骨干分离、移位。

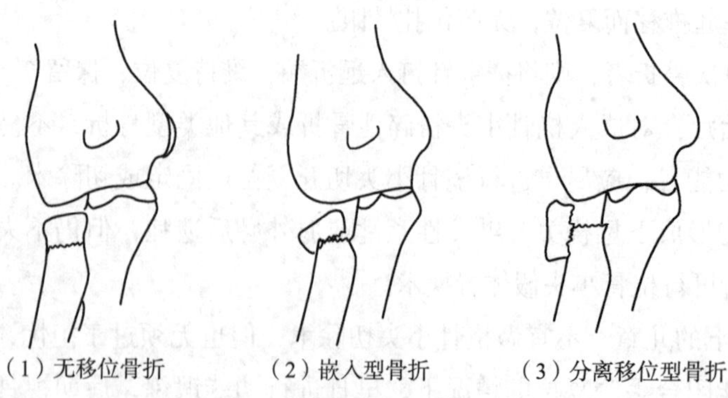

（1）无移位骨折　（2）嵌入型骨折　（3）分离移位型骨折

图10–35　桡骨颈骨折按骨折程度分类

2. 按骨折近端移位的方向

本病按骨折近端移位的方向可分为以下3种。①外侧型：最多，占此类骨折的

53%。肘关节伸直位 X 线正位片示桡骨小头向桡侧横移位或倾斜，关节面指向桡侧；肘关节屈曲 90°侧位片示桡骨小头与桡骨干远端完全重叠［图 10–36（1）］。②外后侧型：次之。肘关节伸直位 X 线正位片示桡骨小头向桡侧横移位或倾斜，关节面指向桡侧；肘关节曲 90°侧位片示桡骨小头向后横移位或倾斜，关节面指向后侧［图 10–36（2）］。③外前侧型：最少。肘关节伸直位 X 线正位片示桡骨小头向桡侧横向移位或倾斜，关节面指向桡侧；肘关节屈曲 90°侧位片示桡骨小头向前横向移位或倾斜，关节面指向前侧［图 10–36（3）］。

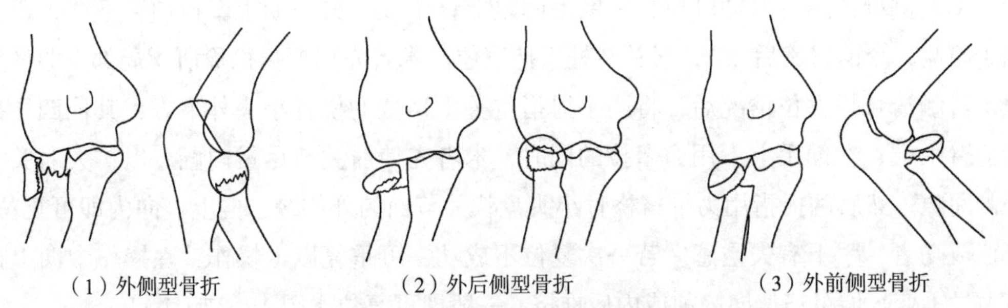

（1）外侧型骨折　（2）外后侧型骨折　（3）外前侧型骨折

图 10–36　桡骨颈骨折按骨折近端移位的方向分类

3. 按骨折部位

本病按骨折部位可分为以下 2 种。①骨骺滑脱：桡骨上端之骨骺滑脱，与桡骨干分离移位，少见。②桡骨颈骨折：骨折位于桡骨颈部，近折端连同上端骨骺与其远折端分离移位，多见。

【症状与诊断】

（一）症状

本病症状基本同桡骨小头骨折，唯 X 线片显示为桡骨颈部骨折。

1. 临床特征

肘部肿胀，中心位于外侧，局部疼痛，压痛，功能障碍，特别表现为前臂旋转功能障碍，旋臂时疼痛剧烈。

2. 影像学表现

肘关节正、侧位 X 线片可了解骨折程度、倾斜角度、移位方向和移位大小，必要时行肘部 CT 平扫，以了解骨折情况。

（二）诊断

本病依据外伤史、临床症状，结合 X 线片可以确诊。5 岁以下、桡骨小头骨骺没有出现而诊断困难者，需做 CT、MR 协诊。

【治疗】

（一）手法复位

1. 无移位型

关节面倾斜在15°以下者，不需手法整复及固定，仅用腕颈带悬吊即可。

2. 有移位型

（1）在臂丛麻醉下采用牵拉推挤复位法

①外侧型：患者取仰卧位，一助手固定上臂中段，另一助手牵拉前臂下段，术者站于患侧，令前臂旋后45°，肘关节处于伸直位。术者先用拇指徐徐研揉局部以驱散瘀血，待触清骨折移位情况后，将两手拇指重叠于移位的桡骨小头外下方，其他四指握持前臂上端，在助手上下用力牵拉的同时，术者先使肘关节尽量内翻，以扩大肘关节外侧间隙，然后两拇指用力推挤桡骨小头盘状关节面的外侧缘，向上、向内即可复位。复位成功者，手下有失空感。若一次复位不成功，可重复以上操作，在操作中向上推挤力量不变，但可略偏向内前或内后推挤，一般即可复位［图10–37（1）］。

②外后侧型：患者和助手体位同上。患肢前臂旋前50°～70°（根据骨折近端移位情况而定），术者触清骨折块后，两手拇指叠置于骨折的桡骨小头下缘，其他四指握持前臂上端。在上下牵拉的同时，术者先使肘关节尽量内翻和轻度屈曲，以扩大肘关节后外侧间隙，然后以两手拇指推挤桡骨小头的下缘向上向前内侧，同时牵前臂的助手在保持牵拉的情况下，使前臂旋后并屈曲即可复位；或使一助手固定上臂，术者一人操作［图10–37（2）］。

③外前侧型：患者和助手体位同上。患肢前臂极度旋后肘关节伸直位（前臂的旋后程度亦根据骨折近端移位情况而定），术者触清骨折块后，两手拇指叠置于移位的桡骨小头下缘，其他四指握持前臂上端。在助手上下牵拉的同时，术者先使肘关节尽量内翻过伸，以扩大肘关节前外侧的间隙，然后以拇指推挤桡骨小头的下缘向上向后内侧，同时令牵臂的助手在保持牵拉的情况下，将前臂旋前即可复位［图10–37（3）］。

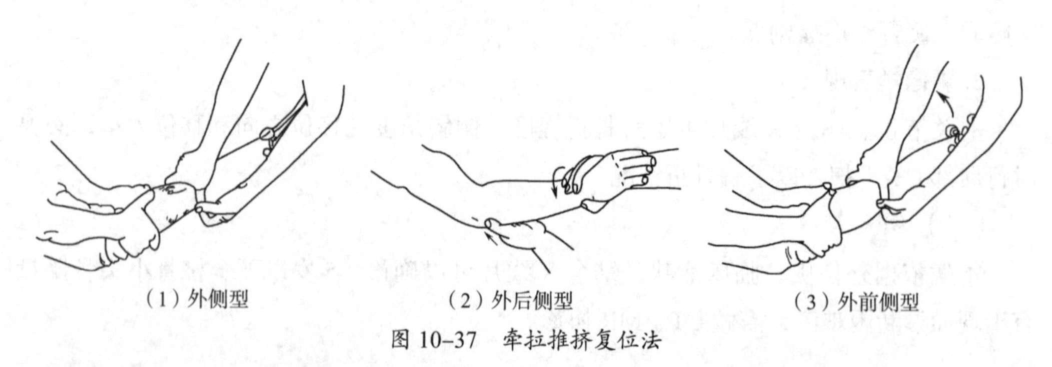

（1）外侧型　（2）外后侧型　（3）外前侧型

图10–37　牵拉推挤复位法

若桡骨小头向前移位严重，往往需先将移位的桡骨小头推向外侧，然后按外侧型骨折进行整复。

若为嵌入型骨折，因嵌插过紧不易复位者，可待 3 ～ 5 日后折端稍有吸收和松动，再行手法整复。

（2）钢针撬拨复位法：适用于各型骨折，尤适用于嵌入型骨折，折端嵌插过紧，闭合手法复位失败者。

在臂丛麻醉、X 线透视下进行无菌操作。患者取仰卧位，常规消毒铺巾，一助手固定上臂，另一助手扶持前臂。术者站于患侧，在移位的桡骨小头下方 1cm 处，用尖刀片在皮肤上切一小口，然后将骨圆针刺入，直抵桡骨干，再顺桡骨干向上斜进针，将桡骨小头逐渐撬起，直到针尖达骨折远折端，以远折端作为支点，利用杠杆作用，将桡骨小头全部撬起推移而复位，无菌包扎针孔（图 10–38）。

若桡骨小头撬起推移仍不能很好复位，术者可同时用拇指协助推挤复位。

若退针后桡骨小头又歪斜，可将撬拨针钉入远折端桡骨粗隆处进行留滞固定，保留 2 ～ 3 周。

（二）固定

肘关节塑形夹板固定 2 ～ 3 周。

（三）功能疗法

同桡骨小头骨折。

（四）药物治疗

同桡骨小头骨折。

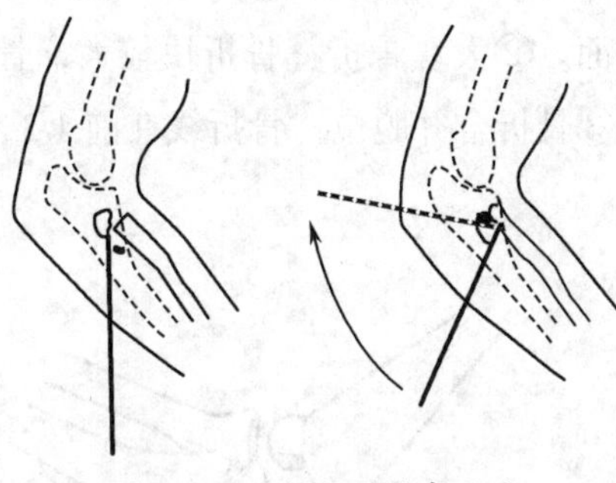

图 10–38　钢针撬拨复位法

【按语】

1. 桡骨小头完全分离移位型骨折，如单推下缘向上不能复位时，可以一手拇指压关节面的内侧缘，一手拇指推桡骨小头的外下缘向上向内复位。后外侧型及前外侧型同此。

2. 进行撬拨复位时，要掌握进针方向和进针深度，避免刺伤周围血管和神经。

3. 手法复位失败者宜尽早手术，但易发生桡骨小头缺血性坏死和上尺桡连接，所以手术操作和固定应尽量简单、轻柔。

尺骨鹰嘴骨折

尺骨鹰嘴骨折又称肘尖骨折，多见于成年人，占全身骨折的 1.17%，是肘部常见的损伤之一。

【病因与分类】

（一）病因

本病多为间接暴力所致，如跌倒时，肘关节半屈曲，手掌按地，身体继续前倾，使肘关节增加屈曲度。此时为了防止跌倒，肱三头肌呈保护性猛然强力收缩，即可发生鹰嘴骨折，多为横断形或撕脱性骨折，骨折近端被肱三头肌牵拉而向上移位。直接暴力所致者，为跌倒时肘后部着地或直接打击而致尺骨鹰嘴骨折，多为压缩性粉碎性骨折，移位程度不一。

（二）分类

1. 按骨折移位情况

本病按骨折移位情况分为以下两种。①无移位骨折：可见骨折线（图 10–39），但折端无移位或微有移位。②有移位骨折：骨折后，折端有分离移位。

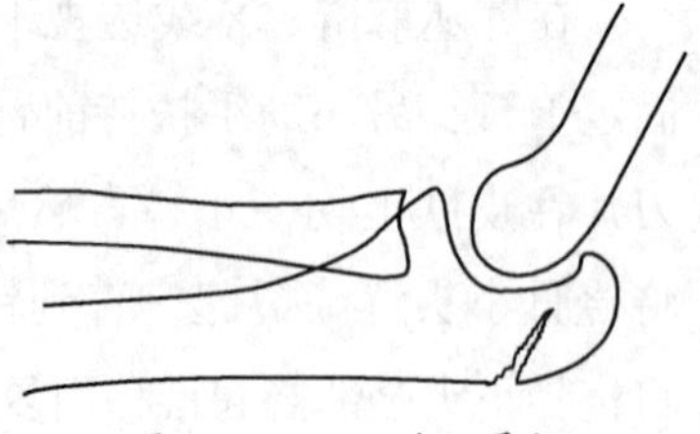

图 10–39 无移位骨折

2. 按骨折块的大小

本病按骨折块的大小可分为以下 3 种。①撕脱性骨折：为肱三头肌收缩所致的小片撕脱性骨折，骨折线一般在后 1/3，不波及关节面。②大块骨折：骨折块较大，骨折线在中 1/3，常进入半月切迹关节面（图 10–40）。③骨折合并脱位：骨折线在前 1/3，尺、桡骨近端向前脱位。

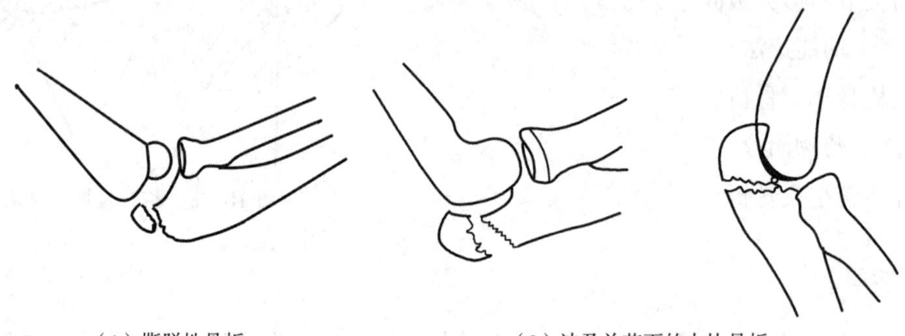

（1）撕脱性骨折 （2）波及关节面的大块骨折

图 10–40 尺骨鹰嘴骨折按骨折块大小分类

3. 按骨折槎形

本病按骨折槎形分为以下 3 种。①斜形骨折：骨折的槎形为斜形，复位后折端不稳定。②横断形骨折：骨折的槎形为横断形，复位后折端稳定。③粉碎性骨折：骨折块在两块以上，多移位不甚，但也有移位者，属不稳定型骨折。

【症状与诊断】

（一）症状

尺骨鹰嘴局部有明显压痛和局限性肿胀，肘关节功能障碍，骨折局部可触及明显的骨折缝、骨异常活动和骨擦音，有时肘关节内积血致尺骨鹰嘴两侧凹陷处隆起，有时肘后鹰嘴处可形成局限性血肿，如皮球状，甚或出现皮下瘀斑。

（二）诊断

本病依据外伤史、临床症状，结合 X 线侧位片即可做出诊断。

（三）鉴别诊断

尺骨鹰嘴骨折应与肘髌骨相鉴别。肘髌骨为生理发育异常，实际上是肱三头肌腱上的籽骨，边缘光滑，无压痛及功能障碍等临床症状，且无外伤史。婴幼儿还应与尺骨鹰嘴骨骺相鉴别，正常骨骺可有 2 ～ 3 块，不可误诊为骨折。

【治疗】

如为小片撕脱性骨折或无移位骨折，无须手法复位，外贴接骨止痛膏即可。

（一）复位固定

有移位骨折：此类骨折复位容易固定难，采用鹰嘴钳夹法，麻醉后在 X 线透视下进行无菌操作。

患者仰卧，常规消毒铺巾，一助手固定上臂，另一助手固定前臂下段，术者站于患侧，先将肘部后侧皮肤向上推挤，以免妨碍整复和固定，然后向下推挤骨折的尺骨鹰嘴，使两折端相接近而复位，并按压折端使之平整，后以尺骨鹰嘴钳进行钳夹固定 3 ～ 4 周（方法见总论）。

（二）功能疗法

本病可按肘关节功能疗法进行处理，唯应注意做屈肘锻炼时要缓缓进行，不可急躁冒进，以免将折端拉分离。

（三）药物治疗

同其他肘部骨折。

【按语】

1. 患者如为婴幼儿，应注意与尺骨鹰嘴骨骺相鉴别，结合临床表现及年龄可区别。

2. 尺骨鹰嘴钳夹固定后应经常检查，避免固定滑脱，如发现滑脱及时加以处理。

3. 闭合治疗失败及陈旧性骨折，关节面不平整者，可手术切开复位，张力带钢丝、克氏针或钢板固定。

桡骨干骨折

桡骨干单一骨折比较少见，多发生于青壮年人。

【病因与分类】

（一）病因

直接暴力与间接暴力均可引起桡骨干骨折。

1. 直接暴力

直接打击或挤轧前臂桡侧为本病重要原因。

2. 间接暴力

跌倒时以手掌按地，外力自腕部沿桡骨干向上传导，并伴有过度的旋前外力，亦可造成桡骨干骨折（图 10–41）。

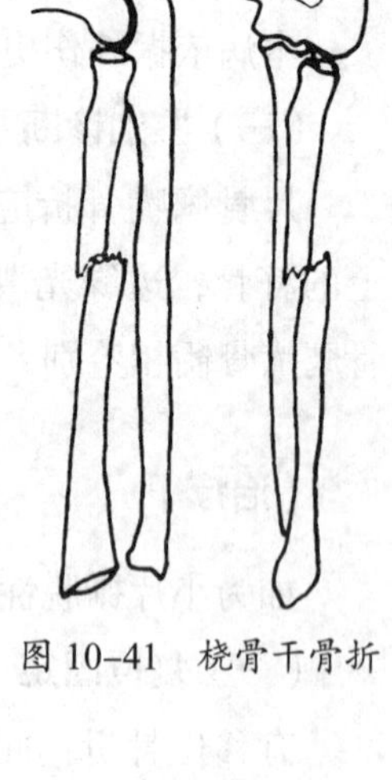

图 10–41　桡骨干骨折

骨折后，由于对侧有尺骨支撑，一般折端无重叠；由于骨间膜和肌肉的牵拉作用，折端易向尺侧或特定方向移位。当下 1/3 骨折时，有重叠移位和成角移位者，应考虑合并下尺桡关节脱位。

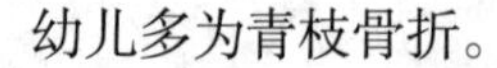

幼儿多为青枝骨折。

若骨折发生于旋前圆肌附着点以上，上段因旋后肌的牵拉而旋后，下段因旋前圆肌的牵拉而旋前，且向尺侧移位，致骨间隙变窄。若骨折发生在旋前圆肌附着点以下，上段虽有旋前圆肌的作用，但与旋后肌的作用相抵消，形成近折端保持于中立位，但仍有屈曲向前移位；下段由于旋前方肌的作用轻度旋前，由于骨间膜的作用而向尺侧移位，近折端相对向后、向尺侧移位（图 10–42）。

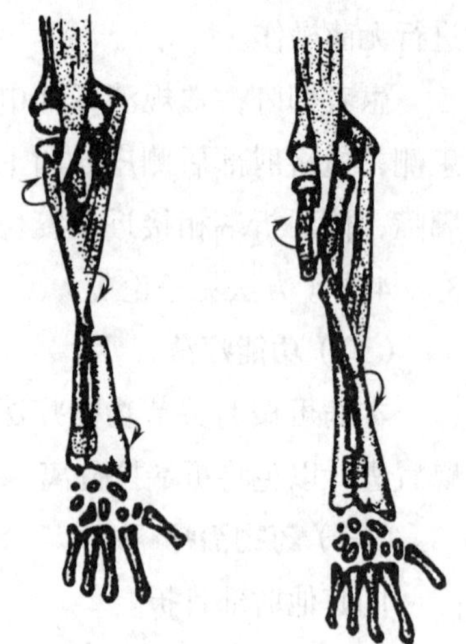

图 10–42　发生在不同节段的骨折

（二）分类

1. 按骨折移位程度

本病按骨折移位程度分为以下 4 种。①无移位骨折：只有骨折线，但骨折端无移位或微有移位，或裂纹骨折。②青枝骨折：发生于儿童的骨折，仅有一侧骨皮质断裂。③有移位骨折：骨折端有不同类型和不同程度的错移、旋转。④粉碎性骨折：不多见。

2. 按骨折部位

本病按骨折部位可分为以下 3 种。①上段骨折：骨折线位于旋后肌附着点以下、旋前圆肌附着点以上。②中段骨折：骨折线位于旋前圆肌附着点以下。以上两种骨折，骨折端多呈横断形。③下段骨折：骨折线位于中下 1/3 或下 1/3，骨折端多呈横断形或短斜形。

3. 按骨折整复后的稳定程度

本病按骨折整复后的稳定程度分为以下 2 种。①稳定型骨折：整复固定后，骨折端稳定，不易再变位。无移位骨折、青枝骨折、横断形骨折皆属此类骨折。②不稳定型骨折：整复固定后，骨折端容易引起再变位，故固定比较困难，所以除用夹板固定外，有时还需配合其他固定和措施，如加垫或患肢置于特殊体位，甚或进行经皮穿针固定等。

4. 按受伤后的时间

本病按受伤后的时间分为以下 2 种。①新鲜骨折：受伤后时间在 3 周以内者。②陈旧性骨折：受伤后时间在 3 周以上者。

【症状与诊断】

（一）症状

前臂肿胀，以外侧为甚，外侧有凹陷畸形、疼痛、压痛，活动时疼痛更甚，前臂旋转功能丧失。被动旋转前臂时，桡骨小头不能随之旋转，即说明桡骨骨折，局部可触及骨异常活动和骨擦音。

（二）诊断

本病依据外伤史、临床症状，结合 X 线正、侧位片可确诊。拍摄 X 线片时应注意包括下尺桡关节，特别是下段骨折更应注意。

【治疗】

（一）手法复位

1. 上段骨折

上段骨折采用折顶复位法，必要时配合臂丛麻醉。患者仰卧，肩外展 60°～ 70°，肘关节屈曲 90°，前臂中立位。一助手固定上臂，另一助手牵拉腕关节，重点牵拉拇指侧。术者站于患侧，一手拇指向前推近折端，一手拇、食二指扶持远折端，在成角的情况下，使远近两折端接触，保持其位置。令牵腕的助手向远端牵拉前臂，并使逐渐外旋、伸直，同时术者继续向前推近折端，用手向后扳远折端即可复位（图 10-43）。

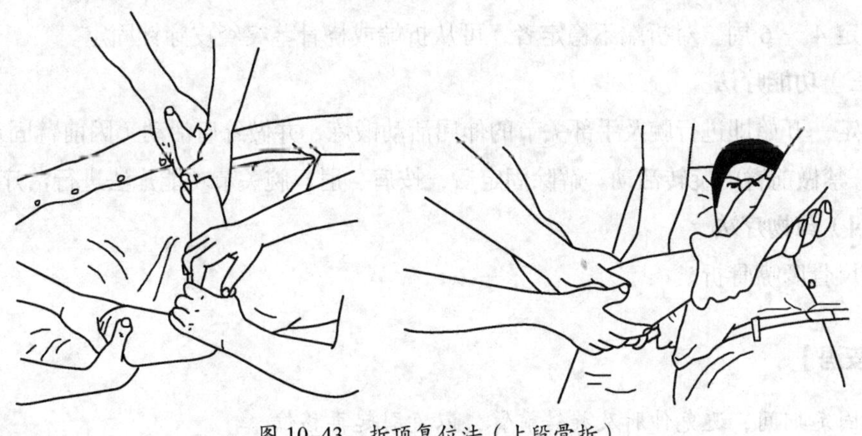

图 10-43　折顶复位法（上段骨折）

2. 中段骨折

中段骨折采用折顶复位法，患者及助手体位同上。术者根据骨折移位方向，推远折端，使远近两折端在成角情况下接触，然后在牵拉下反折复位。若仍存在内外侧方移位时，可再用推挤手法使其复位（图 10-44）。

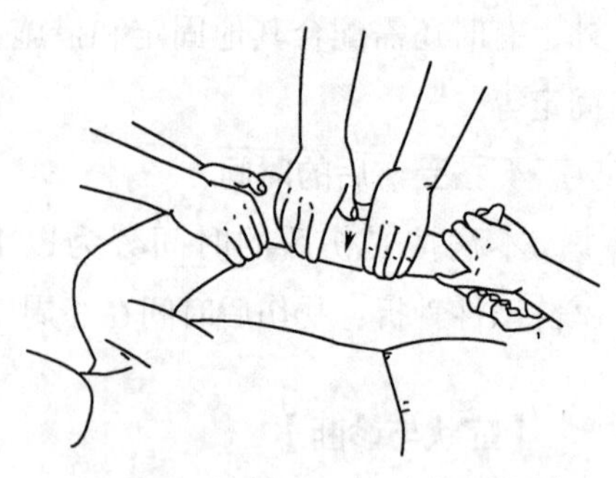

图 10-44 折顶复位法（中段骨折）

3. 下段骨折或中下段骨折

骨槎为斜形者，复位后多不稳定。由于暴力作用的方向不同，故又有向前内成角移位和向后内成角移位，前者多见，后者少见；也有向外侧移位者，但更少见。

下段骨折或中下段骨折采用牵拉推挤提按法或牵拉推挤提按旋臂复位法，患者及助手体位同上。牵臂的助手一手牵拇指，一手牵其他四指，重点牵拇指，用力向远端牵拉。术者站于患侧，两手拇、食二指卡住骨折远近两折端及尺桡骨间隙处，或提或按，或推或挤，促使其复位。

若上法失败者，可令牵手的助手将前臂远端旋后（远折端向后内侧移位者），术者推远折端使与近折端成角接触，然后反折，同时牵手的助手将前臂旋前而复位。如远折端向前内移位者，将前臂旋前，术者推远折端使与近折端成角接触，而后反折，同时牵手的助手将前臂旋后而复位。

若远折端向外侧移位者，采用牵拉推挤法即可。因为此型骨折多为斜形骨槎，故复位后多不稳定，最好于整复时矫枉过正些。桡骨下段或中下段骨折往往合并下尺桡关节脱位，应引以注意，处理不当会遗留畸形和后遗症。

（二）固定

本病均以前臂塑形夹板固定。如为上段骨折，可用前臂超肘塑形夹板固定；如为下段或中下段骨折，复位后折端不稳定者，可于骨折端骨间隙前后加纵形垫或方形垫。一般固定 4 ～ 6 周。对折端不稳定者，可从折端或桡骨茎突经皮穿针固定。

（三）功能疗法

固定一开始即进行腕及手部关节的伸屈活动锻炼，并做耸肩活动（因前臂固定时间较长），禁做前臂的旋转活动。解除固定后，按肩、肘、腕关节功能疗法进行治疗。

（四）药物疗法

同尺骨鹰嘴骨折。

【按语】

1. 固定期间，避免伸肘及旋转前臂，以免引起再移位。

2. 固定时尺侧板要短，以便借助手的下垂重力，将桡骨拉展以矫正向尺侧的成角与移位，或防止向尺侧的移位或突起成角。

3. 复查时，切忌伸肘及旋臂，应在屈肘及前臂不旋动的情况下进行透视复查。

4. 桡骨下段单一骨折，多合并下尺桡关节脱位，故拍摄 X 线片时应包括下尺桡关节，以便及时发现脱位，采取相应措施。

5. 桡骨陈旧性骨折或手法复位失败者，手术切开复位钢板内固定，采取背侧切口，上 1/3 注意保护桡神经背侧支，顺肌间隙进入；骨折复位时需用大号止血钳夹持折端，纠正旋转并保持对位，恢复桡骨弓，4 孔钢板固定。外用石膏托或管型石膏固定 3 个月左右。

尺骨干骨折

单纯的尺骨干骨折多见于尺骨的中段、中下段或下段。

【病因与分类】

（一）病因

本病多为直接暴力所致，占 90% 以上，常因直接打击致伤。当棍棒打击时，人们由于自然的保护反应，抬臂保护头部，而致前臂尺骨被打折，故又称迎击伤。由于桡骨未折的支撑作用，骨折端往往移位不大。

暴力过重和面积较大者，也可致粉碎性骨折。间接暴力也可致伤，但多合并桡骨小头脱位。

（二）分类

本病按骨的槎形可分为横断形骨折或粉碎性骨折（图 10–45）。

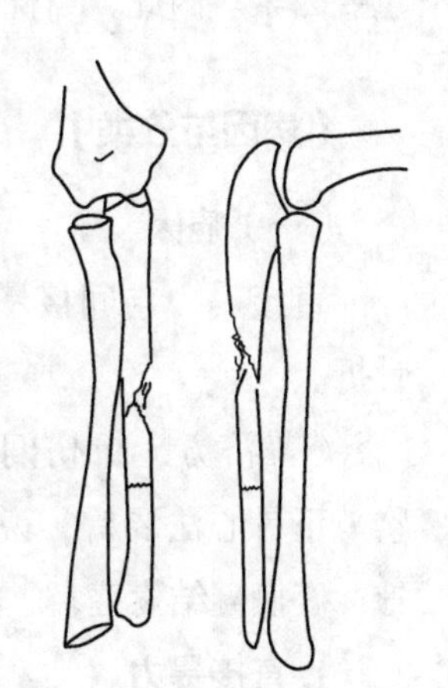

图 10–45　尺骨干骨折

【症状与诊断】

（一）症状

前臂尺侧肿胀，严重者有瘀斑，局部压痛，并可有骨异常活动及骨擦音，旋臂时疼痛加剧。

（二）诊断

由于尺骨位于皮下，本病不难诊断，依据外伤史、临床症状即可确诊。如再结合 X 线正、侧位片，则可确定其骨折类型和骨折移位方向。

如为尺骨上段骨折，应拍摄包括肘关节的前臂正、侧位片；如为下段骨折，应拍摄包括腕关节的前臂正、侧位片。

【治疗】

（一）手法复位

本病主要采用牵拉推挤复位法，因移位不大，故整复较易。患者取坐位或仰卧位，肘关节屈曲 90°，肩关节外展 50°～70°。一助手固定上臂下段，另一助手牵拉腕部，重力放于尺侧。术者站于患侧，以手推挤远折端使复位。

（二）固定

本病主要以前臂塑形夹板固定（方法见总论）。尺侧板要长，并于远端加长方形垫，将手固定在桡偏位。因尺骨愈合较慢，应固定 4 ～ 8 周。对折端不稳定者，可从鹰嘴或折端经皮穿针髓内固定。

（三）功能疗法

同桡骨干骨折。

（四）药物治疗

同桡骨干骨折。

桡尺骨干双折

本病多发生于儿童和青壮年，且多发生在中段和下段。

前臂的肌肉分为伸肌、屈肌、旋前肌、旋后肌，伸肌和屈肌的牵拉力为骨折后骨折端发生重叠移位的重要因素。旋前肌和旋后肌的牵拉力为骨折后骨折端发生旋转移位的重要因素。因此，当桡、尺两骨同时骨折时，可发生骨折端的重叠、旋转和成角移位。

【病因与分类】

（一）病因

直接暴力与间接暴力均可致前臂桡尺骨干双折，但不同的暴力可造成不同类型的骨折。

《普济方·折伤门》说："凡两手臂打断者，有碎骨，跌断者无碎骨。"《医宗金鉴·正骨心法要旨》说："凡臂骨受伤者，多因迎击而断也，或断臂辅二骨，或唯断一骨，瘀血凝结疼痛。"

1. 直接暴力

直接暴力多见于打击、挤压、轧砸致伤。两骨的骨折部位多在同一平面，偶有碎折和多段骨折，骨折槎形为横断形或碎形，如为压轧伤则常伴有严重的软组织损伤，或形成开放性骨折。

2. 间接暴力

（1）传导暴力：从高处坠落或跌倒，以手按地，力量向上传导，先致桡骨中段或上段骨折，暴力继续作用，力量沿骨间膜传导至尺骨而使之发生骨折。所以此种骨折多为尺骨干骨折线低于桡骨干骨折线，且桡骨多为横断形或锯齿形骨折，而尺骨多为短斜形骨折。如暴力较大，骨折断端可刺破皮肤，发生开放性骨折。发生在小儿则多呈下段横断双折。

（2）扭转暴力：多见于机器扭绞伤，致前臂过度旋前或旋后，而使桡、尺两骨过度扭绞造成骨折，骨折线和成角移位的方向常是一致的，但骨折线不在一个水平面上。如为旋前暴力所致者，则尺骨远折端向后移位，尺骨折线在上而桡骨折线偏下；如为旋后暴力所致者，则桡骨折线在上而尺骨折线偏下。此种骨折多伴有皮肤的擦伤或软组织扭裂伤。

（二）分类

1. 按骨折部位

本病按骨折部位分为以下 3 种。①上段骨折：多为横断形骨折，亦可桡骨呈横断形而尺骨为短斜形骨折，亦可桡骨为锯齿形而尺骨为短斜形骨折。②中段骨折：多为斜形骨折，亦可桡骨为横断形或锯齿形而尺骨为短斜形骨折。③下段骨折：多为横断形骨折，且多见于儿童，骨折线在同一水平面上（图 10–46）。

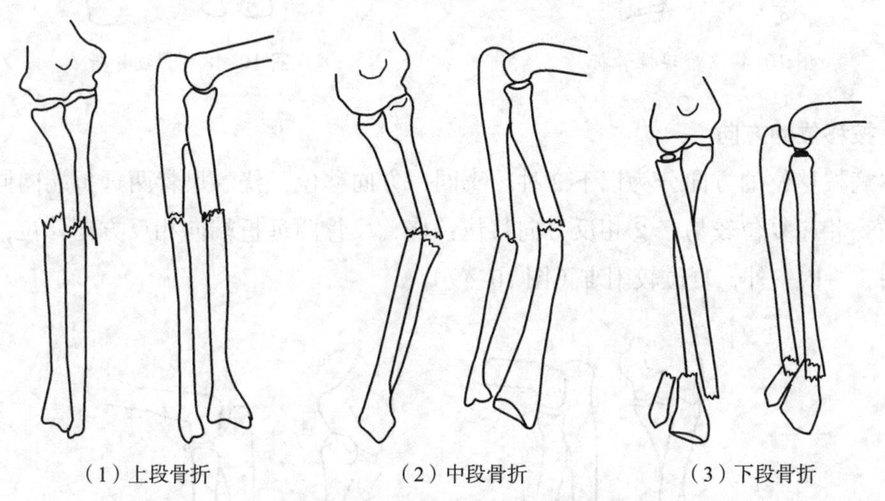

图 10–46　桡尺骨干双折按骨折部位分类

2. 按骨折的槎形

本病按骨折的槎形主要分为以下 4 种。①横断形骨折：骨折端为横断形，整复后折端稳定。②斜形骨折：骨折端为斜形，多为短斜形，复位后折端不稳定，需靠体位维持。③锯齿形骨折：骨折端为锯齿形，有时不易复位，一旦复位后，骨折端稳定，一般活动亦不致再移位。此种类型因桡骨较细，骨折端的齿形有时在 X 线片上也不易明显见到。每当复位时骨折对位好，但折端有间隙，稍动即又移位，折端极不稳定者，即属此种类型骨折，此种槎形多发生在桡骨。④粉碎性骨折：骨折端为粉碎性，有 2

块以上的骨折，骨折复位后不稳定（图 10–47）。

3. 按骨折移位程度

本病按骨折移位程度分为以下 3 种。①无移位骨折：少见，骨折后骨折端无移位，或仅有轻微移位，不需复位。②青枝骨折：多见于儿童，骨干一侧皮质劈裂折断，另一侧皮质可完整，向折侧突起成角（图 10–48）。③移位骨折：多见于青壮年，根据暴力种类、力量大小、作用方向、肌肉附着点的高低，可形成不同部位、不同类型，以及有重叠、旋转、成角、侧方等不同的移位和畸形的骨折。

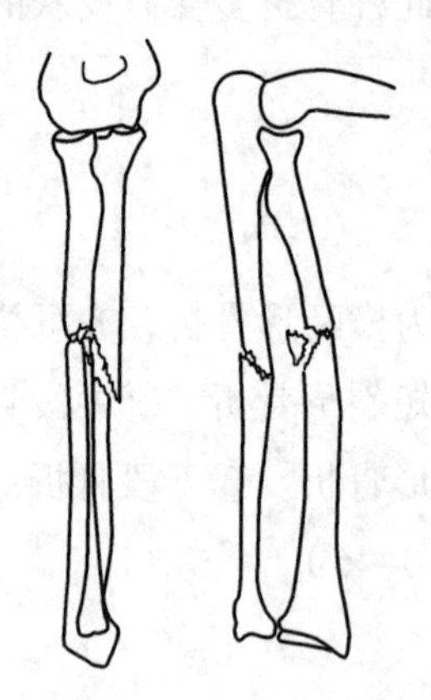

图 10–47 粉碎性骨折

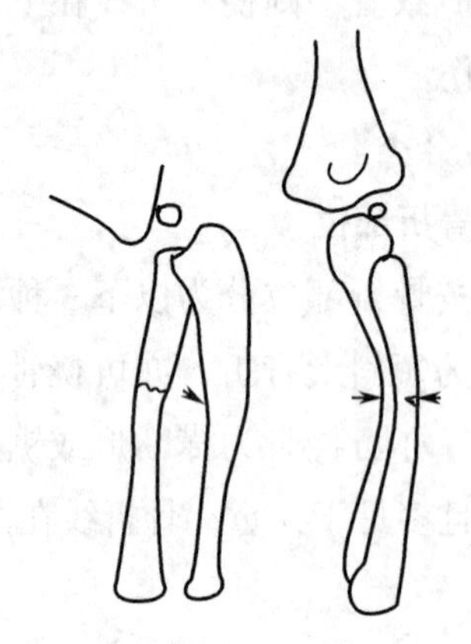

图 10–48 青枝骨折

4. 按移位的方向

本病按移位的方向分为以下 2 种。①同一方向移位：桡、尺骨两远折端向同一方向移位，相应复位较易。②相反方向移位：桡、尺骨两远折端向相反方向移位，如一前一后、一内一外，复位较困难（图 10–49）。

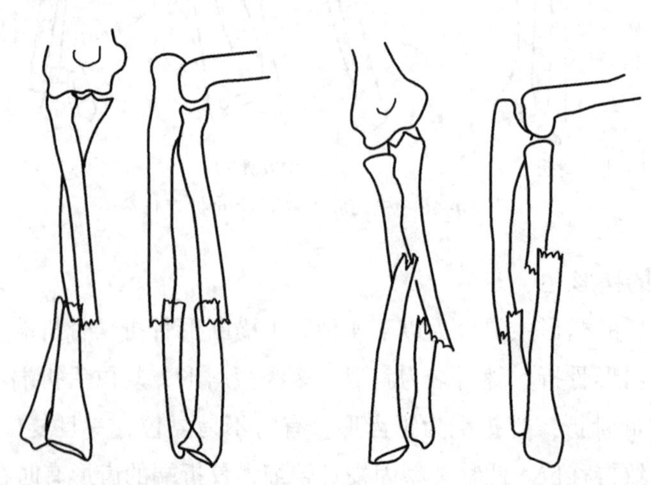

（1）同一水平不同方向移位的骨折　（2）不同水平不同方向移位的骨折

图 10–49 桡尺骨干双折按移位方向分类

5. 按骨折合并软组织损伤程度

本病按骨折合并软组织损伤程度可分为以下 2 种。①闭合性骨折：有轻或重度的软组织损伤，但皮肉完整，骨折端与外界不相通。②开放性骨折：软组织损伤严重，皮肤多为挫裂伤，或被刺破，骨折端与外界相通，或骨端外露，复杂的前臂开放性骨折，常合并严重的血管、神经、肌腱肌肉的损伤和撕裂。

6. 按骨折后时间的长短

本病按骨折后时间的长短分为以下 2 种。①新鲜性骨折：伤后 2 ～ 3 周以内者，复位较易。②陈旧性骨折：伤后 2 ～ 3 周以上者，因软组织的修复、骨折端纤维性骨痂的形成，给闭合手法复位带来一定困难。

【症状与诊断】

（一）症状

局部或前臂肿胀、疼痛、压痛，活动时疼痛加剧，患肢呈成角、弯曲、扭转或短缩畸形，功能障碍或丧失。骨折移位者可触知骨异常活动及骨擦音，多有瘀斑。

儿童青枝骨折：无骨异常活动，但有明显成角畸形和肿胀。

开放性骨折：因折端刺戳所致者，仅以小口与外界相通；因扭轧、挤砸所致者，可形成大面积软组织撕裂伤或挫伤，骨折类型复杂，致骨折端外露。

陈旧性骨折：肿胀已消退或基本消退，畸形更为明显，功能稍有恢复，有的肌肉反而消瘦、萎缩，关节形成粘连及僵硬。

不同的血管、神经损伤，因程度和部位不同，有不同的临床表现，详见神经、血管损伤章。

（二）诊断

本病依据外伤史和临床症状，结合 X 线正、侧位片可确诊。拍摄 X 线片时应注意包括上、下关节，排除上、下关节脱位。注意是否合并血管、神经损伤。

【治疗】

（一）手法复位

因前臂骨折的受伤机制比较复杂，骨折类型较多，又因桡、尺二骨相辅作用，功能要求灵活，对位要求严格，不但要有较好的接近解剖的对位，而且要求有较好的接近解剖的对线。故在复位前应详细观察与分析 X 线片所示的情况，根据不同节段的不同类型骨折，确定整复手法和步骤，安排好助手的分工和配合。必要时结合麻醉，在无痛情况下整复。

整复原则：①一般先整复桡骨，后捏对尺骨（有时亦可同时整复）。因桡骨往往呈横断形骨槎，复位后比较稳定，不要顾虑在捏对尺骨时会引起桡骨再移位。②整复时，一般应屈肘，前臂中立位。屈肘可使肌肉松弛，缓解对骨折端的牵拉，前臂中立位时骨间距离最宽。只要掌握这两条原则，整复桡尺骨干双折并不十分困难。

1. 青枝骨折

牵拉按压复位法：患者取仰卧或坐位，一助手固定肘部，另一助手牵拉腕部，肘关节屈曲 90°，前臂中立位，术者站于患侧，在助手上下牵拉的情况下，稳而准地按压突起成角部使其平复，以形成凹侧骨皮质断裂而折端不分离错移为最好。

因凹侧骨皮质不断裂时，突起的成角畸形往往不能矫正，即当时感觉复位良好，但由于凹侧骨皮质的弹性牵拉及折侧骨槎的对顶作用，仍可逐渐形成成角畸形，故矫枉必须过正。复位时应明确听到或感觉到凹侧骨皮质复位时的断裂声（感）。

儿童的骨折成角畸形在 20°以内者，可通过发育而自行矫正。超过 12 岁以上的儿童，自行塑形的功能随之减小，8 岁以下尚可矫正。

2. 同一水平的桡尺骨上段双折

同一水平的桡尺骨上段双折多为横断形骨折。若远折端移位的方向一致，采用牵拉提按推挤复位法或折顶复位法。

（1）牵拉提按推挤复位法：患者仰卧，肩外展 50°～ 70°，肘关节屈曲 100°～ 120°，前臂中立位。一助手固定上臂下段，另一助手牵拉前臂下端。术者站于患侧，先触清骨折断端，在上、下助手用力牵拉的同时，按压远折端使之接近折端复位。复位后，术者持两骨折端，令牵前臂的助手沿前臂纵轴推顶使远折端向上，令远近两折端相嵌插，以达复位牢固的目的（图 10–50）。

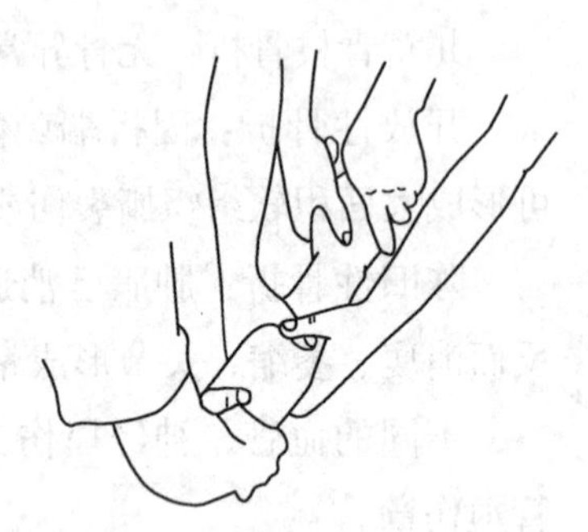

图 10–50　牵拉按压推挤复位法

（2）折顶复位法：若折端重叠移位较甚者，采用折顶复位法。患者和助手体位同上。拉前臂的助手不要用力，只起到扶持作用。术者推近折端，使远近折端在成角的情况下接触，同时牵臂的助手协同扩大畸形。当远、近两折端成角接触时，术者稳定折端，牵臂的助手将前臂用力牵直使复位（图 10–51）。

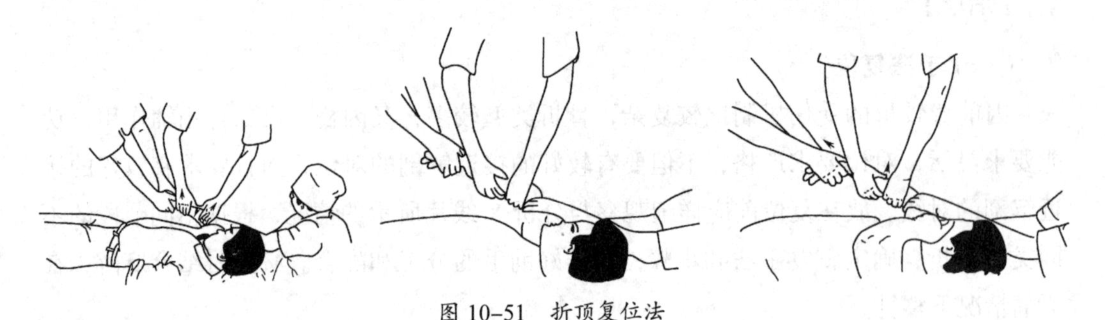

图 10–51　折顶复位法

3. 同一水平的桡尺骨中段双折

同一水平的桡尺骨中段双折多为斜形骨折，移位方向一致，采用牵拉提按摇摆复位法。患者和助手体位同上，肘关节屈曲 90°，术者以双手拇、食、中三指分持桡尺骨折端，进行提按分骨使复位，再持折端前后摇摆，使复位落实并稍加嵌插（图 10–52）。

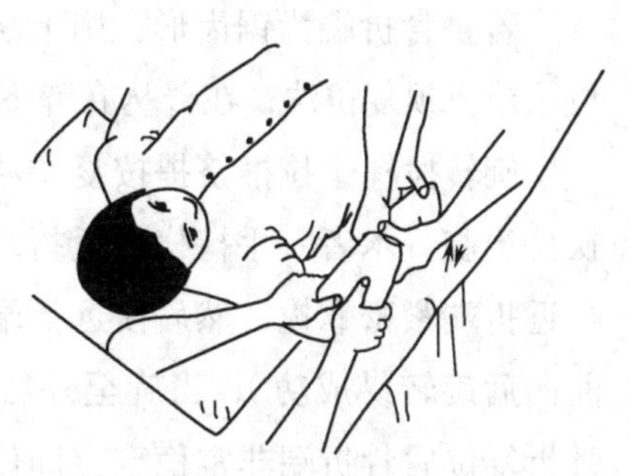

图 10–52　牵拉提按摇摆复位法

4. 同一水平的桡尺骨下段双折

同一水平的桡尺骨下段骨折多为横断形骨折，且多见于儿童，折端大都是向背侧一致性移位，向前成角，采用折顶复位法（图 10–53）。患者取仰卧或坐位，一助手固定患肢前臂上段。术者站于患侧，令患肢手心向下，双手持患腕，两拇指扣住桡、尺骨远折端的背侧，两食指横置于桡、尺骨近折端的掌侧。先用力向远端牵拉，同时拇指用力向掌侧按压远折端，并扩大向掌侧的突起成角畸形，使远折端在成角的情况下接触近折端，然后反折，同时拇指向前按远折端，食指向后提近折端复位。

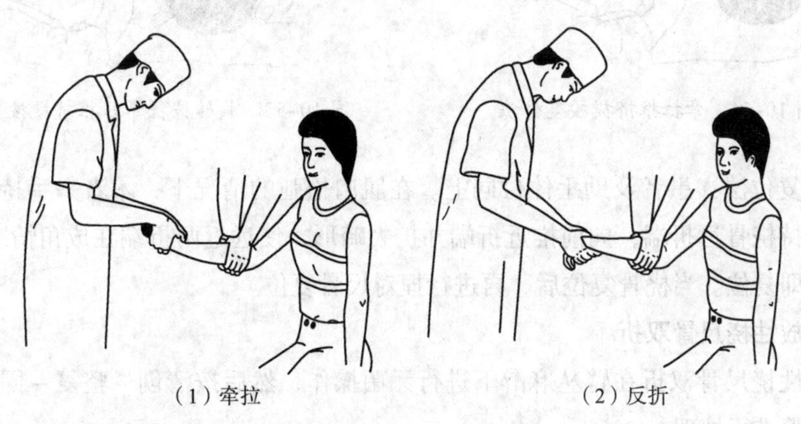

（1）牵拉　　（2）反折

图 10–53　折顶复位法（同一水平桡尺骨下段骨折）

5. 不同水平的桡尺骨双折

不同水平的桡尺骨双折两骨折端不在同一水平，多为桡骨骨折线在上呈横断形或锯齿形骨折，尺骨骨折线在下呈斜形骨折；桡、尺骨两骨折移位方向多不一致，呈桡骨远折端向前、尺骨远折端向后移位，或桡骨远折端向后、尺骨远折端向前移位（以前者多见）。或桡骨远折端向内、尺骨远折端向外移位，或桡骨远折端向外、尺骨远折端向内移位，此两种移位方向者，亦以前种多见。

对于桡骨为横断形、尺骨为斜形的骨折，采用牵拉推挤提按复位法：患者及助手体位同上。肘关节屈曲 90°，前臂中立位。术者站于患侧，在上下用力牵拉的同时，术者先推按桡骨远折端使复位，然后以提按法捏对尺骨（图 10–54）。

若桡骨折端为锯齿形，用上法不能复位时，采用旋转拨槎法配合牵拉推挤提按复位法或折顶复位法，在臂丛麻醉下进行。

旋转拨槎牵拉推挤提按复位法：患者体位同上，一助手固定上臂下段，另一助手扶持患腕。术者一手持桡骨近折端，一手持远折端，在肌肉松弛的情况下，使远折端与近折端紧密靠拢，然后使远折端围绕近折端由外前向后或由内前向后旋转（一般外前向后旋转易成功），当旋至外后侧或内后侧时，再进行牵拉推挤或提按复位。此型骨折复位后骨折端非常稳定，即使摇摆亦不易再变位，然后再捏对尺骨合槎复位（图 10–55）。

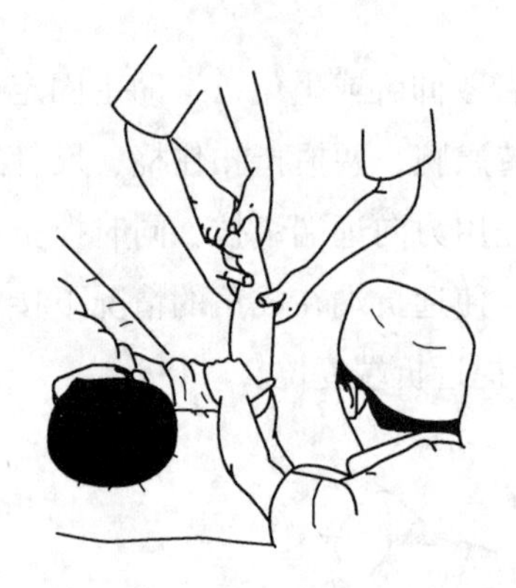

图 10–54　牵拉推挤提按复位法

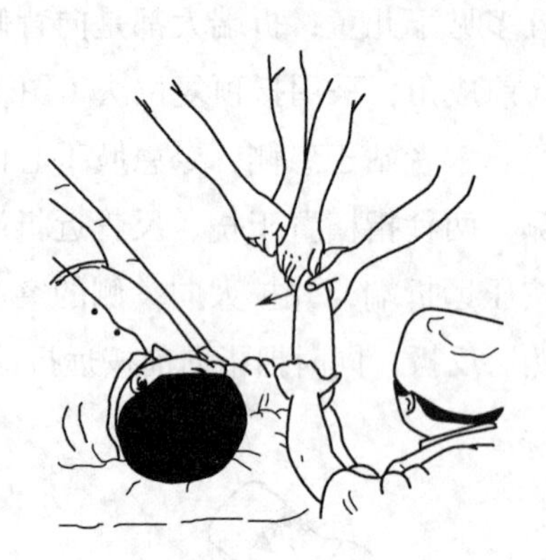

图 10–55　旋转拨槎牵拉推挤提按复位法

折顶复位法：患者及助手体位同上。在肌肉松弛的情况下，术者一手持桡骨近折端，一手持桡骨远折端，向前推近折端并扩大畸形，使远近两折端在成角情况下接触，然后反折即复位。当桡骨复位后，再进行捏对尺骨复位。

6. 开放性桡尺骨双折

开放性桡尺骨双折在臂丛麻醉下进行无菌操作，然后按清创 – 整复 – 固定 – 缝合伤口的步骤进行处理。

7. 陈旧性桡尺骨双折骨折后

由于误治或失治，超过 2 或 3 周者（小儿 2 周，成人 3 周），因时间较长，本型骨折处理比较复杂，难度亦大，采用手法折骨复位或撬拨复位。

（1）适应证：①骨折后时间在 4 周以内或虽在 4 周以上而尚未牢固愈合者。②单纯成角畸形者。③骨折端移位方向一致者。

（2）复位方法：①折骨复位法：在臂丛麻醉下进行。患者仰卧，一助手固定上臂下段，另一助手扶持腕部。术者站于患侧，令肘关节根据需要屈曲或伸直，将前臂突起成角处向上。术者两手叠置其上，令扶臂的助手持前臂下端向上抬加以反折，力量要稳，待折骨后，按新鲜骨折进行整复。术者亦可一手握骨折端向下按压，另一手持前臂下端向上进行反折，不用助手持臂亦可。不过前法力量较大，后法力量较小。亦可将突起成角处放置于床缘（台缘）或以角形物置其突起成角折端下，上垫以软物。术者一手扶持骨折端，一手按压前臂下端进行折骨，然后进行整复。

②撬拨复位法：以钢针进行撬拨复位，在麻醉、X线透视下进行无菌操作。患者仰卧，常规消毒铺巾，一助手固定上臂下段，另一助手扶持前臂下端。术者站于患侧，选好进针点，用尖刀片在皮肤上刺一小孔，将骨圆针刺入，先在骨痂处进行多处钻孔，将骨痂折断剥离。也可助以手法折骨，再将钢针刺入折端。一般远折端向前移位，应以近折端为支点，撬远折端向后复位；远折端向后移位，以远折端为支点，撬近折端向后复位，其侧方移位，先采用手法矫正，不成功者亦可采用钢针撬拨，原则同上。骨折复位后，术者以手稳定骨折端的对位，将针缓缓退出。骨折端复位好且稳定者，将针眼无菌包扎。以前臂塑形夹板固定，肘屈90°，前臂中立位悬吊。如骨折端不稳定，亦可经皮穿针固定。如肌肉挛缩者，在撬拨的同时可令牵前臂的助手助以牵拉力量。

（3）注意事项：①进针点的选择：一般选在背侧、背尺侧或背桡侧，不选在掌侧。如以近折端为支点时，应于近折端上方1～2cm处进针；如以远折端为支点时，应于远折端下方1～2cm处进针。进针部位应避开血管和神经。②进针方向要准，操作要稳，进针不能过深，以免伤及血管和神经。

（二）固定

上段骨折以前臂超肘塑形夹板固定6～8周。中段骨折以前臂塑形夹板固定6～8周。下段骨折以腕关节塑形夹板固定3～4周，使腕呈掌屈位。夹板的塑形弯部一定要放于腕掌关节处，以免造成折端向背侧成角畸形。青枝骨折以前臂塑形夹板固定2～3周。成人前臂无移位骨折以前臂塑形夹板固定3～6周。陈旧性骨折同新鲜骨折。

（三）功能疗法

同桡骨干骨折。

（四）药物治疗

同桡骨干骨折。

【按语】

固定期间，前臂应维持在中立位，鼓励和指导患者进行适当的功能锻炼，在进行更换外敷药、调整夹板松紧度时，应双手平托患肢，小心搬动，不可一手端提患肢。避免前臂的任何旋转活动，以免骨折再移位。

尺骨上段骨折合并桡骨小头脱位（孟氏骨折）

尺骨上段骨折合并桡骨小头脱位是临床上较常见的一种特殊损伤。1914 年意大利医生 Monteggia 最早报道，也称孟氏骨折。此种骨折是指尺骨半月切迹以下的尺骨上段骨折，桡骨小头同时自肱桡关节和上尺桡关节处脱出，但肱尺关节无脱位。

尺骨上段骨折合并桡骨小头脱位可发生于各个年龄，但多发生于儿童，且可并发桡神经损伤。

【病因与分类】

（一）病因

直接暴力和间接暴力均可造成此种损伤，但以间接暴力多见，且多为传导暴力。跌倒时肘关节呈伸直或过伸位，前臂旋后以手按地，暴力沿前臂向上传导，先造成尺骨上段骨折，骨槎多为斜形，远折端向掌侧突起成角或移位。暴力继续作用，迫使桡骨小头冲破或滑出环状韧带的约束而脱向前外侧，成伸直型骨折。

若跌倒时，肘关节呈屈曲位，前臂旋前以手按地，暴力沿前臂向上传导，先造成尺骨上段横形骨折或短斜形骨折，使骨折端向背侧成角移位。由于暴力的继续作用，迫使桡骨小头向后外脱出，成屈曲型骨折，不多见。

跌倒时，身体向患侧倾斜，肘关节处于伸直内收位，前臂旋前，以手按地，暴力沿前臂向上传导造成尺骨上段纵向劈裂，或横形骨折，或碎裂骨折，骨折端多无明显移位，而单纯向桡侧突起成角，桡骨小头被迫向外侧脱出，成内收型骨折，多见于儿童。

若暴力较大，在造成尺骨上段骨折和桡骨小头脱位后，仍继续作用，又可造成桡骨上段骨折，称特殊型骨折，是一种少见的损伤。

（二）分类

本病一般按受伤机制分为以下几种类型：①伸展型骨折：因肘关节在伸直或过伸位受伤而名。骨折后折端向前外侧突起成角或移位，桡骨小头脱向前外侧。此型较为多见，且多见于儿童。②屈曲型骨折：因肘关节于屈曲位受伤而名。骨折后折端向后外侧突起成角或移位，桡骨小头脱向后外侧。此型少见，但多见于成年人。③内收型骨折：因肘关节在内收位受伤而名。骨折多呈纵向劈裂或碎裂或横形，移位不明显而向外突起成角，桡骨小头脱向外侧。此型多见，且多见于幼小儿童。④特殊型骨折：尺桡骨上段双折合并桡骨小头脱位，向外侧移位和突起成角移位。此型不多见［图 10–56（1～4）］。

临床须注意还有两种相当于孟氏骨折的形式：①孤立性桡骨小头脱位；②尺骨近段骨折合并桡骨颈骨折［图 10–56（5）］，称为“类孟氏损伤”。

以上各型骨折多数向桡侧突起成角移位。

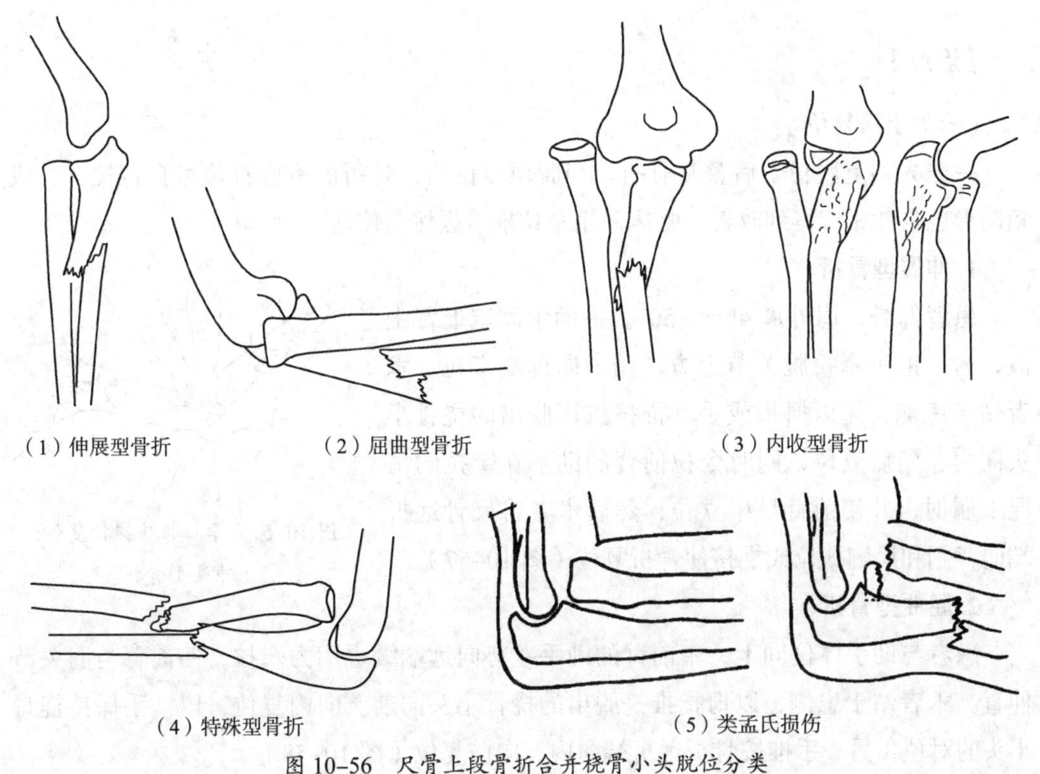

（1）伸展型骨折　（2）屈曲型骨折　（3）内收型骨折

（4）特殊型骨折　（5）类孟氏损伤

图 10-56　尺骨上段骨折合并桡骨小头脱位分类

【症状与诊断】

（一）症状

肘部与前臂肿胀、疼痛、压痛，功能障碍，特别是前臂旋转障碍，移位明显者可见畸形、桡骨小头向外侧翘起，尺骨上段可有骨异常活动及骨擦音。

小儿内收型骨折，骨异常活动不明显，肿胀亦较轻，但肘部有向外突起弯曲畸形。

本病如合并桡神经损伤，可伴有腕下垂或拇指背伸无力症状，但不多见。

（二）诊断

本病依据外伤史、临床症状，结合包括肘关节的前臂 X 线正、侧位片，即可做出诊断。

凡尺骨上段骨折都应拍摄包括肘关节的 X 线止、侧位片，以观察桡骨小头是否有脱位，并应列为常规检查。必要时需同时拍摄健侧前臂包括肘关节的 X 线正、侧位片，以便对比诊断。

正常情况下，X 线正、侧位片示桡骨小头与肱骨小头相对应，桡骨干的纵轴线向上延长，一定通过肱骨小头中心。如有偏移超过 0.3cm 者，应视为脱位。

（三）鉴别诊断

尺骨上段骨折时应注意鉴别有无合并桡骨小头脱位。

【治疗】

（一）手法复位

一般先整复脱位，后整复骨折。当脱位复位后，骨折的重叠移位可自行拉开，成角畸形也自然相应得到改善。临床采用牵拉推挤提按复位法。

1. 伸展型骨折

患者仰卧，肩外展40°～50°。一助手固定上臂中段，另一助手牵拉腕关节上方，用力向远端牵拉。术者站于患侧，先以拇指或手掌推挤按压脱出的桡骨小头向内、向后复位，同时令拉前臂的助手在牵拉的情况下屈肘，并使前臂呈中立位，然后术者将尺骨远折端向背侧和尺侧提拉或推挤使骨折复位（图10–57）。

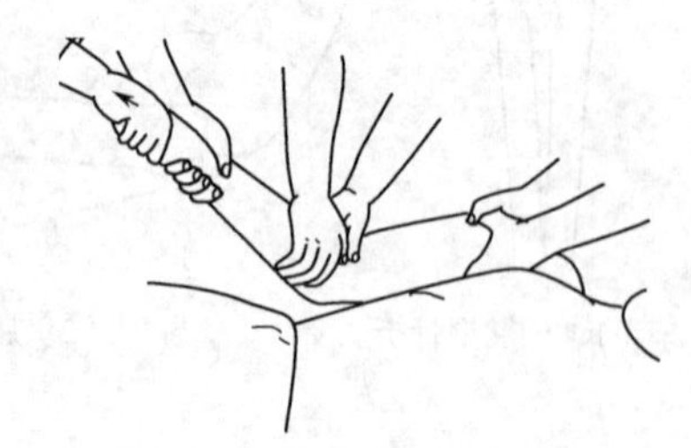

图10–57 牵拉推挤提按复位法（伸展型骨折）

2. 屈曲型骨折

患者与助手体位同上，牵前臂的助手顺势向远端缓缓用力牵拉，使前臂与肘关节伸直。术者站于患侧，以拇指推挤脱出的桡骨小头向前、向内复位，以一手保持桡骨小头的对位，另一手推按骨折远折端向内、向前复位（图10–58）。

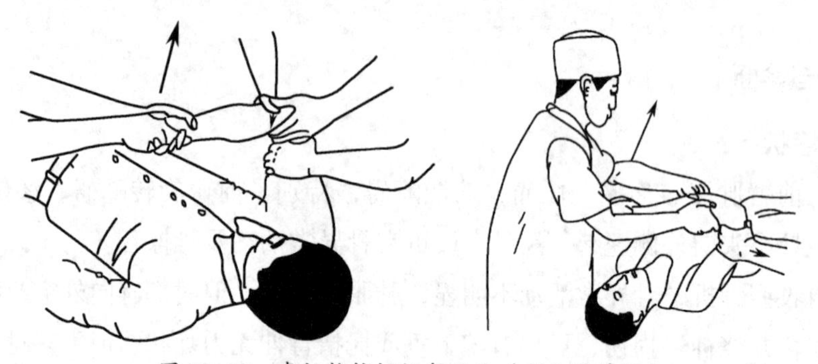

图10–58 牵拉推挤提按复位法（屈曲型骨折）

3. 内收型骨折

患者与助手体位同上，先推挤桡骨小头复位后屈肘，然后由背外侧向内前推挤骨折端，向外扳鹰嘴尖，同时令远端助手在牵引下外翻使复位（图10–59）。

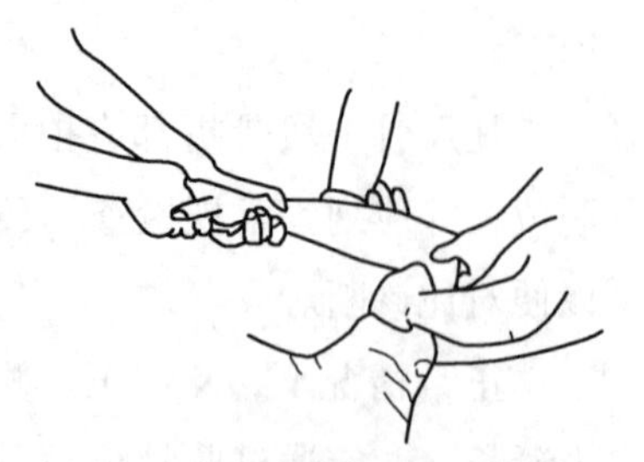

图10–59 牵拉推挤提按复位法（内收型骨折）

4. 特殊型骨折

患者与助手体位同上。术者站于患侧，先整复桡骨小头脱位，然后在屈肘和前臂中立位的情况下，按前臂双折进行整复。

5. 类孟氏损伤

根据桡骨小头脱位方向的不同，采用相反方向的整复方法。

（二）固定

1. 夹板固定

伸展型、内收型、特殊型骨折复位后，肘关节极度屈曲，皆以前臂超肘关节塑形夹板固定 6 ～ 8 周，小儿固定 3 ～ 4 周。屈曲型骨折以肘关节塑形夹板将肘关节固定于半伸直前臂旋后位 6 ～ 8 周。

2. 穿针固定

对手法复位后尺骨折端不稳定者，宜采用经皮穿针固定。即在麻醉、透视和无菌操作下，选用合适的尺骨髓内针（直径 2 ～ 3mm 的骨圆针），将尺骨近折端提于背侧皮下，骨圆针尖端从折端斜向上前方刺入尺骨近折端骨髓腔，屈肘后从鹰嘴处打出皮外，用钢丝钳夹持针尖边旋转边向外拔退，针尾退至与折端平齐时进行手法复位。复位方法主要采用拔伸牵引、推挤提按、折顶成角、夹挤分骨、撬拨复位等，助手亦可握持外露的钢针向左、右、前、后摆动协助对位，待透视复查满意后，术者保持对位，助手迅速将钢针击入远折端髓腔足够长度，固定骨折；亦可采用从鹰嘴顺行穿针固定尺骨骨折。只要尺骨骨折得到复位和固定，桡骨小头多可自行复位，且较稳定。倘桡骨小头未复位或不稳定，可上下牵引，术者双拇指压住脱位的桡骨小头用力向后内（Ⅰ型）或前内（Ⅱ型）推挤，同时在远端助手牵引下屈曲或伸直肘关节，即可以使桡骨小头复位；若仍不复位或松手即弹出者，可能系环状韧带、关节囊等嵌夹在关节内影响复位，须手术切开复位。对桡骨小头容易复位但不稳定者，可行闭合穿针固定，方法有两种：①屈肘 90°，从肱骨外髁后方向前钻一直径 1.5 ～ 2mm 克氏针，固定肱桡关节；②从桡骨颈外侧横向尺骨钻一直径 2mm 左右克氏针，固定上尺桡关节。此二法均可阻止桡骨小头再脱位。整复固定后外用石膏托或管型石膏固定。

（三）功能疗法

同前臂上段骨折。

（四）药物治疗

同前臂上段骨折。

【按语】

1. 定时复查，特别应严密注意桡骨小头复位情况，以便发现问题，及时处理。

2. 如为陈旧性骨折，骨折端尚未愈合牢固者，可折骨后按新鲜骨折处理，桡骨小头也可通过活筋、分离粘连后推挤复位。如桡骨小头不能复位，可手术切开复位修复环状韧带。尺骨骨折尽量用钢板固定（成人），以利愈合。

桡骨下段骨折合并下尺桡关节脱位（盖氏骨折）

本病多见于成年人，亦可发生于儿童。桡骨下段骨折合并下尺桡关节脱位，复位后极不稳定，手法复位及固定均较困难，并且下尺桡关节脱位又往往被忽视，故对此种损伤应引起重视。1934 年 Galeazzi 详细描述了本病，故也称盖氏骨折。

【病因与分类】

（一）病因

间接暴力与直接暴力均可导致本病。

1. 间接暴力

跌倒时，以手按地，暴力向上传导至桡骨下段或中下段而引起骨折，骨折多呈横断形或短斜形，骨折远折端向上重叠移位。跌倒时，由于前臂所处的旋转位置不同，远折端可向掌侧或背侧移位。同时三角软骨及尺侧腕韧带破裂，造成下尺桡关节脱位，或尺骨茎突撕脱骨折，其中骨折远折端向掌侧移位者较多见。骨折后，远折端常因骨间膜及旋前方肌的牵拉而向尺侧移位，且向前旋转。有时折端间由于外展拇长肌和伸拇短肌的嵌入而不易复位和愈合。

2. 直接暴力

前臂下段桡侧被重物打击、砸轧造成骨折，折端多呈横断形或碎折，骨折远折端常因旋前方肌与骨间膜的牵拉而向尺侧移位，暴力继续作用可致下尺桡关节脱位。

（二）分类

1. 按骨折远折端移位方向

本病按骨折远折端移位方向分为以下 3 种：①桡骨远折端向上重叠向尺侧移位合并下尺桡关节脱位，少见，多为斜形骨折。②桡骨远折端向掌侧或尺侧移位合并下尺桡关节脱位，多见。③桡骨远折端向背侧及尺侧移位合并下尺桡关节脱位，少见（图 10–60）。

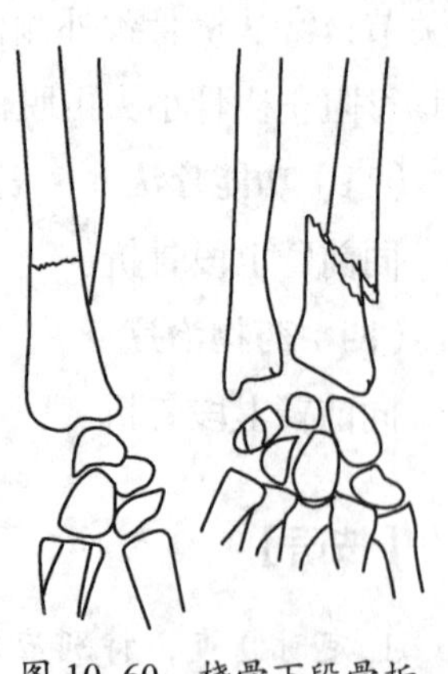

图 10–60　桡骨下段骨折合并下尺桡关节脱位

2. 按骨折的槎形

本病按骨折的槎形分为以下 3 种：①横断形骨折：骨折槎形为横断形，多见。②短斜形骨折：骨折槎形为短斜形，多见。③粉碎性骨折：骨折端呈 2 块以上者，少见。

3. 按骨折复位后的稳定程度

本病按骨折复位后的稳定程度分为以下 2 种：①稳定型骨折：无移位骨折、横断形骨折、向尺侧成角向掌侧移位合并下尺桡关节脱位但不严重者。②不稳定型骨折：斜形骨折或粉碎性骨折，或骨折远折端向尺侧及背侧移位和合并下尺桡关节脱位严重者（图 10–61）。

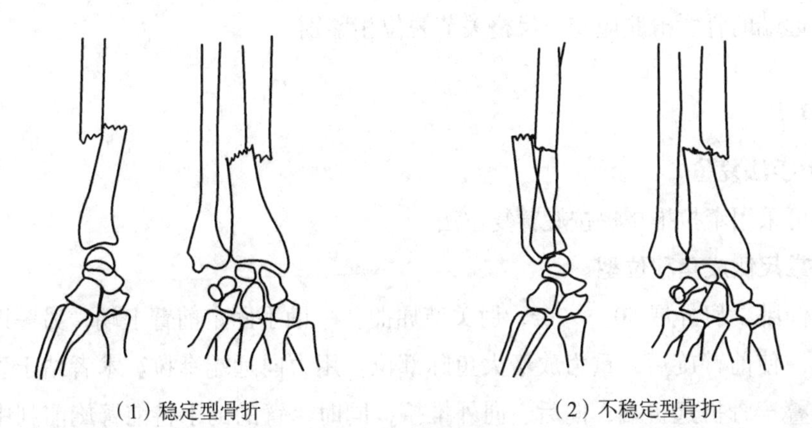

（1）稳定型骨折　　（2）不稳定型骨折

图 10–61　盖氏骨折

【症状与诊断】

（一）症状

前臂及腕部肿胀、疼痛，下段或中下段呈向尺侧的凹陷畸形，局部有显著压痛、骨异常活动、骨擦音，旋臂及腕关节功能障碍，腕部亦有明显压痛并畸形。下尺桡关节有异常活动，尺骨下端可向背侧翘起或向掌侧移位。

（二）诊断

本病依据外伤史、临床症状，结合 X 线包括腕关节的前臂正、侧位片可以确诊。

X 线正位片：正常下尺桡关节间隙为 0.5 ～ 2mm。如成年人超过 2mm，儿童超过 4mm，则应视为下尺桡关节脱位。若桡骨骨折端重叠成角明显，尺骨未见短缩，下尺桡关节面内缘远近相距大于 5mm 者，可认为有上下方向的脱位。

X 线侧位片：正常桡、尺骨下段骨干相互平行、重叠，若发生交叉，尺骨小头向背侧移位（多见）或向掌侧移位（少）者，则应视为下尺桡关节脱位。

在观察 X 线正位片时应注意，下尺桡关节间隙虽然较正常为宽，仍应结合临床症状，如下尺桡关节是否有异常活动及压痛，才可确定是否为下尺桡关节脱位。因为正常情况下，腕关节所置的位置不同，X 线拍片所示的下尺桡关节间隙也不同，如置于后前位拍片者，关节间隙显示则宽些。有时可同时拍摄健侧前臂包括腕关节的正、侧位片，用以对比诊断。

在儿童的此类损伤中，往往尺骨远端的骨骺滑脱代替了下尺桡关节脱位，脱位少见。因为儿童韧带的强度比骨骺大得多，此时腕三角纤维软骨盘完整，滑脱的尺骨小头骨骺随桡骨远折端而移位。此时诊断为类盖氏损伤，其损伤机制和处理方法完全同于盖氏骨折。

（二）鉴别诊断

尺骨远端的骨骺滑脱应与下尺桡关节脱位相鉴别。

【治疗】

（一）手法复位

本病可采用牵拉推挤提按旋臂复位法。

1. 向掌尺侧成角移位型

患者仰卧，肩外展 50°～ 70°，肘关节屈曲。一助手固定前臂上端，另一助手牵拉腕及手部，使前臂旋后，重力放于大鱼际部位，用力向远端牵拉。术者站于患侧，以双手拇指叠于骨折远折端，向后、向外推挤，同时牵臂的助手将前臂旋前到中立位即复位，下尺桡关节亦随之复位（图 10–62）。

有时骨折端有肌肉嵌入者，先用嵌入缓解法，使前臂极度旋前以扩大畸形，推拉皮肉以缓解嵌夹，然后再按上法进行整复。

2. 不稳定型骨折

患者及助手体位同上，唯先使前臂于旋前位，术者向外、向前推挤远折端的同时，牵前臂的助手在牵拉的情况下，将前臂旋后至中立位，即复位。复位后因骨折端不稳定，故在整复时尽量做到矫枉过正，并在固定时加以注意（图 10–63），如下尺桡分离移位置于中立位、背侧脱位置于旋后位、掌侧脱位置于旋前位或中立位。

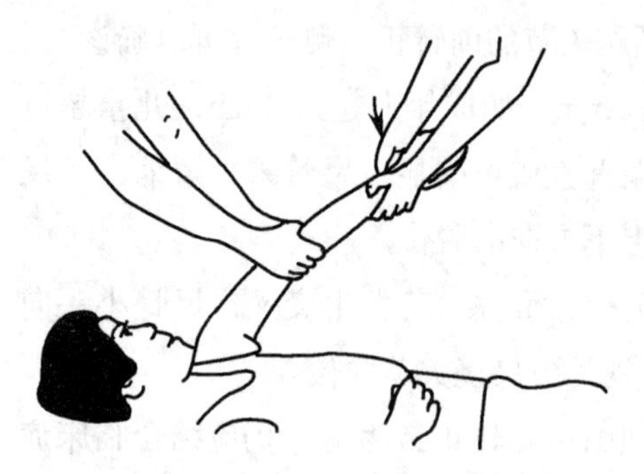

图 10–62　牵拉推挤提按旋臂复位法（稳定型骨折）

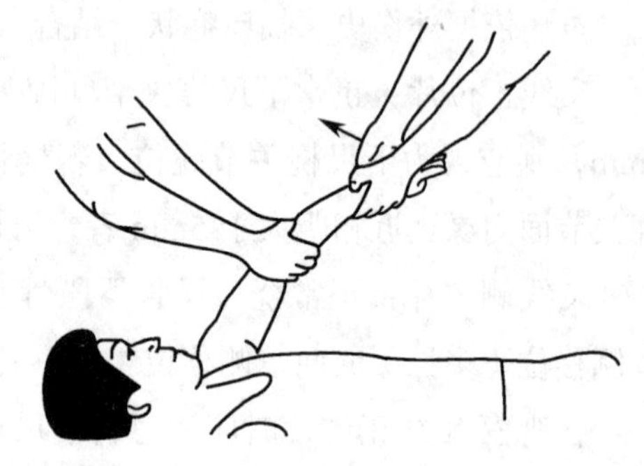

图 10–63　牵拉推挤提按旋臂复位法（不稳定型骨折）

（二）固定

本病以前臂塑形夹板固定，不稳定型者于骨折端后内处加垫，一般固定 6 ～ 8 周。对不稳定型骨折，亦可做经皮穿针固定桡骨骨折，再以一枚钢针横贯下尺桡关节。

（三）功能疗法

同孟氏骨折，重点进行腕关节功能疗法。

（四）药物治疗

同孟氏骨折。

【按语】

1. 定时复查，应特别注意下尺桡关节脱位是否再发生移位，以便发现问题，及时矫正。

2. 陈旧性骨折如愈合不牢，可行折骨复位或撬拨复位。失败者可手术切开复位，桡骨钢板固定，肌腱或筋膜条修复稳定尺骨小头脱位。如已愈合牢固且遗腕关节疼痛者，可行尺骨小头切除术。

【病案举例】

王某，男，35岁。

患者于2009年3月9日上午10点左右被打伤右前臂，当时局部疼痛、活动受限，在当地医院拍片后急到我院就诊，急诊以“右盖氏骨折”收入院。予手法复位闭合穿针夹板固定。

患者平卧，臂丛神经阻滞麻醉，常规消毒铺巾，两助手分持患者肘部及手掌，前臂旋后位拔伸牵引。术者运用分骨挤按等手法，将下尺桡关节及骨折端整复对位。C臂机下观察骨折复位情况，对位满意后将患肢腕关节维持掌屈尺偏位。根据患者髓腔情况，取直径3mm的克氏针，用电钻从桡骨背侧Lister结节桡侧3～4mm处，克氏针与前臂约成30°角进针。钻入桡骨远端髓腔后，针尾向掌侧倾斜，C臂机透视下钻入近端髓腔，超过骨折线8～12cm，将针尾折弯剪断。然后从尺骨小头近端偏背侧钻入一直径2mm的克氏针，与前臂轴线约成90°角，直至桡骨桡侧皮质下，固定下尺桡关节，将针尾折弯剪断。

尺骨下段骨折合并下尺桡关节脱位

此类骨折较少见，多发生于成年人。

【病因与分类】

（一）病因

本病多为直接暴力所致，如直接打击尺骨下段致伤，远折端向桡侧及掌侧移位，因尺骨支撑力丧失加上肌肉韧带的牵拉，使下尺桡关节被波及而损伤，引起轻度错移。若暴力较大，当造成骨折后仍继续作用，致三角软骨及韧带损伤，形成下尺桡关节脱位，尺骨小头向背侧翘起，而且难于复位和固定。

（二）分类

本病按损伤程度可分为：①尺骨下段骨折合并下尺桡关节损伤：引起下尺桡关节

轻度错移，复位后稳定；②尺骨下段骨折合并下尺桡关节脱位：复位后不稳定（图10–64）。

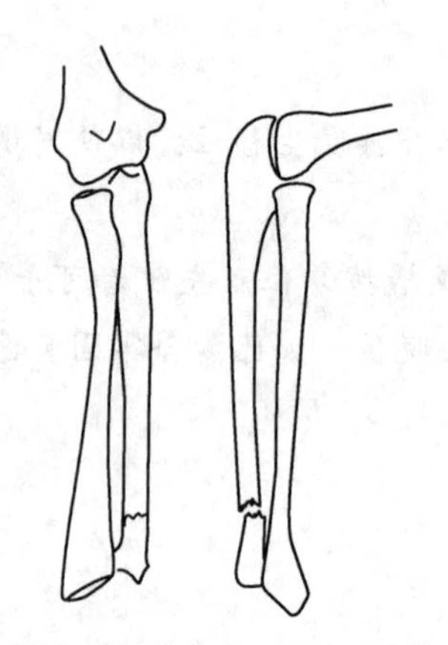

（1）尺骨下段骨折合并下尺桡关节损伤

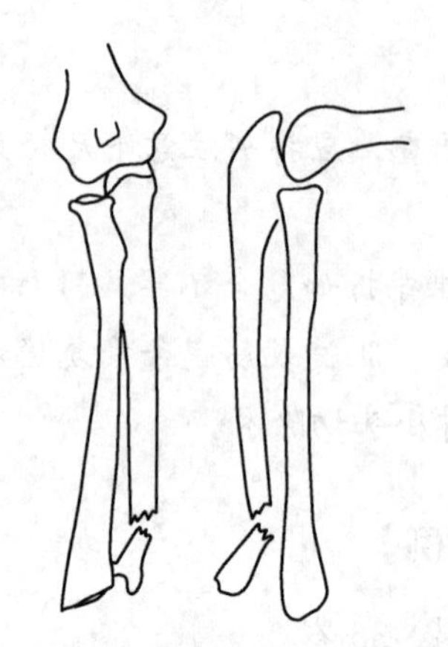

（2）尺骨下段骨折合并下尺桡关节脱位

图 10–64　尺骨下段骨折合并下尺桡关节脱位分类

【症状与诊断】

（一）症状

前臂下段肿胀，以尺侧为甚，局部压痛，有骨异常活动、骨擦音存在。严重者有明显畸形，尺骨茎突向背侧突起，压之有浮动感，腕关节伸屈与旋臂功能障碍。

（二）诊断

本病依据外伤史、临床症状，结合 X 线正、侧位片可确诊。

【治疗】

（一）手法复位

本病采用牵拉挤按复位法，脱位复位容易，固定困难。患者取仰卧或坐位，一助手固定前臂上段，另一助手牵拉患手大、小鱼际处，重力放于尺侧，用力向远端牵拉，使前臂旋前，松弛旋前方肌。术者站于患侧，用食指向后提远折端，拇指向前按压尺骨小头，矫正前后移位后以拇指推挤骨折端，矫正侧方移位。

（二）固定

以腕部塑形夹板固定腕关节于掌屈位 6 ～ 8 周。复位后不稳定者，可在骨折端掌侧和尺骨小头背侧加垫，以保证对位。

（三）功能疗法

按腕关节功能疗法处理。

（四）药物治疗

同盖氏骨折。

【按语】

1. 定时检查，因骨折不稳定，固定后容易引起再变位和向桡侧成角，应及时检查，发现问题，及时加以处理。必要时手术。

2. 尺骨下段骨折愈合较慢，加上骨折端不稳定，故应注意不能过早解除固定。

桡骨远端骨折

桡骨远端骨折，是指桡骨远端 2 ～ 3cm 范围以内的松质骨骨折。此类骨折较常见，占全身骨折的 10%，多发生于中老年人，女性多于男性。发生于儿童者，多为桡骨下端骨骺分离滑脱，或干骺端骨折。桡骨下端膨大，其横断面近似四方形，由松质骨构成，向上 3 ～ 3.5cm 为密质骨干，3cm 以远的骨质结构较为薄弱，易发生骨折。

桡骨下端为凹陷的桡腕关节面，容纳舟骨和月骨。正常人此关节面向掌侧倾斜 10°～ 15°，称掌倾角；向尺侧倾斜 20°～ 25°，称尺倾角。桡骨下端桡侧向远端延伸，形成桡骨茎突，有肱桡肌附着其上，并有拇短伸肌和拇长展肌通过此处的骨纤维腱管；其掌侧面较为光滑，有旋前方肌附着；背侧面稍突，有 4 个骨性腱沟，伸肌腱由此通过；尺侧面较为窄小，前后各有一个结节，中间凹陷，称为尺骨切迹，与尺骨环状关节面构成下尺桡关节。

尺骨下端呈圆柱形，末端稍有膨大，称为尺骨小头；尺骨的尺背侧有一骨突，称为尺骨茎突，其上有三角盘状软骨附着，把下尺桡关节与腕关节分开；尺骨小头的桡侧，有一半环状的关节面，约占周径的 2/3，与桡骨下端尺骨切迹形成下尺桡关节，此关节可使桡骨围绕尺骨做 150°的旋转活动，为前臂下端活动的枢纽。

尺骨和桡骨两茎突在皮下均能摸到，桡骨茎突低于尺骨茎突 1 ～ 1.5cm。

桡骨下端的骨骺一般 1 岁左右出现，18 ～ 20 岁与骨干融合。

【病因与分类】

（一）病因

直接暴力和间接暴力均可造成桡骨远端骨折，但多为间接暴力所致。骨折移位的方向、损伤的程度，与暴力的强弱和作用力的方向，以及受伤时的姿势和体位有密切关系。

1. 直接暴力

若被重物打击、冲撞、轧砸等所致者，多为粉碎性骨折。因暴力作用的方向不同，骨折远端可向背侧或掌侧移位。

2. 间接暴力

跌倒时，前臂旋前，以手按地，暴力传导到桡骨下端而致骨折。远折端常向背侧桡侧移位，向掌侧成角，形成背侧缘嵌插，称伸展型骨折。

若跌倒时，前臂旋前，以掌根部按地，暴力向上传导，而致桡骨背侧缘骨折，骨折波及关节面，远折端的骨折片连同腕骨向背侧移位，形成桡骨远端背侧缘骨折合并腕骨向背侧脱位。

若跌倒时，腕背侧着地，可致桡骨掌侧骨折，骨折波及关节面，远折端的骨折片连同腕骨向前移位，形成桡骨掌侧缘骨折合并腕骨向掌侧脱位。

若跌倒时，腕关节处于掌屈位，以手背部着地，暴力传导至桡骨远端，致桡骨远端骨折，远折端向掌侧桡侧移位，向背侧成角，称屈曲型骨折。

若跌倒时，腕关节极度桡偏，以手按地，由于腕舟骨的冲撞，使桡骨茎突发生骨折。一般移位不大或无移位。

桡骨远端骨折的同时可出现尺骨茎骨撕脱骨折。若桡骨远端骨折移位明显，又无尺骨茎突骨折者，必有三角盘状软骨损伤。

（二）分类

1. 按受伤机制

本病按受伤机制分为以下 2 种：①伸展型骨折：暴力作用于掌侧，使远端过度背伸所致骨折，远折端向背侧桡侧移位，向掌侧突起成角，折端背侧相嵌插。此型骨折多为横断形或短斜形，临床上最多见，占 95% 以上。掌倾角和尺倾角变小或成负角，或桡骨背侧缘骨折，合并腕骨向背侧脱出，亦属伸展型，称背侧巴尔通骨折，少见。②屈曲型骨折：暴力作用于背侧，使远端过度掌屈所致骨折，远折端向掌侧移位，或向背侧成角移位，掌侧折端相互嵌插，掌倾角变大，尺倾角度变小，少见。或桡骨远端掌侧缘骨折合并腕骨向掌侧脱位，称掌侧巴尔通骨折（图 10–65）。

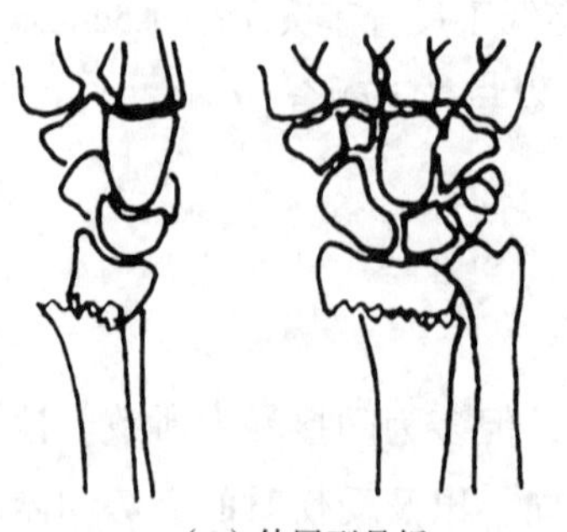

（1）伸展型骨折

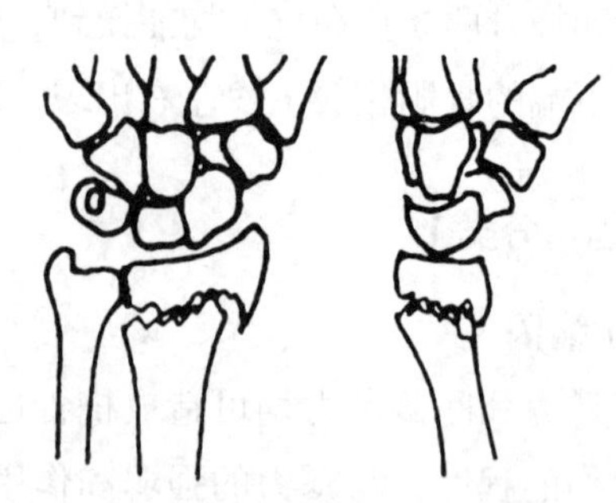

（2）屈曲型骨折

图 10–65　桡骨远端骨折按受伤机制分类

2. 按骨折程度

本病按骨折程度分为以下3种：①无移位骨折：暴力较轻，骨折后折端无移位，仅存在骨折线，少见。②有移位骨折，暴力来自不同方向和方式，所致骨折呈伸展型或屈曲型，或合并脱位。③粉碎性骨折：暴力较大或直接暴力所致骨折，远折端呈粉碎状，折块在两块以上，常涉及关节面，易造成后遗症（图10–66）。

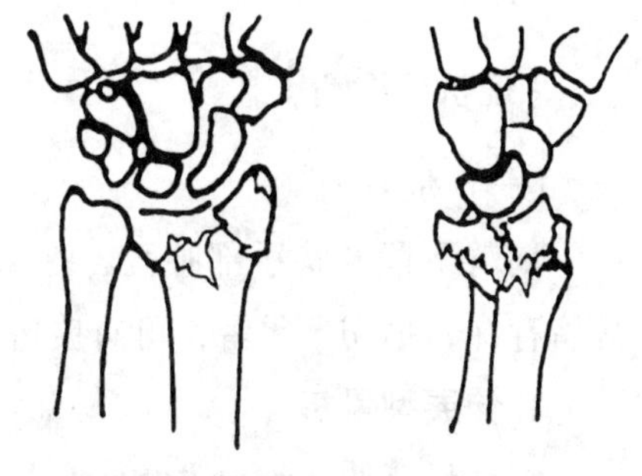

图10–66　粉碎性骨折

3. 按骨折部位

本病按骨折部位分为桡骨掌侧缘骨折（可合并腕骨向掌侧脱位）、桡骨背侧缘骨折（可合并腕骨向背侧脱位）、桡骨茎突骨折（图10–67）。

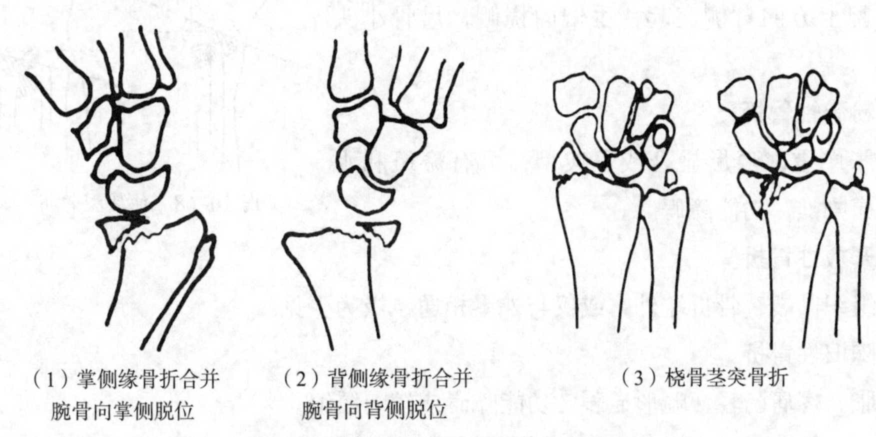

（1）掌侧缘骨折合并腕骨向掌侧脱位　（2）背侧缘骨折合并腕骨向背侧脱位　（3）桡骨茎突骨折

图10–67　桡骨远端骨折按骨折部位分类

4. 按骨折线是否涉及关节面

本病按骨折线是否涉及关节面分为以下2种：①不涉及关节面骨折：骨折线未进入关节面，不遗留创伤性关节炎，较多见。②涉及关节面骨折：骨折线进入关节面，关节面因而呈现不同程度的不平整、不光滑，可遗留创伤性关节炎，较少见，如桡骨远端前侧缘、背侧缘及粉碎性骨折。

5. 按局部皮肉损伤程度

本病按局部皮肉损伤程度分为以下2种：①闭合性骨折：软组织损伤轻，骨折端与外界不相通。②开放性骨折：软组织损伤重，骨折端与外界相通，形成复杂骨折，处理较困难，易引起合并症和后遗症，极少见。

6. 按受伤的时间

本病按受伤的时间分为以下2种：①新鲜骨折：伤后2周以内者。②陈旧性骨折：伤后2周以上者，因时间较长，骨折端已形成骨痂，畸形粘连，软组织挛缩，增加了治疗的难度，且易留有后遗症，临床上并不少见。

【症状与诊断】

（一）症状

前臂下段及腕手部肿胀、疼痛、局部压痛及典型餐叉样畸形，有骨异常活动及骨擦音存在，损伤严重者，可有瘀斑和水疱，功能障碍。

1. 伸展型骨折

腕部呈背伸，腕上方掌侧突起，手偏向桡侧，尺骨小头向尺侧或背侧突起（图 10–68）。

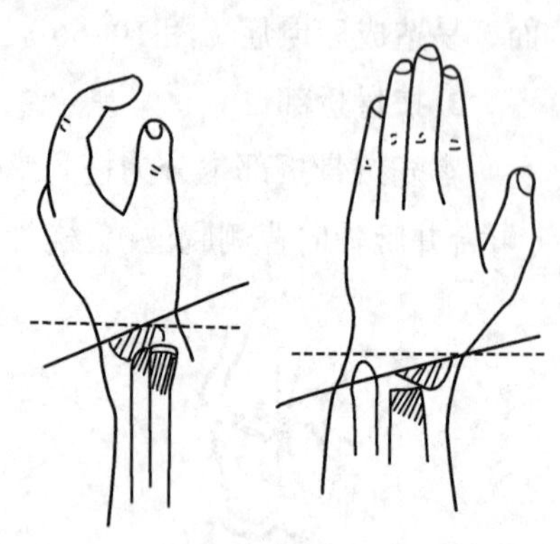

图 10–68 伸展型骨折的体征

2. 屈曲型骨折

畸形与伸展型骨折相反，但手桡偏一致，腕部呈掌屈，腕上方向背侧突起，手偏向桡侧，尺骨小头翘起。

3. 粉碎性骨折

肿胀严重，畸形显著或不典型，可有瘀斑和水疱，疼痛剧烈，功能障碍。

4. 开放性骨折

软组织撕裂，骨折端外露或仅与外界相通，极为少见。

5. 陈旧性骨折

肿胀、疼痛已轻，畸形显著，功能障碍或较前缓解。

（二）诊断

本病依据外伤史、临床症状，结合 X 线正、侧位片即可确诊。

（三）鉴别诊断

桡骨远端骨折应与腕骨脱位或合并骨折相鉴别（表 10–5）。

表 10–5 桡骨远端骨折与腕骨脱位或合并骨折的鉴别

	桡骨远端骨折	腕骨脱位或合并骨折
畸形与压痛	位于腕关节上方（偏上）	位于腕部（偏下）
X 线片	正、侧位片：桡骨远端存在不同类型的骨折	正、侧、斜位片：桡骨远端无骨折，腕骨关系紊乱或骨折（应详细观片）

【治疗】

（一）手法复位

1. 伸展型骨折

推挤提按复位法：患者取仰卧或坐位，助手固定前臂中段，使前臂旋前，手心向下。术者站于患侧，双手持患肢腕部，用双手虎口卡住桡骨远折端。先牵引，然后向尺侧推挤，矫正侧方移位，再向掌侧按压，同时横置于掌侧近折端的食指向背侧提托即可复位，有时需略加力以使远端旋前（图 10–69）。

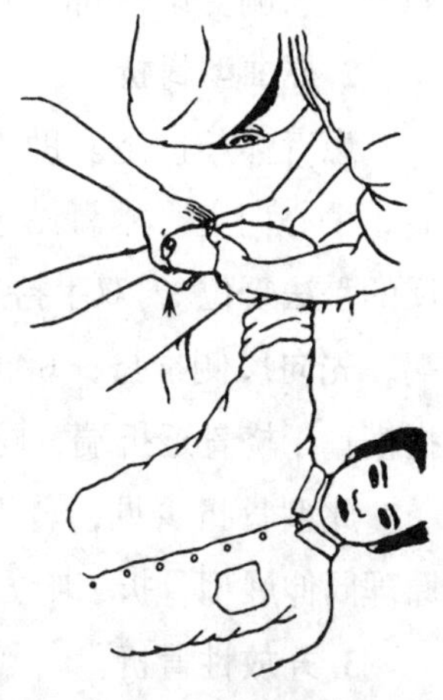

图 10–69　推挤提按复位法（伸展型骨折）

若为嵌插型骨折，通过上法不易完全复位者，术者可扣住远折端，先向远端牵拉，待折端牵开后，再以上法复位。亦可采用折顶复位法：术者以两手拇指扣住远折端，先扩大畸形牵拉，使折端嵌插缓解，然后反折，推挤提按复位。必要时亦可另使一助手牵远端协助，以加强牵拉力（图 10–70）。

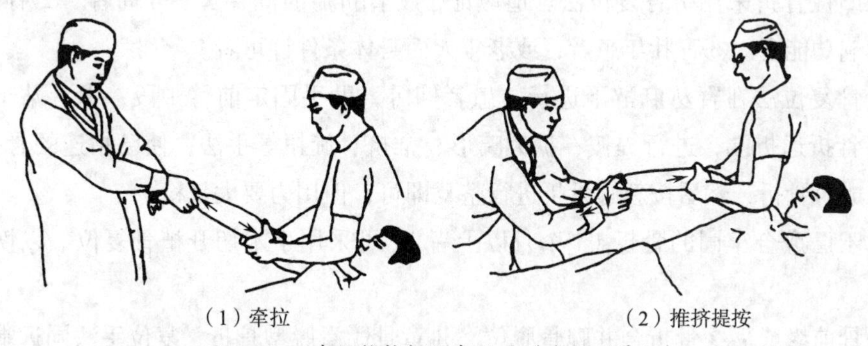

（1）牵拉　（2）推挤提按

图 10–70　牵拉推挤提按复位法（嵌插型骨折）

若为粉碎性骨折，通过上法复位后，再进行前、后、左、右推挤按压，使平复严密即可。

五联整复法（牵引、托提、掌屈、尺偏、内旋）：屈肘 90°，前臂旋前位，助手牢牢固定前臂中段，术者双手拇指压于桡骨远折端背侧，其余四指托提近折端掌侧，大、小鱼际环握远折端及腕手部，牵引 2 分钟以纠正重叠，之后在牵引下迅速掌屈、尺偏、内旋远折端及腕手部（勿忘向后托提近折端），即可同时矫正远折端的桡背侧移位和旋后移位。青枝压缩型骨折则背侧骨膜被拉伸，塌陷复起，并满意恢复掌、尺倾角。注意牵引要充分以防骨质压缩，五联手法要一气呵成，连续稳妥，操作不可多次反复，以防整复过度。屈曲型骨折则方法相反：伸肘、前臂旋后、牵引、托提、背屈、尺偏、外旋。此法为整复桡骨远端骨折的最佳方法。

本型亦可采用三人整复法，患者体位同上。一助手固定前臂中段，另一助手牵患手，术者站于患侧，背向患者，使前臂旋前，手心向下。术者以两手拇指推挤远折端向掌、尺侧复位，同时牵手的助手使腕掌屈、尺偏即可。

2. 屈曲型骨折

患者体位同上。助手固定患肢前臂中段，使前臂旋后，手心向上。术者站于患侧（以与上法相同、方向相反的手法复位），双手持患腕，用双手虎口卡住桡骨远折端，先向尺侧推挤，矫正侧方移位，再向背侧按压，食指横置于桡骨近折端，同时向掌侧提托，使之复位。

此型骨折少见，若为嵌插型或粉碎性骨折，手法和原理同伸展型骨折，唯方向相反（图 10–71）。

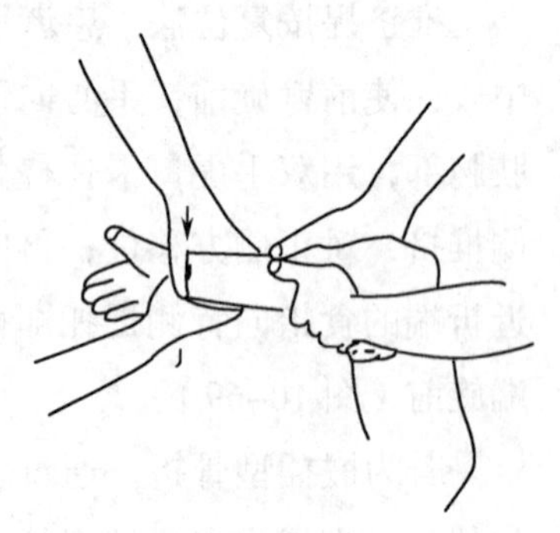

图 10–71 推挤提按复位法（嵌插型或粉碎性骨折）

3. 开放性骨折

麻醉下无菌操作，按清创 – 整复 – 固定 – 缝合的顺序进行。此类骨折极为少见。

4. 陈旧性骨折

陈旧性骨折采用折骨复位法。适应证：①骨折后时间在 3 ～ 4 周者。②有严重畸形，影响功能者。③青壮年患者，或老年人而身体条件许可者。

折骨复位法在臂丛麻醉下进行。患者仰卧，助手固定前臂中段，术者站于患侧，双手持骨折远折端，进行提按、扩大畸形、推挤、旋扭等手法，使已粘连的骨折端分离，造成再骨折，然后按新鲜骨折进行整复即可，但用力要大且稳。

对于已愈合牢固的骨折（1 个月以上者），可采用手术切开植骨复位，以恢复掌、尺倾角。

桡骨前缘或后缘骨折合并腕骨脱位、儿童骨骺滑脱型骨折，复位手法同远端骨折。桡骨茎突和尺骨茎突骨折均移位不大，用推挤手法即可复位。

（二）固定

对于伸展型骨折，以腕部塑形夹板将腕关节固定于掌屈尺偏位 4 周；屈曲型骨折，以腕部塑形夹板将腕关节固定于背伸尺偏位 4 周；陈旧性骨折，固定方法同屈曲型骨折，但时间较长，需 4 ～ 6 周。桡骨远端骨折合并腕骨脱位，复位后不稳定者，可在麻醉、透视和无菌操作下，采用经皮细克氏针将骨折块固定，外用石膏托固定（前侧骨折掌屈位，背侧骨折背伸位）。

（三）功能疗法

本病用腕关节功能疗法进行处理。但对老年患者尤要注意鼓励其进行手部关节的伸屈活动锻炼，因其气血衰退，最易停滞不通而形成长期关节僵硬，不易恢复。故应于固定一开始，就耐心地对患者进行解释和鼓励其进行功能锻炼。对于已僵硬的指间关节，不能进行强力的被动伸屈活动者，应循序渐进，否则易造成新的损伤，使气血更为停滞，关节进一步僵凝，形成恶性循环，延长病程，长期不能恢复。

（四）药物治疗

本病的药物治疗同其他骨折。但对老年患者的手指僵硬、发凉，有时出汗，应治以益气活血、通经利节之剂。方用通经活络汤。处方：黄芪 30g，防风 10g，当归 10g，柴胡 10g，川芎 5g，大秦艽 10g，白芍 10g，茯苓 10g，丝瓜络 10g，白术 6 ～ 10g，威灵仙 10g，商陆 6g，川断 12g，五加皮 12g。每日 1 剂，水煎服。手发热者，加丹皮；女性患者，可加香附、乌药。

【按语】

1. 此类骨折采用上述手法复位最为有效。只要运用得法，各种类型的骨折均可得到满意的复位，故不多作其他介绍。

2. 在固定期间，避免腕关节向桡偏活动。因患者在伸屈手指时，容易引起桡偏活动，故应予以注意。

3. 腕部塑形夹板的屈部应置于桡骨远端，目的是控制远端的对位。

4. 对于老年患者，治疗的重点在于气血通顺、关节通利，故强调功能锻炼更为重要，应多加鼓励，并耐心向其说明活动的重要性。不能因为怕痛而不活动手指，稍不注意即会形成关节僵硬、功能障碍，不易恢复。对于老年人的陈旧性骨折，亦不需强行矫正。

5. 小儿此种类型骨折不少见，且骨折多为骨骺滑脱，或滑脱连同一骨折片，或为挤压骨折（图 10–72），必须给予复位，方法同前述。

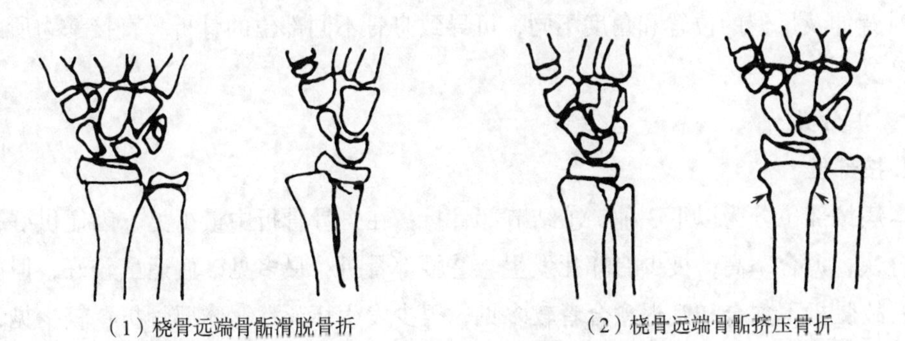

（1）桡骨远端骨骺滑脱骨折　（2）桡骨远端骨骺挤压骨折

图 10–72　小儿桡骨远端骨折

第五节　腕骨骨折

腕骨由 8 块不具骨髓腔的短骨组成，分列成近侧列和远侧列两排，近侧列由桡侧到尺侧依次为舟骨、月骨、三角骨、豌豆骨，远侧列为大多角骨、小多角骨、头状骨、钩骨。其中舟骨最易发生骨折；月骨最不稳定，易发生脱位；其他腕骨均可发生骨折与脱位，但较少见。

舟骨、月骨与桡骨远端凹面形成关节，远侧列腕骨与掌骨基底部形成关节，大多角骨远端与第 1 掌骨形成独立的鞍状关节，不与其他腕关节相通。

腕舟骨骨折

腕舟骨骨折是临床上较常见的骨折，占腕骨骨折的 80%以上。腕舟骨是近侧列腕骨中最大的一块，其外形似舟故名，但又很不规则，分结节部、腰部和体部三部分。腕舟骨远端凹面与头状骨构成关节，尺侧与月骨构成关节，桡侧与大、小多角骨构成关节，凸面与桡骨构成关节，故其表面大部分被关节软骨所覆盖。

腕舟骨血液供应较差，仅腰部和结节部有来自背侧桡腕韧带和掌侧桡腕韧带的小营养血管供应。故舟骨骨折位于结节部和腰部者，在固定牢靠的情况下，骨折愈合尚不成问题。如为体部近端骨折，因血供不佳，往往难以愈合，而且容易引起缺血性坏死。

舟骨腰部因正横跨于腕关节的活动线上，最易发生骨折，所以为临床上最常见者，且骨折后受剪力较大，难以固定，对骨折的愈合亦极为不利。故当舟骨骨折时，应有较长时间腕部可靠的固定制动，才能保证骨折愈合。

【病因与分类】

（一）病因

腕舟骨骨折 99%以上为间接暴力所致。当跌倒时，手掌按地，腕关节处于极度背伸及桡偏位，身体的下冲力和地面的反作用力致桡骨茎突背侧缘将舟骨凿断。因腕部致伤时背伸及尺偏的位置和角度不同，可导致舟骨不同部位的骨折。直接暴力所致者极少见。

（二）分类

1. 按部位

本病按部位分为以下 3 种：①结节部骨折：在舟骨骨折中最少见，因血供好，故其愈合快，愈合率高，极少有坏死发生。②腰部骨折：最多见，血运虽较好，但剪力较大，故骨折不愈合和延迟愈合者较多见，很少发生坏死。③体部骨折：较少见，其因血运破坏较多，故骨折近端坏死发生率较高，可高达 10%左右（图 10–73）。

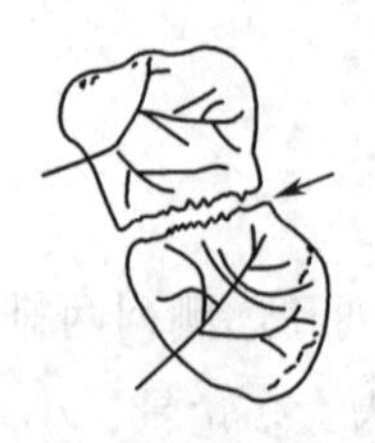
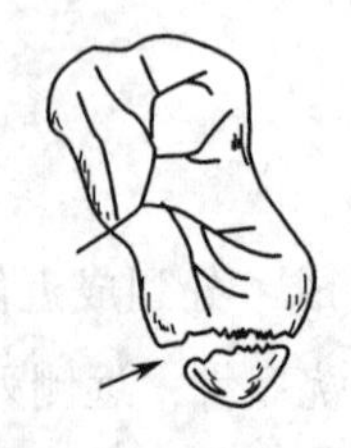
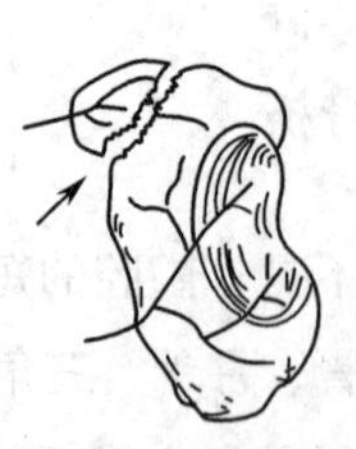

图 10–73　腕舟骨的血液供应与腕舟骨骨折的关系

2. 按发病时间长短

本病按发病时间长短分为以下 2 种：①新鲜性骨折：伤后 20 天以内者（包括骨折合并脱位者），尚可用手法闭合整复。②陈旧性骨折：凡骨折超过 2 个月，骨折端已有部分硬化或呈轻度囊性改变者，或骨折近端已有密度升高的坏死倾向者。

3. 按骨折线

本病按骨折线分为撕脱型、横形、垂直型、水平型或粉碎性骨折。

4. 按骨折的稳定性

本病按骨折的稳定性分为以下 2 种：①稳定性骨折：包括舟骨无移位的结节部骨折、舟骨腰部或近 1/3 的横形骨折。②不稳定性骨折，包括 1mm 以上移位的骨折、纵向骨折或粉碎性骨折，或伴有腕关节不稳的舟骨骨折或骨不连。

5. 其他分型

（1）Herbert 分型：

A 型：新鲜的稳定性骨折。

A1 型：舟骨结节骨折。

A2 型：舟骨中或远侧无移位的横向撕脱骨折。

B 型：新鲜的不稳定性骨折。

B1 型：舟骨斜形骨折。

B2 型：移位的或裂开的骨折。

B3 型：舟骨近 1/3 的骨折。

B4 型：经舟骨的月骨周围脱位骨折。

（2）Russe 分型：将舟骨骨折分为水平型、横形及垂直型。骨折的稳定性为水平型最稳定，横形次之，垂直型最不稳定（图 10–74）。

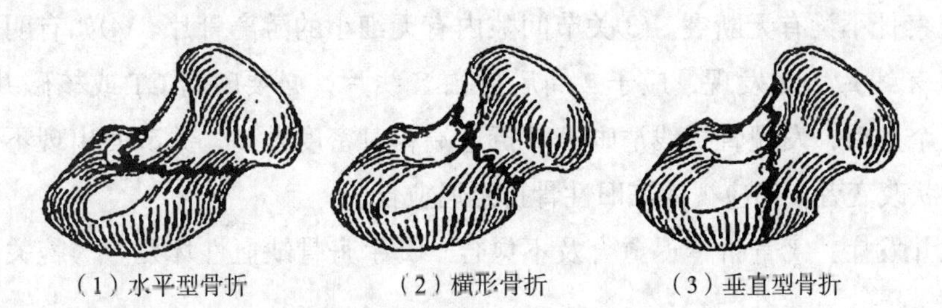

图 10–74　腕舟骨骨折 Russe 分型

（3）AO 分型：

A 型：结节部撕脱型骨折。

A1 型：结节皮质撕脱骨折。

A2 型：结节较大骨折。

A3 型：结节多块骨折。

B 型：腰部骨折。

B1 型：横形骨折。

B2 型：斜形骨折。

B3 型：纵向骨折。

C 型：多块骨折或粉碎性骨折。

C1 型：舟骨内侧关节面粉碎性骨折。

C2 型：舟骨外侧关节面粉碎性骨折。

C3 型：舟骨内、外侧关节面粉碎性骨折。

【症状与诊断】

（一）症状

腕部肿胀，中心位于桡侧或鼻烟窝部，局部压痛，活动时疼痛，功能障碍，持物无力，有时可触知骨擦音，但畸形不明显。

（二）诊断

凡有外伤史和以上临床症状均应疑为腕舟骨骨折，应拍腕部的正、侧、舟骨特殊位 X 线片，尤以舟骨特殊位片更为重要，容易显示腕舟骨骨折的存在。

新鲜无移位的腕舟骨骨折在 X 线片上难以看出骨折线，但只要有临床症状，亦不应该诊为无骨折而按无骨折处理。仍应腕部制动，2 周以后骨折端经过吸收再进行拍摄腕部侧位、舟骨特殊位 X 线片进一步观察，或可发现骨折线。

在观察腕关节的正位 X 线片时，舟骨结节的重叠阴影往往会被诊为腕舟骨的骨折，故拍腕部的舟骨特殊位片是必要的。

在诊断腕舟骨骨折时，观察 X 线片应注意几个方面：①细心观察骨皮质有无断裂。②细心观察骨小梁有无断裂。③关节间隙内有无细小的游离骨片。④如有明显的临床症状，但 X 线片上无发现，应于 2 周后再拍 X 线片，必要时行 CT 或核磁共振检查。⑤骨折 2 个月后，发现骨折线清晰、骨折近端相对密度升高，关节面出现不平，折线两端有囊状改变者，仍应视为陈旧性骨折延迟愈合。

常见并发症：①骨折延迟愈合及不愈合。②手舟骨缺血性坏死。③腕关节创伤性关节炎。

（三）鉴别诊断

腕舟骨骨折要与先天性双舟骨相鉴别，后者在 X 线片上两块骨之间界线清晰、整齐、光滑。

【治疗】

（一）手法复位

本病采用推挤按压复位法：腕舟骨骨折一般移位不大，即便移位复位亦较容易，只需以拇、食二指将骨折推挤按压，即可复位。故手法整复虽是治疗的重点，但可靠的固定才是关键。

（二）固定

1. 短臂管型石膏外固定或支具外固定

管型石膏或支具应包括前臂远段2/3，第2、3、4、5掌骨远端至掌横纹处，拇指掌指关节远侧。将腕及第1掌指关节固定在功能位（腕背伸25°～30°，稍尺侧偏位，拇指外展，掌指关节稍屈位）8～12周。如经检查仍未愈合，可再继续固定。

2. 穿针固定

腕舟骨骨折关键在于有效固定，但其深藏于关节之内，单凭管型石膏是难以完全控制其轻微活动的，故多采用闭合穿针固定。在麻醉、透视和无菌操作下进行，先用前述手法复位，之后选用直径1～1.5mm克氏针，从鼻烟窝舟骨结节处进针，向后内沿舟骨长轴钻入固定骨折，外用管型石膏加强固定，效果较好。

3. 手术治疗

陈旧性腕舟骨骨折，固定4个月至半年仍有可能愈合，且功能良好，故不要轻易进行手术。对确实不愈合的骨折可用下列手术治疗：①清理折端，复位，细克氏针或Herbert螺钉内固定，可配合植骨或带血管蒂骨移植；②桡骨茎突切除及骨折复位固定植骨；③舟骨近端切除；④腕关节融合等。无论何种植骨，最好均再加一细克氏针固定骨折。

（三）功能疗法

早期可做肩、肘关节的活动，屈伸范围不限，亦可做手指的屈伸活动，但禁忌做腕关节的桡偏动作。中期以主动屈伸手指的握拳活动为主。后期解除固定后，可做握拳、腕部的主动屈伸及前臂的旋转活动。骨折愈合迟缓者，暂不做过多的腕部活动。

（四）药物治疗

1. 内服药

早期治宜活血化瘀、消肿止痛，可内服活血止痛汤或复元活血汤。中期宜接骨续筋，可内服肢伤二方或和营止痛汤。后期宜养气血、补肝肾、壮筋骨，内服八珍汤或六味地黄丸。

2. 外用药

对肿胀严重而皮肤完好者，可外敷速效消肿膏或黄半膏，或外涂地龙消肿液。后期腕关节及掌指关节肿痛活动不利者，可按摩展筋丹或涂擦展筋酊，并外洗通经活络、疏利关节药，方用舒筋活血散或透骨草煎或苏木煎。

【按语】

近年来，围绕腕舟骨骨折的基础与临床研究丰富了人们对其诊断与治疗的认识。石膏管型固定、Herbert钉操作、带血管蒂植骨术等技术不仅得到了广泛的使用，而且操作方法也日益成熟。但许多有争议的问题还有待进一步解决。

1. 对于移位不稳定型腕舟骨骨折是保守还是手术治疗临床上仍争论不一，再加上腕舟骨骨折后很难判断是稳定型还是移位不稳定型，进一步增加了选择治疗方案的困难。很多人对有移位的腕舟骨骨折没有足够的重视，将其当作稳定型骨折来治疗，最终发生骨折不愈合或坏死。

2. 保守治疗时，腕关节的固定体位存在着很大的争议，腕背伸或掌屈位都各有利弊，没有形成统一的意见。

3. 各种手术治疗不仅得到广泛的使用，而且操作技术日渐成熟，但对骨不连或骨坏死等并发症的治疗效果不尽相同，观点不一。

4. 生物力学的深入研究使人们更立体全面地理解腕舟骨的生理与病理变化，但怎样才能将生物力学研究成果更好地与临床衔接起来，从而达到指导临床治疗的目的，这也是需要解决的问题之一。

5. 腕关节不稳近年来在腕关节损伤的治疗中越来越受重视，国际手外科协会联合会将腕关节不稳（carpal instability）定义为临床上表现为有症状的腕骨排列不齐、不能承载及在腕关节运动弧的任何位置上的运动学异常，它又分为静止型及动力型不稳。腕舟骨骨折治疗的同时要考虑腕关节的稳定性及功能状态。

【病案举例】

1. 邹某，男，41岁，农民。

患者于2011年12月25日晚上在路上被人推倒致伤左腕部，当即左腕部疼痛、肿胀、活动受限。检查：左腕部肿胀明显，腕关节厚度增加，鼻烟窝处压痛（+），左腕关节活动度受限，背伸约10°、屈曲10°，桡偏15°、尺偏10°。手指感觉可，末梢血液循环可，左侧桡动脉可触及搏动。X线检查：左舟骨特殊位片示腕舟骨腰部骨折，折端轻度移位。

完善入院检查后行平乐正骨手法复位。将患者前臂轻度旋前，术者一手握腕关节，另一手牵引拇指轻度尺偏，同时用拇指自鼻烟窝处向掌尺侧按压骨折端，给予腕关节功能位轻度尺偏位管型石膏外固定。手法复位不是治疗的重点，可靠的固定才是关键。患者术后拍片示骨折端复位良好，随诊8个月。术后3个月去除石膏，骨折端愈合良好。经后期功能锻炼后，腕关节疼痛消失，腕关节屈曲约50°、背伸60°，桡偏10°、尺偏30°，患肢末梢血循、感觉、运动良好。患者对治疗效果满意。

其他腕骨骨折

其他腕骨骨折较少见，除机械扭轧伤外，移位均不明显，适当固定即可，早期进行功能锻炼，不再赘述。

第六节　手部骨折

手是一个重要的劳动器官，是用以创造世界和创造社会物质财富的最根本工具。手的功能复杂，精细灵巧。某个手指的僵硬，可能要比肩关节、肘关节及上肢骨的病变还要严重，故对手部骨折的处理必须特别慎重。

手在日常工作和生活劳动中，与外界接触机会最多，故最易受伤。若处理不当，将直接影响患者工作和生活能力的恢复。

在手部损伤的处理中，一般应遵循以下原则：

1. 既要有充分的固定，又要有适当的活动。对受伤的手指，必须给予固定，才能解除疼痛，并有利于骨折的对位和愈合及创伤的恢复，但也需坚持在有利和不影响愈合的情况下，进行可能和必要且适当的功能活动。

2. 受伤的手指必须固定在屈曲位，有利于骨折的复位和功能的恢复，防止关节挛缩和关节强直在伸直位，给功能恢复带来困难和障碍。指骨骨折多为向前成角和移位，手指固定在屈曲位，可矫正向前的成角畸形，并使骨折端稳定。

3. 每个受伤的手指须在正常的活动范围内坚持自主性功能锻炼，要在可能的情况下，使手指完全伸直或屈曲，切忌任何形式的被动活动。强制性的被动活动反而可能是形成手指关节永久性僵硬的原因之一。

4. 骨折必须正确对线和对位，畸形愈合有碍手指功能的恢复。如手指骨折后在向前成角下畸形愈合，则手指的屈曲功能受限，其受限的程度和成角的程度成正比。骨折的重叠移位，易致肌腱粘连和磨损而影响功能活动。骨折端之间的旋转对位畸形，不但使手指本身的功能受限，同时也影响其他手指的功能。

5. 要重视手指损伤后引起的反应性水肿，及时处理，大剂量服用活血利湿、通络消肿的中药。因手指持续性肿胀易产生关节僵硬，在服药的同时要适当进行自主活动锻炼，关键在于“适当”，避免强力伸屈。

6. 手指的扭伤可造成关节囊撕裂，形成指掌关节或指间关节半脱位和关节边缘的撕脱骨折，应加以制动休息。一般固定2～3周后，开始自主功能锻炼，切忌揉按、摇摆患指，或以手触摸揉捏患处，以免形成机化和增生，形成永久性功能障碍。此种损伤恢复较慢，往往需要数月才能完全恢复，不能急躁从事。

7. 掌骨骨折一般多向背侧成角移位，应于整复后，将手掌固定在伸直位，以免继续向背侧成角移位。但手指最好不要固定，且应适当活动锻炼。掌骨颈骨折则例外，虽然也是向背侧成角移位，但应固定在掌指关节屈曲 90°位置，借用指骨基节基底部将掌骨头推顶向后方，才能保证骨折处的对位对线。

8. 开放性骨折要遵循清创 – 骨折整复 – 缝合伤口 – 固定，或清创 – 骨折整复 – 固定 – 缝合伤口的步骤处理，伤口争取一期缝合。

9. 手指截除的适应证：①严重的挤压和挫伤。②对于僵直无用的手指，即使有血供，确定功能不能继续通过锻炼恢复者，也有截除的必要。③开放性骨折，感染严重，早期切除比晚期切除要好，可防止其他手指僵硬。因为一个僵硬在屈曲或伸直位的手指，反而会影响其他手指的功能。但拇指除外，应尽量设法保留其长度，即使僵直，却仍能发挥其重要作用。

10. 对手指骨折后的牵引或屈曲固定都应注意其生理轴线，即将手指的指端指向腕舟骨结节方向，拇指应注意其对掌方向。

掌骨骨折

掌骨骨折是常见的手部骨折。《医宗金鉴 · 刺灸心法要旨》说：“掌者，手之众指之本也，掌之众骨名壅骨，合凑成掌，非块然一骨也。”故掌骨骨折又名壅骨骨折。

掌骨由 5 块短管状骨组成，上下两端较粗，上端名基部，下端名头部，头下较细处名掌骨颈。

第 1 掌骨短而粗，活动性较大；第 2、3 掌骨长而细；第 4、5 掌骨短而细。

手部的肌肉、肌腱较多，肌肉收缩的牵拉作用可影响掌骨骨折的移位。

掌骨骨折多见于成人，儿童少见。

第 1 掌骨骨折

第 1 掌骨短而粗，第 1 腕掌关节为鞍状关节，可伸屈、内收、外展，活动范围较大，骨折多发生于基底部 1cm 以上部位，多呈横断形，儿童则为骨骺滑脱。由于拇长屈肌、大鱼际肌及内收肌的牵拉，使骨折远端向掌侧及尺侧移位，拇长展肌将骨折近端向背侧及桡侧牵拉移位，在骨折部形成向背侧及桡侧的成角畸形，致使该指不能进行外展活动。

【病因与分类】

（一）病因

本病可为直接暴力或间接暴力所致。

1. 直接暴力

直接暴力多为直接打砸、挤轧，所致骨折多为粉碎性骨折或横断形骨折。骨折后，由于拇长屈肌及内收肌的收缩作用，骨折端呈向背侧突起成角移位畸形，此类骨折多位于骨干部。

2. 间接暴力

间接暴力多为传导暴力，所致骨折多位于基底部 1cm 以内，骨折端多为横断形，也有斜形者。如为基底部撕脱骨折，常为斜形，骨折线涉及关节面，若合并第 1 腕掌关节脱位，又称为 Bennett 骨折。

（二）分类

1. 按骨折部位

本病按骨折部位分为以下 3 种：①基底部骨折：多为横断形或短斜形，骨折端向背桡侧突起成角，是最多见的一种骨折。②掌骨干骨折：多为横断形或粉碎性骨折，骨折端多向背侧成角移位。③掌骨颈骨折：多为横断形骨折，骨折端向背侧成角移位[图 10–75（1 ～ 2）]。

2. 按骨折形态

本病按骨折形态分为以下 3 种：①横断形骨折：骨折呈横断形，复位后较稳定。②斜形骨折：骨折呈斜形，复位后稳定性差。③粉碎性骨折：骨折端粉碎在 2 块以上者，复位和固定难度较大。

3. 按骨折程度

本病按骨折程度分为以下 3 种：①无移位骨折：致伤暴力较小，骨折线存在，但无明显移位，较少见。②移位骨折：骨折端错移，多向背侧和桡侧成角或移位。③骨折合并脱位：骨折多为斜形，常合并第 1 掌腕关节脱位[图 10–75(3)，图 10–75(4)]。

4. 按软组织损伤程度

本病按软组织损伤程度分为以下 2 种：①闭合性骨折：骨折端与外界不相通，软组织损伤轻。②开放性骨折：软组织损伤严重，骨折端与外界相通或外露。

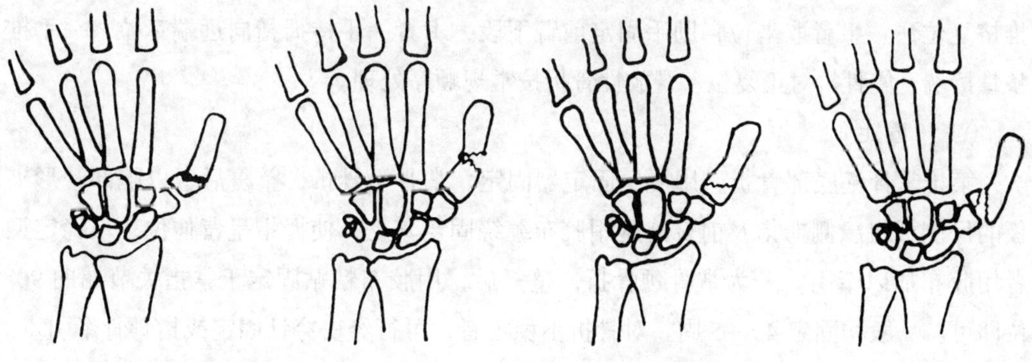

（1）基底部骨折向外侧成角　（2）中段骨折　（3）基底部无移位骨折　（4）基底部骨折合并脱位

图 10–75　第 1 掌骨骨折分类

5. 其他分型

（1）Green 分类法

Ⅰ型：Bennett 骨折（脱位骨折），骨折线自掌骨基底由内上斜向外下，进入关节内。掌骨内侧形成一个三角形骨块，而骨折远端因失去了近侧骨折块的连续性，再加上拇长展肌的牵拉而滑向背侧及外侧，造成第 1 腕掌关节脱位。骨折近端受拇长展肌的牵拉向桡背侧移位，骨折远端受拇长屈肌及拇收肌的牵拉向掌尺侧移位，骨折部向背侧、桡侧成角畸形。

Ⅱ型：Rolnado 骨折（粉碎性骨折），为第 1 掌骨基底部关节内的“T”“Y”形骨折，可将其视为一种粉碎性的 Bennett 骨折。

Ⅲ型：可分为ⅢA横形骨折和ⅢB斜形骨折。

Ⅳ型：骨端骨髓板损伤。

其中Ⅰ型与Ⅱ型属关节内骨折，Ⅲ型与Ⅳ型属关节外骨折。

【症状与诊断】

（一）症状

肿胀，疼痛，局部压痛，畸形，有异常活动及骨擦音存在，功能障碍或有瘀斑，开放性骨折有伤口或皮肉挫裂。

（二）诊断

本病依据外伤史、临床症状，结合 X 线正、侧位片，可确诊。

【治疗】

（一）手法复位

因骨折部皮肉较薄弱，故整复容易，不管哪个部位或何种类型骨折，均采用牵拉推挤复位法。患者取坐位，助手固定前臂下段，术者一手持拇指向远端牵拉，一手推挤骨折端，使骨折对正复位。开放性骨折按常规顺序处理。

（二）固定

第 1 掌骨基底部骨折，用撬压固定器固定。掌骨干骨折，整复后，以腕部塑形夹板的尺侧板将患侧拇指及前臂连腕用胶布缠绕固定其上，使拇指呈背伸位；不稳定型者用胶布加以牵引。若为掌骨颈骨折，整复后，用胶布粘贴固定于掌指关节屈曲 90°位即可。一般均固定 4 ～ 5 周。对骨折不稳定者，可行经皮穿针固定或指骨骨牵引术。陈旧性骨折影响功能者，宜切开复位或截骨矫形。

（三）功能疗法

本病按腕及指关节功能疗法处理，指关节功能锻炼一般以自主锻炼为主。

（四）药物治疗

同腕舟骨骨折。

【按语】

1. 第1掌骨骨折一般多向背侧成角移位，应于整复后，将手掌固定在伸直位，以免继续向背侧成角移位。手指最好不要固定，且应适当活动锻炼。

2. 掌骨颈骨折虽然也是向背侧成角移位，但应固定在掌指关节屈曲90°位置，借用指骨基节基底部将掌骨头推顶向后方，才能保证骨折处的对位对线。

第2、3、4、5掌骨骨折

【病因与分类】

（一）病因

本病直接暴力和间接暴力皆可致伤。

当以拳击撞物体时，多可被撞击物体的反作用力致掌骨颈骨折，多为横断形骨折。远折端因骨间肌、蚓状肌及屈指肌的牵拉而向掌侧屈曲，断端向背侧突起成角。同时由于背伸肌腱的牵拉，致掌指关节过伸，呈掌指关节半脱位，且手指越伸直，脱位越严重，畸形亦越明显。

由于直接暴力打击或挤压，可致掌骨体骨折，多呈横断形或粉碎性骨折。如为旋扭暴力所致掌骨体部骨折，多为螺旋形、斜形或长斜形骨折。骨折端由于骨间肌和蚓状肌的牵拉，一般多向背侧突起成角移位。

由于直接打砸、挤压，或间接扭蹉，可致掌骨基底部骨折，多为横断形骨折或短斜形骨折，移位多不严重。

（二）分类

1. 按骨折部位

本病按骨折部位可分为以下3种：①掌骨基底部骨折：多为横断形或短斜形骨折，移位不严重，有时可合并脱位。②掌骨干骨折：骨折位于掌骨干部位，为螺旋形、短斜形、长斜形或横断形骨折，多向背侧成角移位，第5掌骨骨折则多向背尺侧成角移位。③掌骨颈骨折：骨折位于掌骨颈处，多为横断形骨折，折端向背侧突起成角移位，掌指关节呈半脱位状，且多发生于无名指与小指（图10–76、图10–77、图10–78）。

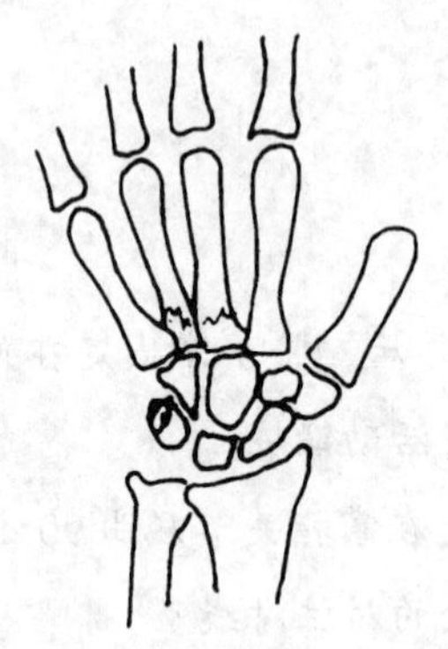
图 10-76 掌骨基底部骨折

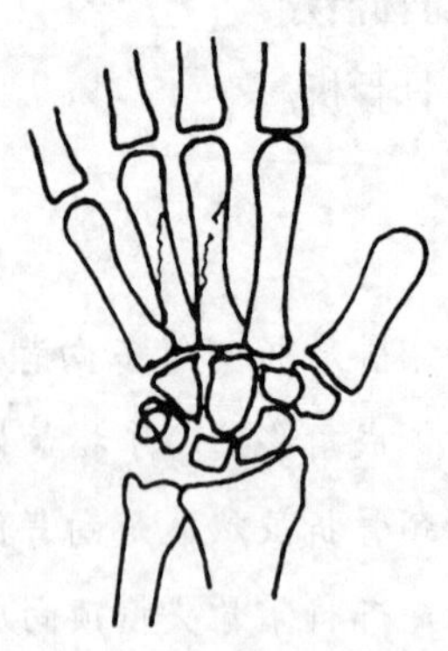
图 10-77 掌骨干骨折

2. 按骨折形态

本病按骨折形态可分为以下 3 种：①横断形骨折：骨折为横断形，整复后稳定。②斜形骨折：骨折呈斜形，又可分为长斜形与短斜形骨折，复位后不稳定。③螺旋形骨折：骨折端呈螺旋形，复位后不稳定。④粉碎性骨折：骨折端呈 2 块以上，复位后不稳定。

3. 按骨折数量

本病按骨折数量可分为以下 2 种：①单一骨折：只 1 根掌骨骨折，处理较简单。②多发骨折：2 根或 2 根以上的掌骨同时骨折，处理较为复杂（图 10-79）。

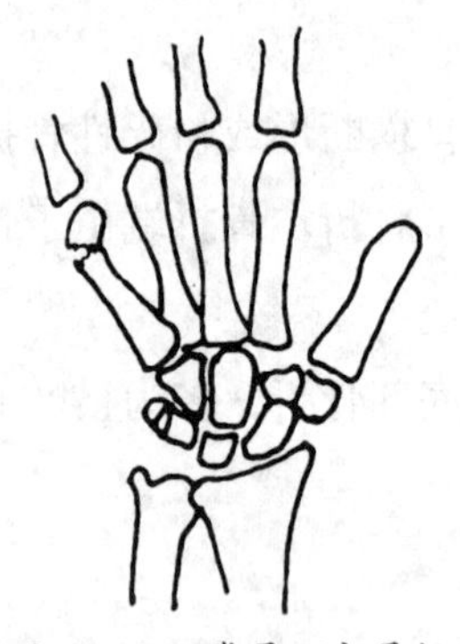
图 10-78 掌骨颈部骨折

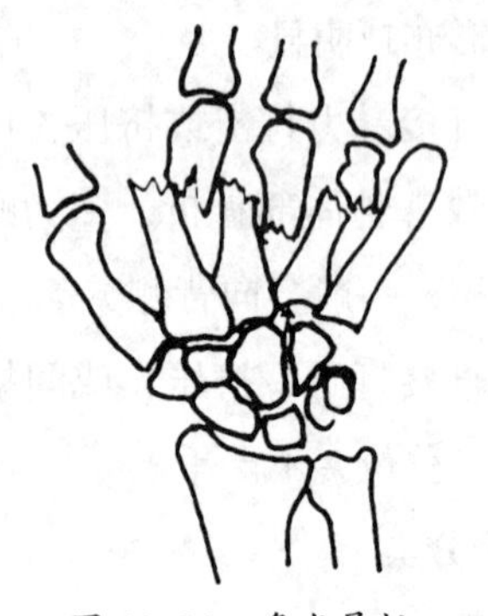
图 10-79 多发骨折

4. 按软组织损伤程度可分为

本病按软组织损伤程度可分为以下 2 种：①闭合性骨折：软组织损伤轻，骨折端与外界不相通。②开放性骨折：软组织损伤严重，骨折端与外界相通或外露。

【症状与诊断】

（一）症状

手部肿胀、疼痛、压痛，有骨异常活动和骨擦音存在。除无移位骨折外，畸形明显，功能障碍。开放性骨折可见皮肉破裂，骨端外露。

（二）诊断

本病依据外伤史、临床症状，结合 X 线片可确诊。

【治疗】

（一）手法复位

因骨折处于皮下，整复较易，采用牵拉推挤提按复位法。

1. 掌骨基底部骨折因移位不大，故不需特殊手法进行整复，仅在牵指的情况下，以推按复位即可。

2. 掌骨干骨折：患者取坐位，助手固定前臂下段，术者一手持相应的手指，向远端牵拉，一手推挤提按骨折端使复位。

3. 掌骨颈骨折：术者一手持相应的手指向远端牵拉，一手持骨折端，先以推挤法矫正侧方移位，再以拇指向前按压向背侧突起成角移位的折端，食指向后提掌骨头，然后捏持骨折端保持对位，同时牵指并使掌指关节屈曲 90°，借用指骨基底部向后推掌骨头，以保证骨折端对位的稳定度（图 10–80）。

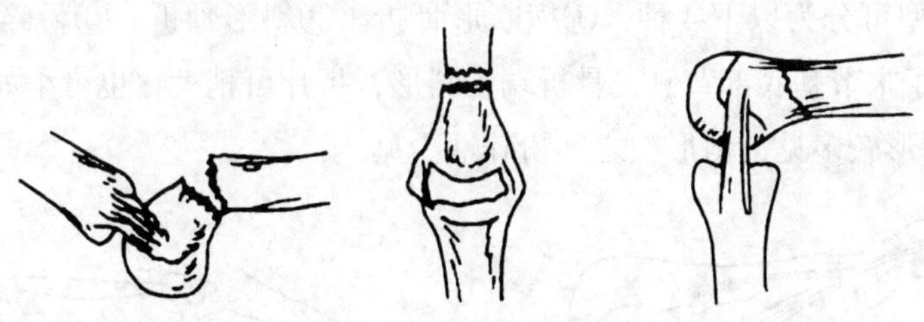

图 10–80　掌骨颈骨折复位原理

4. 开放性骨折按常规顺序处理。

（二）固定

掌骨基底部骨折与掌骨干稳定型骨折用前臂托板固定，掌骨干不稳定型骨折用前臂托板加牵引固定，掌骨颈骨折用胶布粘贴固定，时间均为 4 ～ 5 周。多发性骨折同上。骨折端不稳定者，可行指骨牵引、经皮穿针或手术治疗。

（三）功能疗法

同第 1 掌骨骨折。

（四）药物治疗

同第 1 掌骨骨折。局部外贴接骨止痛膏。

指骨骨折

指骨共 14 块，为短管状骨。每节指骨的近端称基部，远端称头部。基部和头部除末节外，都有关节软骨覆盖，形成关节面。

指总伸肌腱附着于末节指骨基底的背侧，指深屈肌腱附着于末节指骨基底的掌侧。远节指骨的掌侧有骨间肌附着，背侧有蚓状肌附着。这些肌肉的牵拉是造成骨折移位的原因之一。

【病因与分类】

（一）病因

本病多为传导暴力引起，直接暴力亦可致伤，骨折多为横断形，骨折端因受肌肉的牵拉而向掌侧成角移位。

（二）分类

1. 按部位

本病按部位可分为以下 3 种：①近节骨折：多为横断形或短斜形骨折，骨折端多向掌侧成角移位（图 10–81）。②中节骨折：骨折形态和移位情况同近节骨折。③末节骨折：骨折形态为横断形或斜形，骨折端多无移位或移位不大，有时为粉碎性骨折。

2. 按类型

本病按类型可分为以下 4 种：①横断形骨折。②斜形骨折。③粉碎性骨折。④撕脱骨折：多位于末节基底部背侧，骨折端为斜形，折片可稍大，也可小如米粒（图 10–82）。其中横断形较多见，斜形次之，粉碎性少见。

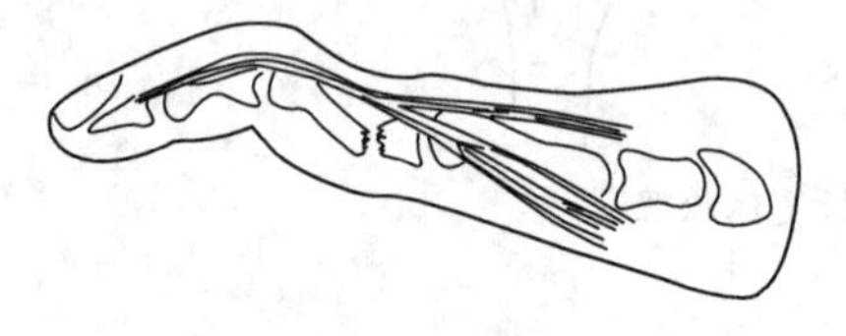

图 10–81 近节骨折

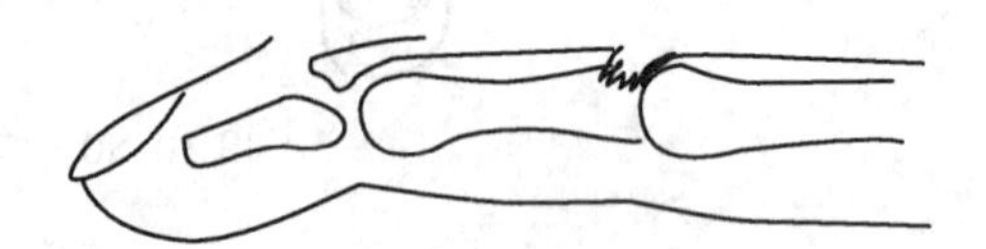

图 10–82 末节基底部撕脱骨折

3. 按软组织损伤情况

本病按软组织损伤情况可分为以下 2 种：①闭合性骨折：软组织损伤轻，骨折端与外界不相通。②开放性骨折：软组织损伤重，骨折端与外界相通或外露，可合并肌腱断裂。

【症状与诊断】

（一）症状

肿胀、疼痛、畸形、异常活动及骨擦音俱备，功能障碍，开放性骨折有皮肉破裂和骨折端外露，可合并肌腱断裂，伸或屈功能丧失。

（二）诊断

本病依据外伤史、临床症状，结合 X 线片可确诊。

【治疗】

（一）手法复位

本病采用牵拉推挤提按复位法：患者取坐位，助手固定前臂下段。术者一手持患指向远端牵拉，一手推挤提按骨折端复位，同时将患指屈曲，屈曲角度的大小以骨折端对位稳定所需的角度为准。

末节骨折仅采用推挤即可复位。开放性骨折按常规顺序处理。合并肌腱损伤者，尽可能做一期修复。

（二）固定

近节骨折和中节骨折用带纸卷的前臂托板加皮牵引固定患指于屈曲位。末节骨折一般只需贴裹接骨止痛膏固定即可。若为基底部撕脱骨折，则应将末节指间关节用金属板固定于过伸位，同时将中节指间关节固定于屈曲位。固定时间均为 4 ～ 6 周（图 10–83）。

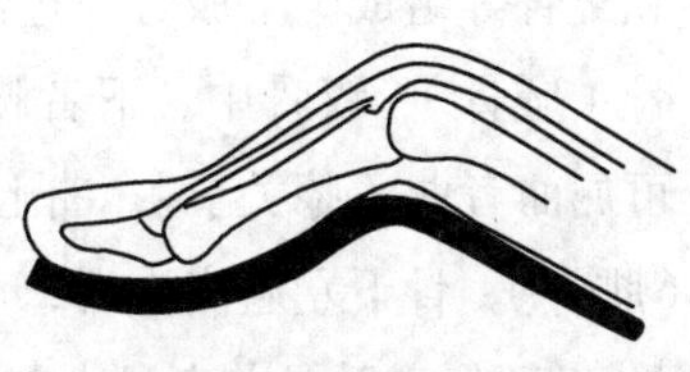

图 10–83　金属板固定末节

（三）功能疗法

同掌骨骨折。

（四）药物治疗

同掌骨骨折。

【按语】

1. 用带纸卷的前臂托板固定时，纸卷的粗细程度应根据需要而定。

2. 末节指骨的粗隆部或末端骨折，在愈合过程中，不可能有大量的外骨痂出现，在观察 X 线片时，只要骨折线较为模糊，临床症状已无疼痛，即说明骨折已愈合。不应因看不到明显骨痂即认为骨折尚未愈合而进行长期固定。

（谢雅静、万富安、牛素玲、吕中孝、李春游、张耘等）

第十一章　下肢骨折

下肢骨是由大腿部的股骨，膝部的髌骨，小腿部的胫、腓骨和足部的跗骨、跖骨和趾骨等组成。下肢骨通过髋骨与躯干骨相连接。宋代《洗冤录》云：髋骨两旁者钗骨（耻骨），钗骨中、下者腰门骨（骶、尾骨）。钗骨上连生者腿骨（股骨），腿骨下可屈曲者曲（膝关节），曲上生者膝盖骨（髌骨）。膝盖骨下生者胫骨，胫骨旁生者骨（腓骨）。骨下左起高大者，两足外踝；右起高大者，两足内踝。胫骨前垂者，两足跂骨（跖骨），跂骨前者足本节（趾骨）。

下肢骨折中因其部位之别，有不同的发病特点。如股骨颈、粗隆间骨折好发于老年人，股骨干骨折好发于儿童和青壮年人。由于肌肉丰厚，血液循环旺盛，除股骨颈骨折外，只要治疗措施得当，骨折愈合多不成问题。小腿部由于前侧和内侧缺乏软组织，故损伤后易致胫、腓骨开放性骨折。同样原因，实际胫骨的前、内、外三面均缺乏肌肉覆盖，故其血供也较差，骨折后愈合也较缓慢。踝和足部软组织薄弱，且多为腱性组织，又因其部位低下，易遭受砸轧等，故开放性损伤较多。

《素问·五脏生成》云："足受血而能步。"下肢的主要功能是负重和行走，故需要稳固、等长，再加上灵活的关节运动，其功能更为完善。在治疗上，其一是两下肢等长原则。若一侧肢体缩短 2cm，就会出现跛行，且会影响骨盆、脊柱而出现继发病变。由于下肢的肌肉强大、丰厚，既可影响外固定效果，其收缩又是骨折复位后再移位的重要因素，故股骨及胫、腓骨的不稳定型骨折，整复后多需配合持续牵引或其他特殊措施以维持对位。其二是要求良好的对线（力求良好对位），尽量消除成角畸形，以减少关节的继发性病变。其三是消除任何旋转畸形，以保持负重的良好步态，减少关节继发病变。若治疗中由于种种原因而不能达到解剖对位时，要力争满足上述功能复位要求。由于下肢需要负重，固定时间要相对长一些，即使骨折临床愈合，扶拐下床活动后，也要继续配合石膏或小夹板固定保护一段时间，以防止继发性移位和成角畸形。

第一节　股骨颈骨折

股骨颈骨折是指股骨头下至股骨颈基底部之间的骨折，是老年人常见的骨折，但也可见于青壮年和儿童。股骨颈系指股骨头下至粗隆间的一段较细的管状结构，指向内上方，上缘相对短，下缘相对较长。股骨颈与股骨干相交处形成的角称颈干角（图11–1），又名内倾角。正常成人颈干角为125°～135°，女性平均为127°，男性为132°，幼儿可达150°；小于125°为髋内翻，大于135°为髋外翻。髋内、外翻均可干扰髋关节的力学环境，容易导致骨折和关节软骨退变，发生创伤性关节炎，临床以髋内翻畸形多见。股骨颈骨折治疗时应注意恢复正常的颈干角，临床上往往使颈干角略大于正常，此时股骨颈压应力增加，剪应力减少，可提高内固定的稳定性，促进骨折愈合。

股骨头颈轴线与股骨下端两髁间投影连线的锐角称为股骨颈前倾角，新生儿为20°～30°，随年龄增长而逐渐减小，成人为12°～15°（图11–2）。先天性髋关节发育不良或先天性髋关节脱位时前倾角普遍大于正常，多数超过40°。前倾角说明股骨颈轴线与股骨髁冠状面之间有一个向前的倾斜角度。前倾角很大程度上关系到下肢的旋转状态，前倾角过大，肢体会趋向内旋，过小则外旋。对股骨颈骨折做多根针内固定时，必须沿着前倾角与颈干角的方向进针，以免固定针穿出股骨颈；行人工髋关节置换术时，维持正常颈干角对于防止关节脱位、保证关节稳定有重要意义。

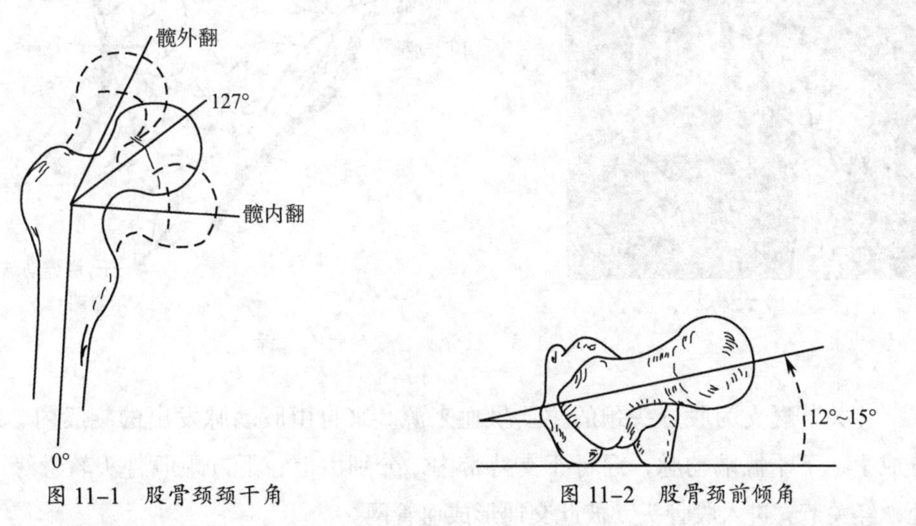

图11–1 股骨颈颈干角　　图11–2 股骨颈前倾角

位于股骨颈、体连接部内后方即小转子深部的纵向致密骨板，称为股骨距，有人称其为“真正的股骨颈”。股骨距实际上是股骨干后内侧皮质向松质的延伸。其下极与小转子下方的股骨体后内侧骨皮质融合，沿小转子前外侧垂直向上；上极与股骨颈的后侧皮质连续，向外放射达臀肌粗隆。股骨距加强了干骺部承受压力的能力，缩短了股骨颈这一“悬梁”的力臂，与压力和张力小梁形成一完整的合理的负重系统。股骨距的存在与股骨颈和转子间骨折的移位及嵌插、分型和治疗有很大关系。骨折时，股骨距如依然完整或保持正常对位，一般认为是稳定型骨折；股骨距如断裂、分离或小转子撕脱，则为不稳定型骨折。对骨折上段予以金属钉内固定时，如能使钉贴近股骨距而获得支撑，可提高固定效果；做人工股骨头置换术时，如能注意保全股骨距，有利于防止假体下陷和松动。

关节囊和支持带是围绕股骨颈、连接髋关节的重要结构。支持带是关节囊的增厚部分，为条带样纤维结构，紧贴股骨颈骨质表面，远端与髋关节囊附着处相连（可视为关节囊在股骨颈表面的反折延续），近端止于股骨头关节软骨边缘，对于股骨颈尤为重要。支持带共有3束，分别位于股骨颈的上方、下方和前方。上支持带和前支持带呈膜状紧贴股骨颈，下支持带呈单束或双束条索状，多不与股骨颈相贴。髋关节内除股骨头和髋臼的软骨面外，其他结构的表面都有滑膜被覆。

股骨头、颈血供较差，其主要供血来源有以下3方面（图11-3）。

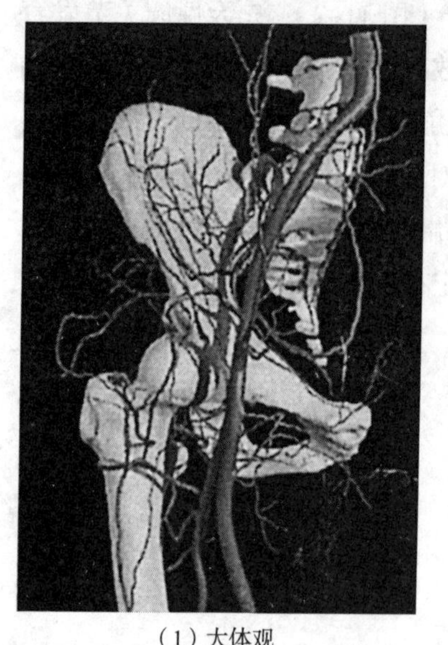

（1）大体观

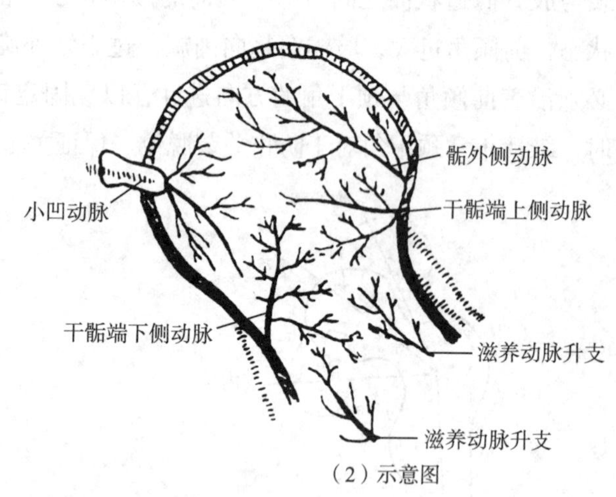

（2）示意图

图11-3　股骨头、颈的供血来源

1. 关节囊支为股骨头颈的主要供血来源。来自由股动脉发出的旋股内、外动脉，分成上、下干骺端动脉，穿行于支持带内，分别由上、下方距股骨头软骨缘下0.5cm处，经关节囊进入股骨头，彼此交通形成血管网。

2. 圆韧带支来自闭孔动脉的髋臼支，沿圆韧带进入股骨头，供血范围较小，仅供股骨头内下方不到1/3的范围，但为儿童生长期的重要血供来源。圆韧带支、关节囊支和骨干营养支直至股骨头完全骨化时，才穿过骺软骨相互吻合，之后圆韧带支即逐步闭塞。

3. 骨干营养支儿童期不穿过骺板，在成年人一般也只达股骨颈，仅小部分与关节囊支有吻合。故当股骨颈骨折或股骨头脱位时均可损伤关节囊支和圆韧带支而影响血液供应，导致骨折愈合迟缓或不愈合，甚或发生股骨头缺血性坏死。

股骨颈骨折多发生于老年人，女性多于男性。据我院1000例股骨颈骨折统计，其中女性530例（53%），男性470例（47%），但随年龄变化而有所不同。在50岁以下的成人中，男性比女性多1倍，在1000例中该年龄组为367例，其中男性247例（67.3%），女性120例（32.7%）；相反，50岁以上者女性比男性多近1倍，在1000例中该年龄组为608例，其中女性400例（65.5%），男性208例（34.2%），且随年龄增加，女性发病率愈高。通过对一组股骨颈骨折患者年龄、性别与发病情况的分析，50～60岁女性150例（59.5%），男性102例（40.5%）;60～70岁女性156例（67%），男性77例（33%），70～80岁女性84例（77%），男性25例（23%），后者不及前者的1/3。出现以上情况可能因为女性骨盆较大，颈干角较小，且女性更年期后，骨质疏松、脆弱较著。此组内高龄女性多有缠脚史，与走路不稳易跌倒等因素有关。

【病因与分类】

（一）病因

股骨颈骨折是骨伤科的常见病，多发生于老年人，平均年龄在60岁以上。由于老年人肝肾不足，筋骨痿弱，肾气衰弱，骨质比较疏松，骨内强度下降，使股骨颈脆弱，不需太大的外力即可造成骨折。

骨折多为间接外力引起。如平地滑倒，臀部着地，或下肢于固定情况下，躯体猛烈扭转，或由高处坠下，足跟着地，沿股骨纵轴的冲击应力均可引起股骨颈骨折。而青壮年、儿童的股骨颈骨折，因其骨质致密而坚韧、强硬，往往多由较大的暴力引起，如交通事故或由高处跌坠等引起，常常合并其他损伤。另偶有因过量负重行走过久而引起的疲劳性骨折（图11–4）。

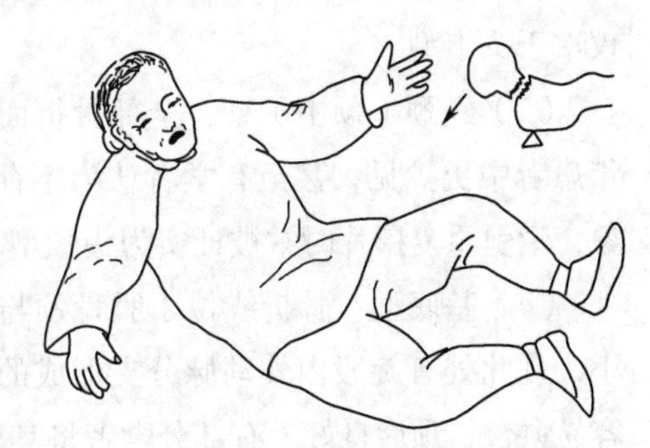

图11–4　股骨颈骨折的受伤姿势

（二）分类

因研究的角度和侧重点不同，股骨颈骨折有多种分型方法，每种分型方法与其治疗方法的选择和预后评估紧密相关。

1. 按骨折的解剖部位

Rockwood（1984）将股骨颈骨折分为头下型、经颈型和基底型，毛宾尧（1992）根据骨折的解剖部位增加一种头颈型，共分为4型（图11–5，图11–6）。

（1）头下型：骨折线完全位于股骨头、颈交界处。股骨头下，整个股骨颈均在骨折远端，股骨头可在髋臼和关节囊内自由转动。这类骨折在老年患者中最为多见，股骨头血供损伤严重，即使圆韧带内的小凹动脉未闭合，也只能供给圆韧带凹附近小范围骨质血运；而大多圆韧带动脉随年龄增长而逐渐退化，甚至闭塞。因此，这类骨折愈合困难，股骨头缺血坏死发生率高，预后差。

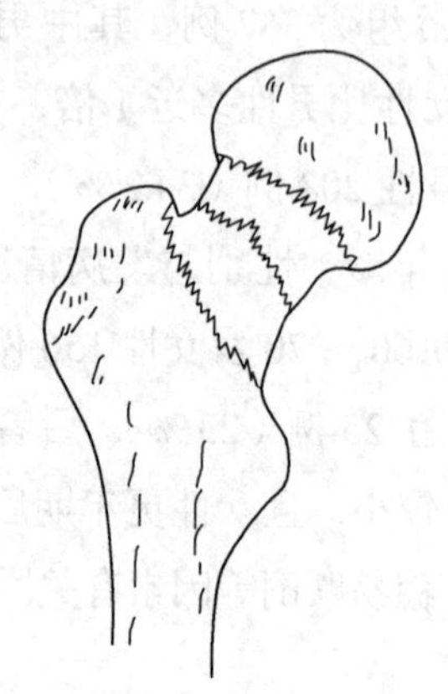

图 11-5 股骨颈骨折按解剖部位分型

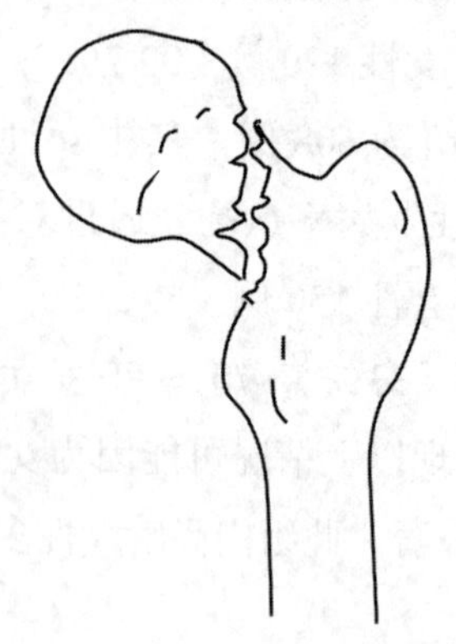

图 11-6 头颈型股骨颈骨折

（2）头颈型：即股骨颈斜形骨折。由于股骨颈骨折多系扭转暴力所致，故真正的头下型和颈中型均少见。最常见的形式是骨折面的外上端位于头下，内下端位于股骨颈，下端比较尖锐形，如鸟嘴状。多数头颈型骨折均带有一块大小不等的股骨颈骨折块，使骨折线呈斜形。此型骨折难以复位，复位后稳定性亦差，对股骨头血供的破坏仅次于头下型。

（3）经颈（颈中）型：全部骨折面均通过股骨颈，实际上此型较少见，特别在老年患者中更少见，甚至有学者认为不存在此型。X 线片显示的经颈骨折往往是一种假象，牵引重复摄片时常被证实为头颈型。

（4）基底型：骨折线位于股骨颈与大小转子间连线相交处，关节囊动脉受影响较小，且此处有旋股内外动脉分支形成的动脉环，血运良好，复位后易保持稳定，骨折容易愈合，预后良好。有部分学者将其列入转子部骨折。

前三型骨折的骨折线位于髋关节囊内，称囊内骨折；基底型骨折线位于囊外，称囊外骨折。

2. 按骨折线走行

Linton 于 1944 年提出这一分型方法。即按骨折线与股骨干纵轴垂线所成角度（Linton 角或叫 Pauwells 角）的大小分为 3 型：角度＜ 30°者为Ⅰ型，此类骨折剪应力小，最稳定，有利于骨折愈合；角度在 30°～ 50°之间者为Ⅱ型，此型不完全稳定；角度＞ 50°者为Ⅲ型，此型最不稳定。这种分型方法用骨折线的倾斜度来反映所遭受剪应力的大小。（图 11–7，图 11–8）

由于股骨头及股骨颈的移位和旋转，往往使骨折线的走行难以判断。对于骨折线倾斜度的测量，拍 X 线片时都必须将患肢置于内旋位以消除股骨颈前倾角后才可测量，因此术前测量不太准确，临床多不采用。但可术后拍片时测量，以了解骨折的稳定程度，作为对预后的估计，以便采取相应的预防措施。

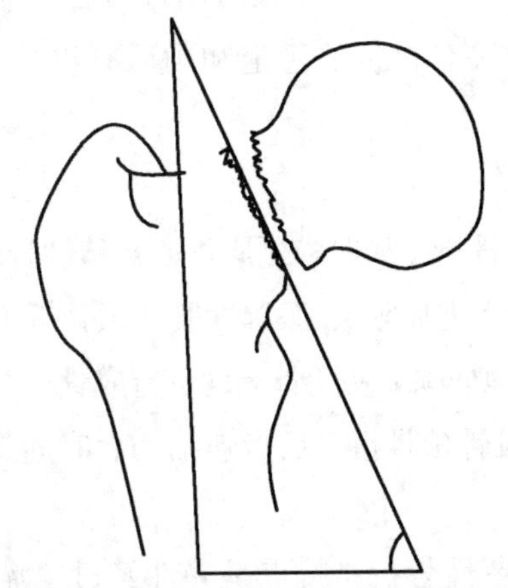

图 11-7　股骨颈远端骨折线与股骨干纵轴的垂直线交角测量法

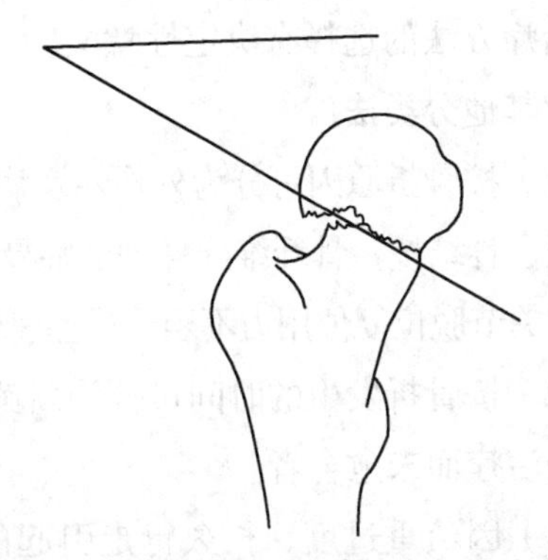

图 11-8　股骨颈远断端骨折线与两髂前上棘连线交角测量法

3. 按骨折段之间的移位方向

（1）外展型：两骨折段呈外展关系，股骨头处于相对内收位，骨折远端的外上部分嵌插入股骨头内，内侧骨皮质无错位和旋转，颈干角增大。本型又称嵌插型骨折，位置稳定，关节囊血运破坏较小，预后较好，愈合率最高。

（2）中间型：X 线正位片显示呈外展嵌插关系，但 X 线侧位片显示股骨头前屈，与股骨颈形成一个向后的角度，两骨折段在前方出现分离。骨折位置不完全稳定，实为过渡到内收型的中间阶段。

（3）内收型：两骨折段完全错位，股骨头处于外展位，股骨颈因肌肉牵拉而上移，又因下肢重量而外旋，呈内收关系。此种骨折断端极少嵌插，承受剪应力大，不稳定，因此多有移位，关节囊血运破坏较大，愈合率最低。

4. 按骨折移位程度

Garden 于 1961 年提出这一分型方法，共分为 4 型。

Ⅰ型：股骨颈不完全骨折，即“外展型”或“嵌插型”骨折，骨折远端稍外展外旋，X 线片示股骨颈上缘酷似嵌插的假象，而内侧头颈交界处骨小梁呈青枝形弯曲，股骨头呈内收并后倾。此型有部分骨质连接，无移位，近端保持一定血运。此型骨折容易愈合，预后好，但如不小心保护将成完全性骨折。

Ⅱ型：完全骨折无移位或轻度移位。若为头下骨折，仍有愈合的可能，但头坏死变形常有发生。若为经颈及基底型，则骨折愈合容易，头坏死率较低。

Ⅲ型：股骨颈完全骨折，部分移位，多见远端向上移位或远端的下角嵌顿在近端断面，形成股骨头外展并内旋，颈干角变小。

Ⅳ型：骨折端完全移位，远折端充分外旋并上移，两骨折端完全分离，股骨头位置可正常。此型关节囊、滑膜严重损伤，其中的血管也易损伤，造成股骨缺血性坏死。

如暴力较大，股骨颈后缘可出现碎骨块，还可持续外旋，股骨颈后侧骨质因压缩而见缺损。Connolly 等认为，股骨颈后侧粉碎性骨折块对骨折的稳定和预后有重要影响，并对治疗方法的选择有决定性意义。

5. 其他分类法

（1）按骨折原因可分为外伤性及病理性股骨颈骨折（如股骨颈原发或转移性骨肿瘤、骨髓炎、骨结核、骨纤维异样增殖症及甲状腺功能亢进症等）、医源性股骨颈骨折（如先天性髋关节脱位复位用力不当、慢性骨髓炎不恰当地摘除大块死骨等均可造成骨折）。

（2）按骨折发生的时间可分为新鲜及陈旧性股骨颈骨折，后者包括伤后时间超过 3 周或经治疗而未愈合者。

（3）因负重过度、长久行走引起的股骨颈疲劳性骨折，特点是慢性经过，症状不明显，骨折线与骨痂同时存在，常被误诊为髋部软组织损伤。

【症状与诊断】

（一）症状

不同类型的股骨颈骨折，有不同的临床表现，但伤后都有明显的髋部疼痛，患肢的任何活动均可加重疼痛。

肢体的功能障碍虽因不同类型而有很大差异，但都有程度不等的功能受限。一般股骨颈骨折后多不能站立行走，起坐也多受限。但无移位的线形或嵌插型骨折，伤后尚可站立或勉强行走或骑自行车，特别是疲劳性骨折，尚能坚持较长时间的劳动。因此对此类骨折应特别注意，以免误诊而使无移位的稳定型骨折变为移位的不稳定型骨折而增加治疗的难度预后不良。

肿胀在不同类型的股骨颈骨折中差异很大。关节囊内骨折因有关节囊和丰厚肌肉包绕，多无明显肿胀和瘀斑，有些可在腹股沟中点出现小片瘀斑。外展嵌插型骨折也无明显肿胀。股骨颈基底部骨折多有明显肿胀，甚或可沿内收肌向下出现大片瘀斑。

畸形在不同类型的股骨颈骨折中差异也很大。无移位骨折、外展嵌插型骨折和疲劳性骨折的早期均无明显畸形。而有移位的内收型骨折和股骨颈基底部骨折多有明显畸形。患肢多呈外旋畸形，股骨颈基底部骨折外旋畸形尤甚。外观表现：足可倒于床面；大粗隆部高凸明显，有程度不等的大腿内收和肢体短缩畸形。肢体的短缩程度可用下肢长度测量法来确定。根据骨折移位程度，可有 2 ～ 4cm 的缩短畸形；根据骨折移位大小，大粗隆可有不同程度的上移。其上移的程度可用大粗隆位置测定法来确定（方法见总论）。

腹股沟中点的压痛，大粗隆部的叩击痛，沿肢体纵轴的推、顶、叩击、扭旋等的疼痛和大腿滚动试验（方法见总论）阳性，为股骨颈各型骨折所共有，特别是无移位的线形、嵌插型和疲劳性骨折的主要临床表现。若有上述症状，即使其他体征包括 X

线检查暂时还不支持诊断，也应严密观察并按股骨颈骨折处理，以免误诊、延误治疗时机而影响治疗效果和预后。

高龄患者还应注意全身情况和卧床日久而出现的深静脉血栓、褥疮、便秘及泌尿系、心、肺等全身并发症。

（二）诊断

根据病史，凡老人跌倒或青壮年有长期超量负重步行后引起的髋部持续性疼痛和其他临床体征，一般诊断不难确定。正、轴位X线片检查可进一步明确骨折的部位、类型和移位情况，对确定诊断和治疗都有重要意义。特别对无移位和嵌插型骨折的确诊和治疗方法的选定尤为重要。当然也不能过分依赖X线检查，只要临床症状具备，即使暂时X线片无明显阳性显示，也应确诊为无移位骨折而进行处理，待2～3周再行X线片复查时即可显示骨折线。

本病临床还应注意与股骨粗隆间骨折和髋关节脱位相鉴别（表11-1）。

表11-1　股骨颈骨折、股骨粗隆间骨折、髋关节脱位鉴别

	股骨颈骨折	股骨粗隆间骨折	髋关节脱位
年龄	老年	老年	青壮年
外力情况	不大	不大	较大
肿胀	不明显	较严重	明显
瘀斑	无，腹股沟中点有小瘀斑	可有大片瘀斑	无
畸形	轻度外旋，短缩，畸形可改变	外旋较大，可达90°，缩短不多，畸形可改变	畸形明显，有屈曲，内收内旋，或屈曲、外旋外展，畸形不能改变
预后	尚好	良好	较好

【治疗】

股骨颈骨折的治疗比较复杂，应根据骨折的类型、移位情况和时间长短，患者的年龄、全身情况等全面考虑，以选定最佳治疗方案。

（一）整复、固定

1. 无移位或外展嵌插型股骨颈骨折

（1）手法整复：无移位或外展嵌插型股骨颈骨折，不需整复，只需卧床休息和限制活动。

（2）固定方法：患肢外展30°，膝下垫枕，使髋、膝关节屈曲30°～40°，大粗隆部外贴接骨止痛膏，挤砖法固定维持体位。也可于上述体位下采用皮肤牵引和挤砖法固定维持体位（挤砖固定法详见总论）以对抗肌肉收缩，预防骨折移位。一般牵引6～8周，骨折愈合后，可扶拐下床不负重活动。以后每1～3个月拍X线片复查1次，直至骨折牢固愈合无缺血坏死征象时，方可离拐负重行走。

2. 内收型股骨颈骨折

内收型骨折是股骨颈骨折中最多见的一种，治疗比较困难，不愈合率和股骨头坏死率都较高。为提高治愈率、减少并发症，只要全身情况允许，应力争尽早整复固定。

（1）手法整复：新鲜股骨颈骨折常用的整复方法有以下两种。

1）牵拉推挤外展内旋整复法：一助手按压两髂前上棘固定骨盆，另一助手持小腿下段顺势牵拉。术者站于患侧，以手掌根部向内下推挤大粗隆部，同时牵拉小腿之助手在保持牵拉力下，逐步使患肢外展、内旋，即可复位。若有向前成角错位，可在牵拉下稍抬高患肢，或术者向后按压腹股沟部以矫正远折端向前错位（图11–7）。

2）屈曲提牵内旋外展整复法：助手按压两髂前上棘固定骨盆。术者站于患侧，一手持小腿下段，将另一前臂横置腘窝部，使膝、髋关节屈曲60°～90°，然后用力向前提牵，同时将大腿内旋、外展，逐步伸直，即可复位（图11–8）。

若股骨颈骨折仅向外上错位者，可采用前一种手法复位；若有向前成角突起错位者，可采用后一种整复手法（图11–9，图11–10）。

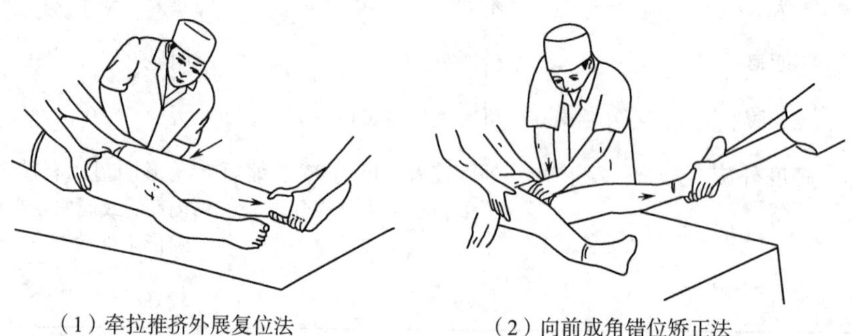

（1）牵拉推挤外展复位法　　（2）向前成角错位矫正法

图11–9　股骨颈骨折牵拉推挤外展内旋复位法

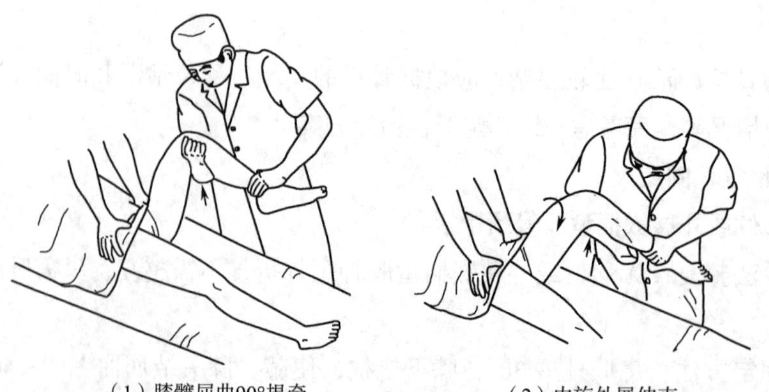

（1）膝髋屈曲90°提牵　　（2）内旋外展伸直

图11–10　股骨颈骨折屈曲提牵内旋外展复位法

（2）固定方法：股骨颈骨折固定方法多达数十种，归纳起来主要有两类。

1）加压内固定类：多枚加压螺钉固定是目前治疗股骨颈骨折最常用的内固定方式。螺钉的种类较多，如 AO 空心加压螺钉、松质骨螺钉、I.CO.S 螺钉及新型膨胀式加压螺钉等。

20 世纪 80 年代，AO 内固定学会设计了空心加压螺纹钉，其主要优点：①手术器械设计合理，通过导向器准确定位，三枚空心钉呈三角形平行进入，使骨折面获得均匀一致的应力，拧紧螺钉后，骨折面可充分加压，有利于骨折愈合。②术后骨折端吸收产生间隙时，钉的无螺纹部分向外滑动，始终保持与骨折端接触。空心钉固定基本解决了股骨颈骨折的愈合问题，已被广泛认为是股骨颈骨折内固定的优先选择。

20 世纪 90 年代，国内学者发明了双头螺纹加压钉，特点是采用差动螺纹进行加压，前端螺纹螺距长，螺牙高而薄，不易从股骨头滑出；尾部采用双线螺纹，减少了对骨皮质的压强，增加了抗拉力和稳定性；前后螺纹均开有切削刃，成为自攻螺钉。所需器械少，操作简单，并有专用螺钉进退器等辅助器械，可避免进钉时摇晃、松动。该钉在初始加压方面显示了良好优势，但后期骨折端吸收时由于两端均有螺纹，不能相应自动滑动加压，造成折端分离，不利于骨折愈合，目前已渐少用。

洛阳正骨医院发明了自动加压鳞纹钉内固定系统。鳞纹钉钉体为正三棱体，即其横断面为等边三角形，钉体前部具有鳞状纹，鳞纹钉的尾部开置有螺孔；打拔器由手柄、杆体和杆体前端的螺柱构成，螺柱的直径与鳞纹钉尾部的螺孔吻合。鳞纹钉固定骨折断端后，在骨质中只会向前移动，不后退，防旋转，对骨折断端产生自动加压作用。在骨折愈合后或在需要时由打拔器将其取出，无须二次手术，减少了手术损伤，并使骨折术后股骨头坏死的发生率降低。该系统较单钉类固定在固定效果、可操作性、易推广性方面有明显优势，一度成为股骨颈骨折内固定的主流模式，但由于钉体细小、骨折愈合后不易取出等原因而逐渐少用。

经皮穿针空心加压螺钉固定方法：局部麻醉或连续硬膜外麻醉下，两助手分别于腋窝、踝部做对抗牵引，将患肢固定于外展 20°～ 30°、内旋 15°位，做轻手法牵引复位，要求尽量解剖复位并经“C”形臂或“G”形臂 X 射线机透视下证实骨折复位满意后，用克氏针画出股骨头与股骨干处进针位置方向标志线，在大粗隆下 3.0 ～ 4.0cm 处沿颈下缘压力骨小梁方向，向股骨头钻入一枚直径约 2.5mm 的导针，与股骨颈轴线及前倾角平行。利用平行导向器将其余 2 枚导针打入，3 枚钉呈平行等腰倒三角形分布。确定导针位置良好后，沿导针切开皮肤 1cm，用空心钻头沿导针进行扩孔，攻丝后拧入合适长度的螺钉，并确保螺钉头端位于关节面下 1cm 左右。

2）滑移式钉板固定装置类：滑移式固定原理是 20 世纪 40 年代提出的第一个被较多采用的滑移式钉板，1955 年由 Pugn 设计。此类装置由固定钉与一带柄的套筒两部分组成，固定钉可在套筒内滑动，当骨折面吸收时，钉向套筒内滑动缩短，能始终保持折端稳固嵌紧，有助于骨生长愈合和早期负重。使用这种装置时，须注意套筒的长度不能超过骨折线，否则骨折近端没有足够的滑动余地，影响折端嵌插。固定钉分为动力髋螺钉（DHS）、Push 钉和 Richard 钉。DHS 固定操作难度及手术创口均较大，晚期股骨头坏死率较高，且不适用于骨质疏松的老年患者，但其在治疗新鲜股骨颈骨折等方面具有较好疗效。目前 Richard 钉应用较广，但主要适用于股骨颈基底部骨折及粗隆间骨折。

（3）人工假体置换术：人工假体置换术适用于股骨头下型或兼有粉碎性骨折或年龄较大者、股骨颈陈旧性骨折骨不愈合、合并有股骨头坏死者。

3. 陈旧性股骨颈骨折

陈旧性股骨颈骨折由于损伤的软组织已在异常部位粘连愈合，内收或外展的肌肉长期因处于畸形姿势而发生挛缩，损伤日久，骨折端可有程度不等的缺血坏死、骨质吸收；远折端长期处于移位的畸形位置，软组织长期受牵扯势必加重血液循环障碍。因此不但增加了复位和固定的难度，也增加了骨折的不愈合率和股骨头的坏死率，预后更加难以预料。临床可根据不同情况，采取下述方法处理。

（1）骨折时间在 1 个月左右，折端骨质吸收不明显，上移也不多者，可先用股骨髁上或胫骨结节骨牵引，重量为 6 ～ 8kg。初起可顺势或稍外展位牵引，2 ～ 3 天后逐步增加外展度，以克服肌肉挛缩和折端上移。1 周后拍 X 线正、轴位片，若仍未完成复位者，可辅以前述的牵拉推挤内旋外展法复位。复位后行空心钉经皮内固定，3 ～ 4 周后可扶拐下床不负重活动。

（2）若骨折时日已久（2 ～ 3 个月），可辅以前述手法矫正残余移位。复位后行切开复位空心钉内固定后配合带血管蒂、肌蒂骨瓣［如带缝匠肌肌蒂髂骨瓣、带股方肌肌蒂大转籽骨瓣、带旋髂深血管髂骨瓣（骨膜）］、带吻合血管的游离腓骨移植和（或）旋股外侧血管束植入术，有利于骨折愈合和股骨头复活。术后可在床上行被动功能锻炼，2 ～ 3 个月后，扶双拐患肢不负重下地行走。

（3）若骨折已久，矫正折端上移错位后，可以髂骨骨板重建短缩的股骨颈，然后以上述骨瓣植入。若患者年龄在 55 岁以上，或折端吸收明显、股骨头已经坏死者，可行人工关节置换术。人工关节置换术无须考虑骨折愈合问题，并能早期下地活动，避免长期卧床出现并发症，现已广为患者所接受。

（4）若股骨颈折端已严重吸收或股骨头已坏死者，如为 60 岁以上，可行股骨头或全髋置换术，无须考虑骨折愈合问题，可早期恢复患髋功能，避免长期卧床出现并发症，现已广泛应用。

4. 儿童股骨颈骨折

儿童期股骨颈较致密坚韧，较少发生骨折，骨折多发生于股骨颈基底部的近松质骨区（图 11–11）。由于儿童发育尚未完善，关节囊血管多未穿过骺板进入股骨头，股骨头的血供较成人差，故骨折后股骨头的缺血坏死率较成人高，尚可引起骨骺早期闭合，从而引发髋内翻畸形等不良后果。所幸者儿童期股骨颈骨折多发生于关节囊外的股骨颈基底部，对血液循环影响较小。

（1）手法整复：儿童股骨颈骨折移位多不大，主要是颈干角缩小，可采用牵拉推挤外展法复位。

（2）固定方法：复位后，肢体外展 45°，大粗隆部外贴接骨止痛膏，以皮肤牵引加挤砖法固定维持肢体外展体位 5 ～ 6 周。临床和 X 线检查示骨折愈合后，方可解除牵引，扶拐下床活动。也可于无菌和局麻条件下，采用经皮鳞纹钉固定。

儿童股骨颈骨折的愈合多不成问题，主要是防止发生髋内翻畸形，需注意以下方面：一是下床活动时要注意保持肢体外展体位；二是不宜早负重；三是因儿童下床活动后不易管理，故不宜过早下床活动，以防因体重和内收肌收缩而发生继发性髋内翻畸形。

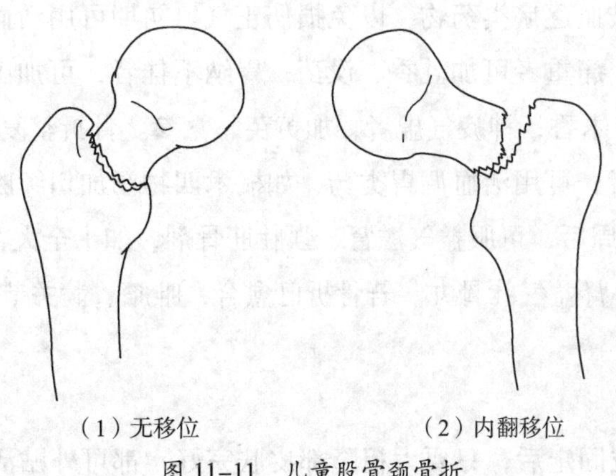

（1）无移位　　（2）内翻移位

图 11–11　儿童股骨颈骨折

5. 股骨颈疲劳性骨折

股骨颈疲劳性骨折临床少见，多发生于青年男性。该型股骨颈骨折处理并不困难，主要是早发现、早确诊、早治疗。因本型骨折是缓慢的积累性损伤，对血液循环影响较小，预后多良好。临床根据病程长短和局部症状、体征，采取以下方法处理。

对早期仅髋部疼痛，劳动后加重，有肢体扭旋、推顶和大粗隆部叩击痛，X 线片无明显阳性表现者，可于大粗隆部外贴接骨止痛膏，卧床休息 4 周即可。

若 X 线片已显示骨折线者，除大粗隆部外贴接骨止痛膏外，尚可将患肢置外展 30°位，行皮肤牵引 6 ～ 8 周，X 线片示骨折愈合后，扶拐下床活动。

若骨折发现较晚，肢体已出现短缩，大粗隆位置上移，X线片显示折端上移或骨折线间已有吸收间隙者，可采用胫骨结节或股骨髁上牵引，复位后行鳞纹钉固定，3～4周后可扶拐下床不负重活动。每月行X线检查1次，直至骨折牢固愈合，方可拔除鳞纹钉固定。

（二）功能疗法

骨折复位、固定或牵引后，即应开始足踝的背伸和跖屈活动，还可用仰卧臂撑提臀法活动髋、膝关节；下床活动后可用床缘屈膝法练习膝关节伸屈活动，并可配以自我或让医者捏拿髋、膝关节周围筋肉以理筋活络；骨折愈合后若髋、膝关节活动仍受限者，可用拉物下蹲法练习髋、膝关节伸屈活动，也可采用推膝屈髋活筋法，以助髋、膝关节伸屈功能恢复。

（三）药物治疗

股骨颈骨折的药物疗法是在骨伤科三期用药原则的指导下，根据患者年龄、全身情况和骨折的性质、类型等辨证用药。

1. 内服药

股骨颈骨折多为老年人，气血本已不足，且又多非强大暴力损伤，局部瘀血多较轻，故不宜用峻猛破血逐瘀类药物，以免损伤正气。初期可用活血止痛类药，如活血灵汤、桃红四物汤，痛重者可加乳香、没药；胃纳不佳者，可加山楂、陈皮；便秘者加芒硝、火麻仁、广木香；神疲气虚者，加黄芪、党参。骨折整复固定后，疼痛减轻，饮食等全身情况好者，可用活血调胃类药，如橘术四物汤加川续断、广木香，也可服三七接骨丸。6～8周后，可服益气滋肾、强壮筋骨剂，如十全大补汤加川续断、骨碎补、枸杞子，或服补肾益气壮骨丸。若骨折已愈合，唯膝、髋关节活动不利、疼痛者，可服养血止痛丸。

2. 外用药

股骨颈骨折复位固定后，只要大粗隆部皮肤完好，都可外贴活血接骨止痛膏。骨折愈合后，髋、膝关节活动不利或疼痛者，可按摩展筋丹或涂擦展筋酊，外洗苏木煎。

【按语】

1. 股骨颈骨折血供差，愈合缓慢，临床应注意以下几点：一是下床活动时要保持肢体的外展体位，以防内收肌牵拉而引起髋内翻畸形；二是骨折牢固愈合前不能离拐，不能负重，更不能盘腿坐，以防再错位而影响骨折愈合；三是骨折愈合后，还要坚持每3个月拍X线片复查1次，以便有缺血坏死征象时能及时发现并采取措施。

2. 股骨颈疲劳性骨折，系过量、长期负重行走，积劳成伤引起的骨折。因无明显外伤史，且早期仅有髋部疼痛，尚能坚持相当时期的体力劳动，故误诊率极高，很少有及时确诊的，有些即使早期做了X线检查也不能幸免。因此，对这类损伤应予以特别注意。例如，一位20岁男性青年，参加水利劳动，每日拉200kg重土车9小时以上，来往于有30°坡的50m路程之间，半个月后感右膝内侧疼，即改抬约100kg重的土筐，来往于100m路程之间，10天后左髋部剧痛，按风湿痛治疗2个月无效而行X线检查，发现为股骨颈骨折。远折端上移、外旋，断端间上部已有2.5cm×1.5cm的间隙，下部有0.8cm宽的骨痂连接，不得已而行粗隆间截骨术治愈。因此应提高对这类损伤的认识，及早行X线检查并仔细观察骨小梁的细微变化，即使无明显阳性变化，只要有上述病史、体征，即应按该病处理，切不可因等待X线的阳性表现而贻误治疗，造成难以挽回的后果。

【病案举例】

1.李某，女，60岁，洛阳市邙山乡前里村人。

患者于1990年7月13日，平地滑倒致后胯部受伤，当即疼痛不能站立，经当地治疗无效而于7月23日以右股骨颈骨折入院治疗。

检查：全身情况好，右下肢呈屈曲内收畸形，较健侧短缩3cm，腹股沟部压痛及大粗隆部和肢体纵轴叩击痛均明显。

当日于局麻下行股骨髁上骨牵引，1周后X线示：正位颈干角已复常，且有向内下的过复位现象，但轴位仍有向前成角错位。于8月2日以屈曲提牵、内旋、外展牵拉法复位后，维持对位，在局麻和电视X线监视下行鳞纹针固定。术后X线示复位固定良好，卧床休息半个月后扶拐下床不负重活动，5天后无异常而出院锻炼。3个月后复查，髋关节可屈100°，固定及对位同前，骨折线已模糊，继续扶拐不负重锻炼。又3个月后复查，已能做部分家务，髋关节屈曲已近正常，位线同前，骨折线消失，骨小梁通过，拔除鳞纹针，持手杖锻炼。

2.某患者，男，17岁，河南新郑人。

患者因摔伤致左股骨颈头下型骨折，行切开复位钢针内固定术后22个月。拔除内固定后，折线清晰，远折端上移错位明显，颈干角变小约80°，患肢较健侧短缩约3cm，行切开复位髂骨骨板重建股骨颈、空心钉内固定，缝匠肌骨瓣、旋股外侧血管束植入术，折端位线好，颈干角约135°，双下肢等长。术后7个月骨折愈合，股骨头外形及关节间隙良好，未见明显坏死征象。术后20个月，CT示折端愈合良好，股骨头未见明显坏死征象。

第二节　股骨粗隆间骨折

股骨粗隆间骨折也叫股骨转子间骨折，是指股骨颈基底至小转子水平以上部位的骨折。粗隆间骨折也是老年人的常见损伤，其平均发病年龄为75.2岁，较股骨颈骨折的平均年龄61.9岁还要高。骨折多沿粗隆间线由外上斜向小粗隆，移位多不大。由于该部为松质骨区，血液供应丰富，骨折多能顺利愈合，极少发生骨折不愈合及股骨头缺血性坏死，故本病治疗的主要问题是预防髋内翻畸形。另外，粗隆间骨折高龄患者居多，本已气血虚弱，心、肺功能较差，一旦较长期卧床，可能会出现一系列全身并发症，甚至危及生命，要注意观察、预防。

【病因与分类】

（一）病因

股骨粗隆间骨折好发于65岁以上老年人，多为直接暴力和间接暴力损伤，大转子部位直接受到撞击，如跌倒时身体侧方着力倒地，或高能量损伤时硬物体表面直接作用于髋部。间接暴力可因跌倒时身体发生扭转，失去平衡，髋部同时受到内翻和向前成角的应力作用，以小转子为支点，受到强烈挤压，同时抑或有髂腰肌的牵拉作用，形成蝶形骨块，而大转子因受臀中肌的强烈牵拉亦可形成分离骨块。仰面或侧身跌倒，患肢因过度外旋或内旋或内翻而引起，或下肢于固定情况下，上身突然扭旋，以及跌倒时大粗隆与地面碰撞等扭旋、内翻和过伸综合伤力所致。

（二）分类

1. 股骨粗隆间骨折根据损伤机制、骨折线的走行方向和骨折的局部情况，可分为顺粗隆间型（外旋型）（图11–12）、反粗隆间型（内旋型）（图11–13）和粉碎型3种（图11–14）。

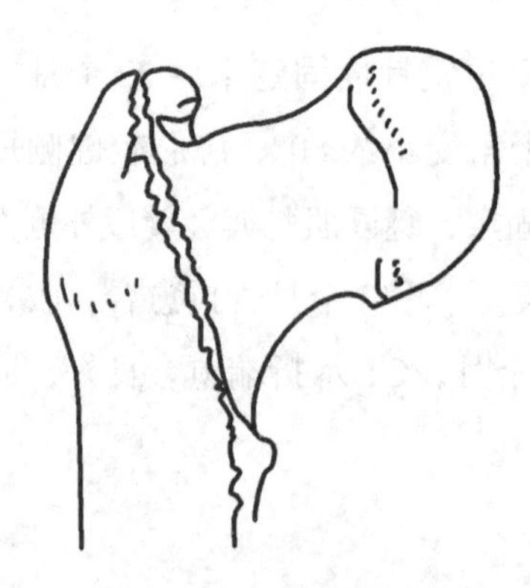
图11–12　顺粗隆间型

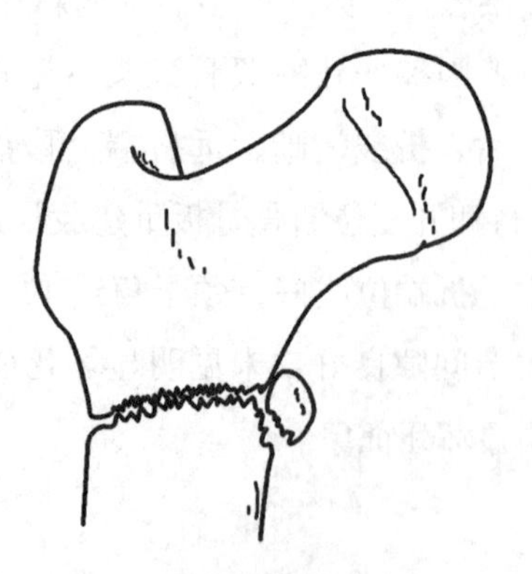
图11–13　反粗隆间型

顺粗隆间型骨折为粗隆间骨折中最多见的一种，约占该部位骨折的85%。骨折线由大粗隆部沿粗隆间线和粗隆间嵴向内下走行达小粗隆，小粗隆常呈游离状。该型骨折移位多不大，主要是颈干角变小，复位后只要保持外展体位则比较稳定，为该部位骨折中的稳定型。

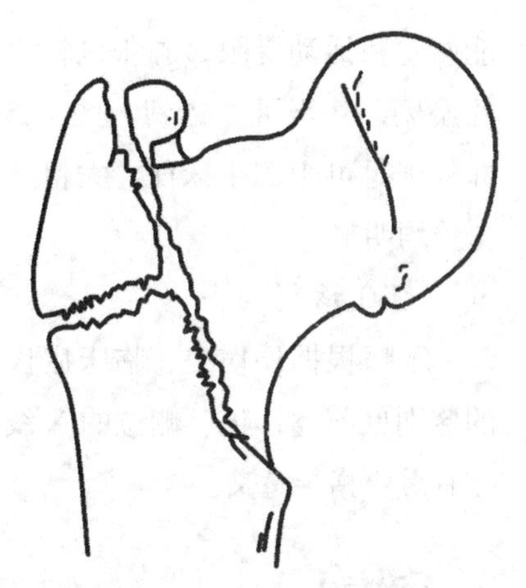
图 11-14　粉碎型

反粗隆间型骨折是粗隆间骨折中较少见的一种。骨折线的走行方向与粗隆间线相反，即由外下的大粗隆基底部斜向内上的小粗隆，小粗隆或游离或连同远折端一并向内上移位。近折端受臀肌的牵拉而外展外旋，远折端受内收肌和髂腰肌的牵拉而向内、向上移位。该型是粗隆间骨折中较难治疗的一种——若以远折端迁就近折端来对位，则会出现髋内翻畸形；若增加外展度矫正内翻畸形，则远折端将向内分离移位。故本型为该部位骨折中最不稳定的一型。

粉碎型粗隆间骨折是由顺粗隆间型演变而成。若因跌倒时直接碰撞地面或臀肌的牵拉折断，即成为该型骨折。因失去了外展后的稳定性，故也属于不稳定型。

2. AO分型：AO将股骨粗隆间骨折纳入其整体骨折分型系统中，归为A类骨折 。

A1型：经转子的简单骨折（两部分），内侧骨皮质仍有良好的支撑，外侧骨皮质保持完好，其包括骨折线沿转子间线、骨折线通过大转子、骨折线通过小转子3种情况。

A2型：经转子的粉碎性骨折，内侧和后方骨皮质在数个平面上破裂，但外侧骨皮质保持完好，其包括骨折伴有一内侧骨折块、骨折伴有数块内侧粉碎性骨折块、骨折波及小转子下延伸超过1cm 3种情况。

A3型：逆转子间骨折，外侧骨皮质也有破裂，其包括斜形、横形、粉碎性3种情况。

3. 根据复位固定后的稳定程度，股骨粗隆间骨折又可分为稳定型和不稳定型两种，顺粗隆间型为稳定型，反粗隆间型和粉碎性为不稳定型。

4. 根据骨折后的移位情况，股骨粗隆间骨折可分为无移位型和移位型两种，而无移位型骨折较少见。

5. 根据受伤时间长短，股骨粗隆间骨折可分为新鲜和陈旧性骨折两种。

【症状与诊断】

（一）症状

股骨粗隆间骨折的临床症状较明显，与股骨颈骨折相似。伤后即时出现疼痛，不能站立和活动受限；肿胀也较为严重，有些可沿内收大肌、阔筋膜张肌向下后出现大片瘀斑，甚至可蔓延到大腿下部；患肢可有程度不等的短缩，多有明显的外旋畸形，即外观足可歪倒于床面，大粗隆部高凸、压痛并上移，沿肢体纵轴的推顶、扭旋和叩击痛均明显。

（二）诊断

本病根据外伤史、临床症状和体征即可确定诊断。其与股骨颈骨折、髋关节脱位的鉴别见前述，正、侧位的X线检查可进一步明确骨折的类型和移位程度，对确定治疗有重要指导意义。

【治疗】

（一）整复、固定

股骨粗隆间骨折应根据骨折类型和移位程度，分别采用相应的方法整复、固定。

1. 无移位骨折

无移位骨折无须手法整复，只需在大粗隆部外贴活血接骨止痛膏，以挤砖法固定患肢于30°～40°外展位，或可配合皮牵引，重量3～5kg，维持肢体于外展位，6周左右骨折愈合后，可扶拐下床活动。无明显骨质疏松者，亦可在局麻下行经皮穿针空心加压钉内固定。下床活动后仍应注意肢体外展，以防内收肌的牵拉而发生继发性髋内翻畸形。

2. 顺粗隆间型骨折

（1）手法整复：顺粗隆间型骨折可用牵拉推挤外展法复位（图11–15）。一助手按压两髂前上棘固定骨盆，另一助手持小腿顺势牵拉。术者站于患侧，一手扶膝内侧，一手掌置大粗隆部向内推挤，同时牵拉之助手在保持牵拉力的情况下，逐步外展、内旋患肢，即可复位。

（2）固定方法：在保持外展对位的体位下，于大粗隆部外贴活血接骨止痛膏，以5kg重量皮肤或胫骨结节牵引，外加挤砖法维持患肢于45°外展位2个月左右（图11–16），然后可去牵引扶拐下床活动，亦可在局麻下行经皮穿针空心加压钉内固定。下床活动后仍应保持肢体外展体位，直至X线检查示骨牢固愈合，方可离拐行走。

该型骨折也可采用起重机架式固定法。方法为复位后，在保持对位情况下，于粗隆下部在无菌和局麻条件下，沿股骨颈方向经皮打入2枚4～5mm粗钢针，应在X线监视下进行。针尾连接于固定架的金属杆上端，金属杆之远端连接于大腿小夹板之外侧的螺杆上，旋紧螺帽，固定大腿小夹板（图11–17）。固定后全身情况好者，可在1～2周内下床扶拐活动，2～3个月X线检查示骨折愈合牢固后，方可去除固定，离拐负重行走。

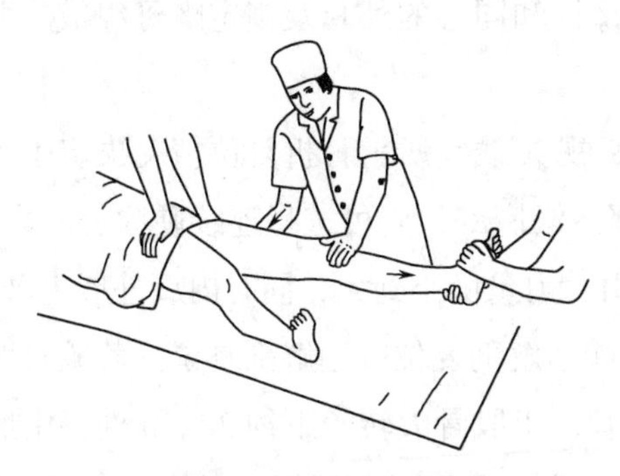

图 11–15　顺粗隆间型骨折的牵拉推挤外展复位法

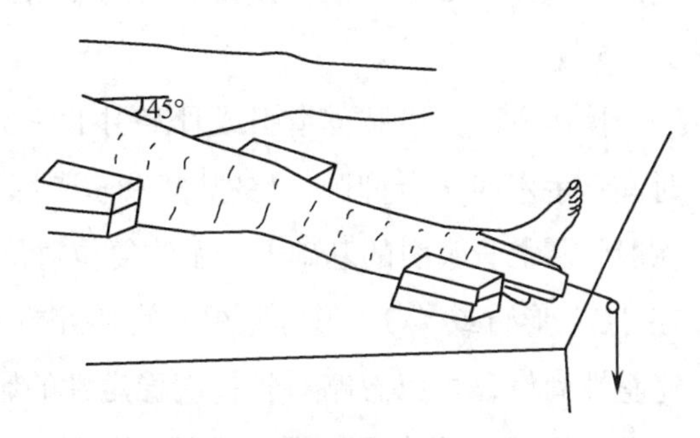

图 11–16　顺粗隆间型骨折外展的皮牵引加挤砖固定法

3. 粉碎型粗隆间骨折

（1）手法整复：采用上述顺粗隆间型骨折的牵拉推挤外展复位法整复。

（2）固定方法：复位后于大粗隆部外贴接骨止痛膏，以胫骨结节或皮肤牵引外加挤砖法固定，维持肢体于外展 45°位 8 ～ 10 周。临床和 X 线检查骨折愈合后，去除牵引扶拐下床活动，直至 X 线检查示骨牢固愈合后，方可离拐行走。

4. 反粗隆间型骨折

（1）手法整复：以牵拉挤压外展法复位，即在上述顺粗隆间型骨折整复手法的基础上加两手掌内外相对挤压，使两斜形骨折端对合（图 11–18）。

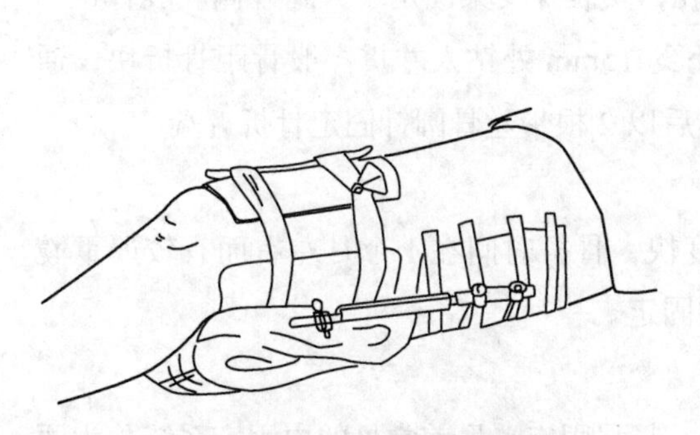

图 11–17　顺粗隆间型骨折的起重机架式固定法

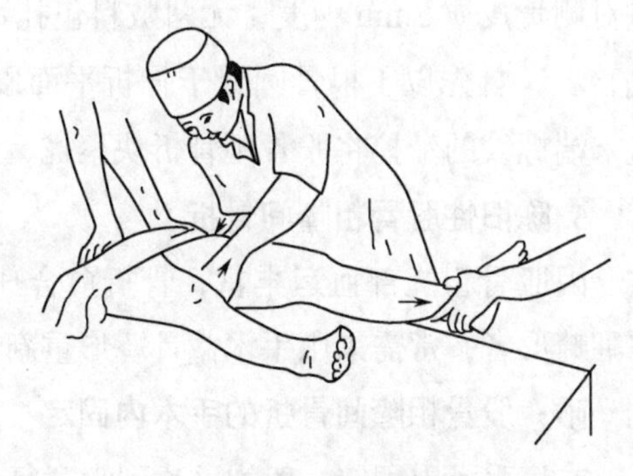

图 11–18　反粗隆间型骨折的牵拉挤压外展复位法

（2）固定方法：力臂反弹撬拉固定架固定。

反粗隆间骨折的固定主要在于纠正髋内翻畸形，维持正常颈干角。洛阳正骨医院在荣氏起重机架的基础上作了进一步改进，形成了力臂反弹撬拉固定架治疗该类骨折的方法。外固定架用 316L（第二级）不锈钢制成，由螺旋杆、固定针、锁钉器 3 部分组成。螺旋杆（固定架）：用不锈钢制成，双端为带锁钉滑槽螺杆，中段为两端内径带反向螺纹的套筒。固定针：直径为 4.0mm，尖端呈三角刃状，头端螺纹部长 3 ～ 4cm，固定针数量为 3 ～ 4 根。锁钉器：由带侧孔的螺栓和同心的外套及锁定螺母组成，共 3 ～ 5 枚。

操作方法：患肢皮牵引或骨牵引 1 ～ 3 天，视 X 线片所示骨折复位情况决定手术时间；手术时患者仰卧，1%盐酸利多卡因局部浸润麻醉，亦可选择连续硬膜外麻醉。在股骨髁上骨牵引的基础上，手法复位对抗牵引，力量由小到大，同时内旋外展患肢，在“C”形臂或“G”形臂监视下使骨折端尽可能达解剖复位或近解剖复位。若股骨距完整性尚好，可以忽略对骨折端稳定性的影响者，于股骨大转子下约 20mm 处，由股骨外侧沿股骨张力骨小梁方向用电钻钻入第一根带丝骨圆针至股骨头软骨下 5mm 处止。穿入过程中注意前后方向，以在股骨颈中间为宜。第二根针以平小转子水平面与第一根针大致呈正位 15°交叉、轴位平行，由股骨外侧沿压力骨小梁方向并尽量紧贴股骨距钻入股骨头软骨下 5mm（以下同）。以股骨距为支点将近折端撬起并维持在此位置，锁针器锁定后将外支架远端向身体中线按压，使近端两根骨圆针在骨折端产生一个向上、向外的撬拉力量，再将螺旋杆与股骨远端骨圆针连为一体，通过螺旋杆的双向调节加强对骨折近端的撬拉反弹作用，增加对抗身体重力及股内收肌群所致的髋内翻趋势。骨质良好、股骨髁上骨牵引针稳定的患者，股骨远端无须另行穿针，酒精清洁针孔周围，无菌敷料包扎，安装外支架固定于大腿外侧即可。骨质疏松、股骨髁上骨牵引针不稳定的患者则于髌骨上缘 30mm 处由外向内钻入 1 ～ 2 根带丝骨圆针，以过对侧骨皮质 2mm 为度，无菌敷料包扎针孔，安装外支架固定于大腿外侧。股骨距不完整者，首先以 1 根骨圆针于骨折平面以下约 15mm 处钻入并贯穿股骨距骨折块，通过末端螺纹的牵拉将股骨距骨折块聚拢，然后以 2 根带丝骨圆针固定骨折近端。

5. 陈旧性股骨粗隆间骨折

因股骨粗隆部血运丰富，骨折愈合速度快，骨折时间在 1 个月左右而有较严重髋内翻畸形者，常需采用手术截骨矫形重新内固定。

附：股骨粗隆间骨折的手术内固定

本病手术内固定一般均可达到满意复位、坚强固定。目前常见的内固定系统分为两类：①髓外固定：滑动加压螺钉加侧方钢板，如动力髋螺钉（dynamic hip screw，DHS）、股骨近端解剖锁定加压钢板（proximal femoral locking compression plate，PFLCP）、倒置股骨远端微创固定系统钢板。②髓内固定：如 Gamma 钉、股骨近端髓内钉（proximal femoral nail，PFN）、股骨近端防旋髓内钉（proximal femoral nail anti-rotation，PFNA）。对于不稳定型转子间骨折尤其是反转子间骨折，应首选髓内钉中心位固定。

（二）功能疗法

股骨粗隆间骨折复位牵引后即应做踝关节的背伸、跖屈和股四头肌收缩活动，2 周后可增加两臂撑床的提臀活动，并可自我捏拿髋及大腿部肌肉，以舒筋活络。去牵引下床活动后，可用床缘屈膝法练习膝关节伸屈活动。骨折愈合坚固后，若膝、髋关节活动仍受限者，可用拉物下蹲法进行膝、髋关节伸屈活动。除自我练习外，尚可根据骨折愈合情况，采用髋、膝关节周围的理筋、活筋手法，以促进髋、膝关节功能恢复。

（三）药物治疗

1. 内服药

股骨粗隆间骨折瘀肿较甚、初起全身情况好者，可内服祛瘀消肿类药，方用活血疏肝汤去大黄加茯苓、泽泻，或桃红四物汤加茯苓、陈皮。若有神疲、脉弱等气血虚亏表现者，当用益气化瘀法，方用加味独参汤或参苏饮加陈皮浓煎频服。复位牵引2周后瘀肿消减，可服橘术四物汤加川续断、骨碎补，或服三七接骨丸。3～4周后肿胀消退，可服参龙接骨丸或补肾益气壮骨丸。骨折愈合后，髋、膝关节疼痛活动不利者，可服养血止痛丸。

2. 外用药

复位后只要髋关节外侧皮肤完好，均可外贴活血接骨止痛膏，也可涂擦展筋酊以消肿止痛。骨折愈合后，髋、膝关节活动不利者，可于髋、膝关节周围按摩展筋丹或涂擦展筋酊，并可外洗温经活血、疏利关节药，方用苏木煎或舒筋活血散、透骨草煎。

【按语】

股骨粗隆间骨折不论是哪一种类型，多能顺利愈合，但牵引不宜去除过早，一般不能少于8周。即使是无移位骨折，也不宜过早下床。下床活动时还应注意保持肢体外展体位，以防内收肌牵拉而出现继发性髋内翻畸形。不宜过早离拐，直至X线检查示骨已坚固愈合，才能离拐负重行走。

【病案举例】

1. 林某，男，50岁，本院放射科技师。

患者于1990年7月下楼梯时不慎跌倒，致右髋部损伤，当即肿胀，疼痛不能站起。检查：右大腿上段肿胀明显，患肢呈内收外旋状，大粗隆部压痛及沿肢体纵轴的叩击、扭旋痛均明显。X线片：右股骨粗隆间骨折，折线沿粗隆间线由外上至内下达小粗隆，小粗隆游离，颈干角缩小为90°。于伤后第3日在局麻和电视X线监视下行牵拉推挤外展法复位后，在保持复位下行起重机架式固定。术后X线示复位固定良好，内服活血祛瘀、消肿止痛药，卧床休息5日后肿胀减轻，扶拐下床活动。50天后因钢针外退，局部压痛和纵轴叩击痛已不明显，X线显示骨痂明显，拔除钢针继续扶拐活动1个月后，髋关节功能已近正常，恢复原工作。3年后复查，髋关节功能恢复良好，一直坚持原工作，无任何不适感觉。

2. 郑某，男，73 岁。

患者于 2007 年 1 月 16 日不慎从 1m 高处摔下致伤右髋部，当时自觉疼痛，活动受限，急来我院就诊。专科检查见右下肢呈外展中立位，无明显短缩畸形，右髋部无明显肿胀，压痛以右髋部大转子处为甚，右足跟叩击痛阳性，末梢血循、感觉、运动正常。X 线片示右股骨顺转子间粉碎性骨折。完善各项入院检查后，在局部麻醉下行经皮穿针外支架固定，术后 X 线片示折端位线好。术后 7 个月随访，骨折骨性愈合，折线消失，股骨颈干角、前倾角正常，患髋功能良好。

3. 杨某，女，27 岁，河南灵宝人，以“摔伤左髋部 21 年，疼痛加重 1 个半月”为主诉入院。

患者于 1985 年从高处坠落摔伤，当时出现左髋部疼痛，不能活动。由于年龄小未做手术，当地医院行牵引 3 个月后下床活动，未见明显不适。2005 年 8 月行走时间长和上楼梯时左髋疼痛，口服中药，疼痛减轻。近 1 个半月来，因活动量大后出现髋部疼痛，经休息后未见明显缓解，以“左股骨转子间陈旧性骨折术后髋内翻畸形”为诊断入院。

查体：左下肢呈短缩畸形，较健侧短缩约 3cm，左髋关节伸直 0°、屈曲 100°，内收内旋活动受限，外展外旋活动受限，明显疼痛。左膝、踝关节活动度正常，末梢血循、感觉正常。X 线检查：左股骨转子间陈旧性骨折，骨性愈合，颈干角变小（约 100°），股骨头塌陷。完善入院检查后行左股骨粗隆间陈旧性骨折髋内翻畸形截骨矫形内固定术。术后拍片示颈干角得到纠正，髋关节对应关系好。术后 10 个月，动力髋钢板内固定良好，骨折愈合，颈干角及前倾角正常。术后 14 个月，取出内固定，髋关节功能良好。

第三节　股骨大、小粗隆骨折

单独的股骨大、小粗隆骨折临床比较少见，移位多不大，治疗容易，愈合也快，预后良好。

【病因与分类】

（一）病因

该类骨折多为间接外力致肌肉牵拉而引起的撕脱性骨折。

1. 大粗隆骨折多由间接外力致肌肉牵拉引起。当肢体强力外展受阻时，臀中肌、臀小肌等肌肉强力收缩即可引起大粗隆撕脱性骨折，少数可由跌倒时大粗隆直接受到碰撞引起，多为粉碎性骨折。

2. 小粗隆骨折为间接外力致肌肉牵拉引起，多发生于青少年骨骺未闭合前的运动爱好者，如足球运动员。髋关节骤然屈曲时受到阻力，由于髂腰肌强力收缩而引起小粗隆撕脱性骨折。

（二）分类

股骨大、小粗隆骨折根据移位程度分为移位型和无移位型两种，以无移位型多见。

【症状与诊断】

（一）症状

大粗隆骨折后局部肿胀和压痛均明显，可伴有皮下瘀血，间或可触知骨擦音，髋关节主动外展、被动内收均可使疼痛加重。

小粗隆骨折时，髋关节内侧有轻度肿胀和深在压痛，髋关节无明显功能障碍。髋关节主动屈曲和主、被动伸展均可使疼痛加重。

（二）诊断

本病根据外伤史和临床症状即可做出诊断。伴有骨块移位者普通X线片比较容易识别，无移位的骨折普通X线片上不易识别，对高度可疑的病例可采取CT或MRI检查，以防漏诊。髋关节正位X线片可显示大、小粗隆骨折的移位情况，对确定治疗方案有重要意义（图11–19）。

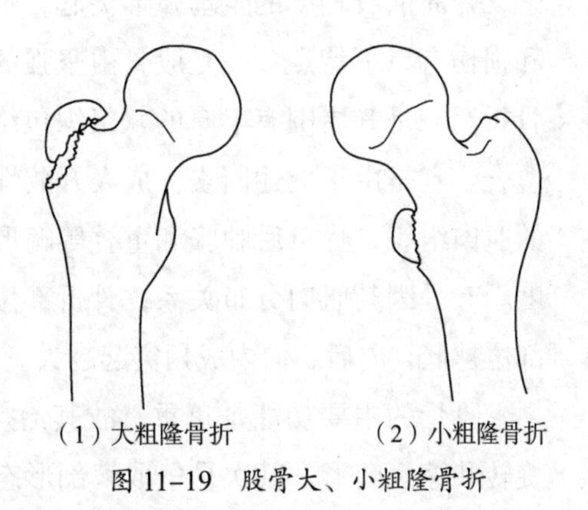

（1）大粗隆骨折　（2）小粗隆骨折

图11–19　股骨大、小粗隆骨折

【治疗】

（一）手法整复

此两种骨折多移位不大。大粗隆骨折后，因受臀中肌的牵拉，可向后上移位，用牵拉推挤外展法复位。一助手固定骨盆，另一助手持小腿轻轻牵拉，术者以掌根向下推挤大粗隆的同时，牵拉之助手将肢体外展，向后上移位之骨片即可复位。复位后，亦可在透视下经皮穿钉，以1～2枚螺丝钉固定。小粗隆骨折多不需手法整复。

（二）固定方法

大粗隆骨折复位后，髋关节外展40°位，腘窝部垫枕使髋、膝关节屈曲30°～40°位，外加挤砖法固定4～6周即可。

小粗隆骨折可于腘窝部垫棉被，使髋关节屈曲60°～90°位维持4周即可。

（三）药物治疗

1. 内服药

初期肿胀疼痛者，可服活血消肿止痛剂，方用活血灵汤或桃红四物汤加川续断、骨碎补，或服三七接骨丸。

2. 外用药

大粗隆骨折复位后可外贴接骨止痛膏，疼痛者也可涂擦展筋酊。

第四节 股骨干骨折

股骨古称“大健骨”“髀骨”。《医宗金鉴·正骨心法要旨》云：“大健骨一名髀骨，上端如杵，入于髀枢之臼，下端如锤，接于骨，统名曰股，为下身两大支之统称也，俗名大腿骨。”股骨是人体最长、最大、最坚强的长管状骨，整体向外上倾斜，女性尤著，并向前有轻度的生理弧形突起，中段尤为明显，周围有强大的肌群包绕。其解剖和损伤有以下特点：一是股骨由坚强的皮质骨组成，非常坚固，非强大暴力不易引起骨折。二是其周围有丰厚的软组织包绕，血运旺盛，骨折后只要治疗得当，多能顺利愈合。三是由于上述因素，成人开放性骨折较少见。四是同样因骨周围有强大、丰厚的肌肉组织，骨折后肿胀和重叠等畸形均较严重，从而增加了手法整复和外固定的难度。五是因其肌肉分布关系，骨折部位越高，向外、向前成角突起越大；反之，骨折部位越低，向后、向内成角突起越大。

股骨的主要功能是负重，故其治疗原则首要的是保证对线和等长，即消除成角、旋转和缩短畸形，其次是争取解剖形态上的良好对位。若因种种原因而不能达到解剖对位时，也不必强求而反复多次施行手法，只要能达到功能性复位，其结果同样良好。另外，因股骨干骨折固定制动时间较长，要特别重视筋骨并重原则，以便早日恢复膝关节的完好功能。

【病因与分类】

股骨干骨折多见于青壮年和儿童，男性多于女性。

（一）病因

股骨干骨折为强大的直接或间接暴力引起。直接暴力引起者，如车祸碰撞、辗轧、挤压和重物打砸等，多引起横断形、短斜形或粉碎性骨折；间接暴力引起者，如由高处跌坠、扭转和杠杆外力引起的股骨干骨折，多见于儿童，多为长斜形和螺旋形骨折。

（二）分类

1. 按骨折形态

股骨干骨折按骨折形态分为横形、粉碎性、短斜形、长斜形、螺旋形、青枝骨折等类型，以短斜形骨折多见。股骨干骨折受丰厚软组织和强大肌群的影响，多不稳定。但若骨折线由前外上斜向后内下者，牵引矫正重叠后，只要维持牵引力和外展体位即不易再错位，故可视为相对稳定性骨折（图 11–20）。但此型骨折临床较少见，多为不稳定性骨折。

2. 按骨折部位

股骨干骨折按骨折部位分为股骨上 1/3 骨折、中 1/3 骨折和下 1/3 骨折，以中、下 1/3 交界处骨折最为多见。股骨干骨折受暴力、肌肉牵拉、肢体重力和受伤后不适当搬运等影响，可发生各种不同方向的移位趋势。一般股骨上 1/3 骨折时，其移位方向比较规律，骨折近端因受髂腰肌、臀中肌、臀小肌及外旋肌的牵拉作用而出现外展、外旋和屈曲等向前、外成角突起移位，骨折远端则因内收肌群的作用而出现向内、向后、向上重叠移位（图 11–21）；股骨中 1/3 骨折时，除原骨折端向上重叠外，移位规律不典型，多随暴力方向而异。多数骨折近端呈外展、屈曲倾向，远折端因内收肌的作用，下端向内上方移位，使两骨折端向前外成角（图 11–22）；股骨下 1/3 骨折时，近折端因受内收肌的牵拉而向前、内成角突起移位，远折端因受膝关节后方关节囊及腓肠肌的牵拉而向后倾斜成角突起移位，有损伤腘窝部动、静脉及神经的危险（图 11–23）。

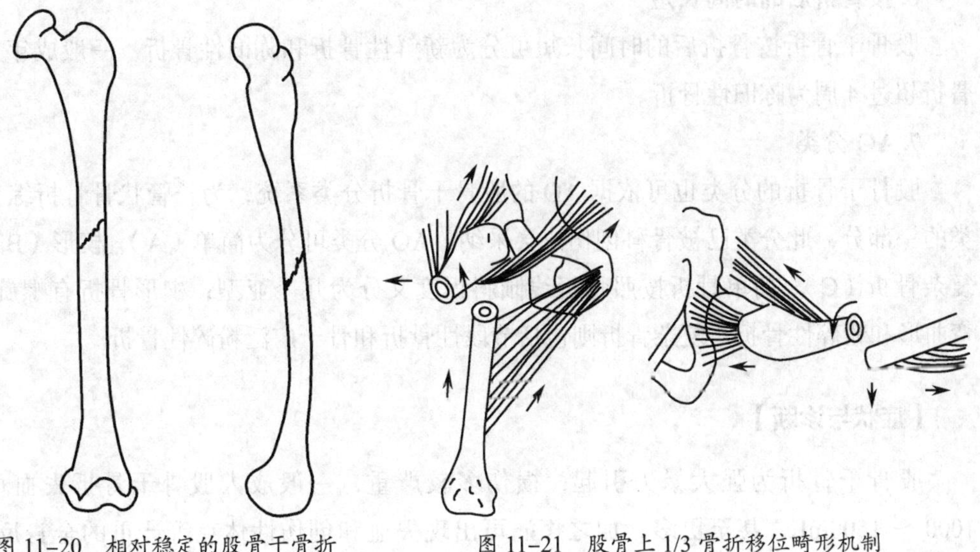

图 11–20　相对稳定的股骨干骨折　　图 11–21　股骨上 1/3 骨折移位畸形机制

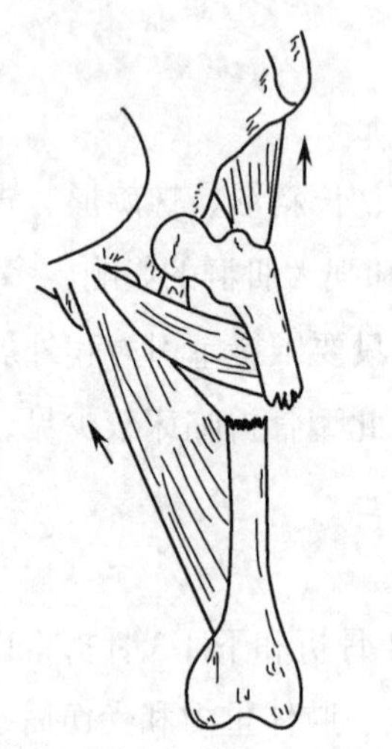

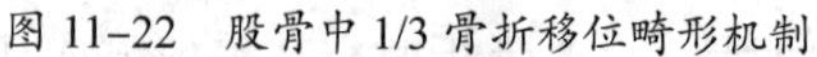
图 11–22　股骨中 1/3 骨折移位畸形机制

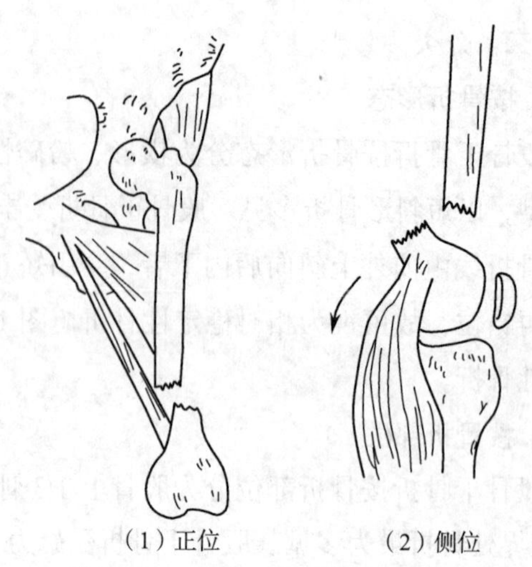

图 11–23　股骨下 1/3 骨折移位畸形机制

3. 按骨折移位程度

股骨干骨折按骨折移位程度可分为无移位骨折和有移位骨折，而无移位骨折少见。

4. 按骨折移位程度

股骨干骨折按骨折移位程度可分为无移位骨折和有移位骨折，无移位骨折少见。

5. 按骨折端与外界相通与否

股骨干骨折按骨折端与外界相通与否可分为开放性骨折和闭合性骨折。开放性骨折多见于儿童，且多为骨折尖端刺穿软组织所致。

6. 按骨折后的时间长短

股骨干骨折按骨折后的时间长短可分为新鲜性骨折和陈旧性骨折，一般成年人以骨折超过 4 周为陈旧性骨折。

7. AO 分类

股骨干骨折的分类也可依据 AO 的股骨干骨折分类系统，为长管状骨骨折综合分类的一部分，此分类已被骨科创伤协会采纳。AO 分类可分为简单（A）、楔形（B）和复杂骨折（C）。简单骨折按照骨折线倾斜程度又分为几个亚型；楔形骨折有螺旋形、弯曲形和粉碎性骨折；复杂骨折则包括节段性骨折和骨干广泛粉碎性骨折。

【症状与诊断】

股骨干骨折为强大暴力引起，损伤多较严重，一般成人股骨干骨折失血可达 1000 ～ 1500mL，甚至更多，加之疼痛可出现失血和创伤性休克等严重的全身反应，应注意观察。

（一）症状

股骨干骨折后疼痛和功能丧失均较明显，多有较严重肿胀，程度不等的短缩和成角、旋转畸形，局部压痛，纵向推顶、叩击、扭旋痛和骨异常活动等，均十分明显；移动患肢和手法检查时可感到或听到骨擦音，股骨干骨折即使无移位，其下肢的主要功能也将完全丧失。股骨干下 1/3 骨折时，由于远折端向后成角突起移位，可损伤腘窝血管和神经，应仔细检查足背和胫后动脉的搏动情况、足踝的运动及感觉情况。

（二）诊断

股骨干骨折根据外伤史、临床症状和体征即可做出诊断。正、侧位的 X 线片检查可进一步明确骨折的类型和移位情况，为确定治疗方案提供可靠依据。因股骨干骨折的患者常合并损伤，必须做全面的周身检查。如患者同时主诉髋、背或者骨盆部位疼痛，即表明该部位有脱位或骨折的可能，有膝关节肿胀则有关节内韧带损伤的可能，在骨折固定后必须做有关韧带稳定性的检查。股骨下 1/3 骨折还应根据足背、胫后动脉搏动，足踝部的感觉、运动情况，判定有无血管、神经损伤。

【治疗】

（一）整复、固定

股骨干骨折应根据骨折的部位和不同类型，采用相应的整复手法和固定方法。

1. 股骨上 1/3 骨折

（1）手法整复：该部位骨折近折端因受外展、外旋肌群和髂腰肌的作用，可出现典型的外展、外旋、前屈畸形，粗隆下骨折时可出现严重的前屈畸形，致使 X 线正位片可显示骨髓腔的圆形空洞影像，其移位的重点在近端。一般的整复手法难以奏效，可采用钢针撬压法以代替手的推挤按压，克服外展、外旋和屈肌的牵拉，迫使近折端向远折端靠拢而复位。方法为患肢置板式牵引架上，中立位下根据重叠情况，先以 6 ～ 8kg 重量行股骨髁上牵引或胫骨结节牵引，矫正重叠移位后，再于粗隆下打进一钢针，行钢针撬压复位（方法见总论）。抬高针尾既可产生撬压近折端以克服其前屈的作用，又可撬拨以克服近折端外旋的作用，同时，针尾抬高后则针体即向内倾斜，加之向后的牵拉力，即产生向内、向后顶压近折端的双重作用，这样近折端的前屈、外展、外旋移位即可解除，与远折端靠拢而复位。这是与一般骨折远折端对近折端常理相反的复位方法（图 11–24）。

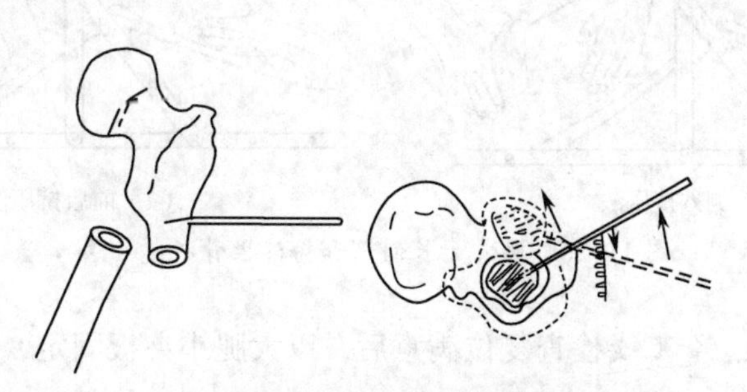

图 11–24　股骨上 1/3 骨折钢针撬压法复位机制

（2）固定方法：X 线检查复位后，以大腿塑形小夹板固定。其外侧板可改为两块窄夹板或带刻槽的夹板，以适应钢针撬压固定，然后减轻牵引重量为 3 ～ 4kg，维持牵引。该固定法可出现近折端的矫枉过正现象，即出现向内的轻度成角突起。一般不必矫正，待 6 周左右可放松撬压钢针，但暂不拔除，以防原畸形复发。在 8 ～ 10 周 X 线检查骨愈合后，一并拔除牵引和撬压钢针，扶拐下床活动，而治疗中出现的向内成角突起多可自动恢复。

2. 股骨中 1/3 骨折

（1）手法整复：对常见的短斜形或横断形骨折，可用牵引加小夹板固定法治疗。先行股骨髁上牵引，患肢置板式牵引架上，外展 30° ～ 40°，用 8kg 左右重量牵引 8 ～ 12 小时。由于股骨周围强有力的肌肉收缩作用，骨折会出现重叠移位，附着在远端内侧的大收肌有使骨折向外成角的趋势，因此牵引时应注意纠正重叠和向外的成角畸形。重叠矫正后，采用推挤提按法复位。一助手固定骨盆，另一助手扶持膝部，术者一手置近折端外侧，一手置远折端内侧，推挤矫正侧方移位，然后两手拇指置近折端前侧，余指置远折端后侧前提的同时，两拇指按压近折端向后以矫正前后移位（图 11–25）。长斜形或多片粉碎性骨折用挤压法复位，助手同上，术者两手分置折端的内外、前后相对挤压使骨折片复位（图 11–26）。

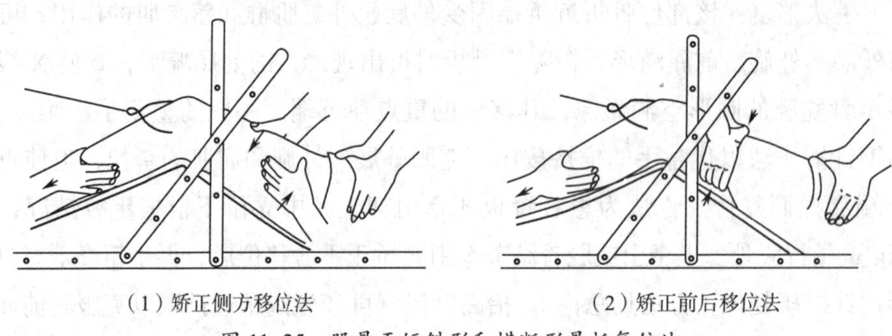

（1）矫正侧方移位法　　（2）矫正前后移位法

图 11–25　股骨干短斜形和横断形骨折复位法

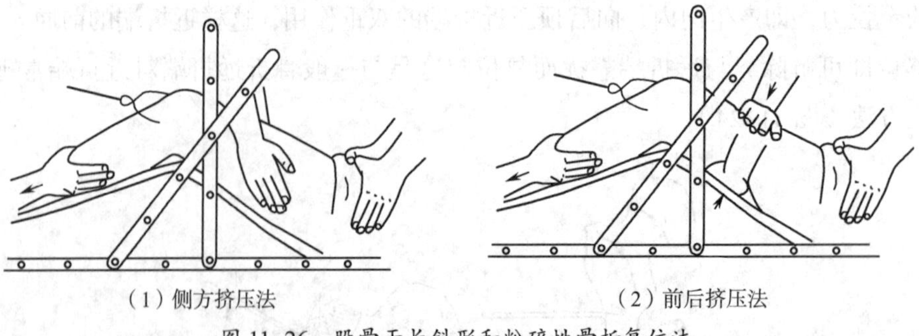

（1）侧方挤压法　　（2）前后挤压法

图 11–26　股骨干长斜形和粉碎性骨折复位法

（2）固定方法：经 X 线检查复位满意后，以大腿小夹板固定，然后将牵引重量减为 4kg 左右维持牵引。8 ～ 10 周经二辅等手法检查局部压痛，纵向推顶、叩击痛和骨异常活动消失，X 线片示有连续骨痂者，说明骨折已临床愈合，可去除牵引，以小夹板固定，扶拐下床活动。

3. 股骨下 1/3 骨折

（1）手法整复：股骨下 1/3 骨折因受内收肌和腓肠肌的作用，易出现近折端内收和远折端后倾成角突起。可先行股骨髁上牵引，患肢置板式牵引架上，肢体中立或轻度外展位，膝关节屈曲 45°左右，以 6 ～ 8kg 重量牵引，矫正重叠后再行手法整复。整复可采用推挤提按法，一助手固定大腿上段，另一助手固定小腿。术者一手置近折端内侧，一手置远折端外侧，推挤矫正内外错位，然后两手拇指向后按压近折端，余指向前提远折端，以矫正远折端后倾成角突起移位。若复位不满意，可增加膝关节屈曲度，并于小腿部加皮肤牵引的同时，在髁上牵引之钢针上另加向前的垂直牵引，重量 3 ～ 4kg，向后之成角突起移位多可矫正（图 11–27）。

（2）固定方法：经上述处理，X 线检查复位满意后，用大腿小夹板固定。将纵向牵引量减为 3 ～ 4kg，维持 8 周左右。临床和 X 线检查骨折愈合后，可解除牵引，带小夹板扶拐下床活动。

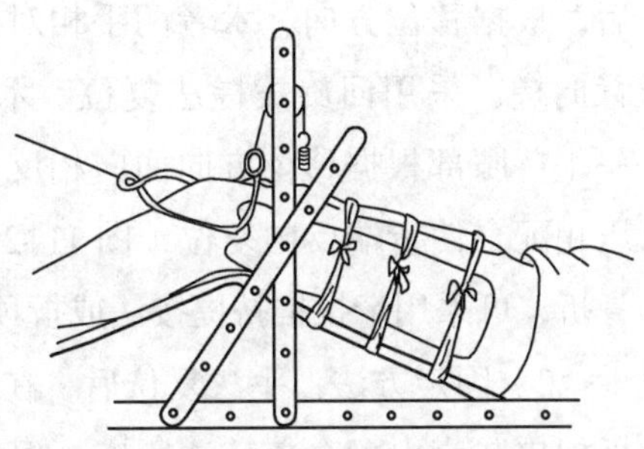

图 11–27　股骨下 1/3 骨折双向牵引法

4. 儿童股骨干骨折

儿童股骨干骨折较多见，可根据年龄和骨折形态，采取相应的整复和固定方法。

（1）3 岁前婴幼儿期股骨干骨折：该期儿童股骨干生长迅速，塑形能力强，治疗不必强求解剖对位，主要是矫正成角旋转畸形以保持对线。其轻度的重叠（例如 2cm），多在发育中能自行恢复。

1）手法整复：可采用折顶对位法整复。患侧卧位，一助手固定骨盆，另一助手扶持膝部，术者两拇指置近折端前侧，余指置大腿后部托远折端，先前提使向后移位的远折端向前与近折端成角相抵，然后按压近折端，同时扶膝之助手配合牵拉反折复位。也可先向后按近折端与远折端成角相抵，然后前提牵拉反折复位［图 11–28（1）］。复位后术者一手保持对位，一手持膝部轻轻推顶，使两骨折端进一步吻合［图 11–28（2）］。

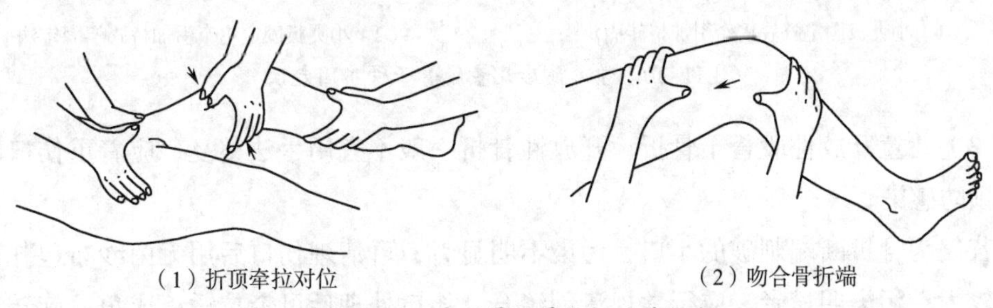

（1）折顶牵拉对位　（2）吻合骨折端

图 11–28　儿童股骨干骨折折顶对位法

2）固定方法：用半侧卧位小夹板加挤砖法固定。在保持对位下用 4 块大腿小夹板固定，然后将膝、髋关节屈曲 90°，患儿背后加枕维持躯干于半侧卧位，在大腿前、后及小腿前侧挤砖固定。该体位固定时患儿应面向外，以便于喂奶、护理和保持体位。若复位后不稳定或为斜形骨折者，可采用胶布粘贴双下肢悬吊牵引法加小夹板固定（方法见总论）。

（2）学龄期前后儿童股骨干骨折：

1）手法整复：对长斜形或螺旋形骨折，可用牵拉挤压法复位。一助手固定骨盆，另一助手持小腿牵拉矫正重叠后，根据移位方向，术者两手相对挤压使断端吻合。若为背向槎，采用回旋拨槎法复位。术者一手拇指推远折端，一手持膝部根据移位方向而向相反方向扭旋肢体与拇指推压相配合使折端反向复位（图 11–29）。对横断形或短斜形骨折，可采用牵拉推挤提按法或折顶手法复位。

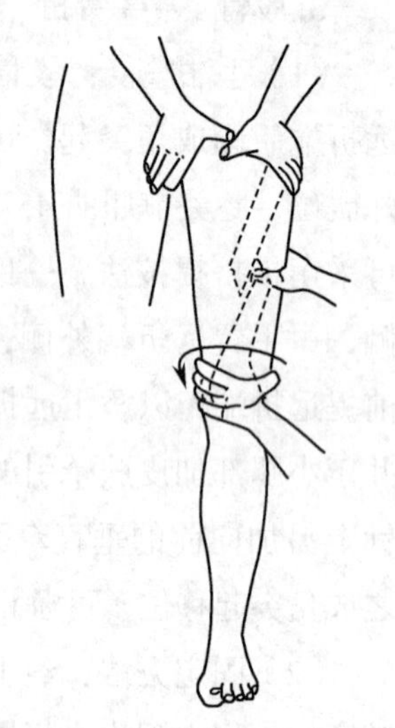

图 11–29　儿童股骨干斜形骨折背向移位复位法

2）固定方法：手法复位后，在保持牵拉力下，以小夹板加皮肤牵引配合挤砖法固定。根据骨折部位维持于相应外展位 5 ～ 6 周；或整复后，患肢置桥式或板式牵引架上，以皮肤牵引加小夹板固定维持肢体于相应体位 5 ～ 6 周（图 11–30），临床和 X 线检查示骨折愈合后，可扶拐或高脚凳下床活动（图 11–31）。若骨折重叠移位大或年龄偏大，手法不易复位时，也可先以 2.5 ～ 3mm 骨圆针行股骨髁上牵引，矫正重叠后，再以推挤提按手法复位，行小夹板固定，其余处理同前。

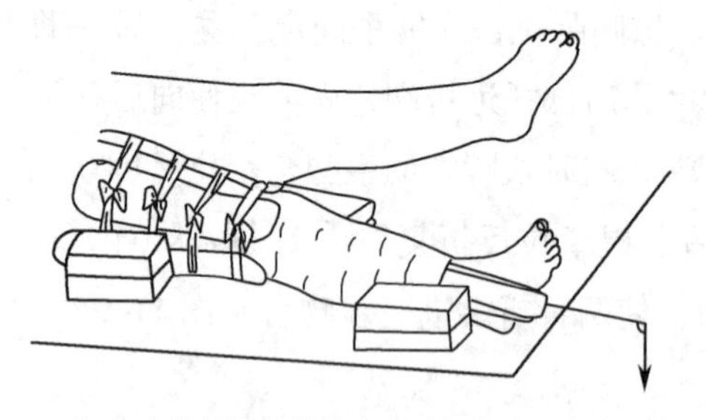

（1）小夹板固定外展皮牵引加挤砖固定法

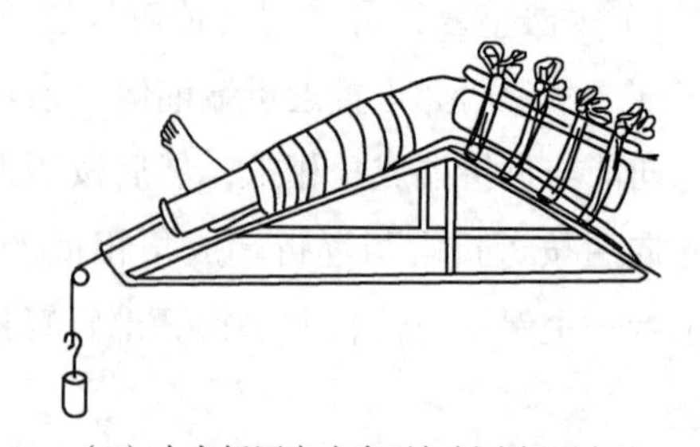

（2）小夹板固定皮牵引加桥式架固定法

图 11–30　学龄前后儿童股骨干骨折固定法

（3）儿童开放性股骨干骨折：开放性骨折一般不宜用手法整复，应着重伤口的处理和预防感染。

若仅为骨折断端刺破的小口，污染不明显者，可清理伤口后用无菌纱布包扎；若伤口较大，污染明显者，应行常规清创缝合。伤口处理后可牵拉矫正成角、旋转和重叠移位，然后以小腿皮肤牵引配合挤砖法维持肢体于相应外展位。X 线片检查示骨折无成角、旋转畸形，即使对位不好或有轻度重叠，也不必再行处理，只要伤口不感染，预后功能仍是良好的。其间应注意观察伤口变化，发现问题及时处理。1～2周伤口愈合后，可加小夹板固定。5～6周临床和X线检查骨折愈合后，解除牵引，带小夹板固定下床活动。

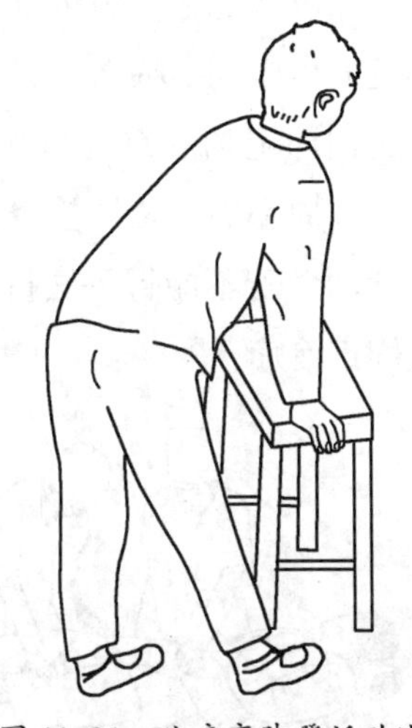

图11-31　儿童高脚凳活动法

5. 陈旧性股骨干骨折

陈旧性股骨干骨折为失治或误治引起。成人股骨干骨折以超过4周为陈旧性骨折。由于骨折时日较久，折端已被瘀血机化粘连或已有骨痂出现。由于折端长期处于重叠、成角等畸形位置，肌肉可出现程度不等的挛缩，给手法整复造成困难。但若时间不太长，例如不超过2个月，或愈合尚不牢固者，可采用手法折骨或配合牵引治疗。虽不一定能满足解剖复位要求，但能获得功能性复位，其疗效并不比手术治疗者差，而且损伤小又无伤口感染之虑，一般患者也乐于接受。

（1）手法整复：对6周左右骨折尚未愈合牢固者，可先行手法折骨术。方法为在氯胺酮静脉麻醉下，以手法造成类似新鲜骨折的局部情况。一助手固定骨盆，另一助手持小腿牵拉，术者一手掌置前外侧成角高突部向内推挤，一手置大腿下段内侧向外推以对抗向内之推挤力，这样两手相对用力推挤，配合牵拉之助手将肢体外展，多可听到折骨声，高突畸形即消失。若骨折日久已愈合但尚不牢固，且主要是向前外突起成角畸形者，或为手术内固定的钢板断裂、髓内针弯曲，均可于上述麻醉下用推按扳提手法复位。一助手固定骨盆，另一助手两手相扣把持大腿下段后内侧部，术者两臂伸直，两手掌相叠置于患肢前外侧高突部，用力向内后推按，同时身躯前倾以加大推按力，把持大腿下段之助手配合向前外扳提，这样术者和助手相互配合反复操作，向前外之成角突起即可矫正。若上法不效者，可采用床缘按压折骨法（图11-32）。在上述麻醉下利用木床使患肢外展、外旋，使成角高突部正置床缘，一助手固定大腿上段，另一助手扶持小腿，术者两臂伸直，两掌相叠置于大腿下段内侧用力向下按压，或两腿骑跨于大腿下段利用身体重力下压，同时两手相扣扶持大腿下段外侧以防用力过度而增加损伤。

（2）固定方法：对骨折时间不长尚未愈合牢固者行手法折骨后，即行股骨髁上骨牵引，下肢置托马架或板式牵引架上，于适度外展位，以10kg左右重量牵引1～2周重叠矫正后，辅以推挤提按等手法，尽可能使骨折恢复较满意位置，主要是矫正重叠、成角和旋转畸形而达到功能性复位，不强求解剖复位；然后用大腿小夹板固定，减轻牵引重量为5～6kg，维持6～8周。临床和X线检查示骨折愈合后，去除牵引，带小夹板固定扶拐下床活动。对骨折日久愈合但尚不牢固者，若仅为成角畸形手法矫正后，以股骨髁上牵引重量6kg，克服长期处于成角位置下的肌肉挛缩，外加大腿小夹板固定6～8周。临床和X检查示骨折愈合后，解除牵引，带小夹板固定扶拐下床活动。若为内固定物的断裂和弯曲，手法矫正后，用髋"人"字形石膏于成角部良好塑形后固定8周左右。X线检查示骨折愈合后，解除石膏固定，在大腿小夹板固定下扶拐下床活动。若不能行手法折骨者，也可采用小切口凿断折端后，用股骨髁上牵引加小夹板固定治疗。

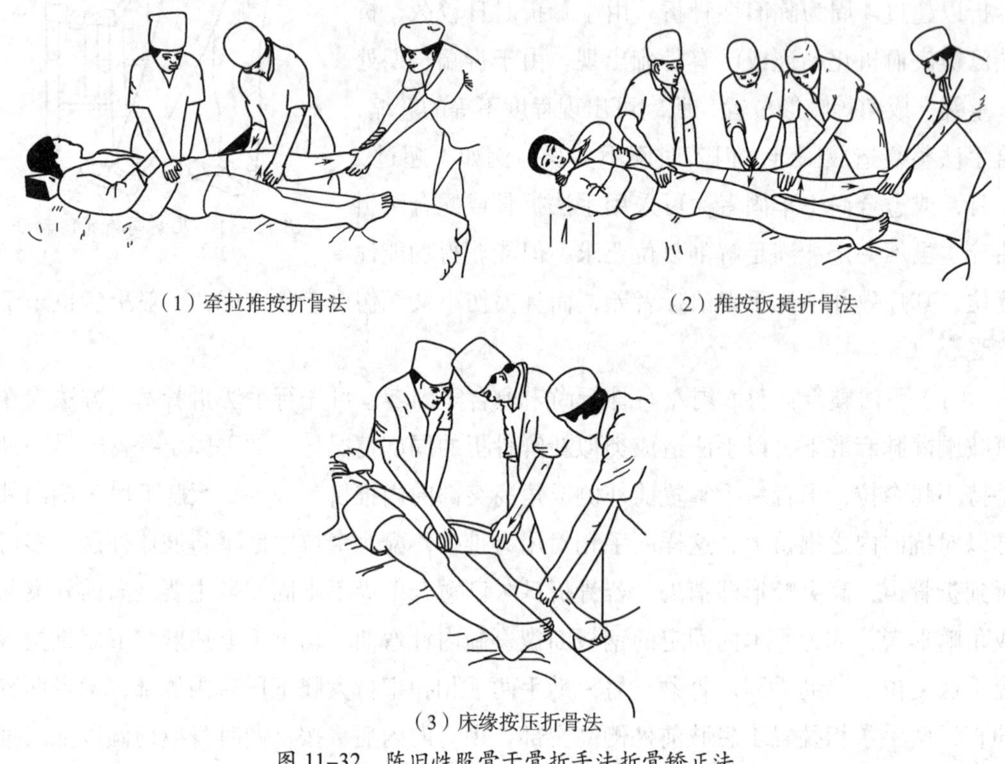

（1）牵拉推按折骨法　（2）推按扳提折骨法

（3）床缘按压折骨法

图11-32　陈旧性股骨干骨折手法折骨矫正法

（3）手术治疗：手法折骨或牵引无效者，应考虑手术治疗，主要的治疗方法有外固定架治疗、接骨钢板（以锁定加压接骨板为主）或髓内钉固定等。

（二）功能疗法

股骨干骨折整复固定后，即可做足踝背伸、跖屈和股四头肌收缩活动；2～3周骨折复位稳定后，可加做两手撑床的提臀动作，以增加髋、膝关节伸屈活动；用仰足伸膝法练习股四头肌收缩、足背伸的小腿抬举动作；8周左右骨折愈合后，可在小夹板保护下扶拐下床活动。待骨折愈合牢固后，可用床缘屈膝法、原地蹬瓶法做膝关节伸屈活动，并辅以指推活髌法，解除髌骨粘连。若骨愈合牢固而膝关节仍强硬者，可用扶膝屈伸和拉物起蹲法加强膝关节的自主活动，并可配合膝关节的理筋、活筋诸手法治疗，酌情采用仰卧屈膝、床缘按压屈膝、俯卧手推屈膝、俯卧肩扛屈膝等活筋手法，手法由轻到重，循序渐进，促使膝关节功能恢复。

（三）**药物治疗**

1. 内服药

初期肿胀严重，腹胀便秘者，可用通下祛瘀法，方用加味活血疏肝汤或仙复汤；若仅肿、痛较重者，可用桃红四物汤加广木香、泽泻、乳香、没药。1～2周肿胀消减后，可用理气活血、调和脾胃之橘术四物汤加川续断、茯苓，或服三七接骨丸。4周肿胀消失后，可服参龙接骨丸。8周后全身情况好而骨痂生成迟缓者，可服补肾益气壮骨丸。骨折愈合而关节疼痛活动不利者，可服养血止痛丸。

2. 外用药

初期肿胀严重者，可醋调速效消肿膏外敷。后期骨折愈合后，膝、髋关节活动不利者，可按摩展筋丹或涂擦展筋酊，并外洗温经活血、舒筋利节之苏木煎等。

【按语】

1. 股骨为下肢负重的支柱，周围有强大的肌群，无特殊保护措施一般不宜过早下床活动，以免发生继发性成角移位。

2. 因股骨干骨折卧床时间较长，下床活动前应做好适应性准备，即在家属照顾下先练习床面坐起和两下肢垂地的床边坐起。若出现头晕即躺卧床面，休息后再坐起，直至正常，然后才可扶拐或被人扶持站立。若出现眩晕、心慌、汗出，应卧床休息后再站立，以防因卧床日久而改变体位后引起体位性晕厥致跌倒再损伤，当身体适应后才可扶拐练习活动。

3. 若为股骨中1/3以上骨折，下床活动时还应注意保持肢体的外展体位，以免因负重和内收肌的作用而发生继发性向外成角突起畸形。

4. 下肢骨折愈合后，需较长时间扶拐锻炼，因此扶拐是下床活动的必要条件，且扶拐方法的正确与否与发生继发性畸形甚至再损伤或引起臂丛神经病变等有密切关系。具体方法：拐杖应高低合适，患者两足站立，两拐各向前外30cm左右，身躯稍前倾，重心在前，恰似一顶角向后的等腰三角形，即两足为顶角的一点，两拐为三角形底边两端的两点，犹如一三足鼎立的三角支架，相当稳定（图11–33），不易跌倒。迈步行走时可按四步法顺序前进，即先抬患腿向前，并应限于拐杖后一定距离内，再两臂支撑拐杖握手，身躯随之前倾，然后健肢向前迈步，当完成迈前一步后，两足仍应在两拐之后。最后两拐向前外移动至相应位置，恢复其三足鼎立的形态。切忌初起迈步过大而超越两拐或与其成一直线，而致三角形的顶角移向前，负重的重心移向后，就有后仰跌倒的危险。扶拐主要是靠两臂在握手上的撑力，不能靠两拐顶压腋窝用力，以免臂丛神经受挤压而发生腋杖性麻痹（图11–34）。变双拐为单拐活动时，应先保留健侧再改患侧而后离拐。当然，上述扶拐方法是为初下床患者所设，当熟练和习惯后则不必拘泥于上述程序。

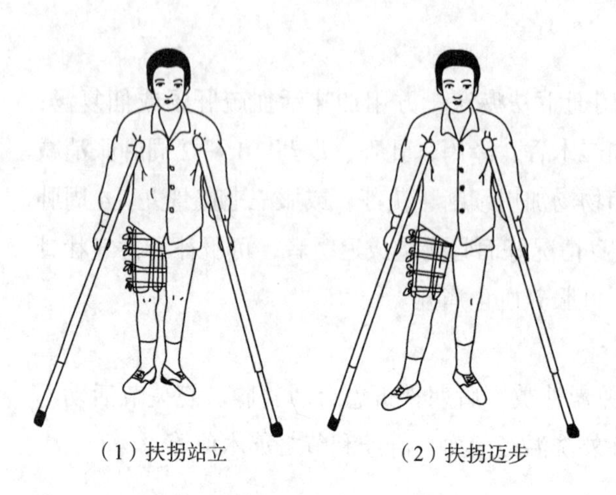

（1）扶拐站立 （2）扶拐迈步

图 11–33 股骨干骨折正确扶拐活动法

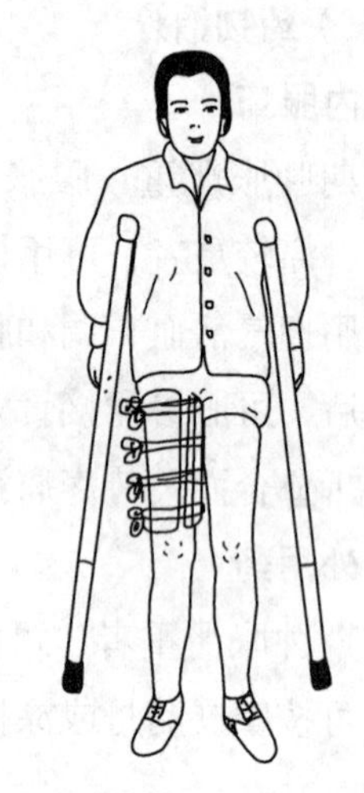

图 11–34 股骨干骨折错误扶拐活动法（迈步超越拐杖，重心偏后，不稳，易摔倒）

【病案举例】

1. 刘某，男，16 岁。

患者于 1983 年 2 月 7 日由手扶拖拉机上跌下，被拖斗挤砸致右大腿骨折而住院治疗。检查：右大腿呈屈曲外旋状，肿胀上段尤甚，较健肢缩短 4cm。X 线示右股骨粗隆下粉碎性骨折。正位片示近折端外展呈近水平位，远折端向内上移位，重叠约 3cm；侧位片示近折端呈前屈移位，向前成角突起近 90°，远折端的前外侧有一游离碎骨片，两断端重叠约 6cm。

伤后第 3 天于局麻下行股骨髁上牵引，肢体置板式架上，外展 30°，髋、膝关节屈曲 40°位，以 10kg 重量牵引。2 天后 X 线检查示重叠矫正后，又于近折端的外侧局麻下行钢针撬压，向后之弹簧拉力相当于 10kg 重量，牵引重量减为 4kg 并维持，外用大腿小夹板固定。次日 X 线检查示过复位现象，即正位片见近折端向内倾斜突起约 10° 对位 1/2，侧位片见近折端向后微移位，对线可，两断端分离约 0.5cm。放松后拉弹簧，将牵引重量减至 2kg 并维持。伤后 45 天拔除撬压针，57 天时 X 线检查示对位 1/2，向内突起成角约 10°。去除牵引保留小夹板固定，床面活动 2 周后 X 线检查示位线同前，有中等量骨痂，扶拐下床活动 1 周后出院。3 个月后复查，已离拐活动，髋、膝关节功能基本正常，恢复一般劳动（图 11–35）。

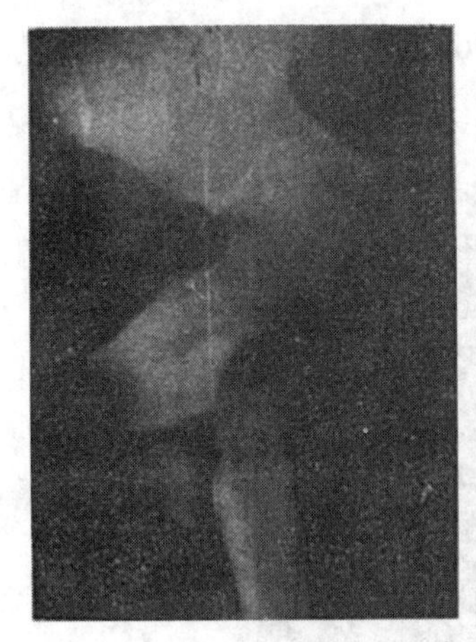
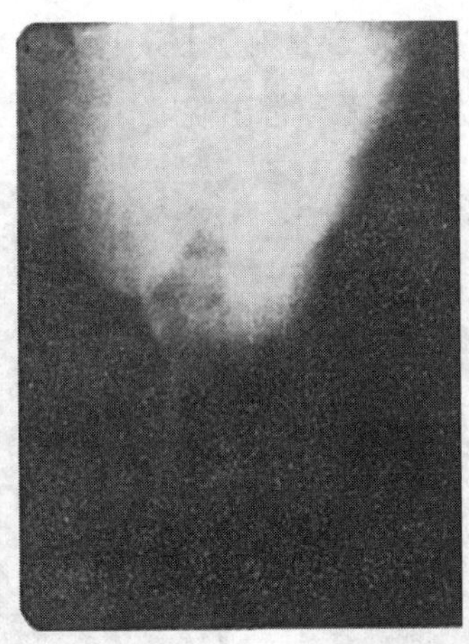

（1）受伤次日

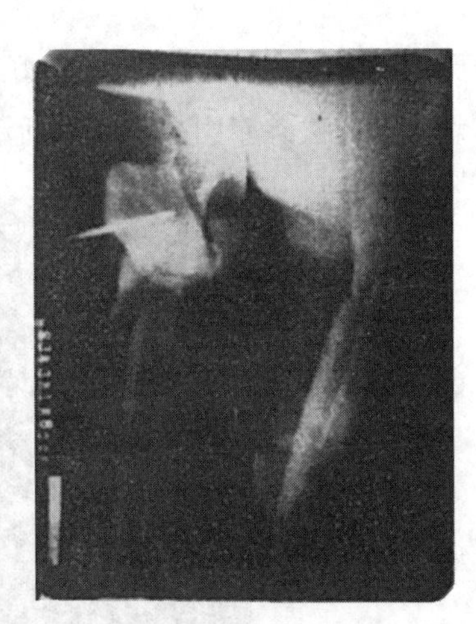

（2）钢针撬拨后

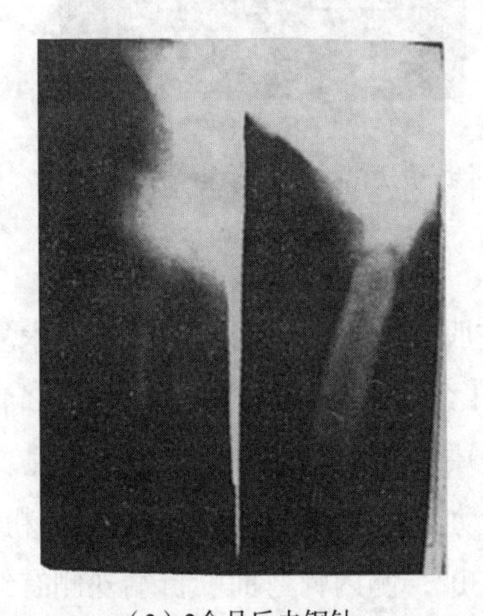

（3）2个月后去钢针

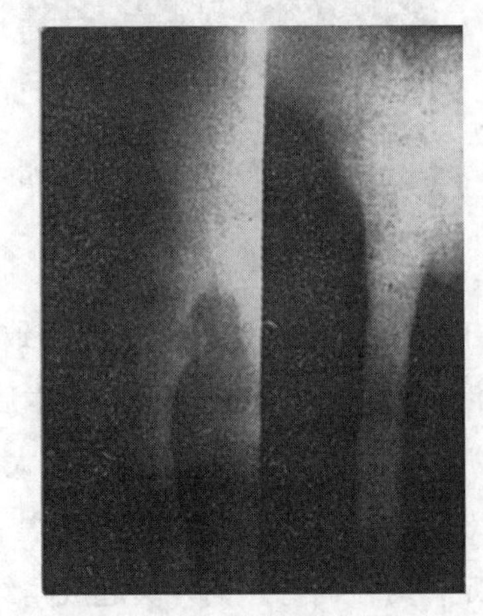

（4）半年后

图 11–35　右股骨粗隆下骨折 X 线片

2. 尚某，男，48 岁。

患者于 1988 年元月挖土时因塌方砸伤右大腿，在本县医院以股骨骨折行手术复位，髓内针固定。3 个月后逐渐出现弯曲，半年去髓内针后弯曲增大并出现疼痛，于 1989 年 9 月 8 日以右股骨中上 1/3 骨折畸形愈合而住院治疗。检查：已能扶拐行走，右大腿中段弯曲向外突起明显，髋、膝关节屈曲约 80°，高突畸形部有轻度压痛，内收大肌紧张如弓弦状。双手近期来出现麻木，手内在肌及鱼际肌轻度萎缩，手运动功能尚好（扶拐不当所致）。X 线示：右股骨中上 1/3 粉碎性骨折，向外成角突起约 45°，对位尚可，有多量云团状骨痂（图 11–36）。

1989 年 9 月 14 日，在氯胺胴静脉麻醉下行手法折骨矫正术。用牵拉推扳法矫正成功，即在对抗牵拉下，术者一手掌根由外向内推压高突部，另一手持大腿下段由内向外扳拉，同时配合外展牵拉，听到折骨声后，高突畸形平复。为克服内收肌挛缩而行股骨髁上牵引，外展 45°位，重量 8kg，1 周后改 6kg 维持，外用小夹板固定。术后 40

天X线检查，对位、对线均好，有多量骨痂生长（图11–36），局部压痛及骨异常活动均消失，去除牵引扶拐下床活动1周无异常出院。

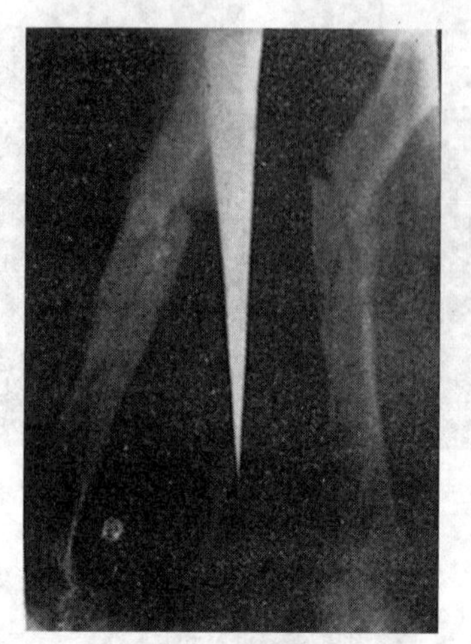

（1）8个月后 （2）手法折骨髁上牵引后40天

图11–36 陈旧性股骨干骨折手法治疗后X线片

3. 刘某，男，34岁。

患者于1990年1月4日被汽车撞伤致左股骨骨折，在当地医院行手术复位髓内针固定，下床活动后发现患肢逐渐弯曲，术后4个月来诊，以左股骨中上1/3骨折畸形愈合而住院治疗。检查：扶单拐行走，左大腿中上1/3向外、向前高凸明显，髋、膝关节可屈曲110°，局部无明显压痛及骨异常活动。X线示：左股骨中上1/3粉碎性骨折，有髓内针固定，对位尚好，向外突起成角约30°，髓内针弯曲。折端外侧有约0.3cm的模糊骨折间隙，内后侧之碎骨片已与两断端愈合［图11–37（1）］。

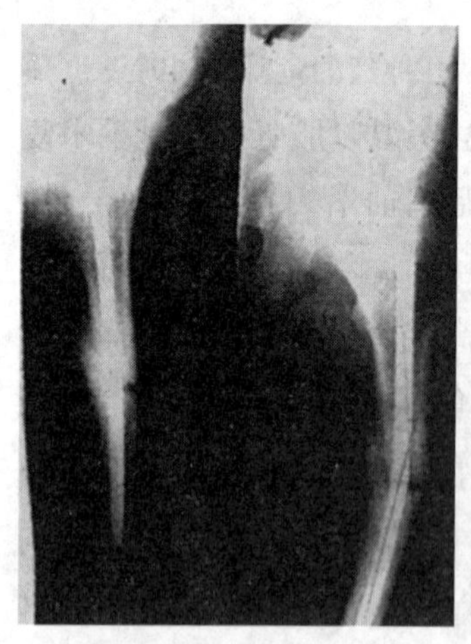

（1）术后4个月（髓内针弯曲，向外突起成角明显，折端前后侧尚有骨折隙）

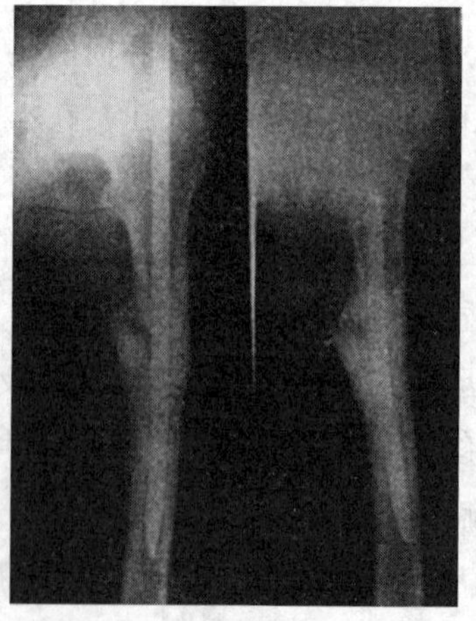

（2）手法矫正单侧髋“人”字石膏固定2个月后（髓内针弯曲及成角畸形已矫正，前外侧骨折隙已消失）

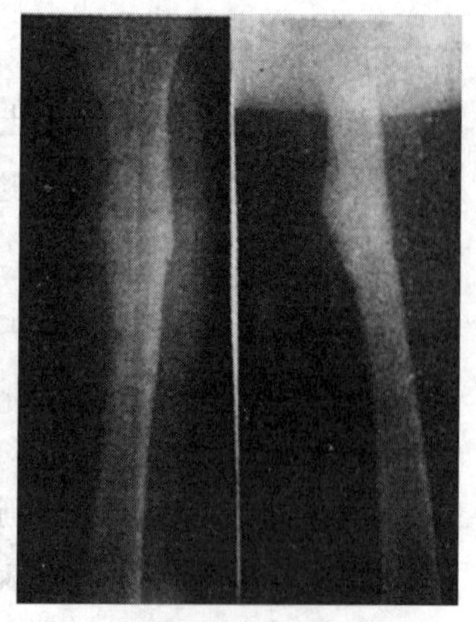

（3）去髓内针半年后（位线同前，除局部后内侧呈梭形增粗外，塑形改造已近完成）

图11–37 陈旧性股骨干骨折手术内固定畸形愈合手法矫正病案X线片

入院后次日在氯胺胴静脉麻醉下行手法矫正术。术后 X 线示对位、对线均好，行单侧髋“人”字石膏固定 2 个月，拆石膏后进行 X 线检查示，对线好，骨折已达骨性愈合，扶拐下床活动。2 个月后复查，位线同前，骨已牢固愈合。拔除髓内针，又半年后复查，除骨折部内后侧显梭形增粗外，余已复常，髋、膝关节功能已恢复正常，已恢复原工作［图 11–37（2），图 11–37（3）］。

第五节　股骨髁上骨折

股骨髁上骨折临床比较少见。由于其短小的远折端只有腓肠肌内、外侧头附着，故多向后倾斜、突起成角移位，复位和固定都较困难，又有损伤腘窝血管、神经的危险，应予以注意。

【病因与分类】

（一）病因

股骨髁上骨折多由间接暴力引起。由高处跌下，膝或足部着地，身体重力和地面反作用力相互作用于股骨髁上的密质骨与松质骨相交部而引起骨折；直接暴力打击和扭旋外力亦可引起该部位骨折，直接暴力打击者多为粉碎性骨折。

（二）分类

1. 按受伤机制和远折端的移位方向

股骨髁上骨折和肱骨髁上骨折近似，也可根据受伤机制和远折端的移位方向分为伸展型和屈曲型。远折端向后移位者，为屈曲型骨折，为膝关节屈曲位受伤所致。膝关节屈曲位受伤时，股骨两髁上部直接受到暴力冲击，故此型骨折多见。远折端因受腓肠肌内、外侧头的牵拉而向后倾斜、成角突起移位，有压迫和损伤血管、神经的危险，同时近折端向前突起，可刺破皮肤而形成开放性骨折（破口多很小）。远折端向前移位者，为伸展型骨折。因膝关节伸直位受伤时易引起其他部位损伤，故伸展型骨折少见（图 11–38）。

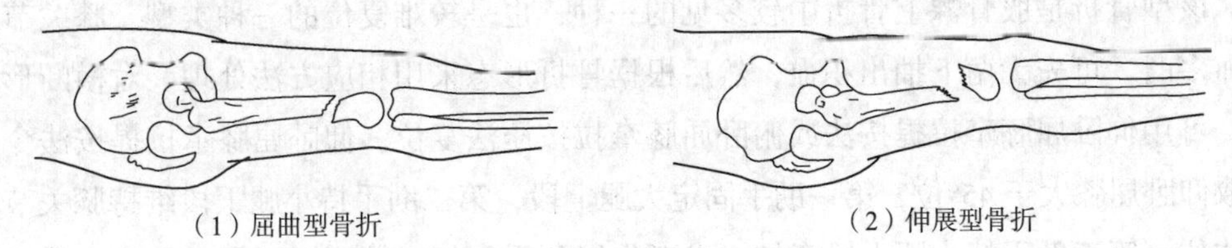

（1）屈曲型骨折　　（2）伸展型骨折

图 11–38　股骨髁上骨折分类

2. 按复位后骨折的稳定程度

股骨髁上骨折按复位后骨折的稳定程度分为稳定型和不稳定型。远折端向前移位或骨折线由前上斜向后下，复位或伸直位牵引矫正重叠后，远折端受腓肠肌内、外侧头的向后牵拉，比较稳定，但此型较少见；远折端向后移位，或骨折线从后上斜向前下，受腓肠肌的作用，远折端向后倾斜突起移位，复位不易且复位后也不稳定，此型较多见。

3. 按骨折形态

股骨髁上骨折按骨折形态分为横断形、短斜形和粉碎性三种，以短斜形多见。另外，老年人因骨质疏松，跌倒膝部着地时，干骺端之密质骨可嵌入松质骨内而形成嵌入型骨折。

【症状与诊断】

（一）症状

局部肿胀多较严重，膝关节前上方多向后凹陷，亦有向前高突者，患肢轻度短缩，膝关节上部有明显压痛和骨异常活动，浮髌试验多呈阳性，局部大腿周径明显增大。

若腘窝血管、神经受压或损伤，可有足部发凉，胫前、后动脉搏动减弱或消失，足踝部感觉和运动功能减弱或丧失。

（二）诊断

本病根据外伤史、症状和体征即可确诊。股骨下段正、侧位 X 片线检查，可进一步明确骨折类型和移位情况。

【治疗】

（一）手法整复

1. 伸展型骨折

该型骨折用伸直位牵拉推挤提按法复位。一助手固定大腿上段，另一助手持小腿牵拉，术者两手掌置膝关节上部两侧相对挤压矫正侧方移位，然后两拇指向后按压远折端，余指前提近折端，即可复位（图 11-39，图 11-40）。

2. 屈曲型骨折

该型骨折是股骨髁上骨折中较多见的一种，也是较难复位的一种类型。膝关节内积血多时，可先无菌下抽出积血，然后根据骨折形态采用相应方法处理。对横断形骨折，可用仰卧屈膝牵拉提按法或俯卧屈膝牵拉按压法复位。仰卧屈膝牵拉提按法令患者取仰卧屈膝大于 45°位，第一助手固定大腿上段，第二助手持小腿下段维持膝关节屈曲体位，第三助手持小腿上段牵拉，术者先以两手掌相对挤压矫正侧方移位，然后两拇指置近折端前侧向后按压，余指向前提远折端以复位（图 11-41）。俯卧屈膝牵拉按压法令患者取俯卧位，一助手固定大腿上段，另一助手一手持小腿下段使膝关节屈曲 60°～ 90°，一前臂横置小腿上段向后侧攀拉。术者先以两手掌相对挤压矫正侧方移位后，两拇指向前按压远折端，余指托持近折端前侧以复位（图 11–42）。斜形骨折复位困难者，不宜采用手法整复，以免反复施行手法而产生血管、神经并发症。

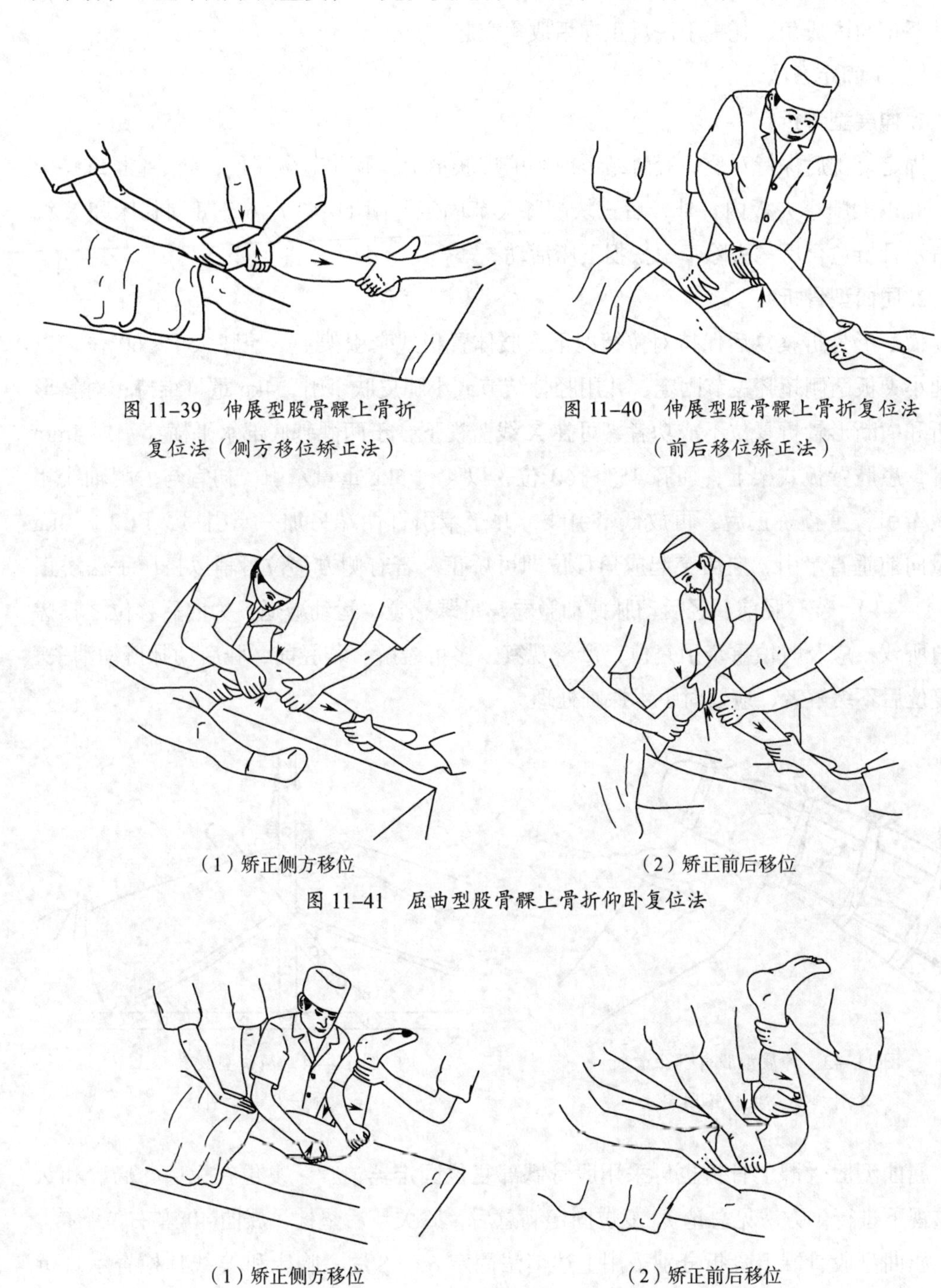

图 11–39　伸展型股骨髁上骨折复位法（侧方移位矫正法）

图 11–40　伸展型股骨髁上骨折复位法（前后移位矫正法）

（1）矫正侧方移位　（2）矫正前后移位

图 11–41　屈曲型股骨髁上骨折仰卧复位法

（1）矫正侧方移位　（2）矫正前后移位

图 11–42　屈曲型股骨髁上骨折俯卧复位法

3. 嵌入型和粉碎性骨折

这两种类型的骨折一般不需整复。粉碎性骨折有向内向后成角突起者，可用推挤手法矫正向内成角、托提手法矫正向后成角突起。

（二）固定方法

1. 伸展型骨折

固定复位后保持对位，胫骨结节或小腿皮肤牵引，膝关节微屈位，4kg 重量维持牵引，并以大腿小夹板内、外、后三块超膝关节固定（图 11–43）。6 ～ 8 周临床和 X 线检查示骨折愈合后，去除牵引扶拐下床活动。

2. 屈曲型骨折

横断形骨折整复后保持对位情况下，肢体置板式牵引架上，屈膝 45°～ 60°位，以大腿小夹板两侧超膝关节固定，并用胫骨结节或小腿皮肤牵引，4kg 重量维持；对斜形骨折和横断形骨折复位不成功者，可在 X 线监视下，于两髁基底部水平横穿一根 4mm 钢针，患肢置板式架上，屈膝 45°～ 60°位，以 4 ～ 5kg 重量牵引，初宜与大腿轴线相一致牵引，重叠矫正后，再放低牵引线，并于牵引针两端另加一牵引弓，以 2 ～ 3kg 重量向前垂直牵引，向后突起成角移位即可矫正。若有侧方移位可辅以挤压手法矫正（图 11–44）。若有胫前、胫后动脉搏动微弱，足踝感觉、运动减退，为向后移位之骨槎压迫所致，应及时慎重牵引复位，严密观察，多可缓解。若胫前、胫后动脉搏动消失，或复位后不缓解者，应及时手术探查处理。

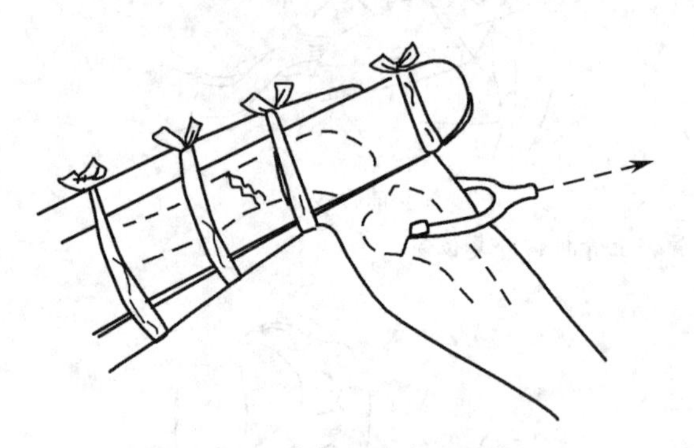

图 11–43　伸展型股骨髁上骨折牵引加小夹板超膝固定法

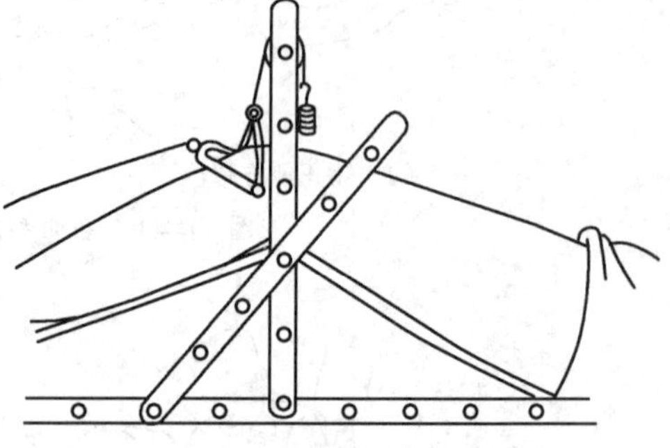

图 11–44　屈曲型股骨髁上骨折双向牵引法

屈曲型股骨髁上骨折也可采用股骨髁部复位固定器治疗。复位在无菌、局麻和 X 线监视下进行（方法见总论）。复位固定满意后，膝关节后垫枕，屈曲 40°左右位维持。

屈曲型股骨髁上骨折分别采用上述诸法固定 6 ～ 8 周，临床和 X 线片检查示骨折愈合后，去除牵引或固定器，加小夹板固定扶拐下床活动。

3. 粉碎性或嵌入型骨折

该两型骨折临床少见，治疗容易。嵌入型骨折可外贴接骨止痛膏，超膝关节小夹板固定膝关节于40°屈曲位，配合挤砖固定4～6周即可扶拐下床活动。粉碎性骨折复位后，用塑形托板腘窝部衬棉垫前托使膝关节屈曲40°，外贴接骨止痛膏，超膝小夹板固定，小腿皮肤牵引3～4kg重量维持6周后，临床和X线片检查示骨折愈合后，即可扶拐下床活动。

（三）功能疗法

股骨髁上骨折为近关节部骨折，由于骨折部和股四头肌粘连，加之关节内积血机化后的关节内粘连等，对膝关节的预后功能影响较大，故初始就应注意膝关节的功能锻炼，即筋骨并重原则。整复固定后，即应靠背起坐，加强足踝的伸屈活动和股四头肌的收缩，并及早施行指推活髌法，以减少髌骨的粘连。骨折稳定后即应在牵引或固定下，练习膝关节伸展活动，既可减轻膝关节粘连，又能预防股四头肌萎缩、粘连，以免影响日后膝关节功能。6～8周骨折临床愈合后，加大膝关节的伸屈活动度。待骨折愈合牢固后，即可以床缘屈膝法练习，随着下床活动，骨折愈合进一步牢固，可行床缘屈膝法和拉物起蹲法练习，以加大膝关节伸屈活动度，并可行仰卧屈膝、床缘按压屈膝、俯卧手推屈膝和俯卧肩扛屈膝等活筋手法，以促使膝关节功能早日恢复。

（四）药物治疗

1. 内服药

股骨髁上骨折初期多肿胀严重，膝关节多积血明显，当以通下祛瘀法祛瘀消肿，方用消下破血汤加泽泻或加味活血疏肝汤以利为度，继服仙复汤加独活、牛膝等以活血消肿；1周后肿势减轻，可服逍遥散加独活、牛膝、丹参，或橘术四物加独活、牛膝；骨折整复固定后2周肿胀基本消退，可服用三七接骨丸；1个月后肿痛完全消失，可服参龙接骨丸；骨折愈合后，关节伸屈不利而疼痛者，可服养血止痛丸。

2. 外用药

初期肿胀严重者，可外敷速效消肿膏。对粉碎性和嵌入型骨折，固定后可外贴活血接骨止痛膏。骨折愈合后，关节伸屈不利而疼痛者，可涂擦展筋酊或按摩展筋丹，并外洗苏木煎或散瘀活伤汤。

【按语】

1. 屈曲型股骨髁上骨折，由于远折端后倾移位，易引起腘窝部血管、神经损伤，应注意检查末梢温度，足踝感觉、运动变化，胫前、后动脉搏动情况，并严密观察。

2. 复位手法应轻柔，不可反复多次施术，以免引起血管、神经损伤而导致严重后果。

3. 膝关节屈曲位固定时，腘窝部应衬垫适宜的海绵或棉垫，以免刺激、压迫血管和神经。

4. 若发现血管、神经损伤，应立即行牵引、复位，并严密观察。如不缓解，应及时手术探查处理，切不可延误时间，以免造成严重后果。

【病案举例】

1. 宋某，男，20 岁。

患者于 1991 年 5 月 29 日，所乘拖拉机与汽车相撞，由拖拉机上跌下致伤右大腿，当即肿胀疼痛不能站起，次日以右股骨髁上骨折住院治疗。检查：全身情况好，右大腿下段肿胀，膝关节功能丧失，足踝活动好；膝上部压痛，骨异常活动、骨擦音明显，浮髌试验阳性，胫前、后动脉可触及。X 线示：右股骨髁上骨折，骨折线由干骺端内侧斜向外后上，向后外移位约 1/3（图 11–45）。

住院后第 5 天，在局麻和电视 X 线监视下，行股骨髁部复位固定器治疗。术后 X 线示复位固定良好，膝后垫枕置膝关节于 30°屈曲位，内服活血祛瘀消肿止痛药，自主练习踝关节及股四头肌紧张度收缩活动（图 11–45）。

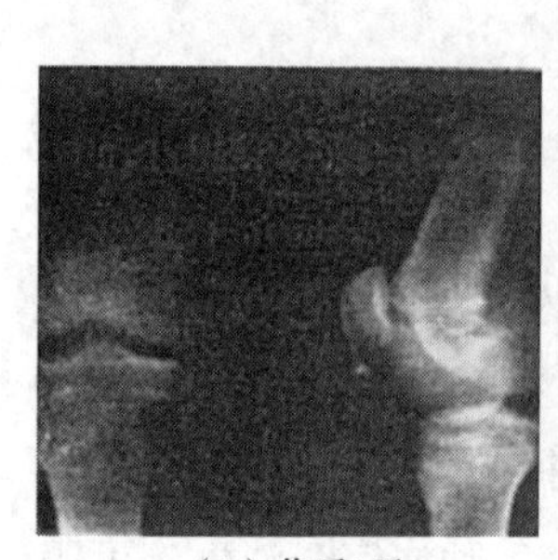
（1）伤后1天

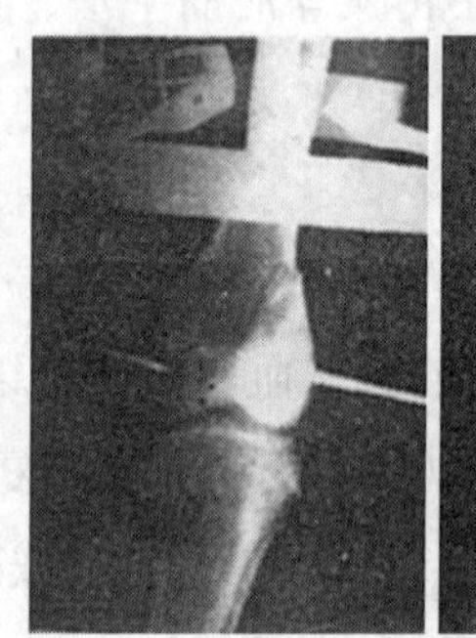
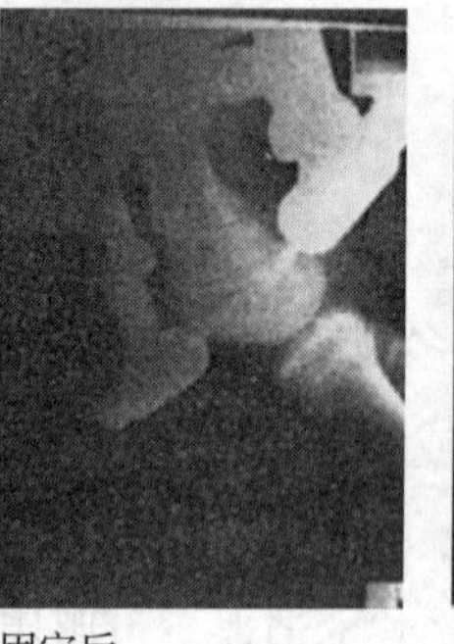
（2）复位固定后

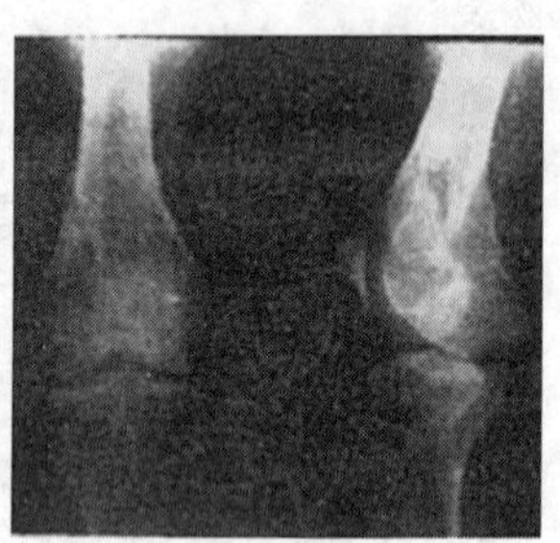
（3）去固定后4个月

图 11–45　右股骨髁上骨折 X 线片

复位固定后 45 天，局部压痛及纵向叩击痛和骨异常活动均消失，X 线示对位、对线良好，有明显骨痂出现。去除固定器，在床面练习膝关节伸屈活动，1 周后扶拐下床活动而出院。1991 年 10 月 24 日（伤后 5 个月），复查膝关节伸屈活动已近正常，已恢复农业劳动。X 线示骨折线已消失，局部塑形良好。

第六节　股骨远端骨骺移位

股骨远端骨骺移位临床比较少见，好发于青少年。这种损伤与儿童的肱骨髁上骨折相类似。凡可引起成人膝关节脱位或股骨髁上骨折的伤因，均可引起该年龄阶段患者的骨骺移位。其可引起腘窝血管、神经损伤的危险性与成人股骨髁上骨折相同，所不同的是伸展型多见而屈曲型少见，且伸展型易压迫血管、神经，这恰与成人股骨髁上骨折相反。其复位也较成人股骨髁上骨折容易。但不同的类型可挤压骺板的不同部位，导致骨骺生长停滞或早期融合，引发膝关节程度不等的内、外翻等畸形。

【病因与分类】

（一）病因

股骨远端骨骺移位好发于 8 ～ 15 岁的青少年，多为间接暴力引起，间或有直接暴力损伤。如暴力作用于膝关节前侧，迫使膝关节过伸，则可使骨骺与干骺端分离而移位于干骺端之前。或由高处坠下，膝部或膝关节处于屈曲位时，外力直接作用于骨骺之前或干骺端之后，均可使骨骺脱离干骺端而移位于干骺端之后。

（二）分类

本病根据受伤机制和骨骺移位方向，可分为伸展型和屈曲型（图 11–46）。

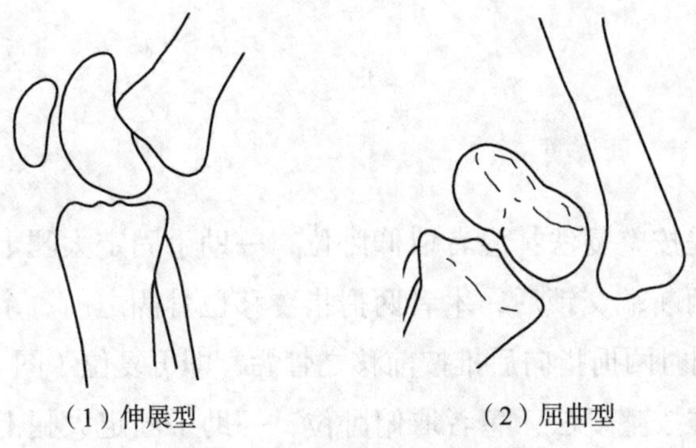

（1）伸展型　　（2）屈曲型

图 11–46　股骨远端骨骺移位

1. 伸展型

本型多发生于膝关节伸直位，暴力打击于膝关节前侧使其过伸，外力通过骨骺线的薄弱部，使骨骺脱离干骺端而向前倾斜移位，临床较多见。该型由于腓肠肌的牵拉，骨骺交锁于干骺端之前不易变动。腘动脉受向后移位的干骺端后缘顶压牵拉，可引起血管痉挛而发生缺血性挛缩，甚或形成血栓而引起肢体坏死的严重后果。

2. 屈曲型

本型多发生于膝关节屈曲位，由高处坠下，膝部着地，或屈膝位外力直接作用于骨骺之前或干骺端之后，使骨骺与干骺端分离而移位于干骺端之后，此型临床较少见。

【症状与诊断】

（一）症状

伤后患肢肿痛不能站立和行走，膝关节呈伸直或微屈位，肿胀多较严重，膝上部凹陷或高凸，浮髌试验多呈阳性，局部压痛和骨异常活动均明显，可触及前移骨骺或干骺端的棱状凸起。应仔细检查足踝运动、感觉和温度变化，以及胫前、胫后动脉的搏动情况。

（二）诊断

本病根据外伤史、临床症状和体征即可确诊，还应根据足踝的运动、感觉、温度，胫前、后动脉搏动情况等，判定有无血管、神经损伤。正、侧位X线片检查可进一步明确骨骺的移位情况和类型，以便确定治疗方案。

本病骨骺多连同一干骺端的三角形皮质骨片或薄层骨片，移位于干骺端之前或后。前者称作角征，后者称作片征，为骨骺移位的重要X线特征（图11–47）。

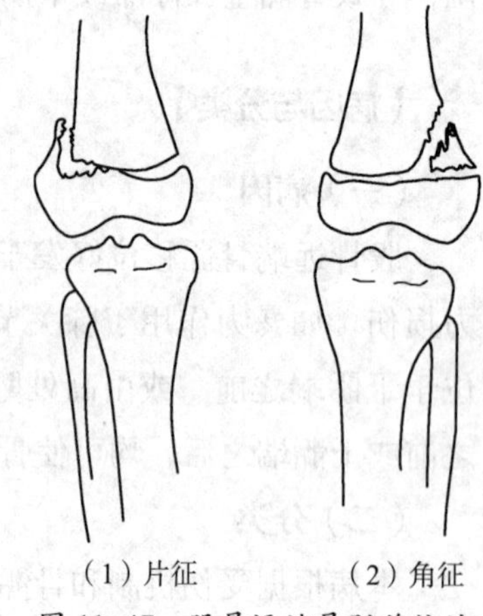

图11–47 股骨远端骨骺移位的X线特征

【治疗】

（一）手法整复

1. 伸展型

（1）仰卧牵拉提按整复法：患者取仰卧位，一助手固定大腿上部，另一助手持小腿顺势牵拉，克服两断端交锁后，术者两拇指置移位骨骺之前，余指置干骺端之后前提使膝关节屈曲，同时两拇指向后推按前移之骨骺，即可复位（图11–48）。

（2）俯卧牵拉推按整复法：患者取俯卧位，一助手固定大腿上段，另一助手持小腿顺势牵拉，术者两手四指置干骺端之后向前按压使膝关节屈曲，同时两拇指向后推按前移之骨骺，即可复位（图11–49）。

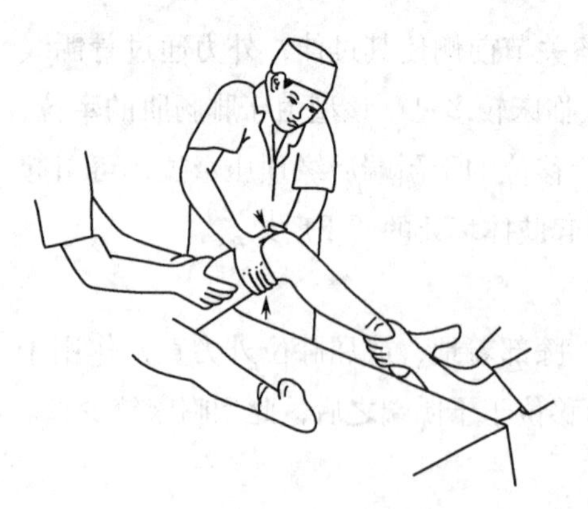
图11–48 仰卧牵拉提按整复法（伸展型）

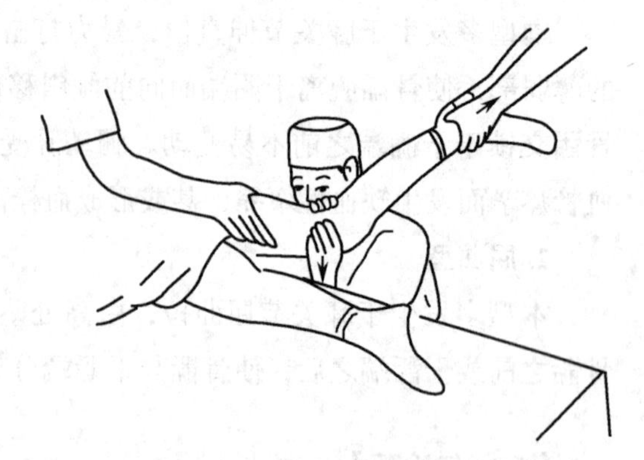
图11–49 俯卧牵拉推按整复法（伸展型）

2. 屈曲型

此型临床较少见，但复位较伸展型困难，可采用俯卧牵拉推按整复法。患者取俯卧位，一助手固定大腿上段，另一助手将膝关节屈曲90°，然后一手持小腿保持体位，以另一前臂置小腿上段后侧攀拉牵引矫正重叠后，术者两手四指置干骺端之前扶持，两拇指向前推按后移之骨骺，即可复位（图 11–50）。

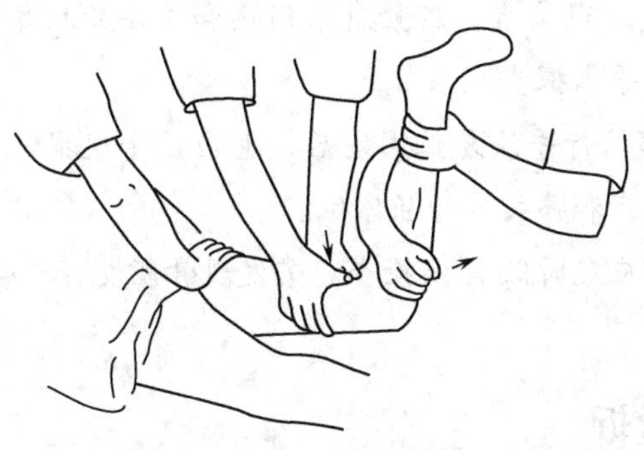

图 11–50 俯卧牵拉推按整复法（屈曲型）

（二）固定方法

股骨远端骨骺移位的固定方法有牵引加超膝小夹板固定法、石膏托固定法、股骨髁部复位固定器固定法、经皮钢针交叉固定法，临证可根据情况灵活选用。

1. 牵引加超膝小夹板固定法

本法适用于伸展型股骨远端骨骺移位复位后不太稳定者。保持对位下，肢体置板式牵引架上，膝关节屈曲 45°～ 60°，以大腿小夹板两侧超膝关节固定，小腿部以皮肤牵引 2kg 重量维持 4 周。临床和 X 线检查示骨折愈合后，可去牵引，以小夹板保护下床活动。

2. 石膏托固定法

本法适用于伸展型股骨远端骨骺移位复位后稳定者。整复后膝关节屈曲 45°～ 60°位，以前侧石膏托固定 4 周，骨折愈合后，去石膏托下床活动。

3. 股骨髁部复位固定器固定法

本法适用于屈曲型股骨远端骨骺移位，手法整复困难或不适宜手法复位者，可在电视 X 线监视下行本法复位固定，具体用法同股骨髁上骨折。

4. 经皮钢针交叉固定法

本法适用于屈曲型股骨远端骨骺移位，手法复位后不稳定者。整复后保持对位，在无菌、局麻和 X 线监视下，用 2mm 粗钢针于股骨内、外髁各向干骺端对侧钻入一钢针交叉固定。固定后无菌包扎，用后侧石膏托固定膝关节于 30°～ 40°屈曲位 4 ～ 5 周，骨折愈合后，拔除钢针，扶拐下床活动。

（三）功能疗法

同成人股骨髁上骨折的功能疗法。

（四）药物治疗

同成人股骨髁上骨折的药物治疗，酌情减量服用。

【按语】

1. 有血管、神经受压现象者，应紧急采用柔和手法牵拉复位，并严密观察。若症状不缓解者，应及时行手术探查。

2. 股骨远端骨骺移位行手法复位固定后，也应严密观察。若出现血管、神经受压征象者，应及时调整固定和膝关节伸屈体位。

3. 骨折愈合后，还应定时做X线检查。若发现骨骺发育障碍，应及时采取措施。

第七节　股骨髁部骨折

股骨下端向后及两侧突出的两个膨大部，分别称为内髁、外髁。两髁下部的中间有一深的凹窝将其分开，窝内有膝前、后交叉韧带附着。该凹窝为股骨下端的薄弱部，外力冲撞时易发生劈裂而形成股骨髁间骨折。两髁的前、下、后均为关节面，前面与髌骨形成关节，下面及后面与胫骨上端的平台形成关节。一旦发生骨折易引起创伤性关节炎，所幸骨折多发生于两髁之间的非关节部。复位满意、治疗恰当者，仍可望获得满意的膝关节功能。

【病因与分类】

股骨髁部骨折临床比较少见，多发生于青壮年男性，有单髁和双髁（即髁间）骨折之分，以髁间骨折为多见。

（一）病因

股骨髁部骨折多为间接暴力引起。如由高处坠地，身体重力沿股骨纵轴向下传导，地面反作用力沿胫骨纵轴向上传导，股骨两髁受胫骨近端的冲撞而引起股骨髁间骨折。直接暴力撞击膝关节的外或内侧可引起股骨单髁骨折。如膝关节外侧受暴力撞击时可引起股骨外髁骨折，膝关节内侧受暴力撞击时可引起股骨内髁骨折。

（二）分类

1. 按骨折的移位情况

本病按骨折的移位情况可分为移位型骨折和无移位型骨折，无移位型骨折较少见。

2. 按骨折的复杂程度

本病按骨折的复杂程度可分为股骨单髁骨折和股骨双髁骨折（即髁间骨折），以股骨髁间骨折为多见。

3. 按骨折部位

本病按骨折部位可分为股骨外髁骨折、股骨内髁骨折和股骨髁间骨折。

（1）股骨外髁骨折：由膝关节强力外翻所致。当暴力撞击于膝关节外侧，迫使其强力外翻时，则股骨外髁受胫骨外髁的冲撞而发生骨折。因膝关节外侧易遭外力撞击，故股骨外髁骨折较多见。

（2）股骨内髁骨折：由膝关节强力内翻所致。当膝关节内侧受暴力撞击，迫使其强力内翻时，则股骨内髁受胫骨内髁的冲撞而发生骨折。因膝关节内侧遭外力机会较少，故股骨内髁骨折较少见。股骨内、外髁骨折后，由于外力和腓肠肌内、外侧头的牵拉作用而向后上移位（图 11–51）。

（3）股骨髁间骨折：由垂直冲撞力所致。根据其骨折线的形态，分为股骨髁间"T"形和股骨髁间"Y"形骨折（图 11–52）。当由高处坠落足部着地时，体重沿股骨干向下传导，地面反作用力沿胫骨干向上传导，相互作用于股骨髁上皮质骨、松质骨交界部，先造成该部骨折，如外力继续作用，股骨下端髁间窝的薄弱部受坚硬的股骨近折端的嵌插、冲击，造成股骨两髁的劈裂骨折，并向两侧分离，形成股骨髁间的"T"形或"Y"形骨折。

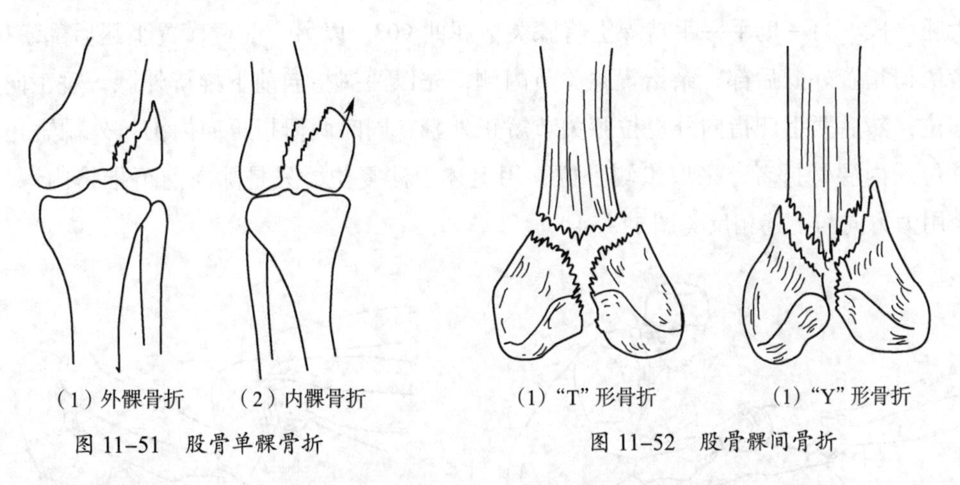

（1）外髁骨折　（2）内髁骨折

图 11–51　股骨单髁骨折

(1) "T" 形骨折　(1) "Y" 形骨折

图 11–52　股骨髁间骨折

有时因暴力过大，可造成股骨髁和胫骨髁两败俱伤，即股骨外髁和胫骨外髁，或股骨内髁和胫骨内髁，或股骨髁间和胫骨髁间同时骨折。

【症状与诊断】

（一）症状

股骨髁部软组织较薄，伤后即出现明显肿胀，不能站立和行走。股骨双髁骨折时，膝关节内可有大量瘀血积聚，除肿胀严重外，浮髌试验多呈阳性，膝关节横径增宽。仔细触摸常可触及向两侧分离移位的骨折块及骨异常活动，挤压两髁时可有剧烈疼痛及骨擦音。

股骨单髁骨折时，症状较轻，易被漏诊。外髁骨折时膝关节外侧肿胀较甚，有膝外翻畸形，膝向外侧活动度增大；内髁骨折时，膝关节内侧肿胀较甚，可有膝内翻畸形，膝向内侧活动度增大，触诊时骨折侧有明显压痛及骨折块的异常活动。

（二）诊断

股骨髁间骨折症状明显，多易确诊。股骨单髁骨折根据膝内外翻的损伤史、临床症状和体位多可确诊。正、侧位 X 线片检查可进一步明确骨折的类型和移位程度，有利于确定正确的治疗方案。

【治疗】

（一）手法整复

股骨髁部骨折属关节内骨折，应尽可能做到良好的复位，使关节面光滑、平整，以便恢复关节的完好功能，防止发生创伤性关节炎。

1. 股骨单髁骨折

股骨单髁骨折较少见，内髁骨折更少见，故以外髁骨折整复为例。无移位骨折不需整复，有移位骨折可采取牵拉推挤整复法（图 11–53）。患者取健侧卧位，一助手固定大腿中段，另一助手一手持踝上将膝关节屈曲 90°，以另一前臂横置小腿后部攀拉。术者两拇指置外髁后部，余指置膝关节内侧，先以两拇指向前下推挤外髁，矫正向后上移位，然后两手四指向外提拉膝关节矫正外翻，同时两拇指再向内推挤外髁矫正向外移位。内髁骨折者，采取患侧卧位，用上述手法复位，只是除向前下推挤内髁外，其余用力方向与上述相反（图 11–54）。

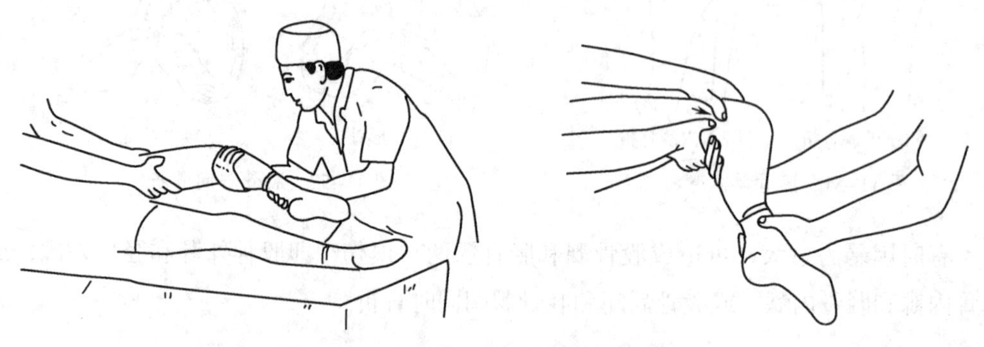

图 11–53　股骨外髁骨折的牵拉推挤整复法

2. 股骨髁间骨折

股骨髁间骨折根据其移位程度采取相应的复位方法。

无移位的髁间骨折不需整复。对仅向两侧分离移位的髁间骨折，可用牵拉挤压法复位。一助手固定大腿，另一助手持小腿下段牵拉，术者两手相扣以掌根挤压两髁，即可复位（图 11–55）。

对移位较大并有重叠的髁间骨折，整复困难，一般不宜采用手法复位。

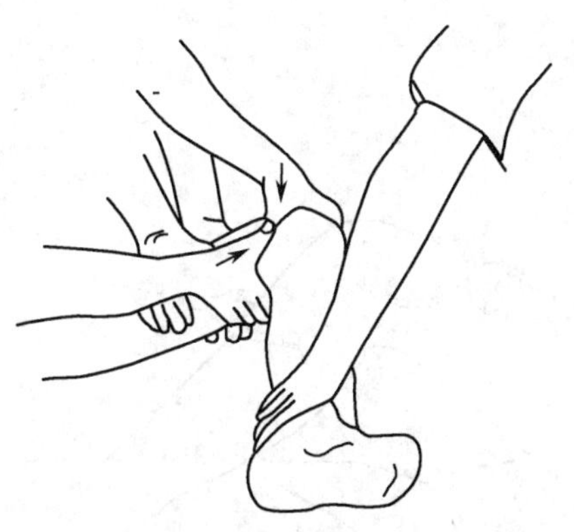

图 11-54　股骨内髁骨折推挤复位法

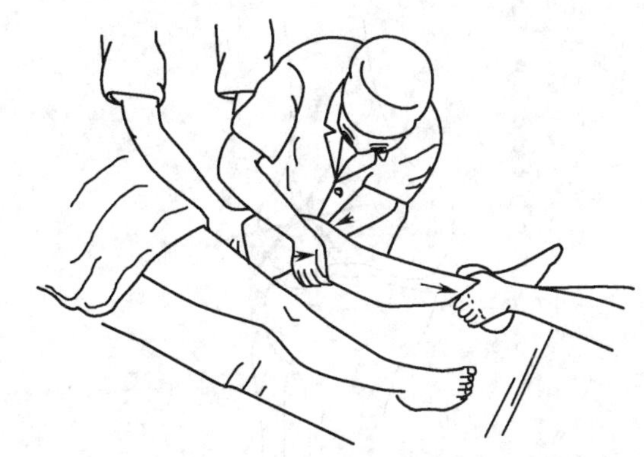

图 11-55　股骨髁间骨折侧方分离矫正法

（二）固定方法

1. 无移位的单髁骨折可外贴活血接骨止痛膏，膝关节屈曲 40°，1 个月左右骨折愈合后扶拐下床活动。无移位的髁间骨折，患肢置板式牵引架上，屈膝 40°，外贴活血接骨止痛膏，以小腿皮肤牵引重量 3 ～ 4kg 维持 6 周左右，骨折愈合后去牵引扶拐下床活动。

2. 有移位的单髁骨折复位后稳定者，膝关节屈曲 45°～ 60°，膝微内翻（外髁折）或外翻（内髁折），超膝关节夹板或前后石膏托固定 6 周左右，骨折愈合后扶拐下床活动。复位后不稳定者，可于无菌、局麻和 X 线监视下，在外或内髁关节面上方，经皮斜向对侧髁上部穿一 2mm 粗钢针至骨皮质固定（图 11-56），并用后石膏托固定膝关节于 30°～ 40°屈曲位维持 6 周左右，骨折愈合后，去固定扶拐下床活动。

3. 移位较轻的髁间骨折复位后，患肢置板式牵引架上膝屈 40°左右位，用超膝小夹板固定，并以小腿皮肤牵引，重量 3 ～ 4kg 维持 6 周左右，骨折愈合后，去牵引扶拐下床活动。该型骨折也可采用小腿固定钳于内外两髁经皮钳夹固定，膝关节置 40°左右屈曲位维持 4 ～ 6 周，扶拐下床活动，X 线检查示骨折愈合后去除钳夹。

4. 移位大并有重叠的髁间骨折可采用前述之股骨髁部骨折复位固定器治疗，唯其进针部位是在两髁关节面上部，矫正重叠和前后移位后，再旋紧两侧螺钮，向中线挤压矫正两髁分离移位。X 线检查复位满意后，膝后垫枕屈膝 40°维持 6 周左右，X 线检查示骨折愈合后，去除固定器，扶拐下床活动。亦可采用胫骨结节牵引，肢体置板式牵引架上，膝屈 45°位，以 6 ～ 8kg 重量牵引矫正重叠后，用小腿固定钳夹持两髁矫正分离移位（图 11-57）维持 6 周左右，骨折愈合后，可去除牵引扶拐下床活动。待 X 线检查示骨折愈合牢固后，再去除钳夹固定。

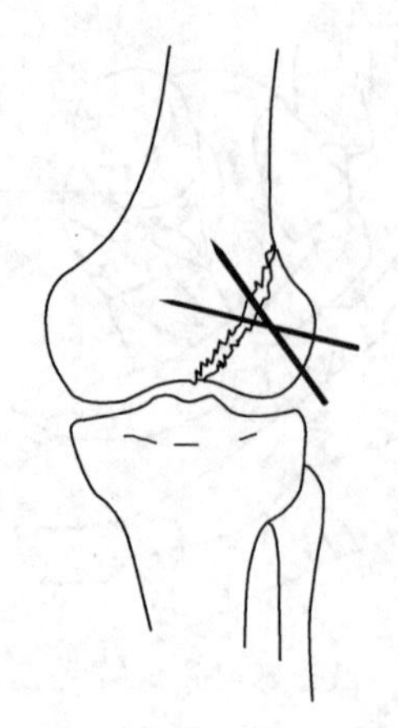

图 11–56 股骨单髁骨折钢针交叉固定法

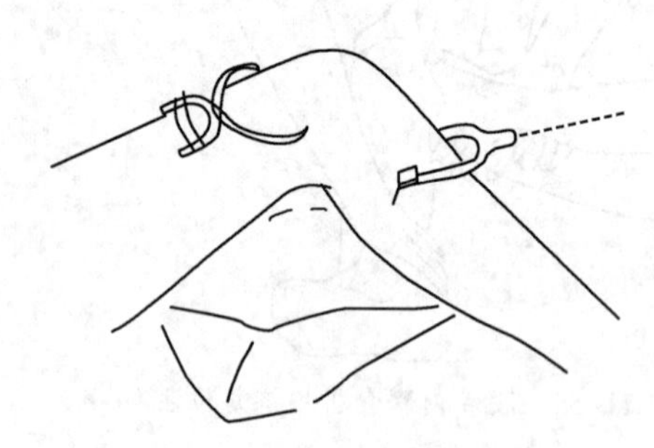

图 11–57 股骨髁间骨折胫骨结节牵引加小腿钳夹固定法

（三）功能疗法

股骨髁部骨折属关节内骨折，关节内瘀血和肿胀都较严重，易遗留关节强硬和创伤性关节炎。因此，加强不同时期的功能活动，不但能促进瘀血消散而预防关节粘连，而且可通过股骨滑车关节面在胫骨平台上的滚动，使残余的移位得以恢复，可预防和减少创伤性关节炎的发生，并可增强股四头肌力，增加膝关节的稳定度，减少关节并发症。初期不论采用何种方法复位固定，之后均应立即做股四头肌的收缩活动。肿胀减轻后，应加用指推活髌法，防止髌骨粘连，并可进行坐起练臂撑提臀法，使膝关节有小量伸屈活动。3 ～ 4 周后可于原屈膝位做膝的伸展锻炼，骨折愈合下床活动后，可逐步采用膝关节的各种自我锻炼和活筋手法。

（四）药物治疗

1. 内服药

股骨髁部骨折多瘀肿严重，初期宜用利水逐瘀法，方用活血疏肝汤加猪苓、泽泻等利水药以增强消肿效果。肿胀减轻后，可服仙复汤，继之可服三七接骨丸。若采用复位固定器治疗者，可服用活血灵、解毒饮合剂。后期关节强硬疼痛者，可服用养血止痛丸。

2. 外用药

无移位骨折可外贴活血接骨止痛膏。初期肿胀严重者，可外敷速效消肿膏。后期关节强硬者，可按摩展筋丹或涂擦展筋酊，并可外洗活血舒筋利关节药，如苏木煎等。

【按语】

股骨髁部骨折为关节内骨折，易并发创伤性关节炎。临床治疗一则应力求满意复位，使关节面平整，减少并发症；二则在不影响复位稳定的情况下，应注意尽早并循序渐进地进行膝关节活动，使骨折的关节面在活动的模造中愈合，以降低并发症的发生率。

【病案举例】

宋某，男，18 岁。

患者于 1990 年 6 月 15 日由约丈余高处跌下，致伤右大腿，即日来诊，以右股骨髁间骨折而住院治疗。检查：右膝部肿胀严重，前外侧可见近端骨折尖楂突出于皮下，局部皮色紫红。浮髌试验阳性，局部压痛、骨异常活动、骨擦音均明显，足背动脉可触及，足踝感觉和运动均好。X 线示：右股骨髁间骨折，远折端向后内几乎全错位，近折端向前、外严重突起成角。纵向折线贯穿髁间窝，但未分离。近折端后内侧有一约 1.5cm×2.5cm 之碎骨片（图 11–58）。

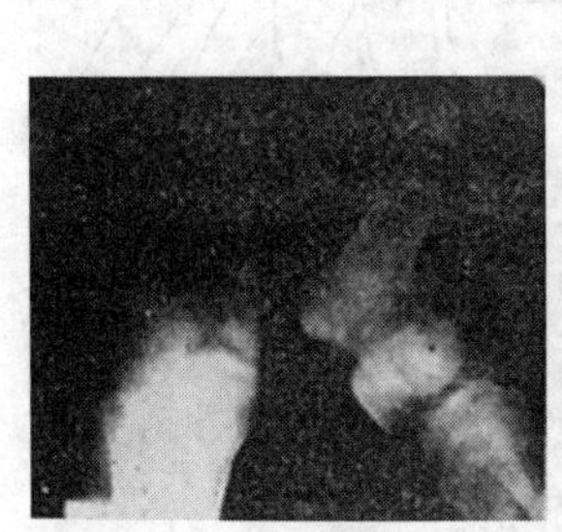

（1）伤后当日

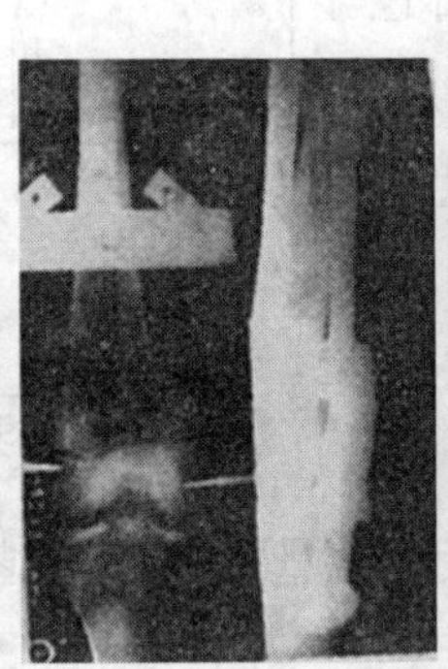

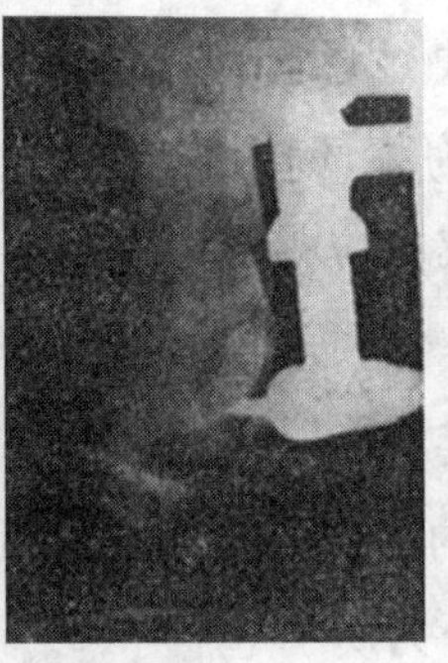

（2）伤后45天，用股骨髁部复位固定器治疗后1个月

（3）去固定下床活动1周后

图 11–58　右股骨髁间骨折 X 线片

住院后当晚于局麻下行胫骨结节牵引，重量 8kg，并以手法初步矫正错位。内服大剂量祛瘀消肿药，待 12 天肿胀消退大半后，改用股骨髁部复位固定器治疗。固定后 X 线检查示对位、对线良好，去除胫骨结节牵引。复位固定后 27 天，X 线检查示位线同前，骨折线已模糊，折端内后侧有大量连续性骨痂出现，局部压痛纵向叩击痛及骨异常活动消失。去固定器在床面活动 2 天后，扶拐下床活动。下床活动 24 天后 X 线复查示位线同前，骨折线已基本消失，膝关节可屈曲 90°，已离拐活动。又 2 个月后（伤后 4 个月余）复查，膝关节伸屈已基本正常，恢复一般农业劳动。

第八节　髌骨骨折

髌骨古称连骸骨，俗称膝盖骨、镜面骨。《素问 · 骨空论》云："膝解为骸关，侠膝之骨为连骸。" 髌骨为人体最大的籽骨，呈扁平三角形。《医宗金鉴 · 正骨心法要旨》云："覆于腘上下两骨之间，内面有筋连属。" 指出了髌骨的部位和稳定装置。髌骨位于膝关节之前，有保护股骨两髁、维护膝部浑圆外形及加强膝关节伸直的作用，尤其对膝关节伸直的最后 15°～ 30°范围更为重要。

【病因与分类】

（一）病因

髌骨部位表浅，一旦遭受外力则首当其冲，易发生骨折，骨折好发于青壮年男性。

髌骨骨折多为间接暴力引起，多为步行膝关节处于半屈曲时跌倒引起。因该体位下髌骨正处于股骨滑车面的顶点，位置比较固定，股四头肌为维持身体平衡免于跌倒而急骤收缩将髌骨拉断。故跳跃运动由高处坠落或失足跌倒而引起骨折时，多非髌骨与地面直接碰撞所致，实际在患膝着地前，髌骨即已折断，继而患膝无力而跌倒跪地（图 11–59）。

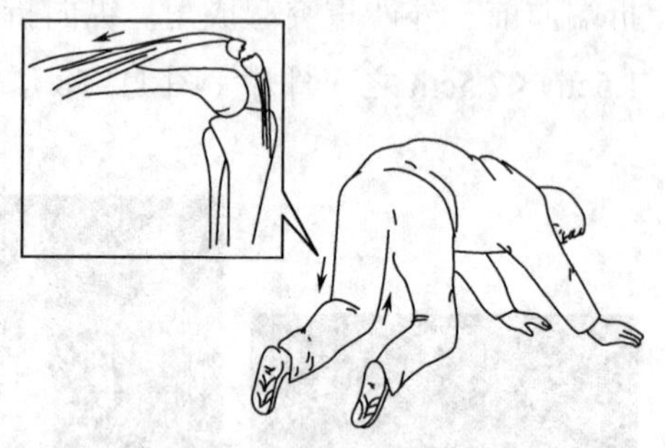
图 11–59 髌骨骨折受伤机制

直接外力引起者，为膝部直接遭受外力打击，如踢伤或跌倒时膝部直接碰撞于硬物等。

（二）分类

1. 按骨折的移位程度

髌骨骨折若按骨折的移位程度可分为无移位骨折和分离型骨折。分离型骨折为股四头肌强力收缩的间接外力所引起。

2. 按骨折的形态

髌骨骨折按骨折的形态可分为横断形、粉碎性和纵形骨折，以横断形为多见，粉碎性次之，纵形骨折少见（图 11–60）。横断形骨折为股四头肌收缩的间接外力所致；粉碎性骨折为髌骨直接遭硬物磕碰所致；纵形骨折多发生于髌骨的外侧部，亦为直接外力引起。因髌骨关节面有一纵形中间嵴，而两侧较薄弱，外侧尤著，若膝关节于最大屈位时跌倒，则髌骨嵴朝向髌窝而横架于髁间窝上，仅靠髌骨的内、外两侧缘支撑。若遭硬物磕碰，将首先引起薄弱的外侧缘骨折。

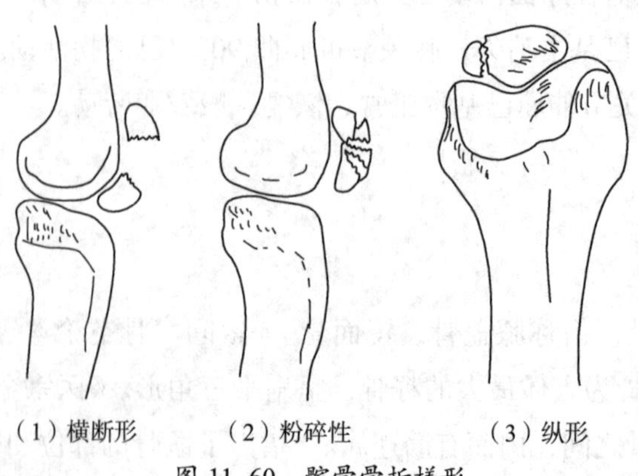

图 11–60 髌骨骨折槎形

3. 按骨折的部位

髌骨骨折按骨折的部位可分为髌骨体部骨折和上、下极部骨折，以体部骨折最多见，下极部骨折次之，上极部骨折罕见。

4. 按骨折后时间长短

髌骨骨折按骨折后时间长短可分为新鲜骨折和陈旧性骨折，骨折超过 3 周为陈旧性骨折。

【症状与诊断】

（一）症状

髌骨骨折多肿痛明显，膝关节不能伸屈，关节内多有瘀血积聚，致肿胀严重，浮髌试验阳性，并可有大片瘀斑；局部有明显压痛和异常活动，并可触及上、下两折块的分离间隙。症状较轻的纵形骨折，膝关节前部多有皮肤擦伤，屈膝 135°位的压髌折屈试验和伸膝位的髌骨内、外侧缘按压分离试验均呈阳性。

（二）诊断

本病根据外伤史和临床症状即可确诊。正、侧位 X 线片可进一步确定骨折的类型和移位情况，必要时需加拍髌骨轴位片，以便确定正确的治疗方案。

【治疗】

（一）手法整复

无移位的粉碎性和纵形骨折，不需手法整复。对有移位的大块粉碎性、纵形骨折或分离移位的横断形骨折，可采用推挤手法复位。一助手固定大腿中段，另一助手扶持小腿。术者两手拇、食二指捏持上、下，或内、外折块，相对推挤复位（图 11-61）。对陈旧性骨折失去手法复位时机者，可采用手术复位内固定。

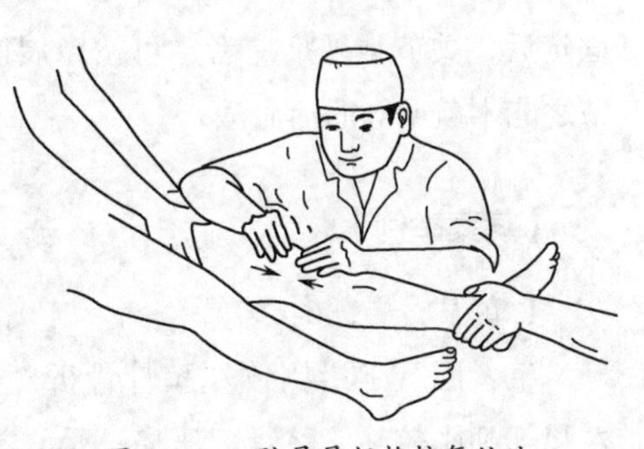

图 11-61　髌骨骨折推挤复位法

（二）固定方法

无移位骨折者可外贴活血接骨止痛膏，用长托板或后石膏托固定膝关节于 15°左右屈曲位。1 ～ 2 周后可带固定下床活动，4 ～ 6 周骨折愈合后，可解除固定练习膝关节伸屈活动。

对有移位的横断形、大块粉碎性或纵形骨折，可在无菌、局麻和 X 线监视下，采用抱聚器复位固定。复位满意后，膝关节置 30°左右屈曲位，1 ～ 2 周后可带固定下床活动，但膝关节屈曲活动尚需适当限制。4 ～ 6 周骨折愈合后，去除固定练习膝关节伸屈活动（方法见总论）。该固定法由于允许膝关节做适当的伸屈活动，故去固定时膝关节伸屈功能多已恢复大半。

对分离移位较大的髌骨横断形骨折，也可在无菌、局麻和X线监视下，采用经皮横穿钢针固定治疗法（方法见总论）。固定后用长托板或后石膏托固定膝关节于15°左右屈曲位，1～2周后可带固定扶拐下床活动，4～6周骨折愈合后，可去固定练习膝关节伸屈活动。

（三）功能疗法

本病待复位固定至肿胀消退后，即可下床活动，膝关节可有小量的伸屈活动，使髌骨关节面得以在股骨滑车的模造中愈合，有利于关节面的平复。2～3周后，有托板固定者应解除，有限度地增大膝关节的活动范围；6周骨折愈合去固定后，可用指推活髌法解除髌骨粘连，以后逐步用前述膝关节的各种自主和被动的活筋方法使膝关节伸屈功能早日恢复。

（四）药物治疗

1. 内服药

髌骨骨折多瘀肿严重，初期可用利水逐瘀法以祛瘀消肿，具体方药参照股骨髁上骨折。若采用穿针或抱聚复位固定器治疗者，可以清热解毒祛瘀法，方用活血灵汤、解毒饮合剂加泽泻、车前子；肿胀消减后，可服三七接骨丸；后期关节疼痛活动受限者，可服养血止痛丸。

2. 外用药

初期肿胀严重者，可外敷速效消肿膏。无移位骨折，可外贴活血接骨止痛膏。去固定后，关节强硬疼痛者，可按摩展筋丹或涂擦展筋酊，并可外洗活血通经、舒筋利节之苏木煎或舒筋活血散。

【病案举例】

1. 黄某，男，64岁。

患者因行走滑倒致左髌骨骨折，当即肿痛不能行走，伤后3天住院治疗。检查：左膝部肿胀较甚，髌骨部压痛、骨异常活动、骨擦音均明显，并可触及明显的骨折间隙，浮髌试验阳性。X线示：左髌骨横断形骨折，两折端分离移位2.5cm。

伤后6天于局麻下抽出关节内积血后，在电视X线监视下行双钢针固定，近端骨片向前突起翻转，又于近端骨块上垂直进一钢针，将针尾向下扳拨后即复位满意。屈曲膝关节20°后石膏托固定，内服活血消肿药，1周后扶拐下床活动，半个月后去后石膏托活动。1个月后局部压痛和骨异常活动消失，去除钢针活动。3年后复查，膝关节功能完全恢复，能走10km而无任何不适。

2. 李某，男，30岁。

患者于1993年2月27日跌伤左膝关节，当即肿痛不能行走，当日以左髌骨横断形骨折住院治疗。检查：左膝关节部肿胀较甚，不能活动，髌骨部压痛、骨异常活动、骨擦音均明显，并可触及骨折间隙，浮髌试验阳性。X 线示：左髌骨中部横断形骨折，两折端分离移位约 2cm（图 11–62）。

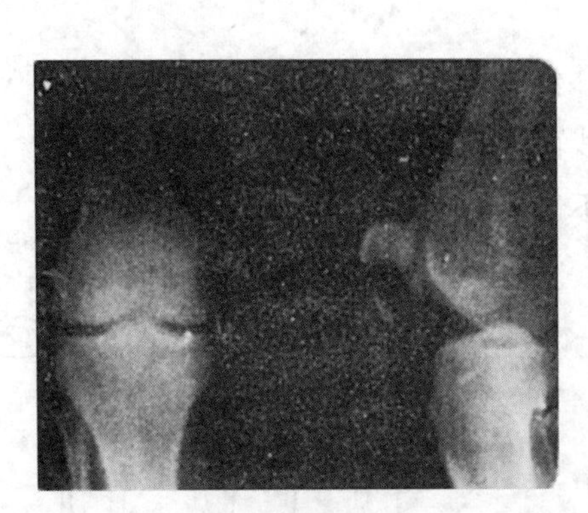
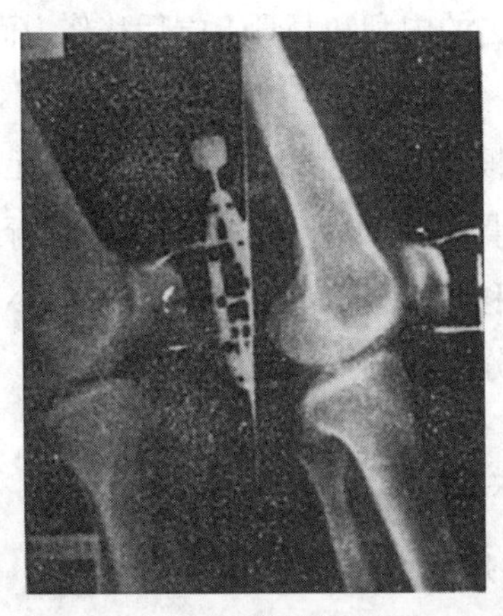
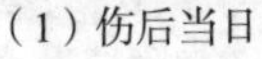

（1）伤后当日　（2）用抱聚器复位固定后

图 11–62　*左髌骨横断形骨折 X 线片*

住院后次日，在局麻下抽出关节内积血后，在电视 X 线监视下行手法复位、抱聚器固定。术后 X 线示复位固定良好，膝关节屈曲 20°置软枕上，内服活血祛瘀消肿药。2 周后肿胀消减大部，扶拐下床活动而出院。术后 6 周复查，膝关节可屈曲近 90°，骨折已达临床愈合。去除固定，自主练习膝关节伸屈活动，配合外洗活血舒筋利关节药。又 1 个月后复查，膝关节功能基本恢复正常，能进行一般体力劳动。

第九节　胫骨髁间隆突骨折

胫骨髁间隆突也叫胫骨髁间棘，顶部有两个突起的小峰，位于胫骨两髁关节面之间的非关节处，为膝关节前后交叉韧带的附着部。因其位于膝关节内，不易单独发生骨折，多伴发于膝关节其他损伤，常被忽略。一旦发生骨折，若处理不当，将导致膝关节稳定度降低，影响膝关节功能而产生各种临床症状。

【病因与分类】

（一）病因

胫骨髁间隆突骨折为间接暴力引起的撕脱性骨折，系膝关节内外翻损伤或过伸损伤的伴发性损伤。如暴力作用于膝关节外侧而致膝关节强力外翻时，则首先引起内侧副韧带损伤或胫骨外髁骨折，继而引起前交叉韧带损伤或将其附着部的胫骨髁间隆突撕脱而形成撕脱性骨折；强力内翻时，则引起胫骨内髁骨折或外侧副韧带损伤，继而引起交叉韧带或胫骨髁间隆突撕脱性骨折；当膝关节强力过伸时，则胫骨髁间隆突受交叉韧带的牵拉，亦可引起撕脱性骨折。如一患者骑自行车被迎面而来的汽车碰撞，引起髌骨粉碎性骨折，股骨内髁、胫骨内髁和胫骨髁间隆突骨折，显然系膝关节前内侧遭受撞击的内翻和胫骨上端后移伤力而引起的多发性损伤。

（二）分类

本病根据骨折后的移位程度分为无移位和分离移位型骨折。如外力较小可仅有骨折线而无移位或轻度移位；外力较大者，可有大小不等的骨折片向上分离移位（图 11-63）。

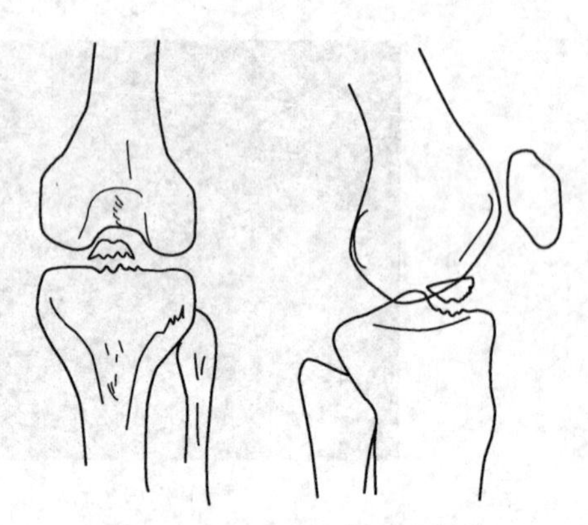

图 11-63　胫骨髁间隆突骨折

【症状与诊断】

（一）症状

胫骨髁间隆突骨折多为膝关节复合性损伤的一部分，故膝关节部肿胀和关节内瘀血均较明显，浮髌试验多呈阳性。因其为多发性损伤，除疼痛和程度不等的膝关节功能障碍外，症状多较复杂。膝关节多有外翻或内翻畸形，多表现为胫骨外髁、股骨外髁或内侧副韧带损伤，或胫骨内髁、股骨内髁及外侧副韧带损伤，或膝关节脱位的症状和体征。

（二）诊断

本病主要根据 X 线检查确定诊断。正、侧位 X 线片除可明确骨折的移位程度外，对进一步明确整个损伤情况、确定诊断和治疗方案都有决定性的意义。

【治疗】

（一）整复与固定

胫骨髁间隆突骨折多为膝关节复合性损伤的一部分，故多随同其他损伤的治疗而兼顾治疗。

因为本病属于关节内骨折而手法难以施行。对无移位骨折者可在治疗其他损伤的同时，以托板或石膏托固定膝关节于微屈位，1 个月左右根据其他损伤的愈合情况而去固定扶拐下床活动。对移位轻微的骨折，多随其他损伤的处理和畸形体位的矫正而复位，用托板或石膏托固定膝关节于微屈位，1 个月左右根据其他损伤的愈合情况而决定固定的去除和扶拐下床活动。对向上分离移位较大的骨折，随着其他损伤的处理和畸形体位的矫正而不能复位者，可采用手术方法处理，也可在电视 X 线监视下采用钩拉复位固定器向下钩拉治疗。

（二）功能疗法

该种骨折多为膝关节复合损伤的一部分，又为关节内骨折，易伴发关节病变，故应根据损伤的不同情况和不同时期，始终如一地坚持进行前述各项股四头肌锻炼——固定后当日即应开始股四头肌的紧张性收缩和足踝的背伸跖屈活动；1 周肿胀消减后，即可带固定做伸膝抬举动作；去固定后，除继续做伸膝抬举动作外，应加做小腿带重物的伸膝抬举动作。后期根据膝关节伸屈功能情况，酌情开展前述各项膝关节主、被动锻炼和活筋疗法。

（三）**药物治疗**

1. 内服药

该骨折多为膝关节复杂性损伤的一部分，瘀肿多较严重。初期当用利水祛瘀法，使肿胀尽快消除，方用活血疏肝汤或仙复汤加猪苓、车前子等。中后期可参照膝关节周围伤内服药物治疗。

2. 外用药

初期瘀肿严重者，可外敷黄半膏或速效消肿膏；无皮肤破损者，可外贴活血接骨止痛膏。后期根据症状和膝关节功能情况，采用前述的展筋丹按摩、展筋酊涂擦，外洗温经活血、舒筋利节之苏木煎或舒筋活血散等治疗，以促进膝关节功能的恢复。

第十节　胫骨髁部骨折

胫骨古名成骨，又名骭骨。其上端膨大部为内外两髁，两髁中间的突起为胫骨粗隆，系非关节部，有前后交叉韧带附着。两髁的关节面比较平坦，称为胫骨平台，与股骨下端的内外髁关节面相对应，构成膝关节。

胫骨平台关节面浅平，虽有半月板部分加深了平台关节面，有助于膝关节的稳定，但其骨性结构的自然稳定性仍较差。其稳定主要依靠肌肉和韧带来维持，特别是股四头肌和内侧副韧带尤为重要，膝交叉韧带和外侧副韧带也起到一定的稳定作用。

胫骨两髁骨质较疏松，不如股骨两髁坚硬粗大，故遭受外力撞击时，胫骨髁较股骨髁骨折机会要多，尤其胫骨外髁骨折更为多见。腓总神经出腘窝后经腓骨颈部绕向前，骨折或固定不当时可引起损伤。

【病因与分类】

胫骨髁部骨折也叫胫骨平台骨折，多发生于青壮年男性，也有单髁和双髁（即髁间）骨折，以单髁骨折为多见，其中胫骨外髁骨折尤为多见。胫骨内髁和髁间骨折较少见。

（一）**病因**

胫骨髁部骨折多为间接暴力引起。如由高处坠下，一侧足先着地，则身躯多向着地侧倾斜而致膝关节强力外翻，身体重力沿股骨外侧向下传递，胫骨外髁受股骨外髁的冲击挤压而发生骨折；膝关节处于伸直位下肢负重状态时，其外侧遭暴力打击或碰撞使膝关节强力外翻时，也可引起胫骨外髁骨折，且其平台后部常压缩较重。

当膝关节内侧遭暴力打击或车辆碰撞，使膝关节强力内翻时，可引起胫骨内髁骨折。因其外力常来于内前侧，故平台的前部常压缩较重。

若站立位由高处坠下，足部着地时，身体重力沿股骨向下传递，加之地面的反作用力，则胫骨两髁受股骨两髁的强力冲击，可发生胫骨双髁骨折，或叫胫骨髁间骨折。

（二）分类

胫骨髁部骨折较为复杂，由于受伤机制不同，外力的强度和作用方向及伤时膝关节所处体位等差别，可发生各种不同类型的骨折。

1. 按骨折移位程度

本病按骨折移位程度可分为移位型骨折和无移位型骨折，单纯的无移位型骨折较少见。

2. 按损伤机制

本病按损伤机制可分为外翻型骨折、内翻型骨折和垂直挤压型骨折 3 种。

（1）外翻型骨折：是由膝关节强力急骤外翻所致。由于膝关节外侧易遭外力打击，故该型骨折是胫骨髁部骨折中最多见的类型。当外翻伤力使股骨外髁猛烈撞击胫骨外髁时，股骨外髁可像锤子般将胫骨外侧平台关节面压缩，形成塌陷骨折［图 11–64（1）］或胫骨外髁由髁间隆突斜向外下胫骨外髁基底部的骨折，或合并腓骨颈部骨折并向外分离移位［图 11–64（2）］；胫骨平台也可被凿子般的股骨外髁锐利的外侧缘劈开而形成劈裂性骨折［图 11–64（3）］。

（2）内翻型骨折：是由膝关节强力内翻所致。由于膝关节内侧受对侧下肢的遮挡，不易遭外力打击，故该型骨折较为少见。当内翻伤力使股骨内髁猛烈冲撞胫骨内髁时，也可发生与上述胫骨外髁类似的骨折，即塌陷［图 11–64（4）］和由髁间隆突斜向内下胫骨内髁基底部的骨折［图 11–64（5）］等。

（3）垂直挤压型骨折：是站立位由高处坠下，胫骨平台受股骨两髁的猛烈冲撞而发生的胫骨双髁骨折，也叫胫骨髁间骨折。该型骨折也较少见。胫骨双髁骨折中又可根据骨折的局部形态和骨折线的走行方向，分为倒“Y”形和倒“T”形骨折两种。

①倒“Y”形骨折：骨折线由胫骨髁间隆突斜向内下和外下两髁基底部［图 11–64（6）］，为直接由股骨两髁的垂直挤压暴力所致。

②倒“T”形骨折：骨折线是由胫骨髁间隆突垂直向下劈裂和两髁基底水平的骨折形成，为垂直冲挤暴力首先造成胫骨两髁基底水平骨折后，暴力继续作用，则近折端受远折端尖锐骨折断端的冲击劈裂所致［图 11–64（7）］。

3. 按骨折发生部位

本病按骨折发生部位可分为胫骨外髁骨折、胫骨内髁骨折和胫骨髁间骨折 3 种，以胫骨外髁骨折为多见。

（1）胫骨外髁骨折：是由膝关节外翻伤力所致。与上述的外翻型骨折相同，故也可发生与外翻型骨折相同的各种情况。

（2）胫骨内髁骨折：是由膝关节内翻伤力所致。与上述的内翻型骨折相同，也可发生与内翻型骨折相同的各种情况。

（3）胫骨髁间骨折：是由垂直挤压暴力所致。与上述的垂直挤压型骨折相同，也可发生与其相同的倒“Y”形和倒“T”形骨折。

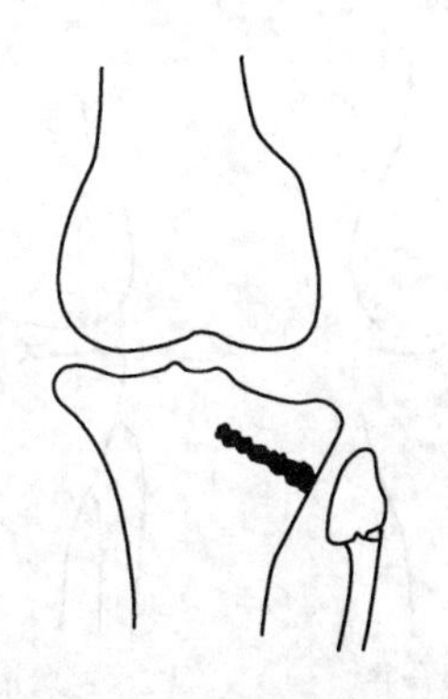

（1）胫骨外髁塌陷型骨折

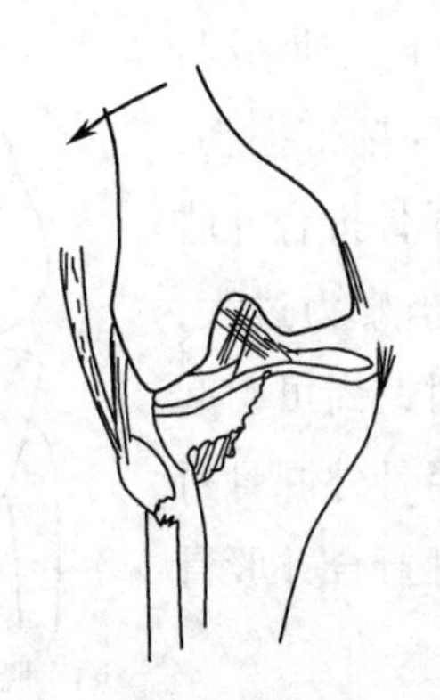

（2）由髁间隆突斜向外髁基底部非关节面部的骨折

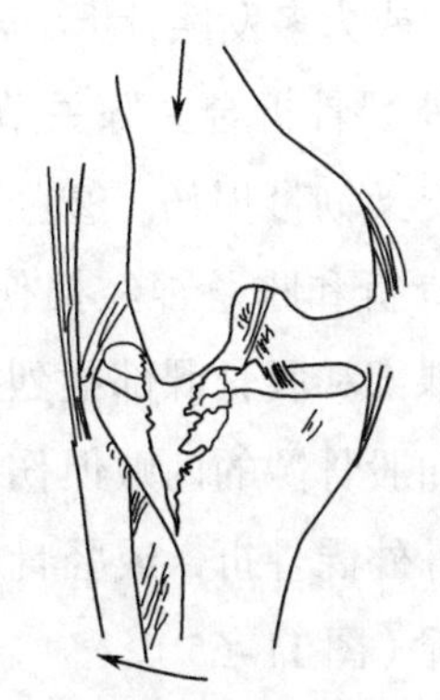

（3）胫骨外髁劈裂性骨折

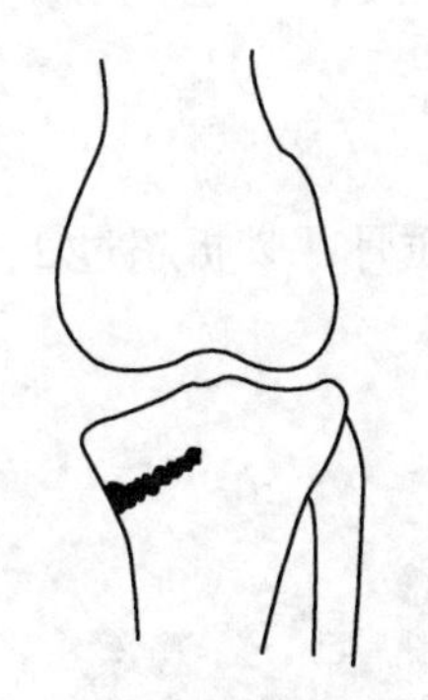

（4）胫骨内髁塌陷型骨折

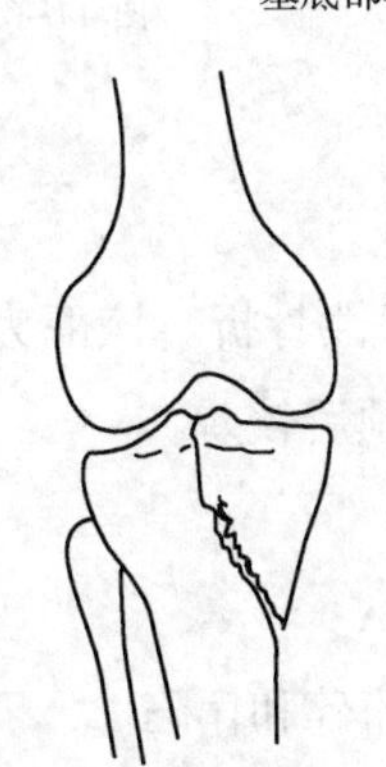

（5）由髁间隆突斜向内髁基底部的骨折

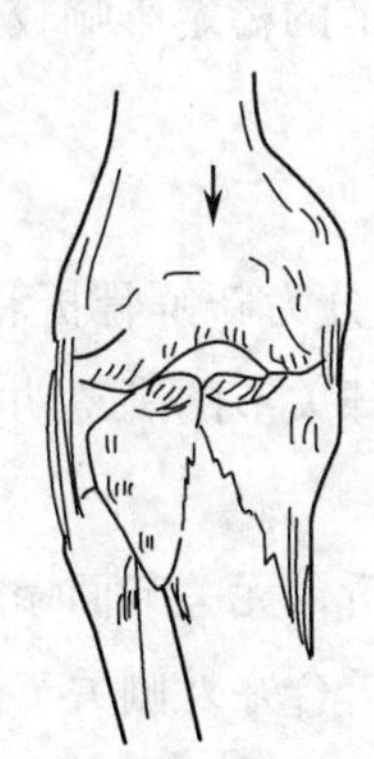

（6）胫骨髁间倒“Y”形骨折

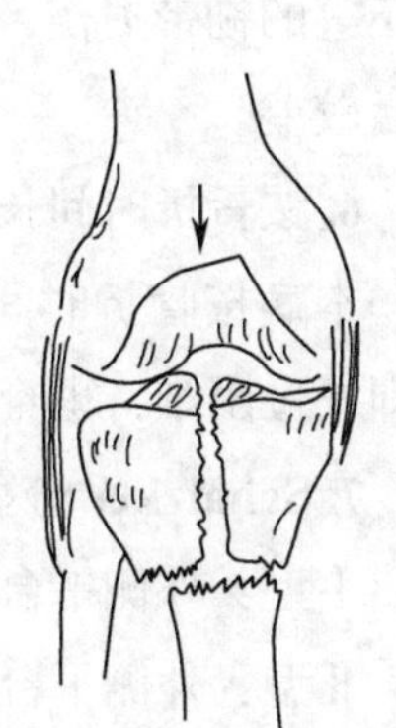

（7）胫骨髁间倒“T”形骨折

图 11–64　胫骨髁部骨折类型

4. 按关节面的损伤情况对关节预后功能影响程度

本病按关节面的损伤情况对关节预后功能影响程度可分为不波及关节面的骨折和波及关节面的骨折两种。前者预后较好，后者易并发创性关节炎而影响膝关节功能。

胫骨髁部骨折虽属于关节内骨折，但由于骨折线的起始部位和走行方向不同，预后差别很大。如前述的骨折线由髁间隆突的非关节面部斜向外下或内下胫骨外髁或内髁基底部的骨折，或由髁间隆突垂直向下的骨折，或某些轻度塌陷型骨折，其病变在关节面之下，关节面尚保持平整者，可视为不波及关节面的骨折，对关节功能影响不大；相反，外翻型骨折中的劈裂性骨折，关节面破坏较甚，对关节功能影响较大，预后较差。

5. 按骨折的复杂程度

本病按骨折的复杂程度可分为单一骨折和复杂性骨折。

（1）单一骨折：由于损伤机制和损伤部位之别，又可分为前述的胫骨外髁骨折、胫骨内髁骨折和胫骨髁间骨折。

（2）复杂性骨折：为强大暴力引起的复合性损伤，即除骨折外尚合并韧带或神经的损伤，或为多发性骨折。常见以下几种情况：①胫骨外髁骨折合并膝关节内侧副韧带损伤，甚或前交叉韧带损伤。②胫骨外髁骨折合并腓骨颈部骨折和腓总神经损伤。③当暴力过大，使胫骨髁部和股骨髁部猛烈撞击时，尚可引起胫骨髁和股骨髁的两败俱伤。即胫骨外髁骨折合并股骨外髁骨折，或胫骨内髁骨折合并股骨内髁骨折（图 11–65）。

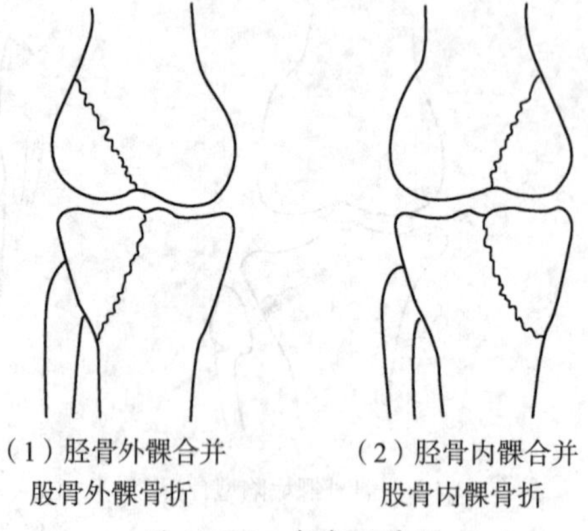

（1）胫骨外髁合并股骨外髁骨折　（2）胫骨内髁合并股骨内髁骨折

图 11–65　复杂性骨折

复杂性骨折损伤较重，除骨折外尚合并程度不等的韧带损伤，对膝关节的稳定影响较大，预后较差。

6. 按骨折时间长短

本病按骨折时间长短可分为新鲜骨折和陈旧性骨折。该部为松质骨，骨折超过 2 周即复位困难，也难以恢复膝关节的满意功能，预后较差。

7. Schatzker 分型

Ⅰ型：外侧平台劈裂骨折，无关节面塌陷。

Ⅱ型：外侧平台劈裂骨折合并外侧关节面的粉碎和塌陷。

Ⅲ型：单纯外侧平台塌陷，无劈裂骨折，外侧平台骨皮质完整。

Ⅳ型：内侧平台骨折。

Ⅴ型：双髁骨折。

Ⅵ型：胫骨平台骨折合并干骺端骨折。

【症状与诊断】

（一）症状

伤后不能站立行走，膝关节部多有明显肿胀，可波及整个小腿上部，并有大片瘀斑；严重的胫骨内、外髁骨折，可有明显的膝内、外翻畸形，关节内多有明显瘀血积聚，浮髌试验多呈阳性。骨折局部的压痛程度和部位与骨折类型有直接关系。胫骨外髁骨折或内髁骨折时，其胫骨外髁和内髁的相应部位有明显压痛，而胫骨双髁骨折时则胫骨内、外髁部均有压痛；而单纯的塌陷型骨折压痛多较轻，可有明显的膝关节侧向活动幅度增大，且可加重疼痛。侧向活动度大者，为合并侧副韧带和交叉韧带损伤的征兆。若外翻度增大，为合并内侧副韧带或前交叉韧带损伤；内翻度增大，为合并外侧副韧带损伤。合并腓骨颈骨折时，还应注意足踝的感觉和运动变化。

（二）诊断

本病根据外伤史和临床症状及体征即可确诊。正、侧位的 X 线检查可进一步明确骨折类型和移位程度。必要时还可拍摄于两膝间加枕并绑扎两大、小腿的 X 线正位片，以对比两膝关节外侧间隙变化，则可确定外侧副韧带损伤情况；拍摄于两小腿间加枕两膝的正位 X 线片，以对比两膝关节内侧间隙变化，则可确定膝内侧副韧带损伤情况。另外，还应根据足踝的感觉和背伸情况，确定有无合并腓总神经损伤。严重平台骨折易合并血管损伤，注意检查胫后、足背动脉搏动情况及末梢血循，防止漏诊。若合并急性骨筋膜室综合征或腘部血管损伤，必须急诊手术治疗。

（三）影像学检查

影像学检查必不可少，单纯拍膝关节前后位和侧位片是不够的，至少还应附加内斜位和外斜位片，关节面压缩位置及程度从斜位片上看得最清楚。CT 及 X 线断层摄影用处更大，可清晰显示骨折线方向，可指导术者经皮内固定。怀疑血管损伤者要做动脉造影，任何膝关节的骨折、脱位都可能导致腘动脉损伤。

【治疗】

（一）整复、固定

胫骨髁部骨折为关节内骨折，整复较困难且复位要求高，但只要早期采用合理的手法整复和有效的固定方法，并始终坚持股四头肌锻炼，即使是较严重的关节面碎裂，仍可望获得稳定和较满意的膝关节功能。临床可根据不同类型分别采用以下方法处理。

1. 手法整复

为恢复完好的膝关节功能，手法整复既要保持关节面完整，还要保持关节稳定达到满意的活动范围。要防止由于对位不良、轴向力线的改变和不稳定单独或协同作用导致创伤性关节炎的发生。

（1）胫骨单髁骨折：对无移位或轻度塌陷型胫骨外或内髁骨折，无须手法整复。对移位不大的胫骨外或内髁骨折，以外髁骨折为例，可采用牵拉推挤复位法。一助手固定大腿部，另一助手持小腿下段，先顺势牵拉，再逐步内收牵拉。术者两手相扣于膝内侧，向外牵拉，使小腿内收，增大膝关节外侧间隙的同时，两拇指向内推挤胫骨外髁，使移位回复（图 11-66）。胫骨内髁骨折复位时，上述手法可反向应用。

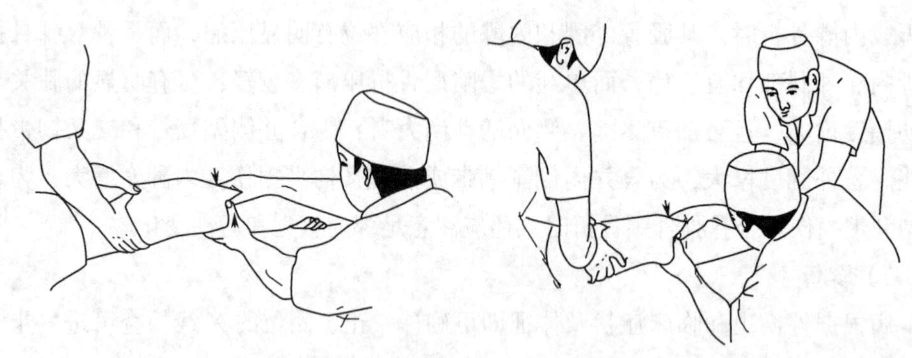

（1）胫骨外髁骨折的牵拉内翻推挤复位法　　（2）胫骨内髁骨折的牵拉外翻推挤复位法

图 11-66　胫骨单髁骨折复位法

对塌陷型或移位明显的陈旧性或移位大的胫骨内或外髁骨折，单纯采用手法难以达到满意复位，故一般不宜采用手法复位。

（2）胫骨髁间骨折：对移位较小者，可采用牵引下配合推挤手法复位，即先行牵引矫正重叠后，再采用推挤复位法，矫正向两侧分离移位。对移位较大者，不宜采用单纯手法复位。

2. 固定方法

根据不同类型，灵活选用下述方法处理。

对轻度塌陷型胫骨外或内髁骨折和无移位的胫骨单髁或双髁骨折，可外贴活血接骨止痛膏，膝关节置 30°～ 40°屈曲位，以小腿皮肤牵引 3 ～ 4kg 重量维持 4 ～ 6 周，骨折愈合后，去牵引扶拐下床不负重骨折钳夹固定法活动。

对移位较轻的胫骨内或外髁骨折，复位后外贴活血接骨止痛膏，配合跟骨牵引，用 3 ～ 4kg 重量维持 4 ～ 6，周骨折愈合后，去牵引扶拐下床不负重活动。

对移位较大的胫骨外髁或内髁骨折，可在无菌、局麻和 X 线监视下，用小腿固定钳经皮钳夹固定。助手先顺势牵拉逐步内收或外展小腿，术者用小腿固定钳于胫骨内、外髁相对部经皮夹持，复位后去钳柄无菌包扎，膝关节置 40°左右屈曲位固定（图 11-67）4 ～ 6 周。X 线检查示骨折愈合后，去除钳夹扶拐下床活动。

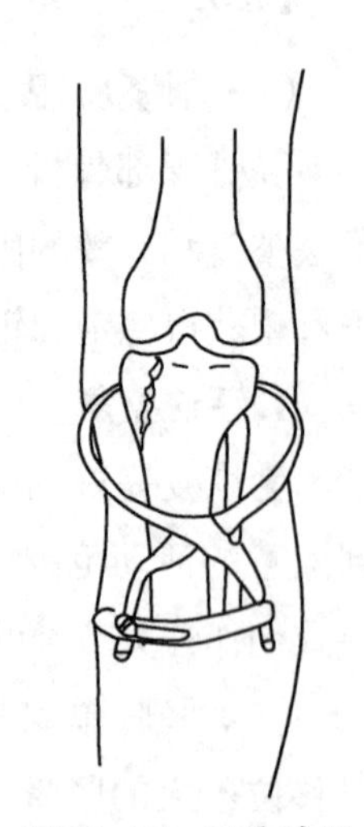

图 11-67　胫骨单髁骨折固定法

对塌陷较重，例如 1cm 的胫骨外髁或内髁骨折，可在无菌、局麻和 X 线监视下，采用钩拉复位固定器治疗（方法见总论）。固定后膝关节置 40°左右屈曲位 4 ～ 6 周，骨折愈合后，去固定扶拐下床活动。

对移位较轻的胫骨髁间骨折，膝关节屈曲 40°，置板式牵引架上，先采用跟骨牵引矫正重叠后，再行两手相对推挤复位，然后以 4kg 重量维持牵引，局部外贴活血接骨止痛膏。6～8 周后根据骨折愈合情况，可去牵引扶拐下床活动。

对移位较大的胫骨髁间骨折，肢体置板式牵引架上，屈膝 40°左右，先行跟骨牵引，以 4～6kg 重量维持，待重叠矫正后，再于无菌和局麻下行经皮钳夹固定（方法同“单髁骨折”），以矫正分离移位，然后减轻牵引重量为 3～4kg 维持。也可采用前股骨髁复位固定器方法复位固定，4 周后可去除跟骨牵引，6～8 周后可去除钳夹，扶拐下床活动。

（二）功能疗法

胫骨髁部骨折为膝关节内骨折，关节内瘀血和肿胀均较严重，易发生膝关节稳定度降低和伸屈障碍及创伤性关节炎。因此，加强不同时期的以锻炼股四头肌为中心的功能疗法，既可散瘀消肿而预防关节粘连，又可通过适当的活动使关节面得以在模造中愈合，预防和减少创伤性关节炎的发生，防止股四头肌萎缩和肌力降低，从而保持膝关节的稳定，减少并发症。具体方法：早期可做股四头肌的紧张度收缩锻炼和踝关节的背伸、跖屈活动；肿胀消减后，即应以指推活髌法防止髌骨粘连。单髁骨折者应根据其塌陷和移位程度及处理方法，分别于 1～4 周开始做膝关节的屈伸和伸膝抬举等锻炼；4～6 周骨折愈合后，扶拐下床不负重活动，随着骨折愈合的强度逐步增加肢体负重，并加做小腿带重物的伸膝抬举锻炼，以加强股四头肌力，增加膝关节的稳定度。后期骨折愈合牢固后，可配合理筋、活筋等手法治疗，使膝关节功能早期恢复。

（三）药物治疗

1. 内服药

初期为瘀血阻滞，可根据肿胀程度和处理方法的不同，分别采用通下祛瘀之活血疏肝汤，解毒祛瘀之仙复汤、活血灵与解毒饮合剂等，加川牛膝、茯苓、泽泻等利水药物，促使肿胀消退；肿胀减轻后，可服用活血消肿之桃红四物汤，继之服用橘术四物汤加川续断、川牛膝等，也可服用三七接骨丸。后期膝关节强硬疼痛或并发创伤性关节炎者，可服用养血止痛丸。

2. 外用药

初期肿胀严重而皮肤完好者，可外敷黄半膏或速效消肿膏；无移位或移位不大的骨折，复位后可外贴活血接骨止痛膏；去固定或牵引后膝关节伸屈障碍者，可按摩展筋丹或涂擦展筋酊，用透骨草、伸筋草、大力草、卷柏、红花、羌活、独活、艾叶、木瓜、川牛膝、花椒等温经活血、舒筋利关节类药外洗，以促进膝关节伸屈功能早日恢复。

【按语】

1. 该部骨折为关节内骨折，要力争满意复位，使关节面平复，以减少膝关节后遗症。

2. 要指导患者坚持不同时期的肌四头肌锻炼，只有强大的股四头肌力量才能保持稳定有力的膝关节功能。

3. 在不影响骨折稳定的情况下，应尽早开始膝关节的伸屈活动，既可防止关节粘连，又可使平台关节面得以在股骨髁滑车关节面的模造中愈合，使残留错位进一步平复，以防止和减轻创伤性关节炎的发生。

【病案举例】

张某，男，36岁。

患者于1991年6月20日，骑摩托车被行驶中的汽车上所载钢筋打伤右膝关节，伤后3天住院治疗。右膝关节呈外翻状，高度肿胀，有大片瘀斑，局部压痛和骨擦音均明显。X线片示：胫骨髁间倒“Y”形骨折。折线由胫骨髁间隆突内侧斜向外髁基底并腓骨上1/3骨折，腓骨两折端重叠约2cm。另由髁间隆突内侧斜向内髁基底显示骨小梁断裂，连同胫骨向内后半脱位（图11–68）。在坐骨神经加股神经阻滞麻醉下，用牵拉推挤法矫正膝关节半脱位后，消毒、铺巾，在X线监视下，行钳夹复位固定术。先将一侧钳尖经皮达胫骨外髁骨质后，向上钩拉使外髁关节面恢复于内侧平台水平，再将另一钳尖经皮达胫骨内髁骨质后，持钳柄摇摆加压并配以小幅度膝关节伸屈活动，使分离的两髁对合，固定钳柄，无菌包扎，屈膝45°，置板式牵引架上，即日开始做股四头肌紧张收缩和足踝伸屈锻炼，并内服清热解毒祛瘀消肿药。3周后即循序渐进地进行膝关节伸屈活动及伸膝抬腿活动。10周后X线片示对位尚好，骨折线模糊，唯外侧平台有轻微塌陷，膝关节伸屈活动尚好，去除钳夹。1个月后复查膝关节伸屈功能已近正常。10周后去固定，X线片显示除胫骨外髁稍塌陷外，骨折已愈合。

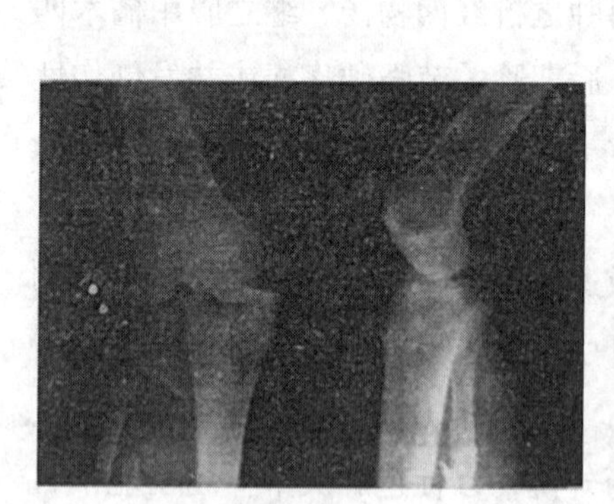
（1）伤后3天

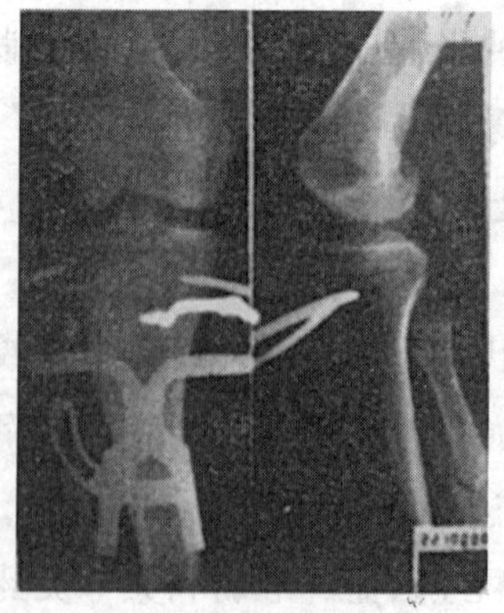
（2）手法复位钳夹固定后

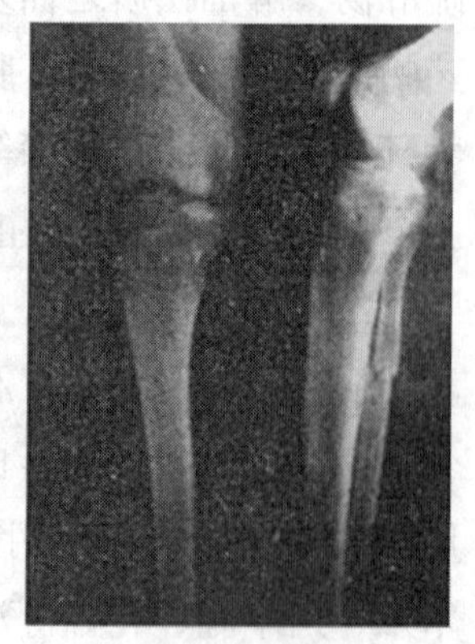
（3）复位固定10周去固定后

图11–68　胫骨髁部骨折X线片

总之，对于胫骨平台骨折要注意以下几个问题：①无创伤的解剖复位，在韧带没有损伤情况下，恢复关节面的对位和轴线，以确保关节的稳定性。②压缩的关节面要整块抬起，通过经皮撬拨，穿针固定，保留骨块的血液供应，而且复位准确性和稳定性更好。③固定牢固可靠，可以消除疼痛，对于关节和软组织的功能恢复非常重要，而且对关节软骨的愈合也有重要意义。④干骺端骨缺损要植骨，可通过经皮环锯植骨，注射医用硫酸钙，防止关节面塌陷。

本病通过手法复位、经皮运用钳夹、反弹固定器及半环槽外固定器等治疗，恢复轴向力线和稳定性，实现关节面的解剖复位，均可取得满意效果。

第十一节　胫骨结节骨折

胫骨结节是髌韧带的附着部，为股四头肌止点的中央部，常承受股四头肌的牵拉力，但由于肌止点的范围广阔，很少见肌腱的完全撕裂。

成年人胫骨结节有宽广的基底与胫骨牢固融合，不易发生骨折。但在青少年期，胫骨结节为一骨骺，它可能是胫骨上骺的舌状延伸部，或为一单独的骨化中心，正常在 18 岁与胫骨融合。在与胫骨未牢固融合前，骨骺线为膝关节伸展功能上的薄弱点，当股四头肌强力收缩，伸膝受阻时，可将其自胫骨上撕脱而发生撕脱性骨折。

【病因与分类】

（一）病因

胫骨结节骨折多由间接外力引起。当股四头肌强力收缩时，被膝关节突然屈曲限制，即可引起胫骨结节骨骺薄弱部撕脱；或膝关节强力伸展踢物时受阻，也可引起胫骨结节骨骺撕脱。如一位 14 岁男孩跳高落入沙坑时，身体向后仰跌下，坐于沙坑内而引起胫骨结节撕脱性骨折（图 11–69）。这是由于股四头肌强力收缩时，被膝关节的强力屈曲所阻而致。另外，18 岁以下的青少年因大腿部损伤而采用胫骨结节牵引时，亦可引起胫骨结节撕脱性骨折。成人患者因膝关节伸直性强硬而采用强力手法屈曲时，偶可引起胫骨结节撕脱性骨折。

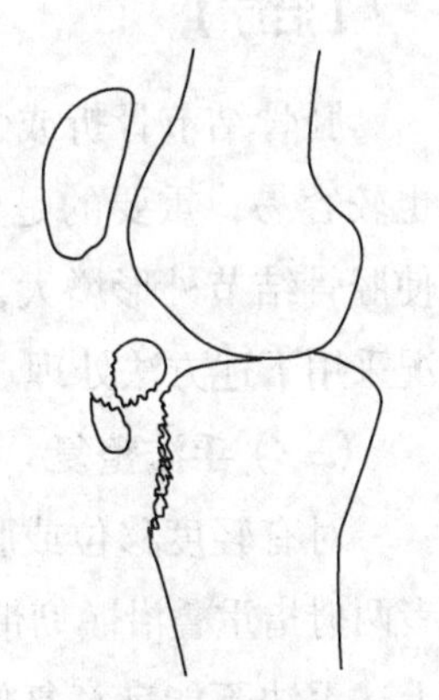

图 11–69　胫骨结节撕脱性骨折或骨骺分离

（二）分类

本病根据骨折后的局部形态和部位及移位情况，分为下述几种类型：仅为胫骨上骺之舌状延伸部被掀起而向上翘，或可自舌状延伸基底部折断而向上分离移位，或仅为舌状延伸部尖端折断向上分离移位，或可形成碎裂小片（图 11–70）。

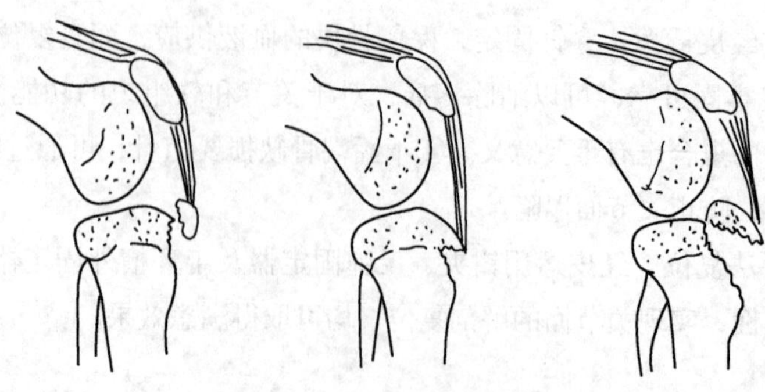

图 11-70 胫骨结节骨折类型

【症状与诊断】

（一）症状

伤后疼痛，膝关节伸屈受限，局部有轻或中度肿胀，甚或有皮下瘀斑，局部压痛明显，可有骨异常活动，被动伸屈膝关节可加剧疼痛。

（二）诊断

本病根据外伤史和临床症状即可确诊。正、侧位的 X 线检查可进一步明确诊断和移位情况。成年人的陈旧损伤，若显示骨骺未融合者，多为青年期的损伤未进行有效治疗之故。

【治疗】

胫骨结节骨折或骨骺分离，因有股四头肌宽广的附着部保护，多移位不甚，治疗也较容易，重要的是要引起重视，以免漏诊。股四头肌的反复牵扯伤形成慢性损伤，使胫骨结节外形增大，甚或骺线与胫骨不融合而反复出现临床症状。具体可依变位情况采用下述方法处理。

（一）手法整复

对有轻度移位或胫骨上骺之舌状延伸部被掀起上翘者，可用推挤按压法复位。术者两拇指重叠沿髌韧带向下推挤按压，即可复位；对撕脱骨片向上回缩移位较多，采用上述手法不能满意复位者，可伸膝固定后反复多次施行上述推挤按压手法，逐步使其复位。

（二）固定方法

复位后外贴活血接骨止痛膏，膝关节微屈位固定于托板上，4 ～ 6 周局部压痛完全消失后，即可解除固定，逐步练习膝关节活动。若骨折片向上回缩移位，手法难以复位者，可于无菌、局麻和 X 线监视下，用直径 2mm 钢针经皮向下撬拨复位后，直接固定于胫骨上，剪短针尾捏弯埋于皮下或留置皮外，无菌包扎，并用长托板固定膝关节于 15°～ 20°微屈位 4 ～ 6 周，骨折愈合后，去除钢针及托板，练习膝关节伸屈活动。

（三）功能疗法

胫骨结节骨折多为股四头肌牵拉引起，故不宜过早做股四头肌收缩活动，只宜做足踝的背伸、跖屈活动。骨折愈合后可行前述的膝关节各项主、被动功能活动。

（四）药物治疗

1. 内服药

胫骨结节骨折多肿胀不甚，初期宜服活血消肿之活血灵汤或桃红四物汤加川续断、川牛膝，或服养血止痛丸。

2. 外用药

除采用钢针撬拨复位固定者外，均可外贴活血接骨止痛膏。去除固定后，膝关节伸屈活动障碍者，可按摩展筋丹或涂擦展筋酊，并可外洗温经活血、舒筋利节之苏木煎或活血舒筋散。

第十二节　胫腓骨骨折

胫腓骨古称骨。《素问·骨空论》云："骨空在辅骨之上端。" 王冰注云："骨空谓犊鼻穴也。"《医宗金鉴·正骨心法要旨》云："骨，即膝下踝上之小腿骨，俗名臁胫骨者也。其骨二根，在前者名成骨，又名骭骨，其形粗；在后者名辅骨，其形细，又俗名劳堂骨。"

胫骨是人体小腿的主要负重骨，其上端稍后倾，左右膨大形成内、外两髁。以其两髁关节面与股骨下端构成膝关节，其下端与腓骨下端和距骨上关节面构成踝关节。其上 2/3 横断面呈三角形，中下 1/3 部移行为近圆柱形且较细，至下端移行为膨大的四方形。胫骨体的前面为胫骨嵴，与胫骨的内侧面直接位于皮下，是触摸检查骨折移位和复位情况的重要标志。胫骨并非笔直，其中 1/3 部轻度向前外突起，形成胫骨的生理弧度。

腓骨细长，本身不直接负重，为小腿肌肉附着部，有加强和支持胫骨的作用。其上端与胫骨构成上胫腓关节，其下端为外踝，对维持踝关节稳定有重要的作用。

腓骨位于胫骨外侧偏后方，上端稍膨大，为腓骨头，是膝关节外侧的一个骨性标志。其头下较细部为腓骨颈，腓总神经由后外侧经此贴骨绕向前面进入肌肉下行。故临床固定不当、体位压迫、皮肤牵引胶布压迫、胫骨结节牵引进针位置不当及该部骨折等，均可引起腓总神经损伤。

小腿的主要功能是负重，其解剖特点是胫骨的前侧和内侧面缺乏肌肉覆盖，直接位于皮下，胫骨的中下 1/3 处较细弱，其滋养血管孔又位于骨干的后上方。故其损伤有以下特点：①胫骨骨折多发生于中下 1/3 的细弱部。②胫骨前内侧面缺乏软组织，骨折时折端易穿破皮肤形成开放性骨折。③胫骨周围缺乏肌肉包绕，营养较差，加之其滋养血管多由上而下，骨折后滋养血管受损，下行血供断绝，故骨折后易发生骨折愈合迟缓甚或不愈合。④小腿部软组织薄，缓冲余地小，损伤后瘀肿多较严重，易影响血液循环而发生骨筋膜间室综合征，处理不及时将产生严重后果。⑤胫骨前内侧面缺乏肌肉，胫骨骨折后，由于肌力不平衡，多出现向前内侧突起成角畸形。⑥小腿部肌肉在中下 1/3 以下多移行为腱性组织，使小腿明显变细，且跟骨结节部又异常高突，而使小腿中段后侧之肌腹和跟骨结节各形成一个支点，其中间悬空，胫骨下段骨折后易发生向后突起成角移位。

腓骨周围有较多肌肉包绕、附着，血供良好，骨折后多可顺利愈合。

【病因与分类】

胫腓骨骨折是下肢常见的骨折，多发生于青壮年和 10 岁以下儿童。《伤科汇纂》云："其断各有不同，或截断，或斜断，或碎断，或单断，或二根俱断。"其中以胫腓骨双折多见，其次为胫骨干骨折，单纯的腓骨骨折较少见。有些腓骨骨折特别是下 1/3 骨折为踝关节损伤的一部分（图 11–71）。胫腓骨开放性骨折约占全部胫腓骨骨折的 1/4。

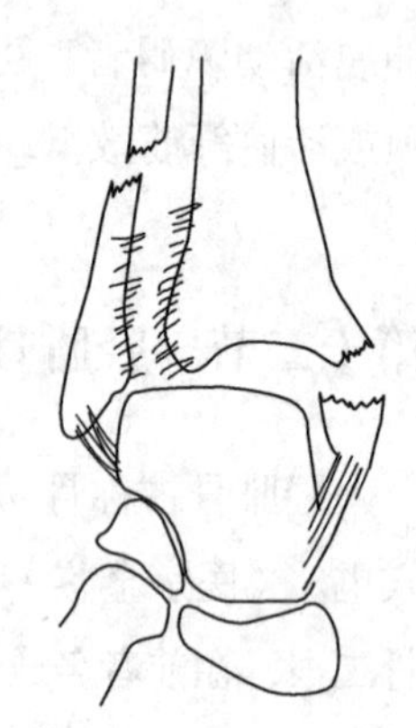

图 11–71　踝关节损伤

（一）病因

胫腓骨骨折直接外力损伤者居多，其次为间接外力损伤，间或有长途跋涉而引起者。直接外力损伤者，如暴力打击、重物压砸、碰撞、碾轧和踢伤等，胫腓骨骨折多在同一平面。间接外力损伤者，多为由高处跌下，足先着地，扭转或滑倒时踁扭等传导暴力引起。若为胫腓骨双折，骨折多不在同一平面，腓骨多为细弱的上段骨折，胫骨则为较细弱的中下段骨折。因此，凡单一的胫骨下段骨折移位明显者，多有腓骨上段骨折；反之，腓骨单一骨折有移位者，多有不同平面的胫骨骨折或踝关节部损伤。长途跋涉或长跑和球类运动员或超量负重步行较久者，可引起胫骨或腓骨的疲劳性骨折。

（二）分类

胫腓骨骨折根据骨折部位、稳定程度、骨折形态和移位情况等，可分为不同类型的骨折。

1. 根据骨折发生部位，本病可分为上段、中段和下段骨折，以中、下段骨折为多见。

2. 根据骨折的稳定程度，本病可分为稳定性骨折和不稳定性骨折。

（1）稳定性骨折：胫腓骨的单一骨折，因有互相支撑作用，故比较稳定，不易错位，横断形和锯齿状骨折在复位固定后也较稳定。

（2）不稳定性骨折：胫腓骨双折因失去相互支撑，多移位明显，且复位固定后容易再错位；斜形和螺旋形骨折复位固定后，受肌肉收缩影响也容易再错位。

3. 根据骨折移位情况，本病可分为移位型骨折和无移位型骨折。胫腓骨单一骨折多无移位或错位轻微，儿童的蹉扭伤常致无移位的螺旋形或青枝骨折（图 11–72），而胫腓骨双折多为移位型且较多见。

4. 根据骨折形态，本病可分为横断形骨折、斜形骨折和粉碎性骨折。

（1）横断形或短斜形骨折：多为打击、碰撞或踢伤所致，较为多见。因暴力多来自外侧，故胫骨常在暴力作用的外侧有一三角形或称蝶形骨片（图 11–73）。

（2）斜形骨折：多为扭旋或蹉伤所致。本型又有斜形和螺旋形之分，骨折多不在同一平面。该型骨折局部软组织损伤较轻，偶有骨折断端刺穿软组织而皮肤嵌夹于骨折断端之间者（图 11–74）。但由于是弯曲力所致，要注意区别有无隐匿性骨折线，防止复位中骨块分离。

（3）粉碎性骨折：为直接暴力的压砸、碾轧所致（图 11–75）。局部软组织损伤多较严重，甚或形成皮肤破裂、骨质裸露的开放性骨折。

5. 根据骨折与外界相通与否，本病可分为开放性骨折和闭合性骨折。因小腿部软组织较薄，故开放性骨折较多见。

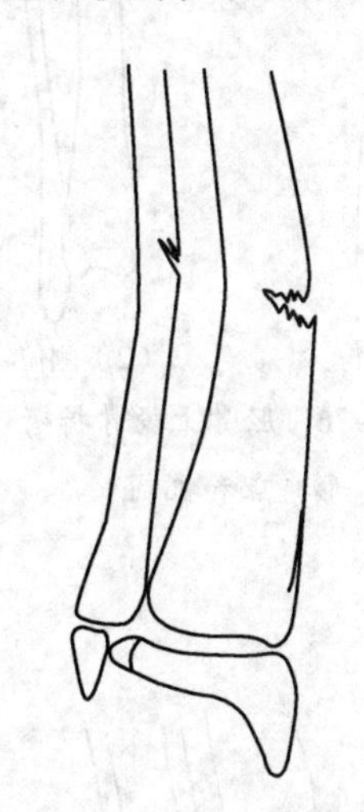

图 11–72 儿童胫腓骨青枝骨折

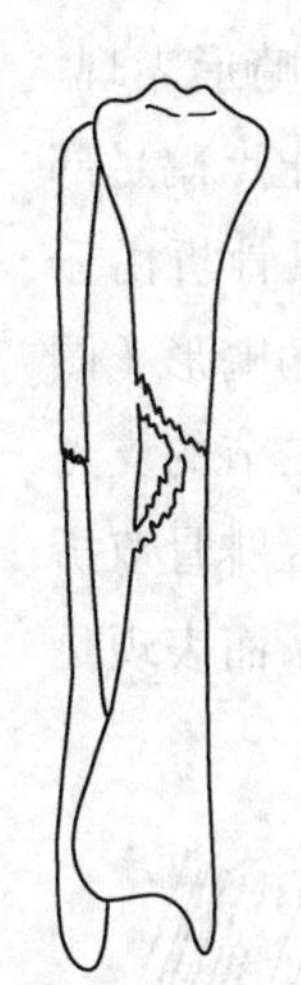

图 11–73 三角形骨片

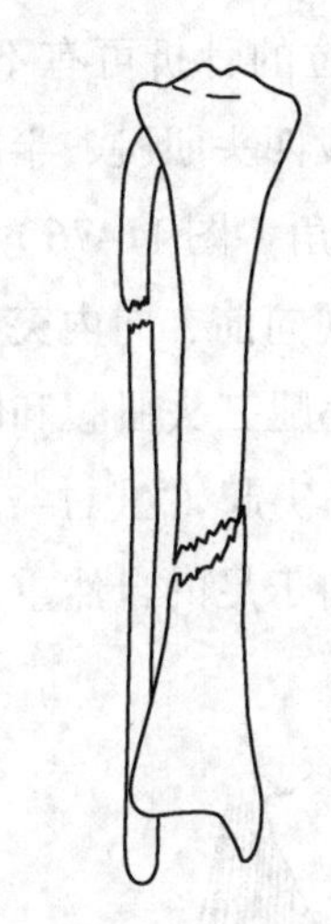

图 11–74 斜形或螺旋形骨折

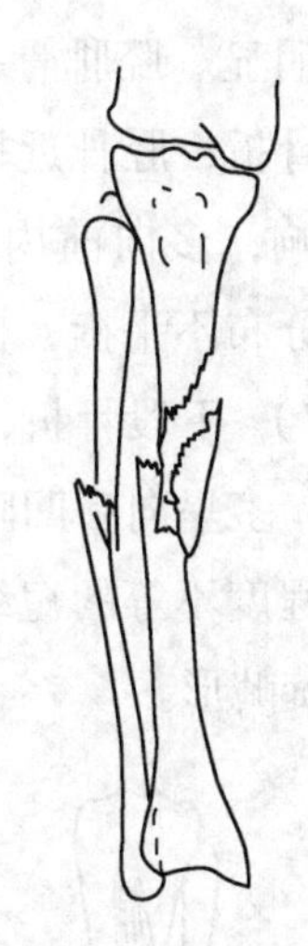

图 11–75 粉碎性骨折

6. 根据骨折时间长短，本病可分为新鲜骨折和陈旧性骨折。以骨折超过 3 周为陈旧性骨折。

除上述各型外，还有因长途跋涉而致的胫骨或腓骨的疲劳性骨折，以胫骨上段较多见，而腓骨则罕见，且后者好发于中下段或中上段。

【症状与诊断】

（一）症状

疼痛的轻重是胫腓骨骨折严重程度的标志之一。一般单一的胫骨或腓骨骨折，疼痛多较轻；胫腓骨双折，疼痛较重；骨折移位大者，疼痛也相应严重。

肿胀的轻重也可反映出骨折的严重程度。单一的胫骨或腓骨骨折、无移位型骨折等，多肿胀较轻；疲劳性骨折多无明显肿胀；胫腓骨双折、粉碎性骨折等多肿胀较重。骨折移位越大，肿胀也越严重，甚或起大量水疱，并发骨筋膜间室综合征者，肿而坚硬应指。

功能障碍的程度也是骨折严重程度的标志之一。单一的腓骨骨折尚可勉强行走；而单一的胫骨骨折不能站立行走；疲劳性骨折初期仅有局部持续性酸痛，尚可参加劳动，唯劳动或运动后疼痛加重；胫腓骨双折则小腿的功能全部丧失。合并神经损伤者，则足踝的背伸、跖屈运动障碍或丧失。

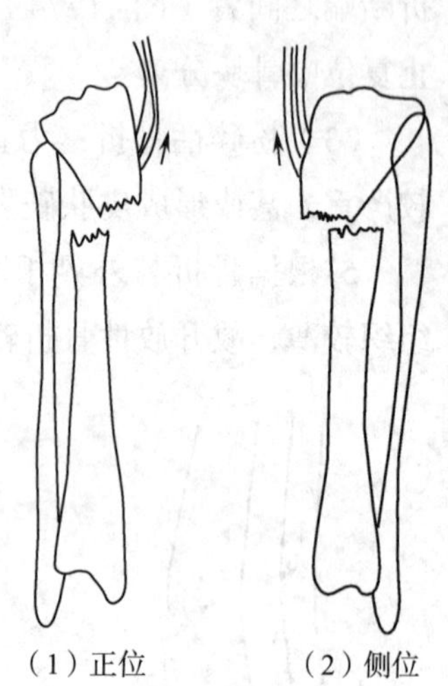
（1）正位 （2）侧位
图 11–76 胫骨上段骨折畸形特点和机制

畸形情况是胫腓骨骨折轻重程度的重要表现。胫腓骨单一骨折、无移位型骨折、青枝骨折和疲劳性骨折等，无明显畸形；胫腓骨双折多畸形明显，骨折移位越大，畸形也越明显。胫腓骨不同部位的骨折可有不同的畸形表现。上段骨折，胫骨近折端受股四头肌腱、半腱肌止点鹅足部的影响，多向前内突起成角（图 11–76）；中段骨折由于肌肉分布不平衡，也多出现向前、向内突起成角畸形（图 11–77）；下段骨折，由于小腿三头肌腹和跟骨结节的支点关系，多呈向后凹陷和成角突起（图 11–78）。胫腓骨双折多有程度不等的短缩，或由于足的自然重力关系而表现足的外旋畸形。

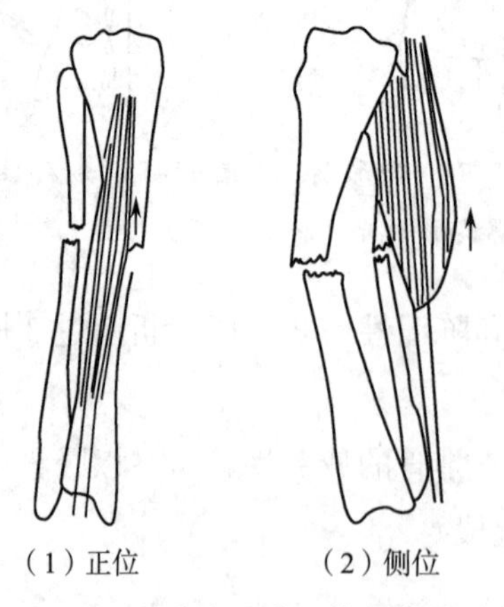
（1）正位 （2）侧位
图 11–77 胫腓骨中段骨折畸形特点和机制

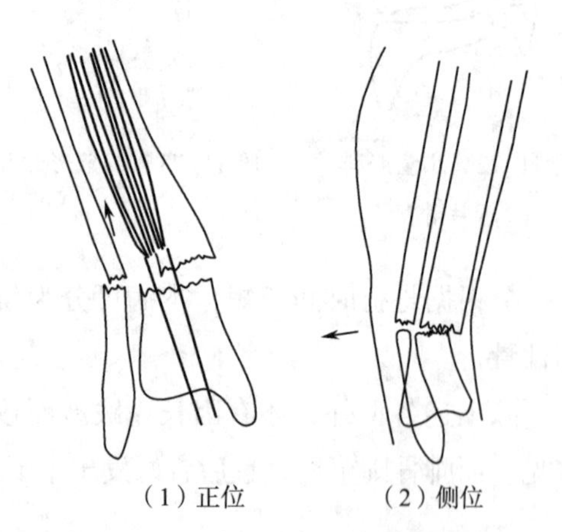
（1）正位 （2）侧位
图 11–78 胫腓骨下段骨折畸形特点和机制

触诊时局部的压痛、纵向推顶、叩击和扭旋痛，在胫腓骨各型骨折中都有较明显的表现。特别是损伤较轻的儿童青枝骨折或单纯的胫骨螺旋形骨折，可能仅表现出患儿不愿站立和行走，局部定点不移的压痛和纵向推顶、叩击及扭旋痛可能为明显体征；胫骨和腓骨的疲劳性骨折，早期连X线片也无明显表现，而局部的压痛、纵向推顶、叩击和扭旋痛为明显的阳性体征，晚期才可在胫骨上段后内侧或腓骨中下或中上段摸到骨性突起。

胫腓骨骨折中，除青枝骨折和疲劳性骨折外，多有明显的骨异常活动。

严重的胫腓骨骨折，特别是挤压伤和上段骨折，若合并血管损伤或受压，将有足部发凉，胫前、后动脉搏动减弱或消失等表现。

对开放性骨折，除应触摸检查足踝的温度，胫前、后动脉搏动，感觉、运动等血管、神经症状外，还应注意观察因疼痛、出血等引起的休克等全身变化。《医宗金鉴·正骨心法要旨》云："若被跌打损伤，其骨尖斜突外出，肉破血流不止，疼痛呻吟声细，饮食少进，若其人更气血素弱，必致危亡。"正是强调了开放性骨折失血的严重性。

（二）诊断

本病应按照美国外科医师协会制定的标准，进行全面体格检查。肢体的局部检查包括软组织损伤程度，是否开放伤、畸形，骨折不稳定的程度，神经、血管的状态，以及是否存在骨筋膜间室综合征。胫腓骨正、侧位X线检查可进一步明确骨折的类型、部位和移位情况。必要时X线片还应包括胫腓骨的全长，特别是间接暴力引起者，因骨折多不在同一平面，故尤其必要。对于单纯的胫骨骨折，若有明显移位或成角畸形而腓骨又完整者，应考虑有上胫腓关节的分离或脱位，应补拍包括膝关节的正、侧位X线片以明确诊断。上胫腓关节分离后，多向后上脱位，其中约40%合并腓总神经损伤，其发生率之高应引起重视，以免漏诊而延误治疗。

胫骨或腓骨的疲劳性骨折，因无外伤史，症状又较轻，早期X线片也无明显改变，故误诊率极高，甚至有误诊为骨肿瘤而造成截肢的惨痛后果，很少有及时确诊的。诊断要点：胫骨好发于上段，多为青少年，有长途跋涉、长跑、跳跃和持续性疼痛，休息后减轻、劳动后加重等典型病史和发病过程。腓骨好发于中下或中上段，多见于长跑运动员、士兵或经常奔走的妇女，有局部持续性酸痛和与以上相似的典型病史和发病过程。该类骨折X线显示较晚，2周后胫骨可在内侧出现不全性骨折缝隙、骨皮质断裂或骨小梁紊乱，3～4周后可出现与骨皮质平行的层状骨膜反应。有些在后内侧折缝处，可有团块状骨质增生或带状致密影像，晚期仅见骨皮质增厚，骨干呈梭形增粗；若为腓骨，2周后可在折处看到不太清晰的骨折线、带状疏松或致密影像，3～4周后可有与骨干平行的骨膜反应，晚期亦表现为骨干梭形增粗。只要能掌握该型骨折的以上临床和X线特点，则可以做到及时确诊。

开放性骨折要考虑伤口的位置、大小，肌肉损伤的程度，神经、血管、肌腱损伤的程度，以及有无外伤性截肢，可参照Gustilo分类。1级：伤口较小（＜1.0cm），皮肤挫伤和肿胀不明显。2 级：伤口较大，但< 10cm，皮肤中度挫伤。3 级：皮肤严重挫伤、缺损，肌肉受碾锉，骨膜剥离。①虽然软组织广泛损伤，但骨膜仍能将胫骨覆盖。②骨膜剥离和骨外露，需要肌皮瓣覆盖骨折端。③有血管、神经损伤或外伤性截肢。

【治疗】

（一）手法整复

小腿的主要功能是负重，故胫腓骨骨折的治疗原则应是首先恢复其长度和轴线。对成角和旋转移位必须矫正，力争良好复位。

内成角突起矫正法应着重处理胫骨骨折，同时尽可能争取腓骨的良好复位，使之有利于支撑和稳定胫骨。

1. 胫腓骨单一骨折

单一骨折以胫骨为多，多无移位，一般无须整复。对有轻度向内前成角者，可用牵拉推挤法复位。一助手固定大腿，另一助手持踝部牵拉，术者一手置小腿后外侧做对抗，一手置成角突起部，向外后推挤使之平复（图 11–79）。

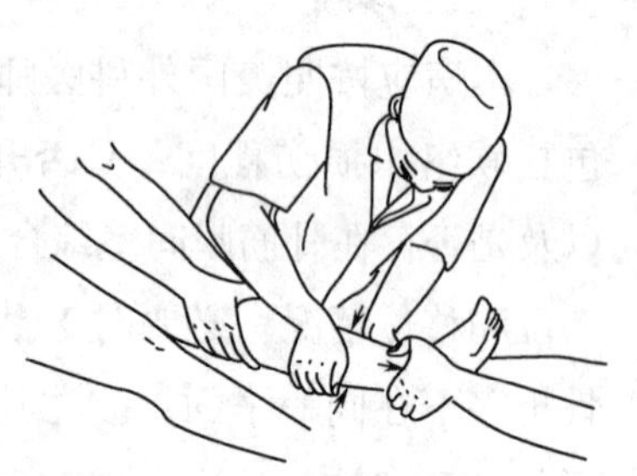

图 11–79 胫骨单一骨折向前内成角突起整复

2. 青枝骨折、裂纹骨折和胫骨螺旋形骨折

以上骨折一般无须整复，对有明显弯曲的青枝骨折，可用对挤法复位。术者两手掌置弯曲部相对挤压即可矫正。

3. 胫腓骨双折

该型骨折因失去相互支撑作用，多移位较大，且不稳定，复位后易再错位。对较稳定的横断形和锯齿状骨折，可用折顶、摇摆、推挤法复位。一助手固定大腿，另一助手持踝部轻轻牵拉理正肢体后扶持，术者两手握持两断端，向前或内提扳，使两断端成角相抵，然后配合助手牵拉，反折复位［图 11–80（1）］。复位后术者持断端做前后、左右轻轻摇摆动作［图 11–80（2）］，然后术者把持骨折端，令牵拉之助手一手持足底缓缓向上做纵向推挤，使断端进一步吻合［图 11–80（3）］。斜形或螺旋形双骨折多有重叠和断端旋转分离移位，可采用牵拉推挤法复位。助手体位同前，牵拉矫正重叠后，术者两手掌置两斜形折端相对挤压，配以助手之轻微左右扭旋肢体，使骨折断端对合。对短斜形或粉碎性骨折，可采用牵拉推挤提按法复位。在助手牵拉下，以前述之推挤手法矫正内外错位，然后术者两拇指置近折端前侧向后按压，余指向前提远折端复位（图 11–81）。

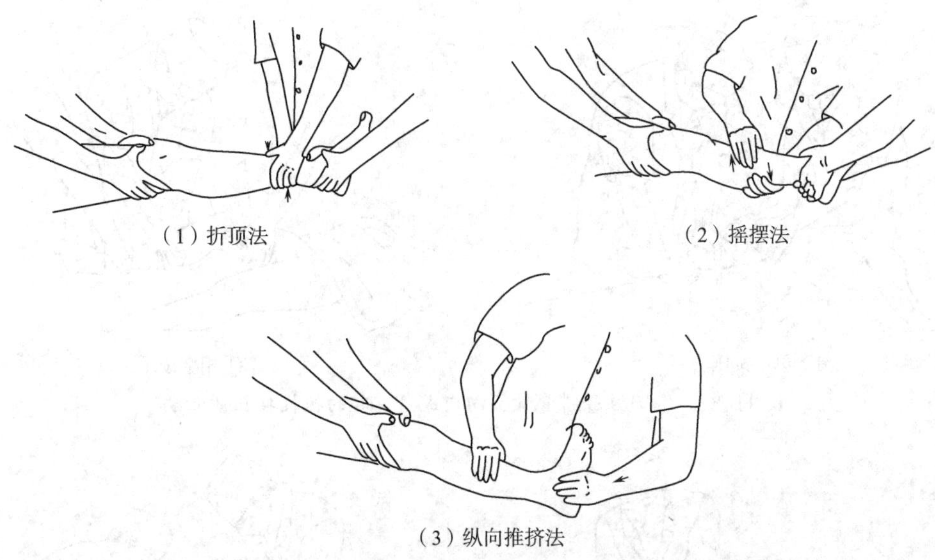

图 11–80　胫腓骨横断形和锯齿状骨折复位法

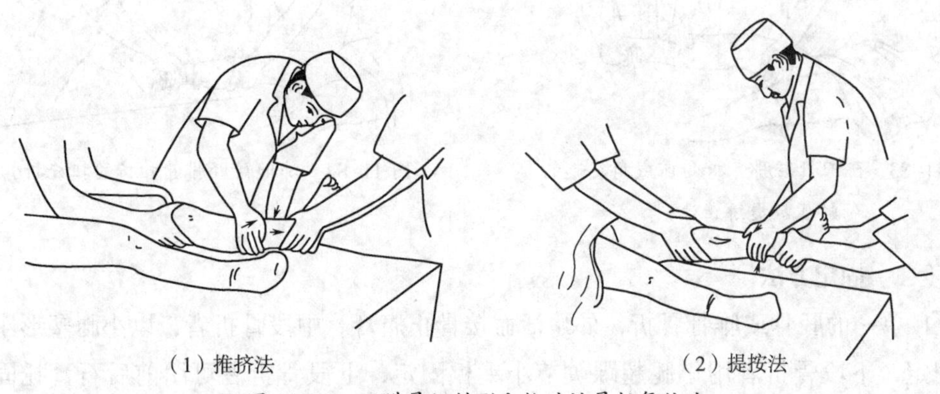

图 11–81　胫腓骨短斜形和粉碎性骨折复位法

4. 陈旧性胫腓骨骨折

该型骨折愈合较慢，时日较久，2 ～ 3 个月的胫腓骨骨折仍可采用手法处理。虽解剖位置不如手术满意，但损伤小，愈合较快，其功能恢复效果比手术要好。整复可在坐骨神经加股神经阻滞麻醉下进行。以成角畸形为主者，可采用牵拉按压扳提法矫正。对向内成角突起畸形，患者取仰卧膝髋屈曲、外展外旋位，一助手固定膝部，术者一手持小腿下段外侧向内扳提，另一手向外按压成角高突部，或助手持小腿下段向内扳提，术者两手相叠向外按压成角高突部，即可矫正（图 11–82）。向前成角突起者采用扳提按压法矫正，患者取肢体中立位，术者一手持小腿下段后侧向前扳提，另一手掌按压向前成角高突部，即可矫正（图 11–83）。若腓骨愈合牢固而影响手法矫正者，可在无菌下于小腿外侧做小切口，斜形截断腓骨后，再行手法矫正胫骨成角畸形。若为重叠移位者，可在上述方法的基础上，再加用扭旋手法，即助手固定小腿上段，术者持踝部缓慢有力地向内外扭旋肢体，使两断端分离（图 11–84），然后行持续牵引治疗。

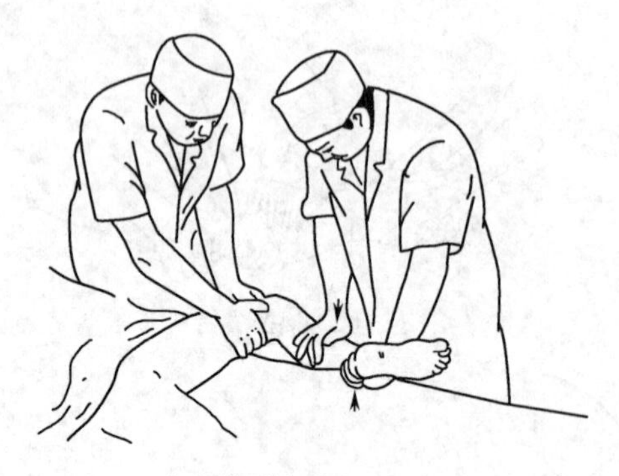

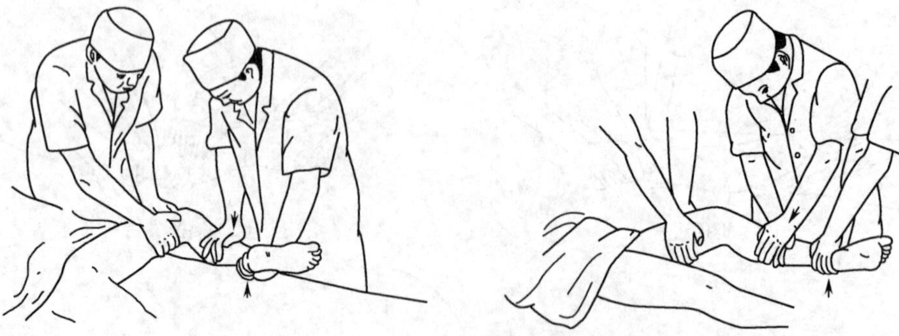

（1）单手按压法

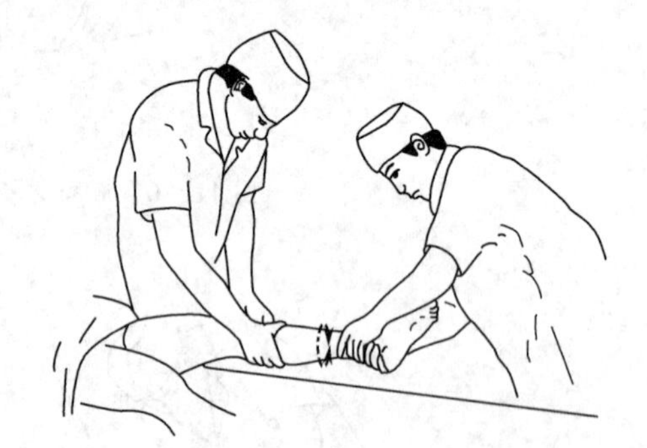

（2）双手相叠按压法

图 11–82　陈旧性胫腓骨骨折向内成角突起的扳提按压矫正法

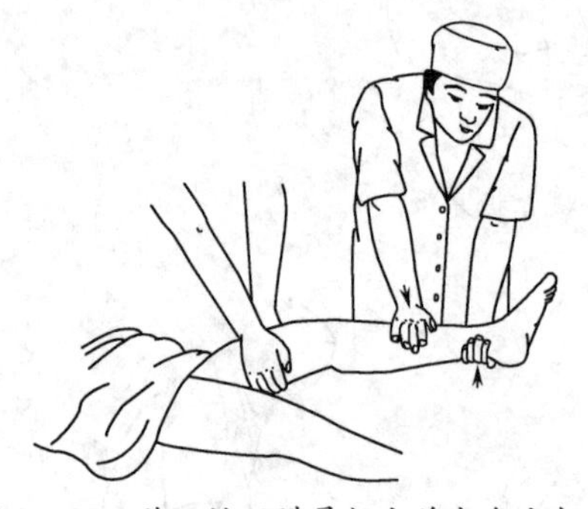

图 11–83　陈旧性胫腓骨折向前成角突起的按压扳提矫正法

图 11–84　陈旧性胫腓骨骨折的扭旋折骨法

（二）固定方法

1. 单一的胫骨或腓骨骨折，外贴活血接骨止痛膏。中段骨折者，以小腿塑形小夹板固定，下段骨折者用小腿超踝关节小夹板固定，上段骨折者可用前后石膏托固定 4 ～ 6 周。骨折愈合后，带小夹板固定扶拐下床活动。待骨折愈合牢固后，解除固定。

2. 儿童青枝骨折，外贴活血接骨止痛膏，小夹板保形固定 3 ～ 4 周，骨折愈合后，下床练习活动。

3. 胫腓骨双折，对横断形或锯齿状骨折，整复后稳定者，用塑形小夹板固定，膝关节屈曲 40°，小腿后垫枕，两侧挤砖加固（图 11–85）6 ～ 8 周，骨折愈合后，可带小夹板扶拐下床活动。待 X 线检查示骨折愈合牢固后，解除夹板，练习膝踝关节功能活动。对斜形或螺旋形骨折，复位后在无菌、局麻和 X 线监视下，行小腿固定钳经皮钳夹固定，外加小夹板保持，术后膝关节屈曲 40°，小腿后垫枕，2 ～ 3 周骨折稳定后，扶拐下床不负重活动。6 周后临床和 X 线检查示骨折愈合后，可去除钳夹保留小夹板固定，继续活动直到骨折愈合牢固，方可去除小夹板。对骨折断端刺穿皮肤而形成的小型开放性骨折，伤口清

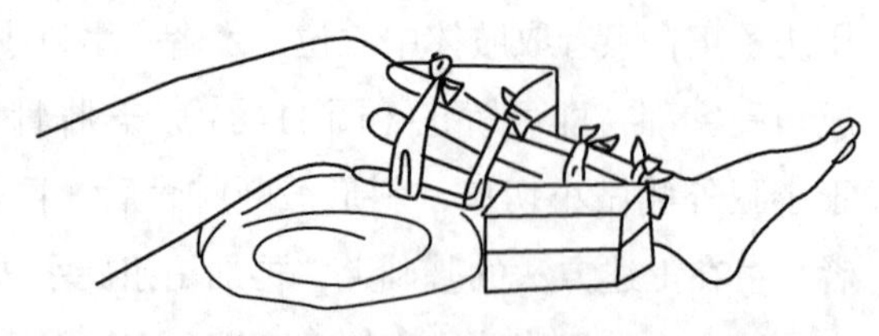

图 11–85　胫腓骨稳定型骨折小夹板加挤砖固定法

创缝合后，也可避开伤口采用上述钳夹加小夹板固定（具体方法见总论）。若肿胀严重者，可先行胫骨踝上骨牵引，患肢置板式牵引架上以 3 ～ 4kg 重量牵引，待肿胀减轻后，再于胫骨结节下进一钢针，手法矫正错位后，再行双钢针套塑形小夹板固定。固定后膝关节屈曲 40°，小腿后垫枕，X 线检查复位满意后，1 ～ 2 周后可带固定扶拐下床活动，6 ～ 8 周临床和 X 线检查示骨折愈合后，可去除钢针留小夹板固定继续功能活动，直至骨折牢固愈合（方法见总论）。

4. 陈旧性胫腓骨骨折，仅矫正成角畸形者，矫正后可行管型石膏固定。若小腿后外侧肌群挛缩而影响稳定者，可先行跟骨牵引，克服肌肉挛缩后，再行管型石膏或小夹板固定。3 ～ 4 周后可带固定扶拐下床活动，6 周后 X 线检查示骨折愈合后，可解除固定。若为行按压、扳提扭旋等手法折骨者，可先行胫骨踝上或跟骨牵引，矫正重叠后，再用推挤提按手法矫正前后、内外错位，然后采用小夹板固定，改为 3 ～ 4kg 维持 6 ～ 8 周，骨折愈合后，去牵引带小夹板扶拐下床活动。若为斜形或螺旋形骨折，牵引矫正重叠后，可采用钳夹加小夹板固定法。短斜形骨折者矫正重叠和错位后，也可采用双钢针套小夹板固定法。

5. 胫骨和腓骨的疲劳性骨折，确诊虽难，但治疗容易。《素问・宣明五气》说："久立伤骨，久行伤筋……" 说明疲劳性骨折为积劳成伤，故治疗首要是休息，即停止劳动和运动。对早期仅局部酸痛而 X 线尚无明显表现者，可外贴活血接骨止痛膏，卧床休息 3 ～ 4 周，疼痛完全消失即可；晚期除 X 线表现明显外，局部尚有疼痛者，仍可外贴活血接骨止痛膏，卧床休息直至疼痛完全消失，方可恢复劳动或运动。

胫腓骨开放性骨折是下肢常见的开放性损伤。由于局部解剖因素，易形成软组织缺损、骨折裸露，导致骨质坏死、缺损、骨髓炎等，长期不愈。因此，早期应在救治全身反应的同时，尽早做彻底清创术。对碎裂骨片不宜轻易剔除者，在无张力下关闭伤口，变复杂的开放性骨折为闭合性骨折。如果可能，在彻底清创的同时，做好内固定，稳定骨折端，以利于感染的预防和控制。清创内固定后，可暂用前后石膏托固定，待 2 周伤口拆线后，换用管型石膏固定，1 个月后可带固定扶拐下床不负重活动。若创面污染严重而又难以彻底清除者，清创后不宜用内固定，可以跟骨牵引维持，有利于伤口的观察和处理。伤口愈合后，外加小夹板固定 7 ～ 8 周，X 线检查示骨折愈合后，可去牵引带小夹板固定扶拐下床活动，直至骨折牢固愈合，方可解除固定，弃拐活动。若伤口感染而有骨及皮肤缺损久不愈合者，可采用显微外科的带血管蒂骨皮瓣移植处理。

附 1：经皮钳夹固定

麻醉：一般采用伤侧坐骨神经和股神经阻滞麻醉。阻滞麻醉效果不佳者，采用硬膜外麻醉。

复位：患者平卧于配有 C 形臂 X 线机的手术台上，麻醉生效后，常规消毒，铺无菌巾，复位按矫正缩短移位 – 旋转移位 – 成角移位 – 侧方移位的顺序进行，采用对抗牵引、推挤、旋转等手法。

经皮钳固定：C 形臂 X 线机透视下，根据骨折形状和正侧位错位情况，以手指确定经皮钳的钳夹位置，即以拇指和食指或中指夹持两骨折端，能保持骨折不再错位的位置和方向就是经皮钳的钳夹位置和方向，然后将经皮钳直接穿过皮肤直达骨质进行加压固定。为使钳嘴两尖部稍进入骨皮质而不滑脱，可在维持钳夹力的同时以经皮钳的两钳尖部为轴摆动数次。患肢做内外旋转和抬起动作，经透视骨折不再发生错位，锁紧钳夹固定齿，酒精纱布覆盖钳齿与皮肤接触部位。

小夹板外固定：常规使用小腿塑形夹板 5 块（适用于中下 1/3 以上骨折）和超踝关节夹板 4 块（适用于中下 1/3 以下骨折），经皮钳固定可靠，两钳尖部皮肤入口包扎完毕后，选择长短合适的小夹板外固定，最后将经皮钳顺势固定在夹板上。

附 2：点线复合固定

点线复合固定法适用于所有胫腓骨骨折，尤其是胫腓骨短斜形和螺旋形骨折。

整复固定采用坐骨神经、股神经阻滞麻醉或硬膜外麻醉。患者取仰卧位，常规皮肤消毒铺巾，在 C 形臂电视 X 线机透视下进行复位和固定，选择大小适中的经皮钳 1 副，长短粗细合适的矩形髓内针 1 枚，常规消毒。骨折移位严重、术区皮肤条件差或多段骨折，术前先行踝上或跟骨牵引 3 ～ 5 天，然后再行复位固定。固定方法分为线的固定和点的固定两种。

线的固定：分为两种。一是胫骨单上式插入法，适用于胫腓骨中段、中上段骨折。方法是根据骨折的移位情况，在患肢胫骨结节一侧（或内或外）旁开约 1.5cm 处做 2cm 长的斜形切口，切至骨膜，距胫骨前缘约 1.5cm 处用 10mm 骨凿做 45°斜切口，进入胫骨上髓腔，将轻度预弯选好的 1 枚矩形髓内针插入髓腔，轻击针尾将其打入胫骨髓腔至骨折端，运用手法使骨折复位，然后继续轻击针尾将其打入胫骨髓腔的远端。二是采用胫骨单下式插入法，适用于胫腓骨中下段骨折，除从内踝上 3cm 或胫骨远端外侧进针外，余同上法。

点的固定：进钳点的选择是在透视下以拇指和食指夹持两骨折端，能够保持骨折不再错位的位置和方向，即经皮钳夹的位置和方向。将经皮钳直接穿过皮肤达骨质进行加压固定，骨折部位因经皮钳横向夹持而使因骨折不稳定造成的残留错位得到完全纠正（若为多段骨折或折端伴蝶形骨折块，可行双钳夹固定）。酒精纱布、无菌敷料密闭包扎 2 个皮肤入口，以小夹板或长腿石膏托外固定。

（三）功能疗法

胫腓骨骨折多肿胀较甚，且愈合较慢，易遗留踝关节功能障碍和肿痛久不消退，故加强不同时期的功能疗法、贯彻筋骨并重原则，是预防后遗症的重要措施。

初期骨折整复固定或牵引固定后，即应开始练习踝关节的背伸蹬腿动作。2～3周骨折稳定后，牵引加小夹板固定者，加做踝关节的背伸屈膝活动；钳夹或双钢针套小夹板固定者，可扶拐下床不负重活动，但应利用膝髋屈曲带动小腿足放平移步，严禁小腿前跷、足不着地状的移步（图11-86），以免影响骨折的稳定和愈合。骨折愈合后踝关节功能仍障碍者，可做踝关节的摇足旋转、斜坡练步等功能锻炼；踝关节强硬者，可做踝关节的下蹲背伸和站立屈膝背伸等活动，加强踝关节的自我功能锻炼，并可配合摇摆松筋、推足背伸、按压跖屈、牵拉旋转等活筋动作，促进踝关节伸屈功能的恢复（具体方法见"功能疗法"章）。

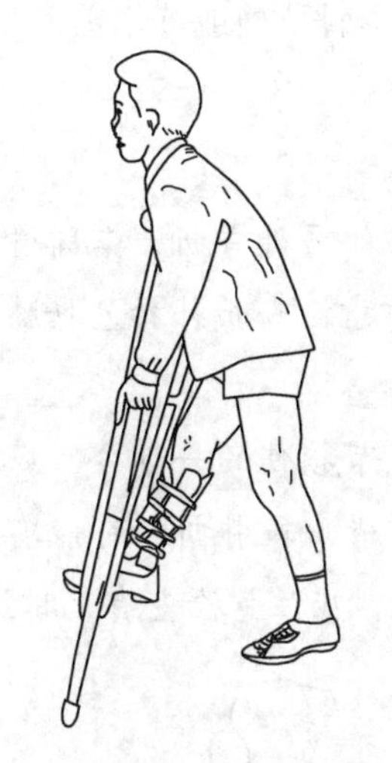

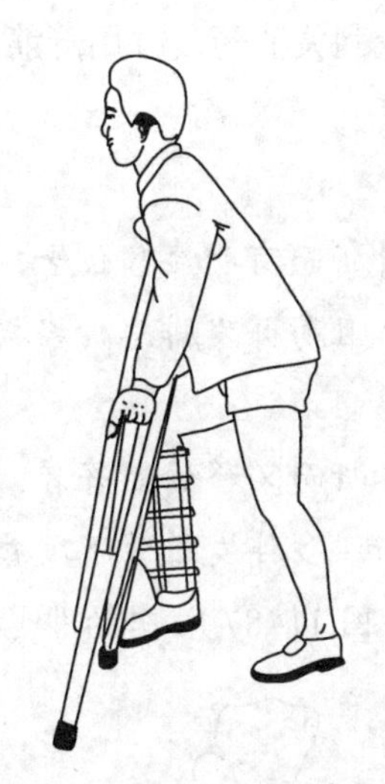

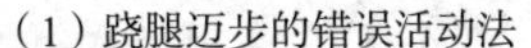

（1）跷腿迈步的错误活动法　　（2）髋膝屈曲带动小腿的正确迈步活动法

图11-86　胫腓骨骨折扶拐活动法

（四）药物治疗

小腿部骨折多肿胀较甚，且骨折愈合较慢，辨证内、外用药对消除肿胀和加速骨折愈合都有重要意义。

1. 内服药

伤后肿胀不太严重，饮食、二便调者，宜用活血消肿止痛药，方用桃红四物汤或活血灵汤加川牛膝、川续断；肿胀严重起水疱者，宜用利水祛瘀法，方用加味活血疏肝汤或血肿解，加蒲公英、连翘、薏苡仁、茯苓、车前子、猪苓等利水类药大剂服用。若为开放性骨折，清创缝合后，宜用活血凉血解毒类药，方用仙复汤加蒲公英、连翘、薏苡仁、茯苓，或用复方解毒饮、活血灵合剂加连翘、茯苓、薏苡仁。若开放性骨折失血较多，见烦躁、口渴、脉细数者，宜服益气生津药，方用生脉饮加三七；若见唇淡、苍白、冷汗、倦怠、脉细弱，可用益气固脱药，方用参芪汤加三七。经初期服药，肿胀消减后，可用活血理气、调和脾胃类药，方用橘术四物汤或何首乌散，加川牛膝、木瓜，也可服用三七接骨丸。4周后肿胀消退，可服用活血接骨续筋类药，方用四物汤加川续断、骨碎补、川牛膝、陈皮等。6～8周骨折愈合后，肢体虚肿者，宜用益气通经类药，方用加味益气汤加川牛膝、桑寄生、茯苓。若骨折愈合迟缓者，除有效固定、合理功能锻炼外，宜服十全大补汤加煅龙骨、煅牡蛎、川续断、骨碎补等，或服滋肾益气壮骨丸。骨折愈合后，踝关节活动障碍疼痛者，可服养血止痛丸。

2. 外用药

儿童的青枝骨折或成人的单一骨折，均可外贴活血接骨止痛膏。肿胀严重而皮肤完好者，可外敷速效消肿膏或黄半膏，或外涂地龙消肿液。起水疱者，做水疱穿刺后可外撒二妙散或外用接骨丹。后期足踝肿痛活动不利者，可按摩展筋丹或涂擦展筋酊，并外洗通经活络、疏利关节药，方用舒筋活血散或透骨草煎或苏木煎。

【按语】

1. 单一的胫骨骨折而有明显移位者，多有腓骨的另处骨折，若腓骨又完整者，多有上胫腓关节脱位，且易并发腓总神经损伤，应注意检查而补拍包括膝关节的小腿全长X线片，以免漏诊。

2. 单一的腓骨骨折而又移位显著者，多为踝关节损伤的一部分，或有胫骨另处骨折。如踝关节部骨折，多伴发腓骨下段骨折；而腓骨上段骨折，可能有胫骨中下段骨折或踝关节部骨折（图11–87）。若为腓骨颈部骨折，应注意检查有无腓总神经损伤。

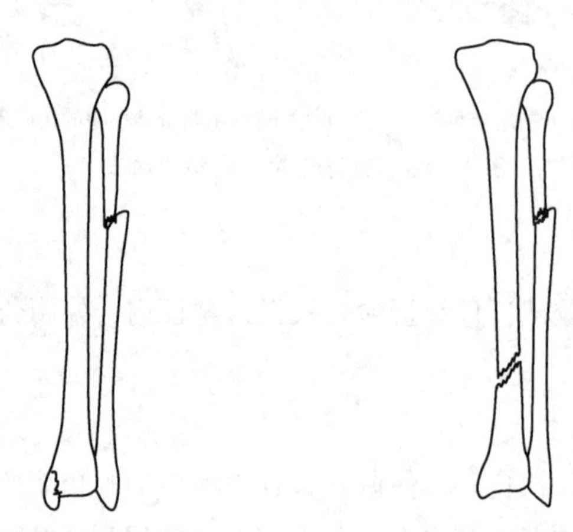

（1）内踝并腓骨上段骨折　　（2）腓骨上段并胫骨下段骨折

图11–87　腓骨上段骨折

3. 对无移位的胫腓骨双折，应注意固定保护，不可大意，因其失去了相互支撑作用，并不稳定；否则将因估计不足，固定治疗失当，使错位愈来愈大。其结果不如治疗前者，并不少见。

4. 对肿胀严重的小腿部骨折和胫骨上段骨折，应注意血液循环情况，若出现胫前、后动脉减弱或触摸不清，足部发凉，足趾牵引疼痛等，应考虑为小腿筋膜间隔区综合征，严密观察，紧急处理，以免招致肢体坏死，造成截肢的严重后果。

5. 疲劳性骨折，因无外伤史，症状又较轻，极易误诊。临床有被误诊为骨膜炎或硬化性骨髓炎，甚至误认为骨肉瘤而致截肢的惨痛教训，因此应特别注意提高对该病的认识。

【病案举例】

1. 姚某，男，28 岁。

患者于 1993 年 5 月 4 日下午抬楼板劳动时，不慎被抬杠打伤右小腿，当即肿痛不能站立，次日以右胫腓骨中段粉碎性骨折住院治疗。检查：右小腿肿胀较甚，中下段后外侧有大片青紫瘀斑，局部压痛、骨异常活动、骨擦音均明显，胫前、后动脉可触及，足踝活动尚好。X 线片示（图 11–88）右胫腓骨中段粉碎性骨折，腓骨前外侧、胫骨后外侧各有一长蝶形骨片。

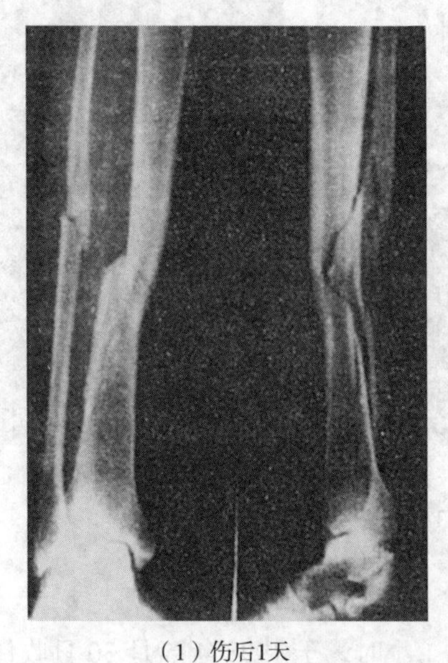

（1）伤后1天

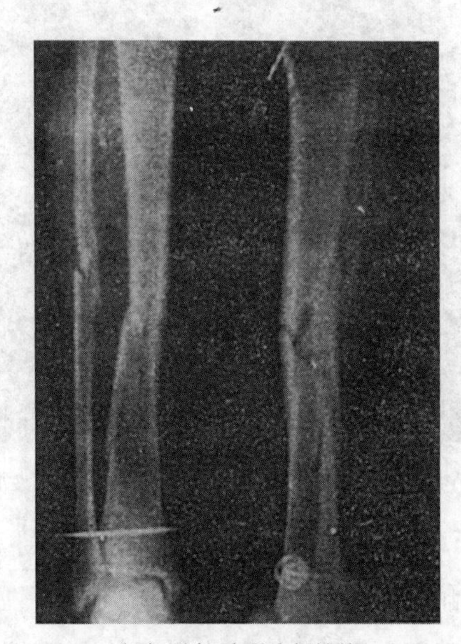

（2）固定2个月去钢针前

图 11–88　右胫腓骨中段粉碎性骨折 X 线片

因肿胀较重暂用保形固定，抬高患肢，内服祛瘀利水消肿药。1 周后肿胀明显减轻，在局麻和电视 X 线监视下，采用牵拉挤压法复位，然后行双钢针套小夹板固定。术后 X 线透视复位固定良好，膝关节屈曲 40°，置于软枕上，继续内服活血消肿药，2 周后扶拐下床活动。又 2 周后进行 X 线检查，对位、对线无变化，骨折线显示模糊，出院继续扶拐活动。

1 个月后复查，骨折部压痛、纵轴叩击痛及骨异常活动均消失。X 线示：有多量骨痂出现，对位、对线同前。拔除钢针保留小夹板固定，继续扶拐活动，2 周后无异常变化，去除固定活动。又 1 个月后复查，已离拐活动，膝关节功能已复常，除踝关节背伸稍差，活动到下午足踝稍肿外，余无异常。

2. 唐某，男，11岁。

患者于1993年11月4日被塌土砸伤左小腿，当即肿胀不能站起，次日来诊。检查：左小腿中度肿胀，向内高突明显，中上段部压痛、骨异常活动、骨擦音均明显，胫前、后动脉可触及。X线（图11–89）示左胫腓骨中上1/3短斜形骨折，向内成角错位明显，重叠约1.5cm。

当日在局麻和电视X线监视下，行手法复位钳夹加小夹板固定，术后X线示复位固定良好。膝关节屈曲30°，放软枕上，内服活血消肿药。4周后复查，局部压痛、纵向叩击痛、骨异常活动均消失。X线示位线同前，有明显骨痂出现。去除钳夹保留小夹板下床活动。2周后复查，已离拐行走，膝踝关节活动复常，恢复学业。

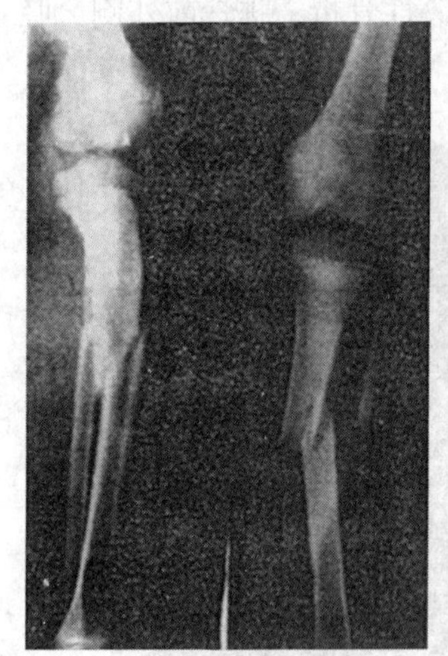

（1）伤后1天

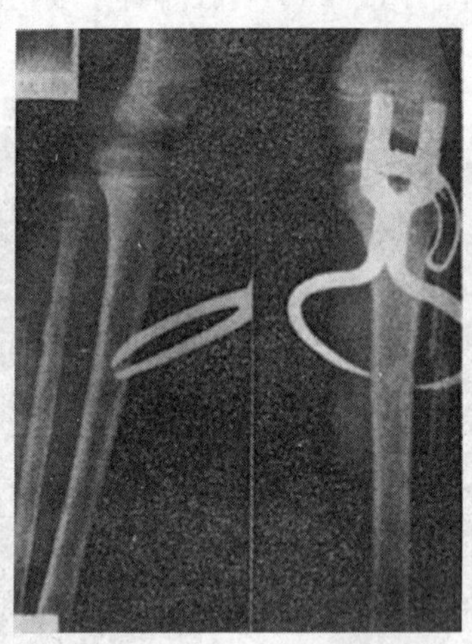

（2）复位钳夹加小夹板固定后

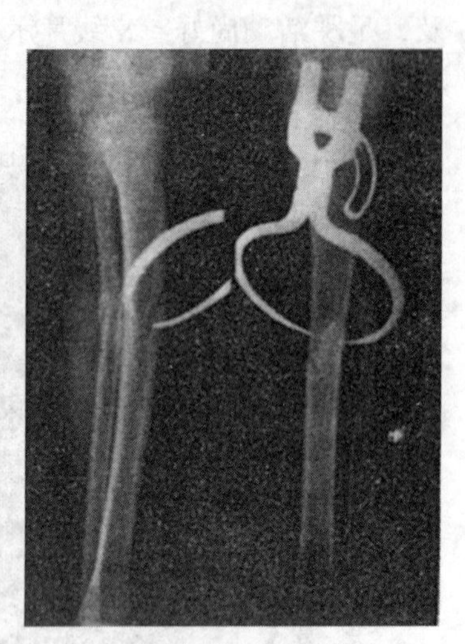

（3）复位固定4周去固定前

图11–89 左胫腓骨中上1/3短斜形骨折X线片

3. 胡某，男，50岁。

患者因车祸致右小腿中上段肿痛不能活动1小时，于1998年5月30日收住入院，X线片示胫腓骨中上段短斜形骨折。入院后，在局部麻醉下行手法复位经皮钳固定，小腿小夹板外固定。3天后经皮钳滑脱，遂在C形臂电视X线机透视下进行点线复合固定，骨折解剖复位。术后9天持双拐下床活动，45天骨折临床愈合，去除经皮钳，仍保留矩形髓内针，继续小夹板外固定。65天去除拐杖，伤肢完全负重行走，8个月后移出矩形髓内针。

第十三节 下肢多发性骨折

下肢多发性骨折，是指同侧的胫骨和股骨同时发生的骨折，近年来称为浮动膝损伤。典型的浮动膝损伤为同侧股骨的下段和胫骨的上段同时发生骨折，造成膝关节的游离浮动。由于膝关节的浮动，使上下两处骨折断端极度不稳而影响骨折的愈合。再者，此类损伤又多为复合性创伤的结果，故临床治疗比较困难。

【病因与分类】

（一）病因

下肢多发性骨折多为复合性外力和直接外力引起，偶尔亦有间接外力引起者，多为交通事故、劳动时塌方，或重物压砸伤。直接暴力引起的，又可有两种情况：一是大腿下段和小腿上段同时被重物直接砸伤，而致股骨下段和胫骨上段同时发生骨折；二是复合外力，即一处遭直接暴力骨折后，若肢体的另一端（大腿或小腿）被特定的位置限制其活动时，则残余的暴力传递，即可造成另处骨折。如汽车司机或乘客在车中为屈膝坐位，汽车相撞时来自上方的暴力造成股骨下段骨折，当残余暴力向下传递时，小腿前部被撞于硬物上，便可造成胫骨的上段骨折。

间接外力引起者，多为由高处坠下，身体重力与地面的反作用力可引起同侧股骨和胫骨的同时骨折，甚至多处骨折。

（二）分类

由于暴力作用的部位有别，造成股骨和胫骨的骨折部位也不相同，故又可分为下列类型。

1. 髁部骨折型

本型即股骨髁间和胫骨髁间同时发生骨折（图 11–90）。

2. 股骨髁上和胫骨髁下型

本型即股骨髁上和胫骨髁下部同时发生骨折（图 11–91）。

3. 骨干骨折型

本型即股骨中段以下和胫骨中段以上同时发生骨折（图 11–92）。

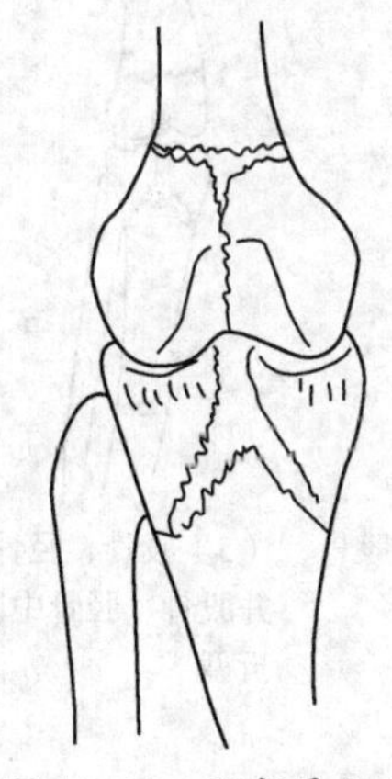

图 11–90　髁部骨折型

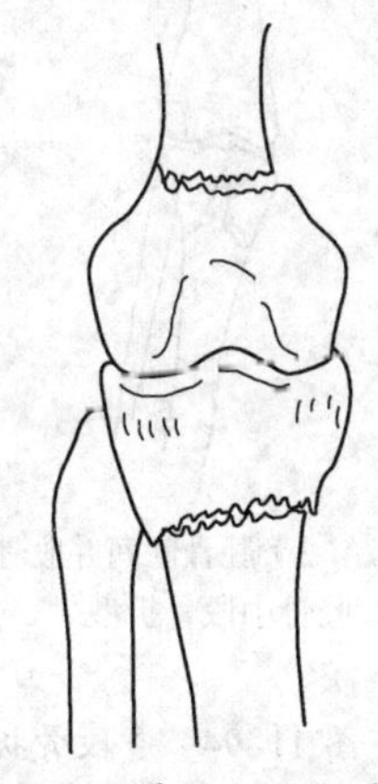

图 11–91　股骨髁上和胫骨髁下型

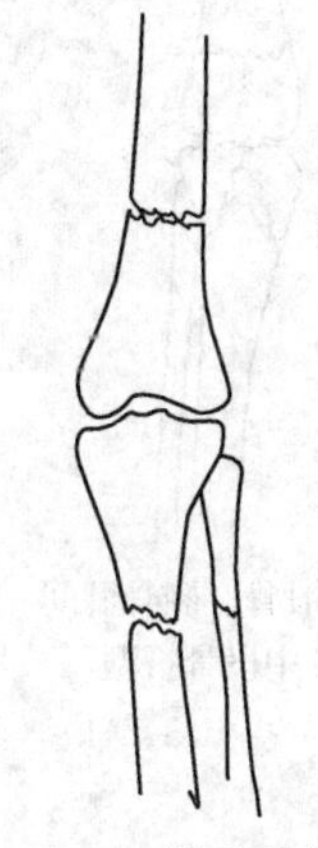

图 11–92　骨干骨折型

4. 混合骨折型

本型即股骨或胫骨的髁间和胫骨上段或股骨的下段同时发生骨折（图 11-93）。

5. 多段骨折型

多段骨折又可分为下列 4 种类型。

（1）股骨、胫骨髁间和股骨中段或胫骨上段 3 处同时发生骨折［图 11-94（1），图 11-94（2）］。

（2）胫骨髁间和胫骨、股骨中段 3 处同时发生的骨折［图 11-94（3）］。

（3）股骨髁间和股骨、胫骨中段 3 处同时发生的骨折［图 11-94（4）］。

（4）股骨、胫骨髁间和股骨、胫骨中段 4 处同时发生的骨折［图 11-94（5）］。

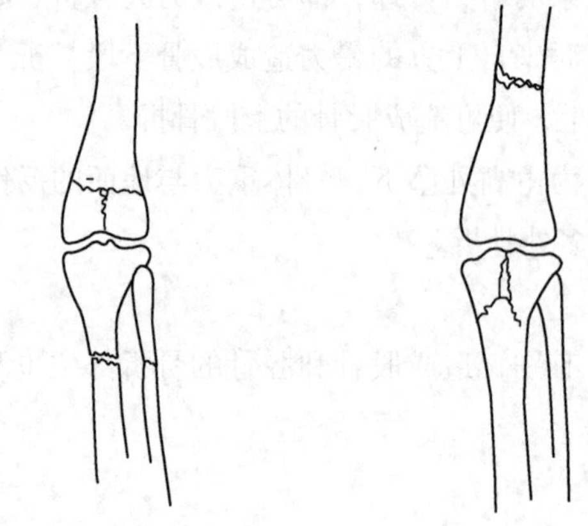

（1）股骨髁间并胫骨上段骨折型　（2）胫骨髁间并股骨下段骨折型

图 11-93　混合骨折型

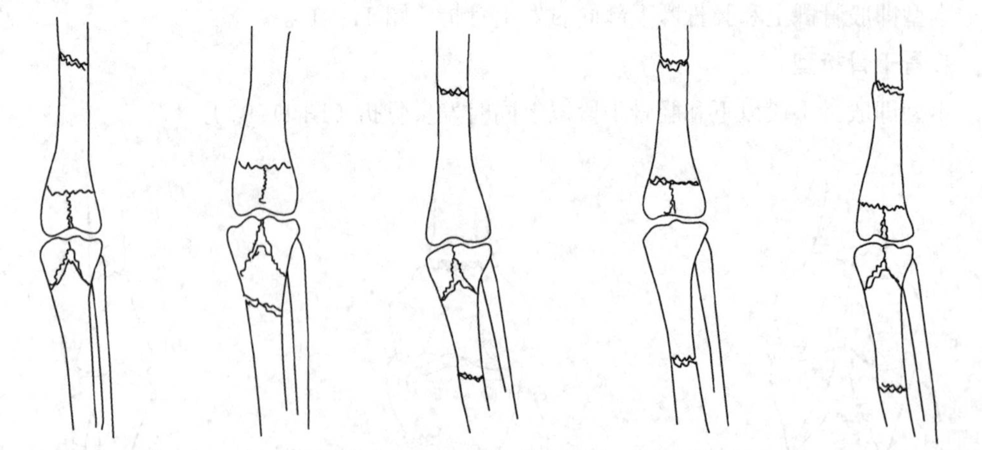

（1）股骨、胫骨髁间并股骨中段骨折型　（2）股骨、胫骨髁间并胫骨上段骨折型　（3）胫骨髁间并股骨、胫骨中段骨折型　（4）股骨髁间并股骨、胫骨中段骨折型　（5）股骨、胫骨髁间并股骨、胫骨中段骨折型

图 11-94　多段骨折型

【症状与诊断】

（一）症状

该类损伤为复杂暴力引起的复合性创伤，合并症多，可合并颅脑、肋骨、骨盆等多处骨折，同时合并腹腔脏器等一或多处损伤。伤后症状很严重，并可出现不同程度的创伤和失血性休克。根据骨折的不同类型，可有膝关节肿胀、关节内积血和浮髌现象，或可有膝关节上下部的凹陷和膝关节的内或外翻畸形，或大腿和小腿部的肿胀、畸形及压痛、骨异常活动、骨擦音等，并应注意检查足踝的运动、感觉，胫前、后动脉的搏动情况，以免漏掉血管、神经损伤的检查。

（二）诊断

本病根据临床症状和体征，即可做出诊断。正、侧位的X线检查可进一步明确骨折类型和移位情况，是正确诊断和合理治疗的关键。X线片范围要够大，应包括小腿中段和大腿中段，以免漏诊。还应注意其他部位的损伤，全面检查，以免漏掉重要脏器损伤。

【治疗】

该类损伤合并症多，伤情严重，多有程度不等的失血和创伤性休克，甚或脂肪栓塞等严重的全身并发症。根据急则治标的原则，骨折宜暂行固定，积极采取输血、输液，以及内服中药等综合救治措施，待全身情况稳定后，再行骨折的进一步处理。

（一）整复固定

浮膝损伤使膝关节与股骨、胫骨的连续性中断，失去其稳定性。它对骨折的最大影响是浮动的膝关节施加于两处骨折断端的剪式应力，这是造成骨折延迟愈合和不愈合的重要原因。该类骨折病情复杂，治疗困难，很难用某一方法来处理同类型中的多处骨折。其原则应是先稳定一处或几处骨折，尽量避免在两处骨折中均采用牵引治疗，以免影响骨折的稳定和愈合。例如股骨和胫骨髁间同时骨折者，可采用小腿固定钳处理；并发股骨干骨折者，对后者可采用股骨髁上牵引加小夹板固定处理；合并胫骨干骨折者，可根据骨折槎形，分别采用钳夹和双钢针套小夹板固定；若合并股骨干、胫骨干4处骨折者，分别采用上述之股骨和胫骨干处理方法。总之，不宜对两处骨干骨折都采用牵引治疗。股骨髁上及胫骨髁下部的同时骨折，前者可采用股骨髁部复位固定器，后者则采用钢针交叉固定法处理。

1. 股骨和胫骨髁间同时骨折

此型骨折为关节内骨折，关节内有积血者，应无菌下抽吸，然后在X线监视下采用牵拉推挤法复位。一助手固定大腿，另一助手持小腿牵拉，术者两手相扣分别于股骨、胫骨内外髁部相对推挤，然后在局麻、无菌下分别行股骨和胫骨两髁的钳夹固定

（图 11–95）。固定后膝关节置 30°～ 40°屈曲位 6 ～ 8 周，X 线检查示骨折愈合后，去除钳扶拐下床活动。

（1）胫骨髁间合并股骨干骨折：胫骨髁间行上述钳夹固定，肢体置板式牵引架上，膝关节屈曲 40°，股骨干骨折行股骨髁上牵引加小夹板固定处理。8 周左右骨折愈合后，去除钳夹和牵引，扶拐下床活动（图 11–96）。

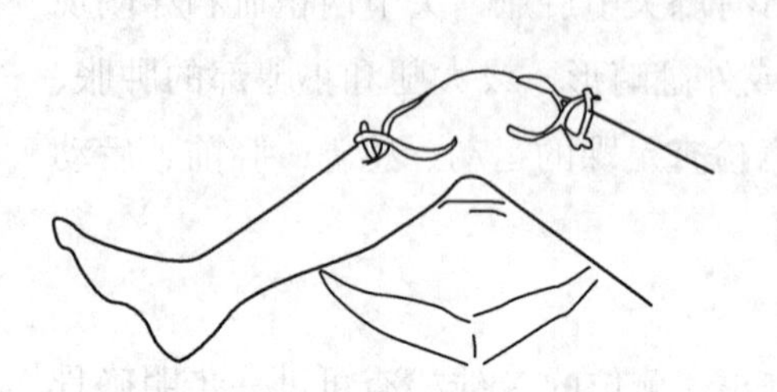

图 11–95　股骨和胫骨髁间同时骨折的钳夹固定法

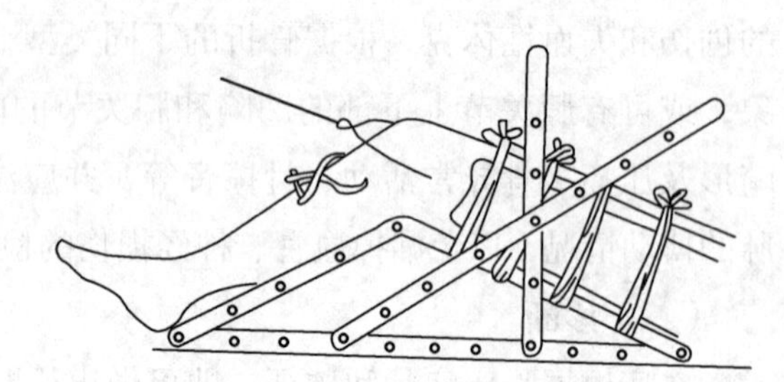

图 11–96　胫骨髁间并股骨干骨折固定法

（2）股骨髁间合并胫骨干骨折：前者采用上述之钳夹固定，后者若为单纯胫骨骨折而无移位者，可外贴活血接骨止痛膏，用小腿塑形小夹板固定，膝下垫枕屈曲 40°。挤砖维持。若为胫腓骨双折，可根据槎形，斜形者采用钳夹加小夹板固定，短斜形或横断形者采用双钢针套小夹板固定，体位同上。6 ～ 8 周骨折愈合后，去除钳夹或钢针，带小夹板扶拐下床活动（图 11–97）。

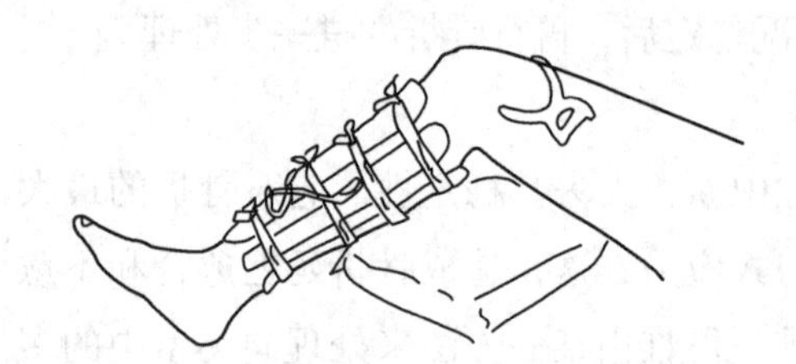

（1）股骨髁间钳夹加小腿钳夹加小夹板固定法

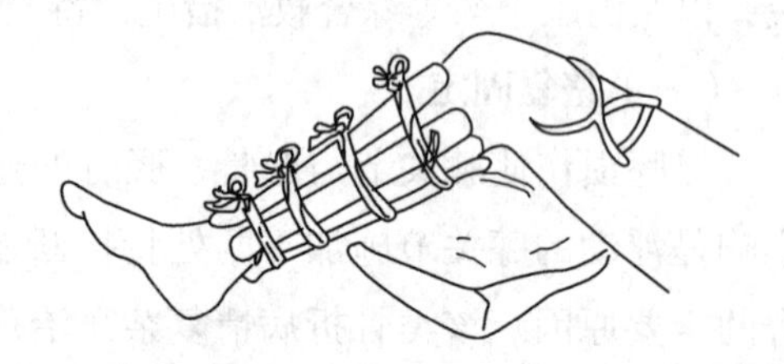

（2）股骨髁间钳夹加小腿双钢针套小夹板固定法

图 11–97　股骨髁间合并胫腓骨干骨折固定法

（3）股骨和胫骨髁间骨折合并股骨或胫骨干 3 处骨折：前者行上述之钳夹固定后，若为合并股骨干骨折，肢体置板式牵引架上，行股骨髁上牵引加小夹板固定治疗，8 周左右骨折愈合后，去除钳夹和牵引，扶拐下床活动；若为合并胫骨干骨折，无移位者，采用上述之外贴活血接骨止痛膏，小腿塑形小夹板固定，有移位者根据槎形分别采用前述之钳夹加小夹板或双钢针套小夹板固定，固定后膝后垫枕屈曲 40°，加挤砖维持 8 ～ 10 周，骨折愈合后去钳夹或钢针，带小夹板扶拐下床活动（图 11–98）。

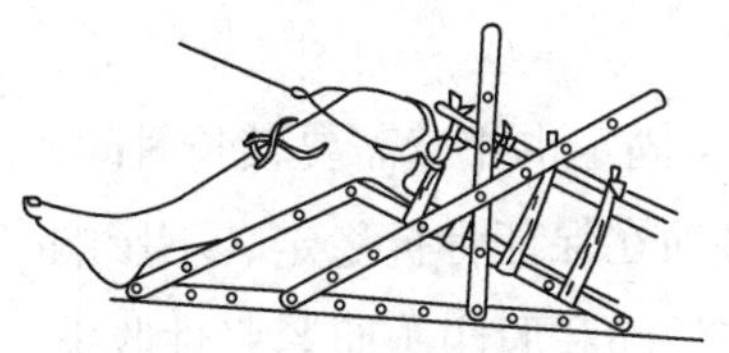

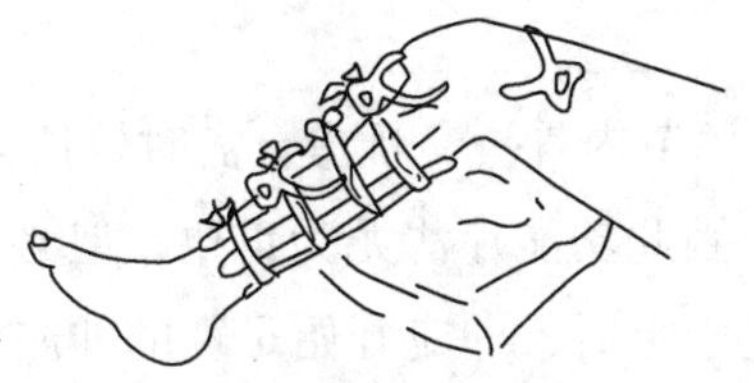

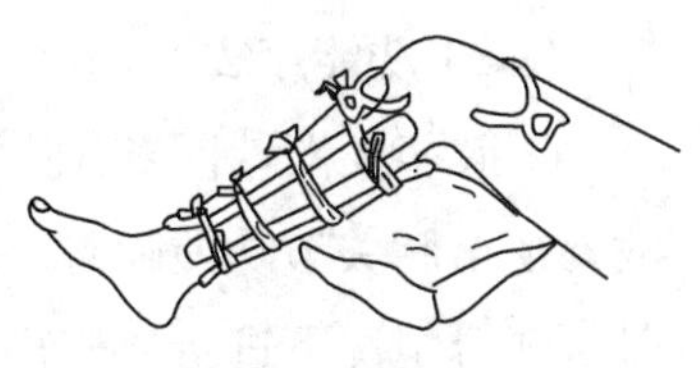

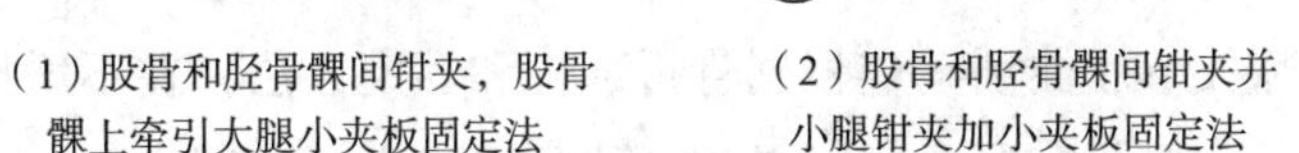

（1）股骨和胫骨髁间钳夹，股骨髁上牵引大腿小夹板固定法　（2）股骨和胫骨髁间钳夹并小腿钳夹加小夹板固定法　（3）股骨和胫骨髁间钳夹并小腿双钢针套小夹板固定法

图 11–98　股骨和胫骨髁间合并股骨或胫骨干骨折固定法

（4）股骨和胫骨髁间合并股骨和胫骨干 4 处骨折：先行前述之股骨和胫骨髁间钳夹固定后，再根据胫骨的骨折楂形，分别采用钳夹加小夹板固定或双钢针套小夹板固定，然后肢体置板式架上，屈膝 40°，行股骨髁上牵引加小夹板固定，治疗股骨干骨折（图 11–99）。10 周左右临床和 X 线检查示骨折愈合后，去除钳夹、牵引等，带大腿和小腿夹板，逐步扶拐活动。

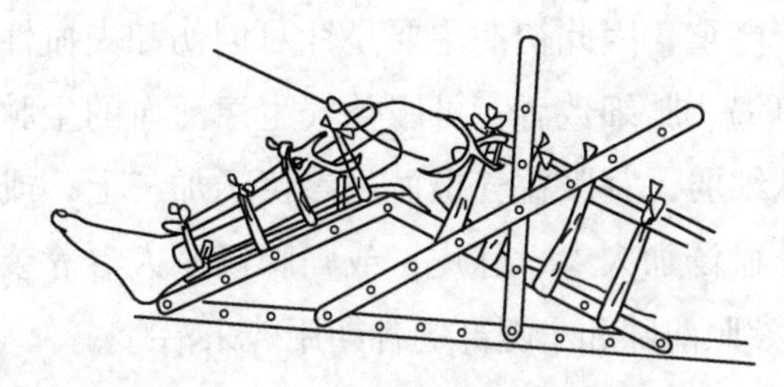

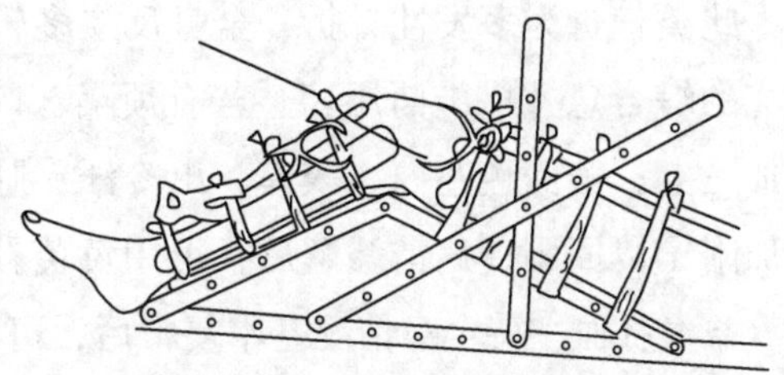

（1）股骨和胫骨髁间钳夹并股骨髁上牵引加大腿小夹板并小腿双钢针套小夹板固定法　（2）股骨和胫骨髁间钳夹并股骨髁上牵引加大腿小夹板固定并小腿钳夹加小夹板固定法

图 11–99　股骨和胫骨髁间合并股骨和胫骨干骨折固定法

2. 股骨干和胫骨干同时骨折

根据胫骨骨折的楂形，先行上述之钳夹加小夹板或双钢针套小夹板固定，然后肢体置板式架上，屈膝 40°，行股骨髁上牵引加小夹板固定，治疗股骨干骨折。8 ～ 10 周骨折愈合后，去除牵引及钳夹，带小夹板逐步扶拐下床活动。

3. 股骨髁上和胫骨髁下部同时骨折

有移位的胫骨髁下部骨折应先行处理，可用牵拉推挤提按法复位。一助手固定膝部，另一助手持小腿牵拉，术者先两手相对推挤矫正侧方错位后，再以提按法矫正前后错位，然后在无菌、局麻和 X 线监视下，用直径 2 ～ 3mm 的克氏针，分别于胫骨内、外髁斜向外下和内下，经皮穿针交叉固定。钢针远端应稍出骨皮质，近端捏成钩状埋于皮下，无菌包扎。若腓骨完整而胫骨骨折无移位者，外贴活血接骨止痛膏即可。在 X 线监视下，行股骨髁上骨折之股骨髁部复位固定器固定。固定后膝后垫枕屈曲 40°，6 ～ 8 周骨折愈合后，去除固定器扶拐下床活动，待骨折愈合牢固后，再拔除钢针。

（二）功能疗法

下肢多发性骨折多有膝关节内骨折，且愈合需时较长，固定也相应需要较长时间，故易遗留膝关节功能障碍，因此功能疗法尤为重要，但必须在保证骨折稳定、不影响骨折愈合情况下进行。整复固定后，即应开始足踝的伸屈活动和股四头肌紧张性收缩锻炼，以及应用指推活髌法。膝关节屈曲活动应根据骨折部位和固定方法，在不增加骨折剪式应力的前提下循序进行。股骨和胫骨髁间骨折，待骨折稳定后，即应开始由小到大的膝关节屈曲活动，使其在活动中模造愈合，以防止关节粘连，减少后遗症。中后期膝关节的各项自主锻炼和按摩活筋同前膝关节周围骨折，也应循序进行，不宜操之过急，以免影响骨折的稳定和愈合。其踝部的自主锻炼和按摩活筋宜早，并应坚持逐步加强，具体方法同胫骨骨折功能疗法。

（三）药物治疗

1. 内服药

此类骨折为多发性骨折，全身反应多较严重，因此初期主要是针对创伤和失血性休克的综合急救措施而用药。若有烦躁、口渴、脉细数者，可服益气生津活血的生脉饮加三七；若面色苍白、淡漠、出冷汗、脉细弱，宜服益气摄血之参芪汤加三七，或可加附子以回阳；病情缓解后，可用黄芪补血汤加人参、陈皮，或归脾汤、人参养荣汤等益气补血；待全身情况基本复常后，可参照前膝和小腿部的各期用药来治疗。

2. 外用药

初期肿胀严重者可外敷黄半膏或速效消肿膏。后期可参照膝关节和小腿部外用药来治疗。

【按语】

1. 本病为多发性骨折，制动时间较久，易遗留关节功能障碍，因此在不影响骨折稳定下，应尽早开始由小到大、持之以恒的功能锻炼，以防止和减轻关节的并发症。

2. 多发性骨折愈合较慢，除后期注意服用益气养血、培补肝肾类药以促使骨折愈合外，还应注意固定的有效性，且不宜去除过早，以免影响骨折的顺利愈合。

3. 由于骨折部位多而固定困难，应采用简便有效的方法，先稳定一处或几处骨折，不宜在大、小腿部均采用牵引方法治疗，以免影响骨折稳定，有碍骨折愈合。

第十四节　踝关节部骨折

踝关节古称踝骨，俗名踝籽骨。《医宗金鉴·正骨心法要旨》云：“踝骨者，骨之下，足跗之上，两突出之高骨也。在内者名内踝，俗名合骨；在外者名外踝，俗名核骨。”踝关节也称胫距关节，是足后半部中最重要的关节，也是站立时人体负重最大的关节。它由胫腓骨的下端和距骨上面的鞍状关节面构成。胫骨下端前后方的凹形关节面，与距骨上面的鞍状关节面相对应。其内侧向下突出部为内踝，其前后缘呈唇状突起，以后缘为著，称为后踝。其外侧有一腓骨切迹，与腓骨下部构成下胫腓关节，有下胫腓韧带相连接。腓骨下端为外踝，外踝较内踝大而长，稍偏后，内侧三角韧带如扇形，由深浅两层结构组成。深层由前方胫距前韧带及后方胫距后韧带组成，浅层起于内踝，止于距骨、跟骨和舟骨，形成一个连续的扇形结构，胫后肌与趾总屈肌的腱鞘和三角韧带相延续。外侧韧带由三部分组成：距腓前韧带类似于踝关节前交叉韧带，防止距骨前移；跟腓韧带防止踝关节内翻；距腓后韧带沿水平和内侧方向行走，防止距骨向后移位和发生旋转性半脱位。内踝的三角韧带较外踝的距腓、跟腓韧带坚强，故阻止踝关节外翻的力量较阻止内翻的力量要大，这就是踝关节易发生内翻性损伤的局部解剖因素。内、外、后三踝构成踝穴，而距骨位于其中，形成屈戌关节。正常情况下，距骨与内、外踝形成的踝穴紧密吻合，两踝如同钳子的两翼，从两侧抓住距骨，即所谓的“踝钳”，使其与内、外踝之间的距离保持不变。但是只有在内踝、外踝、下胫腓韧带，踝关节内、外侧副韧带完整时，“踝钳”的这种稳定作用才能充分发挥。距骨前宽后窄，其上部为鞍状关节面或称滑车关节面。当踝关节背伸时，距骨体的前侧宽部进入踝穴，外踝稍向后外分开，腓骨轻微上移、内旋，而踝穴较跖屈时增宽 1.5 ～ 2mm，以容纳距骨体，此时胫腓骨下端关节面与距骨鞍状关节面紧密接触，非常稳定，踝关节无内收外旋活动。若损伤易发生骨折。当踝关节跖屈时，距骨体后侧较窄部进入踝穴，而腓骨轻微下移、外旋，踝关节有轻度内收外展活动，稳定性较差，故踝关节跖屈时（下坡或下楼梯）容易发生内、外翻损伤，而损伤多为筋伤。

踝关节周围肌肉薄弱，多移行为腱性组织，一旦损伤，肿胀多较甚；且又位于人体最下部，因重力等因素，肿胀消退也较慢，甚至有些肿胀长期不消；因软组织薄，覆盖差，易发生开放性损伤，即使间接外力的踒、扭，也可致骨折端穿破皮肤而形成开放性损伤。由于其位置低下，站立等活动时接近地面，皮肤破裂后伤口易遭污染而致伤口久不愈合。

踝部骨折为关节内骨折，易发生创伤性关节炎，长期疼痛而影响关节功能。

踝关节的关节面较髋关节和膝关节的关节面小，其负重和活动量却很大，是站立时人体负重量最大的关节。踝关节的主要功能是负重，其次才是活动。故治疗上应首先考虑满足其负重需要的稳定性，其次是保持运动的灵活性。踝关节的稳定主要依靠“踝钳”的完整性。Willenegger（1979）指出，外踝在垂直轴上有 2°～ 4°倾斜会导致距骨发生 2mm 的外移，如果外踝向后发生 2 ～ 3mm 移位，会使距骨垂直轴倾斜 10°，以上两种情况都将明显减少距骨顶的接触面积。因此对“踝钳”上的各种骨和韧带损伤，都要正确治疗，以获得踝关节结构和功能的完整和完善性。

【病因与分类】

（一）病因

踝部骨折是最常见的关节内骨折，发病率为各关节内骨折之首。《医宗金鉴·正骨心法要旨》云："或驰马坠伤，或行走错误，则后跟骨向前，脚尖向后，筋翻内肿，疼痛不止。"本病多为间接外力损伤。如由高处坠落，足跟着地的垂直挤压伤，或下坡、下楼梯、走不平道路时的踒扭损伤，或侧方挤压，或强力伸屈等均可引起踝部损伤。

（二）分类

由于外力大小、方向及体位不同，可发生各种不同的筋伤和骨折、脱位。元代《世医得效方》记载："脚板上支叉处出臼……或骨突出在内，或骨突出向外。"说明当时已把踝部损伤分成内翻与外翻两大类型。踝部损伤较为复杂，以伤因为基础，结合体征和X线表现，针对受伤机制和指导临床治疗，传统分为内翻、外翻、外旋、纵向挤压、侧方挤压、强力伸屈和骨骺损伤7种。在上述各型中，根据损伤程度还可分为单踝、双踝和三踝骨折；根据骨折与外界相通与否，分为闭合和开放性骨折。

1. 传统分类

（1）内翻型骨折：多为由高处坠地，足底外缘着地，使足强力内翻；或走不平道路时，足底内缘踩在高凸处，使足骤然内翻；或足于固定位，小腿内下部受暴力撞击，足被迫内翻等，均可造成此类骨折。根据伤力的大小，可出现轻重不同的3种情况。内翻伤力作用于踝部后，首先引起外侧韧带损伤或断裂，或在外踝尖端、中部或基底部被撕脱，或齐关节横断，折片向内错位。因外侧韧带较弱，撕断外踝的情况较少见。若内翻伤力继续作用，则外侧韧带被撕裂后，使距骨强力内翻，撞及内踝将其折断，骨折线多为斜形。典型的内翻型骨折，是自内踝基底部向内上几呈垂直折断，此为常见的内翻型单踝骨折。若暴力不缓解，则可使外踝骨折后，并使距骨向内侧倾斜或移位而形成双踝骨折。若内翻伤力作用时，踝关节处于跖屈足内收位，则内、外踝骨折后，可发生距骨向后移位。外力继续作用，距骨向内后移位，撞击后踝而发生后踝骨折并距骨向后脱位。上述三种情况，即形成所谓的一、二、三度骨折（图11–100）。此种骨折下胫腓韧带多保持完整，但形成内翻型半脱位时，距骨顶可发生两种骨折，一种是距骨顶外侧发生软骨下骨的剪切型损伤，另一种是距骨顶内侧发生挤压型骨折，要注意排查。

（2）外翻型骨折：为由高处坠下，足底内侧缘着地，或足于固定位，外力撞击于小腿外下侧，使踝强力外翻引起。由于外力的强弱不同，也可出现轻重不同的3种情况。当外翻伤力作用于踝关节内侧时，由于三角韧带坚强而不易断裂，常使踝撕脱，呈横断形骨折而向外移位。若外翻力继续作用，则外踝受距骨外侧的撞击，由于下胫腓韧带坚强不易撕断，常发生在下胫腓联合上或下方的外踝斜形骨折，骨折线由内下斜向外上而形成双踝骨折，可连同距骨向外移位。若外翻伤力使内踝骨折后，外踝被距骨外侧撞击而下胫腓韧带先被撕裂，外力继续作用引起下胫腓关节分离，继而引起腓骨下段骨折，距骨可随之向外侧移位，偶尔可引起胫骨后缘骨折，形成三踝骨折，距骨随之向后移位（图 11-101）。

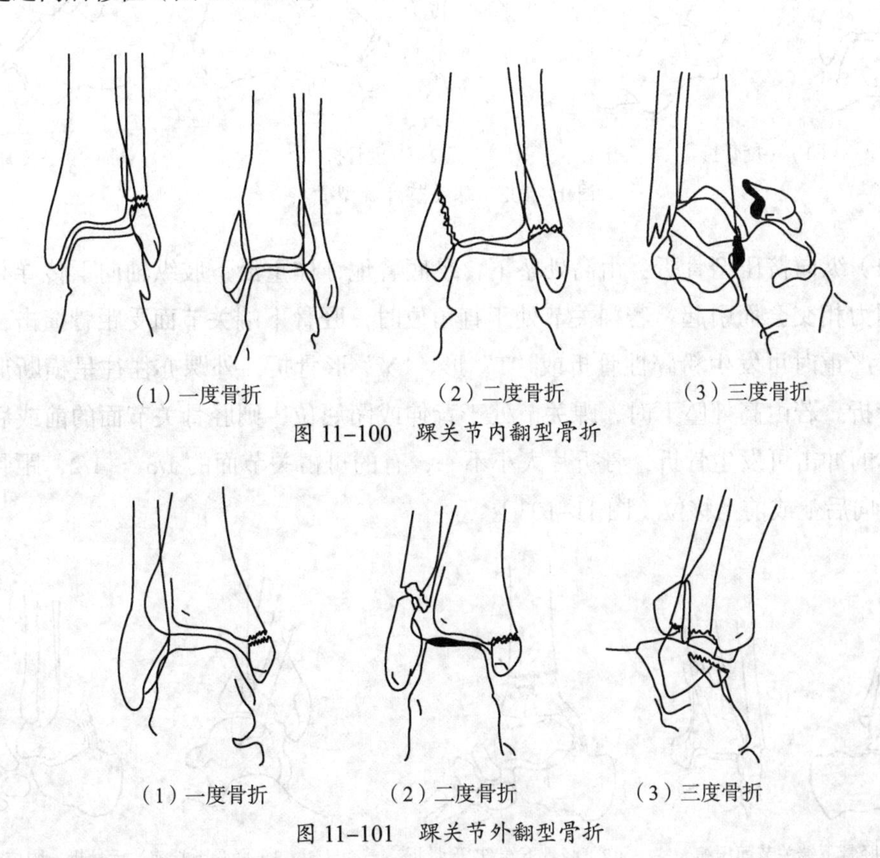

（1）一度骨折　（2）二度骨折　（3）三度骨折

图 11-100　踝关节内翻型骨折

（1）一度骨折　（2）二度骨折　（3）三度骨折

图 11-101　踝关节外翻型骨折

（3）外旋型骨折：暴力使足过度外展外旋，或足在固定情况下而小腿强力内旋，形成足的外展外旋，均可发生此型骨折。根据外力的大小，可发生下述几种不同的损伤。当足强力外展外旋时，外踝受距骨外侧面的冲击，若下胫腓韧带首先断裂，则下胫腓联合以上、腓骨下 1/3 细弱部发生斜形或螺旋形骨折，个别骨折可高达颈部，骨折线由前下斜向后上，无移位时仅在侧位 X 线片上才能看到；若下胫腓韧带未断裂，则可发生外踝由内下斜向外上，经过或不经过下胫腓联合的外踝基底部骨折。若外力继续作用，则距骨向外倾斜，内踝被三角韧带撕脱或三角韧带被撕裂，形成双踝骨折。外力再继续作用时，因三角韧带的牵拉力消失，则距骨随腓骨向外后旋转移位时，胫骨后缘被撞击而形成三踝骨折，而距骨随后踝折块向后移位（图 11-102）。

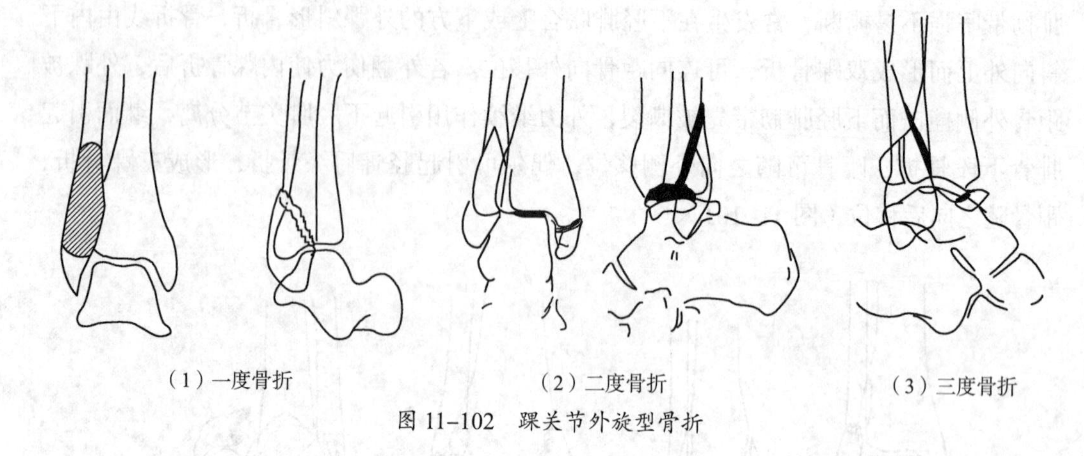

图 11-102 踝关节外旋型骨折

（4）纵向挤压型骨折：由高处坠下，足底着地，体重沿下肢纵轴向下传导与地面反作用力相交会而引起。若踝关节处于直角位时，胫骨下端关节面受距骨撞击，可被压缩，严重时可发生粉碎性骨折或“T”形、“Y”形骨折，外踝亦往往呈横断形或粉碎性骨折。若由高处坠下时，踝关节处于背伸或跖屈位，则胫骨关节面的前或后缘受距骨体的冲击可发生骨折，骨折片大小不一，有的可占关节面的1/3 ～ 1/2，距骨也随骨折片向后上或前上移位（图 11-103）。

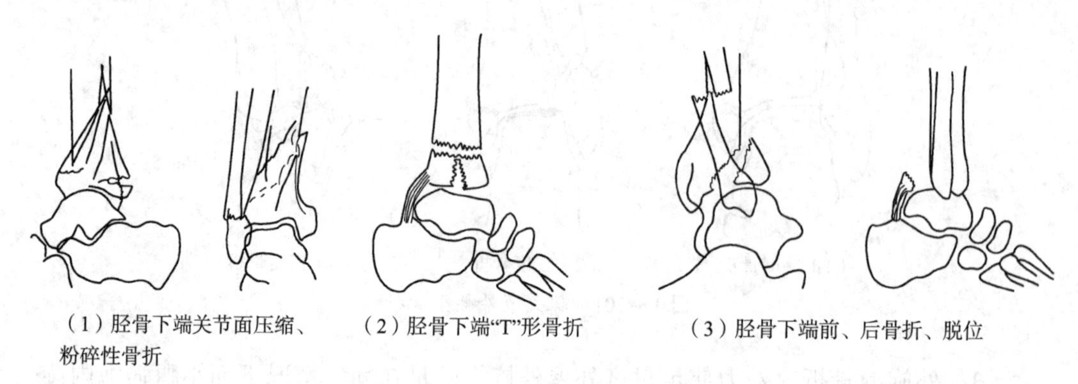

图 11-103 踝关节纵向挤压型骨折

（5）侧方挤压型骨折：踝关节一侧受直接暴力打击而另一侧挤于硬物上，或踝关节被挤夹于重物之间，造成双踝骨折，多为粉碎性，骨折移位多不大，但常合并严重的软组织损伤而形成开放性骨折（图 11-104）。

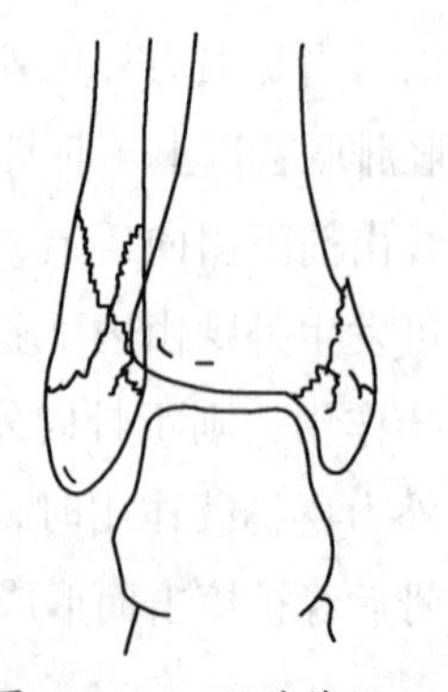

图 11-104 踝关节侧方挤压型骨折

（6）强力伸、屈引起的胫骨下关节面前缘骨折：此型骨折可由伸、屈两种相反外力引起。当由高处坠下，踝关节背伸位足跟着地时，胫骨关节面前唇受距骨上面的撞击而发生大块骨折，腓骨也可随之骨折，距骨可随骨折块向前上移位，此类损伤还可能伴有腰椎和跟骨的压缩性骨折，应注意检查，以防漏诊［图 11–105（1）］；由踝关节强力跖屈位引起者，如足球运动员，足强力跖屈踢球时，胫骨关节面前缘可被踝关节前侧关节囊撕脱而发生骨折（较少见）［图 11–105（2）］。

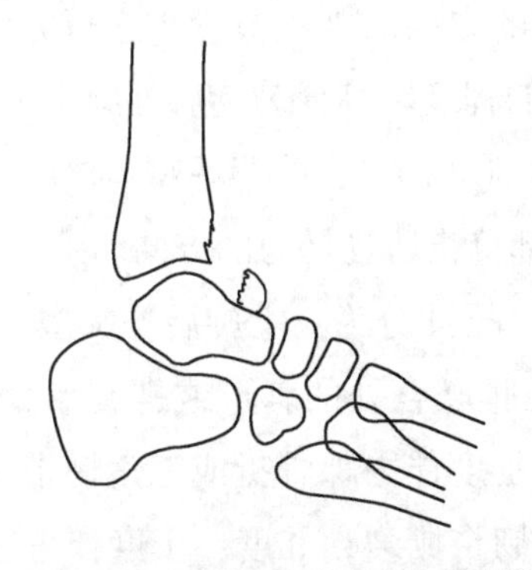

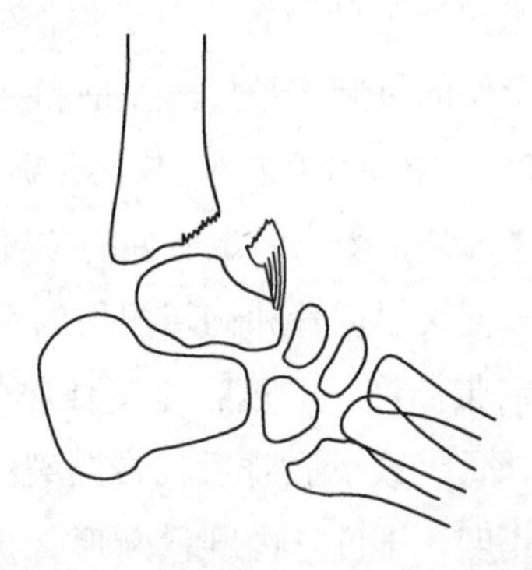

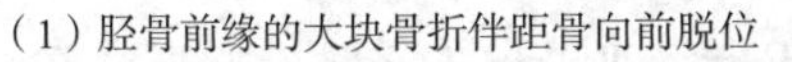

（1）胫骨前缘的大块骨折伴距骨向前脱位　　（2）强力跖屈引起的胫骨前缘撕脱性骨折

图 11–105　强力伸屈型胫骨前缘骨折

（7）踝部骨骺移位和损伤：此类损伤为旋转外力引起，多发生于儿童骨骺未融合前。儿童期胫骨下端骨骺线为一薄弱点，当踝关节遭受和成人相同的外力时，即可引起胫骨下端骨骺连同干骺端一三角形骨片向不同方向移位，腓骨在其下段细弱部发生骨折。这类骨折发生在关节外，胫距关节多正常，骨骺也未受挤压，较成人踝关节骨折后果要好（图 11–106）。但儿童的内翻性扭伤，胫骨下端内侧骨骺常受挤压，易引起发育障碍，逐步发生踝关节内翻畸形（图 11–107）。

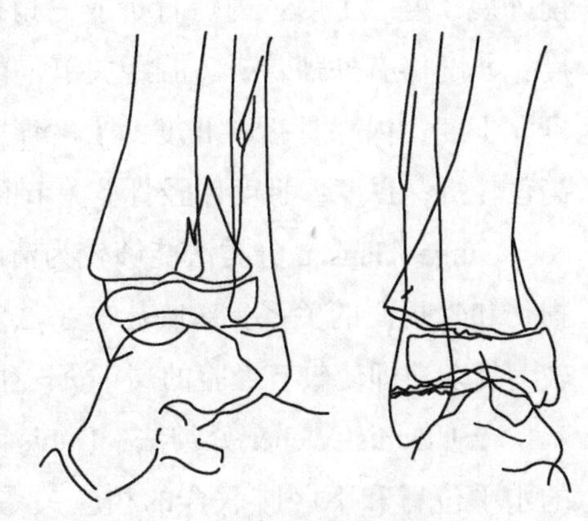

图 11–106　踝部骨骺移位

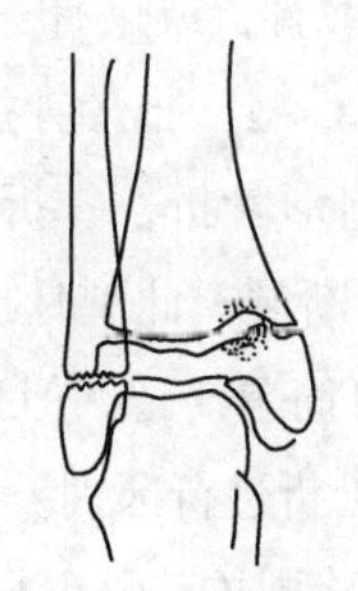

（1）早期仅有胫骨下骺线内侧伤的可疑

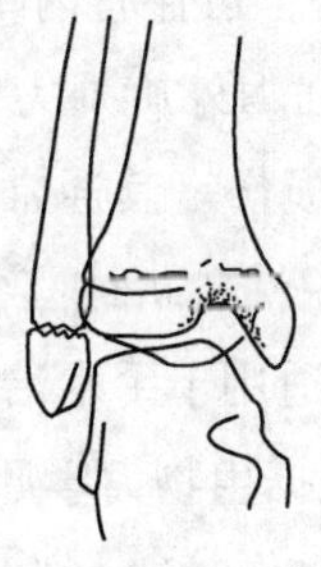

（2）已显示明显有骨骺生长停滞

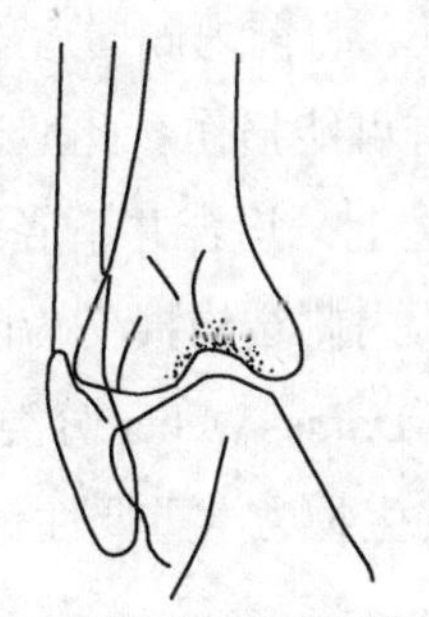

（3）骨骺内侧生长停滞，踝关节呈内翻畸形

图 11–107　踝关节内翻性骨骺挤压伤

2. 临床其他分类

目前临床尚有以下 3 种分类法。

（1）Lauge–Hansen 分类法：1942 年丹麦医生 Lauge–Hansen 根据尸体解剖及临床，按受伤时患足所处的位置、致足损伤外力作用的方向对踝关节骨折进行分型，目的是为了阐明受伤的机制、骨折的类型和韧带损伤的程度。其分为旋后外旋型（SE）、旋前外旋型（PE）、旋后内收型（SA）、旋前外展型（PA）、旋前背屈型（PD）5 类，每类名称的前半部分指受伤时足所处的位置，后半部分指所受暴力的方向。

每种分型又根据骨和韧带损伤的程度分度，据此分为：①旋后外旋型 4 度。Ⅰ度：下胫腓前韧带撕裂；Ⅱ度：Ⅰ度伴腓骨在下胫腓联合处的斜形或螺旋形骨折；Ⅲ度：Ⅱ度伴后踝骨折或下胫腓后韧带撕裂；Ⅳ度：Ⅲ度伴内踝骨折或三角韧带撕裂。②旋前外旋型 4 度。Ⅰ度：内踝横断形骨折或三角韧带撕裂；Ⅱ度：Ⅰ度伴下胫腓前韧带损伤；Ⅲ度：Ⅱ度伴外踝上方螺旋形骨折；Ⅳ度：Ⅲ度伴下胫腓后韧带损伤。③旋后内收型 2 度。Ⅰ度：外踝撕脱性骨折或外侧韧带损伤；Ⅱ度：Ⅰ度伴内踝骨折。④旋前外展 3 度。Ⅰ度：内踝骨折或三角韧带断裂；Ⅱ度：Ⅰ度伴有下胫腓韧带损伤；Ⅲ度：Ⅱ度伴有外踝骨折（胫距关节平面以上的腓骨远端短斜形骨折）。⑤旋前背屈型 4 度。Ⅰ度：内踝骨折；Ⅱ度：Ⅰ度伴胫骨下关节面前缘骨折；Ⅲ度：Ⅱ度伴腓骨远端高位骨折；Ⅳ度：Ⅲ度伴胫骨下关节面后缘骨折。

Lauge–Hansen 分类法能够较为清晰地表达出受伤时足的姿势、外力的方向及韧带损伤和骨折间的关系，对临床中手法整复及整复后固定有具体的指导意义。其弊端是较为复杂，即使较有经验的高年资医生，如平时使用较少，掌握起来也有一定的难度。

（2）Danis–Weber 分类法：Danis–Weber 分类法是从病理解剖方面，根据腓骨骨折的水平位置和下胫腓联合的相应关系，将踝关节骨折分为 A、B、C 三型。A 型：腓骨骨折线位于下胫腓联合平面之下，可为外踝撕脱性骨折或为外侧韧带损伤，下胫腓联合及三角韧带未损伤。此型主要由内收内旋应力引起。B 型：外踝骨折线位于下胫腓联合平面处，自前内侧向后外侧延伸，可伴有内踝撕脱性骨折或仅有三角韧带损伤，下胫腓联合有可能损伤。此型通常由强力外旋外力引起。C 型：腓骨骨折发生在下胫腓联合平面之上，均合并下胫腓韧带损伤。其通常为长斜形骨折，骨折线水平越高，损伤越严重，内侧结构损伤为内踝撕脱性骨折或三角韧带断裂。此型骨折多由外展外旋应力引起。Danis–Weber 分类法比较适用于手术治疗，且简单易记，但其完全忽略内侧结构损伤的生物力学重要性，不能根据生物力学原则对骨折进行区别。

（3）Ashhurst 分类法：按照病因即受伤时外力的性质，将踝关节骨折脱位分为 4 型：外展型、外旋型、内收型和垂直压缩型。①外展型 3 度。Ⅰ度：单纯内踝骨折；Ⅱ度：内踝骨折伴腓骨骨折；Ⅲ度：胫骨远端骨折和腓骨骨折。②外旋型 3 度。Ⅰ度：单纯腓骨骨折；Ⅱ度：腓骨骨折伴内踝骨折或内侧韧带损伤；Ⅲ度：在Ⅱ度骨折基础上，暴力继续作用致后踝骨折。③内收型 3 度。Ⅰ度：单纯外踝横形骨折；Ⅱ度：外踝骨折伴内踝骨折；Ⅲ度：外踝骨折伴后踝骨折或胫骨远端骨折。④垂直压缩型 3 度。Ⅰ度：胫骨远端负重面骨折；Ⅱ度：胫骨远端关节面粉碎性骨折；Ⅲ度：胫骨远端“Y”形或“T”形骨折。

【症状与诊断】

（一）症状

踝关节损伤多肿痛较甚，功能丧失，可有广泛瘀斑，甚至起水疱，有明显压痛，可触知骨擦音。从体征和畸形可初步判定出骨折的类型：若足呈内翻状，且可触及外踝部凹陷和内踝凸起者，为内翻型骨折；外翻型骨折，足呈外翻状，可触及内踝部凹陷和外踝部之骨折高凸；外旋型骨折，足呈外展外旋状，内踝部可触及骨折缝隙及骨折边缘突起。

（二）诊断

踝部骨折比较复杂，根据伤史、症状、体征可做出一般诊断。但进一步的分型诊断，应详查病史、伤时体位和外力方向，作为判定骨折类型的依据，再结合踝关节正、侧位 X 线片表现，方可明确诊断。X 线片应包括小腿下段，有时需拍小腿全长，以便进一步确定骨折的类型和移位情况。X 线片分为几个部分：①外侧复合体损伤有两个因素比较重要，一是骨折短缩和移位的程度，二是腓骨骨折的位置和形状，如位于胫腓联合以下的横断形腓骨骨折是内翻造成的撕脱性骨折。外旋力引起的腓骨骨折位于胫腓联合或胫腓联合以上。距骨要鉴别有无距骨倾斜、距骨半脱位、距骨顶骨折。胫骨后唇（后踝）要了解骨块大小和位置，一个较小的撕脱性骨折也可能来自胫骨后外侧缘较大的三角骨块（Volkmann 三角骨块）。②内侧复合体要注意观察骨折方向、骨折块大小、关节面是否粉碎、骨折移位的程度、是否有后踝骨折，综合判断关节的对位和稳定性，确定治疗方案。

【治疗】

踝关节骨折属关节内骨折，应力求复位准确，固定可靠，在不影响骨折复位稳定的情况下，尽早开始踝关节功能活动，使骨折得以在距骨的模造活动中愈合，以求获得良好的踝关节功能。

（一）手法整复

复位可在坐骨神经阻滞麻醉下进行，其治疗原则是反伤因情况下的复位固定。

1. 单踝骨折

单踝骨折多无移位，无须整复。对单纯下胫腓关节分离者，可用挤压法复位。助手扶小腿，术者两手掌置踝关节两侧相对挤压，即可复位（图 11-108）。

2. 内翻型双踝、三踝骨折

该型骨折一侧为受距骨冲撞，另一侧受韧带牵拉，折片多与距骨保持联系，随其脱位变位，故整复时只要距骨复位，骨折也随之而复位，可采用牵拉推挤法复位。患者取患侧卧位，膝、髋关节屈曲90°，一助手固定小腿，另一助手持前足及足跟牵拉，术者两拇向外指推挤内踝，余指置外踝部向内扳拉，使踝关节外翻，两踝骨折即可复位［图11–109（1）］，然后在助手保持对位下，术者一手置踝前向后按压，另一手持足前提并背伸，使后踝复位［图11–109（2）］。此型一般后踝骨折片较小，在上述手法矫正距骨向后移位的同时，利用踝关节背伸后关节囊的紧张，后踝骨折片即可复位。

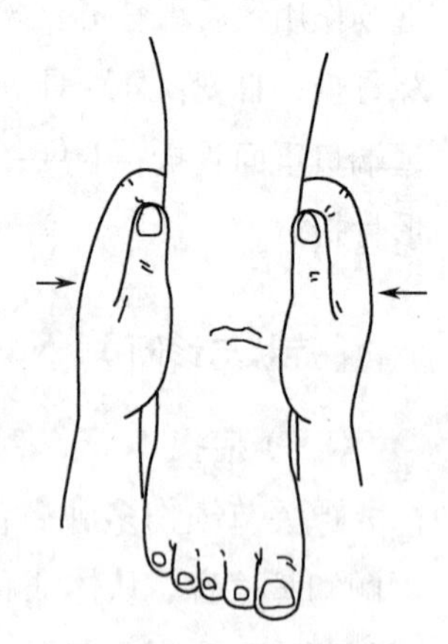

图11–108　下胫腓关节分离挤压复位法

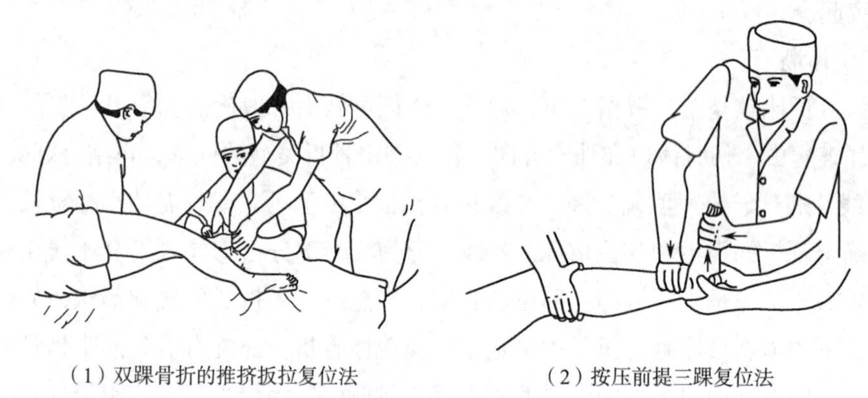

（1）双踝骨折的推挤扳拉复位法　（2）按压前提三踝复位法

图11–109　内翻型双踝、三踝骨折复位法

3. 外翻型双踝、三踝骨折

本型骨折可采用牵拉推挤内翻法复位。患者取健侧卧位，膝关节屈曲90°，助手体位同前，术者两拇指向内推挤外踝，余指置内踝部向外扳拉，使踝关节内翻，即可复位（图11–110）。若有下胫腓关节分离，应先用两手对挤矫正后，再行上述手法复位。若有三踝骨折并距骨向后移位者，在助手保持对位下，再用上述手法复位。

4. 外旋型双踝、三踝骨折

患者取仰卧位，助手体位同前，术者站于患侧，若内踝为中部骨折，骨膜或韧带易夹于骨折间隙，应先用拇指由折隙向上下推挤解除嵌夹后，再采用牵拉推挤法复位。助手体位同前，术者两拇指由后外向内前推挤外踝，余指置内踝部扶持对抗，同时助手在牵拉下配以足的内收内旋，即可复位（图11–111）。若为下胫腓关节分离，腓骨下段骨折者，术者先以拇指由腓骨下段折处由外后向内、前、下推挤复位，再以两手掌于下胫腓关节部内外对挤矫正下胫腓关节分离，然后行上述手法整复内踝骨折，最后用前述整复距骨向后移位手法，整复后踝骨折。

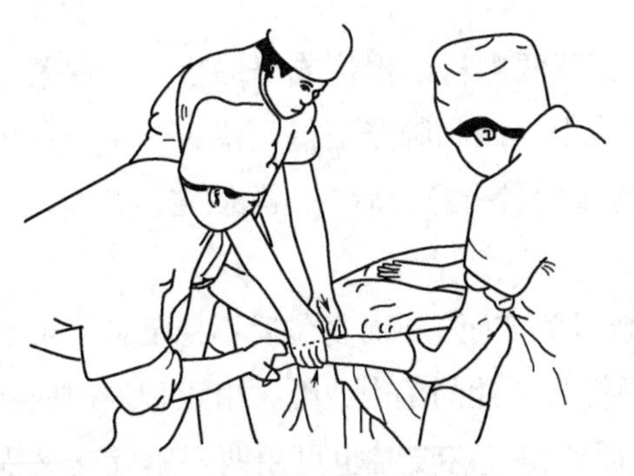
图 11-110　外翻型踝关节骨折的推挤扳拉复位法

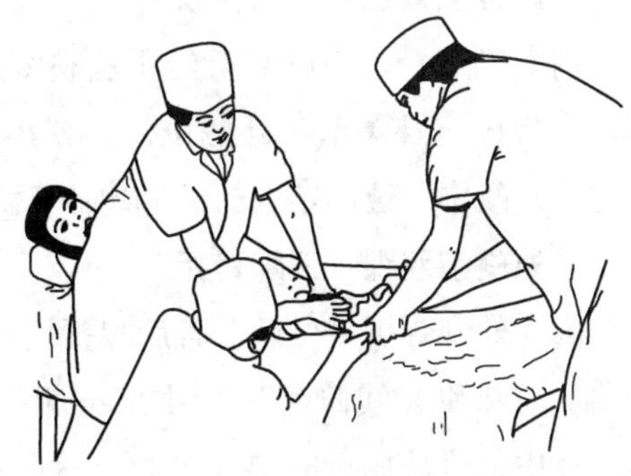
图 11-111　踝关节外旋型骨折的牵拉推挤复位法

5. 纵向挤压型骨折

对轻度压缩而移位不大者，可用牵拉推挤按压法整复。术者以两手置踝关节两侧相对推挤，再行前后按压，以矫正胫骨下端前后、内外的膨出移位。

6. 侧方挤压型骨折

该型为直接暴力挤压所致，骨折多为粉碎而移位多不大，若皮肤完整，可采用牵拉推挤屈伸法复位。助手体位同前，术者两手置踝关节两侧相对推挤，并同时配以牵拉之助手在保持牵拉力下做踝关节的背伸跖屈活动，使粉碎折片进一步平复吻合。

7. 踝部骨骺移位或损伤

对骨骺移位可采用牵拉推挤提按法复位。助手体位同前，术者以两手掌置踝关节两侧相对推挤矫正侧方移位，然后两拇指向后按压远端移位骨骺，余指向前提干骺端，即可复位。

8. 胫骨前缘骨折

强力跖屈引起的小片撕脱性骨折，无须整复。强力背伸引起的大块骨折，可采用牵拉推按法复位。助手体位同前，术者两拇指置踝前折片移位部，向下、向后推按，余指置踝后扶持对抗，同时配合牵拉之助手将前足向后推送，矫正距骨前移。

（二）固定方法

1. 单踝骨折

单踝骨折可外贴活血接骨止痛膏，用踝关节塑形夹板，固定踝关节于中立位 4 ～ 5 周即可。

2. 单纯的下胫腓关节分离

单纯的下胫腓关节分离采用手法挤压复位后，于无菌和局麻下行内、外踝上部经皮钳夹固定，4 ～ 5 周即可去除（图 11-112）。

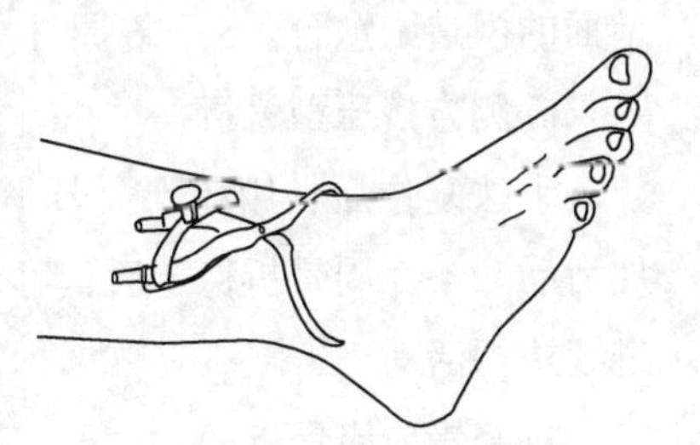
图 11-112　下胫腓关节分离的钳夹固定法

3. 内翻型双踝、三踝骨折

内翻型双踝、三踝骨折经手法整复后，踝关节两侧衬以棉垫或海绵垫，用踝关节塑形夹板固定踝关节于外翻位，抬高小腿置棉被上，以利肿胀消退。待3～4周骨折稳定后，改中立位固定，5～6周临床和X线检查示骨折愈合后，解除固定。

4. 外旋型双踝、三踝骨折

内、外髁骨折复位后，若后踝折块较大，超过关节面1/4而复位后不稳定者，可在无菌、局麻和X线监视下，用2mm粗钢针，根据骨折片的偏内或外，由跟腱的内或外侧，经皮、骨块向前外上或前内上达前侧骨皮质固定，必要时也可用两根钢针交叉固定。若折块向后上移位而手法不能复位时，可在X线监视下，先由折块上部进一钢针，向下撬拨、推顶折块复位后，再行上述钢针固定。固定后将针尾捏弯留于皮外，无菌包扎后，用踝关节塑形夹板内翻位固定。

内翻、外翻、外旋三型骨折，复位后若内踝前侧张口而背伸位难以维持者，也可采用“U”形石膏托固定。需固定内翻位者，石膏托先由小腿外侧中段开始，经足底拉紧至小腿内侧中段，石膏宽度需达跖骨头部，绷带缠绕成形后，即可维持踝关节于内翻背伸位。需固定外翻背伸位时，与上述反向进行即可。3～4周骨折稳定后，踝关节改中立位固定。5～6周骨折愈合后，拔除钢针和解除外固定（图11-113）。该三型骨折复位后，亦可采用小腿钳夹固定。

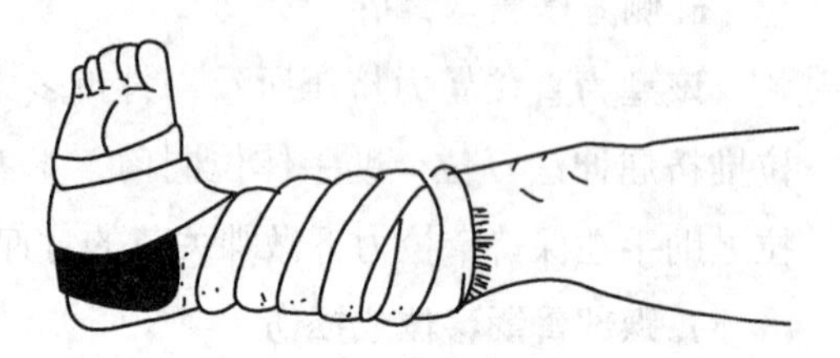

图11-113　踝关节内、外翻骨折“U”形石膏托固定法（内翻位固定）

5. 纵向挤压型骨折

移位压缩轻者，手法矫正后，以超踝关节小腿塑形夹板固定踝关节于中立位即可。若关节面碎裂移位明显者，小腿置软枕上，先行跟骨牵引，重量6～8kg，矫正重叠后，再用两手掌于内外、前后相对挤压，使折片吻合，然后用超踝关节小腿夹板固定，减牵引重量为3～4kg，并做踝关节的背伸跖屈锻炼，使胫骨关节面得以在距骨滑车关节面的模造中愈合。5～6周骨折愈合后，去除牵引及固定，扶拐下床不负重活动。

6. 侧方挤压型骨折

手法复位后，用超踝关节小腿塑形夹板固定踝关节于中立位，练习踝关节背伸跖屈活动。2～3周骨折稳定后，可带固定扶拐下床活动。5周左右骨折愈合后，去除夹板，继续扶拐活动。

7. 胫骨前缘骨折

若为强力跖屈引起的小片撕脱性骨折，可用前后石膏托固定踝关节于背伸位，3～4周骨折稳定后改中立位固定，5～6周骨折愈合后去除固定。若为强力背伸引起的前缘大块骨折，复位后不稳定者，可于无菌、局麻和X线监视下，行一或两根钢针交叉固定，将针尾捏弯留于皮外，无菌包扎，用后石膏托固定踝关节于中立位。6周骨折愈合后，拔除钢针扶拐活动。

8. 踝部骨骺移位或损伤

对骨骺移位者进行手法整复后，于无菌、局麻和X线监视下，用小腿钳夹持三角骨片及干骺端固定，无菌包扎，外用小腿石膏托固定踝关节于中立位。4周左右骨折愈合后，去除夹板及固定，下床活动。对内翻挤压损伤者，可外贴活血接骨止痛膏，踝关节塑形夹板固定踝关节于外翻位，3～4周即可去除。此后应定时拍X线片复查，若发育中出现内翻畸形者，可行手术矫正。

9. 踝关节开放性骨折

本型骨折行彻底清创直观复位后，外踝可用钢针固定，内踝可用长螺钉或钢针交叉固定，然后无张力下缝合伤口，无菌包扎，前后石膏托固定踝关节于中立位，小腿抬高置软枕上以利消肿。应密切注意伤口变化，2周后拆线。5～6周骨折愈合后，可去除固定扶拐活动，直到骨折愈合牢固，方可去除钢针及螺钉。

（三）功能疗法

踝关节局部解剖复杂，又为关节内骨折，容易遗留关节功能障碍和创伤性关节炎，久治不愈。故有计划地开展功能锻炼、贯彻筋骨并重原则，是预防后期并发症的重要措施。一般骨折整复固定后，即可自我锻炼踝背伸蹬腿和踝背伸膝关节伸屈、抬举等活动。骨折愈合去固定后，做摇足旋转、斜坡练步、站立屈膝背伸和下蹲背伸等踝关节的自主锻炼。踝关节强硬较甚者，可用捏揉通络、摇摆松筋、牵趾抖动等手法以理筋通络，并可采用推足背伸、按压跖屈、牵拉旋转、牵趾伸屈等手法活筋，以加快关节功能的恢复。

（四）药物治疗

1. 内服药

初期肿胀严重者，宜用大剂利水祛瘀类药，方用活血疏肝汤或仙复汤加猪苓、车前子；肿胀消减后，可服理气活血消肿类药，方用橘术四物汤加香附、川牛膝，也可服三七接骨丸。若为开放性骨折，宜用活血消肿、清热解毒类药，方用桃红四物汤加金银花、连翘、茯苓、车前子。后期下床活动后出现肿胀、疼痛者，宜用益气健脾利湿、强壮筋骨类药，方用补中益气汤加川续断、骨碎补、独活、川牛膝、薏苡仁、茯苓。关节活动不利而疼痛者，可服养血止痛丸，以活血止痛、疏利关节。

2. 外用药

初期肿胀严重者，可外涂黄半膏或速效消肿膏；起水疱者，穿刺抽吸后，外撒二妙散或外用接骨丹。对单踝无移位骨折，可外贴活血接骨止痛膏。后期去固定后，关节功能障碍者，可用温经活血、舒筋利节类药外洗，方用舒筋活血散或苏木煎，并可按摩展筋丹或涂擦展筋酊。

【按语】

1. 踝部骨折多为关节内骨折，为预防和减少并发症，在不影响骨折稳定情况下，应尽早开始踝关节的背伸锻炼，使残余的轻微错位随距骨的活动模造而平复，也可通过肌肉的收缩早日消除肿胀，从而减少晚期并发症。

2. 踝部骨折多发生于关节周围的非负重部，故在不影响骨折稳定情况下，应早日下床负重锻炼，以防止因长期固定、制动而引起的骨质失用性脱钙，以及长期卧床抬高肢体而下床改变体位后肿胀长期不消。

【病案举例】

1. 刘某，女，23 岁。

患者于 1980 年 12 月 16 日下午拉架子车时翻车致左踝关节损伤，当即肿胀、疼痛，不能站立，伤后第 3 天以左三踝骨折并距骨向后半脱位而住院治疗。检查：左踝关节肿胀，横径增宽，前足短缩，内踝前下部有大片瘀斑。内踝及腓骨下段部有明显压痛及骨异常活动，足趾活动及足背感觉、足背动脉跳动均好。X 线示内踝及腓骨下段斜形骨折并胫骨后踝骨折，下胫腓关节分离，后踝之骨折片向后上移位明显，距骨向后半脱位（图 11–114）。

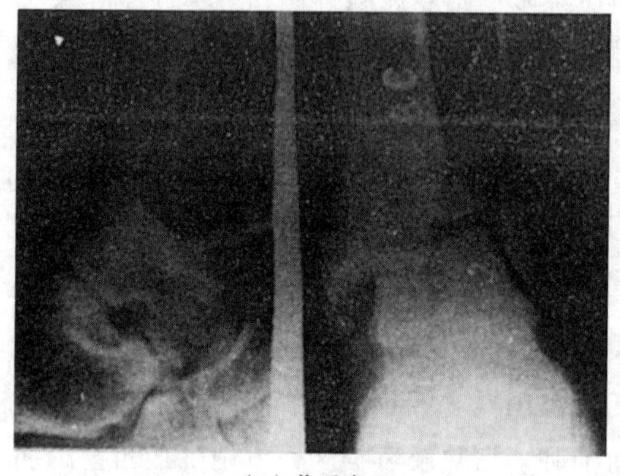

（1）伤后当日

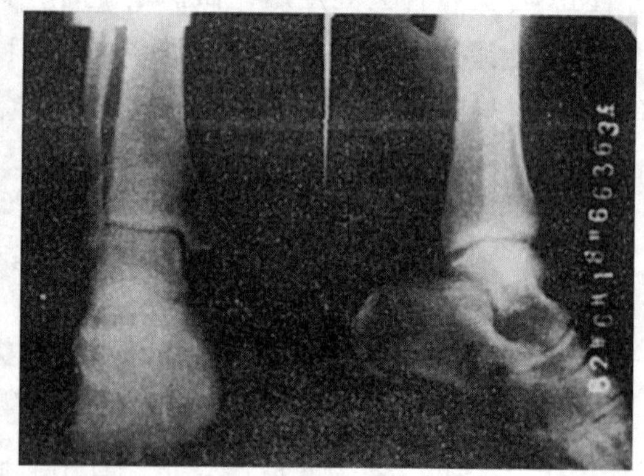

（2）术后一年半后

图 11–114　左三踝骨折并距骨向后半脱位 X 线片

住院后次日行手法复位，踝关节内翻位塑形小夹板固定，内服祛瘀消肿药。术后行 X 线检查，踝关节正位片示内踝骨折及下胫腓关节分离已复位；侧位片示腓骨下段骨折向后错约 1/3，后踝之骨折片向后上移位约 0.2cm，距骨已恢复正常位。术后 17 天肿胀消除，改踝关节为功能位固定，扶拐下床活动。术后 4 周骨折部压痛及骨异常活动消失，踝关节背伸差 10°，跖屈近正常。去夹板出院，继续扶拐进行功能锻炼，并配合外洗活血舒筋利关节药。出院 6 周后复查，踝关节活动已正常，已恢复原工作，唯活动到下午足踝有轻微肿胀。一年半后复查，踝关节功能完全复常，走路劳动等无任何不适。X 线示除腓骨下段尚有骨折愈合后增粗的痕迹外，余无异常可见。

2. 左某，女，34 岁。

患者于 5 天前下坡不慎踒伤左踝关节，当即跌倒，左踝部肿胀、疼痛，不能站立。因肿甚曾在当地内服活血消肿药，于 1981 年 3 月 1 日以左三踝骨折并踝关节脱位而住院治疗。检查：左踝关节中度肿胀，前足短缩，内踝及腓骨下段有明显压痛、骨异常活动及骨擦音。X 线示腓骨下段骨折向前外上成角移位，内踝基底部骨折向内移位，距骨随腓骨向后完全脱位（图 11–115）。

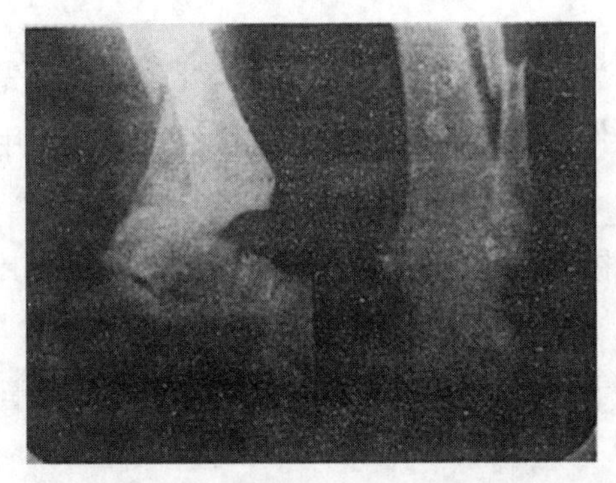

（1）伤后5天（两踝骨折并踝关节向内后脱位）

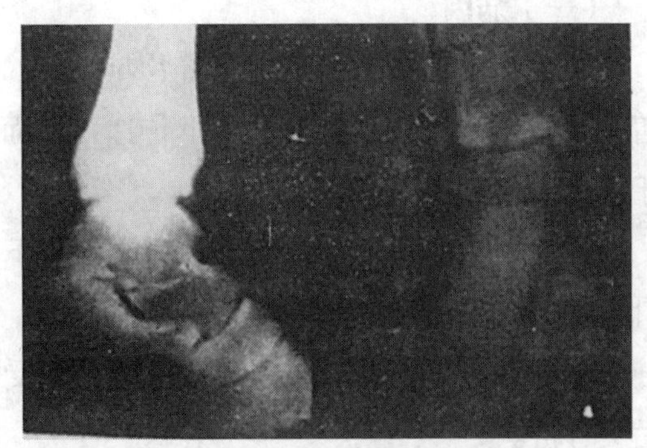

（2）一年半后的复查（内踝及腓骨下段骨折愈合后的痕迹尚可见）

图 11–115 左三踝骨折并踝关节脱位X线片

入院次日局麻下行手法复位，踝关节塑形夹板外翻位固定，内服活血消肿药。术后 X 线示骨折、脱位复位良好。术后 11 天肿胀基本消失，扶拐下床活动出院。两周后复查，骨折部压痛消失，踝关节活动已近正常，去夹板继续扶拐活动，并配合温经活血利关节药外洗。1 个月后复查，已恢复工作，唯下午尚有轻度肿胀。一年半后复查，踝关节活动良好，走路劳动等无明显不适。X 线示内踝及腓骨下段骨折痕迹尚明显，内、外踝部有创伤性关节炎现象。

第十五节 距骨骨折

距骨古名京骨。古统称足部诸骨为跗骨，距骨为诸跗骨中较大的块状骨，位于诸跗骨之上，足纵弓之顶，为足的主要负重骨之一，与跟骨一起，站立时承担人体重量的一半。距骨前部的圆形突起为距骨头，其后稍细部为距骨颈，再后宽大部为距骨体。距骨深居踝穴跟、胫之间的骨性匣内，只有头颈部伸出匣外，其周围有韧带相连。距骨表面大部为软骨关节面包绕，有 7 个关节面，其体部上面的拱起为鞍状关节面，或称滑车关节面，与胫骨下端关节面相接，滑动于踝穴中；内侧的半月状关节面与内踝相接；外侧的三角状关节面与外踝相接；体部下面的前、中、后 3 个关节面与跟骨的相应关节面相接；头部的凸状关节面与舟骨的凹状关节面相接。下肢的 3 支主要动脉在骨外形成丰富的血管丛，为距骨头、颈、体供血，胫后动脉分支主要有跗管动脉、三角动脉，胫前动脉分支为上颈支、跗骨窦动脉，腓动脉分支与胫后动脉分支吻合形成距骨后侧动脉丛，穿支构成跗骨窦动脉，对距骨的血供并不重要。距骨颈骨折后，其主要血供中断，故骨折愈合缓慢，甚至发生距骨体缺血坏死。

【病因与分类】

（一）病因

距骨骨折较少见，好发于青壮年男性，多为间接外力引起。多由高处坠下，足先着地，身体重力沿胫骨纵轴向下传递，地面反作用力沿跟骨向上冲击，相互交会作用于距骨所致。

由高处坠下，足踝背伸着地时，胫骨下端锐利的前缘像凿子般插入距骨颈而使其骨折。

由高处坠下，足踝跖屈着地，或足背受外力打击使足强力跖屈时，则可引起距骨后突骨折。

由高处坠下，踝关节内翻位着地，或负重站立位，小腿内下受暴力打击，使踝关节强力内翻时，则可引起踝关节内翻型骨折伴距骨纵形劈裂骨折。

下蹲位劳动时，背后突然被重力推压，使身躯前倾，致足踝强力背伸，则距骨颈受胫骨下端前缘的挤压，亦可造成距骨颈骨折。

足强力跖屈踢物，如踢足球，可引起距骨颈部撕脱性骨折。

（二）分类

1. 根据受伤机制，可将距骨骨折分为背伸型骨折、跖屈型骨折和内翻型骨折。

（1）背伸型骨折：为距骨骨折最多见的一种，是由足踝背伸引起的距骨颈部骨折。该型骨折又可根据暴力强弱和移位程度，而分为一、二、三度骨折。若暴力较小，则可造成距骨颈无移位骨折，即一度骨折。若背伸暴力致距骨颈骨折后继续作用，可使距骨体与颈部分离而随胫骨后移，则距骨头、颈随其他跗骨前移，使骨折间隙增宽，形成距下关节半脱位，即二度骨折。此型骨折易被忽略而不予复位，后遗踝关节功能障碍。距下关节脱位后，由于下胫腓韧带的弹性回缩，还可使距骨体下垂呈马蹄位，使骨折面与跟骨后关节相嵌；若暴力仍不缓解，可使距骨体周围韧带全部断裂，距骨体突破后侧关节囊而脱出踝穴，内踝也可被坚强的三角韧带撕裂。距骨体脱出踝穴后，其前侧骨折面与跟骨载距突相交锁而不易复位，甚至距骨体全部脱出踝穴，形成三度骨折。由于跟骨关节面向内、后倾斜，加之跟腱的阻挡，脱出之距骨体常停留于跟骨后内侧，并沿自体纵轴外旋，沿额状轴旋后，沿矢状轴内倾，即滑车关节面向后，骨折面向上，距骨后突向内下，这是造成手法复位困难的主要原因［图 11-116（1）～（3）］。

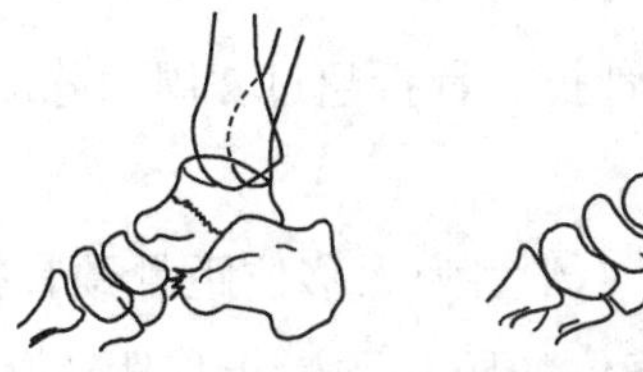
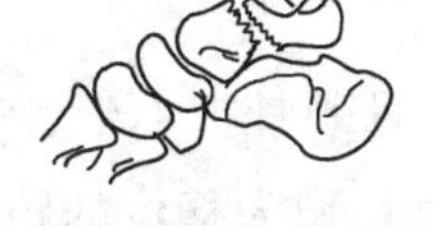
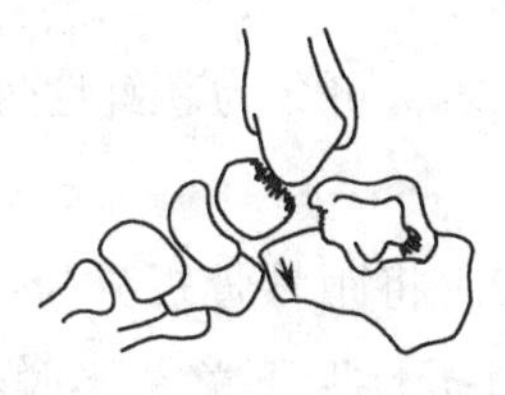
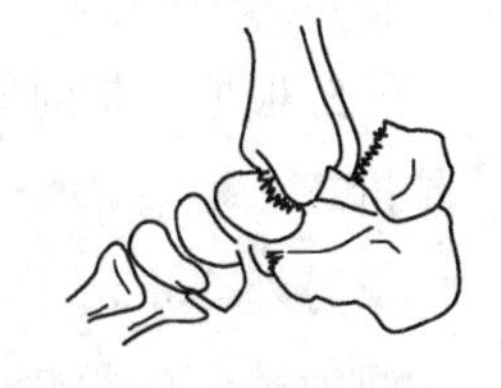

（1）一度骨折（无移位骨折）（2）二度骨折（距骨颈骨折合并距下关节半脱位）　（3）三度骨折（距骨颈骨折，距骨体向后移位脱出踝穴后的两种变位情况）

图 11-116　距骨骨折分度图

（2）跖屈型骨折：是由足踝强力跖屈所致。当足踝强力跖屈时，距骨后突受胫骨下端后缘的撞击，或被距腓后韧带牵拉，而致距骨后突部骨折，一般无移位，或可向内上移位。踝强力跖屈时，前关节囊还可将距骨颈部撕脱形成骨折（图 11-117、图 11-118）。

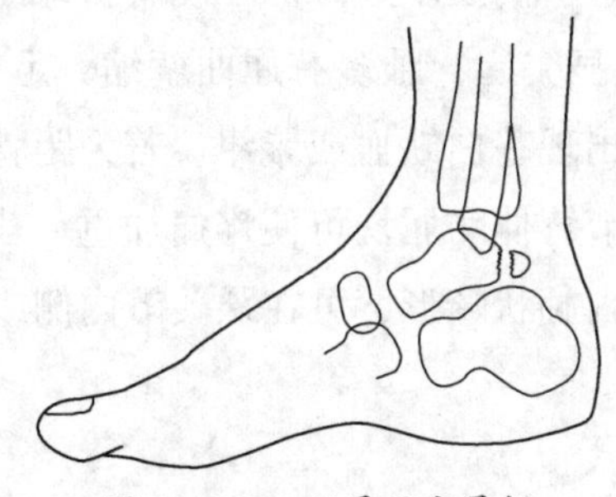

图 11-117　距骨后突骨折

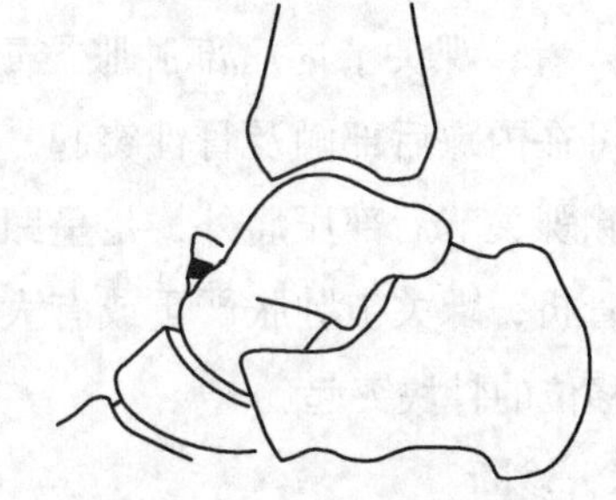

图 11-118　距骨颈撕脱骨折

（3）内翻型骨折：是由足踝强力内翻所致。当踝关节强力内翻时，迫使距骨内翻内移，致内踝基底垂直骨折后，则内移之距骨被内踝骨折后的胫骨关节面内侧锐利的骨折楼沿前后纵轴劈为内外两半，成为少见的距骨纵形骨折。骨折后多有内侧或外侧的一半与距骨头、颈关系完好，而另一半则游离移位于踝穴之外，或移向上夹于内踝骨折的缝隙之间，或向后、外、下移位，并向后下旋转倾斜（图 11-119）。

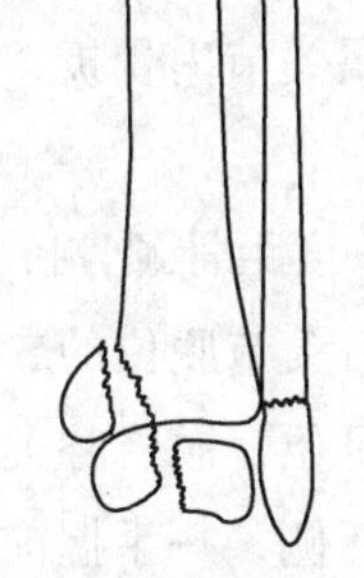
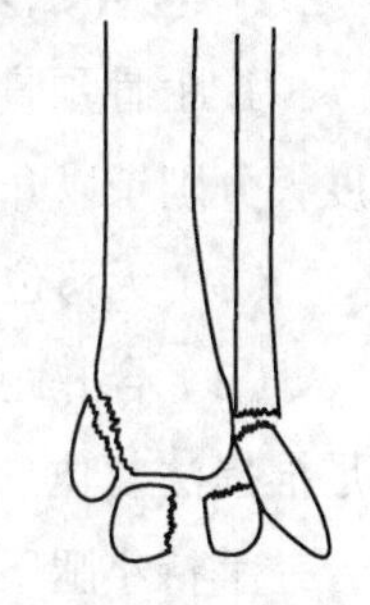
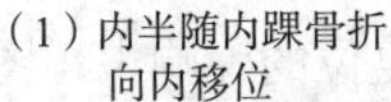

（1）内半随内踝骨折向内移位　（2）外半向外旋转游离移位

图 11-119　距骨纵形劈裂骨折

2. 根据骨折部位，可分为距骨颈骨折、距骨后突部骨折和距骨体纵形骨折。距骨颈骨折与前述的背伸骨折相同；距骨后突骨折与前述的跖屈骨折相同；距骨体纵形骨折，即前述的内翻型骨折。

3. 根据骨折的移位程度，可分为移位型骨折和无移位型骨折。无移位型骨折，多见于上述的距骨后突部骨折和部分距骨颈部的骨折。

4. 根据骨折线走向，可分为横形骨折和纵形劈裂骨折。以横形骨折即前述的距骨颈骨折为多见。

5. 根据骨折时间长短，可分为新鲜性骨折和陈旧性骨折。骨折超过 2 周为陈旧性骨折。

另外 Coltart（1952）将距骨骨折分为：距骨颈骨折（A 型为无移位距骨颈骨折，B 型为移位的距骨颈骨折伴距下关节半脱位，C 型为移位的距骨颈骨折伴距骨体的脱位），距下关节脱位，距骨完全脱位，以及距骨的撕脱骨折和距骨颈的骨异常活动骨折。

【症状与诊断】

（一）症状

伤后踝关节下部肿胀、疼痛，不能站立和负重行走，距骨颈的一、二度骨折，踝关节前下部有压痛和足的纵轴冲挤痛，或可触及骨折的远端边缘。三度骨折即距骨体脱出踝穴者，踝关节内后部肿胀严重，局部有明显突起，趾多有屈曲挛缩，足外翻、外展。可在内踝后部触及骨性突起，局部皮色可出现苍白缺血或紫绀。若为距骨后突骨折，除踝关节后部压痛外，足呈跖屈状，踝关节背伸跖屈均可使疼痛加重。若为纵形劈裂骨折，踝关节肿胀严重或有大片瘀斑，呈内翻状畸形，可在踝关节内侧或外下侧触及移位的骨块突起。

（二）诊断

根据伤史、症状和体征，即可做出诊断。踝关节的正、侧位 X 线片检查，可进一步明确骨折类型和移位程度。距骨后突骨折的 X 线片，应与距骨后三角骨相鉴别，该骨多紧依距骨后侧，边缘整齐，且多两侧对称，必要时可拍健侧 X 线片对照。

【治疗】

（一）手法复位

1. 距骨颈骨折属关节内骨折，其多数可用手法获得复位。具体方法，依其移位程度，分别予以介绍。

（1）无移位的一度距骨颈骨折，无须手法整复，仅用保形固定即可。

（2）合并距下后关节脱位的二度距骨颈骨折，可在坐骨神经阻滞麻醉下，采用旋足推提法复位。仰卧位，髋、膝关节半屈外旋，小腿悬于床边。一助手固定小腿，术者一手持小腿下端后侧，一手握前足，将足跖屈外翻的同时，将足向后推送，另手提踝向前，多可听到复位的弹响声（图 11-120）。

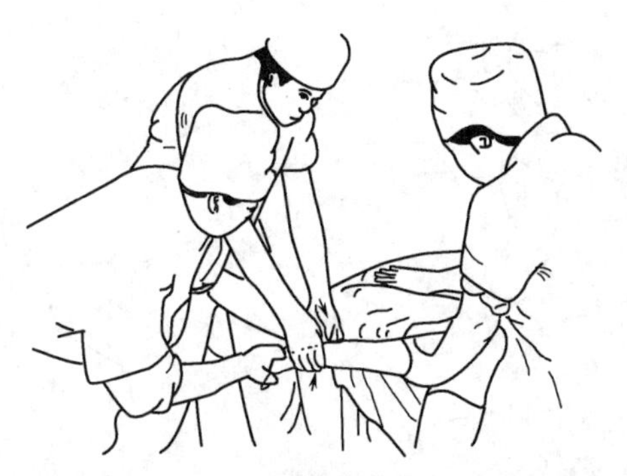

图 11–120　距骨二度骨折的旋足推提复位法

（3）距骨体完全脱位的三度距骨颈骨折，由于此型骨折对距骨体脱出部的皮肤压迫严重，应尽早复位，以免形成皮肤压迫性坏死和血管、神经损伤而影响治疗措施的实施和预后效果。整复应在充分麻醉和良好肌肉松弛条件下进行，仰卧位患肢外展外旋，髋、膝关节屈曲 90°，小腿悬空于床边，根据距骨体脱出后的旋转方向，分别采用以下两种手法复位。

①对距骨体主要沿额状轴旋转者，即滑车关节面向后，骨折面向上。可用背伸推挤拨搓法复位。一助手固定小腿，另一助手一手持踝，一手持足，先使足强度背伸，并稍外翻，以加大踝穴后侧间隙。然后术者两拇指置内踝后上方，向前下推挤滑车关节面，使其回归踝穴。同时助手将足跖屈并向后推送，使距下关节复位（图 11–121）。

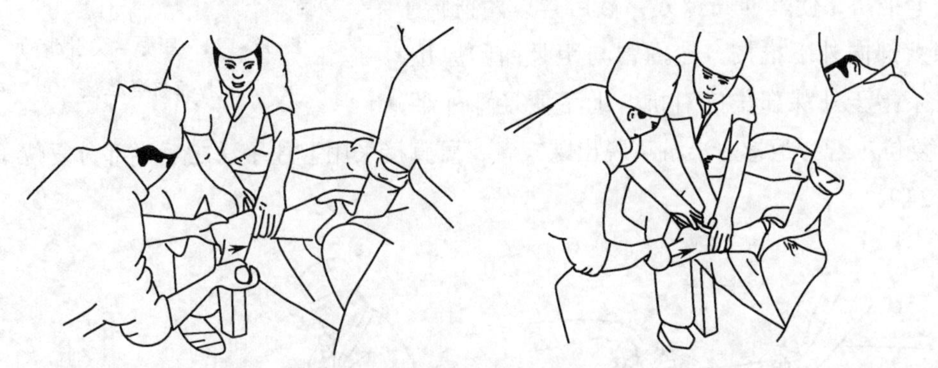

图 11–121　距骨三度骨折的背伸推挤拨搓复位法（适于距骨体主要沿额状轴旋转者）

②对距骨体主要沿自体纵轴旋转者，即骨折面向外上，距骨后突向内下，复位时持足之助手先使足强度背伸外翻。术者两拇指置内踝后下方，即相当于脱位距骨体后突部，由后下向前上推送，同时持足助手配以轻度踝关节内外活动，即背伸推挤摇摆复位法。既可缓解距骨与跟骨载距突的交锁，又可迫使距骨体回归踝穴，然后再将足跖屈并向后推送，使距下关节复位（图 11–122）。手法复位失败者，可采用后内弧形切口，将距骨体复位，行长螺钉纵向贯穿固定。内踝骨折者，可一并复位螺钉或钢针固定。复位困难时，可将跟腱斜行切断，复位固定后再予缝合。

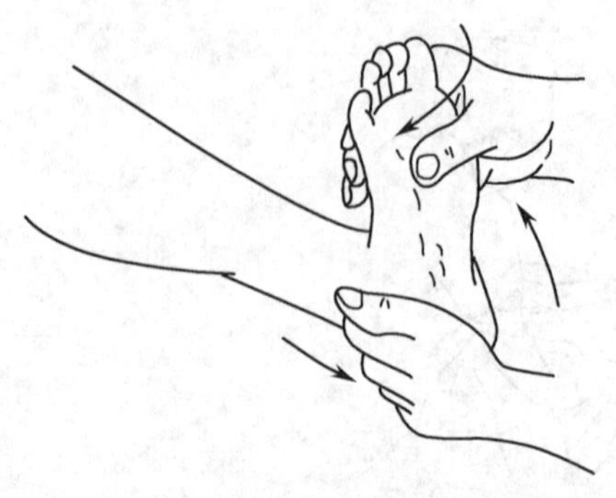
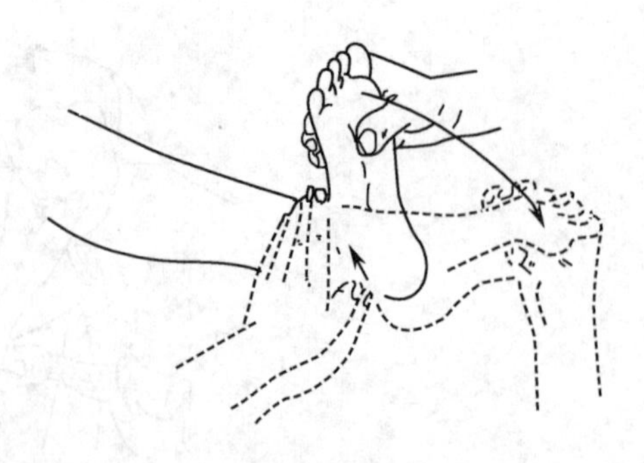

图 11-122 距骨三度骨折的背伸推挤摇摆复位法（适于距骨体沿自体纵轴旋转者）

2. 对向后上移位的距骨后突骨折，可采用牵拉推挤法复位。仰卧，患肢膝、髋屈曲外展外旋位，一助手固定小腿，一助手持足于中立位牵拉。术者两拇指置踝关节后上方跟腱两侧向下推（图 11-123），即可复位。

3. 距骨颈部的小片撕脱骨折，一般不需手法整复，仅固定于背伸位即可。

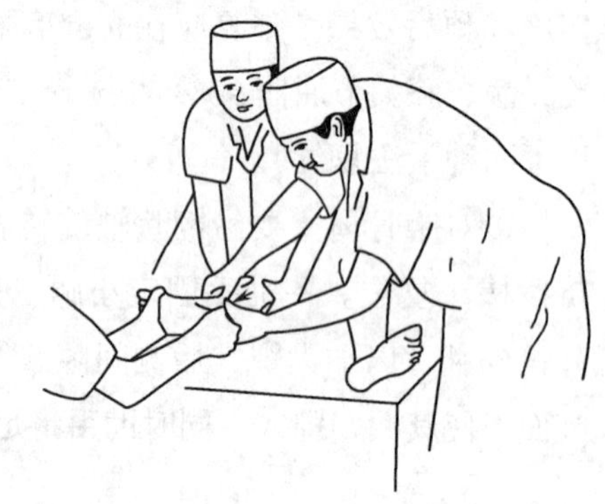

图 11-123 距骨后突骨折的牵拉推挤复位法

4. 距骨体的纵形劈裂骨折，可采用牵拉推挤法复位。复位在充分麻醉下进行。一助手固定小腿，一助手顺原内翻畸形牵拉，若距骨外半游离脱出踝穴者，术者先以两拇指由外踝后下向前内、上推挤，使其回归踝穴，然后再以两拇指于内踝上部向外下推按，使内踝与距骨回归原位，同时余指于外踝部扶持对抗。助手使足踝外翻，即可复位。若为距骨内半游离脱出踝穴者，可直接采用上述手法之后半部分复位（图 11-124）。

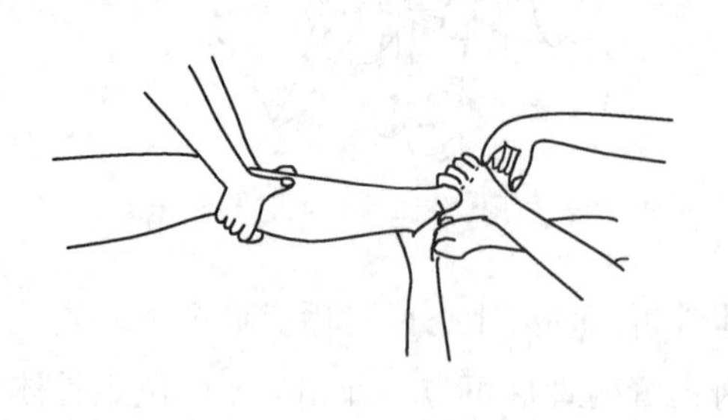
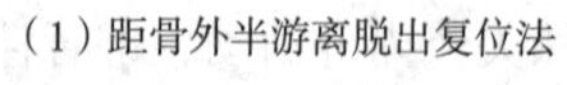

（1）距骨外半游离脱出复位法

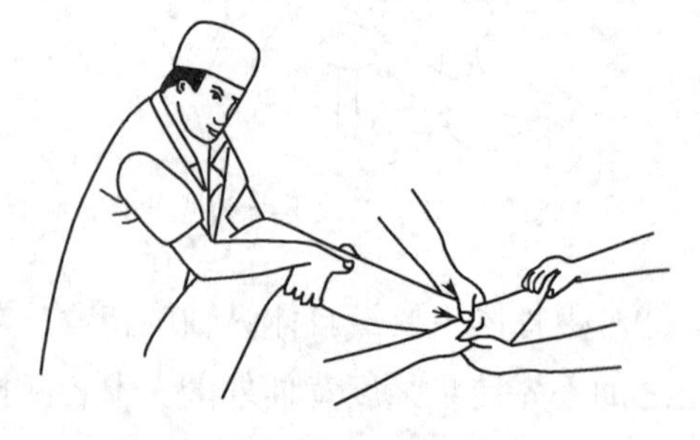

（2）距骨内半游离脱出复位法

图 11-124 距骨体纵形劈裂骨折的牵拉推挤复位法

（二）固定方法

1. 距骨颈骨折复位后，对无移位的一度骨折，可用连脚托板或石膏托固定踝关节于功能位，6 ～ 8 周骨折愈合后，可去固定活动；合并距下关节脱位的二度骨折，复位后用前后石膏托固定踝关节于跖屈外翻位，3～4周骨折稳定后，改踝关节为功能位，石膏管形或前后托继续固定4～6周。此间可带固定扶拐下床不负重活动，直至X线片检查骨折愈合后，才可去固定逐步离拐负重活动；距骨体完全脱位的三度骨折，复位后用前述二度骨折的固定方法即可，唯固定时间需延长，直至X线检查骨折愈合后，方可解除固定。

2. 距骨后突骨折复位后，局部外贴活血接骨止痛膏，用小腿连脚托板固定踝关节于功能位，4～5周骨折愈合后解除固定。

3. 距骨颈的小片撕脱骨折，局部外贴活血接骨止痛膏，用后石膏托固定踝关节于背伸位，3周骨折稳定后改为功能位继续固定2周，骨折愈合后解除固定。

4. 距骨体前后劈裂骨折复位后，用踝关节塑形夹板或"U"形石膏托固定踝关节于外翻位3～4周，骨折稳定后，改功能位继续固定3～4周，骨折愈合后解除固定，练习踝关节活动。

5. 对于不稳定的骨折类型，可经皮穿针进行内固定，也可以运用空心加压螺丝钉固定，以利于早期功能锻炼。

（三）功能疗法

距骨骨折，局部血液循环较差，愈合缓慢，复位固定后，即应加强未固定关节膝和足趾的伸屈活动，以利肢体血液循环和消肿。复位固定2～3周后即应扶拐下床活动，虽不能负重，但有利于患者全身情况恢复和减轻精神负担。去固定后，应加强前节所述的踝关节各项自主功能锻炼和按摩活筋疗法。若骨折愈合后，有缺血坏死征象者，虽不宜负重，但不负重下的踝、足功能活动应该加强。

（四）药物治疗

1. 内服药

距骨骨折的初期用药同踝关节初期用药。若距骨体出现缺血征象时，可加重祛瘀接骨之三七接骨丸用量，即每次用量1包，每日2～3次；骨折出现迟延愈合时，可服滋肾益气壮骨丸；骨折愈合后出现缺血坏死征象者，可服用益气滋肾活血祛瘀剂，药用滋肾益气壮骨丸和三七接骨丸合并运用；后期有关节疼痛、活动不利者，服用养血止痛丸。

2. 外用药

初期肿胀严重者，可外敷黄半膏或速效消肿膏，无移位骨折可外贴活血接骨止痛膏；骨折愈合后出现缺血坏死征象者，可外贴活血接骨止痛膏，或外敷外用接骨丹；骨折愈合后关节疼痛、活动不利者，可按摩展筋丹或涂擦展筋酊，并外洗温经活络、疏利关节药，方用苏木煎、透骨草煎等。

【按语】

距骨周围多有软骨包绕，血供本不充分，加之骨折移位，血供进一步受损，易发生迟延愈合和不愈合。特别是距骨颈的三度骨折，距骨体的血供破坏殆尽，复位固定后，要定时行X线检查，发现距骨体有缺血征象者，一是要避免负重，再是要延长固定时间，直至骨折愈合。另外，MRI检查及锝过磷酸盐进行骨扫描都可以早期发现距骨的缺血性坏死，只要骨折能够愈合，即使仍有骨质密度增高的缺血现象，若能坚持不负重锻炼，骨的血液循环仍可望得到恢复，且尚能获得近乎正常的关节功能。需注意的是定时的X线片复查，约需1～3年，避免负重，直至骨密度恢复正常。需指出的是，早期的骨密度相对增高，只是表明骨质有缺血，数年后的密度增高，说明死骨血运恢复，新生骨沉积于坏死骨小梁的表面，而使骨密度增加，这正是新骨爬行替代的渐进现象。临床实践表明，有的距骨骨折十多年后骨密度仍偏高，但距骨的解剖形态、关节间隙和功能均无明显影响和改变，因此绝不要一见骨质密度增高，就失去信心，宣告治疗失败。

【病案举例】

王某，男，31岁。

患者于1965年3月8日由约3m高处跌下，左足着地继之前俯倒地，致左踝损伤，当即肿痛不能站立，次日以左距骨颈三度骨折并内踝骨折住院治疗。

检查：左踝关节肿胀严重，内踝下有大片瘀斑，内踝后高突，趾呈半屈状，踝关节后内侧可触及骨性突起，胫后动脉摸不清。

X线片示：左距骨颈骨折，距骨体脱出于踝关节后内侧，内踝骨折并向内移位[图11–125（1）]。

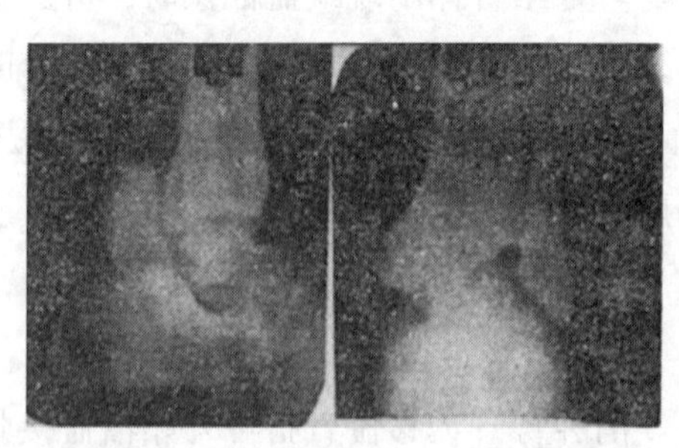

（1）伤后2天

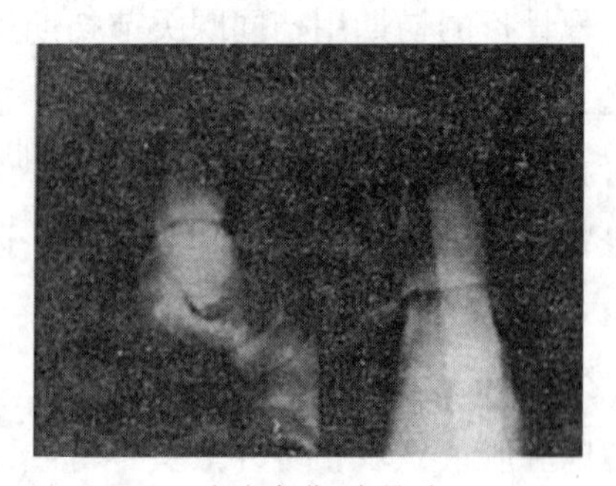

（2）复位2个月后

图11–125 距骨颈三度骨折并内踝骨折手法复位X线片

于伤后第3日在硬膜外麻醉下行手法复位成功，以后石膏托固定踝关节于轻度跖屈位，内服祛瘀消肿药。4周肿胀完全消退后，改管型石膏固定踝关节于功能位，两月后拆石膏行X线检查，距骨颈骨折已愈合，内踝骨折痕迹尚可见[图11–125（2）]。

扶拐下床不负重活动。术后半年复查，已离拐活动 2 个月，可参加一般体力劳动，踝关节无疼痛，伸屈功能基本正常。

第十六节　跟骨骨折

跟骨古称踵，又名立骨。《医宗金鉴·正骨心法要旨》云："跟骨者，足后跟骨也。上承辅二骨之末，有大筋附之，俗名脚挛筋。"

跟骨为足的主要承重骨，是足纵弓的后侧支撑点，它与距骨协同承担足负重量的一半以上。跟骨的形态和位置对维持足的纵弓和负重，有极其重要的意义。

跟骨以松质骨为主，裹以菲薄的皮质骨，可分为体部及跟结节。跟结节为跟腱附着点，跟结节骨折向上移位时，可使腓肠肌松弛，而使踝关节过度背伸，无力用足尖着地站立及弹跳，影响足的功能。跟骨体的上部有前、中、后三个关节面，与距骨相应关节面相对应，构成跟距关节，使足有内翻、外翻、内收、外展的活动，以适应在高低不平道路上行走。在跟骨的前内缘有载距突，为支撑距骨体和颈的一部分，又为坚强的跟舟韧带附着部，支持距骨头承担体重。跟骨前端与骰骨构成跟骰关节。

跟骨结节上缘与跟距关节面形成 40°左右的结节关节角（图 11–126），为跟距关系正常与否的一个重要标志。跟骨骨折时，此角常变小，甚至呈负角，如不矫正，将降低腓肠肌的收缩力，而影响足的功能。另外，跟骨内侧壁包括致密的载距突和胫后肌腱，胫后血管神经束与内侧壁关系密切，外侧壁与腓骨长短肌腱相邻，跟骨变形可导致痉挛性扁平外翻足。

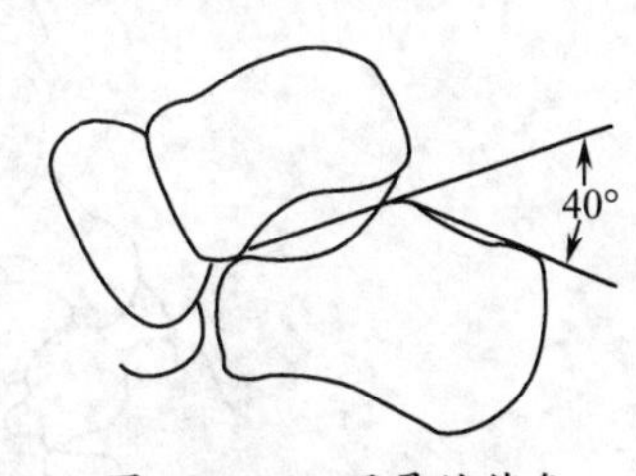

图 11–126　跟骨结节角

跟骨由软组织覆盖，承受整个体重，除了脂肪垫以外，全部由皮肤和皮下组织包绕。骨折后碎片扩散，造成皮下组织的损伤，手术并发症较多。脂肪垫结构复杂，由脂肪组织和坚韧的纤维组织构成，脂肪垫损伤与萎缩，可导致晚期疼痛，在诊疗中加以注意。

【病因与分类】

（一）病因

跟骨骨折为足部常见骨折，多发于成年男性。《医宗金鉴·正骨心法要旨》云："若落马坠蹬等伤，以致跟骨扭转向前，足趾向后，即或骨末碎破，而缝隙分离，自足至腰脊诸筋皆失其长度，拳挛疼痛。"跟骨骨折，多为间接暴力引起。由高处坠下足跟着地，为跟骨骨折的最常见原因。由于坠地时，足常不能平衡着地，故可导致不同部位的骨折。如由高处坠地，身体重力沿胫骨经距骨向下传导至跟骨，而地面反作用力由跟骨着地点上传至跟骨体，则跟骨可被垂直压缩或劈裂骨折。如由高处坠下，足踝外翻足跟着地时，则可引起跟骨结节纵形骨折；内翻足跟着地时，则可引起跟骨载距突部骨折；若由高处坠下足跖屈着地时，则小腿三头肌骤然收缩，可引起跟骨结节的横形撕脱骨折。足的强力扭旋，可引起跟骨的前突部骨折。

（二）分类

1. 根据骨折部位是否波及关节面，可分为不波及关节面的跟骨周边骨折和波及关节面的跟骨体压缩骨折两大类型。前者治疗较易，预后也较好；后者治疗复杂，预后也较差。

（1）不波及跟距关节面的周边型骨折：根据骨折的部位，又可分为以下各型。

①跟骨结节部纵形骨折（图 11–127）：为由高处坠落，跟外翻位跟结节底部着地所致。若发生在儿童期，可为骨骺分离。

②跟骨结节部横形骨折：或称鸟嘴形骨折（图 11–128），为由高处坠下足尖着地，小腿三头肌强力收缩而引起撕脱骨折的一种，骨折片向后上旋转张口，较少见。

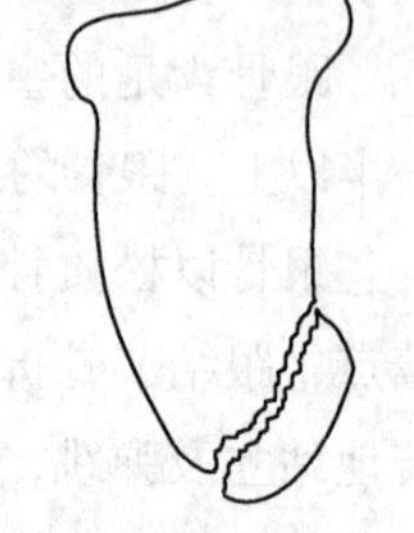

图 11–127 跟骨结节部纵形骨折

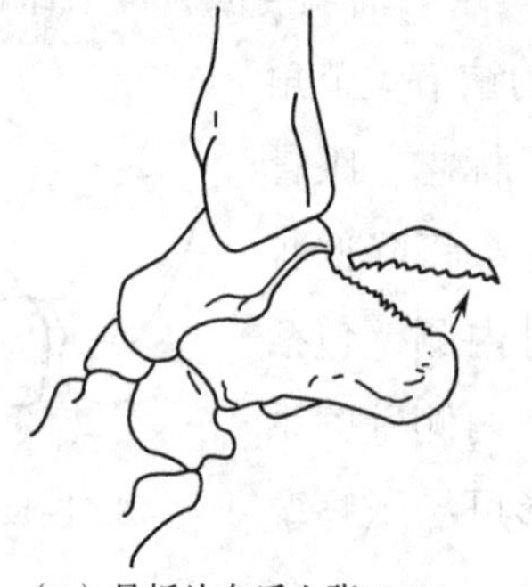

（1）骨折片向后上张口

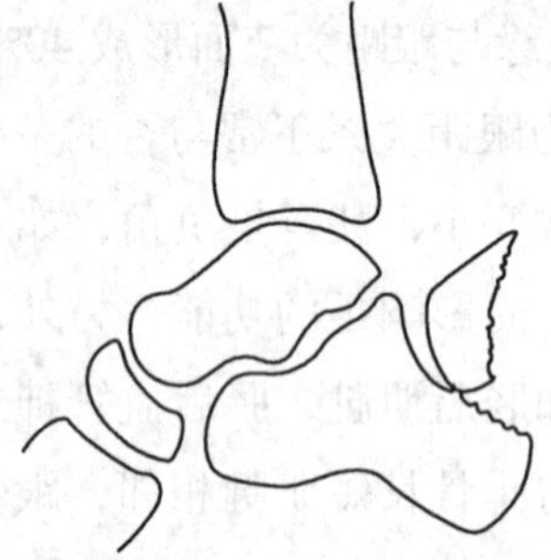

（2）骨折片向后上90° 翻转移位

图 11–128 跟骨结节部横形（鸟嘴形）骨折

③跟骨载距突骨折：多为由高处坠下跟内翻位着地，距骨向内下冲击所致，较少见（图 11–129）。

④跟骨前突部骨折（图 11–130）：为前足扭旋力所致，多无移位，亦较少见。

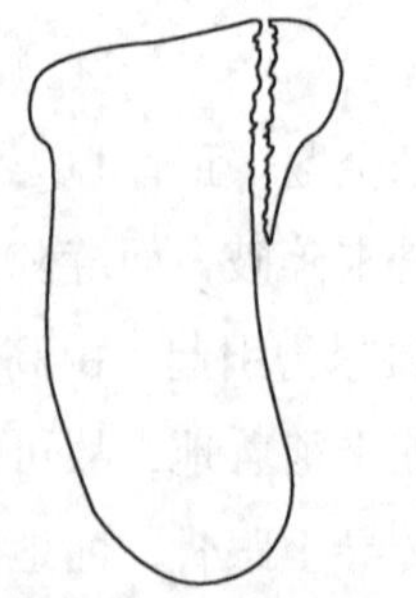

图 11–129 跟骨载距突骨折

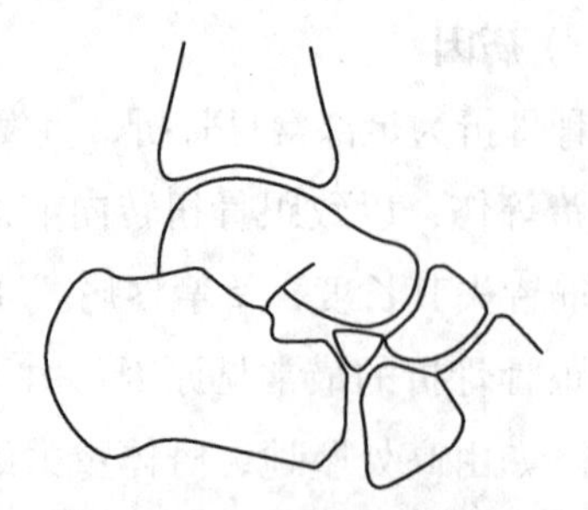

图 11–130 跟骨前突部骨折

⑤近跟距关节面的跟骨体部骨折：多为由高处坠下，跟外翻位着地的垂直压缩和剪切力所致，骨折线由内、后下斜向外、前上，比较多见（图 11–131）。

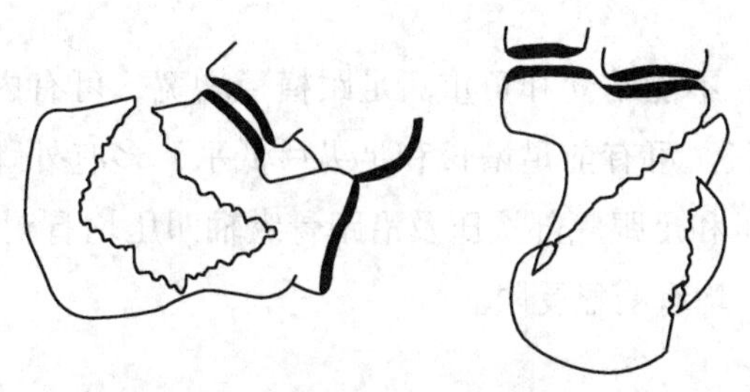

图 11–131　近跟距关节面的跟骨体骨折

（2）波及跟距关节面的跟骨体压缩骨折：该型骨折，为跟骨骨折中最常见、最复杂和最难治疗的类型。根据骨折的局部情况，又可分为以下两种类型。

①舌形骨折：为垂直外翻伤力所致。由距骨外缘向下的压切力，将跟骨劈裂成由跟骨载距突连同后关节面内 1/3 的前内侧部和后外侧部的原发骨折线。若外力继续作用，则起自跗骨窦底部后关节面的骨折线，可向后延伸至跟骨结节上方，骨折前端受距骨挤压而向下移位，骨折后端受跟腱牵拉而向上移位（图 11–132）。

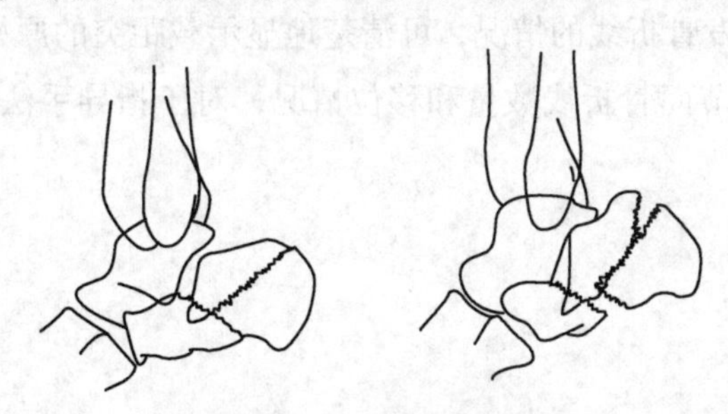

图 11–132　跟骨舌形骨折

②塌陷形骨折：为垂直冲击挤压力，使跟距关节面中心压缩塌陷，甚至跟骨体的全部呈粉碎塌陷（图 11–133）。

2. 根据骨折的移位情况，可分为移位型骨折和无移位型骨折。前述的波及关节面的跟骨体压缩骨折，多表现为程度不等的移位型骨折，而不波及关节面的跟骨周边骨折，有些可表现为无移位型骨折。

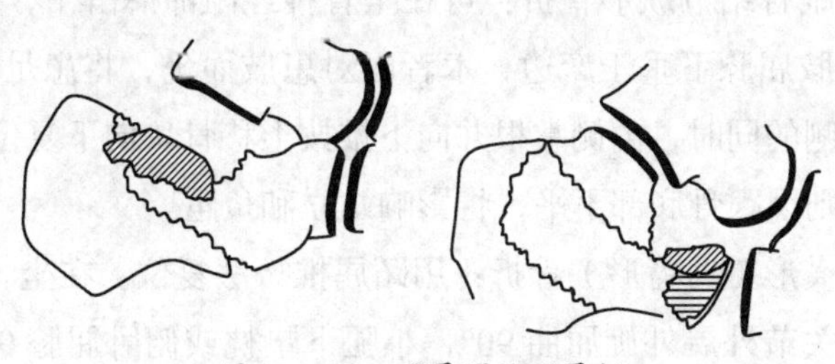

图 11–133　跟骨塌陷形骨折

【症状与诊断】

（一）症状

伤后足跟部疼痛，不能站立和负重。足跟横径增宽，可有内翻或外翻畸形，并有程度不等的肿胀和瘀斑。可有前足增长和足纵弓低平，多有外踝下膨出，甚者足呈舟状畸形。足跟两侧挤压和足跟底部按压及沿跟骨纵轴叩压均有明显疼痛。踝关节背伸、跖屈及内翻外翻活动，均有明显受限。

（二）诊断

根据外伤史、临床症状和体征，即可确诊。跟骨的侧位和轴位X线片检查，可进一步明确骨折的变位情况和关节面的损伤程度，有利于骨折的分型治疗。必要时可拍双侧跟骨的侧、轴位和踝关节的正位X线片，以便对比检查，进一步明确诊断和指导治疗。

由高处坠下足跟着地或继而臀部着地时，除可引起跟骨骨折外，尚可合并腰椎压缩骨折，甚至颅底骨折和颅脑损伤，应注意全面检查，以免漏诊。

（三）影像学检查

X线片包括跟骨侧位、双斜位和轴位片，以便更好地了解后足和中足的情况，轴位片可了解原始和继发骨折线的情况，可清楚地显示载距突的原始骨折线，冠状面CT及三维成像可显示关节面骨折线数量和移位情况，对于指导手法复位、撬拨方向、深度有重要意义。

【治疗】

（一）手法整复

跟骨骨折，多波及跟距关节，对严重的关节面塌陷或移位骨折，很难复位完全，可后遗不同程度的疼痛和功能障碍。对于整复，《医宗金鉴·正骨心法要旨》说：“……自足至腰脊诸筋，皆失其常度，拳挛疼痛，宜拨转如旧。”具体整复方法，应依据骨折类型和移位程度，辨证选用相应手法整复。

1. 不波及关节面的跟骨周边骨折，若无移位，则无须整复，仅外贴接骨止痛膏保形固定即可；有移位者，分别采用以下方法复位。

（1）有移位的跟骨结节纵形骨折：可在坐骨神经阻滞麻醉下，用屈膝扣挤推按法复位。仰卧位，患肢屈膝下垂于床边，术者面对患肢而坐，将患足置于两膝之间，用两手掌扣挤跟骨两侧的同时，内侧掌根并向下推按上移骨块向下复位（图11–134），应尽量使其平复，否则因跟骨底部不平，将影响站立和负重。

（2）跟骨结节横形（鸟嘴形）骨折：用跖屈推挤法复位。在坐骨神经阻滞麻醉下，取仰卧位，髋、膝关节外展外旋屈曲90°，小腿下垫枕或俯卧屈膝90°。一助手扶持膝部保持体位，一助手扶持患足于跖屈位，术者两手拇指置跟腱两侧由上向下推挤，使骨折片复位（图 11–135）。

（3）跟骨载距突骨折：采用外翻推挤法复位。仰卧位，髋膝外展、外旋、屈曲 90°位，小腿下垫枕，足部悬空。一助手固定小腿保持体位，术者两拇指置内踝下，向外上推挤的同时，余指置踝关节及跟外侧，使踝关节和跟骨外翻（图 11–136）。

（4）近跟距关节面的跟骨体骨折：复位在坐骨神经阻滞麻醉下，取健侧卧位，髋、膝屈曲，足踝悬空于床边，采用牵拉挤压法复位。一助手固定小腿，术者两手交叉相扣，以掌根夹持跟骨两侧相对挤压，矫正侧方移位的同时并向后下牵拉，以矫正向后上移位，恢复结节角（图 11–137）。

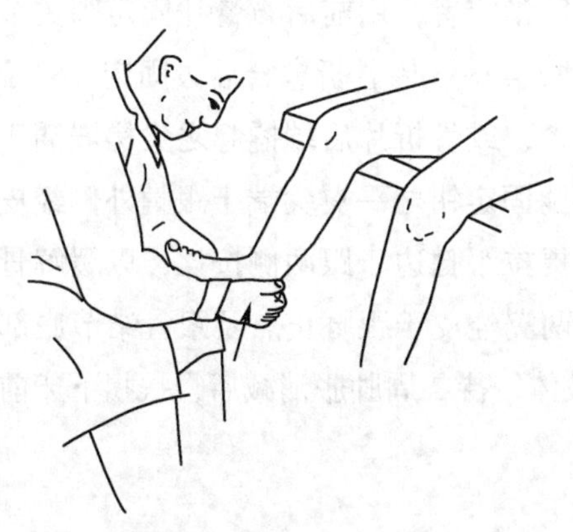

图 11–134　跟骨结节纵形骨折的屈膝扣挤推按复位法

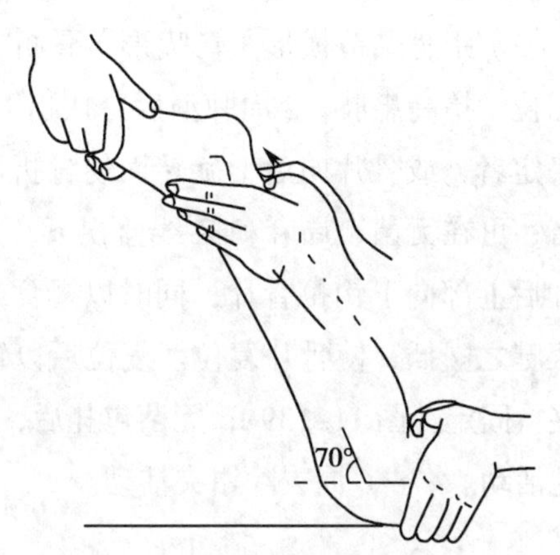

图 11–135　跟骨结节横形骨折的跖屈推挤复位法

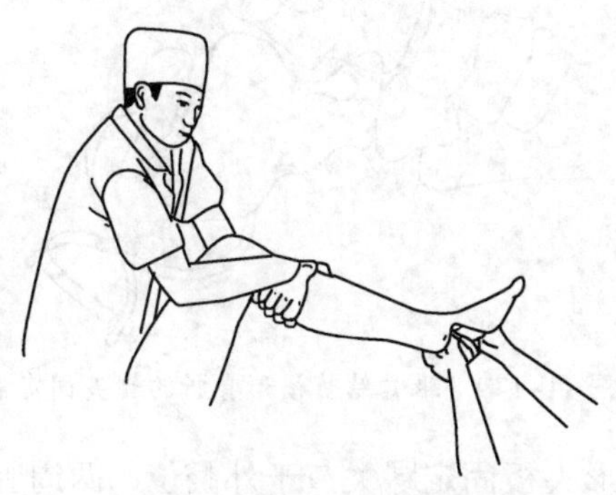

图 11–136　跟骨载距突骨折的外翻推挤复位法

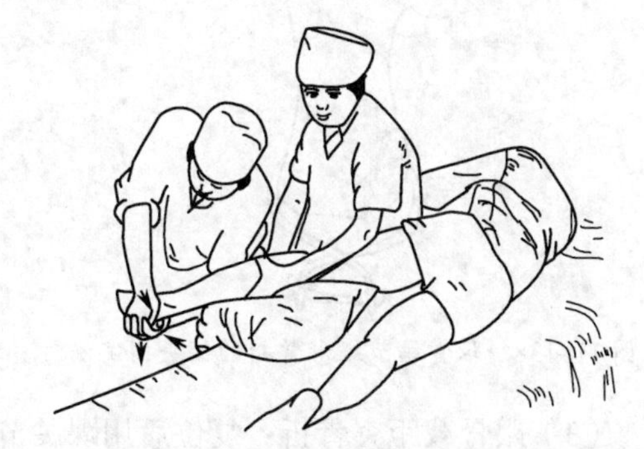

图 11–137　近跟距关节面的跟骨体骨折的牵拉挤压复位法

2. 波及关节面的跟骨体压缩骨折：此型为跟骨骨折中最常见也最难治疗者，一般单纯用手法难以复位，多需配合器具加手法进行复位。

（二）固定方法

由于跟骨骨折类型繁多，移位复杂，很难用某一方法固定治疗，可根据移位情况和复位后的稳定程度，选用以下方法固定。

1. 对各类无移位或轻微移位骨折，可外贴活血接骨止痛膏，用连脚托板或后石膏托固定踝关节于功能位，抬高患肢。两周肿胀消减后，可扶拐下床不负重活动。4 ～ 6 周骨折愈合后，可去固定逐步负重活动。

2. 对不波及关节面的跟骨周边骨折，根据移位和复位后稳定情况，分别采用下述方法固定。

（1）跟骨结节纵形骨折：复位后稳定者，外贴接骨止痛膏，按无移位骨折处理。不稳定者，在无菌、局麻下，用小腿固定钳于跟骨内外两侧经皮夹持，无菌包扎后，抬高患肢（图 11–138），待两周肿胀消减后，扶拐下床不负重活动，4 ～ 6 周骨折愈合后，去除钳夹逐步负重活动。

（2）跟骨结节横形（鸟嘴形）骨折：复位后稳定者，用前后石膏托固定踝关节于跖屈位，抬高患肢，2 周肿消后，扶拐下床活动，4 ～ 6 周骨折愈合后去固定。复位后不稳定者，或骨片向后上旋转而使骨折面向后者，或骨折片后端撬起之尖楼嵌插于跟腱者，可在无菌、局麻和 X 线监视下，先以小腿固定钳之一翼尖端于跟腱外侧经皮至骨片后上部向下钩拉骨片，同时以拇食二指边提拉跟腱边于跟两侧按揉，以缓解骨片与跟腱之嵌插，使骨片复位。复位后以钳夹之两翼经皮于跟腱止点及跟骨结节底部上下夹持固定（图 11–139），无菌包扎后，抬高肢体，待 2 周肿胀消减后，扶拐下床前足着地活动。4 ～ 6 周去除钳夹活动。

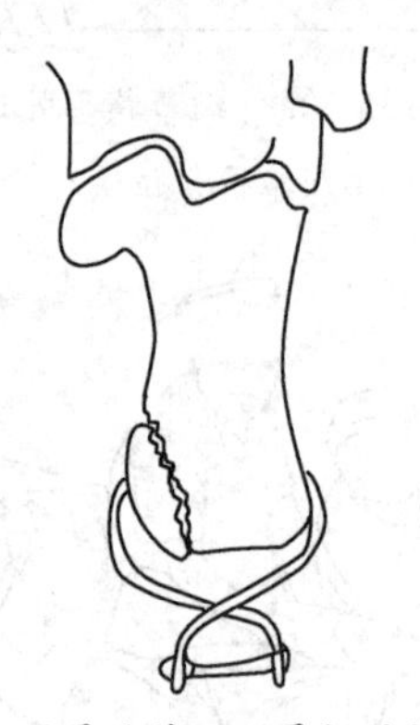

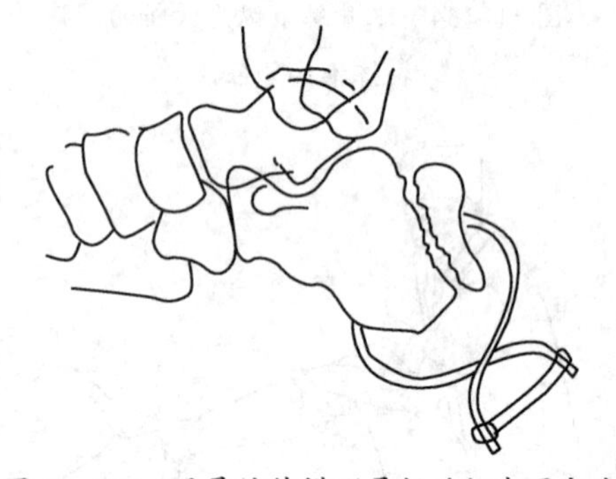

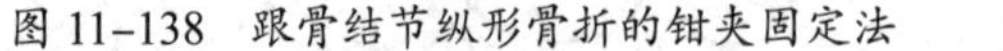

图 11–138　跟骨结节纵形骨折的钳夹固定法　　图 11–139　跟骨结节横形骨折的钳夹固定法

（3）跟骨载距突骨折：复位后用踝关节塑形夹板固定踝关节于外翻位，两周肿消后扶拐下床不负重活动，4 ～ 6 周解除夹板活动。

（4）近跟距关节面的跟骨体部骨折的固定：复位后为防止再变位，无菌局麻下，用小腿固定钳，夹持跟骨结节后下部，以 2kg 重量维持牵引。若手法复位不成功，可于无菌、局麻下，直接用小腿固定钳，夹持跟骨结节后下部，助手持钳向后下牵拉，并逐步改为内翻位牵拉，术者以两手掌根置跟骨两侧相对挤压矫正侧方移位（图 11–140）。复位后以 2kg 重量维持牵引，4 ～ 6 周骨折愈合后，去除钳夹牵引，扶拐下床不负重活动，8 周后可逐步负重活动。

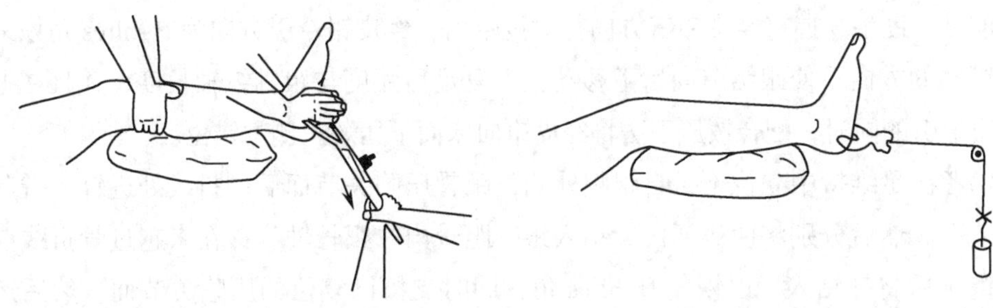

（1）钳夹牵拉相对挤压复位法　　（2）跟骨结节钳夹牵引法

图 11-140　近跟距关节面的跟骨体骨折复位固定法

3. 对波及关节面的跟骨体压缩骨折，复位固定困难，一般方法难以奏效，近年来我院采用经跟距反弹固定器治疗，较好的解决了复位固定问题。

（1）舌形骨折的固定：取健侧卧位，膝关节屈曲 45°～ 90°，小腿下垫枕，行坐骨神经阻滞麻醉后，在无菌和 X 线监视下，行经跟距反弹固定。

在 C 型臂电视 X 线机监视下，术者一手四指及手掌置于患足背部，拇指置足底中部，握足前部跖屈；另一手四指持斯氏针近跟结节部，拇指亦置足底，在跟骨结节后缘中上 1/3 交界处用尖刀切一纵形约 0.4cm 小口，斯氏针自跟骨结节沿跟骨纵轴方向向下约 20°夹角向前下方钻入至骨折线处，向下撬拨恢复跟骨结节关节角，同时两拇指向足背方向用力推顶恢复足弓高度，用力宜缓慢均匀，切忌粗暴，避免使原骨折加重，透视至复位满意。

助手运用中医对挤手法，双手掌挤压跟骨内外侧，回纳外踝下突出的骨块，纠正横径增宽。然后握足于中立位，术者在跟腱止点上 5 ～ 7cm 处，将第 2 枚斯氏针（直径 3.5mm）经跟腱外侧由后向前，沿距骨纵轴钻入至距骨颈处。先将距骨轴位针固定于反弹固定器一端上，然后将跟骨轴位针置于反弹固定器十字槽内，反向加大两针之夹角（两针间皮肤无明显张力），利用钢针的反向弹性变化所产生的牵张力恢复 B–hlres 角至正常。包扎进针点，然后安装反弹固定器固定。

若轴位向外成角、移位严重者，则采用三根针固定。跟骨轴位针应顺其成角方向进入，一般为向外突起成角，助手两拇指挤压外踝下的跟骨隆起向内，同时两手四指分别握住前足与针尾外旋矫正成角、移位；复位后不稳定者，再增加一枚斯氏针贯穿舌型骨块至跟骨前部，交叉固定，防止再移位，第 3 枚斯氏针钻入距骨内。

（2）塌陷型骨折的固定：此型是跟骨骨折中最复杂的一型。由于伤时的体位、暴力大小可出现偏向一侧或关节面塌陷，跟骨结节上升、侧方移位、轴位成角和纵轴短缩、横径增宽等畸形，应尽量逐一解决。复位、固定及麻醉，体位同舌形骨折。该类骨折除了常合并后距下关节面中心性压陷与跟结节上移的骨折移位外，还多伴有跟骨纵轴短缩，轴位向外突起成角，以及侧方错位。

整复前术者先用经皮钳横向夹持跟骨结节，然后令助手 1 握持小腿下段，助手 2

握持前足，助手3握持经皮钳三方向行对抗牵引，经皮钳牵引方向为B–hlres角恢复后跟骨纵轴的方向，使跟结节向后下移动，恢复足弓弧度与跟骨纵轴长度，并且在握持经皮钳牵引的同时，配合按压手法将经皮钳向床面下压矫正侧方错位。

术者在足维持中立位下，自跟腱外侧，跟骨压陷关节面后侧折线处进针，撬起塌陷关节面。然后分别将两枚斯氏针钻入跟、距骨内，跟骨轴位针在未越过骨折线前须向下撬压后将针钻入，以恢复B–hlres角，同时支撑已复位的压陷关节面。然后运用中医对挤手法，双手掌挤压跟骨内外侧，回纳外踝下突出的骨块，纠正跟骨横径增宽。去除经皮钳，包扎进针点，安装反弹固定器固定。

若合并跟骨轴位向外成角，握持经皮钳者在牵引下抬高经皮钳尾部，变轴位成角为侧方移位，然后下压经皮钳，缩小跟骨的横径宽度达到满意复位。若外侧有塌陷的小关节面，经跟骨外侧用斯氏针撬起压陷的关节骨折块，使之恢复正常高度。对于合并跟骨结节粉碎压缩者，可用斯氏针向下撬拨复位，加针固定。

附：塌陷型骨折跟骨反弹固定器复位固定方法

操作步骤：采用坐骨神经阻滞麻醉或硬膜外麻醉，患者取俯卧或侧卧位，患肢屈膝约60°，沿跟腱外缘，自跟骨后上缘用骨钻自后外向前内下方向经皮穿入第1枚骨圆针（3.5～4.0mm），针走行方向与患足外缘向内倾斜约15°，与足底呈60°，在电视荧光屏监视下，将针插入到塌陷的跟骨后关节面骨块的跖侧，尽量贴近塌陷的骨块，为防止撬拨时骨块发生旋转，可在此针外侧约1cm处平行钻入第2枚骨圆针（3.5～4.0mm），当2枚骨圆针均到达上述位置后，助手用力跖屈前足，术者双手四指交叉握紧足跟，同时用拇指基底大鱼际将双针针尾向跖侧推挤，借助这种杠杆力量，将塌陷的骨块撬起，使塌陷的跟骨后关节面和距骨下关节面恢复完全对称、均匀的关节间隙为止。然后术者用双手掌紧握患足跟内外侧，稍内外翻，矫正足内外翻畸形同时用力向中心挤压以恢复跟骨正常宽度，通常可听到清晰的骨折嵌插声，表明已复位。继之用力跖屈前足，术者双手掌继续挤压足跟两侧，并向跖侧牵拉，与此同时术者双手拇指用力向足背顶压跟骨前缘部位，进一步恢复跟骨结节关节角，随后将第1枚骨圆针向前推进，使其向前进入跟骨前端骨折块固定，必要时钻入骰骨体内，再在第1枚骨圆针下方合适位置用第3枚骨圆针（3.5～4.0mm）将骨折块贯穿固定，固定牢靠后拔出第2枚骨圆针（3.5～4.0mm），在跟腱外侧自距骨后沿，由后向前水平钻入第4枚骨圆针（3.5～4.0mm）至对侧皮质，透视下调节上述3枚针的间距，使跟骨结节关节角恢复到最佳位置，最后维持跟骨整复后的最佳位置，将上述3枚针的针尾用跟骨反弹固定器将其锁定，维持跟骨整复后的最佳位置。

术后处理：继续抗炎、消肿、止痛药物应用，24小时后开始踝关节及足趾功能锻炼，1周后复查X线片，根据跟骨结节关节角等的情况，调节跟骨反弹器，以维持最佳位置，5～6周复查X线片，骨折愈合后拆除跟骨反弹器，拔除骨圆针，配合中药熏洗，继续足部功能锻炼，8～12周开始逐步下地负重行走。

本法在X线电视荧光屏监视下进行，用骨圆针将塌陷的跟骨后关节面撬起，为手法整复骨折创造了条件，易将移位的骨块复位，便于恢复跟距关节面、跟骨结节关节角和跟骨宽度，纠正扁平足畸形，从而恢复了跟骨长度，使骨折后跟腱相对松弛的状态尽量恢复，以改善步态和提踵动作。在跟骨反弹器固定下，能够根据复查结果及时地调节钢针的间距，并借助于跟骨周围完整韧带的合页作用，使骨折维持在复位后的最佳位置，并可早期进行患足适当合理的功能锻炼，改善患足血液循环，促进血肿的吸收和骨痂的形成，提高骨折的愈合速度，减少并发症。固定5～6周去除钢针及跟骨反弹器后采用舒筋活血汤（伸筋草、透骨草、苏木、桂枝、牛膝、桃仁、红花、乳香、没药、川芎、丹参、葛根、羌活、细辛、续断等）熏洗，根据体质、年龄及病程等随症加减，疼痛重者可加草乌、川乌、延胡索；年老气血亏虚者可加黄芪、党参、当归；骨质疏松者可加熟地、龙骨、牡蛎等。水煎，先熏后洗，每次约半小时。熏洗后进行适当的踝关节、跗中关节及足趾关节的主、被动活动，以疏通经络，活利关节，消肿止痛，增强骨代谢，加速组织修复，增加肌腱弹性，防治骨质疏松、肌肉萎缩、关节僵硬，促进康复。

本法操作简单、损伤小、术中不损伤软组织，使骨折在相对完整的软组织包裹下，保持骨折部位损伤后原有的血液供应，减少了骨折愈合的干扰，且复位后的骨折易获得稳定的固定。操作中注意：①应选择3.5～4.0mm骨圆针，以免在撬拨和固定过程中折弯，影响治疗效果；②进针点应在跟腱外缘，跟骨后上缘，且方向为后外上向前下偏内方，将针插入到塌陷的跟骨后关节面的跖侧，且尽量贴近塌陷的骨块，以利撬拨复位；③撬拨及前足牵引跖屈的力量要充分，并稍内外翻，以利于恢复跟骨正常解剖结构及足弓，特别是跟骨后关节面和跟骨外侧壁的复位尤为重要。

跟骨骨折复位后再畸形的发生与负重时间密切相关，因此必须提倡早活动、晚负重的原则。

（三）功能疗法

跟骨骨折为关节内骨折，易遗留后遗症及疼痛。筋骨并重的治疗原则，是预防和减轻后遗症的主要措施。骨折整复固定后，即应开始前足和趾的伸屈活动，特别是跖屈的锻炼，对恢复和维持足的纵弓有重要意义。对无移位骨折，应早期做无痛范围内的踝关节活动，并可行原地蹬瓶锻炼，使跟骨得以在模造中愈合，以利于弧形足弓的恢复。去固定后，应加强踝关节的各项自主锻炼和按摩活筋治疗，以促进关节功能的恢复。

（四）晚期并发症的处理

1. 创伤性关节炎

波及跟距关节面的骨折，复位不佳而致关节面不平整者，可产生疼痛，劳累后加重，关节功能受限。为预防或降低其发生率，一是尽量复位准确，二是在保持复位、固定情况下早期进行不负重活动，使关节面得以在活动的磨造中愈合。一旦发生创伤性关节炎且症状较重而又久治不愈者，可行跟距关节融合术。

2. 外踝下膨突疼痛

为跟骨横径增宽，或轴位向外突起成角矫正不够所致。若疼痛较甚影响足的功能而又久治不愈者，可行骨突切除修整术。

3. 足跟疼

为跟骨体塌陷或体部冠状位骨折复位不良或失治，跟结节上升，足弓低落，或骨块突向足底所致。若影响足跟负重产生疼痛又久治不愈者，可行跟骨颈楔形截骨和跟骨结节截骨下移术，并行经跟、距穿针用反弹固定器治疗。

（五）药物治疗

1. 内服药

早期瘀肿严重者，可用利水祛瘀法，方用活血疏肝汤加川牛膝、茯苓、木通；肿胀较轻者，可用活血止痛接骨之三七接骨丸；中后期可用三七接骨丸与养血止痛丸配合服用；晚期关节僵凝、酸楚疼痛不适者，可坚持服用养血止痛丸和加味益气丸。

2. 外用药

初期肿胀严重者，可外敷黄半膏或速效消肿膏；起水疱者，穿刺抽吸后，撒以二妙散；对肿胀较轻的无移位骨折，可外贴活血接骨止痛膏；后期去固定后，关节僵硬不利者，按摩展筋丹，或涂擦展筋酊，并用温经活络、舒筋利节类药外洗，方用苏木煎或透骨草煎、海桐皮汤等。

【按语】

1. 在不影响骨折稳定的情况下，应注意尽早进行足部活动，特别是前足跖屈锻炼，既有利于肿胀消除，又可增强足的屈肌力量，有利于足纵弓的恢复和维持足部功能的完善。

2. 在保持骨折稳定的情况下，应尽早下床进行不负重活动，以减轻长期卧床抬高肢体后下床改变体位引起的肢体肿胀，从而缩短功能恢复时间。

【病案举例】

王某，男，65 岁。

患者于 1990 年 6 月 6 日，由约 2 米高处跌下，致伤右足跟，当即疼痛不能站立，于伤后 2 天以右跟骨骨折住院治疗。

检查：右足跟部肿胀，小腿内侧至内踝上部有约 30cm×10cm 的瘀斑，足跟横径增宽，外踝下隆起，足跟部挤压及叩击痛明显。

X 线示：右跟骨压缩性骨折，跟骨结节上升并向外移位，跟结节角度呈负数，横径增宽。

于住院后第 3 天，在坐骨神经加股神经阻滞麻醉和电视 X 线监视下，行复位反弹固定术。先用小腿钳夹持跟骨结节部向后下牵引纠正跟骨结节的上升，然后由跟腱外侧向距骨穿一钢针，再通过跟骨结节部穿至近折端一钢针，然后前后牵拉矫正跟骨前后短缩，并向内挤压结节部纠正向外移位。然后将通过结节部之钢针，边撬边打入远折端以纠正塌陷的关节面。最后去除钳夹，安装反弹固定器，无菌包扎，抬高患肢，内服祛瘀消肿药，即日起锻炼趾跖活动。

术后 X 线示：跟骨结节角恢复为 37°，横径仍略宽，向侧方轻度移位，足弓复常。

术后 20 天开始练习踝关节伸屈活动。术后 35 天 X 线示：对位同前，骨折线消失。去除反弹固定，扶拐下床活动而出院。

出院 3 个月后，复查，已恢复一般劳动，站立、跑步、上下台阶等无疼痛不适，踝关节背伸跖屈基本正常。

第十七节　足部其他骨折

足为下肢之末，俗称脚。《伤科补要》说：“足者，下体所以趋步也，俗名脚。跗骨者，足背也，一名足趺，俗称脚面。跗骨者，足趾本节之众也……趾者，足之指也，其数五，名为趾者，别于手也。居内之大者名大趾……其大趾之本节后，内侧圆骨形者，名核骨。”足部由跟、距、舟、骰骨，以及第 1、2、3 楔状骨等 7 个跗骨、5 个跖骨、14 节趾骨构成，其主要功能为负重和行走。足有内、外两个纵弓和一个横弓。内纵弓较高，由跟骨、距骨、舟骨，以及第 1、2、3 楔状骨，第 1、2、3 跖骨组成，距骨头与舟骨组成的距舟关节部为该纵弓的顶点；外纵弓较低，由跟骨、骰骨及第 4、5 跖骨组成。在足的中部，3 个楔骨和 5 个跖骨的基底部，背面较宽，跖面较窄，呈拱桥式排列，组成足的横弓。足弓有吸收行走、跑跳时的震荡作用。跟、距二骨组成足纵弓的后臂，以负重为主。足的负重是由后部的跟骨和前部的第 1、5 跖骨头三点承担，跟骨和第 1、5 跖骨头联合，各承担约 50%的负重量。足部骨折治疗时，应注意维持和恢复足的解剖生理特点，以求获得足的满意功能效果。

足为下肢之末，部位低下，软组织薄弱，骨折后多肿胀较甚，易合并严重软组织损伤或皮肤破裂的开放性骨折，且接近地面，创面污染亦较严重。骨折愈合后，常有久肿不消，下床活动后肿而光亮，甚则稍下垂即肿胀紫绀，走路困痛，骨质疏松，经久不愈。故应重视筋骨并重，以防止和减少此类现象的发生。

跟距二骨前已单独论述，本节仅就足中前部的舟、骰、楔、跖、趾等诸骨而言。

足舟骨骨折

足舟骨为古称的下力骨之一，《证治准绳·疡医》云："踝骨之前各有下力骨者左右共十。"即指足舟骨、骰骨，第1、2、3楔状骨等五骨左右为十而言。舟骨位于足中部内侧缘，其后部有凹形关节面形若小舟而得名。其凹形关节面与距骨头相接，构成距舟关节；其前侧的凸状关节面与1、2、3楔状骨相接，构成舟楔关节，外侧有不恒定的小关节面与骰骨相接，舟骨的下缘有一骨性隆起为舟骨结节，乃胫后肌腱附着点，舟骨内侧可有解剖变异的小副舟骨，须与撕脱骨片相鉴别。

【病因与分类】

（一）病因

足舟骨骨折，好发于青壮年男性。直接暴力损伤，如足背遭重物打砸或车辆碾轧等，或足的强力背伸、跖屈、扭转等间接外力，均可引起足舟骨骨折。

（二）分类

根据骨折的部位、形态，可分为背缘骨折、结节骨折、横形骨折3种。

1. 足舟骨背缘骨折

足舟骨背缘骨折为足于跖屈位遭重物打、砸或车轮碾轧，致舟骨背缘产生裂纹骨折，或足强力跖屈而舟骨背侧缘被关节囊撕裂产生小片撕脱骨折（图11–141）。

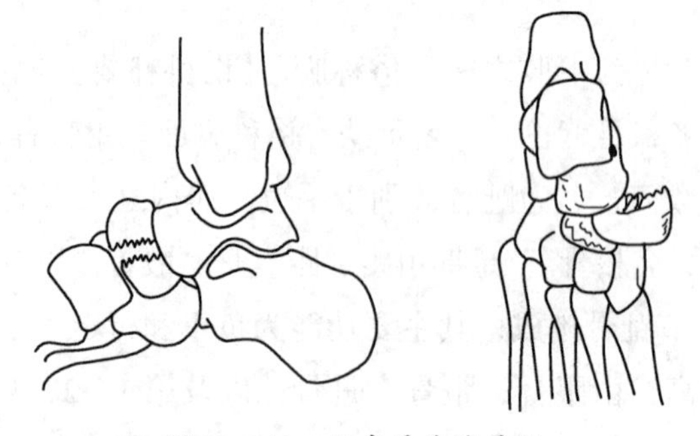

图11–141　足舟骨背缘骨折

2. 足舟骨结节骨折

足舟骨结节骨折多为撕脱性骨折。因胫后肌腱大部止于舟骨结节，当足遭外翻伤力，或足骤然跖屈、内翻时，由于胫后肌的强力收缩，可将舟骨结节撕脱而成骨折，一般多移位不大（图11–142）。

3. 足舟骨横形骨折

当足被强力背伸时，舟骨受距骨头、楔骨的夹挤而发生横形骨折。舟骨被分成较大的背侧骨折块和较小的跖侧骨折块。背侧骨折块常向背、内侧移位，而形成骨折脱位（图11–143）。该骨折块由于周围血运破坏较重，易发生缺血性坏死。

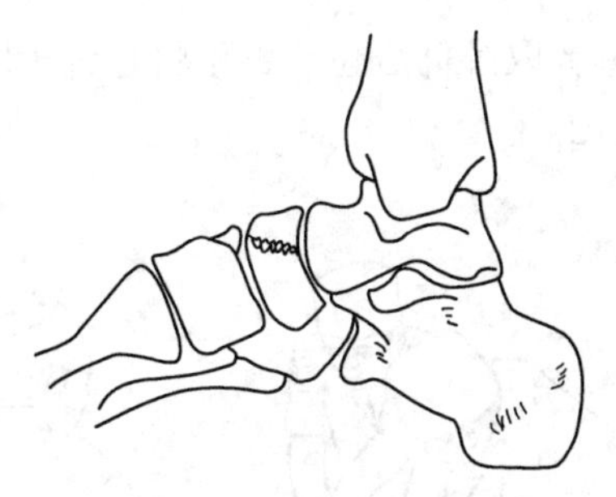
图 11-142　足舟骨结节骨折

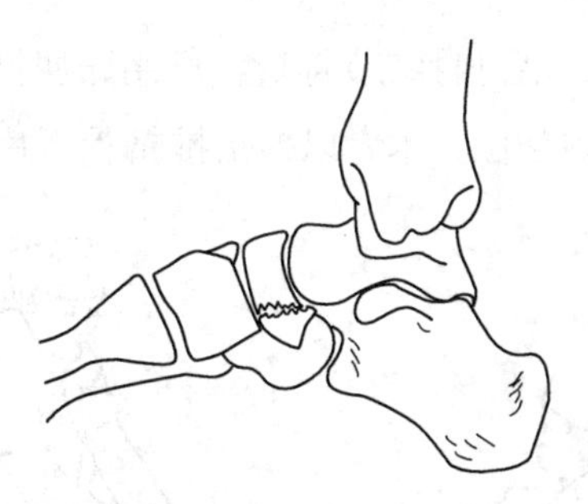
图 11-143　足舟骨横形骨折

【症状与诊断】

（一）症状

伤后足部肿痛活动受限，不能平足站立负重，足背内侧肿胀，其内下部可有青紫瘀斑，局部有向背向内侧高突，尤其横形骨折更为明显。局部有明显压痛。若为骨折脱位的横形骨折，可有骨片的异常活动及骨擦音，沿足内侧 3 个跖骨纵向推挤痛明显，足内收、外展、背伸、跖屈等活动，均可引起疼痛。

（二）诊断

根据外伤史和症状、体征即可做出诊断。足的正、斜位 X 线检查，可进一步明确骨折部位和移位程度。对舟骨结节部骨折，应与先天性副舟骨相鉴别。副舟骨周边平齐，完整，且多为双侧性，无明显症状，易鉴别。

【治疗】

（一）手法整复

对各类无移位的舟骨骨折，无须整复，仅外贴活血接骨止痛膏药，保形固定即可，有移位者，可选用相应手法复位。

1. 足舟骨背缘骨折，可用牵拉按压法复位。患者取仰卧位，一助手固定小腿下部。术者两手握前足，跖屈位牵拉，两拇指按压舟骨背侧骨折处，同时在保持牵拉下将足回至中立位，即可复位（图 11-144）。

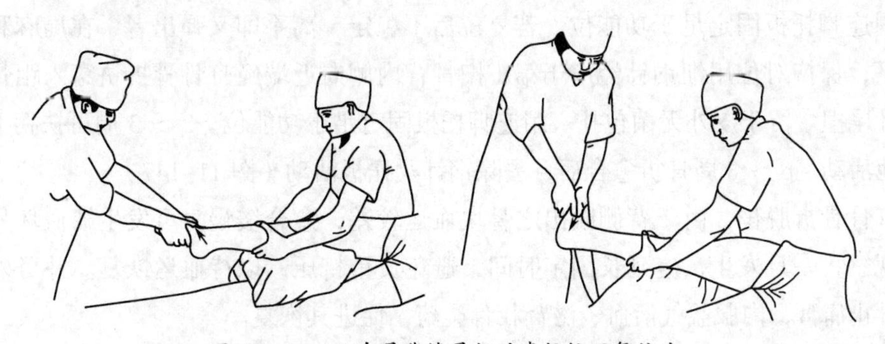
图 11-144　足舟骨背缘骨折的牵拉按压复位法

2. 足舟骨结节骨折，可用跖屈推挤法复位。患者取卧仰卧位，助手将足置于跖屈、内收内翻位，术者以拇指推挤骨折片复位（图 11–145）。

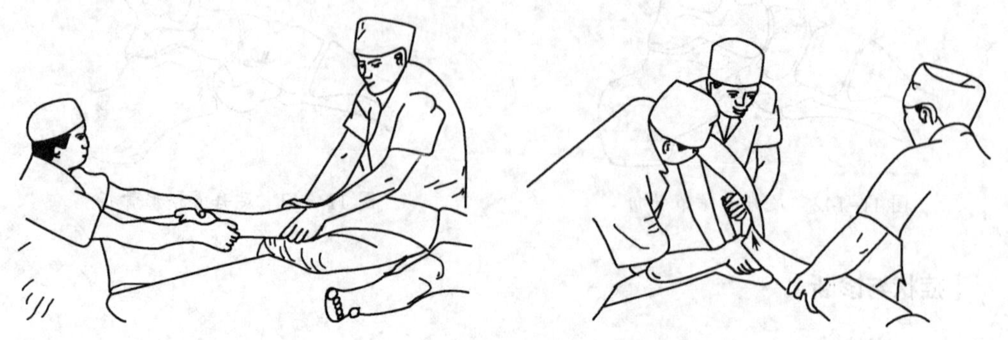

图 11–145　足舟骨结节骨折的跖屈推挤复位法

3. 足舟骨横形骨折或骨折脱位，可用牵拉推挤法复位。患者取仰卧位，一助手固定小腿，一助手持前足牵拉的同时将足跖屈、外展［图 11–146（1）］，术者以两拇指向外推挤骨折片的同时，助手将足回至中立位，即可复位［图 11–146（2）］。

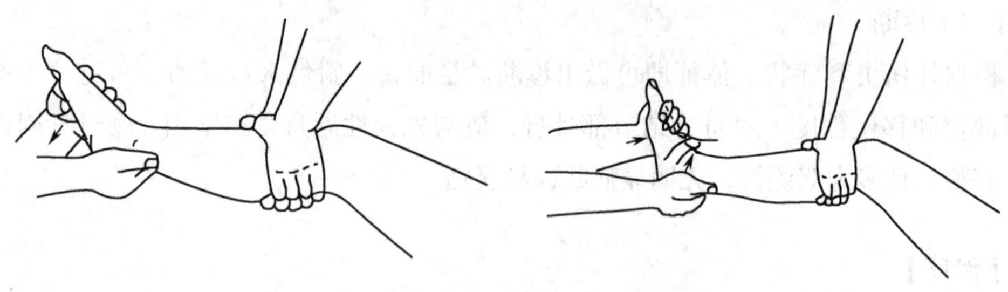

图 11–146　足舟骨横形骨折的牵拉推挤复位法

（二）固定方法

无移位骨折和舟骨背侧缘骨折复位后，外贴接骨止痛膏药，用连脚托板固定足于功能位 4 ～ 6 周，骨折愈合后去固定进行功能活动。

舟骨结节骨折复位后，外贴接骨止痛膏药，用连脚托板或前后石膏托，固定足于轻度跖屈位 4 ～ 6 周，去固定活动。舟骨横形骨折或骨折脱位，复位后外贴接骨止痛膏，用连脚托板固定足于功能位。若复位后不稳定，离手即又弹出者，在局麻和无菌条件下，保持对位用细钢针经皮于第 1 楔骨背内侧向近端经舟骨骨折块穿入距骨头固定，针尾捏弯留于皮外无菌包扎。用连脚托板固定足于功能位，2 ～ 3 周可扶拐下床足跟着地活动。6 ～ 8 周骨折愈合后，去除钢针及托板活动（图 11–147）。

舟骨骨折脱位，由于背侧脱出之骨块血运较差，愈合缓慢，可发生缺血坏死，应注意观察，一旦发生，应延长固定时间，避免负重挤压，以待血运恢复。并可外贴活血接骨止痛膏，内服益气活血、滋肾壮骨类药，促进其恢复。

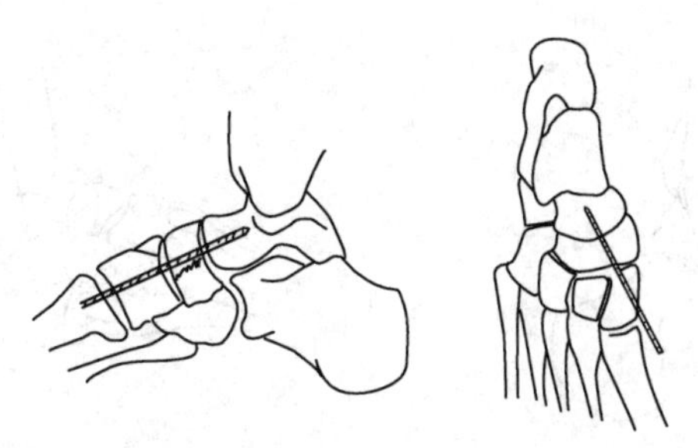

图 11–147　足舟骨横形骨折钢针固定法

骰骨骨折

骰骨为古称的“下力骨”之一，为背宽跖窄的近方形块状骨，位于足中部的外侧。其近端与跟骨远端相连构成跟骰关节；远端与第 4、5 跖骨基底部相连，组成跖跗关节外侧部；内侧与舟骨相邻。骰骨跨越舟楔关节，直接与第 4、5 跖骨基底部相连，其单独骨折的机会较少，即使骨折，也多无移位，或移位较轻。移位严重者，多并发于其他跗骨骨折，或骨折脱位。

【病因与分类】

（一）病因

骰骨骨折，多为扭转，强力外展、外旋或内收、内旋等间接外力损伤。如足强力外展、外旋时，则骰骨被跟骨前部和第 4、5 跖骨基底部挤夹而引起骨折；若外力继续作用，即可引起跟骰和距舟关节向内向背侧脱位。前足强力内收、内旋时，则可引起骰骨的撕脱性骨折。

直接的重物压砸或车轮辗轧引起者，多为粉碎性骨折，且易合并软组织挫裂而形成开放性骨折。

（二）分类

根据受伤机制和损伤程度，可分为单纯性骰骨骨折和合并其他跗骨骨折，或骨折脱位。

1. 单纯骰骨骨折

本病为直接暴力所致，多为粉碎性（图 11–148）。单纯的骰骨撕脱性骨折，为足强力内收、内旋所致。

2. 骰骨骨折合并其他跗骨骨折或骨折脱位

本病为间接外力所致，足强力外展外旋时，则骰骨受跟骨和第 4、5 跖骨基底部的挤压而致骨折，若外力继续作用，则可引起骰骨骨折合并近侧跗间关节脱位（图 11–149），或可合并跟骨前部和第 4、5 跖骨基底部骨折。

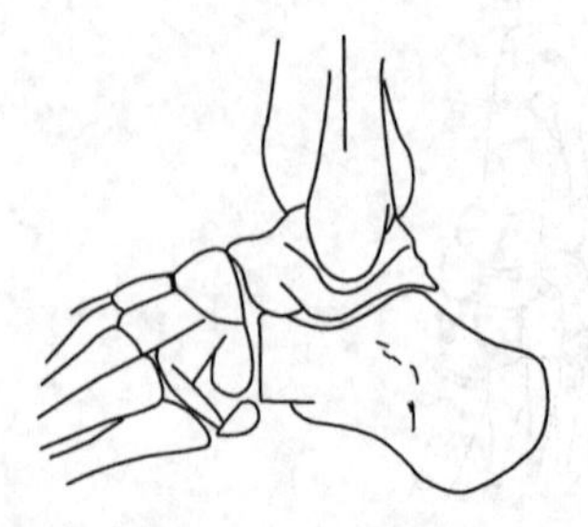

图 11–148 骰骨粉碎性骨折

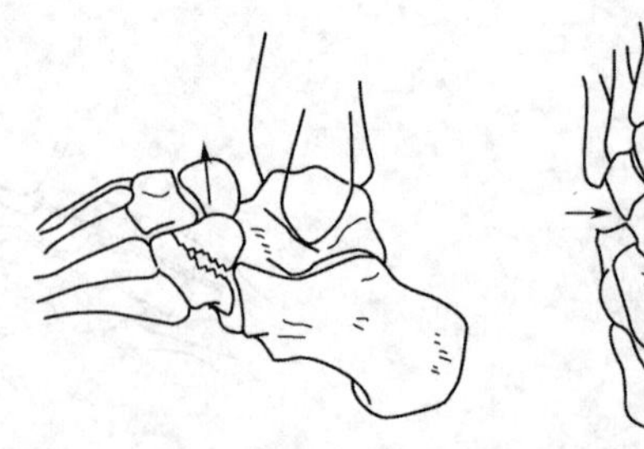

图 11–149 骰骨骨折合并近侧跗间关节脱位

【症状与诊断】

（一）症状

骰骨骨折后，足背外侧肿胀、瘀斑、疼痛，活动站立受限，甚或起水疱或皮肤挫裂。合并脱位者，前足呈外展和足背高凸畸形。局部压疼和沿 4、5 跖骨的纵向推挤痛均明显，或可触及骰和舟骨在足背和内侧的棱形骨突起。

（二）诊断

根据伤史、症状和体征，即可确诊。足的正、斜位 X 线片检查，可进一步明确骨折的移位和并发损伤情况。应注意足趾底部的感觉和温度变化情况，以排除跖神经和血管的损伤或痉挛。

【治疗】

（一）手法整复

1. 单独骰骨骨折多无移位，一般不需整复。若有移位可用推挤法复位。助手固定踝关节，术者两拇指置骰骨背外侧移位骨片处，余指持前足内侧先使其内收内旋，同时两拇指向内向后推挤移位骨片，再使前足外展而复位。

2. 对合并跗间关节脱位者，在坐骨神经阻滞麻醉下，用牵拉推按法复位。仰卧位，一助手固定小腿下段，一助手持前足牵拉。术者一手置外踝部固定，另手于距舟关节内侧向外推挤先矫正侧方脱位，然后再向足底按压舟骰二骨，同时牵拉之助手将足背伸，矫正向背侧移位［图 11–150］。

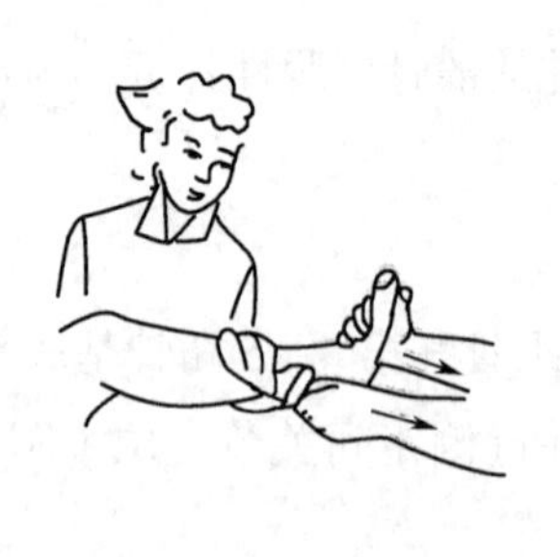

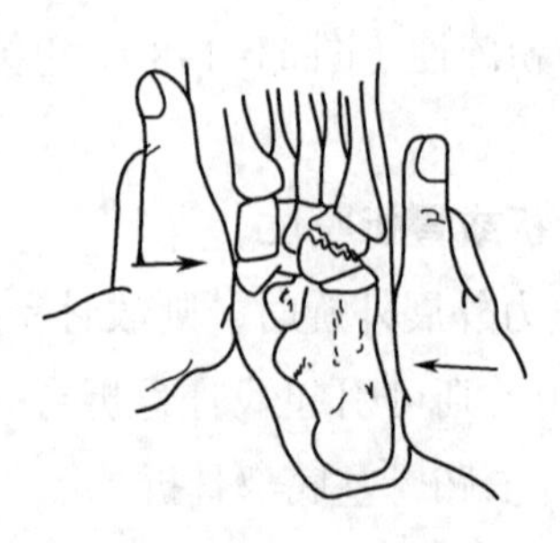

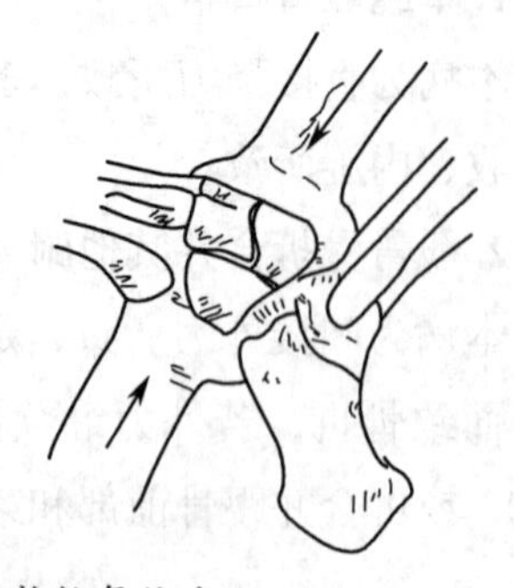

图 11–150 骰骨骨折合并跗间关节脱位的牵拉推按复位法

（二）固定方法

单独骰骨骨折复位后，皮肤完好者，可外贴活血接骨止痛膏，用连脚托板固定足于功能位，抬高患肢 2 ～ 3 周肿消后，可扶拐下床不负重活动，4 ～ 5 周骨折愈合后去除固定活动。

对合并跗间关节脱位者，若复位后稳定可用上法固定，复位后不稳定者，可在无菌条件下，用细钢针经皮至骰骨与跟骨贯穿固定，无菌包扎后，仍用连脚托板固定。

骰骨骨折，为关节内骨折，可造成足部外侧柱短缩，并发症有腓肠神经损伤、跟骰关节或跖骰关节创伤性关节炎，影响足的负重功能。

楔骨骨折

楔骨亦为古称的下力骨，并排 3 块，由内而外称第 1、2、3 楔状骨。楔骨为背宽跖窄的近长方形块状骨，位于足中部的内侧。近端与舟骨远端相连形成关节，远端与 1、2、3 跖骨近端相接，构成跖跗关节的内半部，外侧与骰骨相邻。

【病因与分类】

（一）病因

楔骨骨折，多为直接暴力损伤，如重物压砸或车轮碾轧等，多为粉碎性骨折。

（二）分类

根据骨折移位情况，可分为移位性骨折和无移位性骨折，以无移位或轻微移位骨折为多见。根据骨折的轻重程度，可分为单发骨折和多发骨折，以 2 个或 3 个多发楔骨骨折为多见。根据骨折与外界相通与否，可分为开放性和闭合性骨折。因该部软组织薄，直接暴力损伤者易引起皮肤破裂而形成开放性骨折。

【症状与诊断】

（一）症状

楔骨骨折后，足背内侧肿胀明显，甚或起水疱，或有局部高凸；足的活动和站立受限，局部压痛和沿 1、2、3 跖骨的纵向推挤痛均明显。

（二）诊断

根据外伤史和临床症状，即可做出诊断，足的正、斜位 X 线片检查可进一步明确骨折的移位情况和轻重程度。

【治疗】

（一）手法整复

单纯楔骨的单一或多发骨折，多无移位或移位轻微，一般无须整复。若移位明显者，可用牵拉按压法复位。仰卧位，助手固定踝关节，术者两拇指置楔骨背侧，余指持前足牵拉的同时，两拇指向足底按压配以前足背伸即可复位。

（二）固定方法

无移位骨折或复位后稳定者，外贴接骨止痛膏，用连脚托板固定足于功能位。抬高患肢待肿胀消退后，扶拐下床不负重活动，4 ～ 5 周骨折愈合后，去除固定活动。

若为开放性骨折，彻底清创复位后，用细钢针贯穿舟、楔和跖骨固定后，用后石膏托固定足于功能位，4 ～ 6 周骨折愈合后，去除钢针及石膏托练习活动。

跖骨骨折

跖骨为圆柱形的小管状骨，并列于前足。由内向外依次为第 1 ～ 5 跖骨，每一跖骨可分为基底、干、颈、头四部分。5 根跖骨并列构成足的横弓。第 1、5 跖骨头构成足的纵弓，又是足三点持重的前部两个支重点。第 1、2、3 跖骨基底部，分别与 1、2、3 楔骨相接；第 4、5 跖骨基底部，与骰骨相接，共同构成微动的跖跗关节。第 1 ～ 5 跖骨头分别与第 1 ～ 5 趾骨近节骨基底相接，构成跖趾关节。第 1 跖骨较粗大，与内侧的楔骨、舟骨和距骨构成足的柱状部，第 1 跖楔关节是柱状部的重要组成部分，它既可传导行走时的重力，又对稳定整个跖跗关节起一定作用。第 2 ～ 5 跖骨为足的片状部，有保持行走时足的平衡和稳定作用。第 2 跖楔关节是片状部的重要组成部分，是由第 2 跖骨底向后深入 3 个楔骨前面的凹形区内相互紧密交锁而成，第 2 跖楔关节的这种结构，使第 2 跖骨基底与跗骨有了坚固的结合，成为跖跗关节的重要稳定因素。这也是跖跗关节脱位容易伴发第 2 跖骨基底部骨折的重要原因。

跖骨骨折多见于成年男性，是足部常见的骨折之一。治疗时应注意恢复和保持足弓的解剖形状，以便获得足的良好负重功能。

【病因与分类】

（一）病因

跖骨骨折，多为直接暴力引起。如重物压砸、车轮碾轧等，可引起多根跖骨骨折，且多为粉碎性或横断形骨折，软组织损伤也较严重。

间接的扭转外力，也可引起跖骨骨折，且多为斜形骨折，易合并跖跗关节脱位。如足强力内翻时，可引起第 5 跖骨基底或结节部撕脱骨折；足强力跖屈外翻时，可引起第 1 跖骨基底部的骨折脱位。由高处坠落前足着地时，可引起第 1、2 跖跗关节骨折脱位。若由高处坠落前足跖屈伴内翻着地时，可发生第 5 跖跗关节向背、外侧的骨折脱位，甚或全跖跗关节向背、外侧的骨折脱位；若由高处坠落前足跖屈伴外翻着地时，可发生第 1 跖跗关节向背、内侧的骨折脱位，甚或伴发片状部的向背、外侧的骨折脱位，从而形成分歧性骨折脱位。严重的跖骨骨折可导致足部骨筋膜间室综合征，要密切观察病情。

长途跋涉可引起跖骨疲劳性骨折。

（二）分类

根据骨折部位、楂形、移位情况和轻重程度等，可分为下列几种类型。

1. 按骨折移位程度，可分为移位性骨折和无移位性骨折。由于跖骨并相排列，相互支撑，单一或 1 ～ 2 根跖骨骨折，多无移位或移位轻微；第 5 跖骨基底或结节部撕脱骨折，也多无移位；而多发性跖骨骨折，由于失去了互相支撑作用，多移位明显，且多向跖侧突起成角移位，甚或重叠移位（图 11–151）。

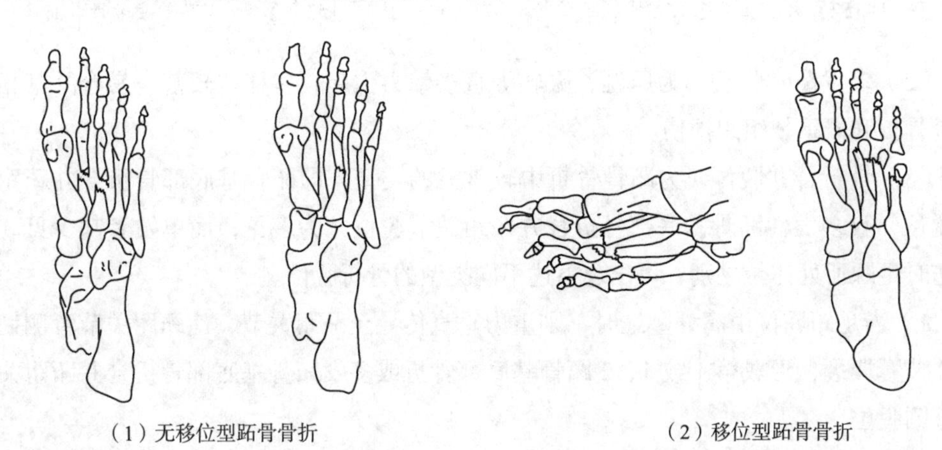

（1）无移位型跖骨骨折　（2）移位型跖骨骨折

图 11–151　跖骨骨折类型

2. 按骨折楂形，可分为横断形骨折、斜形骨折和粉碎性骨折。横断形和粉碎性骨折，多为重物压砸和车轮砸轧等直接暴力所致，且多为数根跖骨骨折，软组织损伤也较严重，容易发生开放性骨折。斜形骨折，多为扭转等间接外力所致，软组织损伤也较轻。

3. 按骨折部位，可分跖骨基底部骨折、骨干部骨折和跖骨颈部骨折。以基底部骨折为多，干部骨折次之，颈部骨折较少见。跖骨基底部骨折，常为多发性骨折，且易合并跖跗关节脱位。单一的第 5 跖骨基底或结节部骨折，为内翻伤力腓骨短肌强力收缩引起的撕脱性骨折，多移位不大（图 11–152）。第 1 跖骨基底部单一的骨折脱位，则是足跖屈位由高处坠落的垂直冲击力量所致。

第 2、3 跆骨十，可因长途跋涉而引起疲劳性骨折（图 11–153）。

4. 按骨折单发、多发等轻重程度，有单一跖骨骨折、多发跖骨骨折和骨折合并跖跗关节脱位或合并其他跗骨骨折。

（1）单一跖骨骨折很少见，多合并相邻跖骨或跗骨骨折。单一跖骨骨折多为无移位骨折。

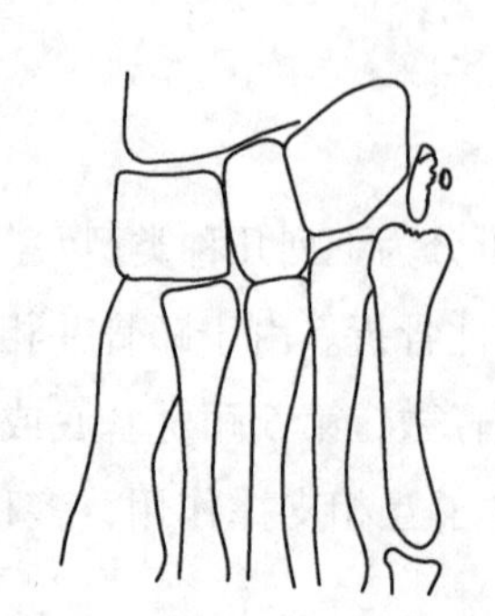

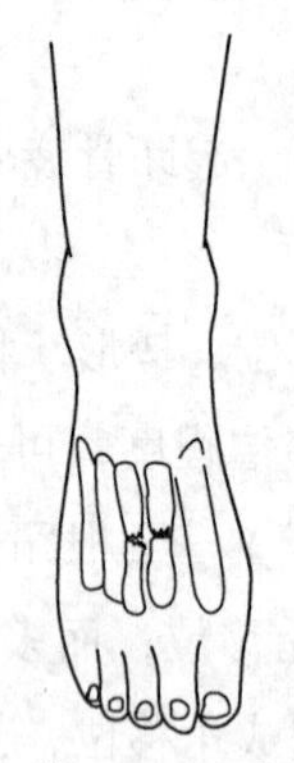

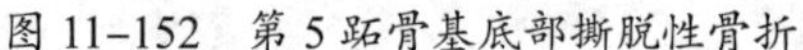

图 11–152 第 5 跖骨基底部撕脱性骨折

图 11–153 第 2、3 跖骨疲劳性骨折

（2）多发跖骨骨折，为压砸、碾轧等直接暴力引起，多移位较甚，易合并其相邻跗骨骨折和严重软组织损伤。

（3）骨折合并脱位，为跖骨骨折中较常见的类型。即跖骨基底部骨折合并跖跗关节脱位，且多发性跖骨基底部骨折合并跖跗关节脱位尤为多见，而单发者却少见。由于伤时足踝所处体位之别，可出现下述不同类型的骨折脱位。

1）当足跖屈位由高处坠地时，则重力垂直传导至跖跗关节，使跖跗关节背侧韧带和关节囊撕裂，形成第 1 或 1、2 跖骨基底部骨折或多发跖骨基底部骨折合并跖跗关节向背侧脱位。

2）当足跖屈内翻位由高处坠落前足着地时，则首先引起第 5 跖骨基底部骨折并跖跗关节向背、外侧脱位，继之使整个片部直至内侧柱部的全跖跗关节的向背、外侧的骨折脱位，此种情况尤为多见。

3）当足跖屈伴外翻由高处坠落前足着地时，则首先发生第 1 跖骨基底部骨折并跖跗关节向内向背侧的骨折脱位，继而发生外侧片部的向外向背侧的骨折脱位，从而形成柱部的向内和片部的向外的分歧性骨折脱位。

上述的后两种情况，若外力较小，则可仅发生第 1 和第 5 跖骨基底部单一的骨折伴跖跗关节脱位。

5. 按局部皮肤损伤情况和骨折与外界相通与否，分闭合性骨折和开放性骨折。由于足背软组织较薄，遭直接暴力压砸、碾轧时，常发生开放性骨折，甚至皮肤剥脱、缺损，骨折部裸露。

【症状与诊断】

（一）症状

伤后患足肿痛明显，活动受限，不能用前足站立和行走。压砸、碾轧等直接外力损伤者，足背可有严重肿胀和瘀斑，甚或起水疱或皮肤破裂。跖骨骨折并跖跗关节脱位者，足前、外侧有异常高突、前足外展和足弓扁平等畸形。单一或多发跖骨骨折或合并脱位，局部均有明显压痛和骨异常活动，也可有骨擦音，沿跖骨头纵向推挤痛明显。疲劳性骨折，早期仅为前足疼，劳动加重，休息后减轻。

（二）诊断

根据外伤史和临床症状，即可做出诊断。足的正、斜位 X 线片检查，可进一步明确骨折的移位情况和轻重程度，有助于进一步确定诊断。对第 5 跖骨基底部的骨折，应与儿童的骨骺线与腓骨长肌腱的籽骨相鉴别。二者骨块光滑规整，且为双侧性，无临床症状，不难鉴别。疲劳性骨折，虽有长途跋涉史，但临床症状轻微，又无明显外伤史，早期 X 线检查亦无明显改变，故误诊率极高。应注意观察，2 ～ 3 周后有局部隆起，X 线检查可有骨折线或球形骨痂，应特别注意与肿瘤相鉴别。

【治疗】

跖骨干骨折，一般多移位不大，治疗容易。第 1、5 跖骨头为足纵弓三点支撑的前部两点，故对其骨折应予以格外重视，力求复位满意。跖骨颈部骨折，短小的远折端多向足底突起成角变位，若矫正不够，日后行走负重将引起该部疼痛，影响足的负重功能。一般跖骨骨折的侧方错位影响不大，上下错位应予矫正，以免影响足的负重功能。具体处理，可根据骨折类型、移位程度，选用下述方法。

（一）手法复位

1. 各类无移位骨折，无须整复，外贴接骨止痛膏药，用带脚托板固定足于功能位。

2. 跖骨基底部骨折并跖跗关节脱位者，在坐骨神经阻滞麻醉下，仰卧位，根据骨折脱位类型，分别选用下述的两种方法复位。

（1）牵拉推按外翻背伸法：适于向背、外侧的骨折脱位。一助手固定踝部，一助手持前足牵拉。术者两拇指置足背 1、2 跖跗关节部，向内、下推按，余指置足底和内侧楔骨部对抗，同时牵足之助手将足外翻背伸，即可复位。只要 1、2 跖跗关节复位，其他关节即随之复位（图 11–154）。

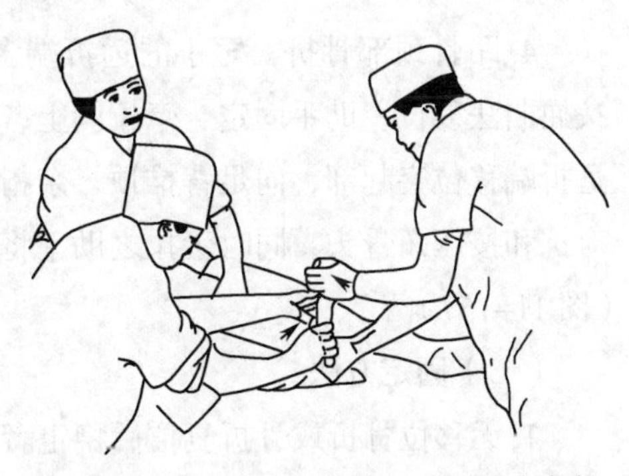

图 11–154　跖骨基底部骨折并跖跗关节背、外侧脱位的牵拉推按外翻背伸复位法

（2）牵拉推按背伸复位法：适于内、外分歧型骨折脱位。手法分两步进行：助手牵拉同前，术者先以拇指置第 1 跖骨近端背、内侧向外下推按，食、中二指置足底内侧楔骨部对抗，先使第 1 跖跗关节复位后，保持对位。再以两拇指于足背部第 2 ～ 5 跖骨折端背侧向内下推按，余指置足底骰、楔骨部对抗，同时牵足之助手将足背伸，即可复位［图 11–155］。

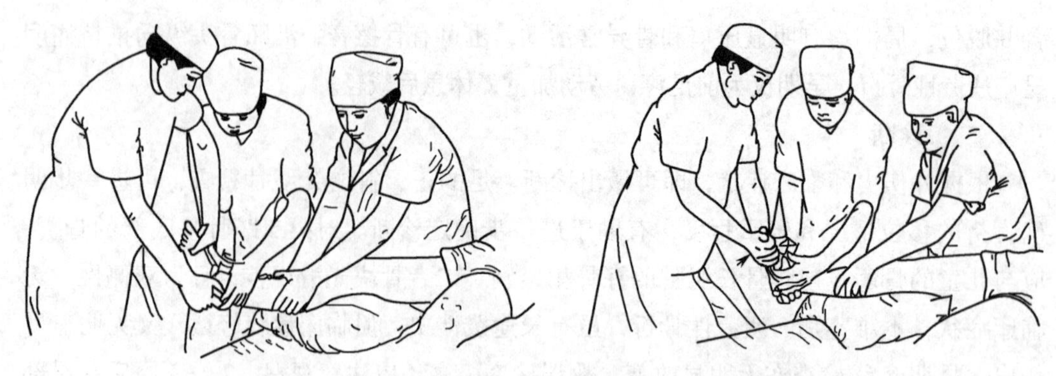

图 11-155　跖跗关节分歧性骨折、脱位的牵拉推按背伸复位法

3. 对移位的跖骨干骨折，可用牵拉提按法复位。一助手固定踝关节，一助手用绷带套系住骨折的相应足趾，先顺势牵拉。术者以拇指于足背按压骨折端，食、中二指置足底顶提远折端，同时牵拉之助手将足趾跖屈，即可复位［图 11-156（1）］。对残存的侧方错位，可用拇、食二指沿跖骨间隙推挤分骨［图 11-156（2）］。

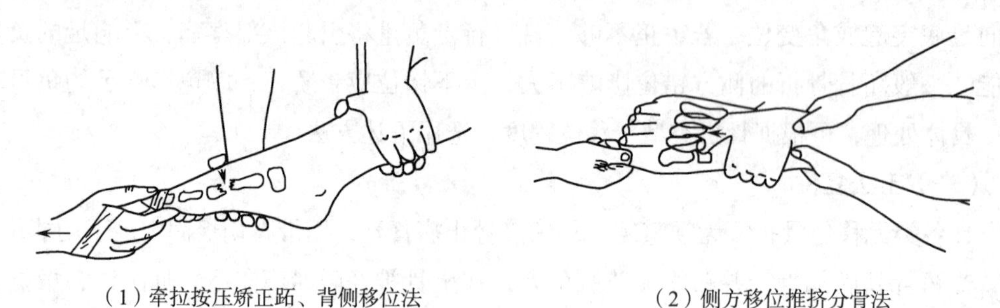

（1）牵拉按压矫正跖、背侧移位法　　（2）侧方移位推挤分骨法

图 11-156　跖骨干骨折的牵拉提按复位法

4. 跖骨颈部骨折，短小的远折端多向外并向足底倾斜成角突起移位。可用牵拉提按屈曲法复位。助手固定、牵拉同上，术者以拇指置足底远折端移位突起部，向足背推顶，余指置足背近折端扶持对抗和按压跖骨头，同时牵拉之助手将足趾跖屈即可复位（图 11-157）。

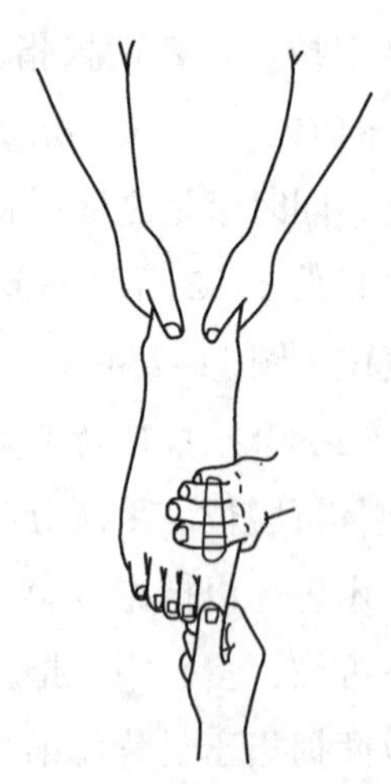

图 11-157　跖骨颈部骨折的牵拉提按屈曲复位法

（二）固定方法

1. 无移位骨折或骨折复位后稳定者，外贴活血接骨止痛膏药，将足弓部用棉垫托起，用连脚托板或后石膏托固定足踝于功能位。两周肿胀消退后，可扶拐下床不负重活动，4 ～ 6 周临床和 X 线检查示骨折愈合后，去除固定行功能疗法。

2. 对斜形或骨折复位后不稳定者，在保持对位下，行连脚托板加牵引固定法。先行连脚托板固定，然后于相应的2～3个足趾的跖、背侧粘贴胶布条，套以橡皮筋，通过脚板顶端牵拉，保持适当紧张度，用图钉固定橡皮筋于脚板背侧，保持牵引力（见“总论”固定法）。

3. 跖骨颈骨折，复位后不稳定者，可在上述连脚托板加牵引固定的基础上，于踝关节后上部用棉垫加高，使足趾高过脚板上端，跖骨头正置于脚板上端边缘，再以胶布条粘贴骨折之相应足趾，使足趾跨越脚板顶端，屈曲牵拉固定于脚板背侧。

4. 跖骨基底部骨折并跖跗关节脱位，复位后不稳定者，可在无菌和X线监视下，用细钢针由第1楔骨背侧和骰骨背外侧经皮向第1、5跖骨贯穿固定。针尾捏弯留于皮外，无菌包扎后，用连脚托板固定足于功能位。4～5周骨折愈合后，去固定扶拐下床活动。

此型骨折脱位复位后，亦可在无菌、局麻和X线监视下，采用小腿固定钳夹持固定。方法为根据骨折脱位类型，选择相应钳夹固定点。若为跖屈内翻型骨折并全跖跗关节脱位者，可由第2或3跖骨基底部背、外侧和第1楔骨内下缘为钳夹点；若为跖屈内翻型仅外侧4个跖骨的片状部骨折脱位或跖屈外翻分歧型骨折脱位者，可由第2或第3跖骨基底部背、外侧和第1跖骨基底部内缘为钳夹点。钳夹点确定后，先以钳之一齿经皮刺达2或3跖骨钳夹点，再将钳之另一齿经皮刺达第1跖骨或第1楔骨钳夹点，钳夹固定后去掉钳柄无菌包扎。用后石膏托固定足于功能位。4～6周骨折愈合后，去除钳夹及石膏托下床活动（图11–158）。

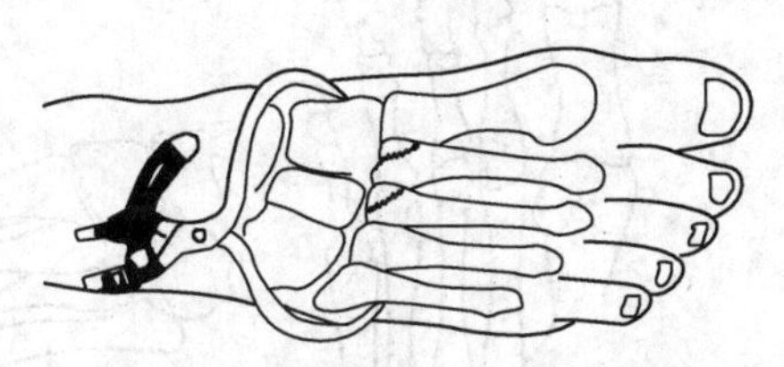

图11–158　跖骨基底部骨折并跖跗关节脱位钳夹固定法

5. 跖骨疲劳性骨折，早期仅有前足痛和局部压痛者，可外贴活血接骨止痛膏，休息4周即可。若为晚期，虽X线已有梭形骨痂，而仍有疼痛者，仍宜外贴活血接骨止痛膏，休息直至疼痛完全消失后，方可逐步负重活动。

趾骨骨折

足趾者，下肢之末梢。《医宗金鉴·正骨心法要旨》云：“趾者，足之指也。名曰趾者，所以别于手也，俗名足趾。其节数与手指骨节同。”趾骨与手指骨近似，除趾为两节外，其余足趾均为三节。除末节外，每节趾骨都有远近两个关节面，与相应的跖骨头或趾骨头相连接，构成趾跖或趾间关节。末节趾骨远端无关节面，有甲粗隆。其中趾较粗大，碰撞、压砸等，引起骨折机会较多。第1跖趾关节的跖侧面，有内、外两个小籽骨，直接外力挤压时，可引起骨折疼痛，甚至经久不愈。

【病因与分类】

（一）病因

趾骨骨折较为多见。《医宗金鉴·正骨心法要旨》云：“趾骨受伤，多与跗骨相同，惟奔走急迫，因而受伤者多。”趾骨骨折，多为直接暴力引起，如重物坠落压砸，或急迫奔走，趾端碰撞于硬物等，均可引起趾骨骨折。

（二）分类

根据骨折移位情况，可分为移位性骨折和无移位性骨折，以无移位或轻度移位骨折为多。根据骨折的槎形，可分为横断形、斜形和粉碎性骨折，以横断形和粉碎性骨折多见［图 11–159（1）～（2）］，为重物压砸引起；斜形骨折，为趾端碰撞于硬物所致［图 11–159（3）］；重物压砸于足背后，由于跖骨头与地面的夹挤，可引起趾的籽骨骨折，以内侧籽骨多见，常为粉碎性［图 11–159（4）］。

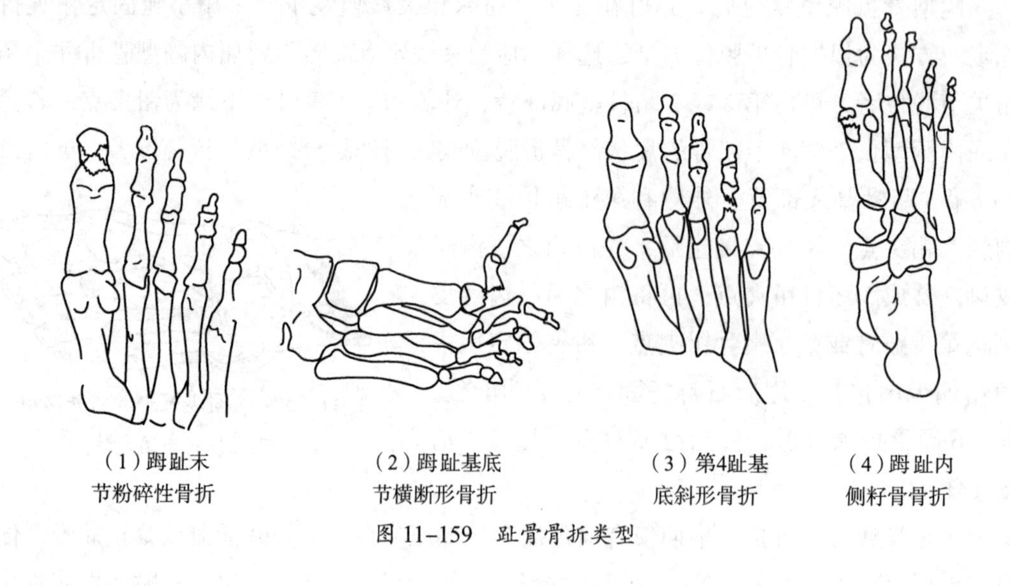

（1）踇趾末节粉碎性骨折　（2）踇趾基底节横断形骨折　（3）第4趾基底斜形骨折　（4）踇趾内侧籽骨骨折

图 11–159　趾骨骨折类型

【症状与诊断】

（一）症状

伤后患趾肿胀、疼痛，活动受限，伤趾趾甲下可有紫黑瘀斑，局部有明显压痛、骨异常活动和骨擦音，足趾纵向推挤疼痛明显。趾的籽骨骨折，在趾跖关节底面，有明显挤压痛。

（二）诊断

根据外伤史和临床症状，即可做出诊断。足趾正、斜位 X 线片检查，可进一步明确诊断的移位情况。但对籽骨骨折，应与先天性双分籽骨和三分籽骨相鉴别，后者骨块光整规则，大小相等，局部症状不明显，且为双侧对称性，不难鉴别。

【治疗】

趾骨骨折的治疗，《伤科汇纂》说：“趾骨碎断者，治法与两手指相同。”“若包裹法，先将足趾包好，后将好趾同夹缚之，即不移位而易愈，此秘法也。”即现在仍沿用的邻趾固定法。

（一）手法整复

趾骨骨折，多无移位或移位不大，一般无须整复。若有移位，可用牵拉捏挤法复位。助手固定踝部，术者一手拇、食二指捏持患趾末端牵拉，另手拇、食二指于患趾两侧、上下捏挤，即可复位。若有向跖侧成角突起移位者（图 11–160），可用牵拉捏挤屈曲法复位。助手固定患足，术者一手拇指顺置患趾背侧，食指横置患趾跖侧两骨折端，两指夹持顺势牵拉，另手拇、食二指于患趾两侧捏挤矫正侧方移位后，在牵拉下食指向上顶压与拇指相对夹挤的同时，将足趾跖屈，即可复位。

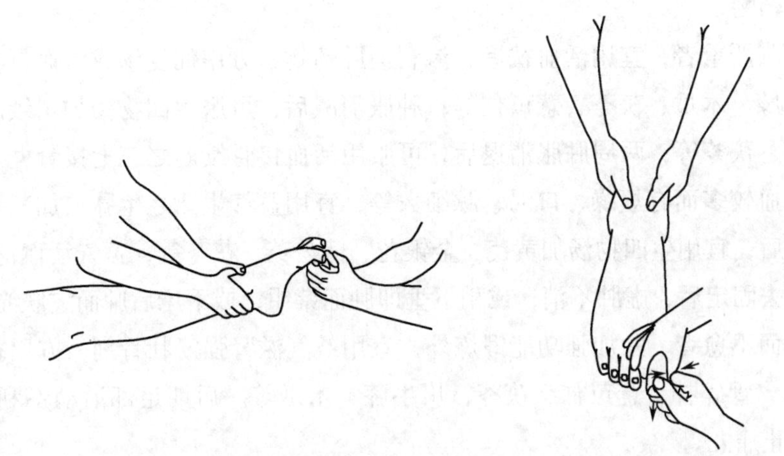

（1）趾骨骨折向跖侧成角突起矫正法　（2）趾骨骨折侧方移位捏挤复位法

图 11–160　趾骨骨折的牵拉捏挤复位法

（二）固定方法

无移位或轻度移位骨折捏挤复位后，以接骨止痛膏环贴，然后用胶布与相邻足趾缠绕固定。若为向跖侧成角突起错位者，复位后以接骨止痛膏环贴后，于患趾跖侧加以横置的小纱布卷，再用上述的邻趾法固定（图 11–161）。4 ～ 6 周骨折愈合后去固定活动。趾骨骨折，只要愈合，即使有些畸形，对功能影响也不大，故不必强求解剖对位。

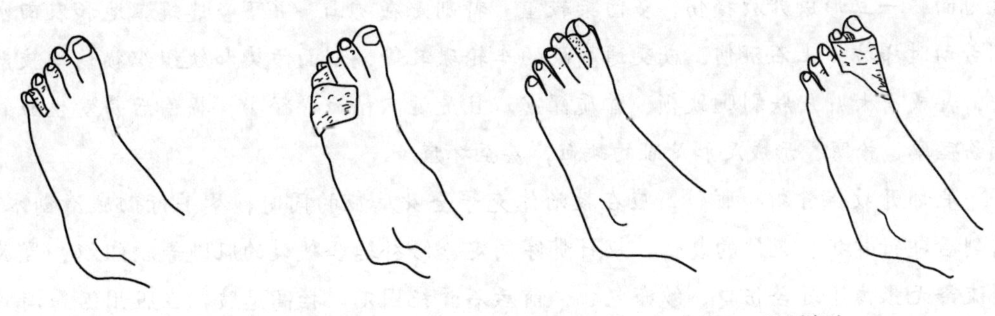

（1）4、5趾固定法　（2）1、2趾固定法

图 11–161　趾骨骨折邻趾固定法

（三）功能疗法

足部骨折整复固定后，即可做膝关节伸屈活动，肿胀消退后，可扶拐下床足不着地进行活动。去固定后，做摇足旋转和跖屈提跟锻炼，特别应加强足和趾的跖屈锻炼，增强足的屈肌力量，恢复和维持足的纵弓形态，并可做原地蹬瓶活动以增强对足弓的模造。

除自主锻炼外，可做足的摇摆松筋、牵趾抖动等各项理筋手法和按压跖屈、推足背伸、牵拉旋足、牵趾伸屈等各种活筋手法。

（四）药物治疗

1. 内服药物

初期肿胀严重者，宜用活血祛瘀、渗利消肿药物，方用仙复汤或活血灵与解毒饮合剂加川牛膝、木瓜、茯苓、薏苡仁等；肿胀消减后，可服生四物汤加川续断、骨碎补、川牛膝、茯苓等；两周肿胀消退后，可服用活血接骨续筋之三七接骨丸。若为开放骨折，出血较多而有烦躁、口渴、脉细数等，宜用益气生津之生脉散加三七等；全身情况稳定后，宜用生四物汤加黄芪、金银花、蒲公英、茯苓等，益气活血清热解毒。若骨折愈合去固定后，虚肿不消，或稍下垂即肿而紫绀，或下床后肿而皮肤光亮菲薄，酸楚困痛久而不愈者，除加强功能锻炼外，宜用益气滋肾强筋壮骨剂，方用补中益气汤加川续断、骨碎补、薏苡仁、茯苓、川牛膝、木瓜等。后期足部活动不利疼痛者，可服用养血止痛丸。

2. 外用药物

初期肿胀严重皮肤完整者，可外涂黄半膏或速效消肿膏，或涂擦展筋酊；有水疱者，穿刺抽吸后，外撒二妙散。骨折整复后稳定者，可外贴活血接骨止痛膏。骨折愈合去固定后，足趾关节活动不利而肿疼者，宜用温经活血、舒筋利节药外洗，方用舒筋活血散或苏木煎，并可按摩展筋丹，或涂擦展筋酊。

附 1：足部开放性骨折或骨折脱位

足部损伤由直接暴力引起者较多，且该部软组织薄，易发生开放性损伤。且足接近地面，一旦形成开放损伤，多污染较重。特别是在矿山、井下、建筑工地和农田水利劳动时塌方，土石砸伤，或交通事故的车轮碾轧等，创面污染和软组织损伤均较严重，甚或有大片皮肤剥脱缺损、骨质裸露。且足近末梢血管径小，损伤后易发生血管损伤痉挛、栓塞，形成足和足趾的缺血，甚至坏疽。

足部开放性骨折、脱位，应在救治休克等全身反应的同时，尽早行彻底清创术。清创后即行骨折、脱位的复位，钢针贯穿固定，修补缝合破裂的肌腱等软组织，置放引流条无张力下缝合伤口，纱布包扎，前后石膏托固定。抬高患肢，在服用活血消肿解毒利水类中药的同时，并大剂量应用抗生素类药物，以预防和控制感染。4～6周骨折愈合，拔除钢针去掉外固定下床活动。若伤口感染，应拆除部分缝线以彻底引流，根据伤口情况，每日或隔日清洁创面换药一次，直至创面愈合。

附2：足部骨筋膜间室综合征

挤压伤造成前足或中足的骨折或脱位均可导致足部骨筋膜间室综合征。

传统观念认为足部有4个骨筋膜间室，现在一般认为足部有9个骨筋膜间室。①足背筋膜间室：足背深筋膜分两层，浅层为伸肌下支持带的延续，附着于足内、外缘；深层紧贴骨间背侧肌及跖骨骨膜，两层间为足背筋膜间室。②跖骨间筋膜间室：共4个，足背、足底的深筋膜的深层分别从上到下附着于跖骨骨膜及骨间肌，形成4个筋膜间室。足底腱膜为三角形，后端稍窄，附着跟骨结节前缘内侧部，其两侧缘向深部发出肌间隔，止于第1、5跖骨，在足底形成3个骨筋膜间室：内侧骨筋膜间室、中间骨筋膜间室、外侧骨筋膜间室。③跟骨骨筋膜间室：足后区的深筋膜包绕内踝和跟骨形成，并形成踝管，可借踝管与小腿相通，提供了小腿和足同时发生筋膜间室综合征的潜在通道。

足部骨筋膜间室综合征都有高能量的足部外伤史，症状和体征主要有：①疼痛：进行性加重，患者诉说的疼痛程度常与骨折脱位严重程度不相符，被动活动足趾引起疼痛加剧。②感觉异常：麻木感，轻触觉、两点辨别觉消失，严重时针刺痛觉消失。大多学者认为早期最有价值的症状是患肢末梢感觉异常，有蚁行感和麻木感，因神经对缺血最敏感。③动脉搏动：因足部肿胀严重，足背动脉搏动多不能触及，但做超声检查大多仍可见动脉搏动，故足部末梢血运大多尚可，晚期可有足趾变紫。④麻痹：足趾不能主动活动。⑤肿胀明显，触诊张力高。由此可见，足部有严重的外伤史，明显肿胀，与骨折严重程度不相符的疼痛，足背动脉搏动不能触及，轻柔的被动活动足趾引起剧烈疼痛，有麻木感，两点辨别觉消失可以作为早期诊断的依据。

以上症状体征主观性较强，特别遇到儿童时很难判断。足筋膜间室压力的测定为客观指标。Whiteside法测压简单方便，比较符合我国国情，容易在基层医院推广。为了早期诊断，防止漏诊引起严重后果，所有的外伤后足部肿胀、有挫伤的患者，都要进行室内压测定。足部筋膜减压时，通常做3个切口，即2个背侧切口和1个内侧切口。内侧筋膜室减压切口长6.0cm，距足底3.0cm。先切开展肌表面的筋膜，再切开内侧肌间隔，在跖方肌内侧显露跖外侧血管神经束，包绕跖方肌的筋膜即是足跟筋膜室，通过该筋膜室对含有趾短屈肌的浅层筋膜室减压，继续对含有小趾展肌的外侧筋膜室减压。沿第2和第4跖骨背侧做2个切口，切开4个骨筋膜室，在第2跖骨内缘可切开收肌的筋膜室，术后伤口开放，7天肿胀消失后缝合或植皮，有骨折要同时固定。

（张茂、高书图、阮成群、姚太顺、郭马珑、黄霄汉、白玉、张卫红等）

第十二章　躯干骨折

第一节　颅脑损伤

颅脑俗称头颅，包括头皮、颅骨、脑膜和脑组织。颅脑位居至高，统领人体各个系统，中医称之为“神明之府”。颅脑损伤无论平时或战时都比较常见，仅次于四肢损伤，居全身第二位。鉴于颅脑的特殊性和复杂性，随着医学科学的发展，早已有了颅脑专科，且随着研究范围的扩大，又形成了许多新的分支，如小儿神经外科、创伤神经外科、功能神经外科、实验神经外科等。本节仅就颅骨骨折和颅脑损伤的一般伤因、诊断和治疗，作一简要叙述。有关头皮损伤在软组织损伤有关章节内介绍，战时的弹片伤、枪弹伤等引起颅脑严重开放伤以及其他有关的颅脑专科疾病，在此均不涉及。

【病因与分类】

（一）病因

平时颅脑损伤常见原因为交通事故、高处坠落、失足跌倒、工伤事故和火器伤，可分为直接外力和间接外力两类。

1. 直接外力

引起颅脑损伤的直接外力，其作用方式有三种：一是加速性损伤：即运动着的物体打击静止的头部，如飞石击中头部（图 12–1）；二是减速性损伤，即运动着的头部撞击到静止的物体上，如由高处坠落头部碰地受伤（图 12–2）；三是挤压性损伤，即两个相对方向的力同时作用于头部，使头受到挤压而受伤（图 12–3）。

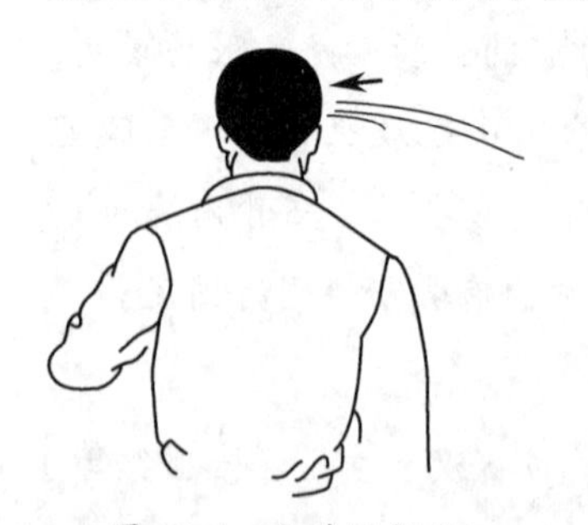

图 12–1　加速性损伤

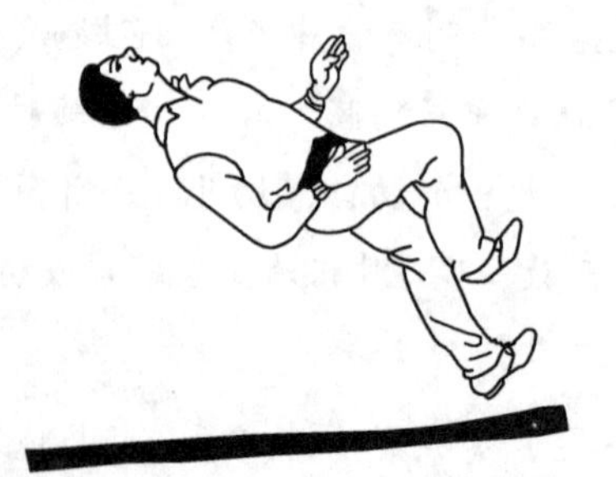

图 12–2　减速性损伤

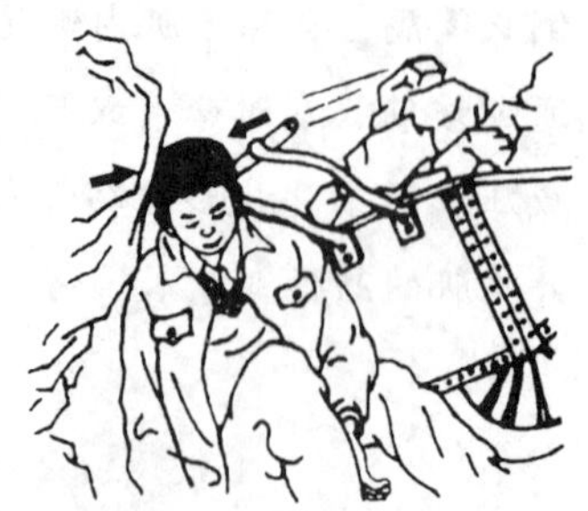

图 12–3　挤压性损伤

2. 间接外力

间接外力也有三种损伤形式：一是传导性损伤：伤员由高处坠落，足和臀部相继着地，外力经脊柱传导到头部，使之发生损伤；二是挥鞭样损伤：水平外力突然作用于躯干，躯干的急剧运动又引起头的摆动，当躯干静止时头继续甩动，可造成颅脑交界处延髓脊髓损伤（图 12–4）；三是冲击性损伤：胸腔内压力突然向上冲击则会发生脑损伤。

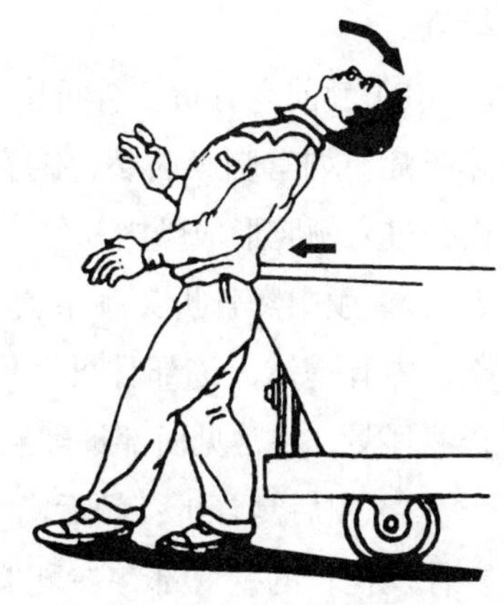

图 12–4　挥鞭样损伤

（二）分类

1. 按颅脑损伤后脑组织是否与外界相通分为开放性颅脑损伤和闭合性颅脑损伤。头皮、颅骨、脑膜三者都裂开，脑组织与外界沟通者，称为外开放性颅脑损伤；头皮完整，脑脊液从耳鼻流出者，为内开放性颅脑损伤；脑组织不与外界沟通者，称为闭合性颅脑损伤。

2. 按颅骨骨折部位不同分为颅顶骨折和颅底骨折。颅顶骨折根据骨折槎形又分为线形骨折、凹陷骨折；颅底骨折根据部位又分为颅前窝骨折、颅中窝骨折和颅后窝骨折。

3. 按骨折有无合并症又分为单纯颅骨骨折和颅骨骨折合并颅脑损伤。

4. 按脑损伤的程度分类又可分为脑震荡、脑挫伤和颅内血肿。

【症状与诊断】

（一）症状

1. 颅骨骨折

（1）颅顶骨折

1）线形骨折：也叫线状骨折，有单一线状骨折和呈现放射状的多发线状骨折。临床检查，伤处肿胀，压痛明显，但常需拍摄 X 线平片看到骨折线后才能确诊。骨折线若跨越脑膜血管沟，可能会引起血管破裂，应当注意。

2）凹陷骨折：额顶部多见，伤势有轻有重，在受伤局部可触及血肿和骨质凹陷。由于外力、部位和范围的不同，骨折片或为全层或仅为内板向颅腔陷入。轻者造成压迫，重者可以刺破脑膜、脑组织和血管引起脑内出血，如果伤及运动区，可出现不同程度的瘫痪和癫痫。广泛的凹陷骨折，由于颅腔容积缩小，会出现颅内压增高。拍摄颅骨切线位 X 线片，可以明确骨片大小、陷入的程度及范围，或作 CT 检查确定诊断。

（2）颅底骨折：颅底骨折多为颅顶线形骨折的延续，按骨折部位分为颅前窝骨折、颅中窝骨折、颅后窝骨折。颅底骨折 X 线摄片价值不大，主要靠临床表现和 CT、MR

检查。

1）颅前窝骨折：骨折多累及额骨的眶上裂及筛骨，故常见眼睑肿胀、瘀斑而出现黑眼症。如有脑膜破裂，脑脊液可经额窦和筛窦流出，形成脑脊液鼻漏，空气可循此途径进入颅腔形成颅内积气。筛板骨折常损害嗅神经，表现嗅觉缺失。

2）颅中窝骨折：颅中窝有许多骨孔，有重要的神经、血管通过。中央为隆起的蝶鞍，内有垂体，该部骨折多累及蝶骨岩部，若有鼓膜裂孔，血液和脑脊液循此形成脑脊液耳漏，并常见面部神经麻痹、耳聋耳鸣和颞部肿胀等症状。

3）颅后窝骨折：颅后窝主要为枕骨所构成，前外侧为颞岩部。该部位骨折多累及岩骨及枕骨的基底部，在乳突和枕下部可见皮下瘀斑，且有肿胀和压痛。颅后窝内有小脑和脑干，骨折常伴有小脑和脑干损伤，伤后意识情况逐渐恶化，呕吐频繁，血压升高，呼吸深慢不整等，故损伤情况较为严重。

2. 脑震荡

脑震荡是头部受到外力作用后，引起大脑暂时性的功能障碍，脑实质通常并未受到损害，是闭合性脑损伤中程度最轻的一种。临床表现意识障碍轻微，虽有昏迷但时间较短，一般不超过半小时，醒后不能记忆受伤当时的情形，被称为“逆行性健忘”。同时会出现头痛、头晕、恶心、呕吐等一般症状。瞳孔多无变化，生命体征也多在正常范围内，神经系统检查无明显的阳性体征，腰椎穿刺测颅内压力及脑脊液正常。

3. 脑挫伤

头部受到外力作用后，引起脑组织出现肉眼可见的器质性损伤，如皮质点状、瘀斑状出血，脑组织裂伤等，称为脑挫伤。症状的轻重与损伤的程度成正比。其症状特点为：意识障碍重，昏迷时间长，同时伴有头痛、恶心、呕吐等颅内压增高症状。严重的脑挫裂伤，在补偿期过后，随着颅内压继续升高，则会出现瞳孔散大，光反应消失，脉搏逐渐增快，心跳减慢，血压逐渐下降，呼吸不规则直至呼吸停止，这些表现被称为中枢衰竭危象。脑挫裂伤随着损害部位的不同可出现面瘫、单瘫或偏瘫以及失语、癫痫、颈项强硬等定位性症状。检查脑脊液呈现不同程度的血性。

4. 颅内血肿

颅内血肿是颅脑损伤的严重合并症，按伤后血肿出现的快慢可分为急性型（伤后3日内出现）、亚急性型（伤后4～21日内出现）、慢性型（3周以后出现）。按血肿在颅内的不同部位可分为硬膜外血肿、硬膜下血肿、脑内血肿［图12-5（1）～（3）］。

（1）硬膜外血肿：是指血肿在颅骨内板和硬脑膜之间。临床特点是伤后有典型的中间清醒期，少数无原发性昏迷，而后逐渐出现头痛、恶心、呕吐等颅内压增高症状，并逐渐陷入嗜睡、躁动和昏迷状态，血肿侧瞳孔先小继而散大，对光反应迟钝；血肿对侧肢体偏瘫，并出现锥体束征等。

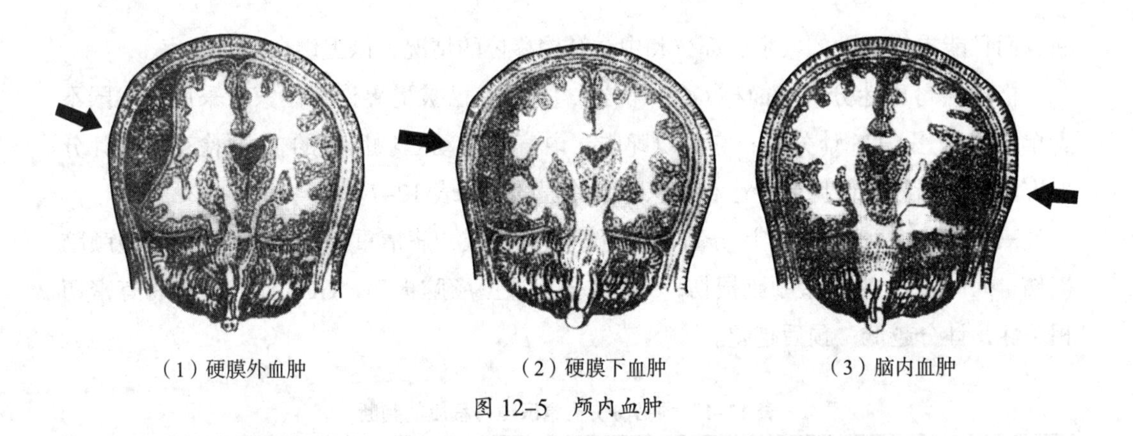
（1）硬膜外血肿　（2）硬膜下血肿　（3）脑内血肿

图 12–5　颅内血肿

（2）硬膜下血肿：是指血肿在硬脑膜与蛛网膜之间，以额颞部血肿较为常见。急性硬膜下血肿伤后即出现昏迷，且进行性昏迷加深，说明原发性脑损伤重或出血速度过快尚未度过原发昏迷即转入继发昏迷。若出血较慢也可表现为进行性意识障碍，或者出现中间意识好转后再转入继发昏迷。硬膜下血肿以静脉撕裂的为多见，由于血肿弥漫于硬膜下腔，不像硬膜外血肿那样局限，所以局部受压的局灶症状如偏瘫失语等较少，或不明显。急性型昏迷患者多出现一侧瞳孔散大，光反应消失。亚急性、慢性型患者因发病较慢，眼底检查可有视神经乳突水肿。生命体征：脑疝早期，血压升高，脉搏慢而有力，呼吸深而慢；病情恶化后，血压下降，呼吸脉搏快而弱，最后血压测不到，呼吸心跳停止。

（3）脑内血肿：即血肿在脑实质内。常见于脑挫裂伤、凹陷性骨折及穿通性损伤并发脑内血肿。伤后昏迷表现为进行性加重，很少有中间清醒期或中间意识好转期。生命体征变化和脑膜刺激征均较明显。病灶体征较少，位于运动区附近的血肿，可出现偏瘫、失语及局限性癫痫。

凡颅内血肿，都会导致颅内压升高，随着血肿形成的快慢或早或晚出现头痛、恶心、呕吐等症状。

5. 开放性颅脑损伤

开放性颅脑损伤分为外开放伤和内开放伤。头皮、颅盖骨、硬脑膜三者都裂开，叫做外开放伤，这种开放伤因为脑组织外溢和出血，多不引起颅内压升高，但容易导致出血性休克；若从头皮表面上看没有创口，由于颅内骨折，脑脊液或血液从鼻孔或耳道流出，这种损伤叫内开放伤。这两种开放性损伤诊断并不困难，但是为了了解脑内有无碎骨和异物，在手术前也需要拍摄颅骨 X 线片。

（二）诊断

根据颅脑外伤的病因、病史、典型发病经过以及神经系统体征和生命体征的检查，一般可以做出诊断。但仍需要进行辅助检查，拍摄颅骨 X 线片了解有无骨折和骨折的类型；行超声波检查，以了解中线波有无移位；CT 扫描、磁共振成像，不但能明确诊断，而且能提供血肿的大小、部位和中线结构移位的情况，以提供合理的治疗。

格拉斯哥昏迷分级（简称 GCS 计分法），目前已被世界许多国家所采用，我国不少单位也采用 GCS 计分法，它是以睁眼、语言和运动三项反应的 15 项检查，用计分的方法来判断颅脑伤伤员昏迷和意识障碍的程度，见表 12–1。

三项检查共计 15 分，计分高，病情轻；计分低，病情重。13 ～ 15 分为轻型颅脑损伤；9 ～ 12 分为中型颅脑损伤；3 ～ 8 分为重型颅脑损伤。GCS 计分与预后有密切相关性，计分越低，预后越差。

表 12–1　颅脑伤伤员意识障碍程度的判断

睁眼反应	计分	语言反应	计分	运动反应	计分
自动睁眼	4	回答正确	5	能按吩咐动作	6
呼唤睁眼	3	回答错误	4	刺痛能定位	5
刺激睁眼	2	胡言乱语	3	刺痛能躲避	4
刺激不睁眼	1	只能发音	2	刺痛时肢体屈曲（去皮质状态）	3
		不能发音	1	刺激时肢体过伸（去大脑状态）	2
				不能运动	1

【治疗】

（一）颅骨骨折

1. 颅顶骨折

（1）线形骨折：不需要特殊治疗，卧床休息，局部肿胀疼痛者，治以活血消肿止痛，方用活血灵汤，1 周后改服三七接骨丸。骨折会逐渐愈合。

（2）凹陷骨折：没有严重脑受压症状者，治疗同线形骨折。凹陷骨折，全身症状明显者，应立即采取手术治疗。对于婴幼儿的凹陷骨折，因其多呈现出如乒乓球被挤压的凹陷状，可在折骨边正常颅骨处钻孔，小心伸入骨撬将凹陷撬起。成人颅骨凹陷骨折很难理想复位，应根根据情况或清除骨片，或部分咬除，折片互相嵌入的要做大的整复手术，硬膜有裂口应一并缝合。中药治疗初期服通窍活血汤，继服三七接骨丸，如有脑受压症状者，服用中药同脑挫裂伤。

2. 颅底骨折

颅底骨折多不需要手术治疗，伤员置于半卧位休息，时刻注意病情变化，若有血液或脑脊液自鼻孔或耳道流出，切勿冲洗或填塞，以防污物回流脑内，增加感染机会，可用消毒棉球拭干净，保持局部整洁。同时给予全身支持疗法和抗生素治疗，以防颅内感染。合并有脑神经损伤，可应用神经营养药和血管扩张药。脑脊液漏一个月不能停止，应考虑开颅手术修补硬脑膜，中医辨证施治同脑挫裂伤。

（二）脑震荡

卧床休息 1 ～ 2 周，注意观察意识、瞳孔、脉搏、呼吸和血压的变化。若症状轻微，应鼓励伤员早期下床活动，并多做解释以减少患者的恐惧心理和思想负担，有助于恢复健康。若头晕、头痛、心悸、耳鸣、失眠、怔忡等症状较为明显，则是脑海振动惊扰元神，治以镇惊止痛，宁心安神，方用脑震荡散；后期治宜清肝补肾活血，方用杞菊地黄汤。同时也可服用改善神经代谢药物如谷维素、谷氨酸、B 族维生素等。

（三）脑挫裂伤

1. 轻型脑挫裂伤治疗同脑震荡。

2. 重型脑挫裂伤病情严重，症状较为复杂，而且瞬息有变，病死率高。在治疗过程中严密观察意识、瞳孔、脉搏、血压、呼吸以及肢体活动等情况，从而判断病情的演变趋势，以便随时采取特殊的检查和治疗。一般常规治疗有以下几个方面。

（1）抢救措施

1）及时纠正休克和治疗其他合并性损伤（如骨折、血气胸、内脏出血等）。

2）保证呼吸道通畅，及时清除口腔和呼吸道的分泌物，预防肺部感染。对昏迷程度深、短时间不能清醒的患者，应及早做气管切开。

3）体温在 39℃以上者，可用物理降温及解热剂。

4）及时给氧，改善缺氧状态：可采用高压氧治疗，即超过 101.32kpa 环境下纯氧治疗。

5）亚低温治疗（32 ～ 34℃）：减轻脑代谢紊乱、脑水肿，缓解血 – 脑屏障功能障碍。

（2）防治脑水肿

1）保持头高位：床头抬高 15°～ 20°，以利脑部静脉回流。

2）脱水降低颅内压：轻者可用一般脱水剂，如口服双氢克尿噻和氨苯蝶啶各 25 ～ 50mg，3 次 / 日，或 50% 甘油盐水。昏迷、脑水肿严重者，用 20% 甘露醇快速静滴，剂量为每次 1 ～ 2g/kg，一日 3 ～ 4 次，或肌内注射速尿 20mg/ 次。

3）限制入水量：成年昏迷患者，每日静脉输液总量 1500 ～ 2000mL，持续 5 ～ 7 天，单位时间内输液速度不宜过快。

4）激素疗法：大剂量激素并不适用于重型创伤性颅脑损伤。如确实合并垂体功能不足，则应给予生理剂量的氢化可的松，必要时补充相应的垂体激素。常用地塞米松 10 ～ 20mg，1 ～ 2 次 / 日，肌内或静脉注射。

5）颅脑损伤患者若存在凝血功能紊乱，可使用氨甲环酸，用于降低颅脑创伤患者的病死率和致残率。

（3）支持疗法和对症治疗

1）营养补充：一般在伤后 3 日内靠静脉输液补给一定热量（不超过 2000mL）。3 日后肠鸣音较好可开始鼻饲流质食物。清醒者可给予流质或半流质宜于消化、热量较高的饮食。脑脊液鼻漏者，仍经静脉补充营养，并注意调节水与电解质平衡。

2）改善脑组织代谢，促进意识恢复：常用能量合剂（胞二磷胆碱、三磷酸腺苷、细胞色素 C、辅酶 A 等），静脉滴注，每日 1 ～ 2 次，10 ～ 15 次为 1 个疗程。苏醒药用氯酯醒 0.25g，3 次 / 日，肌内注射或加入 10% 葡萄糖 500mL 中静脉滴注；或克脑迷 1g，加入 10% 葡萄糖 500mL 中静脉滴注，每日 1 次，2 周为 1 个疗程。

3）预防颅内和肺部感染：昏迷、脑脊液漏和颅脑开放性损伤患者，均应在伤后常规使用抗生素。化脓性感染可根据药敏试验选用有效抗生素。

（4）中医治疗：方法有中药治疗及针灸治疗。《灵枢·海论》说："脑为髓海……髓海有余，则轻劲多力，自过其度；髓海不足，则脑转耳鸣，胫酸眩冒，目无所见，懈怠安卧。"

《正骨心法要旨》有关颅脑损伤内容中指出："轻者头晕目眩，耳鸣有声；甚则昏迷目闭，少时或明，重则昏沉不省人事。"这些描述符合西医学的临床实际。"头为诸阳之会"，"脑为元神之府"。颅脑损伤，病情多变，治疗棘手。较轻者常有不同程度的后遗症，贻害终身；严重者危及生命，病死率很高。颅脑损伤的发病机制乃瘀血为患，头被震击，脑府脉络受损，髓海气血耗伤，神明失其奉养，复加离经之血瘀滞颅腔，出血瘀血互为因果，压迫脑髓，阻塞清窍，从而变生诸症；同时还由于恶血留内，使肝血失藏，肝木失养，出现肝风内动的证候。因此对脑损伤的中医治疗，当以活血祛瘀、清心开窍除风为主，同时遵循"血有余便是水"之说，应以补气利水为辅。临床治疗抓住气、血、水三个环节辨证施治。

伤后初期，症见昏迷、呼吸微弱、面色苍白、四肢冰冷、手撒遗尿、脉细数、舌质淡者，为亡血脱气，治宜益气摄血，回阳救逆，方用独参汤或参附汤。

若症见昏迷不醒、喉中有痰、发热烦躁者，为瘀阻清窍，治宜活血祛瘀，安神通窍，方用逐瘀护心散。

若症见闭目乱语、狂躁不安、头痛恶心、颈项强直、舌红脉实有力者，为气血瘀滞，水液阻塞，治宜活血祛瘀，补气利水，方用清上瘀血汤去羌活、独活、莲壳，加木通、葶苈、茯神。

若病情稳定，症见半身不遂、口眼㖞斜、口角流涎、大便干、小便频数，治宜益气化瘀，方用补阳还五汤。

若后期症见神情呆滞、语言謇涩或失语，脉细弱而迟者，治宜养血安神，理气化痰，方用收呆至神汤。

脑损伤初期常因出血瘀血，引起颅内压增高，辨证治疗在益气化瘀的同时可选用止血药和利水药。常用的止血药有血余炭、侧柏叶、象牙屑、平地木、过山龙等；疏瘀药有丹参、赤芍、参三七、花蕊石等；利水药有木通、车前子、牵牛子、葶苈子、桑白皮、黑白丑、猪苓、茯苓等。这些药物止血而不致瘀，疏瘀而不破血。利尿脱水药既可降低颅内压力，而且能补充适量的钾，因其本身具有一定的含钾量。

（5）针灸

1）昏迷：针人中、十宣、涌泉等穴。

2）呕吐：针内关，配足三里、天突。

3）癫痫：针哑门、后溪，配人中、内关。

4）偏瘫：有几种情况：①半身不遂：针曲池透少海，阳陵泉透阴陵泉，配外关透内关，合谷透后溪，悬钟透三阴交，地仓透颊车，环跳、养老；②上肢瘫痪，针肩髃透极泉，曲池透少海，配合谷透劳宫，外关透内关；③下肢瘫痪：针阳陵泉透阴陵泉，配环跳、足三里、太冲，悬钟透三阴交。

5）小便失禁：针委阳、三阴交、阳陵泉。

6）眩晕：针内关、百会、足三里，配风池、三阴交。

7）头痛：①偏头痛：针太阳、外关，配风池，四渎；②前头痛：针印堂、合谷，配上星、列缺；③后头痛：针哑门、后溪，配昆仑、风池；④头顶痛：针涌泉，配太冲、百会；⑤全头疼：针印堂、哑门，配足三里、合谷、四渎。

8）失眠：针足三里、神门，配内关、三阴交。

（四）颅内血肿

颅内血肿的治疗有手术和非手术两种方法，手术疗法应在脑疝出现之前，及早清除颅内血肿，但是真正需要手术的患者是少数，而绝大多数颅内血肿可采用非手术治疗。非手术治疗的一般措施如降低颅内压、止血、恢复脑功能，以及中药辨证施治等，均同脑损伤的治疗。

目前对颅内血肿的手术指征，尚无统一标准，有人把颅内血肿按量的多少分为三型：小型，小于 20mL；中型，20 ～ 40mL；大型，大于 40mL。据此小于 20mL 采取非手术疗法，大于 20mL 采取手术疗法；丘脑和小脑血肿大于等于 10mL 即应手术。还有人主张应根据意识状态和测得颅内压的高低来选择治疗方法：一般认为颅内压大于 4kPa（30mmHg）或腰穿脑压大于 2.94kPa（300mmH_2O）均应手术治疗，否则可用非手术疗法。这些判断指标对选择治疗方法虽有一定指导意义，但需要灵活掌握，应结合伤员年龄、体质、损伤机制、病情顺逆，症状体征等全面考虑，方可做出正确的选择。手术治疗采用骨瓣开颅术，直接设计骨瓣开颅，彻底清除血肿和止血，可保留骨瓣，以减少颅骨缺损。

（五）开放性颅脑损伤

对颅脑外开放伤，要及时进行清创术，时间越早越好，一般不应超过 24 小时。按清创步骤，逐层清理，清除脑内异物，切除失活组织，清创务要彻底。局部和全身应用抗生素治疗，手术后的其他治疗按脑损伤处理。对颅底骨折的内开放伤，如有脑脊液漏，用消毒棉球揩净，切不可用棉球堵塞或用盐水冲洗，以免污物回流引起颅内感染。

第二节　鼻骨骨折

鼻骨，俗称鼻梁骨。《伤科补要》说："鼻梁即山根也，鼻者，司臭之窍也，两孔之骨界名曰鼻柱，下至鼻尽之处名曰准头。"

鼻骨成双，在额骨下方，长方形，上窄下宽，与筛骨、犁骨构成鼻腔。鼻腔居面颅中央，由鼻中隔分为左右两半，鼻腔的前口称犁状孔，鼻后孔略呈长方形，左右成对。鼻上壁的前部主要由鼻骨组成；中部水平由筛骨筛板组成，有筛孔通颅腔；后部由蝶骨体组成；下壁（鼻腔的底）即硬腭的上面与口腔分开。附在鼻骨上的肌肉有：压鼻孔肌、鼻孔开大肌、隆鼻中隔肌，这些肌肉收缩时可开大或缩小鼻孔。鼻骨下陷骨折，会使鼻腔狭窄，不但影响面容，而且影响呼吸。

【病因与分类】

鼻为颜面上的突出部位，受伤原因多系直接外力引起，如打击、跌碰、撞击等均可引起鼻部的损伤，根据暴力大小和方向的不同，临床常见两种类型：鼻准偏歪和鼻骨下陷骨折。

【症状与诊断】

1. 鼻准偏歪多为来自侧方的暴力将鼻准打偏向另一侧，而鼻骨则不一定骨折。检查见鼻准不正，且有微肿和压疼，用手指推之可正，离手即又偏向一侧。

2. 鼻骨下陷骨折多为迎面而来的暴力引起，可以是单侧鼻骨骨折下陷，也可以使双侧鼻骨同时骨折下陷。临床多见局部皮肤损伤，肿胀疼痛较甚，鼻孔流血，通气不畅。单侧鼻骨下陷，另一侧则鼻骨显得凸起，并能触及凸起的骨槎；双侧鼻骨同时骨折下陷，则失去鼻骨的正常隆起，而且两鼻孔流血，通气更加困难，常见张口呼吸。

【治疗】

1. 鼻准偏歪：用鼻腔内撬拨与指推法结合将鼻准扶正，再进行鼻腔内无菌凡士林纱布填塞固定 72 小时。

2. 鼻骨下陷骨折：用撬拨复位法。一助手固定头部于中立位，术者一手持裹有油纱布的血管钳或镊子，缓缓插入鼻腔，将下陷的骨块撬起（单侧或双侧），另一手拇、食指将撬起之鼻骨向中线对挤捏合，尽量恢复鼻腔的原状。用消毒凡士林纱布填塞鼻腔，固定 72 小时后抽出纱布，注意不要按压鼻背。

伤后初期，局部皮肤完好，鼻孔不流血者，内服活血灵汤。若皮肤擦伤，鼻孔内流血者，外敷三黄散，内服仙鹤草汤。中后期可服三七接骨丸或养血止痛丸。同时可酌情配合抗生素治疗。

第三节　下颌骨折

下颌骨俗称下巴骨，形似马蹄铁，分一体两支。下颌体呈弓形，有内外两面和上下两缘，下缘称下颌底，上缘称牙槽弓，有容纳牙齿的 16 个齿槽，体的外面正中有凸向前的颏隆凸。下颌支为长方形骨板，其后缘与下颌底相接处为下颌角，角的外面有咬肌粗隆，下颌支内面的中央有下颌孔。下颌支上方后侧的髁状凸与颞骨下颌窝构成颞颌关节（图 12–6）。下颌骨是颜面部最突出、最大的骨骼，因此很容易遭受损伤。

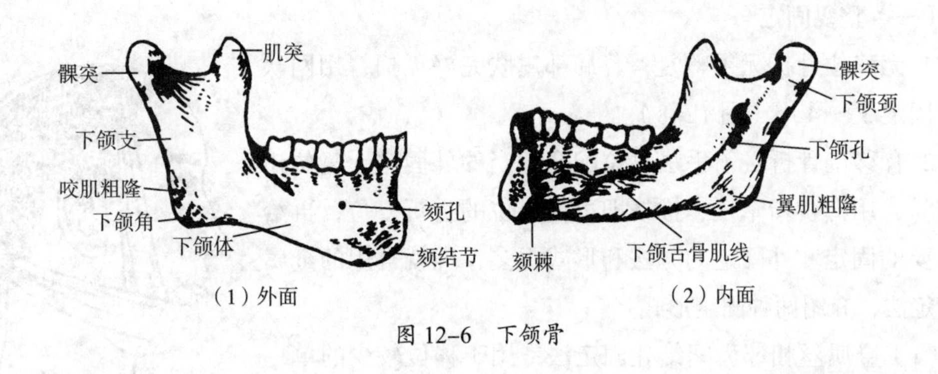

图 12–6　下颌骨

【病因与分类】

（一）病因

本病多系直接外力引起。无论日常生活，工农业生产劳动，体育运动，打架斗殴或交通事故等，下颌骨都会受到磕、碰、撞击等直接外力的伤害而引起不同类型的骨折。

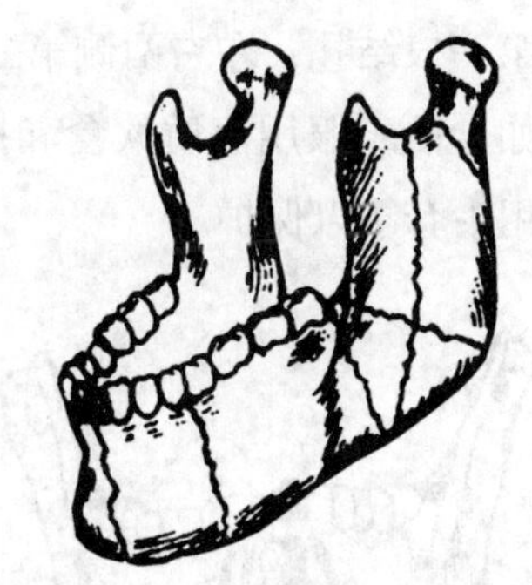

图 12–7　下颌骨折的常见部位

（二）分类

1. 按骨折部位分为下颌体骨折、下颌角骨折、颏孔部骨折、颏隆突正中联合部骨折和髁状突骨折（图 12–7）。

2. 按移位程度分为无移位骨折、有移位骨折。

3. 按骨折的复杂性分为单骨折、双骨折、粉碎性骨折。

【症状与诊断】

（一）症状

1. 无移位骨折伤处肿胀，压痛敏锐，无明显畸形，上下齿虽能咬合，但不敢用力。

2. 有移位骨折常有不同程度的畸形，患者呈半张口状，多有血性涎从口内流出，上下齿不能正常咬合，关节活动和吞咽困难。检查口腔可见骨折线两侧牙齿上下错位，或前后错位，或向两侧分离，或见牙齿脱落折断。若见颊黏膜、牙龈或口底有创伤血肿时，提示下颌升支部有骨折可能。

（二）诊断

根据病史和临床症状，一般可以确定诊断，通过拍摄 X 线片检查、CT 及 CT 三维重建进一步确定骨折的部位、类型和移位情况。

【治疗】

（一）整复固定

1. 无移位骨折无须整复，若局部皮肤完好无损，用网状头套固定 3 ～ 4 周（图 12–8）。

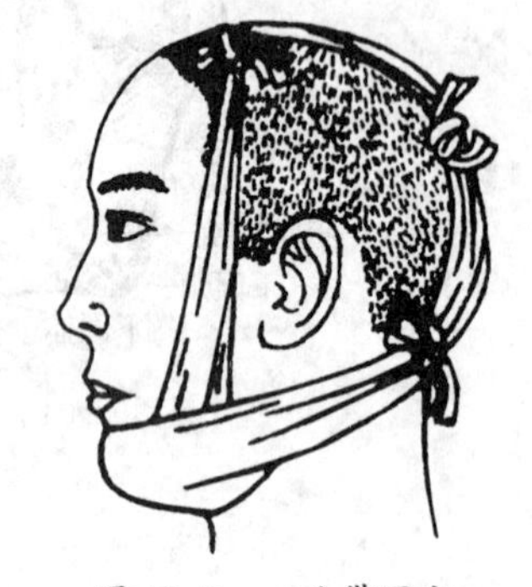

图 12–8　四头带固定

2. 有移位骨折必须手法复位配合适当的外固定。复位比较容易，用拇食指牵拉、推挤即可使错位的骨折复位，再给予必要的固定。外固定的方法和形式很多，现就常用的金属丝固定法，介绍两种固定形式。

（1）金属丝相邻齿间结扎固定法：用于移位较少的单一下颌骨折，而且骨折两边的牙齿必须健康牢固。操作方法：助手配合，保持骨折对位，取适当长度的金属丝 4 条，分别拴扭在骨折线两侧各两个牙齿的根部，骨折线右侧第一根再绕第二齿后与骨折线左侧第一根结扎，左右两侧第二根再相互结扎即告完成［图 12–9］。该固定患者能够张口自如，便于服用流质饮食和搞好口腔卫生，但固定不牢靠，要注意经常检查，必要时加用头套予以保护。

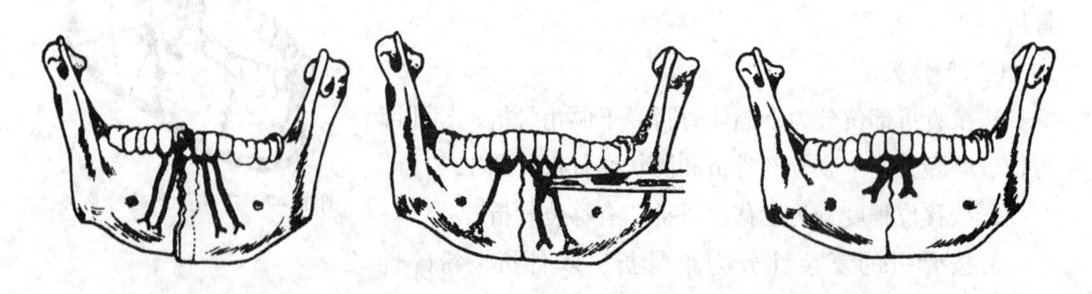

图 12–9 金属丝相邻齿间结扎固定法

（2）金属丝上下齿间结扎固定法：该法是以上颌骨为支架，起到固定与制动下颌骨的作用。助手配合，保持骨折对位，取一条约 16cm 长的金属丝（以铝丝为好，钢丝硬而脆，银丝太软，均易折断），从中点折回形成一环，将环套在镊子或持针器上，顺时针扭转数圈，将双头从相应的上牙缝间穿入，然后再分头围绕两侧牙齿根部穿出，其中一头穿入圆环与另一头扭结，上颌孔环即告完成。再在相对的下颌齿上用同样方法制作孔环，取另一根金属丝穿过上下两环扭结，将上下齿固定在正确的咬合位置上。该法制作与操作均方便，而且效果良好，缺点是不能张口饮食，固定期可借助橡皮管吸吮流质饮食,4 周左右去固定。对于骨折在非牙齿部位或移位较大、影响咬合功能者，可行手术切开复位内固定（图 12–10）。

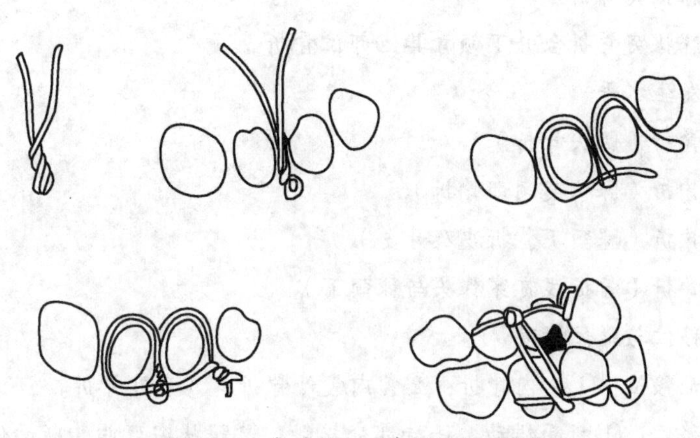

图 12–10 金属丝上下齿间结扎固定法

（二）药物治疗

伤后初期宜活血消肿，祛瘀解毒，方用活血灵加解毒饮；中后期宜活血理气，强健筋骨，通经止痛，内服三七接骨丸和养血止痛丸。为预防感染可配合抗生素，体质虚弱、饮食不振者给予支持疗法。

附：下颌骨髁状突骨折

下颌骨的下颌支末端有两个突起，位于后方的称为髁突，它由上端膨大的下颌头和头下方的下颌颈组成。

当受到外力打击时，出现下颌骨髁状突部骨和骨小梁的连续性中断，即下颌骨髁状突骨折。下颌骨髁状突是颌骨骨折的好发区，可以是外力直接打击髁突部造成的直接骨折，也可以是下颌骨颏部或体部受到打击而造成的间接骨折，临床上容易漏诊。

【病因与分类】

髁状突骨折常发生在颈部，如一侧骨折线在翼外肌附着点之下，则髁状突常因翼外肌的牵拉而致髁状突向前内侧移位，髁状突头也可以脱出关节囊而到关节凹外，同时，下颌升支部因嚼肌、翼内肌和颞肌的牵拉向上移位，使对侧牙及前牙形成开颌状，不能向对侧做侧颌运动。如骨折发生在关节囊内、翼外肌附着点之上，骨折可不发生移位，双侧髁状突骨折时，髁状突头向内下移位，由于受升颌肌的牵拉，整个下颌骨段则向上移位，使前牙开合更加明显。髁状突骨折常为闭合性，除骨折段移位引起的症状外，还可伴有耳前区的疼痛、张口受限、局部肿胀和压痛。个别严重的髁状突骨折，关节突可穿过颞下颌关节凹顶而进入颅中凹，造成颅脑创伤。

髁状突骨折可以从以下 3 个层次进行分类。

1. 按骨折分侧与合并骨折情况

（1）单侧（左侧或右侧）髁状突骨折。

（2）单侧髁状突骨折合并下颌骨其他部位骨折。

（3）双侧髁状突骨折。

（4）双侧髁状突骨折合并下颌骨其他部位骨折。

2. 按骨折发生水平

（1）高位骨折（髁头骨折）。

（2）中位骨折（髁状突颈部骨折）。

（3）低位骨折（髁颈下骨折波及升支）。

（4）矢状骨折（骨折线贯穿髁头与髁颈下）。

3. 按骨折移位与脱位情况

（1）骨折无移位：①囊内骨折；②囊内囊外骨折；③囊外骨折。

（2）骨折移位：①断面错动，保持部分接触；②髁状突弯曲，断面保持部分接触；③髁状突与升支断端重叠，断面不接触。

（3）骨折脱位：①弯曲脱位；②分离脱位。

【症状与诊断】

关节区局部肿胀、疼痛、张口活动受限是下颌髁状突骨折的一般症状，无移位骨折无明显颌关系紊乱，有移位骨折可见咬合关系紊乱、下颌后缩，或者错𬌗畸形。

【治疗】

1. 非手术治疗

（1）适应证：①儿童期骨折；②关节囊外骨折，高位折裂，骨折块较小；③髁颈和髁颈下无移位或轻度成角移位（成角小于 30°）、错位的骨折，合并咬合关系良好或轻度牙合干扰。

（2）操作方法：在手复位后行颌间固定。单侧髁状突骨折可在患侧磨牙区垫上 2 ～ 3mm 厚的橡皮垫，颌间弹性牵引复位固定，使下颌骨下降，髁状突复位，恢复咬合关系。固定期一般需 3 ～ 4 周。

儿童期髁状突骨折由于后期发育的不确定性，对于是否手术复位存在争议。我们认为，对于移位较大的儿童髁状突骨折，建议手术切开复位内固定，以减少后期颞颌关节强直和偏颌畸形等发育异常的并发症的发生。

2. 手术治疗

（1）适应证：①髁状突骨折向颅中窝移位；②髁状突骨折向外侧移位并突破穿出关节囊；③骨折伴异物植入；④骨折错位愈合伴严重功能障碍或剧烈疼痛；⑤骨折严重移位或脱位伴咬合关系紊乱，通过保守治疗无法矫正者。

（2）操作方法：①经鼻插管全麻；②手术入路：耳屏前切口（角形切口，弧形切口）入路和颌下或颌后切口入路；③骨折固定：欲行固定的髁状突首先需复位；在骨折复位中，常常发生复位牵拉、肌肉撕脱造成骨折块游离的情况；骨折复位后行小型接骨板坚强内固定；④髁状突切除与关节成形：主张对严重移位的、粉碎的髁头施行摘除术，对陈旧性骨折有假关节形成或有关节强直迹象者行髁状突切除术；⑤关节盘和滑膜是髁状突骨折修复重建的重要部分，关节盘和滑膜的创伤及其对关节功能的影响将贯穿于髁状突骨折的始终。骨折的修复和重建必须依据关节盘和滑膜的创伤程度，做盘摘除、盘修补、盘复位及再附着。滑膜关节囊也尽量做修补封闭，保持其完整性。

3. 药物治疗

（1）中药治疗：骨折初期宜用活血化瘀、消肿止痛药物，可内服活解合剂。若未行颌间固定，不影响张闭口活动的患者中期瘀血肿胀虽消而未尽，骨折未连接，治宜和营生新、接骨续新，可内服三七接骨丸、养血止痛丸。后期宜养气血、补肝肾、壮筋骨，可内服筋骨痛消丸、加味益气丸。

（2）西药治疗：术后早期运用营养支持及消肿抗炎、止血药物；术前半小时预防性运用抗生素，术后一般使用抗生素不超过 5 天。

4. 康复治疗

术后 1 ～ 2 周指导张闭口功能锻炼。

第四节　颧骨颧弓骨折

颧骨是面颅骨之一，是人面部的重要部位，位于面中部前面，眼眶的外下方，菱形，形成面颊部的骨性突起。颧骨共有 4 个突起，分别是额蝶突、颌突、颞突和眶突。颧骨的颞突向后接颞骨的颧突，构成颧弓。颧弓位于颅面骨的两侧，呈向外的弓形，上缘较锐利，易于扪及。颧骨共有 4 个突起，分别是额蝶突、颌突、颞突和眶突。它主要通过与鼻、颞部和颊的关系来影响面部美学结构。

【病因与分类】

本病主要由于外部暴力作用所引起。由于颧骨和颧弓是面部较突出的部分，容易因碰撞外伤等暴力而引起骨折。

1. 一般分类

一般可分为颧骨骨折、颧弓骨折、颧骨颧弓联合骨折及颧、上颌骨复杂骨折等，而颧弓骨折又可分为双线型及三线型骨折。

2. Knight 和 North 6 型分类法

Knight 和 North 提出 6 型分类法：①无移位骨折；②颧弓骨折；③颧骨体骨折向内下移位，不伴有转位；④内转位颧骨体骨折，左侧逆时针向，右侧顺时针向或向中线旋转，影像学表现为眶下缘向下、颧额突向内侧移位；⑤外转位颧骨体骨折，左侧顺时针向，右侧逆时针向或远离中线旋转，影像学表现为眶下缘向上、颧额突向外侧移位；⑥复杂性骨折。

3. Jackson（1989）分类法

Jackson（1989）将本病分为以下几类：①无移位；②眶嵴部分骨折（眶底部分骨折、累及眶下缘）；③典型的颧骨三脚骨折；④粉碎性骨折。

4. Zingg（1992）的新分类法

① A 型骨折：颧弓骨折及颧骨部分骨折，并根据骨折部位不同，将其分为 3 个亚类：A1 型骨折，即单纯的颧弓骨折；A2 型骨折，即颧额缝骨折；A3 型骨折，为眶下缘骨折。

② B 型骨折：完全型单发颧骨骨折，颧骨复合体与周围骨分离移位。

③ C 型骨折：多发性颧骨骨折，即颧骨粉碎性骨折，也称复杂性骨折。

5. 根据骨折移位情况分类

本病根据骨折移位情况分为：①无移位骨折；②颧骨体骨折向内下移位，不伴有转位；③内转位颧骨体骨折；④外转位颧骨体骨折；⑤复杂性骨折。

【症状与诊断】

1. 颧面部塌陷

颧骨、颧弓骨折后由于骨折块常发生内陷移位，致使颧部突出的外形消失。在伤后早期可见颧面部凹陷，随后，由于局部肿胀，凹陷畸形又被掩盖，而易被误认为是单纯软组织损伤，待数日后肿胀消退，才出现局部塌陷。

2. 张口受限

由于骨折块发生内陷移位，压迫颞肌和咬肌，阻碍喙突运动，可导致张口疼痛和张口受限。

3. 复视

颧骨上颌突部骨折可能损伤眶下缘的大部分。颧骨骨折并移位后，眶缘及眶底也可能随之移位，两侧瞳孔水平发生改变，伤侧瞳孔下移，因而复视是常有的症状。

4. 神经受损症状

颧骨上颌突部骨折可能损伤眶下神经，出现同侧眶下、鼻旁、上唇皮肤甚至上前齿的感觉异常或麻木。骨折时如同时损伤面神经颧支，则出现眼睑闭合不全。

5. 眶周瘀斑

颧骨骨折伴有眶壁、眶底损伤时，眶周皮眼睑和球结膜下可出现肿胀及出血性瘀斑。

6. 其他症状和体征

如伴有上颌窦壁骨折，可发生鼻出血，为血液进入上颌窦引起。此外，上颌窦腔内的空气也可逸出至面颊组织，而出现皮下气肿。

颧骨和颧弓 CT 及三维 CT 检查尤为清晰。

【治疗】

颧骨、颧弓骨折后如仅有轻度移位，畸形不明显，无张口受限、复视等功能障碍者，可不进行手术治疗。凡有张口受限者，均应做复位手术。虽无功能障碍但有显著畸形者也可进行手术复位。治疗方法有盲探复位及开放复位两大类。

1. 无固定手术治疗

（1）适应证：颧骨、颧弓骨折后仅有轻度移位，畸形不明显，无张口受限、复视等功能障碍者。

此方法只复位，不固定。复位标准：颧骨各衔接部位无台阶、无塌陷，功能障碍消除。

（2）操作方法：

①经口内上颌结节复位法：在上颌磨牙区前庭沟做 1.5cm 水平切口，至骨膜下，进行分离，在颧骨深面，将移位的颧骨向上、向前、向外用力撬起。

②经皮单齿骨钩复位法：在颧突下缘做 0.5cm 的皮肤切口，将单齿钩刺入颧骨下缘内侧，向上、向外、向前牵拉。另一手压在眶下缘，即可复位。

2. 手术治疗

（1）适应证：①颧骨颧弓移位、塌陷引起张口受限，影响咀嚼功能，脸形改变者；②复杂或粉碎性颧骨颧弓骨折；③陈旧性颧骨颧弓骨折，面部塌陷、张口受限者。

（2）操作方法：气管内插管全麻，在骨折线附近做小切口，显露骨折断端，直视下使骨折块复位并做固定。可供选择的皮肤切口有：①眉外侧切口；②睑缘下切口；③眶外侧缘切口；④口内颊侧前庭沟切口；⑤从美容观点出发，切开复位可采用颅面外科半冠状切口，即颞部切口或半冠状切口，进行颧骨骨折复位。

3. 药物治疗

（1）中药治疗：骨折初期宜用活血化瘀、消肿止痛药物。可内服活血灵 3 ～ 7 剂，日 1 剂，水煎服。若未行颌间固定，不影响张闭口活动的患者，中期瘀血肿胀虽消而未尽，骨折未连接，治宜和营生新、接骨续新，可内服三七接骨丸、养血止痛丸。后期宜养气血、补肝肾、壮筋骨，可内服筋骨痛消丸、加味益气丸。

（2）西药治疗：早期运用营养支持及消肿抗炎、止血药物，术前半小时预防性运用抗生素，术后使用抗生素一般不超过 5 天。

4. 康复治疗

术后 1 ～ 2 周后指导张闭口功能锻炼。

第五节　上颌骨骨折

上颌骨居颜面中部，左右各一，互相连接构成中面部的支架。上颌骨有体部和 4 个邻近骨相连的骨突，如额突与额骨相连，颧突与颧骨相连，腭突在上腭中缝部左右对连，牙槽突即牙齿所在部位的骨质。当受到外力打击时，出现上颌骨骨小梁的连续性中断，即称为上颌骨骨折。

【病因与分类】

本病有明确的受伤史，主要由外部暴力引起。

本病通常按 Le Fort 分型进行分类：

（1）Le Fort Ⅰ型骨折：即上颌骨低位骨折或水平骨折。骨折线在梨状孔平面，经过鼻底。此型骨折的损伤，可有鼻中隔、上颌窦和牙齿的损伤。

（2）Le Fort Ⅱ型骨折：即上颌骨中位骨折或锥形骨折。骨折线发生在相当于中薄弱线的部位，自鼻颌缝向两侧延伸，横过鼻梁、泪骨、眶底、颧上颌缝、眶下孔、上颌骨侧壁、翼突至翼上颌窝。此型骨折临床上最常见。

（3）Le Fort Ⅲ型骨折：即上颌骨高位骨折或颅面分离。骨折线发生于上薄弱线相应的部位，即通过鼻额缝，横越眶底，经颧额缝、颧弓，向后达翼突，形成面中 1/3 部与颅底完全分离。

【症状与诊断】

上颌骨骨折除具有一般骨折损伤的共同症状和体征，如肿胀、疼痛、出血、瘀斑、移位和局部畸形等外，有一些证候与下颌骨骨折相似，如牙及牙槽突损伤、咬殆错乱、咀嚼功能障碍、影响呼吸等。

1. 骨折段移位

上颌骨骨折一般是向后下方移位，使面中部变长和凹陷。

2. 咬殆错乱

上颌骨骨折向后下移位，使上颌磨牙与下颌牙早接触，而前牙却咬不上，呈开殆状态。上颌骨骨折段被撞向后上方，则可使前牙呈对刃殆或反殆状态。咬殆关系错乱主要表现为少数牙不正常接触，多数牙无接触。

3. 口腔、鼻腔出血

上颌骨骨折常使口腔、鼻腔黏膜撕裂而出血。

4. “眼镜”状瘀斑

上颌骨骨折波及眼眶时，可出现眼睑瘀血、肿胀。

5. 视觉障碍

上颌骨骨折波及眶底时，可改变眼球位置，使左右眼球不在同一水平线上，而出现复视。如损伤动眼神经或外展神经，可使眼球运动不协调，造成视觉障碍；如伤及视神经，则发生失明。

6. 脑脊液漏

上颌骨损伤并发颅底骨折时，常伴有局部硬脑膜及蛛网膜撕裂，可引起脑脊液漏。

7. 特殊检查

CT、三维 CT 可有效地诊断骨折部位、骨折移位情况。

【治疗】

颌骨骨折复位后的固定是治疗中的重要环节，常用的固定方法有单颌牙弓夹板固定法、颌间固定法、颌间结扎固定法、小钢板（miniplate）或微型钢板（microplate）固定法，颅颌固定法，其他还有颌周固定法、加压钢板固定法等。

1. 非手术治疗

（1）手法治疗：

适应证：适用于单纯性骨折的早期，骨折处尚未发生纤维性愈合，骨折段仍有活动度。

操作方法：用手法推、拉，即可将移位的骨段回复到正常位置。此法简便易行，可以不用麻醉，或在局麻下即可完成。

（2）牵引复位：即口外的颅颌牵引法和口内的颌间牵引法。

适应证：适用于手法复位效果不满意，或骨折处有纤维性错位愈合，已不能手法复位的病例。

操作方法：

①颅颌牵引法：上颌骨横断形骨折后，骨折段向后向下移位，用颅颌牵引将上颌

骨拉出，在上颌牙列上安置、固定牙弓夹板，在头部制作石膏帽，从石膏帽中向前伸出铁丝支架，然后在牙弓夹板与铁丝之间，用橡皮筋做持续性牵引，将向后下移位的骨折段牵拉到正常的位置。

②口内的颌间牵引法：在上、下颌牙列上分别安置、固定好带有挂钩的牙弓夹板，根据骨折线需要复位的方向，在上、下牙弓夹板的挂钩上套上橡皮筋，作牵引用，使移位的骨折段逐步复位，并恢复正常的咬殆关系。

③单颌牙弓夹板固定法：是用直径 2mm 的铝丝或成品带钩牙弓夹板，按牙弓形态成形，然后用较细的金属结扎丝穿过牙间隙，将牙弓夹板结扎在骨折线两侧的部分或全部牙齿上，以固定骨折段，这种方法适用于无明显移位的骨折，如下颌骨颏部正中线性骨折、局限性牙槽突骨折。

④颌间固定：常用的方法是在上下颌牙齿安置带钩牙弓夹板，然后用小橡皮圈做颌间固定，使颌骨保持在正常咬合关系的位置上，此法稳妥可靠，适用于多种下颌骨骨折，优点是能使颌骨在良好的位置上愈合，有利于恢复功能，缺点是伤员不能张口进食，也不易保持口腔清洁卫生，应加强护理。

2. 手术治疗

适应证：①上颌骨骨折，同时有软组织创口与骨折区相通；②上颌骨骨折移位明显，严重影响咬殆与咀嚼功能的发挥；③陈旧性上颌骨骨折，已纤维愈合或初期骨愈合，错位明显，手法或牵引复位无效者；④ Le Fort Ⅲ型骨折，颅面分离，伤后 7 天内，无颅脑症状者；⑤陈旧性上颌骨骨折，骨折愈合已久，可等病情稳定后再手术。

操作方法：

① 骨间结扎固定：手术切开复位的病例，可在骨折两断端钻孔，然后穿过不锈钢丝做结扎固定，这也是一种可靠的固定方法，小儿颌骨骨折和无牙颌骨骨折，也可用此法固定。

②小钢板或微型钢板固定：在手法切开复位的基础上，将适当长度和适合形态的小钢板或微型钢板跨置于骨折两断端的骨面上，用特制的螺钉穿透骨皮质固定钢板，达到固定骨折的目的，小钢板一般用于下颌骨，微型钢板适用于上颌骨。

3. 药物治疗

（1）中药治疗：骨折初期宜用活血化瘀，消肿止痛药物。可内服活血灵 3 ～ 7 剂，日 1 剂，水煎服。若未行颌间固定，不影响张闭口活动的患者，中期瘀血肿胀虽消而未尽，骨折未连接，治宜和营生新、接骨续新，可内服三七接骨丸、养血止痛丸。后期宜养气血、补肝肾、壮筋骨，可内服筋骨痛消丸、加味益气丸。

（2）西药治疗：早期运用营养支持及消肿抗炎、止血药物，术前半小时预防性运用抗生素，术后使用抗生素一般不超过 5 天。

4. 康复治疗

颌骨骨折固定的时间，可根据患者的伤情、年龄、全身情况等决定，一般是上颌骨 3 ～ 4 周，下颌骨 4 ～ 8 周，可采用动、静结合的方法，缩短颌间固定时间。方法是：固定 2 ～ 3 周后，在进食时取下橡圈，允许适当的活动，采用小钢板或微型钢板坚强内固定后可以适当提前进行功能训练，促进骨折愈合。术后 1 ～ 2 周指导患者做张口训练。

第六节　脊柱、脊髓损伤

脊柱俗称脊梁骨，位于躯干正中。《医宗金鉴・正骨心法要旨》“骨度背面全图”将其分为项、膂、腰、骶、尾各段。项骨今称颈椎有 7 节，背膂骨即胸椎有 12 节，腰骨即腰椎有 5 节，骶尾骨即今之骶椎和尾椎。《难经・二十八难》上说：“督脉者，起于下极之俞，并于脊里，上至风府入于脑。”这一认识与今之脊髓有相似之处。《灵枢・热病》说：“人有所坠堕，四肢懈惰不收，名曰体堕。”是对颈髓损伤后引起高位截瘫的描述。以上记载说明历代中医对脊柱脊髓的结构、损伤和症状早已有所认识。本节所述内容包括脊柱骨折脱位和脊髓神经损伤。

【解剖概要】

（一）脊柱

脊柱上承头颅，下连骨盆，由 33 个脊椎骨连结而成，其中包括 7 节颈椎、12 节胸椎、5 节腰椎、5 节相互融合的骶椎和 4 节尾椎。尾椎到成人也合并成一节，故实际上成人脊柱只有 26 节脊椎组成［图 12–11（1）～（2）］。颈、胸、腰各椎体之间夹有带弹性和稍有移动性的椎间盘，除 1、2 颈椎、骶椎、尾椎外，每个椎体结构基本相似，都具有椎体、椎弓根、椎板横突、棘突和上下关节突［图 12–12（1）～（2）］。1、2 颈椎结构特殊，第 1 颈椎又名寰椎，呈环状，无椎体、棘突和关节突，由前弓、后弓和两个侧块构成。前弓后面有一个小关节面，称为齿突凹，与第 2 颈椎齿突相关节。侧块上面有一对上关节面与枕骨髁相关节，下面有一对下关节与第 2 颈椎的上关节面相关节（图 12–13）。第 2 颈椎又名枢椎，其特点为自椎体前侧有一指状突起，称为齿突，与寰椎的齿突凹相关节（图 12–14）。

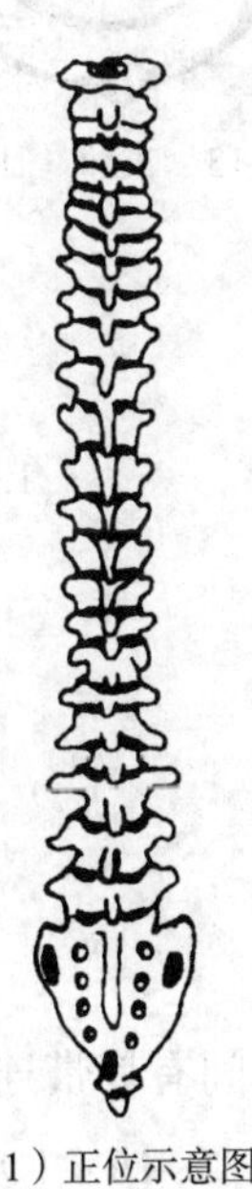
（1）正位示意图

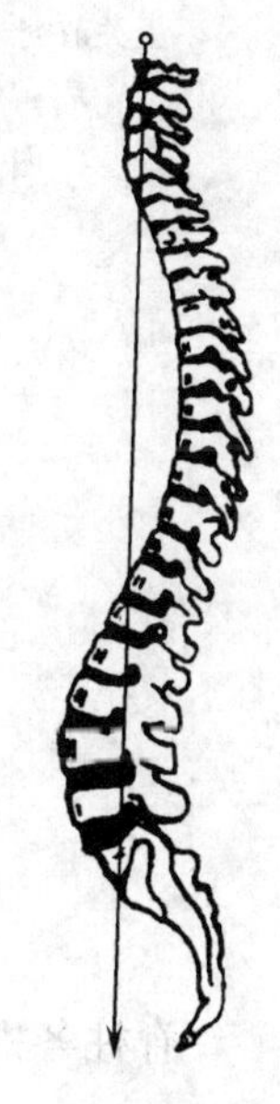
（2）侧位示意图

图 12–11　脊柱

此外，颈椎椎体小，呈椭圆形，椎孔大，呈三角形；横突有孔称横突孔，有椎动、静脉通过（图 12–15）。

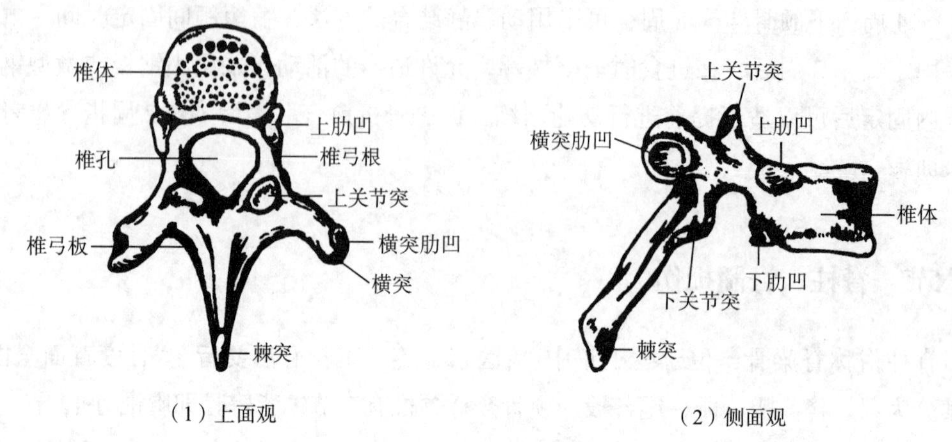

图 12–12　胸椎

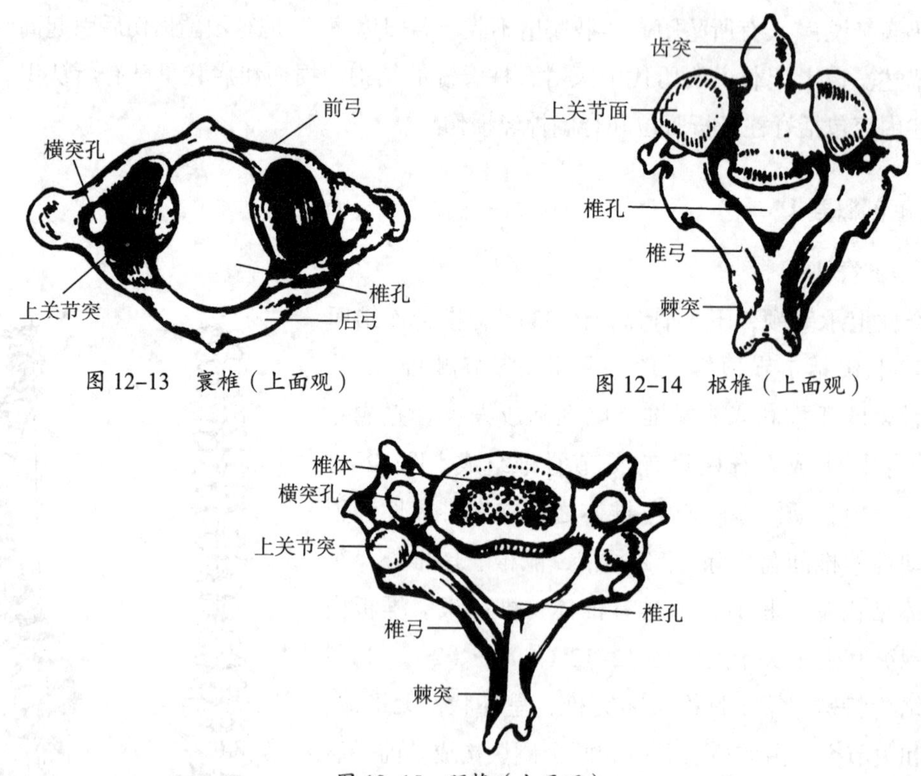

图 12–13　寰椎（上面观）

图 12–14　枢椎（上面观）

图 12–15　颈椎（上面观）

脊柱各椎体间有韧带连结，诸如前纵韧带、后纵韧带、横突间韧带、棘突间韧带、棘上韧带等［图 12–16（1）～（4）］。这些韧带有稳定脊柱的重要作用。椎弓根的上下切迹组成椎间孔，为脊神经的通道。整个脊柱颈椎稍小居上，胸椎稍大居中，腰椎最大居下，呈塔式连接。脊柱有四个弯曲，颈段腰段凸向前，胸段骶段凸向后。由于1、2颈椎的特殊结构，活动度以颈椎最大、腰椎次之，胸椎因有两侧肋骨合围连接而活动度最小。骶椎、尾椎参与构成盆腔后壁，基本没有活动度。整个脊柱有前屈、后伸、侧屈、旋转的功能。活动度大的椎体容易损伤。

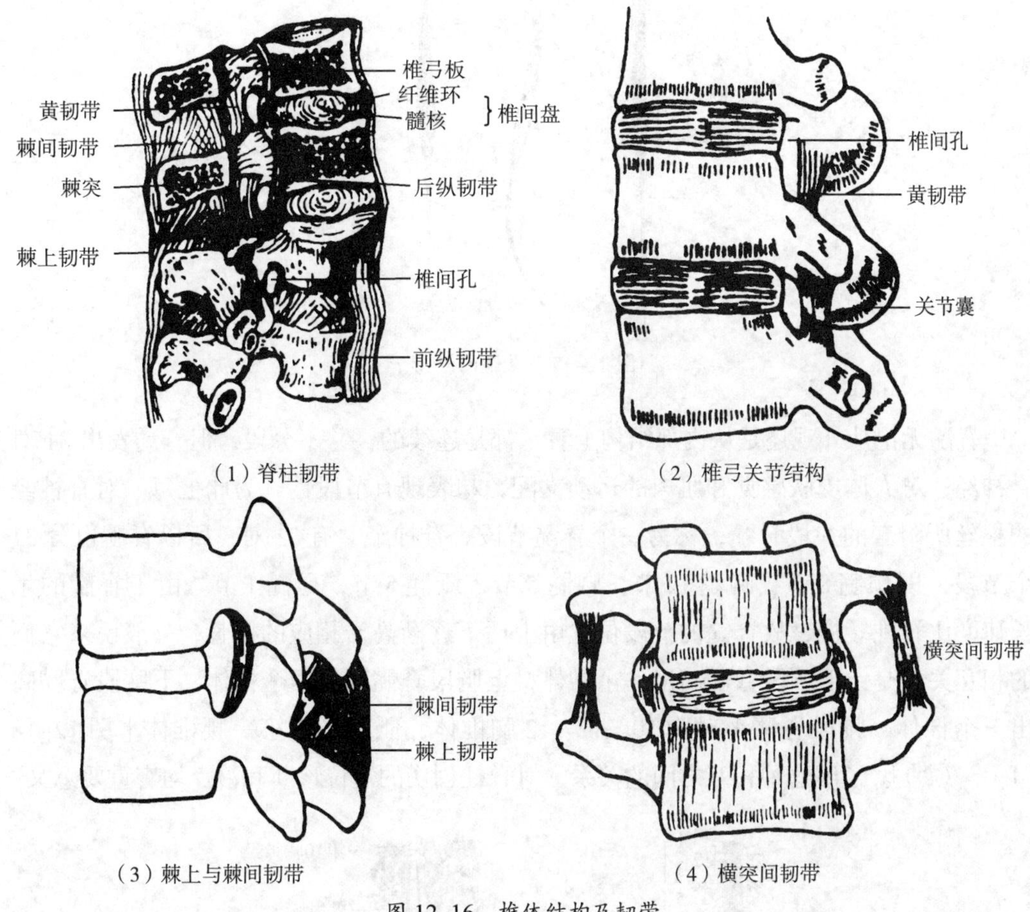

图12-16　椎体结构及韧带

（二）脊髓

脊髓位于椎管内，呈扁圆柱状，长约40～45cm，根据部位可分为颈髓、胸髓、腰髓、骶髓和尾髓五个部分。脊髓全长粗细不等，有两个因神经元增多而形成的膨大部：一是颈膨大（自颈髓第3节至胸髓第2节），以颈7最宽，约13～14mm，前后径9mm；二是腰膨大（自胸髓第9节至脊髓末端），以腰3最宽，横径为12mm。下端逐渐变细形成脊髓圆锥，圆锥下方呈一条索状的细丝，叫终丝（图12-17）。脊髓外面有3层被膜，自外向内依次为硬脊膜、蛛网膜及软脊膜，有保护和支持脊髓的作用。

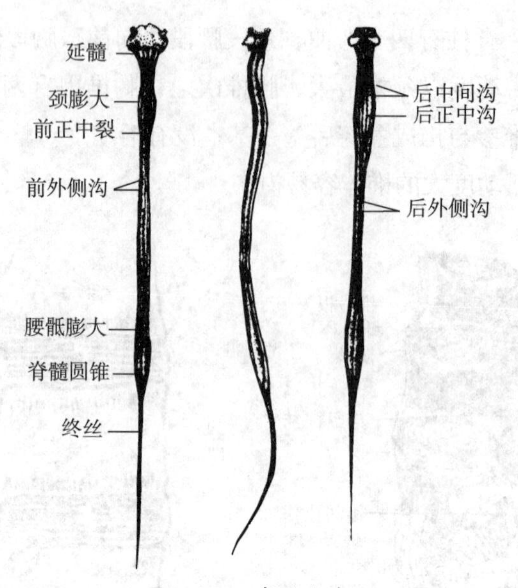

图 12-17 脊髓的外形

脊髓无论从外观还是从内部结构上看，都是连续的，并不分段，但脊髓发出 31 对脊神经，对人体皮肤感觉和肌肉的运动支配，却表现有节段性。为此把每一对脊神经的根丝所附着的一段脊髓，称为一个脊髓节段。脊神经共有 31 对，所以脊髓也分 31 个节段，即颈髓 8 节，胸髓 12 节，腰髓 5 节，骶髓 5 节，尾髓 1 节。由于脊髓的生长速度比脊柱缓慢，故脊髓的节段位置由上而下逐渐高于相应的椎骨，一般说来它们的相互关系是：下颈段脊髓高出一个椎体，上胸段脊髓高出两个椎体，下胸段脊髓高出三个椎体，腰段脊髓平对胸 10、11、12 胸椎体，骶髓平对第一腰椎体［图 12-18（1）～（2）］。了解这种相互之间的关系，对脊柱创伤的定位诊断和治疗均有重要意义。

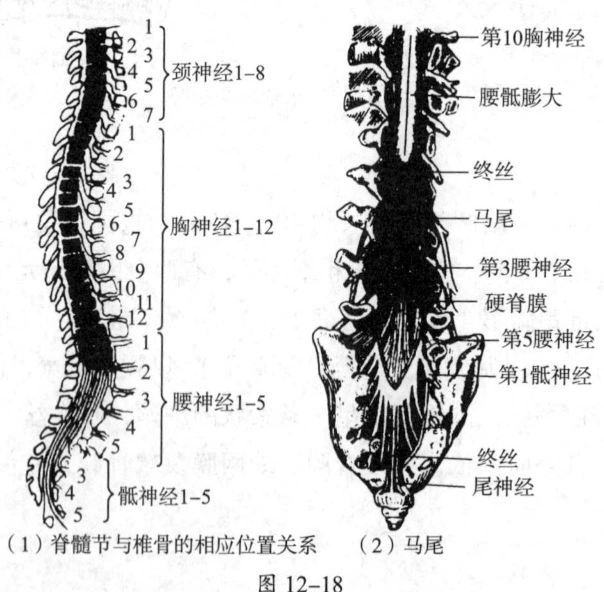

（1）脊髓节与椎骨的相应位置关系 （2）马尾

图 12-18

表 12-2　脊髓节段与椎骨的对应关系

脊髓节段	相对椎骨	推算举例
C1 ～ C4	与相应椎骨同高	第 2 颈节平对第 2 颈椎体
C5 ～ T4	比相应椎骨高 1 个椎体	第 2 胸节平对第 1 胸椎体
T5 ～ T8	比相应椎骨高 2 个椎体	第 7 胸节平对第 5 胸椎体
T9 ～ T12	比相应椎骨高 3 个椎体	第 10 胸节平对第 7 胸椎体
L1 ～ L5	平对第 10、11、12 胸椎体	
S1 ～ S5	平对第 1 腰椎体	

脊髓内部由灰质和白质构成，在新鲜脊髓的横切面上可见到中央管，中央管纵贯脊髓全长，内含脑脊液，向上通第四脑室。中央管的周围是灰质，呈蝴蝶形或 H 形。中央管前后的灰质称灰质联合，在中央管前的称前灰联合，在中央管后的称后灰联合。每侧的灰质白灰联合向前延伸的为前角或前柱，向后延伸的为后角或后柱。前角属运动性，含有成群排列的前角运动神经元，其轴突出前外侧，组成前根，构成脊神经的躯体运动纤维，直达骨骼肌支配骨骼的运动。后角属感觉性，后角内的感觉细胞，有痛觉和温度觉的第二神经元细胞，并在后角底部有小脑本体感受经路的第二神经元细胞（脊核）。颈部脊髓的前角特别发达，其前角细胞发出纤维支配上肢的肌肉。灰质的外围是白质，每侧白质借脊髓的纵沟分成三个索，三个索的白质由许多纵行排列的神经纤维束构成，凡起止、经过、功能相同的一束纤维，称为纤维束（或传导束），各束的边界不易划分。一般说来，前束主要由下行神经纤维束组成（司运动），后束主要由上升神经纤维束构成（司感觉），侧束则是由上行束和下行束组成（图 12-19）。

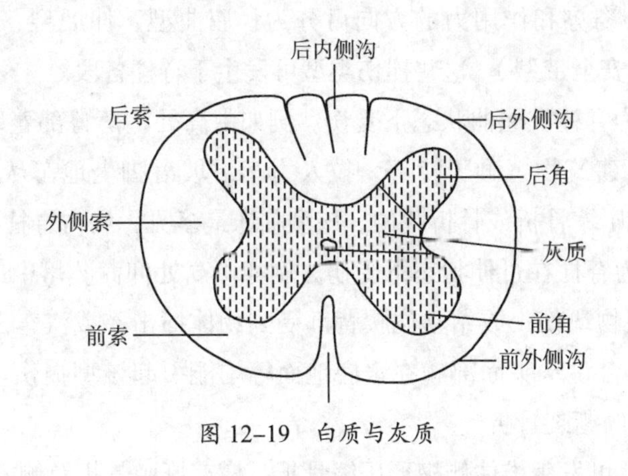

图 12-19　白质与灰质

脊髓的血供较丰富，动脉来自椎动脉和节段动脉（椎间动脉）。椎动脉发出脊髓前动脉和脊髓后动脉。脊髓前动脉，始段为左右两条，然后合为一条，沿脊髓前正中裂下行至脊髓末端；脊髓后动脉，沿脊髓左右后外侧沟纵行，至颈4、5脊髓段水平合为一干，继续向下至脊髓末端。节段动脉（椎间动脉），根据部位不同可发至颈动脉、颈升动脉、颈深动脉、肋间动脉、腰动脉和骶动脉。椎间动脉的中间支穿入脊髓后分为前根动脉和后根动脉，在胎儿发育的早期，每个神经节段都有本节的根动脉，但在晚期，这些血管大都达不到脊髓，而只分布在脊神经节和脊神经根。在成年人一般只有6～8条前根动脉和脊髓前动脉吻合，有5～8条后根动脉和脊髓后动脉吻合，其中最大者为大根动脉，位于上腰部。

【病因与分类】

（一）病因

1. 间接外力

间接外力是脊柱损伤的主要原因，可以来自三个方向：垂直压力、水平分力、旋转分力。垂直压力越大，椎体压缩越重；水平分力越大，椎体脱位越远；旋转分力越大，旋转移位越甚。一个方向的外力多引起单一损伤，两个以上的混合外力则引起混合性损伤。由于外力的大小、方向、单一或多向的不同，加上患者受伤时的姿势各异，可以造成不同类型的骨折、骨折合并脱位、骨折合并旋转脱位。

2. 直接外力

直接外力引起脊柱损伤较少见，火器伤常见于战争年代，本节不予叙述。

（二）分类

脊柱和脊髓关系密切，脊柱严重骨折脱位往往伤及脊髓，故分类应包括脊柱损伤和脊髓损伤。

1. 脊柱损伤的分类

（1）按照受伤姿势和作用力的方向可分为：屈曲型、伸展型、直压型、旋转型、水平分离型（又称安全带型）。这些损伤类型可发生于脊柱各段。

1）屈曲型：为脊柱在屈曲状态下受伤。例如由高处坠落臀部着地，弯腰工作时重物（土块、石块、建筑物）砸于背部，拉人力车下坡滑脚坐地车从脊背滚动而过等，均能造成椎体前侧压缩骨折或骨折脱位。该型临床最多见，约占脊柱损伤的90%。

2）伸展型：为脊柱在过伸状态下受伤。例如由高处仰面坠落中途被物体阻挡，或落地时腰背部被硬物垫伤；或站立位腰背部受到物体撞击；或汽车发生事故司机前额碰在窗挡上；或高台跳水头面部碰在水底地面等均能引起该型损伤。这种损伤多发生棘突骨折和前椎体的撕裂骨折。

3）侧屈损伤：可发生椎体侧楔形压缩骨折，横突撕脱骨折及侧方脱位。

4）旋转损伤：轻者发生单侧关节突脱位；重者可发生椎体脱位。

5）垂直压缩型：常发生椎体暴裂骨折，椎体骨折块可向前后左右移位，向后移位的骨折块突入椎管可压迫脊髓。

6）水平分离型：亦称安全带损伤，可造成椎体平行脱位，常见于胸腰段。

（2）按照脊柱损伤后的稳定程度，分为稳定型和不稳定型。

1）稳定型：常指单纯的椎体压缩且不超过原椎体的1/3，不合并附件骨折和两处以上韧带撕裂；或者椎体完整，只有附件骨折，不出现脊髓损伤征象者。凡脊柱损伤后无论是搬运或轻微活动无移位倾向的，则称为稳定型（图12–20）。

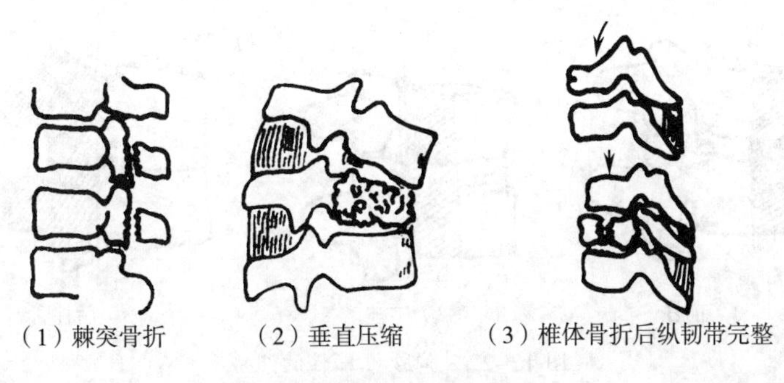

（1）棘突骨折　（2）垂直压缩　（3）椎体骨折后纵韧带完整

图 12–20　稳定性骨折

2）不稳定型：对该型的概念目前认识尚不一致，有认为对脊柱功能有潜在危险者称不稳定型，有认为对脊柱结构有潜在破坏者称不稳定型。一般认为急性期椎体压缩超过原高度的1/3，合并附件骨折、椎体脱位以及韧带断裂等联合损伤者称不稳定型。不稳定型常合并脊髓损伤（图12–21）。

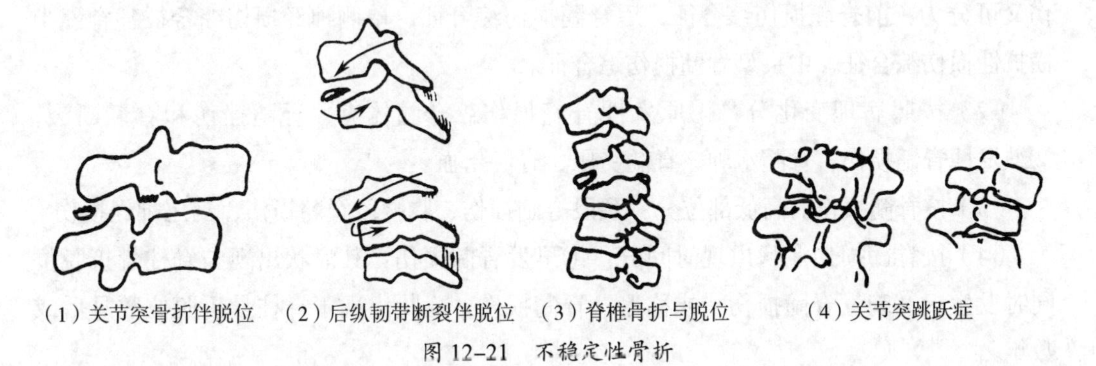

（1）关节突骨折伴脱位　（2）后纵韧带断裂伴脱位　（3）脊椎骨折与脱位　（4）关节突跳跃症

图 12–21　不稳定性骨折

在20世纪80年代有人提出脊柱结构的三柱概念，即前柱、中柱和后柱。前柱包括前纵韧带、椎体及其相应的椎间盘、纤维环的前半部；中柱包括椎体及其相应的椎间盘、纤维环的后半部以及后纵韧带和椎管；后柱包括后弓、棘上韧带、黄韧带、棘间韧带、椎间关节及关节囊（又称椎后韧带复合体）。三柱概念是把韧带结构作为稳定脊柱的重要结构。根据力学的原理，单纯前柱或单纯后柱损伤，都不足以产生伤后脊柱的不稳定，只有同时伴有中柱或三柱联合损伤才出现不稳定，所以中柱对稳定脊柱至关重要（图 12–22）。

（3）按照椎体压缩骨折的程度和椎体前后左右脱位的程度，可分为 1 ～ 4 度。

1）椎体压缩骨折：压缩不超过椎体高度的 1/4 为 1 度，不超过 1/2 为 2 度，不超过 3/4 为 3 度，大于 3/4 者为 4 度。

2）椎体脱位程度：按椎体的前后径或左右径计算，不超过 1/4 为 1 度，不超过 1/2 为 2 度，不超过 3/4 为 3 度，大于 3/4 者为 4 度。

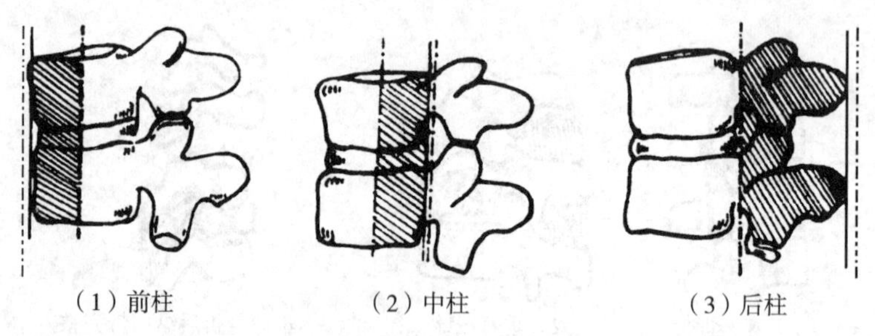

图 12–22　胸腰椎三柱的组成

单纯的椎体压缩骨折或单纯的脱位，临床都比较少见。常见的是严重的脊柱损伤，如屈曲加垂直压缩、屈曲压缩加脱位、屈曲压缩加旋转等，这与脊柱受力的生物力学和损伤机制的多种因素有关系。

2. 脊髓损伤的分类

（1）按照损伤的程度分：完全性脊髓损伤和不完全性脊髓损伤。不完全性脊髓损伤又可分为：前脊髓损伤综合征、后脊髓损伤综合征、单侧神经损伤综合征、脊髓半横贯性损伤综合征、中央型脊髓损伤综合征。

（2）按照病理变化分：①原发性脊髓损伤：脊髓休克、脊髓挫伤和脊髓断裂；②继发性脊髓损伤：脊髓水肿、脊髓受压、脊髓出血。

（3）按脊髓损伤的高低部位分：颈段脊髓损伤、胸腰段脊髓损伤、马尾神经损伤。

（4）按脊髓损伤症状出现时间分：①早发脊髓损伤：其症状出现与脊柱骨折脱位同时发生；②晚发脊髓损伤：或称迟发脊髓损伤，症状出现于脊柱骨折脱位数月后或数年。

脊柱损伤与脊髓损伤，一般来说是一致的，即脊柱骨折脱位轻，脊髓损伤也轻；脊柱骨折脱位严重，脊髓损伤也严重。但也有 X 线片无明显骨折脱位，临床却表现为瘫痪；或 X 线片显示有骨折脱位，临床则没有截瘫症状或仅有轻微的症状。这两种情况属于脊柱损伤的特殊类型。

【症状与诊断】

(一)症状

1. 脊柱损伤

(1)颈椎微脱位:创伤性颈椎微脱位,以下颈椎向前微脱位为多见,此种损伤轻微,一般不发生挤压性骨折。临床检查有颈部轻度损伤史,伤椎棘突有压痛,颈部肌肉痉挛,头颈呈前倾僵硬状,转动伸屈受限,被动活动疼痛加重,或有神经根刺激症状。X线侧位片可显示颈椎正常前凸消失或凹陷,若受累的相邻椎体所形成的夹角大于20°即提示不稳(图12–23)。

(2)颈椎脱位

1)横韧带断裂寰椎前脱位:该型因齿状突与寰椎后弓距离变窄,容易压迫脊髓,出现高位截瘫,由于自主呼吸功能丧失,多数患者在伤后不久死亡(图12–24)。

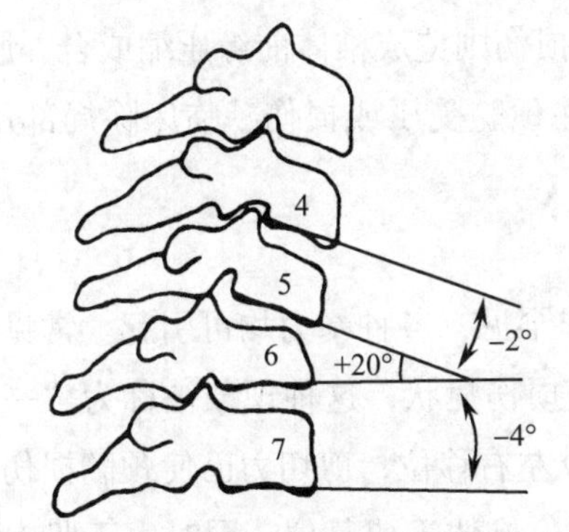

图12–23 颈椎伸屈运动X线片相邻椎体形成20°角,表示不稳

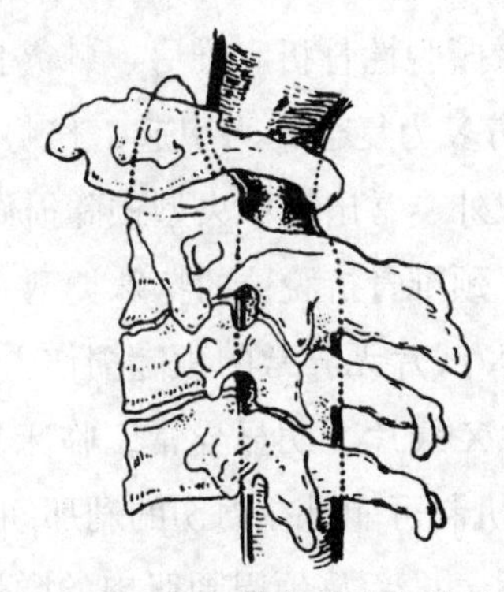

图12–24 横韧带断裂寰椎前脱位

2)下颈椎脱位:以前脱位为常见,亦为严重损伤,由于颈椎上下关节突短小排列近于水平,脱位椎体的关节突常出现跳跃,又称跳跃症候群(图12–25)。临床表现除颈部肌肉痉挛、压痛、功能障碍外,多同时出现颈髓损伤症状。X线侧位片可以明确诊断。

(3)寰枢椎骨折脱位

1)齿状突骨折寰椎前脱位:因横韧带不曾断裂,骨折后的齿状突连同寰椎一起向前移位,齿状突与寰椎后弓距离未曾改变,颈髓在其间仍有宽松的退让余地,可使其免受压迫(图12–26)。临床可见枕部疼痛,凹陷减小或消失,多数无神经受累症状,或有肢体麻木、软弱无力、功能障碍等临时症状。

2)齿状突骨折寰椎后脱位:该型容易压迫颈髓,出现高位截瘫,临床较为罕见(图12–27)。

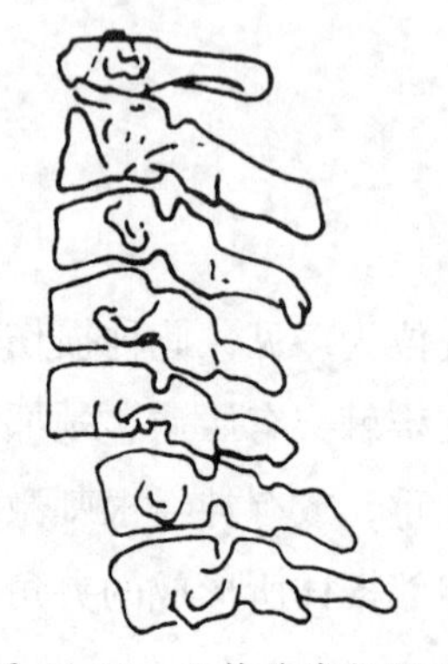

图 12-25　颈椎关节突跳跃

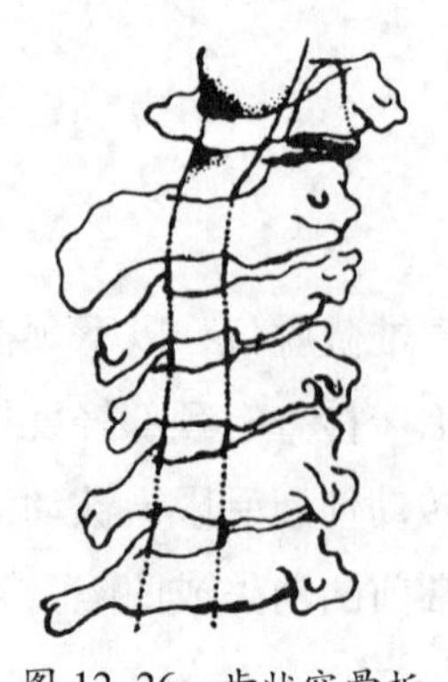

图 12-26　齿状突骨折
寰椎前脱位

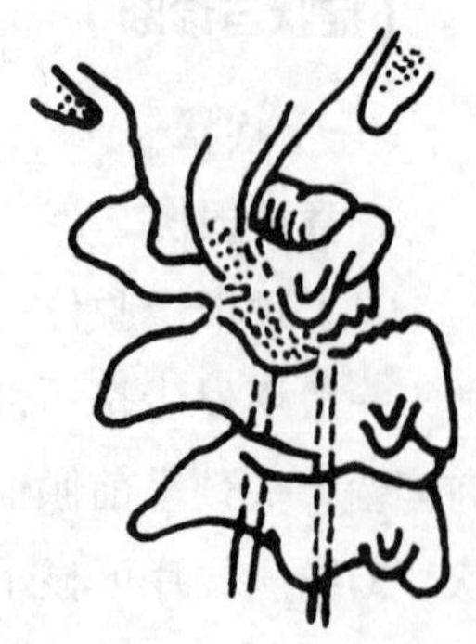

图 12-27　齿状突骨折
寰椎后脱位

（4）下颈椎骨折脱位：以第 5、6、7 颈椎最常见，各种暴力如伸展、屈曲、旋转压缩和剪切等均可引起，临床则以过伸型和屈曲型为多见。过伸型损伤常造成脱位和椎体前缘撕脱性骨折和椎弓、棘突骨折；屈曲型损伤则造成椎体前缘压缩或合并脱位。此类损伤多为复合暴力引起，伤势严重，常合并颈髓受压或损伤，临床除局部压痛、活动受限外，常出现中央型颈髓损伤综合征。

（5）颈椎骨折脱位的特殊类型

1）X 线片无异常的颈髓损伤：这种情况并非罕见，各种暴力均可引起。常见颈椎损伤后，X 线片无明显异常，临床却表现出颈髓损伤症状，这种现象被称为"一过性损伤"。机制可能是在损伤的刹那间，颈椎前后或左右移位，剪切力已使颈髓损伤，暴力消失后，椎旁及颈周围肌肉的弹性作用，致移位椎体迅速复位，同时由于肌肉反射性痉挛而保持损伤节段的相对稳定，对此切不可因 X 线无明显异常而疏忽大意。

2）无脊髓损伤的颈椎骨折脱位：恰与上一种类型相反，有些患者 X 线片有明显的骨折脱位，但颈脊髓损伤的症状却很轻微，这种现象对伤者来说无疑是幸运的。脊髓为何免受压迫或损伤？机制可能是屈曲暴力造成颈椎前脱位的同时，也造成椎弓骨折与椎体分离，在后方形成足够的安全间隙，当脊髓前方受到压迫时，则向后退让至该间隙内，即使呈现弯曲，也不至于受到压迫。因临床表现除局部症状突出外，四肢和躯干的感觉、运动以及二便功能均趋于正常。

（6）胸腰段（T11 ～ L1）骨折脱位：胸腰段骨折脱位约占脊柱损伤的 70%。不同的外力可造成轻重不同的损伤类型，诸如椎体前方或侧方楔形压缩，全椎体压缩，附件骨折，椎体间脱位，骨折脱位合并脊髓神经损伤等。轻度压缩骨折，患者尚能步行到医院就诊，唯伤处疼痛，活动受限，压顶试验阳性，若不拍片检查，容易漏诊。严重的胸腰段骨折脱位，患者不能坐立，脊柱各方向的运动功能受限，翻身困难，腰背部肌肉痉挛，骨折部位肿胀，皮下有瘀斑，屈曲型骨折后突畸形明显，压痛敏锐。由于腹膜后血肿刺激交感神经，使肠蠕动减慢，出现腹胀、大便秘结等。脊髓损伤，排尿机能遭到破坏，早期出现尿潴留。

2. 脊髓损伤

（1）中医认识：中医认为，脊柱损伤，伤其脊骨是现象，损其督脉是实质。其意是说：脊柱骨折脱位，如果不伤及督脉（脊髓），无论严重程度如何，都是幸运的，因为骨折脱位经过正确治疗，能够复位和愈合，故为表面现象。只有伤及督脉，由于症状复杂，疗效欠佳，高位者或危及生命，或"四肢懈惰不收"；低位者出现下肢瘫痪，终究难免遗留不同程度的病残，故而才是问题的实质。

督脉是人体十四正经之一，与任脉为表里，其循行路线，起于下极之俞，经脊柱正中直上颈项至头顶，下达鼻柱到上唇系带处为止而和任脉相会。督，有总督的含意。督脉既贯脊通脑，头脑又是手三阳经和足三阳经会聚之处，头脑被称为"诸阳之会"，那么督脉也就能够总督周身之阳。因此督脉又被称为"阳经之海"。中医就是根据损伤脊柱看是否伤及督脉来判断伤情的轻重。脊柱损伤，一旦伤及督脉，轻则振动，肢体出现暂时性的麻木，知觉和运动减退；重则出血水肿，瘀血阻塞督脉通道而影响其正常生理功能，从而涉及手、足三阳经及其相连属的脏腑的功能。例如涉及足太阳膀胱经，就出现小便闭塞，少腹膨隆，或小便滴漓，失去控制；涉及手阳明大肠经，则出现腹部胀满，叩之如鼓，大便秘结，数日难下等胃肠道方面的功能障碍。阳经受累必然影响到与之互为表里的阴经，从而出现更为复杂的全身症状。

（2）脊髓损伤早期的临床判断：凡脊柱损伤患者，在损伤节段平面以下出现感觉、运动、反射或括约肌功能障碍时，都应考虑有脊髓损伤。脊髓早期完全性损伤，在损伤节段平面以下呈现弛缓性瘫痪，表现为感觉消失，肌张力低，运动系统和自主神经系统反射消失或减退，患者不能维持正常体温，大便滞留，膀胱不能排空，血压下降，称为脊髓休克。数天或数周以后，脊髓反射逐渐恢复，表现为肌张力增加，反射亢进，可以出现保护性屈曲反射。不完全脊髓损伤有两种情况：如伴有脊髓休克，在脊髓休克期间与脊髓完全性损害相同，这情况目前还难以做出准确判断；不伴有脊髓休克时，可以残留某些感觉和运动机能，反射或正常或减弱或消失，可以出现病理反射。待脊髓水肿、血肿逐渐消退吸收后，已经丧失的功能可以得到不同程度的恢复。若脊髓原有的压迫因素未能解除，瘫痪则不容易恢复。

脊髓损伤的程度，一般来说与脊柱骨折脱位的程度相一致，骨折脱位严重，脊髓损伤也严重。脊髓损伤的平面与脊柱骨折脱位的相应平面也应基本相符，如果出现截瘫平面高于相应的骨折脱位平面，其原因可能是严重的骨折脱位撕裂上方脊髓，导致上方脊髓血供受阻发生缺血坏死；抑或脊内损伤出血范围扩大向上延伸等。这些原因导致的损伤平面升高，一般在1～4个节段，若差异更大，应考虑有其他原因，如多段骨折、椎间盘撕裂等。截瘫平面升高，可发生在脊髓各节段，但多出现在胸腰段。

一旦出现，说明脊髓损伤严重，恢复的机会甚少。

（3）颈脊髓完全性损伤的临床表现：颈脊髓1～4节段平面损伤，患者除表现为损伤平面以下完全瘫痪外，因所有呼吸肌如肋间肌、膈肌、腹肌等麻痹，自主呼吸功能完全丧失，除非立即使用人工呼吸机辅助呼吸，患者多数将在伤后不久很快死亡。若损伤平面在颈髓5节段以下，虽然膈肌受累，肋间肌、腹肌瘫痪，胸廓不能扩张，但呼吸辅助肌如斜方肌、斜角肌、胸锁乳突肌等尚能协助膈肌使减少了的气体在肺内得到最大限度的交换。但呼吸困难仍为突出症状，患者常表现为胸闷，气短，语音低，呼吸频繁，痰液多而难以排出（肋间肌瘫痪使咳嗽反射消失），而且容易继发肺部感染，如处理不及时仍可窒息死亡。

由于自主神经功能紊乱，患者还同时出现腹胀，体温异常，心搏缓慢与低血压。腹胀是由肠道麻痹所致，它影响膈肌下降，可加重呼吸困难。体温异常或高热不降（产热多而散热少，如皮肤停止泌汗，体内积热不能散发等）。或低温不升（散热多而产热少，主要是调温措施不当，如冬季保温不够或大量快速输入液体和4℃的库存血等），但根本原因是患者产热和散热两个过程失去均衡而引起。心搏缓慢与低血压可出现在伤后不久，通常心率每分50～60次，严重者仅40次。低血压的产生是由于交感神经抑制，血管松弛、扩张，外周阻力降低，回心血量减少，加之肋间肌瘫痪，不能形成有力的胸腔负压，致使血压下降。

（4）脊髓不完全损伤的临床表现

1）脊髓震荡：系脊髓的细胞受到外力的剧烈振动，包括脑脊液传导波的震荡使脊髓的功能遭到暂时性的抑制或紊乱。由于脊髓功能损害不完全，临床可表现为不同程度的感觉、运动功能障碍。

2）中央脊髓损伤综合征：临床表现特点是上下肢瘫痪严重程度不一样，上肢瘫痪重于下肢，也可一侧上肢瘫痪，也可两下肢不瘫痪。这是由于颈髓2、3节段的支配区为下运动神经元性损伤表现，下肢为上运动神经元性损伤表现，手部功能障碍最明显。损伤节段以下可出现触觉和深感觉障碍，有时括约肌功能丧失。

3）前脊髓损伤综合征：出现四肢瘫痪，浅感觉（痛觉，温度觉）减退或丧失，深感觉（位置觉，振动觉）存在，括约肌功能有障碍。

4）后脊髓损伤综合征：临床表现以感觉障碍和神经根刺激症状为主。损伤平面以下深感觉障碍，也可出现颈部、上下肢对称性疼痛。少数患者可有椎体束征。

5）脊髓半侧损伤综合征：临床特点为损伤平面以下同侧肢体性完全上运动神经元瘫痪和深感觉丧失，表现为该侧痉挛性瘫痪，深反射亢进并有病理反射，而对侧的肢体痛觉、温度觉丧失，或于损伤节段平面上方有感觉过敏。

6）马尾神经损伤：马尾神经位于L2以下，由神经纤维束构成，被包在硬膜囊内，一般骨折脱位不易引起损伤，或只引起马尾神经功能暂时障碍而伤后6周即可恢复。只有严重的剪切力和直接暴力才能引起马尾神经损伤或断裂。一般损伤后其截瘫症状多不完全，马尾神经轻度损伤时和其他周围神经一样可以再生，直到完全恢复。完全断裂则不易自愈，可出现弛缓性瘫痪。膀胱括约肌功能不易恢复，也不能经过训练而成为自动膀胱。

以上各型中，中央型脊髓损伤综合征、前脊髓损伤综合征、后脊髓损伤综合征常见于颈部。脊髓损伤的节段及其临床表现见表 12–3。

表 12–3　脊髓损伤的节段及其临床表现

脊髓节段	临床表现	附注
颈 1 ～ 4	颈肌麻痹，头部自主运动明显受限，四肢麻痹，呼吸麻痹	膈神经中枢位于颈 3 ～ 5
颈 5 ～ 6	肋间肌麻痹，吸气方式借膈肌、斜角肌、胸锁乳突肌及斜方肌的运动；四肢痉挛性瘫痪	呈典型姿势：肩外展，上臂高举，肘屈曲，两手在头部两侧
颈 6 ～ 7	肋间肌麻痹，吸气方式同上；下肢痉挛性麻痹，肱二头肌反射存在，但肱三头肌反射消失	肱二头肌受颈 5 ～ 6 支配；肱三头肌受颈 6 ～ 7 支配，呈典型姿势。上臂外展，肘关节屈曲，前臂和手置于胸前
颈 8 ～胸 1	肋间肌麻痹，吸气方式同上；上肢运动部分保留，上肢反射存在，下肢痉挛性麻痹，呈现出 Horner 综合征	Horner 综合征：眼睑下垂，眼球下陷，瞳孔缩小，面部无汗
胸 1 ～ 7	受伤节段的肋间肌麻痹，膈肌运动正常，腹部和下肢痉挛性麻痹，腹壁反射完全消失	
胸 9 ～ 10	下肢痉挛性麻痹，腹直肌上半部正常，但下半部麻痹，因此患者在抵抗阻力抬头时，脐被拉向上方，上腹壁反射存在，但下腹壁反射消失	上腹壁反射在胸 7 ～ 8 受伤时消失；中腹壁反射在胸 9 ～ 10 受伤时消失；下腹壁反射在胸 11 ～ 12 受伤时消失
胸 12 ～腰 1	下肢痉挛性麻痹；腹直肌上半部正常，但腹斜肌的下部纤维和腹横肌麻痹。腹壁反射仍保存，但提睾反射减退或消失	
腰 3 ～ 4	髋关节屈曲运动无障碍，但髋关节内收肌和股四头肌呈弛缓性麻痹。膝反射减退或消失，踝反射亢进	提睾反射在腰 1 ～ 2 损伤时消失。膝反射在腰 2 ～ 4 受伤时消失
骶 1 ～ 2	髋关节的屈曲、内收，膝关节的伸直，踝膝节的背伸运动皆无障碍，但髋关节的其他肌肉和膝关节的屈肌皆无力，腓肠肌和足内小肌呈弛缓性麻痹。膝反射存在，踝反射与跖反射消失	跖反射、踝反射（跟腱反射）在骶 1 ～ 2 受伤时消失

续表

脊髓节段	临床表现	附注
骶 3 ～ 5	躯干和四肢的运动和反射正常，大小便潴留，肛门反射和球海绵体反射消失；阳痿；会阴皮肤感觉丧失，呈马蹄形	躯干和四肢的神经支配不受骶以下的节段支配。膀胱的上运动神经元是从骶脊髓（相当于骶 3 ～ 5）上至大脑皮层；下运动神经元是从骶脊髓至膀胱；肛门脊髓中枢位于骶 3 ～ 5
马尾由骶神经组成，在第 1 腰椎下方椎管内	表现随受伤的神经根而定。受伤马尾所支配的肌肉呈现弛缓性麻痹。常见膝以下的肌肉（胫前肌常幸免）和股后肌群及臀肌的麻痹。膝反射存在，但踝跖反射减退或消失。感觉障碍与受伤神经根有关，上部骶神经和第 5 腰神经根受伤时，足部和小腿后外侧的感觉丧失，下骶部神经受伤时，会阴部马鞍形的感觉麻木和感觉消失并向下伸至臀部及大腿后方	马尾全部断裂少见，典型的临床表现即为两下肢功能障碍不对称，且无恒定形式

（二）诊断

脊柱损伤后，根据创伤原因、所伤部位、发病机制、临床表现，即可做出初步诊断，为了进一步确诊，必须结合其他检查。

1. 拍摄 X 线片可以了解有无骨折，骨折的部位、性质、骨折合并脱位的程度，涉及椎体的数目，及椎板和椎间孔有否变形等。

2. CT 检查可弥补 X 线检查之不足，对骨折引起脊髓压迫的情况可提供确切的诊断依据，如椎体后缘骨折块向椎管内移位程度，关节突骨折移位，椎板骨折下陷突入椎管的程度等。

3. 诱发电位（SEP）检查：体感诱发电位，是应用电极刺激周围神经（坐骨神经或正中神经），兴奋通过脊髓感觉传导通路至大脑皮层的相应感觉区，诱发脑细胞活动产生生物电位，以脑电接收形式记录下来获得 SEP。凡有正常波形者，表示脊髓后部传导功能存在，为不完全性截瘫，日后功能恢复有望；凡无诱发电位者，表示脊髓后部失去传导功能，说明脊髓为完全性损伤，日后功能恢复的机会极少。

此外根据病情需要还可做造影检查、磁共振成像等。以上各项辅助检查中，X 线摄片应作为常规检查方法，合并脊髓损伤者磁共振成像也已经成为常规检查，可清晰地显示脊髓损伤平面及受压程度。

【治疗】

（一）目前治疗概况

对于脊柱脊髓损伤的治疗，目前国内外尚无特效的治疗办法，尤其脊髓完全性损伤以后，对于如何重建脊髓功能这一关键问题至今没有根本性的解决方法，包括脊髓不完全性损伤的生理病理也还处在实验研究阶段。何况脊柱骨折脱位所致脊髓损伤情况又十分复杂，如骨折脱位发生的瞬间对脊髓是撞击伤；在骨折脱位或骨折片移位整复之前，对脊髓还有压迫伤；脊柱骨折脱位时可损伤至脊髓前后动脉的根动脉，亦可直接损伤或压迫脊髓前动脉，因此脊髓还可有缺血性损伤。供养脊髓的血管损伤又难以判断与检查，个例之间根动脉供养脊髓及髓内各血管系统的吻合情况亦不尽相同。这样也就不可能形成具有统一的诊断标准和有特效的治疗措施，因此在长期的临床实践中，逐渐形成两种治疗方法，即手术治疗和非手术治疗。

主张手术治疗者多以机械压迫为由，认为脊髓尚能经受逐渐而来的慢性压迫，如肿瘤、结核等（当然有一定限度），但却难以忍受突然而来的急性撞击和压迫。倘若在伤后 6 小时内能够解除一切压迫因素，恢复脊柱的基本解剖关系，并给予坚强的固定，不但有利于损伤脊髓的功能恢复，而且能够使伤员早期下床锻炼，防止长期卧床而引发的并发症和晚期脊髓的继发损害。有鉴于此，无论脊髓损伤程度如何，都应积极争取救治，不能无所作为，坐视等待，故采取手术疗法是无可非议的。

不主张手术者以脊髓原发性损害和继发性病变为依据，认为脊髓横断或完全性损伤后，会发生一系列神经元、血供及神经化学等方面的改变，从而导致脊髓自溶和灰质中央坏死，白质脱髓鞘，使脊髓神经功能永久丧失。即便手术治疗，也难以恢复脊髓的解剖结构和已经发生的病理生理改变。同时手术又破坏了脊柱的稳定性，不利于功能重建。就其对脊髓不完全性损伤的治疗效果来讲，多认为手术治疗和非手术治疗各占其半。倘若是不完全性截瘫早期伴有脊髓休克，临床又无法确定的情况下，而采取手术治疗难免带有盲目性。

综合以上两种情况，我们认为手术适应证的选择应当慎重。在确定治疗原则时，要根据患者的具体情况、医院的设备条件以及医护人员的技术素质等全面考虑，强调某一个方面都是不妥当的，应尽可能避免在选择治疗原则上的盲目性。

急性脊髓损伤的激素治疗：

美国急性脊髓损伤研究会（NASCIS）曾认为在伤后 8 小时之内应用甲强龙冲击治疗是治疗急性脊髓损伤唯一有效的药物，但是近些年的研究对此有了很多质疑的声音，甚至有些机构的研究认为甲强龙对急性脊髓损伤无明显疗效，并且可能产生严重不良反应（如感染）。

我国 2011 年颁布的“糖皮质激素类药物临床应用指导原则”中指出：目前为止尚无一种药物经严格临床试验证明对急性脊髓损伤有确切疗效，但根据已有研究结果，建议慎用甲强龙。

（二）现场急救、转送与急诊处理

脊柱损伤的患者往往比较严重，现场急救、转送与急诊处理非常重要，处理不当，轻则加重损伤，增加患者痛苦；重则危及患者生命，造成严重后果。现场急救要根据不同情况，采取不同措施，如条件许可，对伤员采取心肺复苏、输液、输血、气管切开等措施。条件差的基层单位，抢救人员可对症处理。如有昏迷，针刺人中、涌泉；清醒后要注意呼吸道是否通畅，若有痰液阻塞，设法抽出，有条件者可给氧气吸入。血压下降常是血管扩张的缘故，可轻轻抬高两腿，增加回心血量，也可注射50%葡萄糖以维持血压。医者检查前，先要了解受伤机制，不要盲目搬动患者，应轻巧仔细地顺整个脊柱从颈部向下摸，看是否有血肿、压痛或畸形，然后检查麻痹平面的位置和四肢活动情况，初步诊断明确后再转送医院。

搬动伤员需要3～4人，要动作轻柔，协调一致，平起平放。对于颈部损伤患者要注意稳妥地牵拉头颈部，仰卧平放在担架或木板上，头两侧放置沙袋以防摆动而加重损伤。对于胸腰段屈曲型损伤患者，仰卧位并于后侧高突处放置棉垫［图12–28（1）～（2）］。且不可使脊柱前后晃动、侧方扭转或弯曲，严禁一个人背或两个人一人抬下身另一人搬腿的做法［图12–29（1）～（2）］，那样做将造成不可挽回的伤残。临床上常遇到颈椎损伤后两上肢活动尚好的患者，在移动过程中因不注意保护头颈部而出现上肢瘫痪；也有胸腰段损伤后两下肢尚能屈伸的患者，经过折叠式搬动后出现下肢瘫痪。搬运方法的正确与否，关系到伤后病情的转归，即使已经瘫痪的患者，也要注意正确的搬运。

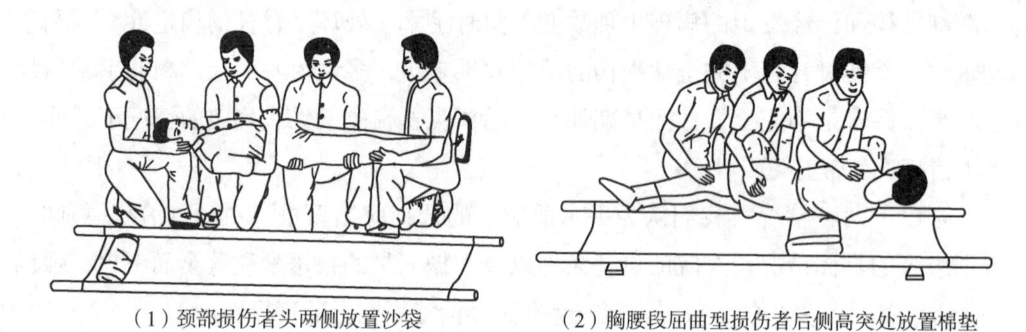

（1）颈部损伤者头两侧放置沙袋　（2）胸腰段屈曲型损伤者后侧高突处放置棉垫

图12–28　脊柱损伤正确搬法

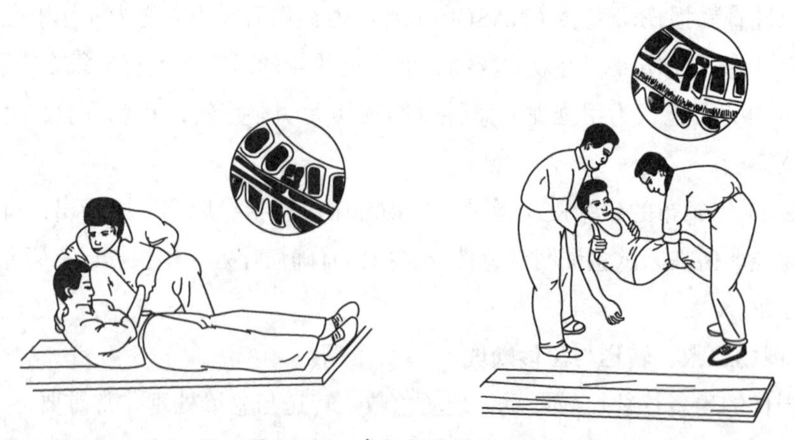

图12–29　脊柱损伤错误搬法

患者转送到医院后，应进行全面体格检查。首先检查神志、脉搏、呼吸和血压，以确定有无休克，同时还要检查有无严重的复合伤，如颅脑、胸腹脏器及四肢损伤等。有休克时，立即抢救；有威胁患者生命之合并伤时，也应优先处理；有痰涎阻塞气道呼吸困难者，做气管切开；有胃肠胀满者，应做胃肠减压；有尿潴留者，做保留导尿。经输液、输血、氧气吸入而全身情况好转后，再进行X线检查和制订下一步的治疗计划。

（三）脊柱骨折脱位的治疗

1. 闭合复位法

（1）持续牵引复位

1）枕颌带牵引：适用于颈椎微脱位或骨折脱位较轻者，牵引重量通常为2～3kg，时间4～6周。此种牵引方式患者常感到不舒服，同时饮食张口不便，进食时需放松牵引，不但影响治疗效果，而且往往不易被患者接受（图12–30）。

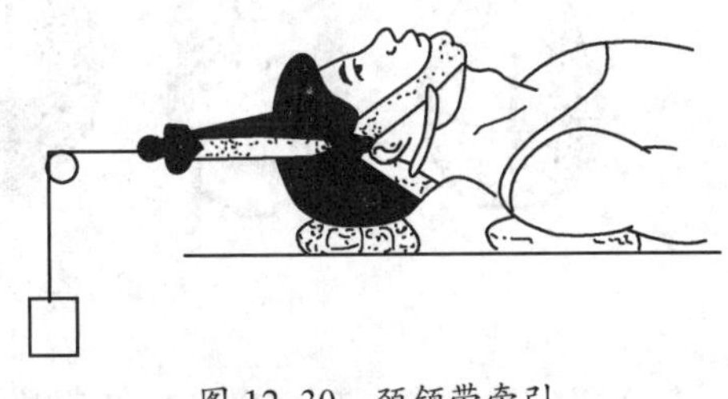

图12–30 颈领带牵引

2）颅骨牵引：适用于颈椎脱位关节突跳跃或骨折脱位严重者。牵引重量一般为5～15kg，需垫高头侧的床头，利用自身重量对抗牵引，并根据病情需要来调整牵引体位、牵引方向和增减牵引重量。如寰椎椎弓骨折，取正中位牵引，重量宜小；齿状突骨折或韧带损伤取略屈位；屈曲型骨折脱位，先顺势牵引而后逐渐增加背伸程度和牵引重量，使之逐渐复位；关节突绞锁者，先在屈颈10°～20°位牵引，加大牵引重量，争取在短时间内复位。这些均需在短时间内进行（图12–31）。牵引时间根据不同病情而定，或3～6周，或6～8周，多数去牵引后需用头颈胸石膏或颈领石膏或哈鲁氏支架固定2～3个月，以后再用颈托保护3个月。某些愈合率很差的骨折，如齿突基底骨折或其他原因使颈椎不稳定者，行颈椎融合术。颅骨牵引，患者舒适，饮食方便，疗效可靠，牵引过程中螺钮容易松动，要经常检查随时旋紧，以防头钩滑脱。同时注意保护头钩周围无菌敷料的干净整洁以防感染。

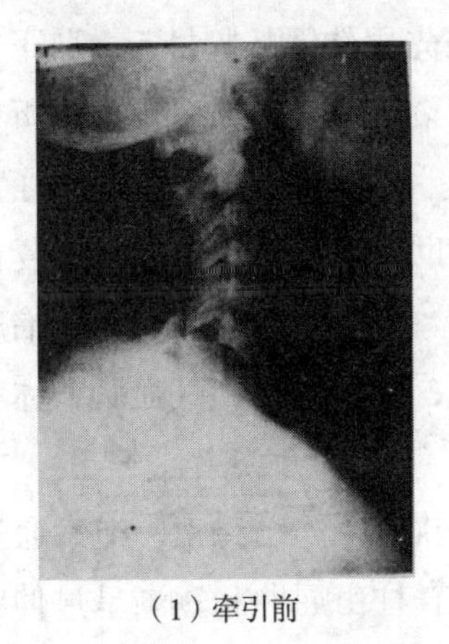

（1）牵引前

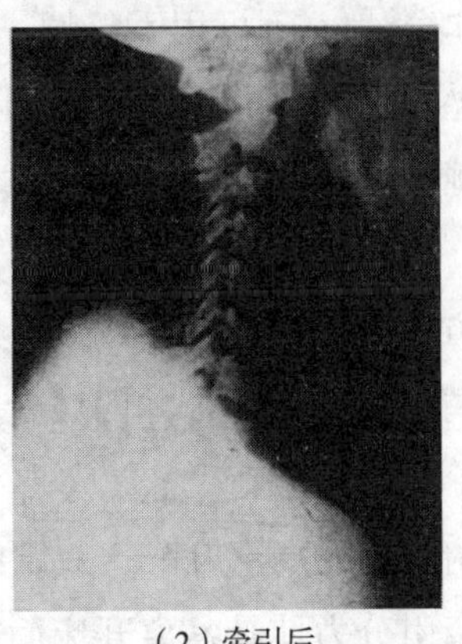

（2）牵引后

图12–31 第6、7颈椎脱位，关节突跳跃，用颅骨牵引复位的术前后片

附：颅骨牵引法

1）剃头，仰卧，头肩部略垫高，头伸到床边，头部扶正。

2）用龙胆紫作切口标记，两外耳尖连成的横线与鼻梁到枕骨粗隆之间连线相交点即为中心，在中心横向旁开 5cm 处即为钻孔点（图 12–32）。

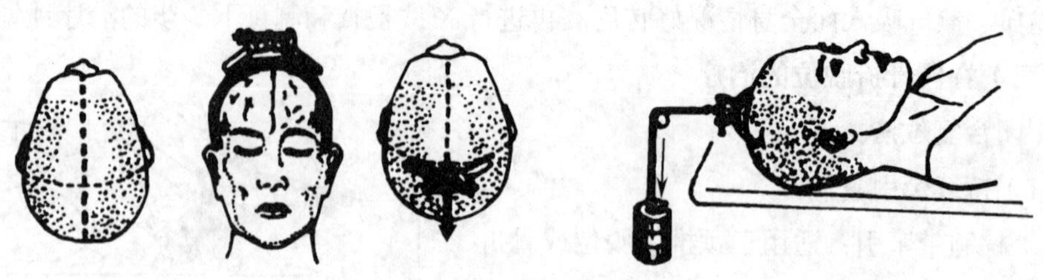

图 12–32　颅骨牵引切口标志

3）无菌操作：两钻孔点标记处局部麻醉，用刀尖刺一小口，用颅骨钻钻通颅骨外板（图 12–33）。

4）把牵引弓两钩放入两钻孔内，旋紧弓上的螺钮，在牵引弓横轴上系绳，通过床头固定滑轮进行牵引（图 12–34）。

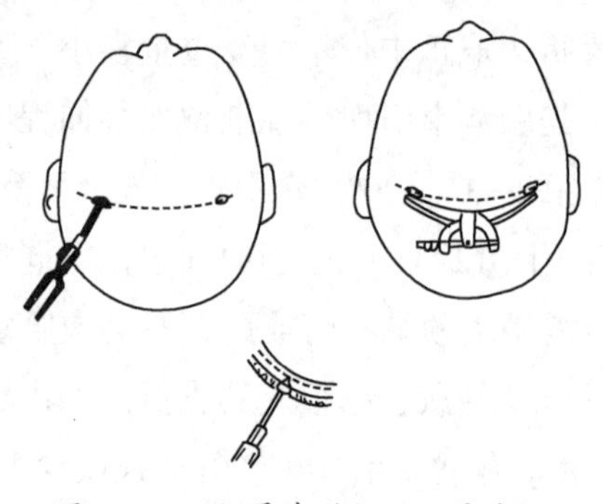

图 12–33　颅骨牵引钻通颅骨外板

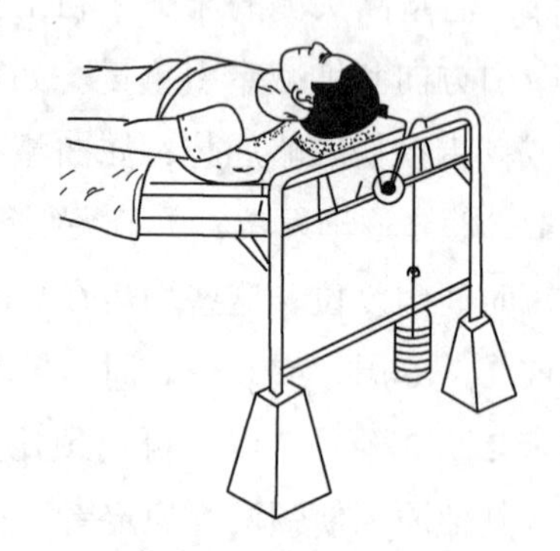

图 12–34　颅骨牵引装置

（2）悬吊复位：该法为中医传统治疗方法，始创者为元代危亦林，他在《世医得效方》上说："凡挫脊骨，不可用手整顿，需先用软绳从脚吊起，坠下身，直其腰，使自然归窝。需要坠下，待其归窝，然后用大桑皮一块放在背皮上，折树枝三片，按在背皮上，用软物缠夹定，莫令屈，用药治之。"这段叙述清楚地说明了胸腰段屈曲型骨折的复位、固定、用药和注意事项。危氏是世界上第一个采取悬吊复位医治脊柱骨折脱位的人，比西方国家应用此法早约 600 年。该法目前仍被采用。临床应注意适应证的选择，有以下情况者忌用：合并四肢骨折，肋骨骨折，气血胸，休克，骨折片压迫脊髓，上升性截瘫等。

复位方法：俯卧位，局部麻醉，双踝缚软套并连结绳索，绳索通过高悬的滑轮用力牵拉，纵向的牵引分力使骨盆离开床面，脊柱由屈曲状逐渐呈过伸状，后突畸形随之消失，骨折脱位复位（图 12–35）。复位后换仰卧位，伤椎后侧垫枕，褥疮护理变换体位时，必须保持过伸姿势，否则容易变位。亦可用石膏背心固定脊柱于过伸位。

也可垂直悬吊复位：把带有绳索的胸围，固定在患者胸廓，两条绳索从两侧腋前绕过预先设置的八尺高的横杠上，两助手分别拉绳索把患者徐徐吊起，待两足离开地面，术者用手掌推脊柱后突处使之腾空呈过伸状，并作小幅度的荡游（切忌屈曲），推荡数次后可使畸形消失。注意事项同上。

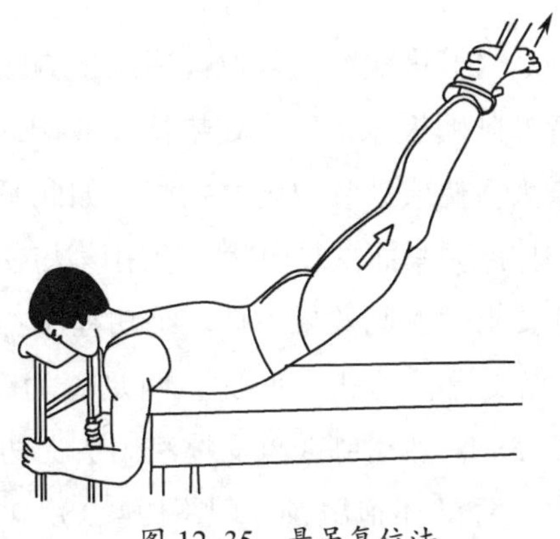

图 12-35　悬吊复位法

（3）俯卧牵拉按压复位：该法为郭氏正骨的传统手法，适应证同悬吊复位法。复位过程：患者俯卧位，局部麻醉，静脉注 50% 葡萄糖 100mL。术者 1 人，助手 5 人。头侧助手 3 人，1 人牵胸部固定带，另 2 人分别握持两侧腋窝保护肩关节。足侧 2 人，分握两踝。术者站立侧方（左右均可），两掌重叠按于后突处。在术者统一指令下，各助手同时牵拉，徐徐用力，待患者腹侧离开床面约 30cm 时，牵拉相峙两分钟后，术者用力向腹侧压按，直至畸形消失，经 X 线检查满意，缓慢改换仰卧位，后侧垫枕，翻身时保持过伸位（图 12-36，图 12-37）。

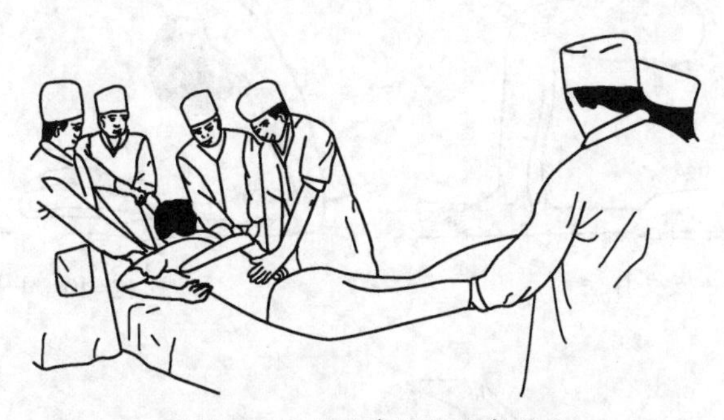

图 12-36　俯卧牵拉按压复位法

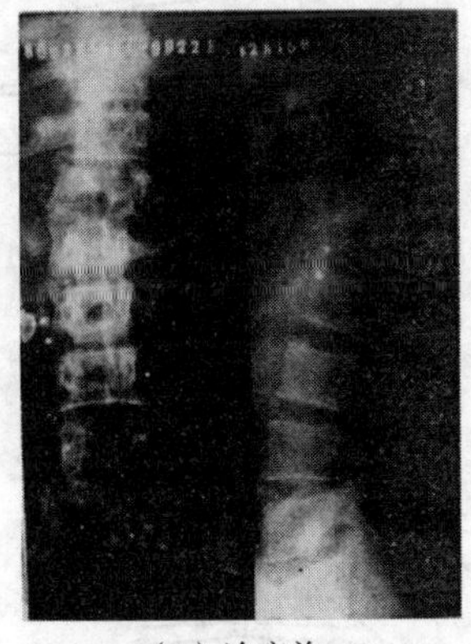

（1）治疗前

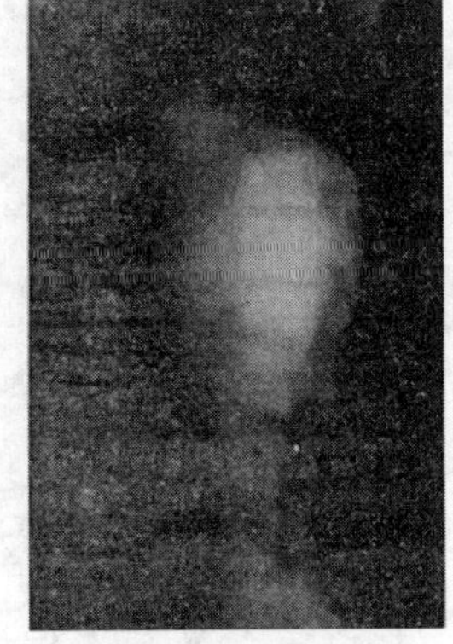

（2）治疗后

图 12-37　腰骨折脱位，用牵拉按压法治疗前后的 X 线片

（4）垫枕练功复位：适用于胸腰段单纯椎体前侧压缩性骨折。该法简便易行，患者仰卧硬板床，高突处垫枕或沙袋，教以练功方法，随着锻炼进程和脊柱背伸幅度的增大，枕或沙袋也随之加高，如此坚持下去，可以使被压缩的椎体前缘，靠前纵韧带的伸展绷紧而恢复原状。应用该法越早越好，患者入院后即可开始，3～4周要达到治疗要求，否则效果不佳。练功程序：先练5点支撑法（头、两肘、两足着力）（图12–38），然后练3点支撑法（头、两足用力、两臂环抱胸前）（图12–39）、4点支撑法（两手两足用力）（图12–40）。也可俯卧位以腹部为支点，头、两上肢、两下肢做背伸锻炼［图12–41（1）～（3）、图12–42］。

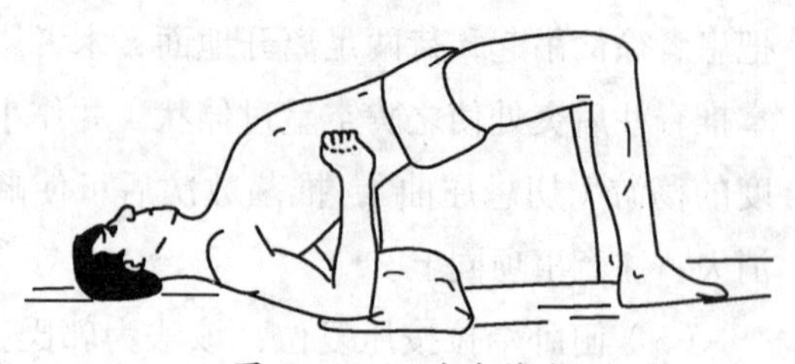

图12–38　5点支撑法

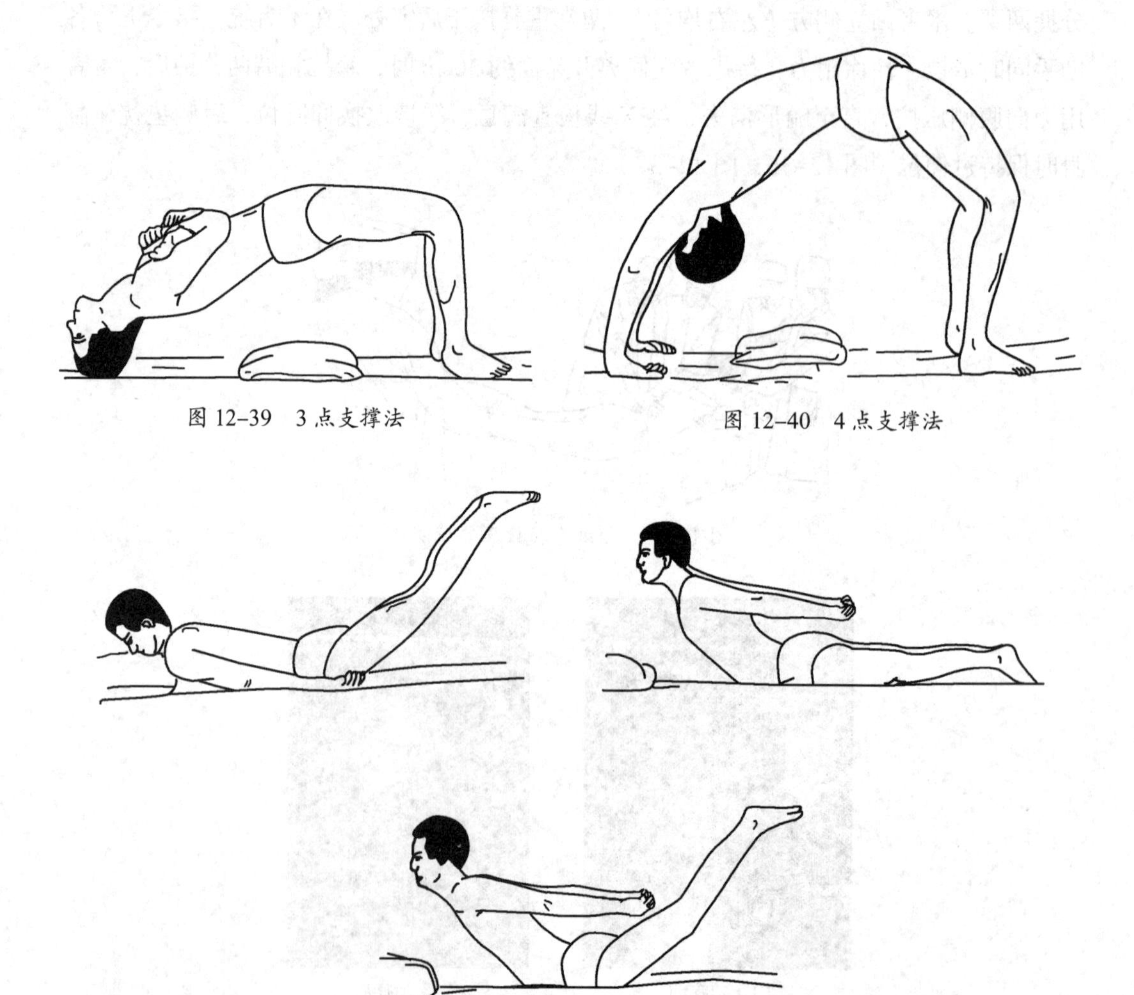

图12–39　3点支撑法

图12–40　4点支撑法

图12–41　俯卧位背伸练功法

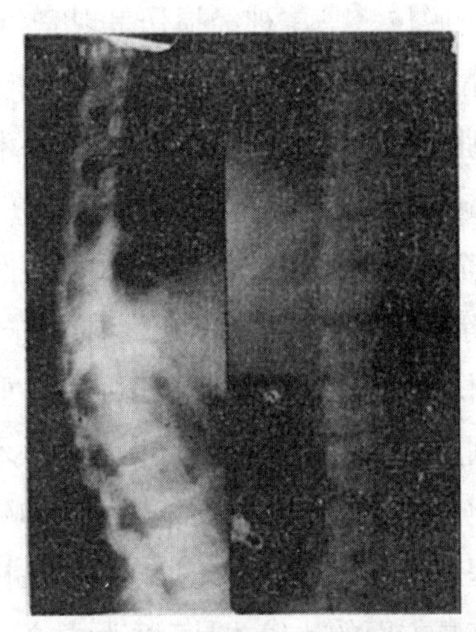
（1）锻炼前

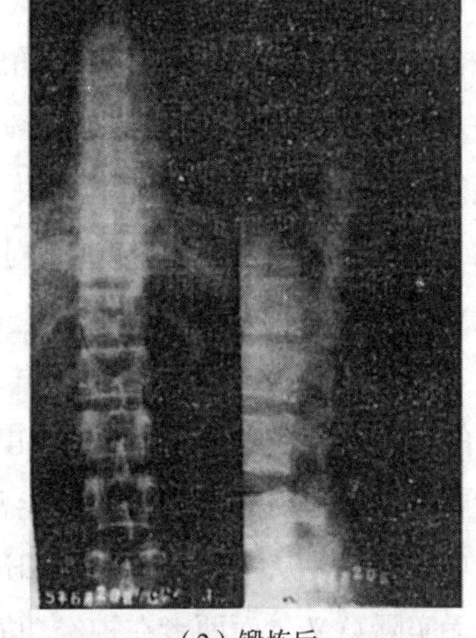
（2）锻炼后

图 12-42　腰 1 压缩骨折主动锻炼前后的 X 线片

（5）气垫复位法：患者侧卧于床边，以受伤部位为中心，将排干净气体的气囊（医用氧气袋即可）横放在平铺的硬板床上，协助患者翻滚，仰卧于气囊之上，开始向气囊内充气，直至受伤部位离开床面约 10cm，持续 2 ～ 3 分钟，反复多次操作，必要时辅以躯体两端的对抗牵引，同时挤压躯干两侧外露气囊，以利于更好的复位，同时配合腰背肌的主动锻炼。此方法尤其适用于年老体弱不能很好自主进行腰背肌锻炼的患者。

腰背肌锻炼是治疗脊柱损伤的重要措施，不但有助于骨折复位保持脊柱的稳定性，而且可以增加腰背肌肌力，阻止因血肿机化形成瘢痕组织及粘连，避免日后遗留慢性腰痛和骨质疏松。

2. 手术疗法

（1）手术目的：新鲜性脊柱脊髓损伤的治疗目的，在于彻底减压，稳定脊柱，恢复脊髓神经的功能。所谓彻底减压，就是解除内、外的一切压力，包括骨性的、非骨性的以及脊髓本身因损伤而形成的瘀血和毒素代谢产物，从而阻止或延缓脊髓的病理进展。稳定脊柱，给予坚强固定，恢复椎管口径，以防止脊柱以后不稳，对脊髓造成继发性压迫或损伤。即使严重的骨折脱位，虽然临床已经做出脊髓完全性损伤的诊断，也应给予手术复位，坚强固定。无论损伤的脊髓恢复与否，也给其创造一个恢复的良好环境。而且稳定脊柱也便于临床护理，预防压伤，患者可及早下床锻炼，避免长期卧床引起各种并发症。

（2）手术适应证：虽然手术适应证的选择在某些方面还存在分歧，但多数人同意以下情况可作为手术指征：① X 线片显示骨折片突入椎管者；②关节突绞锁闭合复位失败者；③脊柱损伤截瘫症状逐渐加重者；④严重骨折脱位难以闭合复位或闭合复位后难以保持稳定者；⑤第2腰椎以下严重骨折脱位，马尾神经损伤呈现完全性截瘫者；⑥ CT检查椎管狭窄超过50%者；⑦创伤后精神异常激动，不安静、不合作者。

（3）手术时机：脊柱胸腰椎骨折一般主张尽可能在伤后2周内完成手术，否则椎体高度的恢复将十分困难。脊柱骨折合并脊髓损伤的手术时机问题一直存在很多争议，目前手术的最佳时间尚无一致的标准。对完全性脊髓损伤或静止的不完全性脊髓损伤患者，部分观点主张延迟几天再行手术，以等待脊髓水肿消除；也有的主张早期手术。我们认为对神经功能正常的不稳定性脊椎损伤患者或非进行性神经症状加重但神经组织受压明显的患者，均应该尽早行减压和内固定手术。有些学者认为早期手术是脊髓损伤恶化的重要原因，但引起脊髓神经功能恶化的原因很多，且在早期手术和延期手术及保守治疗中均可发生。从疾病的自然转归过程来看，延期手术与早期手术在神经恶化方面的比较并无实际意义，而两者在神经功能恢复方面的比较才具有实际意义。早期手术有以下好处：①早期解除了神经组织的压迫状态，有利于神经功能恢复；②避免了因骨折的不稳定而导致的脊髓再损伤；③牢固的固定可以使患者早期活动，在很大程度上避免了诸多并发症的发生。因此，对于胸腰椎骨折合并脊髓损伤，应该尽早手术减压，内固定稳定脊柱，以防止脊髓继发性损害，同时预防并发症，早期进行功能锻炼。只要患者全身状况允许，对急性严重脊髓损伤者的手术应争取在3天内完成。

（4）手术途径：目前有3种，后路、前路、侧前路。

后侧入路是治疗脊柱骨折脱位的一种传统途径。后路单纯椎板减压术因不能解除来自腹侧对脊髓的压迫，目前多被弃用。但是某些骨折脱位如椎板下陷骨折、骨折脱位关节突绞锁、胸腰段骨折脱位闭合复位失败或需从后方稳定脊柱配合坚强的固定（如哈、鲁氏棒，椎弓根钉）等，仍需从后路进入；目前后路进入的弊端主要体现在颈部，许多学者在倡导颈前路手术的同时，继续研究和改进了后路减压和扩大椎管的方法，并力求减压彻底，保持颈椎的长期稳定和椎管的持久扩大。

前侧和侧前方入路，是近20年治疗创伤性截瘫的新进展。其特点是能够在直视下切除移位骨片和椎间盘，不破坏脊柱的稳定性，也便于在前方或侧前方融合。

以上手术途径各有优点和缺点，也有各自的适应证。但是前侧入路难度大，尤其经口腔途径做寰枢椎关节植骨融合术，术后感染率高，预防也比较困难。

（5）内固定形式：随着脊柱外科的迅速发展，脊柱创伤内固定的方法和形式也越来越多，临床根据脊柱损伤的不同节段和不同的骨折脱位类型，选用不同的固定形式。但是无论采取何种形式固定，在充分减压的前提下，都考虑到以下几点：损伤要小，器具精巧，操作简便，固定牢靠以及有利于脊髓神经恢复。以下是几种常用的固定方法：

1）钢丝结扎加植骨：用于齿状突骨折，横韧带断裂致寰枢椎不稳或齿状突骨折不愈合者。后正中切口，充分暴露寰椎后弓和枢椎棘突，小心地从寰椎后弓下贯穿中号钢丝，下面绕过枢椎棘突，将植骨块嵌入寰椎后弓和枢椎棘突间，钢丝弯下来将植骨块固定（图 12-43）。

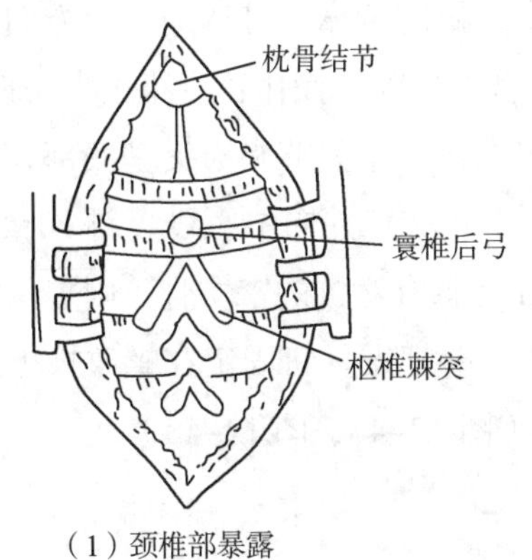

（1）颈椎部暴露

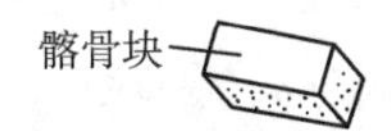

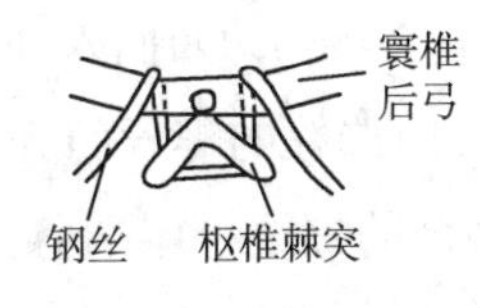

（2）先穿好钢丝

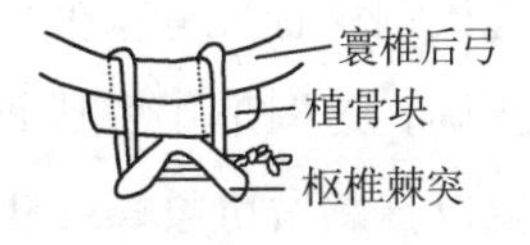

（3）植骨后钢丝扭结

图 12-43　齿状突骨折钢丝结扎加植骨术

2）哈氏棒固定：用于下胸段、胸腰段和腰段的骨折脱位。哈氏棒复位的原理是三点支撑，即上下钩为两个固定着力点，棒体中部与病椎后凸为压力点，在体外助手协助下将棒撑开，上下钩呈反向牵伸，借前后韧带的张力，使骨折脱位复位。如有骨片突入椎管，上棒前应行切除。棒的长短应在术前依据 X 线片选好，一般跨越病椎上下各 2 ～ 3 个椎体。为防止断棒、脱钩、滑杆，可将棒弯变成与需要固定的胸腰椎相符合的生理弯度，以减少上下钩的着力强度。亦可同时上双棒或哈鲁氏棒联合应用，加用钢丝节段扭结固定，使着力分散，固定会更加牢靠（图 12-44、图 12-45）。

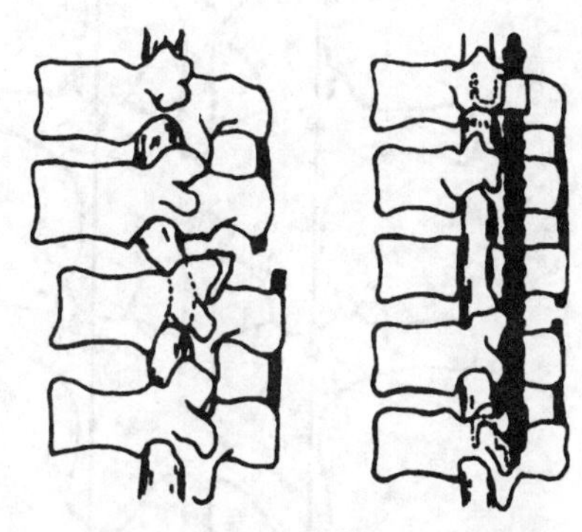

图 12-44　哈氏棒复位示意图

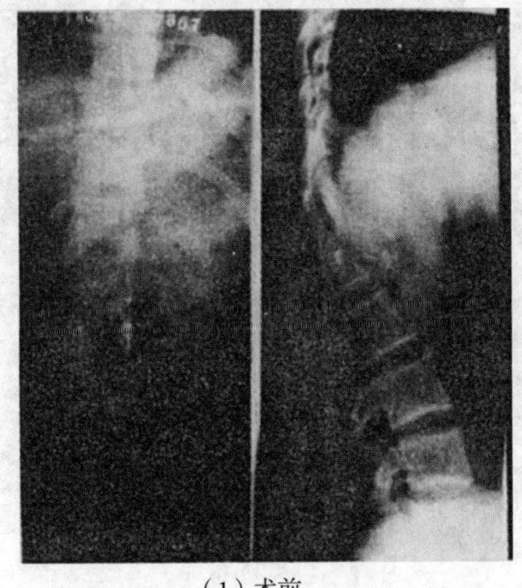

（1）术前

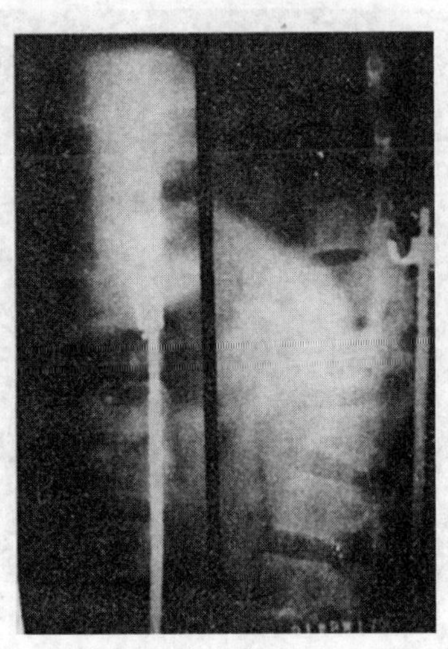

（2）术后

图 12-45　腰 1 压缩骨折单哈氏棒固定术前后片

3）椎弓根螺丝钉棒内固定：适应证同哈氏棒固定。其固定优点是术中不破坏脊柱后方韧带的连接；固定范围短于哈氏棒，手术创伤小；稳定牢靠，可达到三个方向的固定，椎板切除后仍可用椎弓螺丝固定，且无进入椎管之危险。操作：后路正中切口，暴露病椎上下各两个棘突，向两侧分离骶棘肌，暴露椎板、小关节和横突基底部，清楚地显露病椎上关节，在其下外侧缘垂直线与横突水平线交点并向中心线倾斜10°处，用克氏钢针轻轻打入椎弓根（图12–46），如插入3cm乃感有对抗的密质骨，则表示定位正确，这时取出克氏钢针，换用选好的螺丝钉扭入，并把螺丝钉固定在螺纹棒上进行复位，然后扭紧螺纹杆，把多余的螺纹钉尾端剪去（图12–47、图12–48）。

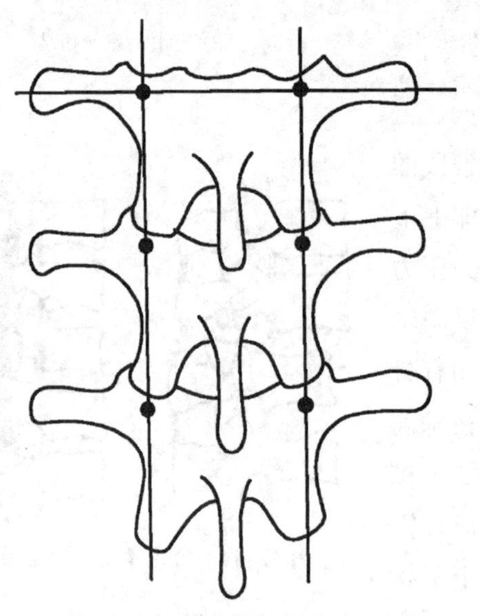

图12–46　椎弓根螺钉的进入点

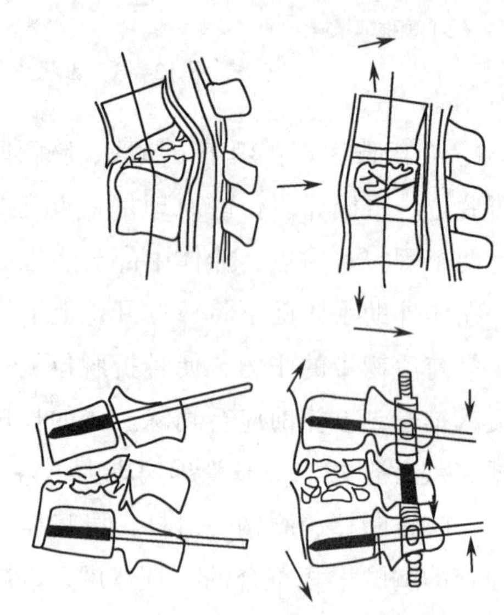

图12–47　用椎弓根螺钉的复位原理

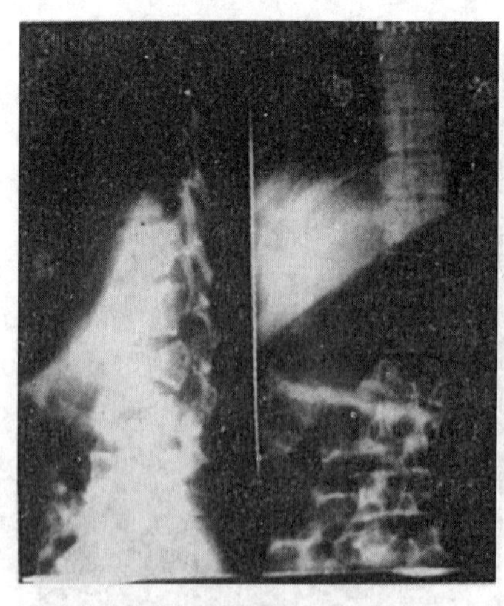

（1）术前

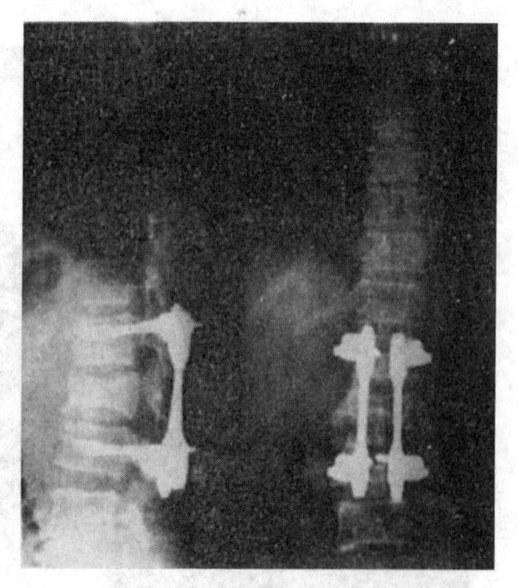

（2）术后

图12–48　椎弓根螺钉固定X线片

4）经皮椎弓根螺钉固定：治疗胸腰椎骨折，适用于侧位 x 线片显示椎管占位＜ 1/3 者；对于入院时 ASIA 分级为 D 级且影像学检查排除脊髓神经损伤者，经脱水和营养神经治疗，术前 1 天再行神经功能检查，确定神经功能有改善或者完全恢复者。手术操作如下：在 C 臂透视下标记损伤节段椎体和上、下位椎体的椎弓根体表投影。在皮肤标记点处做长约 1.0 cm 的纵向切口。通过扩张通道钝性扩张椎旁肌至上关节突：透视下用空心钻放置定位针，沿定位针拧入合适的中空椎弓根螺钉，通过上端置钉的皮肤切口，纵行置入预弯的固定棒；通过体位辅助、预弯棒加压及辅助器械行充分撑开固定。相对于开放椎弓根螺钉内固定术，经皮椎弓根螺钉固定优点：①能够有效避免因开放复位内固定术而造成的过分剥离椎旁肌而引起大量出血和永久的后遗症，如肌肉失神经支配、萎缩及疼痛；②感染率明显降低；③住院时间缩短；④康复进程加快，手术效果相对于开放内固定无明显差别。当然也存在一些缺陷：①无法进行椎管减压和植骨融合的手术操作，如需进行减压或植骨融合操作则需另外辅以脊柱内窥镜或通道系统；②矫形及撑开能力有限。因此在选择患者进行经皮椎弓根螺钉内固定手术时，应严格把握手术适应证的选择。

5）PVP、PKP：治疗骨质疏松性脊柱骨折。

骨质疏松性脊柱骨折是骨质疏松症的严重后果，常见于老年人群及骨量低下的骨质疏松患者。近年来，经皮椎体后凸成形术（PKP）及椎体成形术（PVP）已被广泛应用于治疗骨质疏松椎体压缩性骨折。

PVP 手术操作：患者取俯卧位于手术台，常规消毒、铺无菌巾，以 2% 的利多卡因局部浸润至骨膜。根据已经确定的责任椎节段来选择穿刺针的入路。C 形臂 X 线透视下确定责任椎，见椎体处于标准正位（双侧椎弓根对称并与棘突间距相等），以进针点为中心切开皮肤 3 ～ 5mm，透视下将穿刺针经椎弓根穿刺至骨折椎体后缘皮质前方 2 ～ 3mm 时即停止，拔出穿刺针芯，同轴置入骨钻，缓慢向前旋进，直至到达距椎体前壁 3mm 处，取出骨钻，用专用高压注射器将调配好的骨水泥（呈糨糊样的拉丝状时）注入骨折椎体，当骨水泥在椎体内分布均匀时停止注射（而 PKP 则进行球囊扩张后再行骨水泥灌注），等待骨水泥完全硬化后拔出针鞘，按压伤口 3 ～ 5 分钟，缝合小切口并包扎，结束手术（椎体压缩程度≥ 1/3 且≤ 2/3 采用 PKP 技术，椎体压缩程度＜ 1/3 及＞ 2/3 采用 PVP 技术）。

适应证：①中老年患者，无高能量外伤史，骨密度提示存在骨量丢失或骨质疏松。②体格检查提示有明确的棘突压痛和（或）叩击痛，且与影像学所确定的节段基本一致。③侧位 x 线片示伤椎有前中或后柱的高度丢失；CT 示椎体有新鲜骨折或尚未完全愈合的骨折存在；MRI 示新鲜单纯压缩骨折信号改变，T1 表现为低信号暗区，T2 和 STIR 脂肪抑制像表现为高信号，而且分布均匀一致，不伴有斑片状或雪花状的混杂信号改变。

优点：①具有创伤小、用时短、止痛效果好的特点，能够一定程度上恢复椎体高度，矫正脊柱后凸畸形，增强脊柱稳定性，是一种简单、安全有效的方法；②可使患者早期下地活动，减少卧床并发症。同时术后患者行抗骨质疏松药物治疗，能有效阻止骨密度进一步丢失，改善骨质量。

（四）脊髓损伤的其他治疗

近些年来随着实验研究的不断深入，对脊髓损伤的认识有了一些进展，应用在临床上的治疗方法也比较多，诸如早期减压稳定脊柱、脊髓局部降温、高压氧治疗、药物治疗、电针刺激等。实践证明，对脊髓完全性损伤疗效欠佳，不完全性损伤经过综合性治疗，神经功能会得到不同程度的恢复。

1. 局部减压和降温疗法

手术减压内固定，其本身就是脊髓外减压的措施之一，在手术过程中，可以同时检查脊髓。若有脊髓囊肿、充血，将硬膜切开上下延长，直至无肿胀处，并放出液化坏死物质。如果脊髓肿胀严重，变硬，可在手术显微镜下观察脊髓后正中沟，用保险刀片或15号小刀片避开脊髓后血管，沿后正中沟切开，深度5mm达脊髓中央管或中心部，长度为2～2.5cm，清除血肿，解除压力，避免脊髓继发损害。也可不切开硬膜和脊髓，行硬膜外连续冷疗。方法是取两条塑料管，于两管的一端分别剪出几个侧孔，将两管并列，侧孔端方向相反放置在硬膜旁边，两管的另一端各从椎旁肌肉软组织中引出至皮外，用一针缝线固定于皮肤，使一管为入管，另一管为出管，用0～4℃的冷盐水连续灌洗6小时。缝合切口后回病房继续灌洗数天，促使脊髓神经恢复。

2. 高压氧治疗

高压氧治疗脊髓损伤，主要是改善脊髓组织的缺氧状态。目前认为脊髓急性损伤的病理变化是出血、水肿、组织缺氧而导致脊髓坏死，即使手术减压，也很难阻止损伤脊髓的病理进展。高压氧治疗脊髓损伤的作用机理，在于高氧合状态能提高血浆的携氧能力，从而改善局部组织的缺氧状态，以保存脊髓白质神经纤维免于退变坏死，而使截瘫恢复。同时高度氧合状态还能引起血管收缩，降低毛细血管内压力，减少液体及细胞从毛细血管壁外溢，以减轻脊髓水肿。

治疗方法：将患者放置在高压氧舱内，通常用2～2.5个大气压，在多人舱内用空气加压，患者用氧罩吸入纯氧；在单人舱内则直接吸入加压的纯氧。每次90分钟，连做3次，每次间隔3～4小时。氧吸入过分会出现副作用，轻则头晕、恶心、耳鸣、食欲减退、乏力、脉快，重者出现头疼嗜睡、胸闷气短、四肢无力，甚至氧中毒，应引起注意。

（五）药物疗法

1. 中药辨证施治

中药辨证施治的理论基础，是督脉损伤，瘀血阻滞，经络不通。临床紧紧抓住这三个环节，按照各期的临床表现，辨证立法，组方用药。脊髓损伤可分为四期：急性期伤后至10天，初期10天至1个月，中期1～3个月，恢复期3个月以后。恢复停止时间一般认为胸腰段2～3年，颈段3～5年。

（1）急性期和初期：颈段损伤：症见胸闷气短，呼吸频繁，咳嗽无力，身热无汗，脉弦数，舌苔黄。治宜活血祛瘀，宽胸理气，清肺解热，方用祛瘀解热汤。若腹部胀满、大便不下，加芒硝、杏仁、木香、萝卜子。

胸腰段损伤：症见脊柱后突，肿胀瘀斑，腹部胀满，二便闭塞，脉弦数，舌苔黄者，治宜活血祛瘀、消肿止痛、通便消胀，方用活血疏肝汤。若初服大便不下，加芒硝、杏仁、木香；若大便已下，腹胀减轻，全身情况好转，唯少腹膨隆、排尿障碍，局部仍肿疼者，治宜理气养血、利水通便，方用四物汤加木通散。该方可以连用，因为消肿利尿可以减轻脊髓水肿，有利于截瘫的恢复。

（2）中期和恢复期：创伤截瘫到中期和恢复期多出现两种情况：第2腰椎以上脊髓平面损伤，多出现痉挛性瘫痪，临床上称为硬瘫；第2腰椎以下为马尾神经，横贯性损伤则出现弛缓性瘫痪，临床上称为软瘫。

痉挛性瘫痪：症见两下肢不定时出现激惹性痉挛抽搐，肌张力增强，肌肉萎缩轻，被动活动有阻力，病理反射阳性。治宜通经活络、舒筋除风、滋肝补肾，方用芍药甘草汤加全虫、蜈蚣、土鳖虫、钩藤、龟甲、鳖甲、阿胶、女贞子、伸筋草、防风。

弛缓性瘫痪：症见两下肢瘫软，肌肉萎缩明显，肌张力减弱，被动活动无阻力，深浅反射消失，不出现病理反射。治宜温经通络、益气滋肾，方用黄芪桂枝五物汤加菟丝子、穿山甲、杜仲、骨碎补、狗脊、芡实。

截瘫患者卧床日久，脏腑功能减弱，抗病能力低下，容易引起其他病变，临床以上述二法为基础，根据症状加减应用。如自汗、盗汗，加龙骨、牡蛎、五味子；消化不良，加焦三仙、砂仁、鸡内金；小便失禁，加益智仁、乌药、桑螵蛸；疼痛，加乳香、没药、延胡索。

2. 西药治疗

脊髓损伤后由于出血、水肿，导致髓内压力增高，使脊髓发生缺血坏死；脊髓血管存在儿茶酚胺系统，脊髓损伤使其代谢发生变化，从而出现肾上腺素和儿茶酚胺释放和积累，引起血管痉挛，导致组织缺氧，造成脊髓神经的进一步坏死。对以上病理变化，西药治疗原则是脱水利尿，扩张血管，应用激素和全身支持疗法。

（1）脱水利尿

1）甘露醇：一般用20%甘露醇静脉快速点滴或注射，每次每公斤体重1～3g，每隔4～6小时1次。

2）高渗葡萄糖：用50%葡萄糖60～100mL静脉推注，每隔6～8小时1次。

3）尿素：用5%的葡萄糖溶液稀释成30%的尿素溶液，按每公斤体重每次1～1.5g、每日一次静滴，可以和50%葡萄糖交替使用。肾功能不良和休克者忌用。

利尿脱水剂可以减轻脊髓水肿，改善脊髓的血液循环，对脊髓功能的保护和恢复有一定好处。

（2）肾上腺皮质激素：用于治疗脊髓损伤，可预防或减轻脊髓水肿以减少神经组织的损害；在组织的血流灌注量不足时，能保护细胞膜使之不受损害；保护血管的完整性，有防止溶酶体及其他酶释放的作用；抑制儿茶酚胺的代谢与聚积；对脊髓白质有显著的稳定作用。

有关激素的用量、用法和时间，临床认识颇不一致。一般来说，常用的激素和首次剂量为：氢化可的松 200mg，甲基强的松龙 100mg，地塞米松 15mg，任选一种随 5%葡萄糖静脉滴入，每日 1 次。以后按每日全量递增，3 ～ 4 日再按首次全量递减直至停药。激素要在伤后早期应用，以不超过 8 小时为最好，而且要首选甲基强的松龙，因为其抗脂质过氧化的反应要比其他激素类药物优越。

利尿脱水和激素类药物容易引起水盐代谢紊乱，诱发消化道出血、炎症扩散等。应用期间，要经常做血液化学检查，防止低钾血症，有溃疡病史者忌用，并要配合足量的抗生素。

（3）血管扩张药：利血平、地巴唑、烟酸、苯苄胺等药均可选用，但以利血平为安全可靠，成人首次给药量为 1 ～ 2mg，每隔 24 小时再追加 0.5mg 能阻止儿茶酚胺的释放。

（4）神经营养剂：三磷酸腺苷 40mg，细胞色素 C 30mg（皮试），辅酶 A50 单位，加入 5%葡萄糖内静脉点滴；B 族维生素如维生素 B_1、维生素 B_6、维生素 B_{12}，复合维生素 B 可用于各期患者。液体输入应限制总量，成人每天 1500 ～ 2000mL，包括所用的高渗药物在内。若患者高烧、出汗、呕吐、腹泻，应酌情增加入液量和电解质。

（六）电针疗法

电针疗法是创伤截瘫恢复期的主要治疗方法之一。电针疗法是在针刺疗法的基础上发展起来的，其理论基础是经络学说。按照截瘫患者恢复期所表现的瘫痪肢体或部位，在有关经络线上选取相应腧穴，并配合有关腧穴针刺后通以脉冲电流，以疏通经络、调和气血、加强机体的抵抗能力，促使局部组织功能恢复和增加肢体的代偿功能，从而达到治疗目的。

穴位选择一般可分为三种情况：整体选穴（循经）、局部选穴、局部与整体结合选穴。在临床应用上要灵活掌握，或以动员整体为主，兼以改善局部；或以治疗局部为主，兼以调节整体。电针器可选用脉冲治疗仪，一般输出电压要求在 10 ～ 30V 之间，输出频率须在 200 ～ 400Hz 之间，要有多个插头。针刺前先做肌电图检查，实践证明肌肉完全瘫痪者，效果差；不完全瘫痪者多有得气感应，治疗效果好。针刺后在需要通电的穴针上接上电针器输出线，启开电源开关，逐渐加大电流量及脉冲频率，直到患者有麻电样传导的感应或出现肌肉抽动时为止。电量的控制需根据患者病情、病变部位和耐受量灵活掌握。隔日 1 次，每次 15 ～ 20 分钟，一月为 1 个疗程。弛缓性瘫痪和痉挛性瘫痪均适用，对于有心脏病的患者应避免过强刺激。

常用的穴位：

督脉：大椎、陶道、身柱、神道、至阳、筋缩、脊中、悬枢、命门、腰阳关、长强。

华佗夹脊穴：由第 2 胸椎下缘两侧旁开 0.3 寸处，每隔一椎为一穴，直至第 4 腰椎，每侧 8 穴。还有手足三阳经经穴，不再一一列出。

（七）预防和治疗并发症

1. 褥疮

（1）病因与分类

1）病因：

气血瘀滞：脊柱损伤后因气血阻滞不能达于肌表，卫外之气减弱，致使体表组织对压力的耐受性减弱，故身体的高突处如尾骶部、大转子、髂前上棘、腓骨小头、足跟、外踝、两肩胛等，容易压成褥疮。

经络阻塞：脊柱损伤，累及督脉，瘀阻经络，使感觉、运动缺如，患者不能自主变换体位。

浸渍污染：脊髓损伤，二便失调，大小便浸渍污染，使局部皮肤糜烂、溃疡。

痉挛性瘫痪：因肌张力增强，两下肢挛缩抽动，相互触碰摩擦和挤压，久之形成褥疮。

2）分类：褥疮按程度分为一度、二度、三度、四度，按发病机理分为四期：①炎症浸润期；②浅层溃疡期；③化脓坏死期；④好转愈合期。

（2）症状与诊断

1）炎症浸润期（褥疮 1 期）：受压部位皮肤呈红色或紫红色，组织轻度水肿，周围炎症浸润，有扩张趋势。

2）浅层溃疡期（褥疮 2 期）：炎症浸润范围渐大，水疱或浅层皮肤破溃成疮，经常有渗液流出。

3）化脓坏死期（褥疮 3 期）：也是褥疮发展的严重时期，疮面渐大，由表及里，坏死组织呈黑色，其边缘与健康组织分界处常有大量脓液流出，同时出现全身症状。

4）好转愈合期：炎症逐渐吸收，全身情况好转，肉芽新鲜，疮面干净并逐渐缩小，趋向愈合。

（3）治疗

1）预防：预防褥疮是治疗截瘫患者全过程中的一个重要环节，褥疮一旦形成，治疗困难，愈合缓慢，稍有疏忽，范围扩大，由浅入深。且截瘫患者功能衰弱，食欲不振，营养不济，加之疮面渗出大量脓液进一步导致气血两亏，从而产生一系列继发病变，如羸瘦、高烧、尿少、全身水肿等，甚至因此而造成死亡，所以预防褥疮更显得重要。截瘫患者伤后3天为关键时刻，务必实施下列措施：①定时翻身，一般白天每2小时、夜间每3小时翻身一次；②侧卧位膝髋关节屈曲时，两股骨髁和两髁之间要放置棉垫或小块海绵；③保持床单清洁平整，衣物、尿垫要常换，要经常保持会阴部的清洁卫生，防止大小便浸渍；④经常用滑石粉、樟脑酒、红花酒涂擦按摩骨突起部位，保持皮肤干燥，促进气血流通；⑤加强肢体锻炼及被动活动，促进气血周流，预防关节挛缩挤压。

2）内治法：临床常用以下四种方法。

清热法：常用于褥疮1、2期。这两期多呈现热毒偏盛，宜凉血清热解毒，方用仙方活命饮。

温补法：适用于褥疮2期。患者体质虚弱，畏寒肢冷，疮面肉芽灰暗，脓液清而多，治宜补益气血、温通经络，方用益气养荣汤。

养阴法：适用于褥疮3期。疮面脓液清稀而带绿色，患者常有恶寒低烧、盗汗、五心烦热等阴虚表现，宜养阴解毒，方用清骨散。

补益法：褥疮迁延日久，体质虚弱，气血双亏者，宜双补气血，方用十全大补汤或人参养荣汤。

在内服中药的同时，要配合化验检查，予以必要的输血、补液、纠正酸中毒，并取脓液做细菌培养和药物敏感试验，选用有效的抗生素，采用中西医结合和全身支持疗法方能取得良好的效果。

3）外治法：包括局部换药法和手术疗法。

局部换药法：褥疮1、2期，可选用紫药水、呋喃西林粉、三黄散、二妙散等中、西药涂擦敷盖，同时加强护理，变换体位，多能逆转愈合。褥疮进入3期，待界限分明，将硬痂和坏死组织一并剪除，若范围较大可分期剪除。然后根据创面情况选用下列药物：若腐肉未化，用五五丹、黑虎丹；腐肉未尽，新肉不生，用拔毒生肌散、生肌玉红膏；创面干净，肉芽新鲜，用蜂蜜纱条或鱼肝油纱条。

手术疗法：①手术游离植皮：用于创面大而浅，肉芽新鲜者。手术后注意护理，受皮区避免再压或摩擦，否则不易存活。②瘢痕组织切除缝合：用于伤口小而深且有死腔，死腔周围瘢痕组织形成而愈合机会极少者。切净瘢痕、缝合皮肤可望一期愈合，若皮肤缺如、缝合困难时酌情在伤口附近做转移皮瓣术，也可做骨突的部分切除术，以缩小或封闭创面。

2. 尿路感染

（1）病因与分类

1）病因：脊髓损伤后，由于排尿机能遭到破坏，早期表现为尿潴留，膀胱过分膨胀，需要持续导尿，加之长期卧床，膀胱内尿液不能排空；或变换体位尿液回流；或尿管长期不换，或更换尿管时无菌操作不严格等，都是引起尿路感染的原因。

2）分类：尿路感染可分为急性感染和慢性感染。

（2）症状与诊断

1）症状：急性感染多发生在截瘫初期，或是慢性感染后急性发作，临床主要表现为发烧，尿赤，大便干。由于脊髓损伤，感觉障碍，全瘫患者难以主诉尿急、尿频、尿道痛等情况。不全瘫患者则会感到小腹疼痛，尿道口有灼热感或疼痛感。若上行感染波及肾脏，两肾区有叩击痛。

慢性感染多因急性感染未能一次控制反复发作而形成。慢性感染患者正气虚弱，抵抗力差，临床常见发热恶寒，下午较重，恶心呕吐，不思饮食，气短乏力，面部及眼睑浮肿，尿液混浊或黏稠。

尿路感染，轻者会影响膀胱机能的恢复，感染严重反复发作者可导致肾实质损害，并发恶性高血压、心动过速、眼底病变，以及氮质血症和难以纠正的酸中毒、贫血等，从而引发一系列全身症状。

2）诊断：无论急性感染或慢性感染，结合病史、体温、尿液颜色及黏稠度，参考血和尿的常规检验，可以做出诊断。

（3）治疗

1）预防：尿路感染很难彻底控制，关键在于预防为主，管理好膀胱，因此需要实施下列措施：①抬高床头，有利于尿液下行排出，减少逆行感染的机会。②导尿时严格无菌操作，在留置导尿期间不可让患者或家属随便将尿管拔出或插入，尿道口要经常用新洁尔灭液、稀释的碘附液擦洗。③定期更换尿管，以 3 ～ 5 日更换 1 次为宜。每次拔尿管前要尽量排空尿液，拔管后停 3 ～ 4 小时，待膀胱充盈后，给予按摩，协助患者排尿。排尿成功，不再插管，拔除尿管越早，感染机会越少。④定时放尿，白天 3 ～ 4 小时一次，夜间 4 ～ 5 小时一次，以保持膀胱的充盈度，预防膀胱萎缩不张。变换体位时要防止尿液回流。⑤多饮清茶或鲜柳叶泡开水，每日饮茶水量不要少于 2000mL，饮水越多，排尿越多，有机械冲洗作用。⑥经常变换体位，按摩少腹，针刺石门穴、水分穴；或用皮试针于中极穴推入注射用水 2mL。这些措施既能防止尿液中杂质沉淀膀胱底部而增加感染机会，又有利于及早拔除尿管。

2）药物治疗

中药治疗：尿路感染属于中医淋病范畴，根据急性感染和慢性感染的不同症状，临床常见以下几种类型：①热毒型：症见口干苦而渴，不欲食，大便干，小便赤，舌质红，苔薄黄而干，脉弦数。治宜清热解毒，通利小便，方用八正散。②湿热型：症见口干渴而不欲饮，胃纳差，恶心或呕吐，尿混浊色黄，午后发热，脉滑数，苔白腻或黄腻。治宜健脾利湿，清热通淋，方用龙胆泻肝汤加黄柏。③脾虚湿盛型：症见饮食不振，气短乏力，懒言，大便溏泻，小便混浊，面部眼睑和下肢有轻度浮肿，脉沉缓，舌苔白，舌体胖、边缘有齿痕。治宜健脾利湿温肾，方用参苓白术散加桂枝 3g、附片 3g、萹蓄 15g、瞿麦 15g。④肾虚湿热型：症见头晕目眩，五心烦热，腰疼尿频，渴不欲饮，脉沉细而数，舌淡红少津。治宜滋阴补肾，清热通淋，方用知柏地黄汤加萹蓄 15g、瞿麦 15g。

西药治疗：①冲洗膀胱：既是治疗措施，也是预防措施。未感染的膀胱可用生理盐水 500mL，用密闭冲洗法，每日 1 ～ 2 次冲洗，预防膀胱感染；已感染的膀胱用 2% ～ 5% 的呋喃西林溶液冲洗，同时按摩小腹，变换体位，反复操作，常可将膀胱底部如豆腐渣样的沉淀物冲出。经验表明，慢性尿路感染急性发作，高烧不降，用大剂量抗生素难以奏效者，用上述方法，体温会很快降下来。②抗生素的应用：截瘫患者为了预防并发症，多数在急性期和早期用过抗生素，一旦又并发尿路感染，就需要做尿液培养和药敏试验，以便有针对性地选择抗生素，否则难以奏效。选用的抗生素，不要轻易更换，直到确无疗效时再更换或联合应用其他广谱抗生素。尿路感染，多为杆菌引起，一般常选卡那霉素、庆大霉素、多黏菌素等。这些抗生素对肾脏有一定毒害作用，使用期间要严密观察，疗程一般不超过 10 天。在肌内注射或静脉给药的同时，还可配服呋喃类药物。

3. 呼吸困难与肺部并发症

（1）病因与分类

1）病因

颈髓损伤后，呼吸传导束失去了传导功能，呼吸肌麻痹，出现呼吸困难，由于气体交换量下降，肺内分泌物增多。

由于支配呼吸运动的神经、肌肉麻痹，咳嗽无力，支气管内的分泌物不易排出，痰液聚积肺内，容易并发感染。

截瘫患者不能自主改变体位，而仰卧位时间相对较长，因肺部固定，容易发生坠积性肺炎。

截瘫患者卧床日久，体质虚弱，抗病能力低下，平素常规护理翻身，处理大小便或褥疮换药等，容易引起外感招致肺炎。

2）分类

①急性期呼吸困难并发肺炎。

②慢性坠积性肺炎。

（2）症状与诊断

1）急性期呼吸困难并发肺炎：在颈髓损伤后即可出现，临床表现张口呼吸，语音低微，吞咽困难，咳痰无力，两肺可以听到啰音或痰鸣音。另一突出症状为体温异常，多数表现为高热不降，少数为低温不升，其根本原因是体温调节中枢功能紊乱，产热和散热失去均衡所致（见本节颈髓完全性损伤临床表现）。

2）慢性坠积性肺炎：常发生在中期或恢复期，多为继发感染引起，患者表现为恶寒发热，咳嗽咯痰，胸闷不适，呼吸困难等。如果炎症进一步发展，大量的纤维素渗出物及红白细胞充满肺泡腔，可使肺组织发生实变，表现为呼吸困难加重，胸廓凹陷，叩诊浊音，听诊呼吸音微弱或消失或出现支气管呼吸音。

（3）治疗

1）急性期呼吸困难并发肺炎：保持呼吸道通畅，必要时行气管切开或使用人工呼吸机辅助呼吸。

高热不降或低温不升，用物理方法调温。高热不降，用酒精擦浴，室内放置冰块，患者颈两侧、两腋窝、两大腿之间放置冰袋等。低温不升，使室温升高，冰袋换成热水袋，或用电热毯、电烤灯等，输液输血要加温。

取痰液标本做细菌培养和药敏试验，选用有效的抗生素。给药途径除重点静脉给药外，尚可经气管切开处直接滴入。

中药治疗：治宜清热宣肺、化痰止咳，方用麻杏石甘汤加黄芩10g，知母10g，桑皮12g，金银花15g，芦根20g，瓜蒌20g；低温不升，加黄芪20g，桂枝6g；高热神昏者，可鼻饲紫雪丹或安宫牛黄丸。

西药治疗：同本节药物疗法“西药治疗”。

2）慢性坠积性肺炎：治宜益气健脾、温化痰饮，方用加味二陈汤，药用党参15g，橘红10g，半夏10g，猪苓10g，麻黄6g，旋覆花10g，桔梗12g，甘草6g等。若痰液稠黄舌红者，去党参、半夏，加沙参15g，黄芩10g，葶苈子8g，川贝10g。

（八）心理治疗及功能锻炼

人体因创伤和疾病滞留的功能障碍，通过心理治疗、功能锻炼、推拿按摩、针灸理疗、药物手术等方法，使残存功能得到最大限度的恢复。并运用现代科学技术，借助于电子装置和其他系统实现理想的生活和工作，使患者残而不废，从而减轻患者、家庭和社会在精神和经济上的负担，这就是康复的基本内容和目的。康复目前已成为医学领域独立的学科，它涉及的范围广，联系的学科多，在此不予详述。现仅就创伤截瘫患者的心理治疗和功能锻炼做一扼要介绍。

1. 心理治疗

心理治疗这项工作对创伤截瘫患者来说尤其重要。因为这类患者多数是年富力强的青壮年，或是家庭的主要劳动力，或是单位的工作骨干，或是黄金时代的青少年。这些人一旦在意外事故中受伤，经过一段治疗见效甚微，就会引起心理上的变化，或考虑家庭生活，或考虑个人前途，或考虑婚姻问题等，从而产生怨恨、内疚、抑郁、悲愤的心态，随之对生活失去信心，悲观失望，情绪低落，甚至痛不欲生。临床常见到此类患者不配合治疗，有的趁人不备向床下翻滚，有的将头向床缘上磕碰，以寻求自尽。因此，医护人员、家属和亲友，切不可在患者面前流露出畏难失望情绪，而应该根据患者不同的心理状态，进行安慰鼓励，尽量使其精神愉快，性情开朗，正确对待疾病，正确对待生活和工作，树立坚强的意志，使自己残而不废，争取对社会、对人类做些有益的贡献。具备了这样的思想基础，才能发挥患者的主观能动作用，才能以顽强的毅力，及早配合治疗和各项康复计划。

2. 功能锻炼

功能锻炼是脊柱骨折脱位并脊髓神经损伤综合治疗全过程中的一个重要环节，临床应根据不同情况，及早制订方案，开展功能锻炼，以配合综合治疗。对无截瘫或不完全截瘫的胸腰段损伤，本节垫枕练功复位法中已做过介绍，现就截瘫患者的卧位锻炼、坐位锻炼、下床锻炼简述于下：

（1）卧位锻炼：即初、中期的床上锻炼，此期间骨折脱位尚未稳定和愈合，患者不能坐起和下床（手术内固定可早期下床），可以在床上卧位，锻炼上肢未瘫痪的肌肉和肌群，增强臂力，为日后架拐、扶杠、上下轮椅和使用其他工具打好基础。先练抬肩、耸肩和上肢的高举、内收、外展、扩胸等活动，继而作肘、腕各关节的屈伸活动。与此同时，也要注意对瘫痪肢体各大小关节做被动按摩活筋，保持各关节原有的功能活动范围，预防其挛缩。尤其需注意仰卧位下肢伸直时，踝关节要保持90°位，并制作支架保护，防止被褥衣物等压在足尖上，久之造成足下垂。对已有挛缩粘连的关节，给予按摩活筋，先从足手小关节开始，再依次做踝、膝、髋和腕、肘、肩诸大关节的伸屈旋转活动。随着患者创伤和体力的逐渐恢复，可以用力配合翻身和自己抓床缘练习翻身，为坐起打好基础。

（2）坐位锻炼：脊柱损伤2～3个月已基本修复，患者全身情况好转，在卧位锻炼的基础上行坐位锻炼。患者突然坐起，可能会出现体位性低血压，感到头晕、恶心，可以先由靠位再到坐位。其间借助扩胸器、握力针、哑铃等体育器材，增加锻炼的强度；利用专门设置的支架、吊环、拉绳等，练习起坐和引体向上。随着锻炼进程和体力的恢复，逐渐增加锻炼次数，延长锻炼时间。若是上胸段损伤对躯干控制不稳的患者，还要锻炼坐位的平衡姿势。随着臂力的增强，自己抓住床缘左右翻身，自己脱穿衣服鞋袜。在家属的帮助下，由床上移动到轮椅上，再由轮椅上回到床上，并逐渐达到不需别人帮助自己能上下轮椅，为下床锻炼打好基础（图12–49）。

（3）下床锻炼：分两个阶段。先练站立，再练行走。站立是行走的基础，不会站立则无以谈行走；行走是锻炼的目的，能够行走才能有如愿的生活和工作。

1）站立：开始需穿戴下肢支具，诸如竹片、夹板、石膏板以及其他特制支具。支具的形式与固定范围应依截瘫的平面和程度而定，损伤平面高固定范围大，损伤平面低固定范围小。支具的作用是保护关节，其中维持膝关节的伸直位至关重要，否则会使膝打软而跌倒。站立位体重的重心应落于髋关节之后、踝关节之前，才能使身体保持平衡。站立的程序：爬床边站（图12–50）→靠墙扶拐推膝站（图12–51）→靠墙扶拐站（图12–52）→扶双拐站（图12–53）→扶人站（图12–54）。

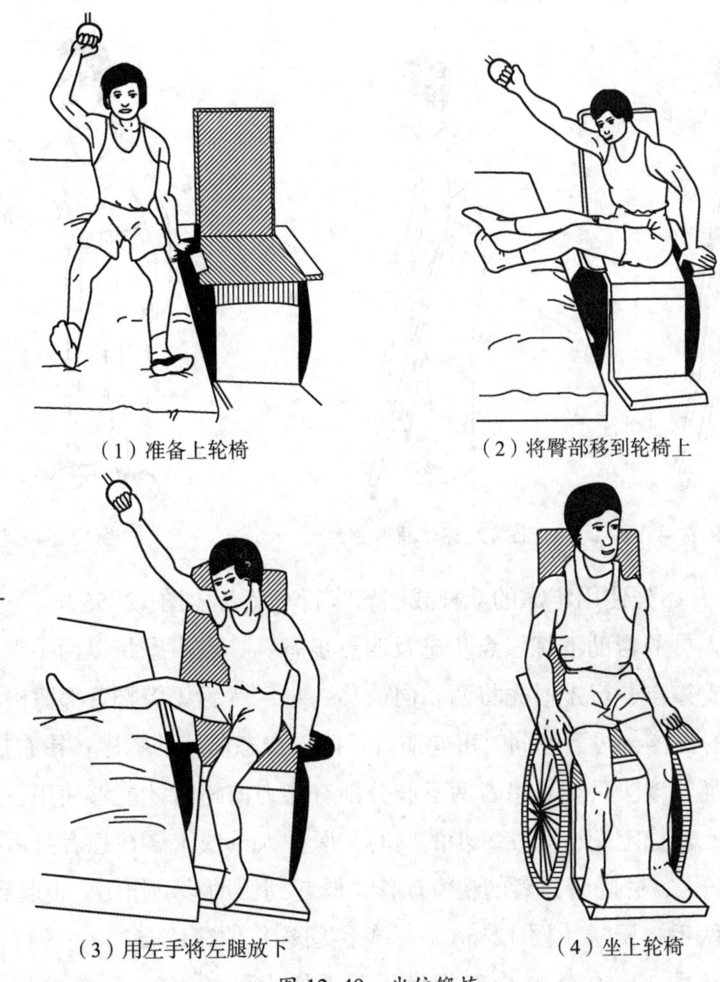

（1）准备上轮椅　（2）将臀部移到轮椅上

（3）用左手将左腿放下　（4）坐上轮椅

图 12-49　坐位锻炼

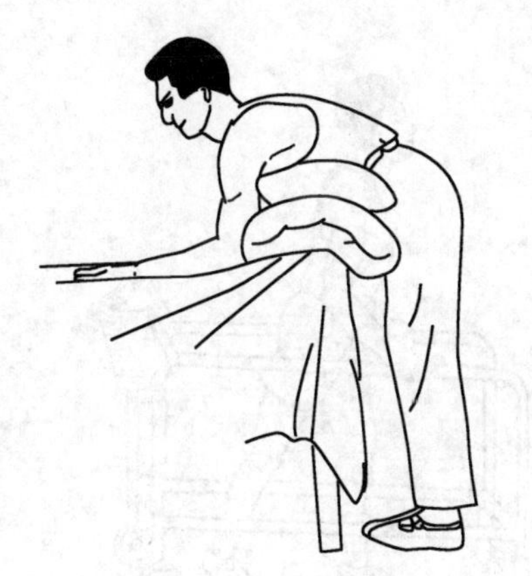

图 12-50　爬床边站

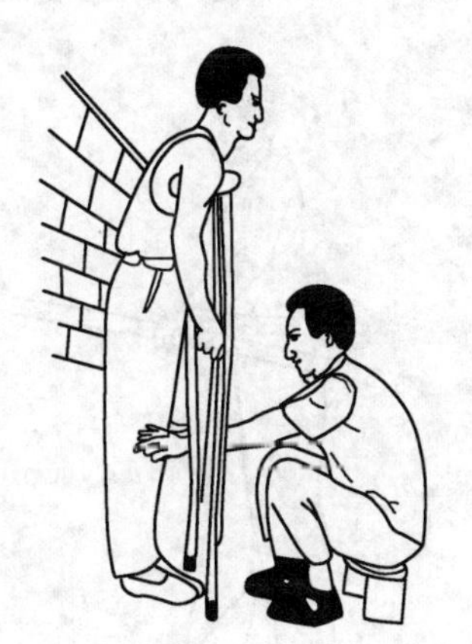

图 12-51　靠墙扶拐推膝扶站

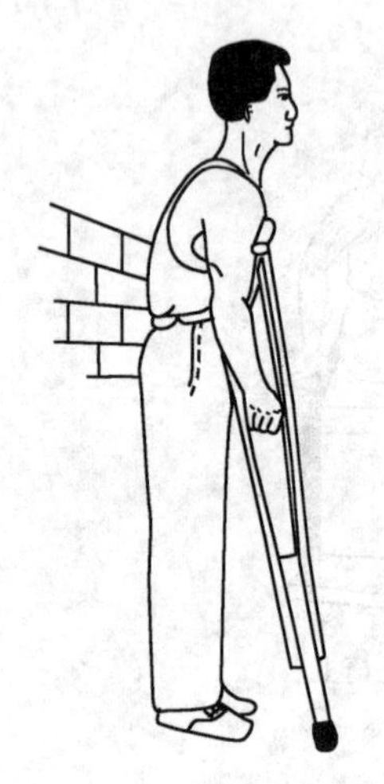
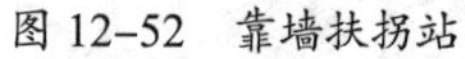
图 12-52　靠墙扶拐站

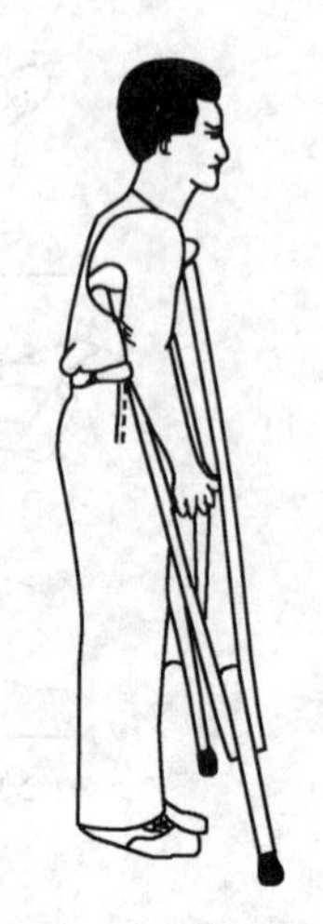
图 12-53　扶双拐站

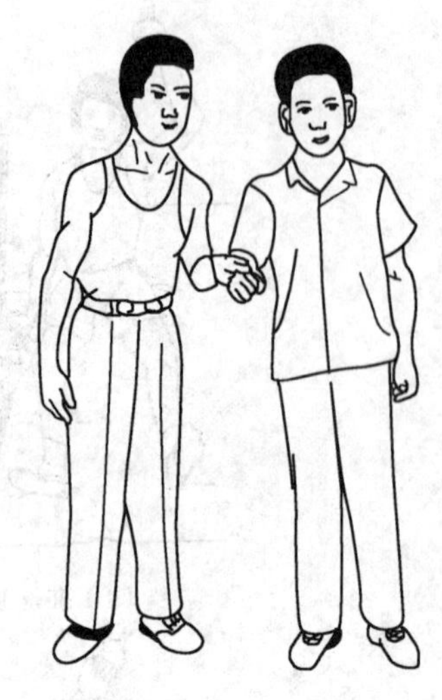
图 12-54　扶人站

2）行走：开始先使用牢靠的双杠或四轮步行车练步（图 12-55），经过一个阶段，架双拐在医护人员的帮助下练三点步态及四点步态。三点步态是以两手架双拐，两足靠拢成为三个支撑点，行走时先将两拐向前移一步，然后凭借腰背部肌肉收缩提起骨盆，配合两拐的支撑，两下肢同时甩向前方。四点步态前移的顺序：抬右拐、抬左足，抬左拐、抬右足。该法只能是患者两下肢分别有能力前跨时才能够使用，移动时始终保持三点着地比较稳定安全。在练步的同时，医护人员或家属在患者身后抓住特制的腰带，两掌心向上，并随着患者的快慢动作，既起到协助移动作用，也起到保护作用。并逐渐达到由两手提腰法（图 12-56）→单手提腰法（图 12-57）→护行（图 12-58）→架双拐练步（图 12-59），并由双拐换用双手杖（图 12-60）→单手杖（图 12-61）→自行（图 12-62），还可用康复助行器辅助训练，为将来的生活就业打好基础。

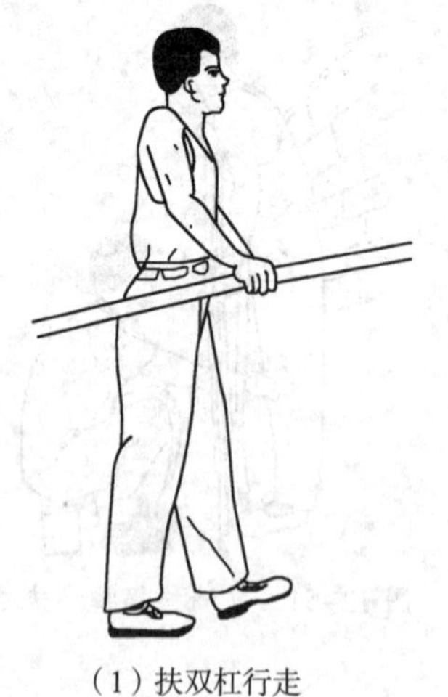
（1）扶双杠行走

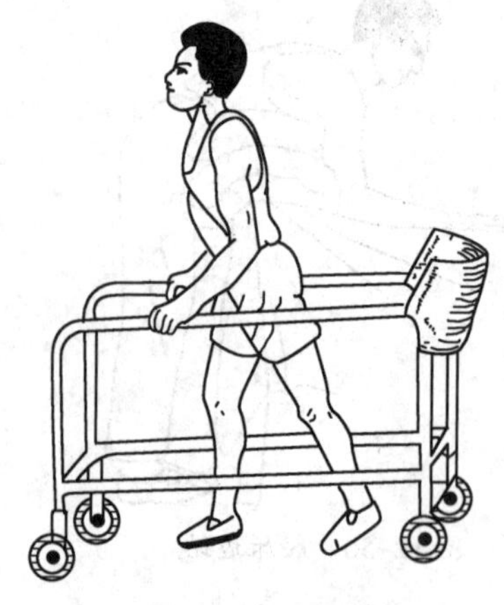
（2）扶四轮车行走

图 12-55　练步

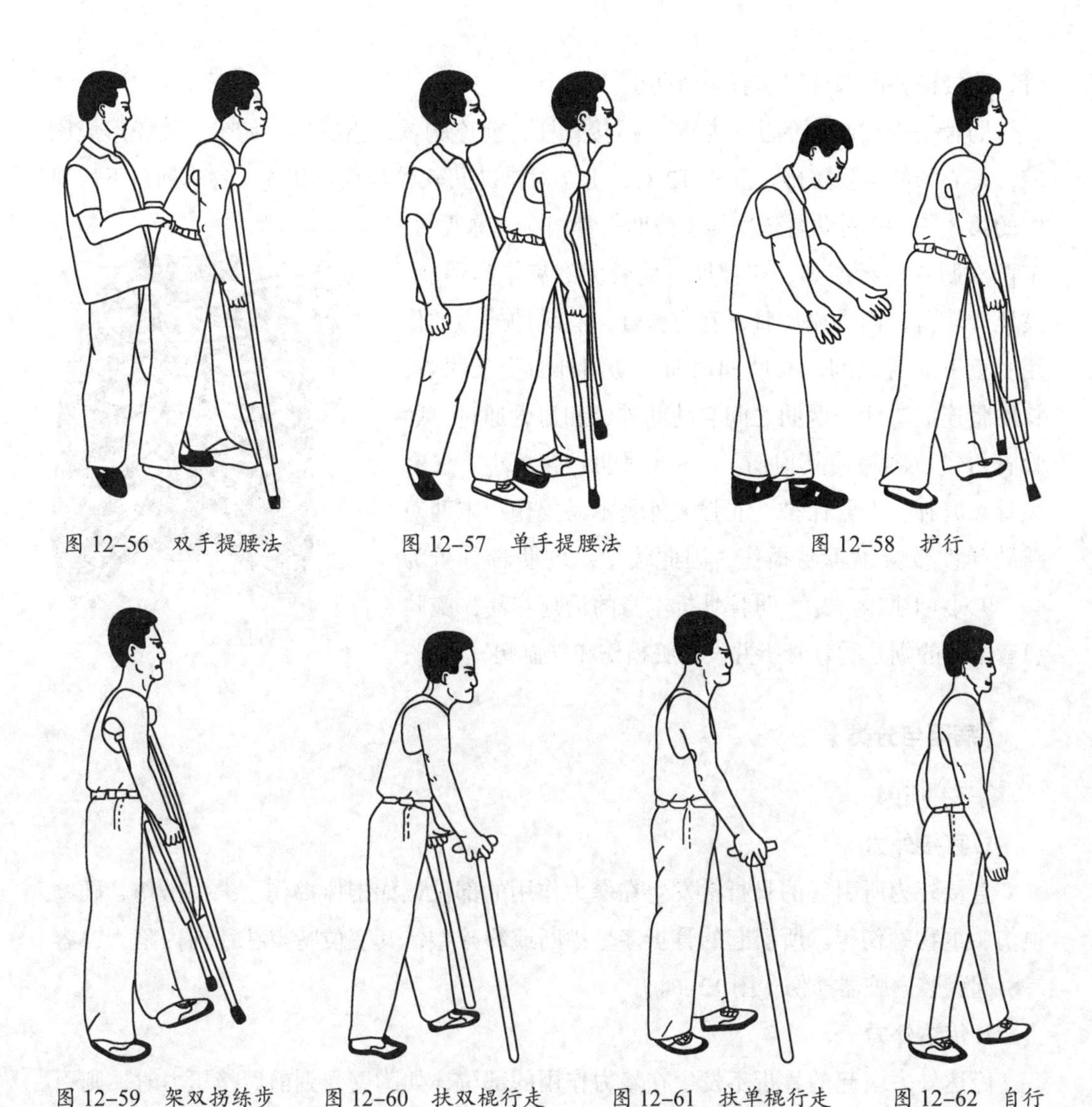

图 12-56　双手提腰法　图 12-57　单手提腰法　图 12-58　护行

图 12-59　架双拐练步　图 12-60　扶双棍行走　图 12-61　扶单棍行走　图 12-62　自行

脊柱脊髓损伤为常见疾病，我院从 1982 年元月至 1983 年 5 月，在 16 个月内共收入院 243 人，几乎每 2 天收住 1 人。虽然目前对创伤截瘫还缺乏根本有效的治疗措施，但临床实践证明，对截瘫伤员如果能够做到及时的现场急救，合理转运，到医院又能有及时正确的诊断抢救与治疗，制订周密的护理计划，减少或杜绝并发症，分期指导患者坚持不懈地进行功能锻炼等，不但会大大降低截瘫患者的死亡率，而且能够促进瘫痪肢体功能的进一步恢复。

第七节　肋骨骨折

肋骨俗称“胁肋”，末两对为“季肋”，又名“软肋”。《医宗金鉴·正骨心法要旨》说：“肋者，单条骨之谓也，统胁肋之总。”又说：“脊梁骨其形一条居中……其两旁诸骨，附接横叠而弯合于前者为胁肋也。”

肋骨是构成胸廓的主要框架，后接脊柱，前连胸骨，借肌肉、韧带、膈膜形成胸腔，是心肺的重要屏障。肋骨12对，上7对借助肋软骨与胸骨相连，称真肋；下5对中的第8、9、10对肋骨依次与上位肋软骨相连，称假肋；末两对肋骨前缘游离，叫浮肋。肋骨大致扁平呈弓状，皮质骨较薄，内含松质骨，富有弹性，有缓冲外力的作用。上下肋骨之间，有肋间内肌、肋间外肌交叉附着，将肋骨连成一体。两肋之间有肋间神经和血管通过，肋骨骨折错位容易使其损伤。1～3对肋骨较短小，又有锁骨、肩胛、上臂保护，非强大外力不易损伤；末两对浮肋弹性较大也不易损伤，因此较常见的肋骨骨折为4～9对（图12-63）。肋骨骨折本身的治疗容易，威胁患者生命的则是肋骨骨折并发内脏损伤和气血胸。

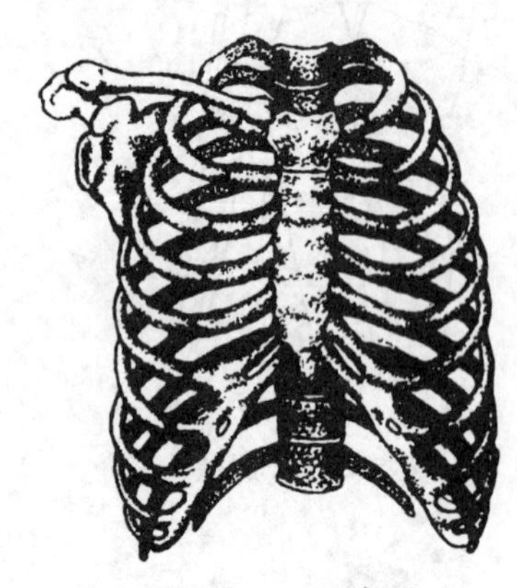

图12-63 胸廓

【病因与分类】

（一）病因

1. 直接外力

直接外力所引起的骨折常发生在暴力作用的部位，如棍棒捣伤、拳头击伤、硬物顶伤、重物砸伤等。所引起的骨折多呈横断或粉碎型，其变位特点往往向内陷入，容易引起胸腔内脏器损伤（图12-64）。

2. 传达外力

传达外力引起的骨折不发生在暴力作用的部位，如胸壁受到前后挤压力时，则引起侧方的肋骨骨折；受到侧方挤压力时，则多引起肋骨与肋软骨交界处骨折，而且常为多发性，其变位特点多向外突出，造成内脏损伤的机会较少（图12-65）。此外，老年人支气管炎的剧烈咳嗽、产妇分娩或其他原因引起肌肉强烈收缩等，亦可引起肋骨骨折，但临床较为少见，而且由于上下肋间肌的固定，多无明显移位。

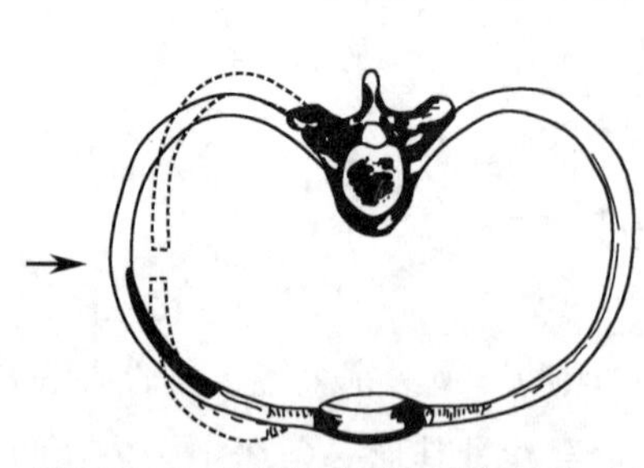

图12-64 直接暴力引起骨折端内陷

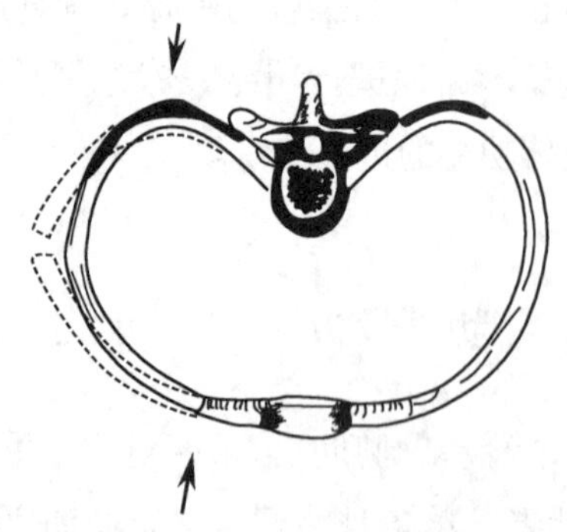

图12-65 传达暴力引起骨折端突出

（二）分类

1. 按骨折有否移位分为有移位骨折，无移位骨折。

2. 按骨折的数目分为单一肋骨骨折，多发肋骨骨折。

3. 按骨折的严重程度分为一处肋骨骨折，多段肋骨骨折。

4. 按有否合并症分为单纯肋骨骨折，肋骨骨折合并气血胸（或内脏损伤）。

【症状与诊断】

（一）症状

1. 单根肋骨骨折

病情较轻，患者多能行走，唯咳嗽、深吸气及扭转身躯时疼痛加重。局部微肿，痛点固定，无明显畸形。触诊有骨擦音，胸廓挤压试验阳性，多无全身症状。

2. 多发肋骨单段骨折

病情较重，可见大片肿胀瘀斑或有畸形和皮下气肿。呼吸、咳嗽、挺胸会使疼痛加剧，患者多不敢大声说话，喜坐位，常用手保护骨折部位。

3. 多根肋骨两处骨折

由于骨折两端失去支持，常见胸壁软化下陷而失去正常形态，表现为吸气时骨块向内陷入，呼气时骨块向外膨出，即所谓的连枷胸。因胸腔内两侧压力不等引起纵隔摆动，阻碍静脉血回流，影响循环功能，患者常表现为气急、呼吸困难，甚至出现呼吸窘迫、口唇发绀等危及生命的紧急症状，若在肺损伤存在的情况下，容易引起呼吸窘迫综合征。

4. 肋骨骨折并发气血胸及其他并发症

（1）气胸：气胸是肋骨骨折常见的并发症。胸廓损伤后外界空气可以通过胸壁损伤的伤口或肺损伤的破裂处，进入胸腔形成气胸，通常分为3类。

1）闭合性气胸：胸内积气与外界不通。积气少，可没有症状；积气多，肺组织受压严重，患者表现为胸闷、气短、呼吸急促，伤侧肺呼吸音减弱，伤侧胸廓显得膨隆，上胸部叩诊呈鼓音。

2）开放性气胸：胸壁有伤口与外界相通，因胸腔两侧压力失去平衡，随呼吸引起纵隔摆动，对呼吸和循环系统产生更为明显的影响，会造成严重缺氧、发绀和休克。

3）张力性气胸：肺或支气管损伤后形成活塞，气体只能进入胸腔而不能排出，使胸腔内压力逐渐升高，患者表现为呼吸困难，躁动不安，发绀和休克，有广泛的纵隔或皮下气肿，气管向健侧明显移位，常见伤侧前胸膨隆，叩诊呈鼓音，听诊呼吸音极度减弱或消失，健侧呼吸音代偿性增强。X线检查可见肺萎缩，气管与纵隔向健侧偏移。

（2）血胸：多因肋骨或胸骨骨折刺破胸壁血管或胸内脏器，血液流入胸腔形成血胸。若破裂的血管自行阻塞，出血停止，称为非进行性血胸；若出血不止，患者症状逐渐加重者，称为进行性血胸。临床表现与损伤血管的大小、出血时间的长短和积血量的多少有关。少量血胸，可以没有明显的自觉症状，大量的血胸则出现面色苍白，脉搏细弱，血压持续下降，心率加快等休克症状。由于积血压迫肺和纵隔而同时表现为呼吸困难，口唇及四肢末梢紫绀等。检查可见肋间隙充盈饱满，叩诊呈实音，听诊呼吸音减弱或消失。若气血胸同时存在，上部叩诊呈鼓音，下部呈实音。胸穿可以抽出血液。X 线检查：血胸可见阴影，血气胸可见液平面。

（3）肺挫伤：肺挫伤大多为钝性暴力所导致，临床上往往与肋骨骨折、胸骨骨折等相伴发生；在伤后炎性反应中肺毛细血管通透性增加，炎性细胞沉积和炎性介质释放，使肺部损伤区域发生水肿，大面积肺间质和肺泡水肿则引起换气障碍，表现为呼吸困难、咯血、血性泡沫痰及肺部啰音，严重者导致低氧血症发生。X 线胸片表现为斑片状浸润影，一般伤后 24 ～ 48 小时变得更明显，CT 检查较 X 线更准确，影像报告多提示创伤性湿肺。肺裂伤伴有脏层胸膜裂伤者可以发生血气胸，而脏层胸膜完整者则多形成肺内血肿。多在胸部 X 线检查时发现，表现为肺内圆形或椭圆形、边缘清楚、密度增高的团块状阴影，常在 2 周至数月自行吸收。

（4）创伤性窒息：创伤性窒息是钝性暴力伤用于胸部所致的上半身广泛皮肤、黏膜、末梢毛细血管淤血及出血性损害。当胸部及上腹部受到暴力挤压时，患者声门紧闭，胸内压骤然剧增，右心房血液经无静脉瓣的上腔静脉系统逆流，造成末梢静脉及毛细血管过度充盈扩张并破裂出血。表现为上腔静脉回流区域的上半身：面、颈、上胸部皮肤出现针尖大小的紫蓝色瘀点，以面部和眼眶部为明显。口腔、球结膜、鼻腔黏膜瘀斑，甚至出血。视网膜或视神经出血可产生暂时性或永久性视力障碍。鼓膜破裂可致外耳道出血、耳鸣，甚至听力障碍。大多数伤员有暂进性意识障碍、烦躁不安、头晕、谵妄，甚至四肢痉挛性抽搐，瞳孔可扩大或极度缩小，上述表现可能与脑内轻微点状出血和脑水肿有关。若有颅内静脉破裂，患者可发生昏迷和死亡。

（5）钝性心脏损伤：钝性心脏损伤严重程度与钝性暴力的撞击速度、质量、作用时间、心脏舒缩时相和心脏受力面积有关。轻者为无症状的心肌挫伤，重者甚至可发生心脏破裂。钝性心脏破裂伤员绝大多数死于事故现场，极少数可能通过有效的现场急救而成功地送达医院。临床上最常见的是心肌挫伤，轻者仅引起心外膜至心内膜下心肌出血、少量心肌纤维断裂；重者可发生心肌广泛挫伤、大面积心肌出血坏死，甚至心内结构如瓣膜、腱索和室间隔等损伤。心肌挫伤后的修复可能遗留瘢痕，甚至日后发生室壁瘤。严重心肌挫伤的致死原因多为严重心律失常或心力衰竭。

（二）诊断

根据病史、临床症状和 X 线、超声及心电图等检查，可以做出诊断。

【治疗】

（一）肋骨骨折的治疗

1. 单一肋骨骨折

症状轻微，无大痛苦，无须特殊处理，骨折处贴接骨止痛膏药，4 周左右即可愈合。

2. 多发肋骨骨折

（1）胶布固定法：扶患者坐位，两臂外展，当患者在呼气之末，将准备好的第一条胶布贴在骨折的中心部位（胶布条宽 7cm，长度以两端能超出前后中线各 5cm 为宜），接着以叠瓦状（重叠约 1/2）在第一条胶布上下各增贴数条，直到跨越上下各两条健康肋骨为止（图 12–66）。胶布固定虽然能限制骨折端的摩擦，减轻疼痛，但胶布没有弹性，不利于呼吸、咳嗽和排痰，对胶布过敏的患者不宜采用。

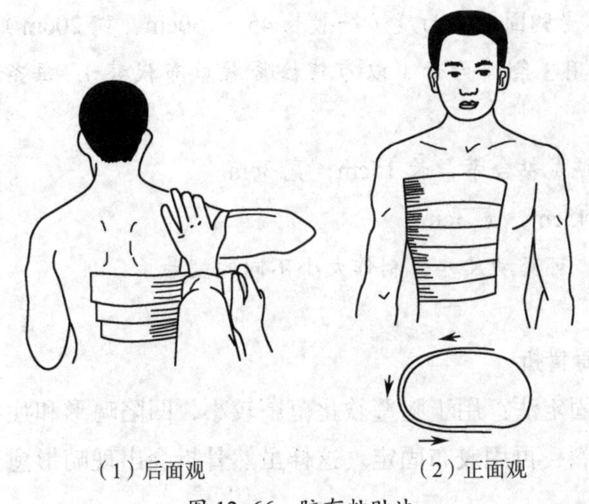

（1）后面观　（2）正面观

图 12–66　胶布粘贴法

（2）半侧弹力胸带固定法：半侧弹力胸带分固定部分、接合部分、三条弹力带和两条肩带（图 12–67）。使用方法：将固定部分放置在伤侧，把三条弹力带平行拉紧绕过健侧返回，将末端的尼龙粘合带固定在接合部。两条肩带经过肩部，亦与接合部粘合。该法能够起到有效的固定作用，减轻疼痛，克服了胶布固定带来的弊端。由于弹力部分的舒缩，有利于呼吸、咳嗽和排痰，而且固定方便，可随时调整松紧（图 12–68）。

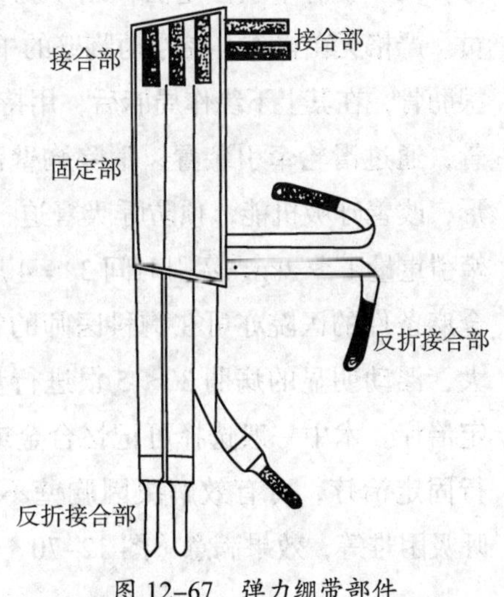

图 12–67　弹力绷带部件

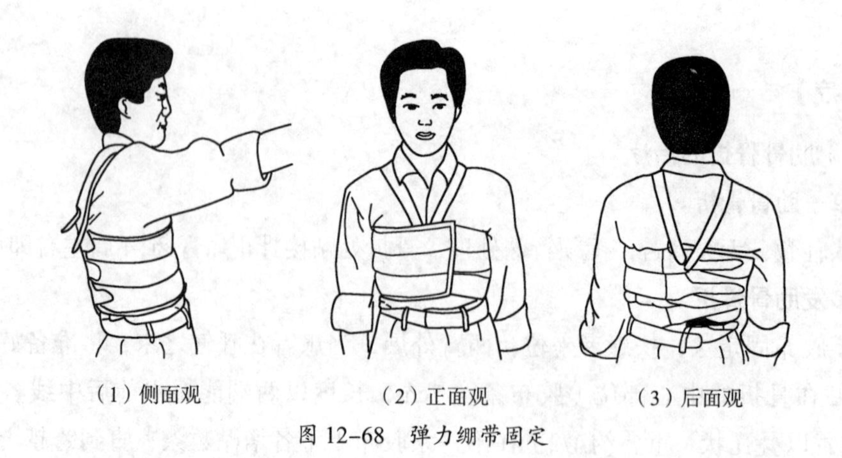

（1）侧面观 （2）正面观 （3）后面观

图 12-68 弹力绷带固定

附：弹力胸带制作方法

1. 固定部分（非弹力部分）可用双层布料（人造革也行，但要扎孔以利通风透气），长度以超过患者胸围一半为度（一般长 45 ～ 50cm，宽 20cm）。

2. 弹力部分采用 3 条弹力带（以市售松紧鞋口布代替），每条长 20 ～ 25cm，宽 6cm。

3. 接合部采用尼龙粘合带，长 15cm，宽 3cm。

4. 肩带 2 条长 45cm，宽 3cm。

为了使用方便，可变动尺寸，制作大小不同的型号。

3. 多发多段肋骨骨折

（1）衬垫胶布固定法：用于胸壁软化范围较小，凹陷畸形和症状表现轻微者。先于凹陷处衬垫上敷料，再用胶布固定。这样虽然骨折会出现畸形愈合，但对呼吸无大影响。

（2）肋骨牵引固定法：用于胸壁软化范围大，凹陷畸形严重，呼吸极度困难的伤员。严格无菌操作，在浮动胸壁的中央区，选择 1 ～ 2 根肋骨，在其上下缘作局麻后，用持巾钳夹住内陷的肋骨，通过滑轮牵引装置，消除胸壁浮动，矫正胸廓畸形，改善呼吸机能，预防呼吸窘迫、低氧血症的发生。牵引重量 1 ～ 2kg，牵引时间 3 ～ 4 周（图 12-69）。有全麻条件的医院亦可在胸科医师的帮助下，对移位较大、浮动明显的病肋 3 ～ 5 根进行切开、复位、内固定治疗。术中一般选择可记忆合金或 2.4mm 直型板进行固定治疗，可有效解决因胸壁不稳定导致的疼痛、呼吸困难等，效果满意（图 12-70、图 12-71）。

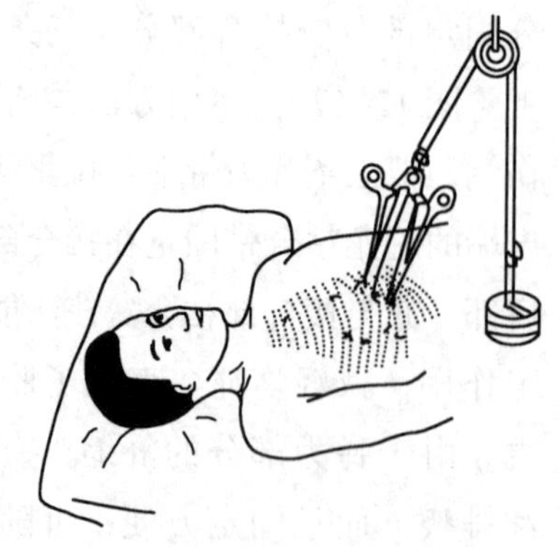

图 12-69 持巾钳作肋骨牵引

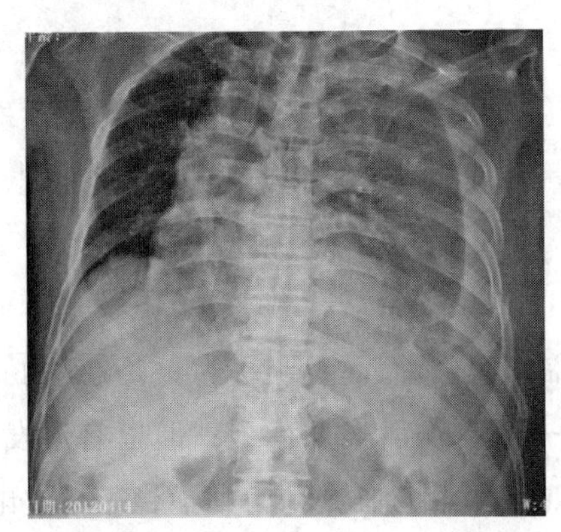

图 12-70　左侧多发骨骨折并气胸

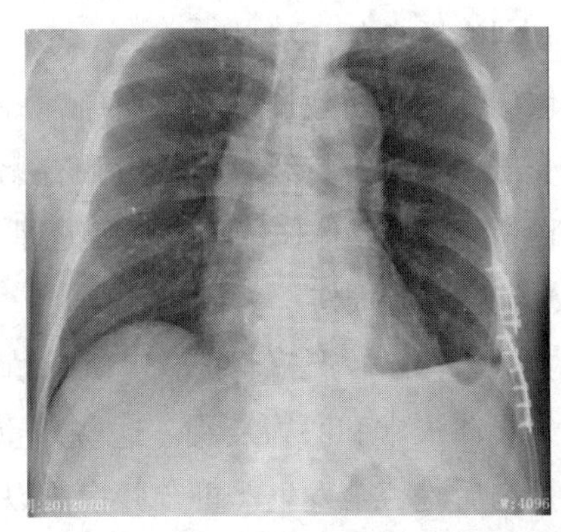

图 12-71　左侧第 6 ～ 8 肋骨骨折钢板固定术后

（二）合并症的治疗

1. 气胸

（1）闭合性气胸：积气量少，症状不明显者，不需特殊处理，卧床休息 2 周左右，积气会自行吸收。若积气量多，症状明显者，可在第 2 肋间锁骨中线处穿刺抽气，1 ～ 2 次后即可消失，如果抽气数小时后又有气体积存，临床症状不见好转，说明继续漏气，应做闭式引流。

（2）开放性气胸：先用油纱布和灭菌敷料密闭伤口，而后清创缝合及闭式引流，多数可以痊愈。少数患者合并胸内脏器严重损伤，可扩大伤口或另做剖胸切口进行探查处理。

（3）张力性气胸：随着胸腔内压力升高，症状严重而危及生命者，必须做紧急处理。先做穿刺减压，继做闭式引流。若是肺部较小的伤口漏气，多数在引流后 1 ～ 2 日内停止；倘若引流后漏气不止，检查肺扩张甚差或不复张，应注意有无支气管破裂的存在，及时做支气管镜检查明确诊断后请胸外科处理。

2. 血胸

少量血胸可自行吸收，不必胸穿抽吸。大量的血胸，应及时做胸腔穿刺，抽出积血，使肺及早膨胀。穿刺抽吸可每日 1 次，直到积血消失，每次抽吸不宜超过 1000mL。穿刺抽血后可注入青霉素 40 万～ 80 万单位，链霉素 0.5 ～ 1g。合并有气血胸者，应同时抽出胸腔积气。对感染性血胸，应及时做胸腔闭式引流，排除胸腔内积血，控制感染。对诊断为进行性血胸者，在抗休克治疗的同时，应考虑开胸探查，寻找结扎出血点。

3. 肺挫伤

治疗原则为：①及时处理合并伤，包括对肋骨骨折的固定及气血胸等的处理；②保持呼吸道通畅；③氧气吸入；④限制晶体液过量输入；⑤给予肾上腺皮质激素；⑥低氧血症使用机械通气支持；⑦改善微循环治疗。

4. 创伤性窒息

创伤性窒息所致出血点及瘀斑，一般于 2 ～ 3 周后自行吸收消退。患者预后取决于承受压力大小，持续时间长短和有无合并伤。一般患者在严密观察下对症处理，有合并伤者应针对具体伤情给予积极处理。

5. 钝性心脏损伤

主要为休息、严密监护、吸氧、镇痛等。临床特殊治疗主要针对可能致死的并发症，如心律失常和心力衰竭。这些严重并发症一般在伤后早期出现，但也有迟发者。心肌挫伤后是否会发生严重合并症难以预测，如果患者的血流动力学不稳定，心电图异常，或磷酸肌酸激酶及其同工酶、乳酸脱氢酶及其同工酶、心肌肌钙蛋白 I 或 T 等心肌标志物异常，应转入 ICU 监护治疗。

附 1：胸腔穿刺术

1. 操作步骤

（1）患者体位：取半卧位。

（2）穿刺部位：以抽气为目的，取患侧锁骨中线第 2 肋间处；以抽液为目的，取患侧腋中线与腋后线之间第 7、8 肋间处。以穿刺点为中心区，用碘酒、酒精消毒。

（3）术者戴好手套，铺无菌洞巾，用 0.5% ～ 1.0% 普鲁卡因 3 ～ 5mL，在穿刺点做逐层浸润麻醉，经肋骨上缘直达胸膜，边推药边进针，针头穿过胸膜时有落空感，抽到积气或积液后即可。但要注意进针方向，若在第 7、8 肋间抽血，穿刺针应垂直或稍向上方进入胸腔，不宜偏向下方或过低，以免穿过膈肌而损伤腹内脏器；若在左胸锁骨中线第 2 肋间抽气，应注意心界位置，以免损伤大血管。

（4）如以治疗为目的，则应采取内径较粗的穿刺针，针尾接胶管或三通管接头，从原穿刺点进入胸腔，刺入胸腔后改接大容量注射器，反复抽吸气体或液体，直到所需抽吸量为止。

（5）穿刺结束后，拔出穿刺针，用酒精棉球按压针眼片刻，用灭菌纱布敷盖，胶布固定。

2. 注意事项

（1）必须明确诊断，依靠胸部 X 线片，结合查体，确定病变部位，以防穿错。

（2）在抽吸过程中，防止空气进入胸腔，当术者脱掉注射器排出气体或液体时，助手需在脱管前用钳夹闭穿刺针尾部的胶管或闭合三通管。

（3）在抽吸过程中，要时刻注意患者的反应，如出现面色苍白、头晕出汗、脉搏细弱时，立即停止操作，拔出穿刺针，让患者静卧，一般经过短时间休息即可平稳。

（4）一般每次穿刺，抽液量不超过 1000mL。如积液较多，可根据病情每日或隔日再抽。

（5）严格进行无菌操作，以防造成人为胸膜腔感染。

（6）如为诊断目的，穿刺抽出的液体要立即送检，以免细胞破坏或标本遗弃（图12–72）。

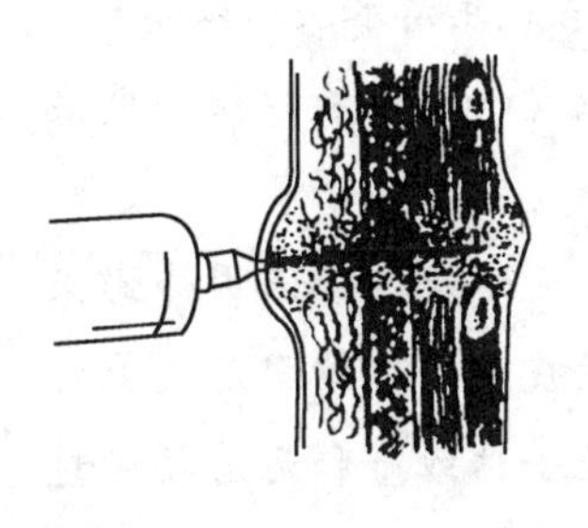
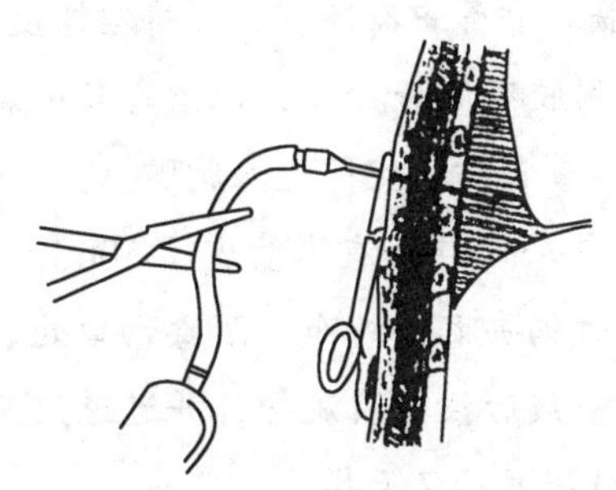
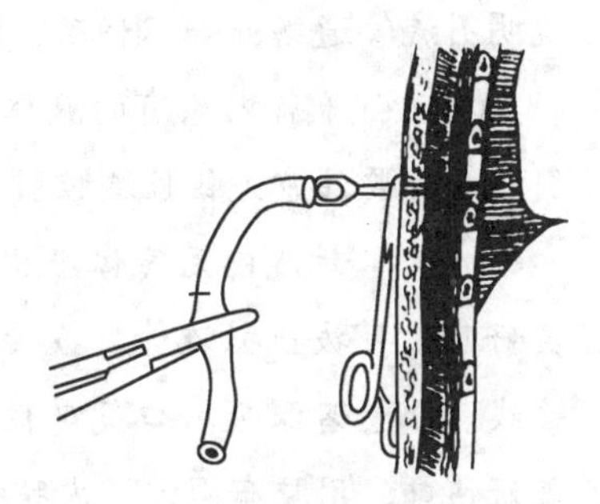

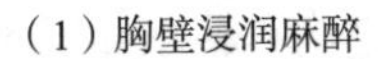
（1）胸壁浸润麻醉　（2）穿刺针插入胸膜腔抽液　（3）无注射器与胶管相连时即应钳夹胶管以防空气进入胸膜腔

图 12–72　胸膜腔穿刺术

附 2：胸腔闭式引流术

1. 操作步骤

（1）患者体位：半卧位。

（2）引流部位：以排气为目的，取患侧锁骨中线第 2 肋间处；以排液为目的，取患侧腋中线与腋后线 7、8 肋间处；排气排液双重目的，取患侧腋中线 4、5 肋间处。

（3）在需要的部位上，做常规碘酒、酒精消毒，铺无菌洞巾，用 1.0% 普鲁卡因 15 ～ 20mL 做局部浸润麻醉，直达胸膜。在肋骨上缘做一长 1 ～ 2cm 的切口，然后用止血钳沿切口与胸壁垂直方向分开胸壁肌肉直达胸腔内。此时可有气体或液体从胸腔内溢出，立即用另一血管钳将一根开有侧孔的备用胶管，经切口处插入胸腔内 4 ～ 5cm，确定插入胸腔内的深度合适后，缝合管口一侧皮肤切口，同时用缝线将引流管固定在切口边缘上，用无菌纱布包围，胶布固定。引流管远端连接在水封瓶的玻璃管上。

（4）水封瓶以大口瓶为宜，配好两孔橡皮塞，分别插入长短两根玻璃管，瓶内注入适量蒸馏水，使长玻璃管插入水平面以下 3 ～ 4cm，瓶外部分接胸腔引流管。如无大口水封瓶，可用输液瓶代替，去掉铝制瓶盖，保留橡皮塞，用酒精消毒后，用无菌止血钳或剪刀在橡皮塞中央穿孔，将一长玻璃管插入瓶内水平面下 3 ～ 4cm，外连胸腔引流管，在橡皮塞上再插入一粗针头作排气用，保持针头畅通（图 12–73）。

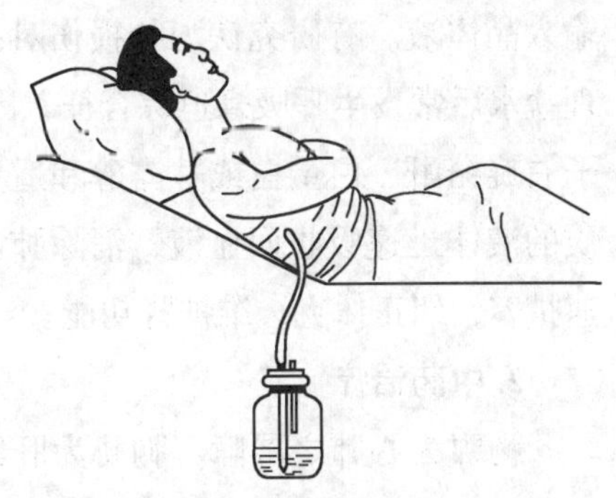

图 12–73　肋间闭式水封瓶引流

2. 注意事项

（1）胸腔闭式引流瓶一定要低于患者胸腔

30～45cm，可放在地上，也可悬吊在床边。

（2）要经常注意引流瓶内玻璃管水柱有否波动，水柱有波动并随呼吸上下移动，说明引流管通畅；如不移动，提示导管中有阻塞，可挤空橡皮管或用清水法加以排除。

（3）引流瓶内原有的液体用胶布做好标记，记录每日引流量和引流液性状，更换引流瓶时要注意先钳住胸腔引流管，防止空气进入胸腔。

（4）水封瓶内无气体溢出或每日引流液体量少于50mL，经X线检查证明肺膨胀良好时，可拔出引流管。拔管时揭去无菌纱布，消毒切口处的皮肤，剪掉固定胶管之缝线。让患者深吸一口气屏住，然后拔出引流管，并迅速用凡士林纱布和无菌敷料封盖好伤口，用胶布固定，皮肤缝线术后7天拆除。

（三）药物疗法

1. 西药治疗

（1）给氧：一般用面罩或鼻导管给氧，氧浓度不大于40%为宜，因长期高浓度吸氧可引起肺损害。若合并肺损伤，出现呼吸窘迫、低氧血症，可用同步呼吸机，施行加压通气，尽快改善通气功能，提高肺的顺应性，保持动脉血氧分压在7.3kPa（50mmHg）以上。

（2）封闭疗法：用1.0%普鲁卡因3～5mL，注射到骨折端及肋间神经周围，止痛效果满意，有利于患者深吸气、咳嗽和排除呼吸道的分泌物，并且可以减少并发症。

（3）抗生素的应用：常规用青霉素80万单位，链霉素0.5g，每日2次，肌内注射。若胸腔已有感染，可同时用红霉素1g，每日1次，随葡萄糖静脉滴入。

（4）激素的应用：连枷胸伤员多合并肺损伤，应及时用激素治疗，以大量、短程为治疗原则。临床常用地塞米松40～60mg一次静滴，或氢化泼尼松80～120mg每日一次静滴，视病情可连用2～3天。可减低肺血管阻力，保持血管内膜完整，减少肺组织水肿，减轻右心负担，促进动脉血氧分压回升。

（5）支持疗法：大量血胸或进行性血胸，应及时输血纠正休克，输液量每日控制在2000mL，同时配合利尿剂，以防发生肺水肿。液体输入应以胶体液为主，不宜单纯输入晶体液。有研究认为肺损伤对晶体液十分敏感，临床观察到连枷胸伤员在给予生理盐水后常发生呼吸窘迫综合征。因此用晶胶混合液比较合适，如5%碳酸氢钠、低分子右旋糖酐、白蛋白或甘露醇和适量晶体液组成混合液应用，可以把渗入肺泡、肺间质的液体迅速吸收回血液，消除肺水肿，改善肺功能，防治呼吸窘迫综合征，且可迅速扩容，纠正休克，维护肾功能。

2. 中药治疗

胸廓为心肺之屏障，胸胁为肝经之道路，胸腔为肺之分野，清阳之所在。肋骨骨折必伤气血，轻则离经之血阻滞经络，瘀于胸壁则引起肿胀疼痛，重则瘀积胸腔，侵占阳位，逼迫心肺，险象环生。临床根据气血瘀滞的部位和症状表现，进行辨证立法，选方用药。

（1）气血瘀滞胸壁：常见于一般肋骨骨折，临床表现为局部症状明显，全身症状较轻，治疗以局部为主，兼顾全身。宜活血理气，通经止痛，方用复元通气散加红花10g、赤芍12g、当归12g。若咳嗽吐痰，加川贝10g、瓜蒌15g；若痰液带血，加大小蓟各15g、茅根30g。

（2）气血瘀积胸腔：多为肋骨骨折并发气血胸。临床表现不但局部症状明显，而且全身症状突出，治疗当以全身症状为主而兼顾局部。若气血胸血量少者，治宜宣肺散瘀，顺气活血止痛，方用顺气活血汤加柴胡10g、黄芩10g、桔梗10g；血量多者，治宜活血祛瘀，宽胸理气，方用血府逐瘀汤；若瘀攻心肺，出现危症，应急服独参汤或逐瘀护心散。

（3）中后期病情稳定，治宜通经活络，接骨续筋，内服养血止痛丸或十全大补汤。

第八节　骨盆骨折

骨盆由骶骨、尾骨和两侧髋骨（髂骨、坐骨、耻骨）构成。后侧骶骨与两侧宽大的髂骨形成骶髂关节，其骨面接触大，韧带连结坚固，是保持骨盆稳定的主要结构；前面两侧耻骨组成耻骨联合，是个薄弱环节。整个骨盆形如漏斗，称为骨盆环。骨盆的周围附有众多肌肉，骨盆壁有丰富的血管和静脉丛，骨盆腔内有重要的脏器和组织（如膀胱、输尿管、神经、血管、生殖器等），因此严重的骨盆骨折脱位，多合并脏器损伤，而且出血量大，休克的发生率也很高。

骨盆位居脊柱和两下肢之间，是承上接下的桥梁，躯干的重力必须通过骨盆才能传导到下肢，而下肢的运动也必须通过骨盆才能改变躯干的位置和形态。骨盆的后方有两个负重弓，一是骶股弓，由两侧髋臼斜行向上通过髂骨增厚部到达骶髂关节与对侧相交而成，在站立位时支持体重（图12-74）；二是骶坐弓，由两侧坐骨结节向上经髋骨后部至骶髂关节与对侧相交而成，在坐位时支持体重（图12-75）。前方上下各有

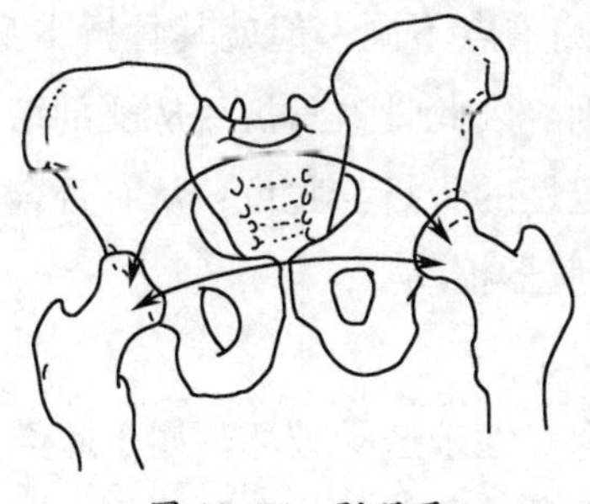
图12-74　骶股弓

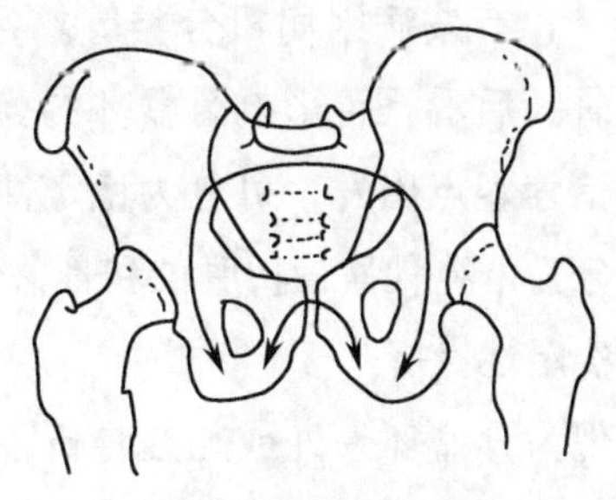
图12-75　骶坐弓

一个束弓，上束弓约束骶股弓，下束弓约束骶坐弓。这两个束弓也叫副弓，其作用是防止骨盆向两侧分开，但主弓有骨折时，副弓大多同时骨折。严重的骨盆骨折脱位，若复位不良，畸形愈合，常影响行走步态和负重功能，在育龄妇女还会影响分娩。因此，对骨盆骨折患者应仔细检查，全面诊断，其治疗重点是纠正休克，整复畸形，以恢复骨盆环的完整。

【病因与分类】

（一）病因

引起骨盆骨折的原因有直接暴力、间接暴力和混合暴力。

1. 直接暴力

常见以下情况：髂骨、骶骨、耻骨联合部等骨突出部位，容易遭受打击、碰撞而发生骨折；无防备的情况下猛然坐地，可引起尾椎骨折；枪弹、弹片等火器伤则造成开放性骨盆骨折，常合并脏器损伤。

2. 间接暴力

多见于运动创伤，急骤跑跳，肌肉猛烈收缩，常引起肌肉起止部的撕脱骨折。如缝匠肌强烈收缩可引起髂前上棘撕脱骨折；股二头肌强烈收缩可引起坐骨结节撕脱骨折；股直肌强烈收缩可引起髂前下棘撕脱骨折。

3. 混合暴力

系指骨盆骨折或骨折脱位，是由直接暴力和间接暴力共同作用的结果。其损伤方式以骨盆前后方或侧方受到强大暴力的挤压为多见，如房屋倒塌、交通事故、矿井塌方等均属此类损伤。骨折脱位不但发生在受力部位，而且暴力沿骨盆环传导也可发生在非受力部位。这类损伤常使骨盆的完整性和连续性遭到破坏。如果骶髂关节韧带断裂或伴有髂翼和骶骨骨折，在脱位和骨折存在的情况下，由于腰肌和腹肌的牵拉，伤侧半骨盆可向后上方移位，加上髂翼骨折后呈现内翻或外翻使骨盆发生不同程度的变形。同时由于骨盆壁损伤严重，常伴有休克和盆腔内的脏器损伤。

（二）分类

骨盆骨折的分类方法较多，有按解剖部位分类，有按放射线学分类，有按严重程度分类，也有按病因病机分类等。各种分类虽然侧重点不同，但就其骨折本身来说，大都以骨折后看是否影响骨盆环的稳定来作为准则。因此骨盆骨折后从解剖结构的稳定性及治疗观点出发，可分为稳定性骨折和不稳定性的骨折与脱位；从有否合并伤来分，又分为单纯骨盆骨折脱位和骨盆骨折脱位合并脏器损伤。

1. 稳定性骨折

表现为骨盆环一处或几处骨折，但骨盆环的稳定性未遭受破坏。属于此类骨折的有：前环耻骨支或坐骨支骨折；髂前上、下棘，坐骨结节等处的撕脱骨折；髂骨、骶骨裂纹骨折；尾骨骨折（该骨折虽然不影响骨盆环的稳定，其骨折本身应属不稳定型）等。

2. 不稳定性骨折与脱位

表现为骨盆环两处以上或前环和后环联合损伤，并发生移位和脱位使骨盆的稳定性遭受破坏。按其受伤机制又可分为压缩型（侧方受到挤压）、分离型（前后受到挤压）和中间型。前两型多合并骶髂关节脱位、髂骨后部骨折及骶孔直线骨折使骨盆旋转变位。临床常见以下表现形式：

（1）一侧耻骨上下支骨折合并耻骨联合分离（图12–76）。

（2）一侧耻骨上下支骨折合并同侧骶髂关节脱位（图12–77）。

（3）髂骨翼骨折合并耻骨联合分离（图12–78）。

（4）单侧骶髂关节脱位合并耻骨联合分离（图12–79）。

（5）双侧耻骨上下支骨折合并髂骨翼骨折或骶髂关节脱位（图12–80）。

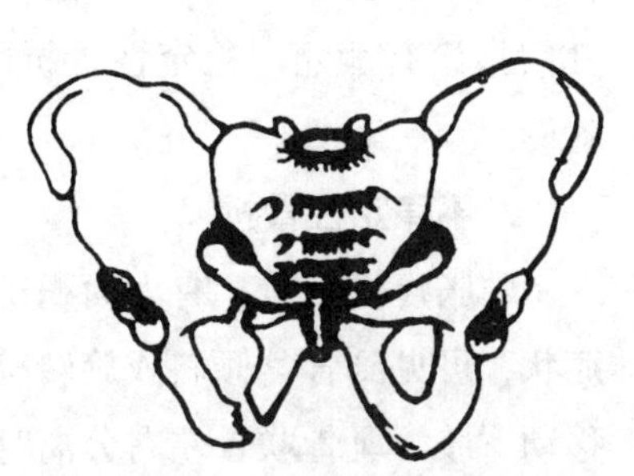

图12–76　一侧耻骨上下支骨折合并耻骨联合分离

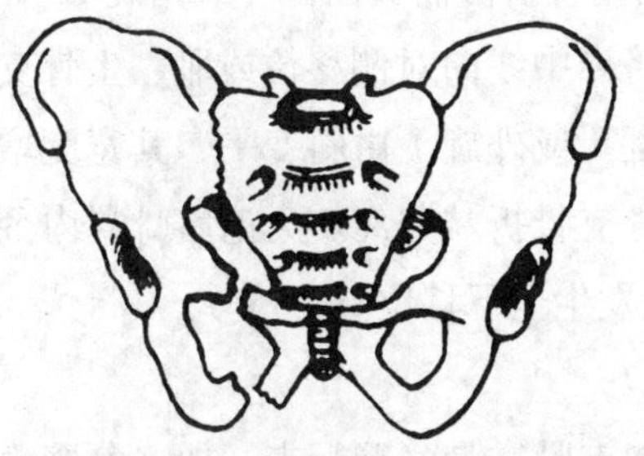

图12–77　一侧耻骨上下支骨折合并同侧骶髂关节脱位

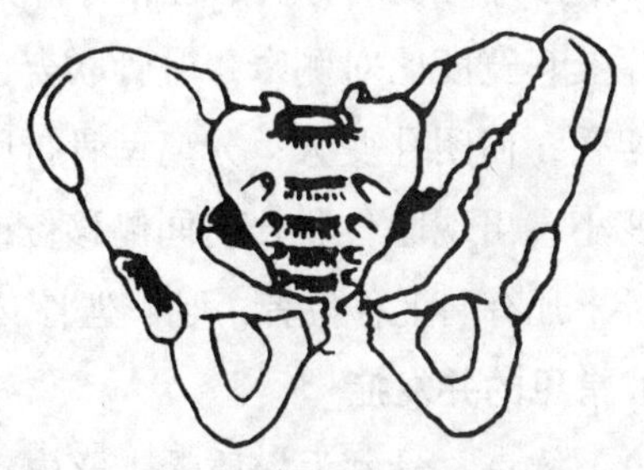

图12–78　髂骨翼骨折合并耻骨联合分离

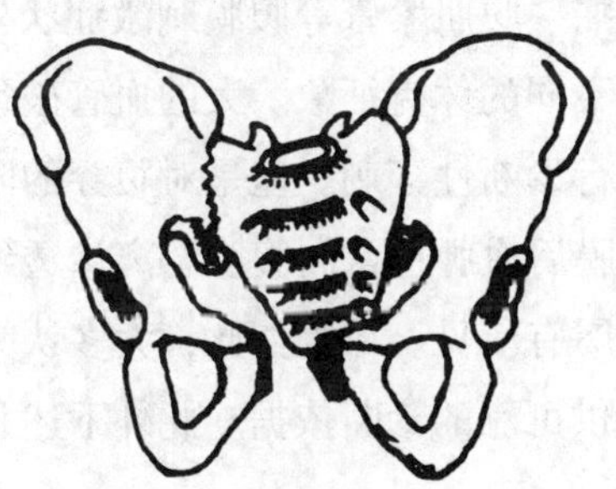

图12–79　单侧骶髂关节脱位合并耻骨联合分离

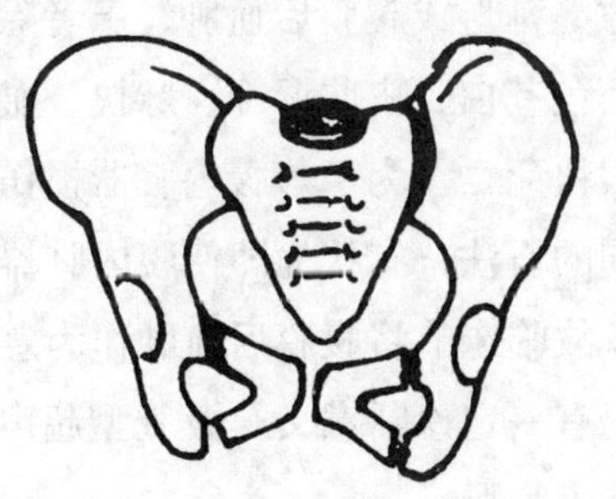

图12–80　双侧耻骨上下支骨折合并髂骨翼骨折或骶髂关节脱位

【症状与诊断】

（一）症状

1. 稳定性骨折

受伤部位肿胀疼痛，压痛明显，或有皮肤擦伤和皮下瘀斑，全身症状轻微，无畸形表现。若是髂前上下棘骨折，大腿后伸疼痛加重；若是坐骨结节撕脱骨折，屈髋屈膝时疼痛加重，局部可触及活动的骨折块。尾骨骨折坐时疼痛加重，尾椎处压痛明显，肛门指诊有触痛。稳定性骨折因负重弓完整，患者一般可以下床活动，多数能自行就诊。

2. 不稳定性骨折

肿胀疼痛较重，有大面积皮下瘀斑，甚至波及阴囊、腹股沟和臀部，多出现全身症状，可见到骨盆倾斜或旋转畸形。患者多不能起坐、站立，甚至不能在床上翻身和移动下肢。耻骨联合左右分离时，可触及耻骨联合处的间隙增宽；骶髂关节向后上方移位者，局部高突压痛明显，两下肢不等长；髂骨翼内翻损伤，伤侧脐棘距缩短（髂前上棘至肚脐的距离），髂骨翼外翻损伤，脐棘距增大而长于对侧。做骨盆挤压或分离试验疼痛加剧，但对于严重骨盆骨折合并内脏损伤患者该试验不宜应用。

X 线摄片可明确骨折部位和骨折类型。压缩型骨折因髂翼内翻（或内旋），在正位 X 线片上其宽度比对侧窄，耻骨联合也往往被挤离中线向对侧移位或耻、坐骨支骨折发生架叠，而闭孔变大；分离型骨折因髂翼外翻（或外旋）由斜变平，其宽度增加而闭孔变小，出现耻骨联合向同侧移位或耻、坐骨支骨折端分离。无论髂骨翼内翻或外翻骨折，凡有向上移位者，耻、坐骨支骨折均能发生上下移位。

3. 常见的并发症

（1）休克：骨盆为松质骨，髂内动静脉的壁支紧靠骨盆壁行走，加之盆壁静脉丛多而又无瓣膜阻挡，严重的骨盆骨折常有大量出血。出血量大可沿腹膜后疏松结缔组织间隙蔓延形成腹膜后血肿，患者除有腹胀、腹痛、腹肌紧张等腹膜刺激症状外，还表现面色苍白、皮肤湿冷、脉快、血压低等程度不同的休克征象。大的血管破裂，患者会很快死亡。为了与腹内脏器损伤鉴别，需进行诊断性穿刺。但是对腹穿的阳性率有不同的看法，有认为即使腹内脏器无损伤，腹膜后血肿也常向腹腔游离渗透致穿刺阳性，故临床上将腹膜后血肿作为急腹症探查者屡有所见。尽管如此，大多认为腹腔穿刺仍有一定诊断意义。做 B 型超声检查常能提供可靠的诊断依据。此外下述几点有助于临床鉴别。

1）腹膜后血肿的叩诊浊音区，不因体位改变而移动，肝浊音区不变，听诊时肠鸣音在伤侧可减弱或消失；而腹腔脏器损伤之出血，可出现移动性浊音，胃肠穿孔者并有肝浊音区消失。

2）单纯的腹膜后血肿引起的腹肌紧张和压痛，越近后腰部越明显，越近前腹部越轻微，且多局限于伤侧及下腹部。腹肌紧张程度于深吸气时检查常可减轻。腹腔内脏器损伤则可引起全腹肌紧张和压痛，肌紧张程度较重，有时可呈“板状腹”，腹式呼吸常减弱或消失。

3）于腹膜后间隙注射0.25%奴夫卡因150～200mL，如系腹膜后血肿引起的假性腹膜刺激症状，注射后可大为减轻或消失，如是腹腔脏器损伤引起的腹部症状，则注射后无效。

（2）尿道损伤：为骨盆前环骨折常见的并发症，且多见于男性。临床表现为小腹部膨隆，不能自动排尿，尿道口滴血或有血迹，完全断裂常致导尿失败。肛门指诊：前列腺移位，会阴部有血肿。尿外渗与损伤部位有关，后尿道损伤，外渗尿液局限在膀胱周围；尿道球部断裂时外渗尿液可蔓延至会阴、阴囊、阴茎和前腹壁。外渗尿液容易引起组织坏死和感染。临床以后尿道损伤为多见。

（3）膀胱损伤：骨盆骨折时，若膀胱处于充盈状态最容易受伤，因为在骨折的刹那间，充盈的膀胱胀大，壁变薄，移动性小，或受到挤压或被骨折茬刺伤，都会引起破裂。因挤压损伤者，破裂口常很大；骨槎刺伤者，破裂口较小。若破口位于腹膜外，尿液则积于膀胱前壁周围，可见到少腹饱满，压痛明显，无腹膜刺激征，患者有时可排出少量血尿；若是腹膜内破裂，因尿液迅速流入腹腔，引起腹膜炎则出现腹痛、恶心、呕吐、腹肌紧张等腹膜刺激症状，因膀胱空虚，不能排出尿液。

（4）神经损伤：合并神经损伤较为少见，因此一旦神经损伤则容易忽略而漏诊。错位严重的骨折脱位，可见坐骨神经和股神经损伤，临床表现为下肢肌力减弱，功能障碍，感觉迟钝或消失，皮温低，肌肉萎缩等。

（二）诊断

依据病史、临床症状和体征，结合物理和化验检查，可以做出诊断。

【治疗】

（一）骨盆骨折的治疗

1. 稳定性骨折

（1）单纯前环耻骨支、坐骨支骨折：不论单侧或双侧，除个别骨折块游离突出于会阴部皮下，需手法推挤到原位，以免畸形愈合影响坐骑之外，一般不需手法整复。卧床休息，对症服药，3～4周即可下床活动。

（2）撕脱性骨折：一般移位不大，卧床休息，改变体位以松弛有关骨折块附着的肌肉，减少其对骨折块的牵拉，有利于骨折块的稳定和愈合。如髂前上、下棘骨折，将膝髋关节限制在屈曲位；坐骨结节骨折，将患侧下肢限制于伸髋屈膝位，4～6周下床功能锻炼。

（3）尾椎骨折：患者取侧卧位，术者戴手套，涂上润滑剂，将示指缓缓伸入肛门，抠住前移的骨折块，拇指在外抵住骶骨，两指同时用力，使骨折块恢复原位。无论能否保持对位，也应鼓励患者及早下床锻炼，预防局部组织粘连挛缩。实践证明，这样做多不遗留日后疼痛。少数患者遗留疼痛者，可行尾椎切除术。对有生育任务的年轻女性患者及对疼痛异常敏感者及强烈要求手术固定者，亦可考虑早期行切开、复位、内固定治疗，方法是沿尾椎纵向切开，在尾椎两侧边缘皮质最厚实的地方分别放置 2.4mm 的直型钉板系统固定，可很快止痛，恢复正常工作及生活，一般预后良好（图 12–81）。

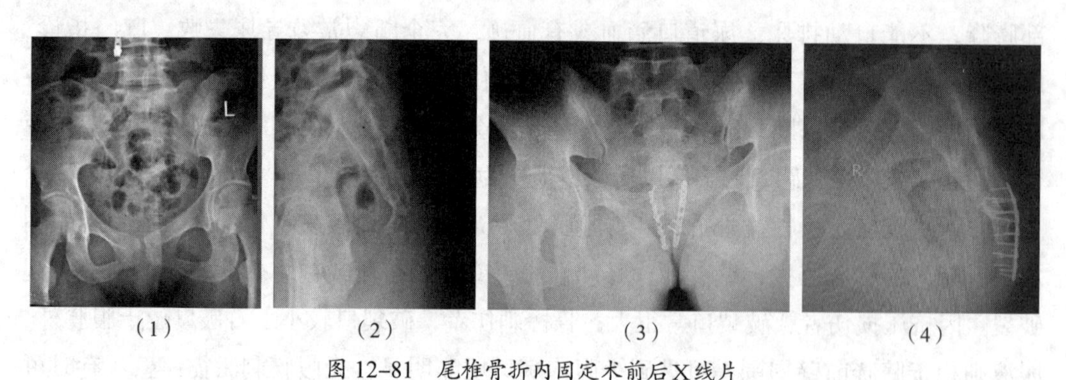

（1）（2）（3）（4）

图 12–81 尾椎骨折内固定术前后X线片

2. 不稳定性骨折

对不稳定性骨折的治疗，关键在于整复骶髂关节脱位和骨盆骨折的变位，最大限度地恢复骨盆环的原状。治疗方法应根据骨折脱位的不同类型，采取相应手法，配合单向或双向牵引，或用外固定架、石膏短裤、沙袋垫挤等综合措施来保持复位后的稳定和愈合。若对位不良，畸形愈合，轻则遗留局部疼痛，重则跛行，伤侧下肢缩短而影响负重和劳动。因此对骨盆骨折脱位必须进行良好的复位。

（1）单纯耻骨联合左右分离：分离较轻者用侧方对挤法使之复位，复位后于两髂翼外侧放置沙袋保持固定即可。分离较宽者，用上法复位后再用布兜悬吊以维持对位，或用环形胶布加多头带均可获得满意复位（图 12–82）。

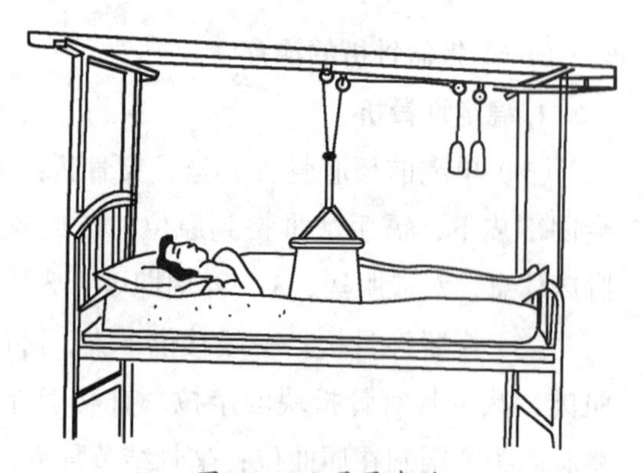

图 12–82 悬吊牵引

（2）骶髂关节脱位合并附近髂翼骨折或骶骨骨折：半侧骨盆向上移位而无髂翼内翻或外翻变位者，用纵向牵拉，术者向远侧推使骶髂关节复位，并配合同侧大重量牵引维持。治疗步骤：①先行伤侧股骨髁上牵引，备好牵引装置；②水平位纵向牵拉复位：助手 4 人，健侧两助手一人持踝，一人用布袋经健侧会阴部兜住坐骨向头侧牵拉；患侧两助手一人握踝，一人固定两腋窝；术者站立患侧，两掌相叠按住髂嵴。在术者统一指令下，各助手徐徐用力对抗牵拉，术者用力推髂嵴向下使之复位。③保持对位，挂上牵引装置，重量 10 ～ 15kg，一般不会出现过牵。维持牵引不得少于 8 周，重量不足或减重早是再脱位的主要原因（图 12-83）。

（3）骶髂关节脱位并髂翼骨折外翻变位（分离型）：复位步骤同上，唯术者注意在各助手相对牵拉的同时，双掌从髂翼的外上方向内下方推挤，使之复位。若有残留移位者，再给予侧方对挤，使折面对合更加严密。为保持复位后稳定，需配合骨盆悬吊牵引，因为单纯下肢牵引，会加重髂翼外翻变位，只有双向牵引，方能保持复位后的稳定（图 12-84、图 12-85）。

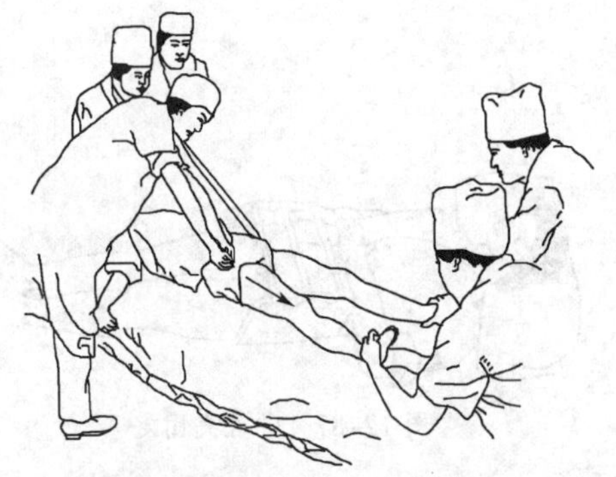

图 12-83　耻骨联合分离、半侧骨盆上移无髂翼内外翻变位的整复方法

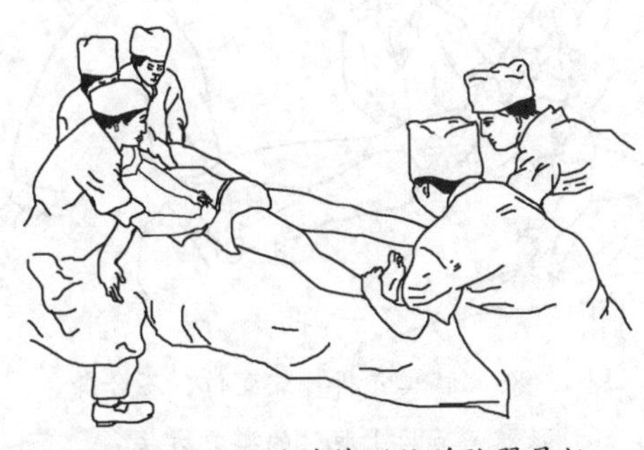

图 12-84　骶髂关节脱位并髂翼骨折外翻变位的整复方法

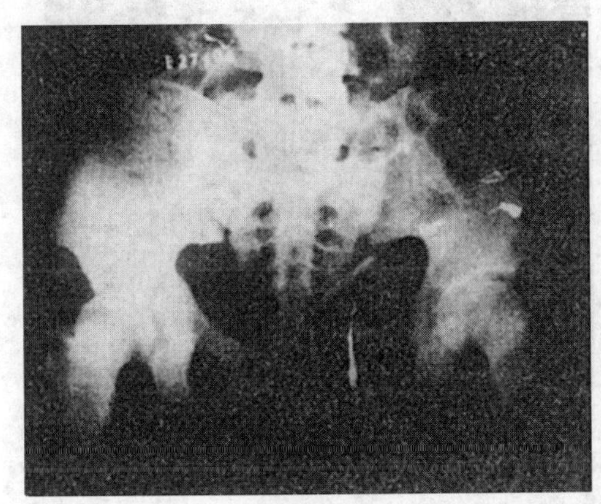

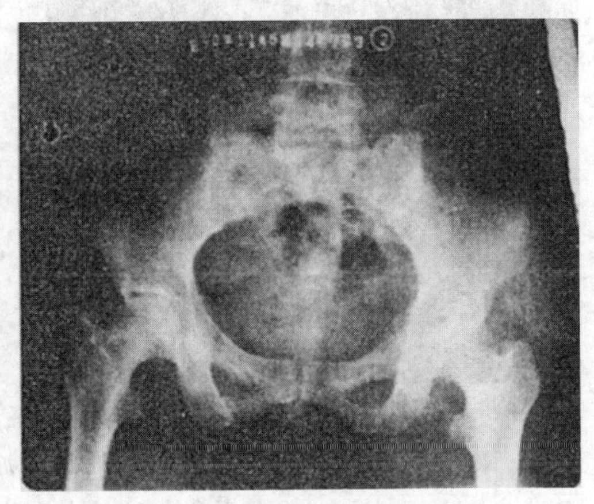

图 12-85　双侧耻骨骨折并左侧髂骨翼外翻变位整复（压缩分离型）治疗前后的 X 线片

（4）骶髂关节脱位并髂翼骨折内翻变位（压缩型）：复位步骤同上，唯术者在各助手相对牵拉的同时，用手掌自患侧髂骨翼的前内方向外下方推压使之复位，挂上同侧下肢牵引装置。该型骨折不宜悬吊，因骨盆悬吊会挤压伤侧髂翼内翻，单向下肢牵引，其力量通过髋关节牵拉，不但能防止骶髂关节再脱位，而且能使髂翼自然外翻，有利

于纠正髂翼内翻变位。

（5）髂翼骨折外翻变位并耻骨联合左右分离，骶髂关节无后上脱位：可用骨盆夹架固定。先将每侧两根斯氏针插入髂骨翼，用手法复位后，在腹前以框架连接，调节框架连杆之长短及位置，可起到固定作用。变位较轻者，手法复位后单用骨盆夹固定，骨盆夹用宽、长略大于髂骨之木板，内衬以厚垫，后方用帆布连接两侧木板，前方用弹性带结扎调节松紧，亦可起到牢固的固定作用（图 12–86、图 12–87）。

（6）陈旧性骨盆骨折并骶髂关节脱位：时间在 1 个月之内者，用手法复位和大重量牵引维持，能够使严重的骨盆畸形得到部分或大部分纠正，亦可在两髂前上棘处穿上斯氏针，使之成半环，系绳做交叉悬吊牵引（图 12–88）。

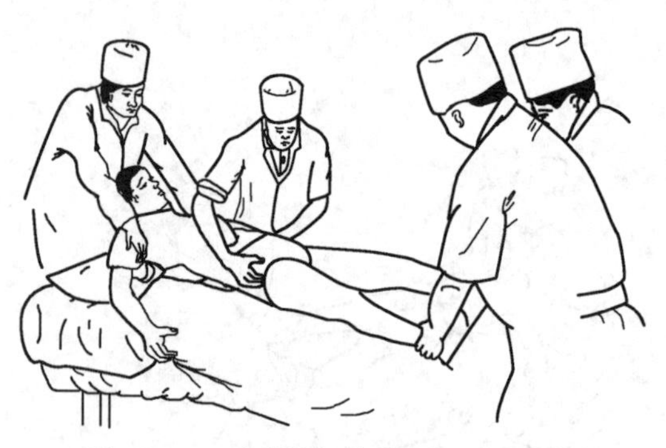

图 12–86　髂翼骨折外翻变位，不合并骶髂关节后上脱位的整复方法

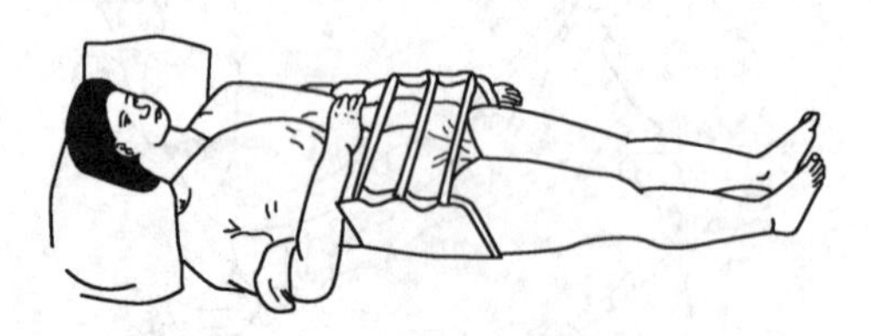

图 12–87　骨盆夹固定

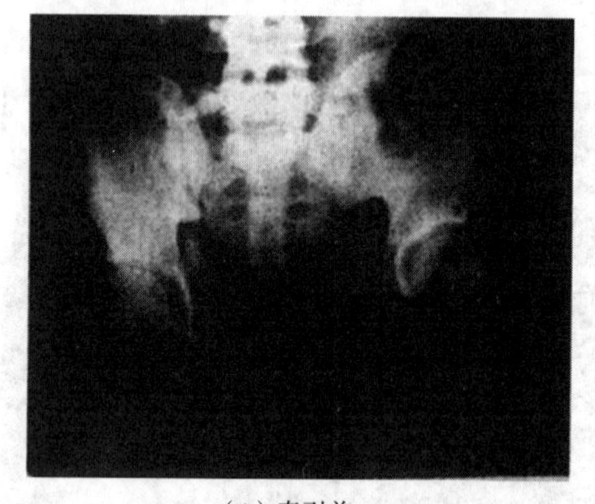

（1）牵引前

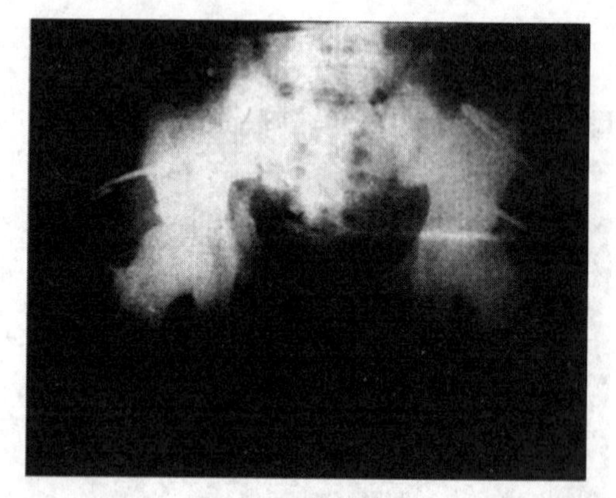

（2）牵引后

图 12–88　陈旧分离型骨盆骨折已 35 天，两侧髂前上棘贯穿斯氏针交叉悬吊牵引治疗前后的 X 线片

（二）合并症的治疗

1. 出血性休克

骨盆骨折并发出血性休克，是早期致死的主要原因，快速及时地补充血容量以纠正休克，是治疗骨盆骨折的首要措施。若血源一时不济，可用双管道输入生理盐水或

血浆代用品，继而补充全血，直到血压回升，输血量常需 2000 ～ 3000mL。休克纠正前不宜搬动患者，待病情稳定后，方可处理骨折。对腹膜后血肿，一般不主张手术治疗，实在需要剖腹探查者，一定要备足血源，谨慎从事，否则会因剖腹后腹腔内压力减低而加重出血，以致患者死于手术台上。对个别患者抗休克无效而又无其他部位出血时，可能为盆腔大血管损伤，可考虑探查结扎髂内动脉，但往往难以奏效。

2. 尿道及膀胱损伤

（1）尿道损伤：宜先试插导尿管，导尿成功，将尿管留置 2 ～ 3 周，以待损伤处修复愈合。在此期间要注意保持尿道口周围的清洁卫生，不可更换尿管以防再插失败。如果试插不成功，可在导尿管内套上软性钨丝再行试插，且不可用金属导尿管强行插入，以免造成假性尿道而加重损伤。若导尿失败，在病情许可的情况下，做耻骨上膀胱造瘘术及尿道会师术。凡尿道损伤患者，日后会因瘢痕形成而引起尿道狭窄，需定期做尿道扩张术。

（2）膀胱损伤：应行手术探查修补同时做耻骨上膀胱造瘘术。

3. 神经损伤

病情许可，早期手法复位固定，有利于神经功能的恢复。其间内服神经营养剂，如维生素 B1、维生素 B12、谷维素等。针灸：坐骨神经损伤，针环跳、委中、承山、三阴交；股神经损伤，针阴廉、冲门、风市、伏兔、足三里等穴。骨盆骨折脱位引起的神经损伤，多为挫伤、牵拉伤或挤压伤，很少完全断裂，一般经上述治疗可以完全恢复。

（三）中药治疗

1. 早期

（1）血瘀局部肿疼较轻者，治宜活血消肿，理气止痛，内服活血灵汤，皮肤完好者可外贴接骨止痛膏药。肿疼重者内服桃红四物汤、解毒饮或少腹逐瘀汤。

（2）血瘀腹膜后出现腹部胀满、大便秘结、全身发热而无血脱者，治宜祛瘀活血、通便消胀，内服血府逐瘀汤，加大黄 12g、芒硝 20g。

（3）流血过多，脉微体虚，四肢厥逆者，治宜回阳救逆，急服独参汤或参附汤；病情稳定体质仍虚弱者，服八珍汤或圣愈汤以双补气血。

（4）尿道和膀胱损伤者，手术修补后治宜清热解毒、活血利尿，内服仙复汤，加车前草 30g、大青叶 30g、金钱草 30g。

2. 中后期

患者基本情况好转，骨位稳定，疼痛减轻，肿胀消退，治宜舒筋活络、益气养血、壮肾补骨，先后内服三七接骨丸、养血止痛丸、加味益气丸、壮腰健肾丸或十全大补丸。神经损伤出现肌肉萎缩、肢体发凉者，内服麻桂温经汤或黄芪桂枝五物汤，加羌活 10g、防风 10g、细辛 6g、僵蚕 8g。

第九节 髋臼骨折

髋骨由髂骨、坐骨、耻骨 3 部分组成，其外侧面形成一个大而深的窝称为髋臼，向前、下、外倾斜，任何原因造成髋臼骨质完整性及连续性的中断称为髋臼骨折。髋臼是一个复杂的几何学结构，由 6 个主要部分组成：前柱、后柱、前壁、后壁、髋臼顶和内侧壁。该结构覆盖了股骨头约 170°，将近半个球体。前柱和后柱是髋臼的主要支撑，它们把髋臼与骨盆剩余部分连接起来，并提供结构支持。

髋臼骨折往往伴随着骨盆骨折存在，所以和骨盆骨折早期的治疗一样，重在抢救生命，稳定体征；其最终的治疗重点在于解剖复位，恢复关节功能。和所有的关节内骨折一样，解剖复位，坚强而可以承受早期功能康复训练的固定是必须的。但不同于其他骨折治疗的是：除了部分臼壁的骨折可在直视完成复位和固定以外，多数情况下，髋臼骨折的复位应用更多的是间接复位技术，即利用各骨块间精确的拼接来完成臼内关节面的精确复位，而不是在直视下完成。

【病因与分类】

（一）病因

与引起骨盆骨折的原因相类似，有直接暴力、间接暴力和混合暴力。其中以间接暴力即外力作用于股骨头撞击髋臼引起髋臼骨折为多见。且暴力损伤的类型与股骨头受伤时在髋臼内部的位置密切相关，正是由于股骨头在受伤瞬间位置的不同导致了髋臼骨折类型的多样性。

1. 直接暴力

类似于导致骨盆骨折的情况，所不同的是骨折线波及髋臼，造成髋臼骨折。

2. 间接暴力

更多见，高空坠落及交通事故是目前临床上常见的造成髋臼骨折的原因，暴力沿肢体向上传导，导致髋臼骨折，由于受伤时每个人肢体所处的位置、受伤的角度、力量的大小等不同，导致了不同类型的髋臼骨折。比如说在下肢旋转中立位时，常导致髋臼前柱伴后半横行骨折；股骨头外旋时，髋臼前部受累导致前方的骨折类型；股骨头内旋时，多见于横行伴后壁或后柱骨折；股骨头外展时，容易出现髋臼内下部分的骨折；股骨头外展时，容易出现髋臼内下部分骨折；而股骨头内收时，则出现外上部分的骨折；髋关节伸直时则容易引起经髋臼窝的横行骨折等。

3. 混合暴力

是前二者共同作用的结果。因髋臼骨折是高能量损伤，往往会伴有其他组织结构损伤的风险。比如髋臼骨折发生时，暴力多沿屈曲的膝关节传导至髋臼，因此髌骨骨折及后交叉韧带的损伤也较为常见且容易漏诊。近年来由于汽车先进的乘客保护装置，如气囊等的使用，暴力可传递到足及伸直的膝关节从而增加相关足踝的损伤，同样也增加了膝关节周围骨折的发生率。临床医生应当详细询问受伤经过，认真分析受伤原理，仔细体检并合理应用影像学检查，避免漏诊和误诊。

（二）分类

髋臼骨折的分型系统中，最著名的有 Letournel–Judet 分型和 AO 分型两大系统，二者各有特点，且互相补充。Letournel–Judet 分型为简单或单一骨折和复杂或联合骨折两大类，其中简单骨折包括：后壁骨折、后柱骨折、前壁骨折、前柱骨折和横形骨折；复杂骨折分为：T 形骨折、后壁加后柱骨折、后壁加横形骨折、前柱或前壁加横行骨折、前柱或前壁加后半横形骨折、双柱骨折等；AO/OTA 综合分型是基于解剖的 Letournel–Judet 分型的重新调整。 A 型骨折是指髋臼关节面的边缘骨折或者撕脱性骨折；B 型骨折指部分关节骨折；C 型骨折累及整个关节。每组内都是由简单骨折进展到复杂骨折（图 12–89）。

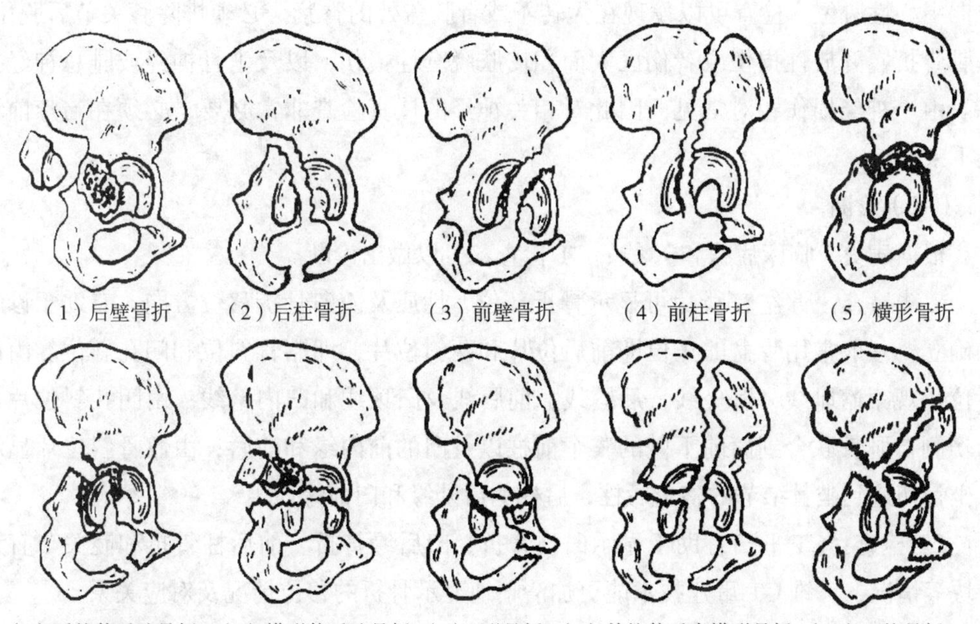

（1）后壁骨折　（2）后柱骨折　（3）前壁骨折　（4）前柱骨折　（5）横形骨折

（6）后柱伴后壁骨折　（7）横形伴后壁骨折　（8）T形骨折　（9）前柱伴后半横形骨折　（10）双柱骨折

图 12–89　髋臼骨折

另一种分型方法是根据骨折移位方向分型，这些焦点问题常影响到治疗的决策过程。比如所有的后壁骨折，不论什么类型，均具有相同的特点，常由暴力撞击弯曲的膝关节引起；因此，常伴随膝关节其他结构损伤。而后壁复杂骨折时常伴有髋关节后脱位。这种情况下闭合复位后仍然会存在髋关节不稳定。因此，髋臼后部骨折（后壁、后柱、横形或 T 形伴后壁骨折移位）常需要切开复位内固定来重建髋关节的稳定性。

同时，伴随髋关节后脱位的损伤将严重影响髋臼骨折的预后，因为这种损伤伴随出现的股骨头坏死和坐骨神经损伤的概率均明显升高。

骨折移位方向对于手术入路十分关键。比如，横行的骨折可能向前或者向后方旋转移位；T形骨折可能出现一侧柱移位（前柱或后柱），而另一侧柱未移位。外科手术医师必须明确了解这些信息以选择最佳手术入路方案。

【症状与诊断】

（一）症状

1. 杆稳定性髋臼骨折少见，仅见于髋臼的裂纹骨折，髋关节疼痛或轻微疼痛，畸形不明显，部分患者伤后尚可行走，多于次日或数天后诉伤髋疼痛、活动受限。

2. 杆髋臼移位性骨折：可见于各型骨折，伤髋疼痛、肿胀，伴有骨盆环的断裂时失血较多，可造成生命体征不稳定，严重者可伴有休克，骨盆挤压及分离试验阳性，伤髋疼痛剧烈，局部肿胀。伤肢的位置往往提示脱位类型：内旋后脱位、外旋前脱位或向中心性脱位。检查可以发现在大转子或者膝盖处的青紫。必须排除膝关节后脱位、髌骨骨折、开放性损伤或者伤区大面积皮肤脱套性损伤，以及坐骨神经或腓总神经损伤。由于神经损伤相对常见，因此对相关神经的认真检查非常必要，必须在治疗前记录下来。

（二）诊断

根据病史、临床症状和X线、CT检查，可以做出诊断。

X线检查：骨盆X线片可显示骨折部位、性质及髋臼骨折移位方向，有助于诊断的确立。一般常用骨盆的正位即前后位片和两斜位片，即髂骨斜位和闭孔斜位。由前后位片观察髂耻线，髂坐线，后唇线，前唇线及臼顶线和臼内壁线；由闭孔斜位片显示伤侧自耻骨联合到髂前下棘的整个前柱以及臼的前内缘和前唇；由髂骨斜位片显示从坐骨切迹到坐骨结节的整个后柱，后柱的后外缘和臼前缘。

CT检查：CT平扫有助于显示臼顶骨折、臼后缘骨折、前后柱骨折和髋关节有无骨块等情况，三维CT重建技术能更加清晰地显示骨折的移位情况及对应关系。

3D打印技术：3D打印技术可更加直观地呈现出各骨折块间的对应关系及骨折移位情况。目前，临床上多用于复杂的髋臼骨折或陈旧髋臼骨折的治疗。可在模型上依据患者具体情况设计个性化的手术治疗方案，并在模型上提前将内固定钢板进行预弯或单独设计更加个性化的固定钢板。尤其对陈旧性骨折畸形愈合的病例，更可以在模型上设计截骨线路、矫正角度、复位方式等做出预判，有着传统的影像技术无可比拟的优势。

Letournel–Judet分型

（1）后壁骨折（fracture of posterior wall）：系髋臼后壁或后缘的大块骨折，包括关节软骨，但不涉及后柱盆面的骨皮质，有时骨折向上延伸及臼顶区骨折块向后上移位，股骨头向后脱位，其与髋关节后脱位加臼后缘骨折，除骨折块有大小之分外，与后脱位基本相同。正位X线片示后唇线中断移位，闭孔斜位，显示骨折块。

（2）后柱骨折（fracture of posterior colum）：骨折线由后柱经臼底弯向下方，后柱比较坚实，引起骨折的暴力较大，故常伴有同侧耻骨下支或坐骨下支骨折，骨折块向内向上移位，股骨头呈中心移位，至坐骨大孔变小，有时可损伤坐骨神经，在X线片上髂坐线中断。闭孔斜位示闭孔环和后唇线断离，髂骨斜位示后柱在坐骨大切迹处骨折。

（3）前壁骨折（fracture of anterior wall）：臼的前壁或前缘骨折，骨折线由髂前下棘分离向下通过髋臼窝，但不涉及前柱盆面骨皮质，常有股骨头向前下脱位。正位X线片见臼前唇线和髂耻线中断但闭孔环无骨折，以与前柱骨折鉴别。

（4）前柱骨折（fracture of anterior colum）：骨折线由髂骨前柱经臼底弯向下方，至耻骨下支中部，向上可至髂嵴，骨折块向盆腔移位，股骨头中心脱位，X线片上髂耻线中断。髂耻线远端并股骨头内移，闭孔斜位片示前柱线在髂嵴或髂前上棘和耻骨支处断离。

（5）横形骨折（transverse fracture）：骨折线横贯髋臼的内壁与臼顶的交界部，通过前柱与后柱，但非双柱骨折，因其臼顶部或负重区仍连在髂骨上，前后柱亦未分开，但向内移位，股骨头向中心脱位，横骨折的平面可有高低之分，高位横骨折通过臼的负重区，低位横骨折经过前后柱低于负重区，在斜位片上可见双柱未分开，以与T形骨折或前后双柱骨折鉴别，在X线片正位、闭孔斜位、髂骨斜位上，髂耻线、髂坐线、臼前后唇线均在髋臼同一平面被横断。

（6）T形骨折（T shaped fracture）：T形骨折是横行骨折基础上，又有一个垂直的骨折线，通过后柱四边形面区和髋臼窝，向远侧累及闭孔环致后柱全游离，向内移位，股骨头中心脱位。

（7）后柱加后壁骨折（fracture of posterior colum and wall）：骨折线从坐骨大切迹延伸至髋臼窝，也可延伸到闭孔，后柱骨折块向内移位，股骨头中心脱位少数有后脱位，X线片可见髂耻线连续，而髂坐线和后唇线中断并内移。坐骨结节骨折，闭孔斜位示后壁骨折块移位，髂骨斜位见后柱骨折移位。

（8）横形加后壁骨折（transverse and posterior wall fracture）：在前述横形骨折加上后壁骨折，股骨头向后内移位，髂骨斜位片上可见四边体骨折，髂骨翼完整，闭孔斜位可见后壁骨折，如骨块后移则可见横形骨折线。

（9）前柱或前壁骨折加后半横形骨折：骨折线由髂前下棘向下穿过髋臼窝止于耻骨上支联结处，后半部分为横形的后柱骨折。正位片和闭孔斜位示前柱骨折变位，髂骨斜位示后柱骨折变位。

（10）双柱骨折（both colum fracture）：双柱均有骨折并彼此分离，后柱的骨折线从坐骨大切迹向下延伸至髋臼后方，前柱骨折线至髂骨翼，髋臼前壁骨折至耻骨支骨折，骨折块内移，股骨头中心脱位。髂骨两斜位片分别显示前柱和后柱骨折的特征。

【治疗】

（一）非手术治疗

1. 适应证

①无移位或轻微移位的骨折，移位＜2mm；

②受累关节部位有明显移位，但对预后不重要的骨折；

③移位双柱骨折的继发一致性匹配；

④非双柱骨折以及非后壁骨折伴完整的负重圆顶；

⑤手术的内科禁忌证；

⑥局部存在软组织问题，如钝挫伤造成的感染、伤口和软组织损伤；

⑦不适于进行开放性复位的高龄骨质疏松患者。

2. 治疗方法

（1）卧床骨牵引：为主要治疗方法。一般采取股骨髁上牵引，必要时配合以大转下沿股骨颈方向牵引；治疗期间应定期复查 X 线片以了解骨折愈合情况及骨折是否移位加重。并应注意功能锻炼，防治卧床并发症发生。

（2）药物治疗：根据早中晚三期辨证施治。

1）早期

治法：活血化瘀，消肿止痛。

推荐方药：姜枝活血汤加减：片姜黄、桑枝、桃仁、红花、归尾、赤芍、泽兰、川芎、元胡、骨碎补、川续断、土鳖虫。

桃红四物汤加减：桃仁、红花、当归、川芎、白芍、车前草、大黄（后下）、甘草。

红桃消肿合剂加减：当归、川芎、生地、香附、牛膝、甘草、元胡、桃仁、木瓜、枳壳、连翘、金银花、桂枝、乳香、没药、川断、红花。

2）中期

治法：和营生新，接骨续筋。

推荐方药：归芎养骨合剂加减：当归、川芎、生地、香附、川断、花粉、牛膝、甘草、毛姜、枳壳、木瓜、透骨草、桂枝、土鳖虫、地龙。

3）晚期

治法：补益肝肾、强壮筋骨。

推荐方药：熟地壮骨合剂加减：当归、川芎、白芍、生地、党参、白术、川断、牛膝、甘草、木瓜、龙骨、牡蛎、茯苓。

熟地强筋合剂加减：熟地、山药、牛膝、川断、泽泻、黄芪、甘草、芋肉、丹皮、五加皮、木瓜、地龙、茯苓。

（二）手术治疗（切开复位钢板螺钉内固定）

1. 适应证

① 3 个角度 X 线平片显示负重臼顶明显移位（≥ 2mm）；

②麻醉下应力试验增强图像显示不稳定型骨折；

③超过 40% 的后壁骨折；

④骨折片嵌顿于关节内造成图像显示髋关节运动不协调；

⑤双柱骨折显著畸形，继发不匹配；

⑥脱位合并股骨头骨折；

⑦预防骨不连接和为后期重建手术保留足够的骨质。

理论上髋臼骨折的手术复位和内固定应在损伤后的 5 ～ 7 天内进行。

2. 手术入路的选择

根据骨折类型的不同可选定不同的手术入路或联合的手术入路。

（1）后方的 Kocer-Langenbeck 入路：此入路可到达髋骨的髋臼后表面，范围从坐骨支到坐骨大切迹。通过坐骨大小切迹可以触摸到四方区表面。可用来评价累及四方区和前柱的骨折复位情况。

（2）前方的髂腹股沟入路：该入路可直接显露髂骨翼、骶髂关节前方、整个前柱及耻骨联合。

（3）前方的 Stoppa 入路：该入路可以很好的到达整个骨盆和髋臼的前方和内侧面；优势在于保护了股外侧皮神经，减少了股血管和淋巴组织的直接显露，能够较好地显露某些类型骨折，包括累及髋臼的内壁和骨盆环。

（4）扩展的髂骨股骨入路：该入路可以直接显露髂骨的外侧面，后柱直到坐骨，以及髋关节。进一步向内牵拉髂腰肌和腹肌，也可以显露髂骨内侧面。

（5）髋关节手术入路：作为一种改良的 Kocer-Langenbeck 入路，包括了大转子截骨翻转和髋关节前脱位，通过此入路可看到整个股骨头，以及髋臼整个内侧表面。

3. 手术复位和固定的评估

关闭切口前必须行术中 X 线摄片检查（骨盆前后位、闭孔斜位、髂骨斜位），以确保骨折达到满意的复位，且关节内无粉碎骨折块及误入关节腔内固定螺钉。

4. 术后处理

所有患者应预防性应用抗生素治疗。建议使用血栓预防治疗。术后行 X 线摄片（骨盆前后位、闭孔斜位、髂骨斜位），如 X 线片不能证实骨折复位充分或内固定物是否穿入关节腔，需行 CT 扫描。注意异位骨化的防治（口服吲哚美辛、小剂量放射治疗）。

（三）康复治疗

早期活动是非常重要的，术者应根据术中固定情况，若条件允许，鼓励患者在术后 24 ～ 48h 坐起。随后可允许患者在指导下进行肌力训练及步态训练，术后 6 ～ 8 周内不得增加负重。如果采用扩大的髂股入路或经大转子截骨入路，术后 6 ～ 8 周内应避免主动外展活动。术后 3 个月，根据影像学上骨折的愈合情况，允许患者逐渐过渡到完全负重。

（毛天东、万富安、崔宏勋、王武超、胡沛、曹亚飞等）

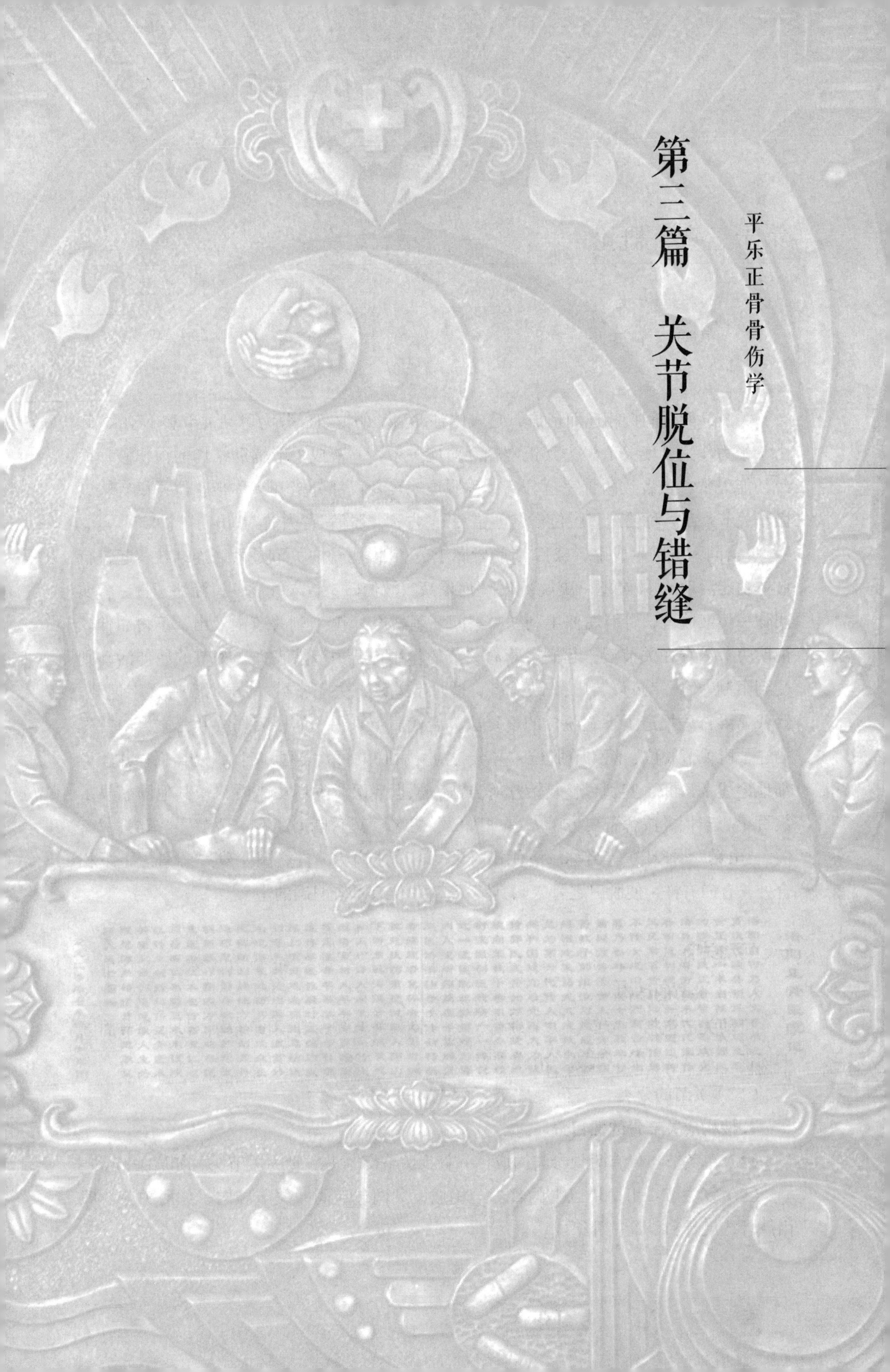

第三篇 关节脱位与错缝

第十三章　概论

关节，两骨间接相连而形成，是人体各部活动的枢纽，分为可动关节和不动关节。由于暴力作用，使关节失去其正常相互对应关系，并造成关节辅助结构的损伤破坏而致功能失常，重者致两骨完全分离，称脱位；轻者仅部分错开，称半脱位；仅有轻度微小关节紊乱，称错缝。脱位俗名“错窝”，古称“脱骱”“失骱”“出臼”“掉环”等。

《素问·五脏生成论》载：“诸筋皆属于节。”说明骨内关节是由筋连结在一起进行肢体功能活动的。《灵枢·决气》载：“何谓液？岐伯曰：谷入气满，淖泽注于骨，骨属屈伸……液脱者，骨属屈伸不利。”《素问·刺禁论》载：“刺关节中液出，不得屈伸。”说明关节内存在关节液，起润滑营养关节的作用，若关节液丧失，关节的屈伸活动则受到限制。《唐律疏议》曰：“跌体者，谓骨节差跌，失于常处。”根据现有文字记载，晋代葛洪首先报道了下颌脱位的整复法；唐代蔺道人在《仙授理伤续断秘方》中首先描述了肩关节脱位、髋关节脱位，并分为前、后脱位两大类型，名曰“出臼”，并较详细地论述了诊断、鉴别、整复治疗等方法，从世界医学发展史来看，较其他国家早了数百年。宋代《旅舍备要方》始有“脱臼”之名，其后诸书还有“脱节”“错缝”“落骱”“出巢”“掉环”等名称。清代杨时泰《本草述钩元·自然铜》载：“盖骨之上下相合处，有臼有杵，使脱臼之骨未归其窠。”对脱位有了较明确的定义。

一、可动关节

（一）关节的结构

可动关节包括关节面、关节软骨、关节腔和关节囊；其辅助结构，包括关节周围的韧带、关节盘、关节盂缘、滑膜皱襞。

（二）关节的分类

1. 按构成关节骨的数目分

（1）单关节：仅有两骨参与构成，一骨为关节窝，另一骨为关节头，如肩关节。

（2）复关节：由两块以上的骨参与构成，共同包在同一关节腔内，如肘关节，即由肱骨、尺骨和桡骨三骨组成。

2. 按运动轴的数目和关节面的形状分

（1）单轴关节：又称屈戌关节，关节面呈滑车状，可沿冠状轴进行屈伸运动，如指关节。①蜗状关节：是滑车关节的普通形，其运动轴不完全与骨纵轴成直角，而略有偏斜，如肘关节；②车轴关节：由圆柱状的关节头，与凹面状的关节窝构成，关节面位于骨的侧方，骨围绕与骨平行的垂直轴旋转，如寰枢关节与桡、尺骨近远侧关节。

（2）双轴关节：有两个互为垂直的运动轴，可以做两种方向的运动，如桡腕关节。①椭圆关节：关节头与关节窝的关节面均呈椭圆形，可做冠状轴和矢状轴上的屈伸和收展运动（也可做环转运动），如桡腕关节；②鞍状关节：相对应的两个关节面都呈马鞍状，并做十字形交叉接合，可做伸屈和收展运动（也可进行环转运动），如第一腕掌关节。

（3）多轴关节：具有三个互相垂直的运动轴，可做多方向的运动。①球窝关节：关节头呈球状，较大，而关节窝浅，不及头面的1/3，有多数运动轴，故可做多种多样的运动，如伸屈、收展、旋转、环转等，如肩关节；②杵臼关节：与球窝关节相似，但关节窝很深，包绕关节头的1/2以上，运动形式同球窝关节，但因运动幅度受一定限制，故较小，如髋关节；③平面关节：关节面接近平面（实际多少具有一定的弧度），可做多轴性的滑动及回旋，但范围较小，如腕间关节和跖跗关节。

3. 按关节运动方式分

（1）单动关节：能单独进行运动，如肩关节和膝关节。

（2）联合关节：由两个关节和两个以上的关节同时进行运动，如两侧的下颌关节和尺桡远近侧关节。

（三）关节的运动

与关节面的形态有密切关系，而关节面的形状，是在机体长期活动中，在肌肉的作用下逐步形成的，因此，机能活动以形态结构为基础，形态结构又以机能活动为主导。关节的运动可归纳为：

1. 滑动运动

一骨的关节面，在另一骨关节面上滑动，如跖跗关节。

2. 伸屈运动

一般来说，关节冠状面运动，致相关节的两骨在运动中互相接近，角度减小时为屈，反之为伸。也有偏离冠状轴的，如拇指指间关节。

3. 内收、外展运动

关节沿矢状轴运动，致骨向正中面移动者为内收，反之为外展。如手的内收外展。手指的收展，是向中指的靠拢和离开运动。足趾则是各趾向第2趾中轴的靠拢和离开运动。这是因为手的中指和足的第2趾在生活中最为少动的原因。

4. 旋转运动

骨环绕垂直轴运动时，称为旋转运动。骨的前面向内侧旋转时，称为旋内；向外侧旋转时，称为旋外。有时运动骨也可沿着与骨纵轴不相平行的运动轴进行旋转，如手的旋前与旋后运动，是桡骨围绕另一特定的运动轴旋转的结果。

5. 环转运动

骨的上端在原位转动，下端则做圆周运动。凡具有冠状轴与矢状轴活动的关节，都能做环转运动。

关节的灵活性和稳定性是对立统一的。关节运动的灵活性和关节连结的稳定性取决于关节的形态和结构。为了适应功能的需要，某些关节在稳定的基础上突出其灵活性，如上肢关节；另一些关节，则在灵活的基础上重点显示了其稳定性，如下肢关节。关节的灵活性取决于关节腔的形成、关节面覆盖有光滑的关节软骨、关节囊内表面衬有滑膜并分泌滑液以润滑关节，以及关节面的特殊形状、关节囊的薄弱松弛、关节韧带的薄弱、多少、关节囊的宽大、周围较少强有力的骨骼肌等因素。关节的稳定性，则体现在关节囊坚厚而紧张、关节腔狭而小，以及关节内的负压吸着力、囊内外韧带多而坚强、关节面大小差别少、周围有强大的骨骼肌配布等。然而，加强功能锻炼，一方面可增大关节运动的幅度，另一方面也可促使筋肉强健，进一步增强关节的稳定。

（四）关节的血液供应

关节的血液供应主要来自附近动脉的分支，在关节周围形成周密的动脉网。关节软骨没有血管。关节盘的血管分布在周缘部分。

（五）关节的神经

关节的神经主要来自附近的神经分支，但各部位的分布不同，一般关节囊的纤维层和运动范围较广的关节及韧带，神经的分布较丰富，关节软骨则无神经分布。

二、微动关节

微动关节，两骨之间以少量的结缔组织直接相连，此类关节的运动范围极小或完全不活动，根据骨间连接的组织不同，又分为韧带联合、软骨联合、骨性联合三种。

第一节　病因与分类

一、病因

关节的脱位与错缝，多为跌坠、压扭、闪挫、牵拉等暴力所致，称创伤性脱位与错缝，为本章介绍的重点。其他原因，如风寒湿侵袭，可致病理性脱位与错缝，不在本章介绍之内。复位后固定时间短，活动过早，致关节周围组织未能很好修复，或由于先天发育异常，或由于肝肾虚亏等原因所致习惯性脱位与错缝。《医宗金鉴·正骨心法要旨·颊车骨》载："或打扑脱，或因风湿侵入环脱。"《正体类要·正体主治大法》载："若诸骨骱接而复脱，肝肾虚也。"

二、分类

1. 按病因分

①外伤性脱位或错缝：有明显外伤史，一般发病突然；②病理性脱位或错缝：感受外邪，先表现为高烧、肿疼，继发脱位或错缝；③习惯性脱位或错缝：由于外伤性脱位或错缝整复后，固定时间短，组织修复不好，或肝肾不足，体弱筋弛不能束骨，或先天发育欠佳，而致多次发病。

2. 按程度分

①全脱位：头臼完全分离错移；②半脱位：仅少部分错开分离；③错缝：临床有疼痛、功能障碍等症状，但望诊、触诊未见明显错位及畸形；X线检查，未能发现明显异常；经手法整复，有复位声，且症状可立即缓解，能收到立竿见影之效。关节错缝又可分为错移型、嵌夹型与旋转型。

3. 按脱位和错缝的方向分

一般以近端为中心，而以远端脱出的方向而命名，可分为内、外、前、后、上、下及中心脱位等。如髋关节脱位，可分为后上方脱位、后方脱位、后下方脱位、前上方脱位、前方脱位、前下方脱位、中心性脱位等。肘关节脱位，可分为后脱位、外脱位、内脱位、前脱位等。

4. 按软组织损伤程度分

①闭合性脱位：软组织损伤较轻，关节与外界不相通，治疗较容易，预后亦佳；②开放性脱位：软组织损伤严重，形成破裂或挫灭，关节与外界相通，易感染化脓，如处理不当，常遗留关节活动障碍等后遗症。此类损伤不多见，一般多发生于踝关节，错缝亦少有此型。

5. 按伤后就诊时间分

①新鲜性脱位和错缝：一般于伤后3周以内就诊者，整复较容易；②陈旧性脱位和错缝：发病后3周以上始就诊者，可由于漏诊、误诊、失治、误治等原因而延误了诊治时间，致气血郁滞、筋肉挛缩、增生粘连，增加了整复的困难。

第二节　症状与诊断

一、症状

1. 肿胀、疼痛

外伤后筋骨受损，经络不通，气血瘀滞，因而肿胀疼痛。但根据受伤轻重表现而不同，一般单纯脱位肿胀、疼痛较轻，若合并骨折，则肿胀、疼痛较严重；若为错缝，可无肿胀而单有疼痛。

2. 功能障碍、畸形

关节脱位伤后立即出现功能障碍与明显畸形。各关节与各型关节脱位其畸形各异，且呈弹性固定，畸形姿势不能改变。若是畸形可改变，多是近关节处骨折，或脱位合并骨折。若为陈旧性脱位，一般已无肿胀和疼痛，或仅有轻度肿胀和疼痛，并可有一定程度的代偿性功能活动，但其特有畸形、关节呈弹性固定、畸形姿势同新鲜脱位。如果时间太长，患肢可出现肌肉萎缩、挛紧，关节局部增生、粘连等。错缝则无明显畸形与肿胀，但有明显疼痛与功能障碍。

二、诊断要点

脱位者，患肢缩短或延长，关节的前后或左右径增宽，并有明显的突起和凹陷。关节功能丧失，呈弹性固定，畸形姿势不能改变，通常能触摸到脱出的关节头。若无肿胀或轻微肿胀，无明显畸形，但有疼痛和功能障碍者，多为关节错缝。

第三节　辨证治疗

一、关节脱位

（一）手法复位

手法复位常用方法主要有以下几种。

1. 牵拉提按推挤复位法

关节脱位，一般重叠变位，关节头被嵌顿，不能恢复原位。因此向远端或某一方向牵拉，借助筋肉的牵拉力和压力，即可使关节头恢复原位。在牵拉的过程中，往往需配合反牵拉力，才能达到牵拉的目的。并应先顺畸形的姿势牵拉，然后再逐步牵拉至所需要的方向和位置。用力要稳缓，逐渐加大牵拉力，切忌强抖猛拉，必要时配合推挤或提按手法，迫使关节复位。

2. 倒程逆施法

又名原路返回法。按导致关节脱位的过程，使脱位的关节头由原路返回。如肘关节脱位，是当肘关节在过伸位时，由于外力作用，使尺骨鹰嘴向肱骨鹰嘴窝撞击，致尺骨喙突向后滑过肱骨滑车而脱向后方，形成肘关节后方脱位。因而，其复位手法是：先牵拉前臂远端，使肘关节逐渐伸直并过伸，使尺骨喙突在向远端牵拉的情况下越过肱骨滑车，保持牵拉力屈肘即可复位。

3. 旋撬复位法

根据解剖特点，如肌肉的拉力、关节盂的形态等，固定近端，牵拉旋转远端肢体，应用杠杆原理，使远侧端滑向近侧端，直至复位。如整复髋关节脱位时所采用的旋撬复位法，即属此种手法。以髋关节后上方脱位为例，股骨头位于髂骨翼处，利用屈曲髋关节，使脱出的股骨头向下滑移，下降至髋臼后下缘的切迹处，再将髋关节外展、外旋，然后将髋关节伸直，由于髂股韧带的牵拉作用，迫使股骨头滑入髋臼内。

（二）固定

关节脱位整复后，固定是非常必要的。合理有效的固定，除了防止患肢再重复关节脱位的机制而造成再脱位，同时还可保护受伤肢体的筋肉（关节囊、韧带等）不再受损伤，且能使之在休息、制动的情况下，得以充分满意的修复，以保证关节功能迅速恢复正常，避免有些筋肉由于修复不佳而造成关节脱位反复发作，形成习惯性脱位；但另一方面，又必须注意不能固定过久，否则将造成筋肉粘连、挛缩，致使关节僵凝、肌肉萎缩、功能恢复不良。因此，应根据各关节的解剖特点，结合损伤程度与年龄的差异而确定固定时间。一般以 3 ～ 4 周为限，若合并关节内骨折者，可延长固定时间。

固定方法：上肢采用绷带或胶布，下肢采用沙袋或夹板，将肢体固定在能防止形成再脱位的体位。一般上肢固定在屈曲位，下肢固定在伸直位，个别需要固定在特殊位。如肩关节后脱位，复位后需固定在肩关节外展、外旋、背伸位，可用石膏绷带塑形固定。另外，如陈旧性髋关节脱位，必要时还需加牵引固定。

（三）功能疗法

关节复位后，尽量早期开始功能锻炼，这是关节功能恢复的关键。一般在固定期间，即开始进行损伤关节的远侧各关节活动，以及损伤关节小范围的活动，但应避免做能造成再脱位方向的活动。解除固定后，应循序渐进地加强功能锻炼和必要的按摩活动，促进功能早日恢复。

（四）药物治疗

同骨折。

二、关节错缝

手法复位是治疗关节脱位与错缝的主要手段和方法。要做到稳、准、巧、快。常用的手法有：

1. 牵拉推按法

通过牵拉，使关节间隙增大，再在局部或推或按或托提，将错移复位。牵拉时要力量持续，并略带旋动，推按要快速，配合密切。适用于错移型关节错缝。

2. 屈伸旋转法

通过牵拉，使关节间隙增大后，继之屈伸或旋动，使旋转移位在牵拉旋转或屈伸下复位，或解脱嵌夹。

3. 旋转顿推法

按一定方向，反复被动活动关节，逐步加力，增加活动度，当接近极度时，趁患者不备，稍微用力再疾推一下，并立即放松，这种疾推力量大而且速，是常用的一种方法。

4. 按压分扯法

在患处施以下压或分扯的手法，令患者配以用力咳嗽或深呼吸，使高者平之，凹者举之。

以上手法可单一应用，也可同时几法配合应用，根据病情需要，灵活变通。

一般不需固定和药物治疗，稍休息即可。若症状较重或习惯性脱位者，可卧床休息，外贴活血止疼膏药，配合内服药物，以补气活血壮筋。

三、陈旧性脱位

成人肩、肘、髋关节脱位，在 2 ～ 3 个月以内者，关节轮廓可以触清，关节头尚有一定的被动活动度；X 线检查关节周围未合并骨折，无明显骨质疏松与脱钙以及骨质增生不严重者，皆可试用手法闭合复位。

手法复位前，应先缓解筋肉挛缩及粘连，可用手法按摩捋筋，活血舒筋中药外洗，或做皮肤牵引，使关节头有一定活动度。手法复位应在无痛情况下进行，一般先采用牵拉、摇摆、端撬、旋转等法，将关节粘连分离，直至关节头的活动基本达到似新鲜脱位的程度，方可施行复位手法。在活筋时应注意：力量由轻到重，范围由小到大，循序渐进，切忌猛拉猛屈。陈旧性脱位的复位手法基本与新鲜脱位相同，原理一样，但力量要大，通常选用力量能直接作用于关节头的方法，尽量避免做远距离的扭曲。施行手法时要稳健有力，否则难以整复。操作进程中要耐心，不可操之过急，以免因用力粗暴而造成骨折或其他合并症。复位后，应做关节的屈伸研磨活动，以挤出或压缩臼窝内的增生物，使关节复位进一步合缝。

陈旧性脱位复位后，必须适当的固定，一般时间 3 ～ 5 周；早期开始适当的功能锻炼，配合药物治疗。

陈旧性脱位手法复位的关键，首先是恰当地选择适应证，进行舒筋活动使粘连分离充分，复位手法需用力得当；其次是复位固定要适度，早期进行功能锻炼和药物治疗，这样才能取得满意的效果。

（谢雅静、郭艳锦、郭马珑）

第十四章 关节脱位

关节脱位，是指由于外伤（或疾患），使构成关节骨的两端关节面的接合关系失常，且关节周围的软组织也有不同程度的损伤。

第一节 下颌关节脱位

下颌关节，俗称牙关。下颌关节脱位，亦称颞颌关节脱位，又名“掉下巴”。

《医宗金鉴·正骨心法要旨》载：“颊车骨，即下牙床也，俗名牙钩，承载诸齿，能咀食物……故名颊车，其骨尾形如钩，上控于曲颊之环，或打扑脱臼，单脱者为错，双脱者为落……”《中国接骨图说》载：“颊车骨之尾，其形如钩，上控于曲颊之环，其曲颊名两钩骨，即上颊之合钳。”

唐·孙思邈《备急千金要方》称之“失欠颊车”。明·陈实功《外科正宗》谓之“落下颏”。清·吴谦《医宗金鉴·正骨心法要旨》称“吊下巴”。清·顾世清《疡医大全》称“脱颊”。胡廷光《伤科汇纂》称“颌颏脱下”。

下颌关节，是由下颌骨两髁状突和颞骨的颞颌关节窝所构成，是人体头面唯一的可动关节，周围有关节囊包绕，囊壁由韧带加强，但前壁较薄弱松弛（图 14–1）。

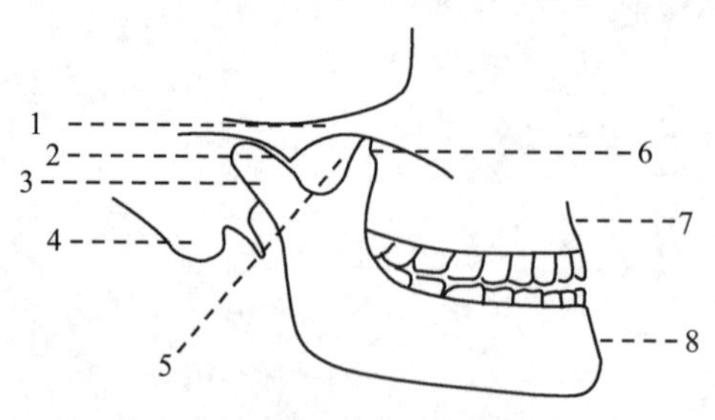

图 14–1 下颌关节及其周围结构

1. 颧弓；2. 结节角；3. 下颌髁状突；4. 颞骨乳突；5. 颞下窝；6. 下颌冠状突；7. 上颌骨；8. 下颌骨

【病因与分类】

下颌关节脱位，临床上较为常见，多发生于老年体弱者。由于解剖因素，多发生前脱位。

（一）病因

1. 过度张口

由于下颌关节前侧关节囊和韧带比较薄弱和松弛，加之张口时，下颌髁状突向前移动，至关节结节之下，处于不稳定位置。当过度张口，如大笑、打哈欠、拔牙、呕吐等动作时，下颌髁状突容易越过下颌关节结节，形成下颌关节前脱位。此种脱位，多为双侧。

2. 暴力打击

《医宗金鉴·正骨心法要旨》所说的“或打扑脱臼”，即指暴力打击引起的下颌关节脱位。下颌部遭受侧方暴力打击，或在单侧臼齿咬食硬物时，关节囊的侧壁韧带不能抗御外来暴力，则可发生下颌关节脱位。此种脱位，多为单侧。

3. 肝肾虚亏

《伤科汇纂·颊车骨》说：“夫颔颊脱下，乃气虚不能收束关窍也。”老年体衰，久病虚弱，气血不足，肝肾亏损，血不荣筋，致韧带松弛，容易发生脱位和形成习惯性脱位。《医辟》说：“颌骨卒然下落，此症起于肾肺虚损，元神不足，或谈笑忘倦，元神不能接续所致。”

下颌关节脱位，主要是下颌骨的髁状突越过颞颌关节结节的最高点，交锁于颧弓下而形成。新鲜脱位复位后，因过早活动，致关节囊和韧带未得到很好修复，可导致习惯性脱位，当然与身体的强弱也有一定的关系。

（二）分类

1. 按发病原因分

①外伤性脱位：由于外力作用，而致下颌关节脱位；②习惯性脱位：由于脱位整复后过早活动，关节囊及韧带修复不佳或身体虚弱，筋肉松弛，而致下颌关节多次发生脱位。

2. 按脱位侧别分

①双侧脱位：下颌关节为联动关节，双侧同时发生脱位者，较多见；②单侧脱位：仅一侧发生脱位，较少见（图 14–2）。

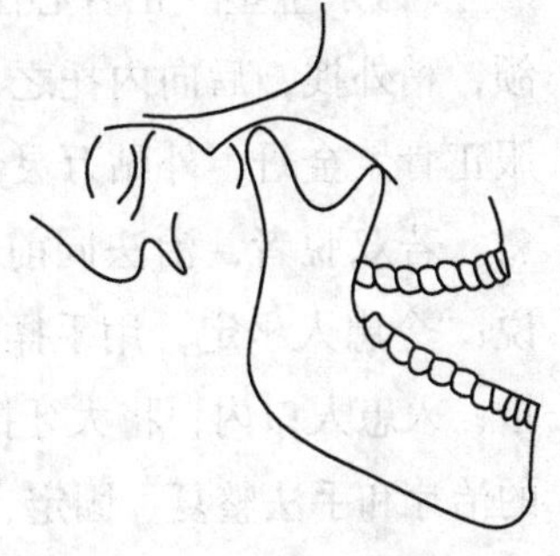

图 14–2　下颌关节脱位

【症状与诊断】

（一）症状

《伤科补要》说：“若脱则饮食言语不便……”

下颌关节脱位后，口呈半开合状畸形，弹性固定，不能开合自如，上下齿列不能正常咬合。语言不清，吞咽困难，时而流涎。

双侧脱位者，表现为下颌骨下垂前突，咬肌痉挛、隆起，面颊扁平，双侧耳屏前方凹陷，双侧颧弓下可触及下颌髁状突。

单侧脱位者，表现为口歪向健侧，不能闭合，呈半张口状弹性固定，患侧耳屏前凹陷及颧弓下可触及下颌髁状突。

（二）诊断

依据外伤史、临床症状，即不难做出诊断。

（三）鉴别诊断

应与下颌髁状突骨折相鉴别（表 14–1）。

表 14–1　下颌关节脱位与下颌髁状突骨折鉴别

	下颌关节脱位	下颌髁状突骨折
口腔	半张口不能闭合	可闭合
上下齿列	不能咬合	可咬合
畸形	不能改变呈弹性固定	可改变
耳屏前	有凹陷	无凹陷，有时且高突压痛明显
颧弓下	可触及突出的髁状突	无异常，畸形位于耳屏前，有时可能有骨擦音
肿胀	轻	重

【治疗】

《医宗金鉴·正骨心法要旨》说："凡治单脱者，用手法摘下不脱者，以两手捧下颌，稍外拽，后向内托之，则双钩皆入上环矣，再以布自地阁缠绕头顶以固之。宜内服正骨紫金丹，外贴万灵膏，待能饮食后去布，只用布兜其下颌系于顶上，二三日可愈。若双脱者，治法同前。若欠而致脱者，乃突滑也，无妨。"《伤科汇纂·颊车骨》说："令患人坐定，用手揉脸百十遍，将患人口张开，医者以两手托住下颌，用左右大指，入患人口内，将大牙揿住，用力往下一揿，复往里送上，即入臼矣。"对下颌脱位的治疗和手法整复、固定、用药，都述说比较详细，至今仍为临床所沿用。

（一）手法复位

1. 外伤性下颌关节脱位

下颌关节脱位，复位较易，不必应用麻醉，一般采用牵拉推提倒程逆施法复位。

（1）口腔内复位法：唐·孙思邈《备急千金要方·七窍病》曾提出："治失欠颊车蹉开张不合方，一人以手牵其颐（下颌骨）以渐推之，则复入矣。推当疾出指，恐误啮伤人指也。"

患者背靠墙坐于低凳上，面向前，双眼平视，一助手站侧方，以两手扶持固定头部，勿使头部俯仰或左右摆动；术者站于患者对面，两手拇指以纱布包裹，伸入患者口腔，按于两侧最后方的大臼齿上，余指托住下颌体，此时两拇指用力向后下方压，余指向前牵，向上提并后推，使下颌骨向后旋转，关节头即滑入臼窝，当听到复位声，两拇指顺势滑向牙齿外侧，以免咬伤，同时使上下齿咬紧，抽出拇指即可（图14–3）。

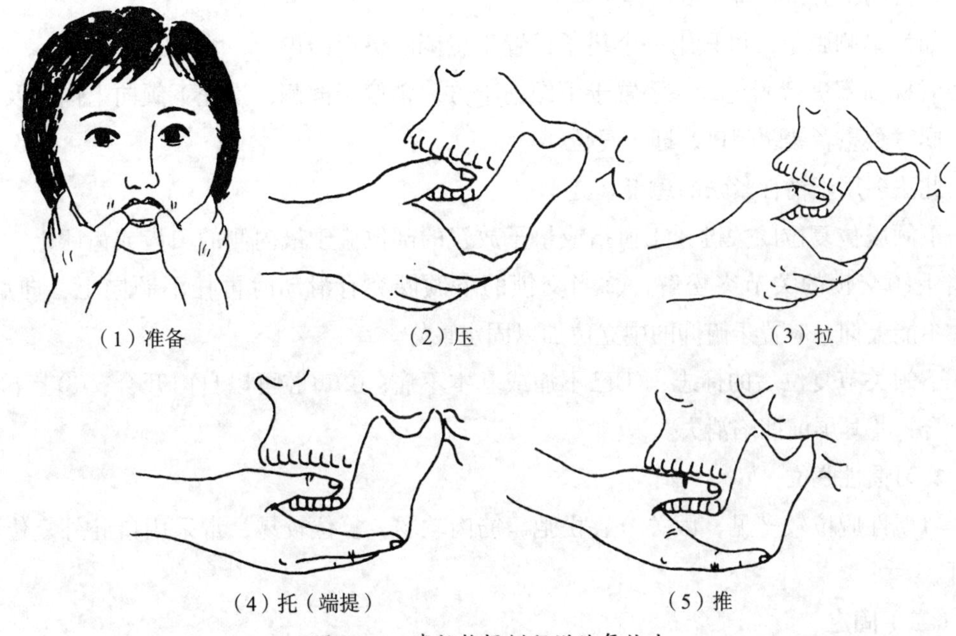

图 14–3　牵拉推提倒程逆施复位法

此法适用于各种下颌关节脱位。

对老年患者无牙齿者，可按下颌齿龈最后的上方。

单侧脱位者，压患侧的拇指用力向下按，压健侧的拇指只是加以辅助，方法同上。如不能复，亦可将健侧人为造成脱位后按双侧脱位进行整复。

（2）口腔外复位法：有两种方法。

1）患者体位与助手同上法，术者站患者对面，以双手拇指分别置于患者两侧面颊外，两侧下颌体与支交界处的上缘，其余四指托住下颌体，双手拇指由轻而重，向下按压下颌骨的同时，余指托推下颌体向上、后旋转复位，即可听到复位声。

如为单侧脱位，单侧用力，原理、方法同口腔内复位法。

2）患者体位与助手同上，术者站于患者对面，以双手拇指推按双侧下颌骨髁突的前上方，缓缓用力向下后方推挤，当髁状突顶端被推至关节结节顶部水平时，仍维持原推挤力，同时令患者缓缓闭口，即可听到复位声。

如为单侧脱位，右侧脱位用左手，左侧脱位用右手，推挤脱出的下颌髁状突，另手扶持头部以固定，方法同上，可以不用助手即可复位。

口腔外复位法，多用于老年及习惯性脱位患者。

（3）加垫复位法：患者体位与助手同上，唯头略后仰（不用助手亦可）。

预制两个 2cm×2cm（长和直径）圆柱形纱布垫或软木垫，先用止血钳将垫放置于下颌两侧最后的一个臼齿上（尽量向后推）；术者站于患者后方，使患者枕部靠于术者胸部，其两手叠置于下颌前下方，进行托提下颌，使患者同时配合闭口，即可听到复位声，再用止血钳将垫子取出即可。

如为单侧脱位，可只用一个垫子，置于患侧的最后臼齿上，术者站于健侧，一手扶患者枕顶部进行固定，一手置于下颌前下方，稍偏于健侧，推托下颌向上向后及患侧，同时令患者缓缓闭口，即可复位。

此法多用于精神紧张的患者。

下颌脱位复位的关键：①拇指或垫子放置的部位应于最内侧的臼齿或齿龈上，才易将下颌交锁的关节突松解；②当交锁的下颌髁突有滑动时再托下颌向上、向后；③头不能上仰，应置于俯仰的中立位加以固定最好。

下颌关节复位后的标志：①已不痛或基本不痛；②口腔可以自由开合；③上下齿可对合；④耳屏前凹陷消失。

2. 习惯性脱位

习惯性脱位较多见，因关节囊松弛，筋肉软弱，复位较易，常采用口腔外复位法即可。

（二）固定

用四头带将下颌兜起，固定一周。在固定期间，进流质饮食，半月后进软食，一月以内不能吃硬物，并防止做张大口动作，如大笑、哈欠、喷嚏时均须注意。

习惯性脱位应固定 2 ～ 3 周。

（三）功能疗法

固定期间，嘱患者经常做咬牙活动锻炼，以增强肌肉的力量和下颌关节的微动，以促进气血循环，避免关节粘连，随着固定的解除，开始锻炼口腔的开合活动，并逐渐增大活动范围和次数，半月后可以自由活动，但仍不能嚼硬物，直至恢复正常为止。

习惯性脱位，应经常做咬牙锻炼，并时刻注意勿做张大口活动和咬嚼硬物。

（四）药物治疗

新鲜脱位一般不需服药，如后期下颌关节酸困无力或有疼痛者，治以养血壮筋、通经活络之法，可内服养血止痛丸。

如有关节僵硬、酸痛或下颌关节弹响者，治以益气养血、除风活络，方用益气除风汤。

习惯性脱位，应长期服用补肝肾、强筋骨、补气血之剂，方用补气壮筋汤。

外揉展筋丹或外擦展筋酊。

【按语】

1. 令患者放松肌肉，以便复位能顺利进行。

2. 选用适当手法，关键在于施力部位及方向，操作应缓、稳，避免粗暴。

3. 复位后，禁止张口活动，以防再脱。

4. 注意足够时间的制动，避免形成习惯性脱位。

5. 复位手法的压、拉、端（托）、推为一连续动作，运用要恰当、得法。

第二节　胸锁关节脱位

胸锁关节，为上肢与躯干相连的唯一关节，是由锁骨内端及胸骨柄的锁骨切迹和第一肋骨间所形成的摩擦关节，其周围被关节囊和韧带围绕固定。其中以胸锁前、后韧带和锁骨间韧带与对侧锁骨相连，以肋锁韧带与第一肋骨相连，因此胸锁关节稳定，不易脱位。

胸锁关节的后方为大血管、气管与食管，尚有丰富的静脉网及胸膜顶部，但有胸骨甲状肌及胸骨舌骨肌附着于关节囊的后部，对其后的重要器官有保护作用。

胸、锁两骨之间，内有软骨盘，将关节腔分成上下两部。盘的上部附着于锁骨，下部附着于第一肋软骨，周围与关节囊韧带融合，可减少肩肱关节活动时对胸骨的震荡，有制止锁骨向内脱位和调节关节旋转活动的功能。此外胸锁乳突肌位于关节囊前部的上内侧，胸大肌的胸骨头及锁骨头在关节囊的前下部，在各肌的协调作用下以加强关节的稳定。

胸锁关节参与上臂的抬高与外展活动，正常胸锁关节在上臂抬高时有40°的抬高范围，即上臂每抬高10°，锁骨可抬高4°，锁骨抬高在上臂抬高最初90°范围内完成。

基于以上解剖上的原因，胸锁关节比较稳定，故临床上脱位较为少见，向后脱位者尤为少见，而其后方重要器官合并损伤者更为少见。

【病因与分类】

（一）病因

引起胸锁关节脱位的原因，大概分为以下几种：

1. 直接暴力

暴力直接冲击锁骨内端，使其向后、向下脱出，形成关节后脱位。

2. 间接暴力

间接作用于肩部，使肩部急骤向后下方用力，致锁骨内端由以第一肋骨上缘为支点，在杠杆力的作用下，向前、向上脱出，形成胸锁关节前脱位（图 14-4）。

如暴力力量较小，形成部分韧带和关节囊损伤，可形成半脱位；如暴力较强，可形成全脱位。

3. 持续劳损

在劳动和运动中，经常使肩部外展和背伸，致胸锁韧带受到反复慢性的强力拉伤，胸锁关节可逐渐形成外伤性慢性脱位。

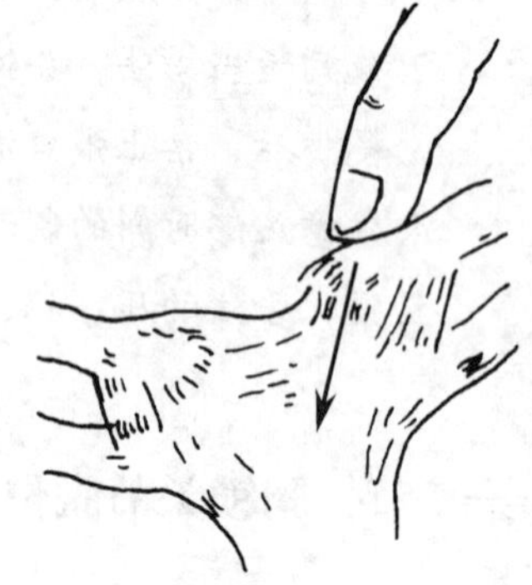

图 14-4 胸锁关节脱位

（二）分类

1. 按损伤性质分

①急性脱位，即骤然的外来暴力所致的脱位，伤因与症状明显；②慢性脱位：多为长期持续性或多次相同的外力所致，且为逐渐形成，前脱位多见。

2. 按脱位程度分

①半脱位：部分韧带损伤，而形成的关节轻度脱位，症状较轻，手法复位后较稳定；②全脱位：关节周围韧带和关节囊损伤重且广泛，致胸锁关节完全脱位，复位后不稳定。

3. 按脱位方向分

①前脱位：多为间接暴力，致锁骨近端脱向胸骨前方；②后脱位：多为直接暴力作用于锁骨内端的前方造成锁骨近端脱向胸骨的后方。其中以前脱位多见。

4. 按脱位时间分

①新鲜性脱位：脱位时间在 3 周以内者；②陈旧性脱位：由于误诊、漏诊、误治、失治等原因致脱位延迟至 3 周以上始来就诊者。

【症状与诊断】

（一）症状

局部肿胀、疼痛、压痛，或有瘀斑，胸锁关节处出现高突或凹陷畸形，头倾向患侧，以缓解胸锁乳突肌的牵拉，患侧肩下垂，肩关节功能障碍。

半脱位症状轻微，稍现畸形，容易被忽视。

慢性损伤者，原因多不明，起病缓慢，初为局部肿胀，继而锁骨内端逐渐撬起，患者往往不重视。当肿胀逐渐消退，高突畸形反而明显时，才引起注意而来就诊，一般功能无明显障碍。

如为后脱位，严重者可压迫其后方的重要器官，出现呼吸和吞咽困难及颈部血管受压等症状，但极为少见。

胸锁关节脱位须与锁骨内端骨折相鉴别。

（二）**诊断**

依据外伤史，结合临床症状，即可做出诊断。必要时可拍摄X线片。

（三）**鉴别诊断**

应与锁骨内端骨折相鉴别（表14–2）。

表14–2　胸锁关节脱位与锁骨内端骨折的鉴别

	胸锁关节脱位	锁骨内端骨折
肿胀	轻	重
瘀斑	无或少见	有
畸形	显著，位于胸锁关节处，半脱位不显著，可触及光滑的锁骨内端	因移位不大，故不显著，部位且略在外，局部可能触及不光滑的骨折端
骨擦音	无	有
X线检查	脱位	骨折

【治疗】

（一）**手法复位**

1. 新鲜胸锁关节脱位

复位比较容易，但固定困难，易形成再脱位。

（1）前脱位：采用牵拉按压复位法。患者坐或仰卧，一助手用一宽布带穿过患侧腋下，向健侧牵拉；另一助手以两手通过患侧腋窝牵拉患肩；术者以手掌按压或推挤锁骨内端向后即可复位。

（2）后脱位：采用牵拉撬提复位法。患者仰卧床边，患肢于床缘处向下垂，两肩胛之间垫以纵形枕或沙袋，令助手双手按压两肩，使扩胸，术者提锁骨内端，轻轻晃动，即可复位。另一方法：患者坐于方凳上，助手在患者后方，一腿屈膝，将足蹬于凳缘，膝部顶于患者两肩胛骨的中部，两手拉双肩向外向后，使患者呈扩胸姿势。术者站于患者前方或侧方，以一手推按胸骨外段向后，另一手持锁骨内端，向前提牵。手法要稳、慢，持续用力，即可将向后脱位的锁骨内端撬起复位。

2. 慢性劳损性脱位

多为半脱位，畸形不明显或不严重，功能一般无障碍，无须整复。局部不适或劳动后疼痛者，注意休息，并配合药物治疗即可。

3. 陈旧性脱位

仅局部略显高突，但无疼痛，功能无障碍，不需整复。

（二）固定

1. 前脱位

用前“∞”字绷带固定法。在脱出的锁骨内端的前上方加一棉垫或海绵垫以胶布固定于局部，然后以前“∞”字绷带固定，使双肩前屈、内收，并压迫锁骨内端向后，与胸锁关节稳定对挤，固定 3 ～ 4 周。

或让患者仰卧床上，患肩后方垫枕或沙袋，锁骨内端压以沙袋，勿使再撬起即可。

2. 后脱位

以后“∞”字绷带固定，或双圈固定，或锁骨带固定即可，固定 3 ～ 4 周。

（三）功能疗法

解除固定后，按肩部功能疗法进行处理。

（四）药物治疗

内服药一般同下颌脱位，局部外贴活血接骨止痛膏。

后脱位复位后，仍感胸闷气促者，治以活血理气、宽中宣肺之剂，方用活血顺气汤。处方：当归 10g，红花 10g，赤芍 10g，柴胡 10g，黄芩 10g，枳壳 10g，桔梗 10g，陈皮 6g，甘草 3g。日 1 剂，水煎服。

胸锁关节脱位，复位容易而固定困难，易发生再脱位或半脱位，故应注意多检查，及时进行调整与加强固定。根据临床观察，即使复位固定失败，只要能尽早进行功能锻炼，除表面呈高突不美观外，对功能影响不大。

第三节　肩锁关节脱位

肩锁关节由肩胛骨的肩峰内端及锁骨肩峰端，借着关节囊、肩锁韧带、三角肌、斜方肌肌腱附着部和喙锁韧带（锥状韧带及斜方韧带）等连接组成，有的关节内有软骨盘，其中喙锁韧带为稳定肩锁关节的重要结构。

肩锁关节有两种功能：①能使肩胛骨垂直向上或向下，即耸肩活动；②能使肩胛骨关节盂向前或向后，即肩部前后摆动。

肩锁关节能适应上肢外展、高举活动，当上肢外展时，肩锁关节有 20°范围的活动功能，部分活动显示于上臂外展抬高最初的 30°范围内，部分活动在上臂外展抬高 135°后发生。

肩锁关节脱位较为多见。

【病因与分类】

（一）病因

1. 直接暴力

由上向下冲击肩部时，可发生脱位。

2. 间接外力

过度牵拉肩关节向下错动而引起脱位；或跌倒时肩部着地，造成肩锁关节处的韧带撕裂而致脱位。

（二）分类

按损伤程度分为：①半脱位：损伤较轻，仅有关节囊撕裂，无明显移位或轻度移位；②全脱位：损伤严重，肩锁韧带及喙锁韧带均有撕裂，锁骨外端因斜方肌的作用而向上向内撬起，肩胛骨由于上肢的重垂作用而向下移位（图 14–5）。

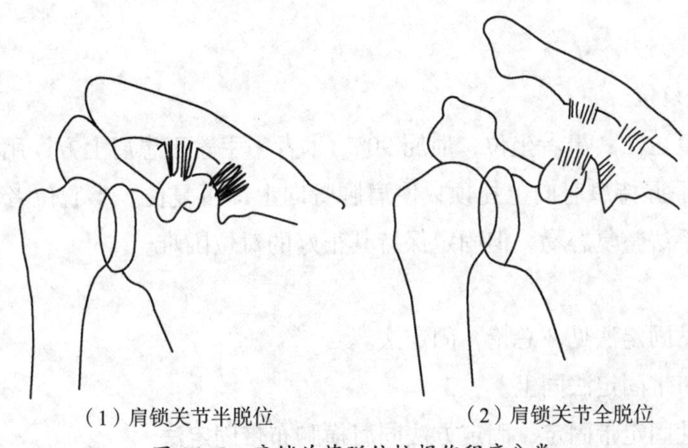

（1）肩锁关节半脱位　（2）肩锁关节全脱位

图 14–5　肩锁关节脱位按损伤程度分类

【症状与诊断】

（一）症状

半脱位者，症状不明显，初期局部压痛，轻度肿胀，畸形不著。触诊时，肩峰与锁骨外端不在同一平面上，肩锁关节高低不平，肩关节功能障碍。

全脱位者：外观畸形明显，锁骨外端撬起而高突，肩峰低陷，肩锁关节外观呈阶梯状，肿胀、疼痛、压痛、功能障碍均较严重（图 14–6）。

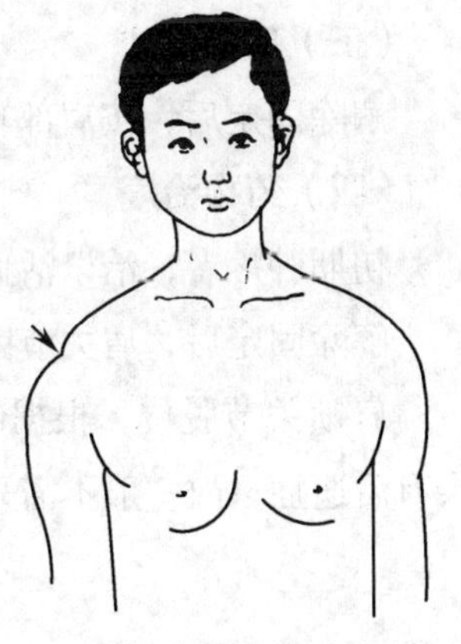

图 14–6　肩锁关节脱位体征

（二）诊断

依据外伤史、临床症状，即可确诊，必要时拍摄肩部的 X 线片以助诊断。

（三）鉴别诊断

应与锁骨外端骨折相鉴别（表 14–3）。

表 14–3　肩锁关节脱位与锁骨外端骨折的鉴别

	肩锁关节脱位	锁骨外端骨折
肿胀	轻	重
畸形	明显或显著，呈阶梯样，位于肩锁关节处，局部可触及光滑的锁骨端	不显著，位置略在内，位于锁骨外端，局部可触及骨槎
骨擦音	无	有
X 线检查	脱位	骨折

【治疗】

（一）手法复位

采用提按复位法：患者坐位，肘屈 90°。术者一手置于患肩上方，用力向下按压锁骨外端，另一手握持患肘向上托顶，使肩胛骨向上即可复位。半脱位者不需整复。肩锁关节脱位，手法整复容易，但固定保持其很好的对位困难。

（二）固定

1. 胶布粘贴固定法见“总论”固定法。

2. 肩肱胸布带固定法同上。

3. 使用弹性固定带固定，固定方法同肩横胸布带固定法。

4. 特别不稳定者，亦可采用经皮穿针固定。

一般固定 3 ～ 4 周，在固定期间，应注意检查及重复加固外固定，以维持和保证对位。

（三）功能疗法

解除固定后，按肩部功能疗法进行锻炼和治疗（方法见“总论”功能疗法）。

（四）药物治疗

初期肿疼者，治以活血消肿止疼，方用活血灵汤，每日 1 剂，水煎服。

解除固定后，肩关节困疼及功能障碍者，治以活血舒筋止疼，药用养血止痛丸。

肩锁关节脱位，根据临床观察，不论复位与否，只要争取早日进行功能锻炼，不会有后遗症，故一般不需采取特殊的措施。

第四节　锁骨两极脱位

由于伤力的大小、方向及作用的部位和程度不同，可造成锁骨的两极脱位，即锁骨由胸锁关节和肩关节脱出。

【病因与分类】

（一）病因

直接暴力或间接暴力迫使胸锁韧带及肩锁韧带同时损伤，或先是胸锁韧带损伤，继之肩锁韧带亦损伤，而致锁骨两极（端）关节半脱位。

如暴力较大，除使胸锁及肩锁韧带损伤外，又致锁骨内端的肋锁韧带及锁骨外端的喙锁韧带亦同时受伤时，可致锁骨两极全脱位。

（二）分类

根据受伤程度不同可分为：①锁骨两极半脱位：损伤较轻，锁骨两端由于还有肋锁韧带与喙锁韧带的固定，故脱位程度较轻；②锁骨两极全脱位：损伤较重，除肩锁韧带及胸锁韧带损伤外，同时肋锁与喙锁韧带亦受损伤，失去其稳定能力，故呈锁骨两极全脱位。

【症状与诊断】

（一）症状

患肩肿胀，胸锁关节及肩锁关节处有畸形及压痛，锁骨压之有浮动感，肩关节活动功能障碍。半脱位者症状较轻，畸形亦不明显，易被漏诊或误诊。

（二）诊断

依据外伤史、临床症状，必要时结合 X 线片可确诊。

【治疗】

复位容易，固定困难。一般采用按压或提捏复位，卧床沙袋加压固定 4 ～ 6 周，其他用药同单一胸锁关节脱位和肩锁关节脱位。

第五节　肩关节脱位

肩关节即指肩肱关节，是由肩胛骨的关节盂（髃骨）与肱骨（臑骨、大臂骨）的头连接而成的球窝关节。因肱骨头的面积远远大于关节盂的面积，且其周围韧带薄弱，关节囊松弛，故肩肱关节是人体中运动范围最大，而又最灵活的关节（图 14–7）。

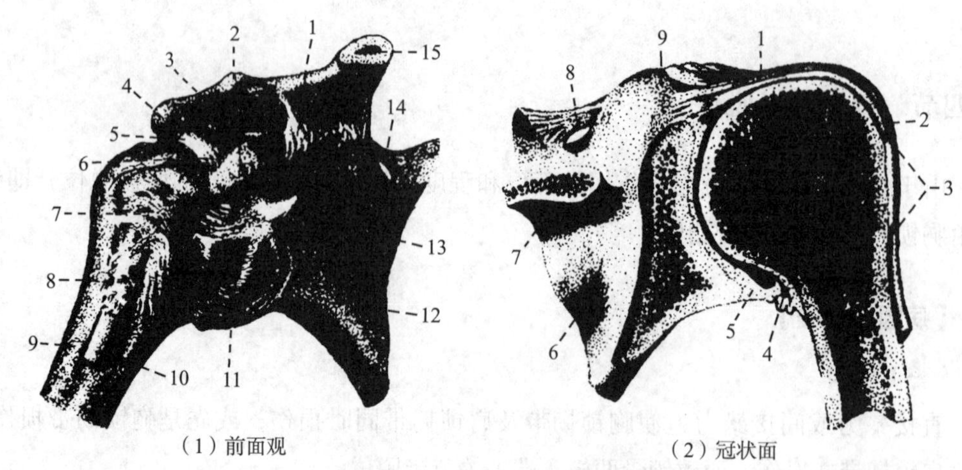

图 14-7　肩关节及其周围结构

前面观：1. 喙锁韧带；2. 喙突；3. 肩锁韧带；4. 肩峰；5. 喙肩韧带；6. 喙肱韧带；7. 肩胛下肌；8. 结节间滑液鞘；9. 肱骨；10. 肱二头肌长头腱；11. 关节囊；12. 肩胛骨；13. 肩胛下肌；14. 肩胛上横韧带；15. 锁骨

冠状面：1. 关节囊；2. 结节间滑液鞘；3. 肱二头肌长头腱；4. 关节囊；5. 关节盂缘；6. 冈下窝；7. 肩胛冈；8. 肩胛上横韧带；9. 喙突

肩关节脱位，又称肩肱关节脱位，古称“髃骨骱失”“肩胛骨出”“肩膊出臼”“臑骨突出”“肩骨脱臼”等。

《内经》称肩关节为“肩骱”。《医宗金鉴·正骨心法要旨·髃骨》说：“其处名肩骱，即肩与臑骨合缝处也。俗名吞口，一名肩头。”《陈氏伤科真传秘抄》说：“大臂骨上端是杵，肩胛骨则为臼，杵臼相接，合为紧凑的关节。”

肩胛骨的关节盂为一上窄下宽的长圆形凹面，向前外下倾斜，盂面上被覆一层中心薄边缘厚的玻璃样软骨，盂缘被纤维软骨环即关节盂唇所围绕。关节盂的上、下各有一突起，为盂上和盂下结节，关节盂唇加深了关节盂凹，有保持关节稳定的功能。

肱骨头为半圆形的关节面，向后上内倾斜，仅以部分的关节面与关节盂接触，故极不稳定。肱骨大结节朝向外侧，构成结节间沟的外壁；小结节朝向前侧，构成结节间沟的内壁。

肩关节囊为纤维性组织构成的松弛囊壁，环绕在关节的周围。关节囊的后壁，起始于关节盂唇和关节盂缘；前壁起始部依滑膜隐窝的有无而异，有隐窝者，其关节囊起始于关节盂唇、盂缘及附近骨质，关节上部被坚强有力的腱袖加强。

肩关节的韧带：喙肩韧带为肩关节上部的屏障，盂肱韧带为关节囊前壁的增厚部，分为上、中、下三个韧带，其中以盂肱中韧带最为重要，如果此韧带缺如，则关节囊前壁薄弱，易产生关节前脱位。喙肱韧带为悬吊肱骨头的韧带，肱肌头外旋时，韧带纤维伸展，有约束肱骨外旋的作用。

肩部的肌肉：肌腱袖由冈上肌、冈下肌、小圆肌、肩胛下肌所组成。四腱的扁宽腱膜，牢固地附着于关节囊的外侧和肱骨外科颈，有悬吊肱骨、稳定肱骨头、协助三角肌、外展肩关节的作用。三角肌为肩关节外层坚强有力的肌肉。此外，胸大肌、背阔肌都有协助和约束肩关节活动的功用。当肩部肌肉损伤、断裂或瘫痪时，可发生肩关节半脱位现象。

肩关节的解剖特点是肱骨头大，关节盂小而浅，二者关节面的比约为 3∶1，关节囊或韧带薄弱松弛，关节囊前下方缺少韧带和肌肉覆盖，因而形成肩关节活动的高度灵活性和不稳定性，故肩关节脱位临床中较为常见，其发生率仅次于肘关节脱位，多发生于 20 ～ 50 岁的男性。

【病因与分类】

（一）病因

直接暴力和间接暴力都可致病，但以间接暴力多见。

1. 直接暴力

多因打击或冲撞直接作用于肩关节而引起。当上臂外展背伸时，外力作用于肩后，可致肩关节前脱位；当上臂内旋及外展时，外力作用于肩前，可致肩关节后脱位；当上臂高度外展时，外力作用于肩上方，可致肩关节下脱位。

2. 间接暴力

又可分为传导暴力、杠杆作用力和牵拉旋扭暴力。

（1）传导暴力：患者跌倒，上臂外展、背伸，以手或肘部着地，暴力沿肱骨干向上传导，使肱骨上端冲破较薄弱的关节囊前壁，形成前脱位。当肱骨头滑向喙突下间隙形成喙突下脱位，此种脱位最多见；若暴力过大，则肱骨头可被推至锁骨下，形成锁骨下脱位。若跌倒时，上臂呈内旋前屈位，以手或肘部着地，外力沿肱骨干向上传导，致使肱骨头冲破后侧关节囊，形成肩关节后脱位。

（2）杠杆作用力：上臂高举外展，肱骨大结节与肩峰紧密相接，成为杠杆的支点，可迫使肱骨头冲破关节囊的下方滑出关节盂，形成关节盂下脱位。此型脱位常合并肱骨大结节骨折。

也有大结节不骨折者，肱骨头被嵌于关节盂下方，可形成竖直型肩关节下脱位，但极少见。此型在搬运过程中肱骨头容易滑向前方而变成前方脱位，亦是其少见的原因之一。

（3）牵拉旋扭暴力：当大力牵扯旋扭上肢，亦可形成肩关节脱位。

（二）分类

1. 按造成脱位的病因分

①创伤性脱位：有明显外伤史；②病理性脱位：无外伤史，由疾病或生理发育异常所致。

2. 按肱骨头脱出方向分

（1）前脱位：其中又分为：①喙突下脱位：在外力作用下，肱骨头向前脱出后，停留在喙突下，形成喙突下前脱位；②锁骨下脱位：若外力较大，迫使肱骨头继续向内移动至锁骨下，形成锁骨下前脱位。

（2）下脱位：又分为：①下垂形脱位：脱出的肱骨头停留在肩关节盂下方，上臂下垂，外展呈翼状，多见；②竖直形下脱位：多由于外伤时的姿势和暴力作用的方向不同，致肱骨头脱出后停留于关节盂下方，大结节同时嵌于关节盂下，上臂呈外展高举，不能放下，少见。

（3）后脱位：指脱出的肱骨头停留在关节盂的后方，较少见（图 14–8、图 14–9、图 14–10）。

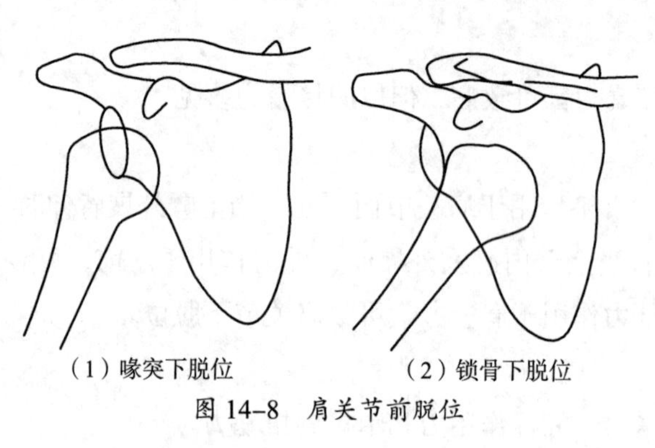
（1）喙突下脱位　（2）锁骨下脱位

图 14–8　肩关节前脱位

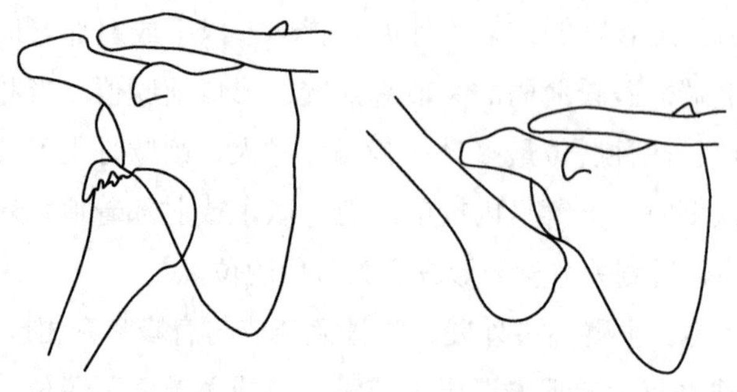
（1）肩关节盂下脱位合并大结节骨折　（2）肩关节竖直盂下脱位

图 14–9　肩关节下脱位

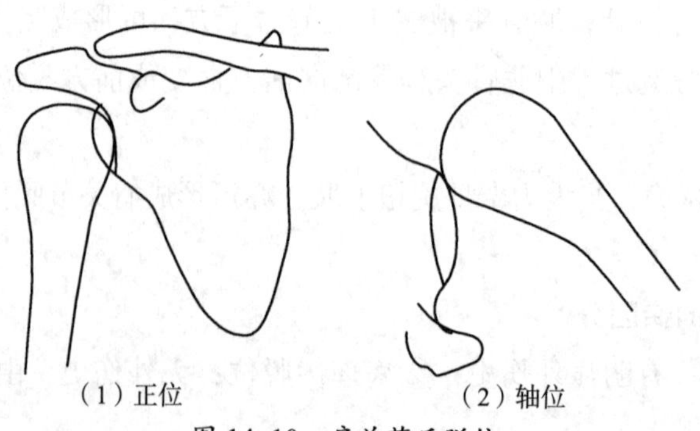
（1）正位　（2）轴位

图 14–10　肩关节后脱位

（4）上脱位：临床罕见，脱位后往往由于上肢本身的重垂作用而致肱骨头自然下落而复位，或转为其他类型的脱位，且往往合并肩胛骨肩峰骨折。

3. 按脱位后的时间长短分

①新鲜性脱位：脱位在 3 周以内者；②陈旧性脱位：脱位超过 3 周以上者。

4. 按脱位的次数分

习惯性脱位：治疗失当，固定不妥，活动过早或活动方法和方式不对，关节周围组织未得到充分修复；或损伤过重；或合并关节盂缘骨折；或患者体质不好、修复能力差等均可引起。

（三）并发症

肩关节脱位，主要是关节囊撕裂和肱骨头移位，同时肩关节周围软组织也有不同程度的损伤，有时也可同时合并其周围骨的损伤。

1. 肱骨颈骨折

本病多为暴力过大，在造成肩关节脱位后继续作用，致肱骨颈骨折，形成脱位合并骨折。

2. 肱骨大结节骨折

本病多为肱骨头脱位时，由于冈上肌的牵拉，将肱骨大结节撕脱，形成脱位合并肱骨大结节骨折；或由于大结节与肩峰相撞击而致骨折，形成脱位合并大结节骨折。此类合并症最为多见，约占肩关节脱位的 30% ～ 40%。

3. 肩胛骨关节盂缘骨折

本病多为肱骨头脱位时撞击关节盂缘而形成。

4. 肩峰骨折

本病多亦为肱骨头向上冲击所致。

5. 腋神经损伤

本病为牵扯或挤压伤，较少见。

【症状与诊断】

清・钱秀昌《伤科补要・髃骨骱失》说：“其骱若脱，手不能举。”

（一）症状

肩部肿胀、疼痛、压痛，方形肩，肩关节盂处空虚，头偏向健侧，以手托持患臂（图 14–11）。

1. 前脱位

上臂外展呈翼状，不能贴近胸壁，畸形姿势不能改变，呈弹性固定，搭肩试验阳性，喙突下可触及脱位的圆形肱骨

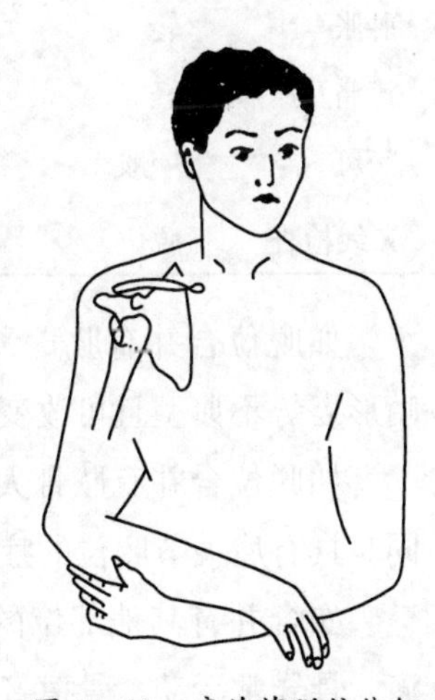

图 14–11　肩关节脱位体征

头；如为锁骨下脱位，可在锁骨下方触及脱出的圆形肱骨头。

2. 下脱位

上臂呈严重外展畸形，不能靠近胸壁，呈翼状，搭肩试验阳性，于腋下可触及脱出的圆形肱骨头；如为竖直形下脱位，则上肢呈外展高举位，弹性固定，腋下可触及圆形的肱骨头。

3. 后脱位

上肢内旋、前屈，弹性固定，不能外旋及背伸，搭肩试验可呈阴性，在肩关节后方可触及脱出的肱骨头。

4. 陈旧性脱位

肿胀已消退或基本消退，甚或肌肉萎缩，畸形可稍缓解，关节活动度亦可稍有代偿。

5. 习惯性脱位

关节周围肌肉消瘦或萎缩松弛，有明显畸形（但稍施手法即可复位，稍一活动即可再脱出，如脱衣穿衣、展臂举臂、牵拉物体等动作均可招致再脱位）。

（二）诊断

依据外伤史，临床症状，结合 X 线片，即可确诊。

（三）鉴别诊断

应与肱骨颈骨折相鉴别（表 14–4）。

表 14–4 肩关节脱位与肱骨颈骨折的鉴别

	肩关节脱位	肱骨颈骨折
肩关节	方肩，肩关节盂空虚	圆肩，不空虚
畸形	呈弹性固定，不能改变	可以改变
触诊	肩关节周围（或前或后，或下方）可触及脱出的肱骨头	不能触及肱骨头，可触及骨楂
肿胀	轻	严重
疼痛及压痛	轻	严重
瘀斑	一般无	有瘀斑
X 线检查	脱位	骨折

如脱位合并有肱骨颈骨折，症见肿胀，疼痛更甚，肩呈方形，肩关节盂空虚，但畸形姿势不典型且可改变，并可触及骨异常活动、骨擦音及脱出部位有圆形的肱骨头。

如脱位合并有肱骨大结节骨折，在肩上方可触及活动的骨折片，或可有瘀斑存在，同时具有肩关节脱位的症状。

如合并有其他部位的骨折，除具有脱位的症状外，还具有骨折的症状，如局部压痛，骨异常活动、骨擦音，间或有瘀斑等，拍摄 X 线片可以明确诊断。

如合并有血管及神经损伤，根据损伤部位和轻重、性质不同，可表现为上肢不同程度的循环或感觉和运动功能障碍，以及典型的临床表现，此种合并症少见（详见神经血管损伤章）。

【治疗】

《仙授理伤续断秘方》中说："……须用舂杵一枚，矮凳一个，令患者立凳上，用杵撑在于出臼之处，或低用物垫起……令一人把住手、拽去凳，一人把住舂杵，令一人助患者放身从上坐落，骨节已归窠矣。"《伤科补要》中说："使患人低坐，一人抱住其身，将手拔直，用推拿法，酌其重轻，待其筋舒，一手捏其肩，抵出骱头，齐力拔出，或内有响声者，乃复位也。"

（一）手法复位

1. 一般性肩关节脱位

（1）外展牵拉推挤复位法：一般适用于前脱位及下脱位。

患者仰卧，一助手用宽布带穿过患侧腋下，向对侧牵拉；另一助手，以双手持患肢腕上方，令手心向上，顺势牵拉使逐渐外展。术者站于患侧，以双手或一手掌置于脱出的肱骨头前下方，其余四指置于肩前上方，在两助手同时用力牵拉的情况下，术者向后上方推挤脱出的肱骨头使其复位，牵臂的助手徐徐将上肢内收、内旋，屈肘于胸前（图 14–12）。

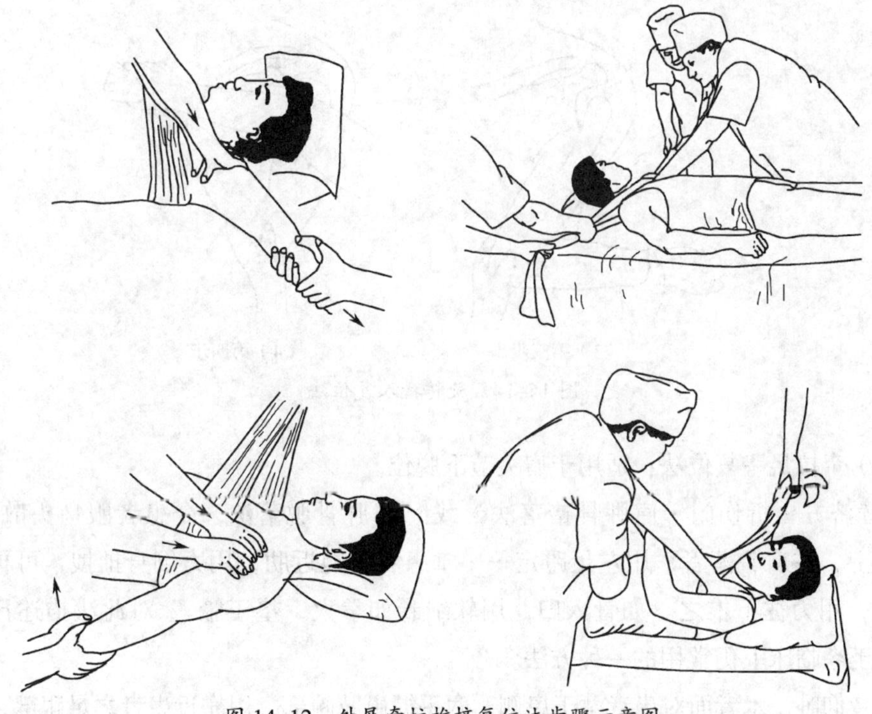

图 14–12　外展牵拉推挤复位法步骤示意图

下脱位者，患者体位与助手同上，术者推挤向下脱出的肱骨头向上即可复位（图14–13）。

（2）旋转撬入复位法：适用于肩关节喙突下前脱位，方法简单易行。

患者坐位或仰卧位，一助手固定患肩，首先向患者解释消除其恐惧心理或令患者思想转移。术者站于患侧，令患者肌肉放松。以相对之侧的一手握持患肢腕部，另一手握持肘部，先屈肘，继使上臂外旋、内收，缓缓加力，当肘部内收接近胸部的中线时，即可听到复位声，然后令上臂内旋，回复中立位，屈肘于胸前即可（图14–14）。

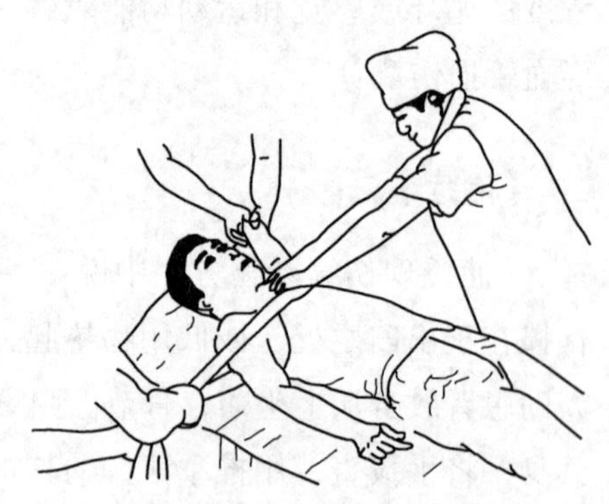

图14–13 高举牵拉推挤复位法（整复盂下脱位）

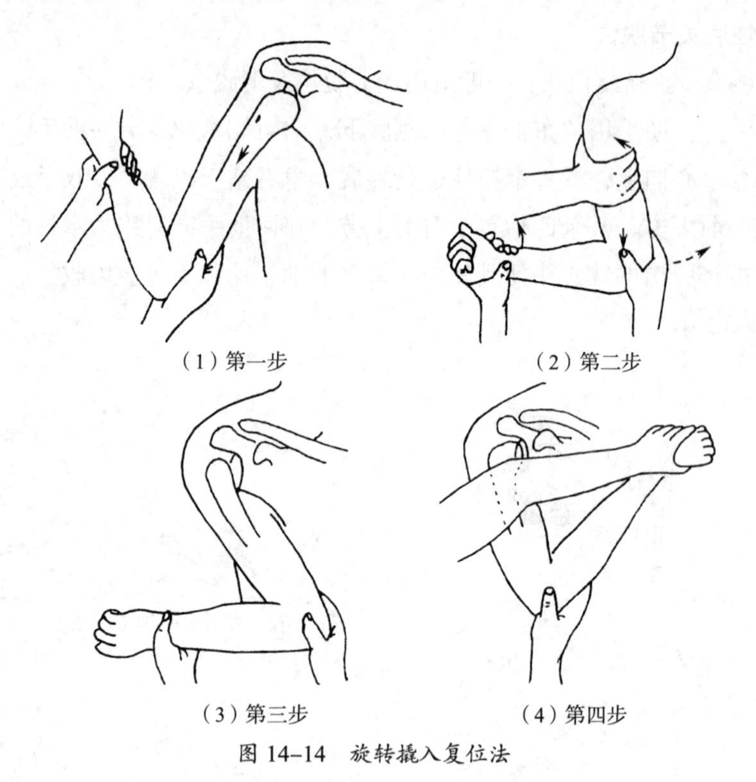

（1）第一步 （2）第二步

（3）第三步 （4）第四步

图14–14 旋转撬入复位法

（3）牵拉足蹬复位法：适用于肩关节下脱位。

《普济方·折伤门·肩胛骨错落法》载："肩胛骨脱落法，令患者服乌头散麻之，仰卧地上，左肩脱落者，用左足蹬定……拿患者手腕近肋，用力倒身扯拽，可再用手按其肩，用力往下推之。如骨入臼，用软绢卷如拳大，垫于腋。"对此法描述比较详尽，是至今临床上仍常用的一种方法。

患者仰卧，术者面对患者站于患侧，两手握患肢腕部，用靠近患者之足跟部，抵住脱出的肱骨头下方（右侧脱者用右足，左侧脱者用左足），令患肢在外旋的情况下进行牵拉，足蹬肱骨头向上，即可复位（图 14–15）。

如患者肌力较强，仅术者一人力量不足时，亦可令一助手牵患肢腕上方，将患肢外展外旋牵拉，同时术者站于患侧以同侧足跟部抵住脱出的肱骨头向上蹬，牵臂的助手在牵拉的情况下将患肢逐渐内收内旋，即可复位。

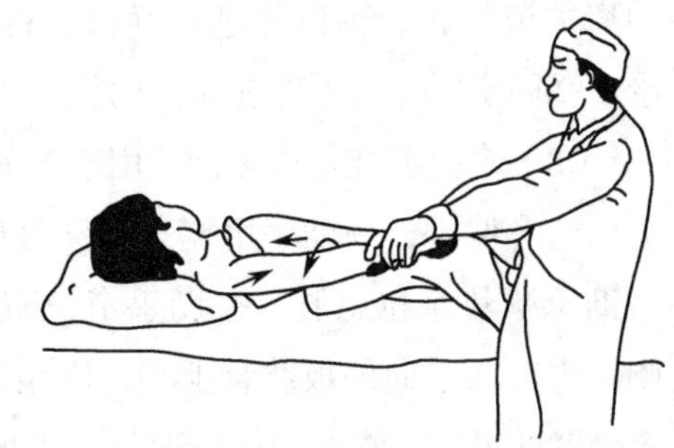

图 14–15　牵拉足蹬复位法

（4）牵拉指推返回法：适用于老年人肌力弱者或习惯性脱位，喙突下脱位和盂下脱位均可。

患者仰卧，先令患者思想转移，肌肉放松。术者站于患侧，一手轻牵患肢，令外展外旋，一手拇指推脱出的肱骨头向上或向外后，其他四指置于肩上偏后方（肩峰上方）做固定即可复位。

（5）指扣倒行逆施复位法：适应证同上法。

患者坐位，令患者思想转移，肌肉放松，轻牵患肢外展，将患肢前臂或手部搭于术者肩上，或让一助手牵拉。术者以双手拇指置于肩峰上作固定，其他四指从腋下扣脱出的肱骨头向上或向外后即可复位（图 14–16）。

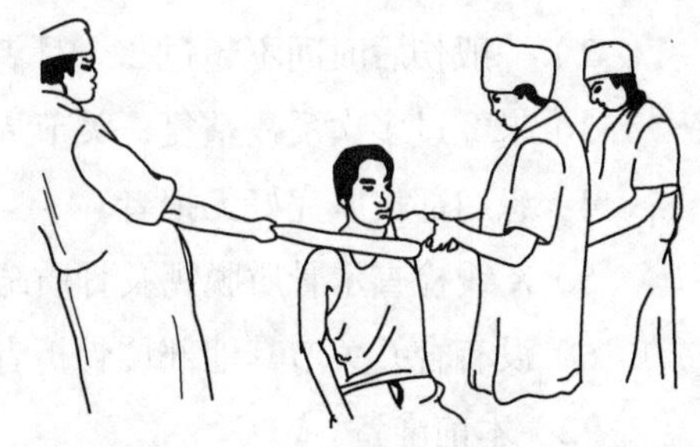

图 14–16　指扣倒行逆施复位法

（6）牵拉端提复位法：适用于肩关节后脱位。

患者仰卧，一助手用宽布带穿过患侧腋下向对侧牵拉，一助手顺势牵拉患肢，使逐渐外展。术者站于患侧，以手端提向后脱出的肱骨头向前，同时牵臂的助手背伸外旋患肢即可复位（图 14–17（1））。

（7）牵拉推挤复位法：适应证同上。

患者坐位，术者站于患侧背后，以一手轻牵患肢使其外展外旋背伸的同时，另一手在后方向前外侧推脱出的肱骨头即可复位（图 14–17（2））。

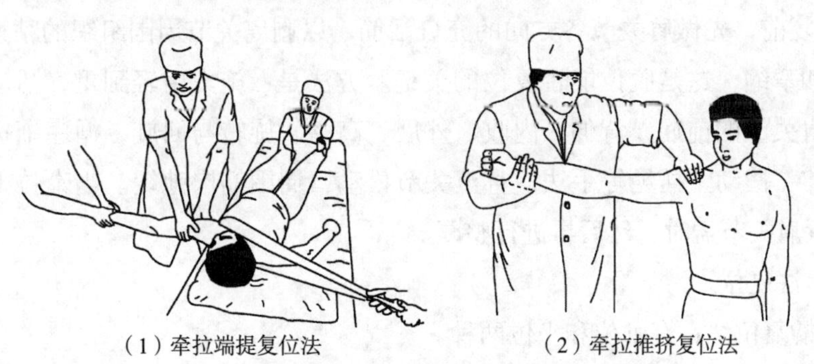

（1）牵拉端提复位法　　（2）牵拉推挤复位法

图 14–17　肩关节后脱位复位法

肩关节后脱位，复位容易，固定困难。须注意：①必须拍肩关节的正、轴位片进行确诊，否则容易造成漏诊和误诊；②固定时上臂不能前屈、内旋，否则即又脱位。

（8）牵拉扳推复位法：适用于肩关节竖直形下脱位。

患者仰卧，一助手用宽布带穿过患侧腋下向对侧牵拉，一助手顺势牵拉患肢，一助手牵拉双踝关节。术者站于患侧，先以两手向外扳肱骨上端，以缓解被嵌顿的肱骨头后，令牵臂的助手，在牵拉的情况下，将患肢由高举逐渐改为外展位，同时术者用两手拇指或手掌向上推脱出的肱骨头即可复位（图 14–18）。

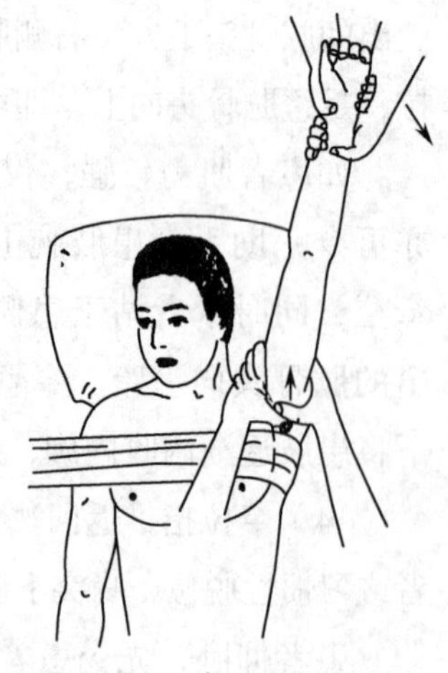

图 14–18　牵拉扳推复位法

2. 陈旧性肩关节脱位

因为时间较久，往往关节周围已形成瘢痕粘连、增生等，致复位较为困难，故在整复前，首先应严格选择适应证，做好术前全面检查和准备，拍摄 X 线正、轴位片。

（1）适应证

1）患者身体好，能耐受麻醉与手法整复者。

2）一般伤后时间不超过 3 个月者。

3）未经过多次反复整复，关节周围没有明显增生者。

4）患肩部皮肤完好无损者。

5）X 线检查示骨质脱钙及骨质疏松或增生不甚者。

6）没有合并关节其他部位骨折者（肱骨大结节骨折可除外）。

（2）术前准备

1）向患者做好思想工作，以消除其恐惧心理，取得配合。必要时给予镇静剂和注射高渗糖。

2）提前数日先做肩关节的按摩活筋，内服、外洗活血舒筋软坚中药，促进血活筋舒，给手法闭合复位创造有利条件。

3）应做颈丛神经阻滞麻醉或全麻，在无痛情况下进行手法整复。

4）整复前，先做肩关节各方向的充分活筋，以剥离关节周围组织的粘连，松解筋肉的痉挛和挛缩，这是脱位能否复位的关键。方法是：施力由轻到重，活动范围由小到大，做肩关节的前屈、背伸、内收、外展、高举、旋转与回旋，循序渐进，并加上揉按、拔伸、摆动、摇晃等手法，直至关节松动，周围筋肉弛缓。当牵拉上肢时，肱骨头可接近肩关节盂时，然后再进行整复。

（3）手法复位

1）棒撬复位法：有卧位和坐位两种。

①卧位棒撬复位法：按以下四个步骤施术（图 14–19）。

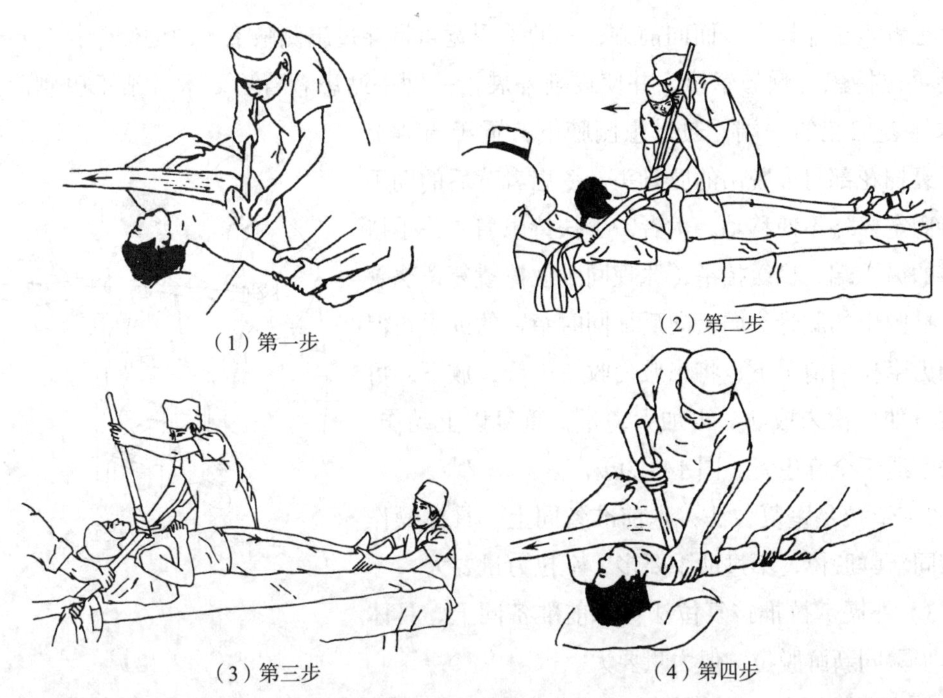

（1）第一步　（2）第二步　（3）第三步　（4）第四步

图 14–19　卧位棒撬复位法

第一步：患者仰卧于特制的手术床上，一助手用两手按患者双肩以固定，另 1 ～ 2 个助手用宽布带穿过患侧腋下，向对侧牵拉；另 1 ～ 2 个助手顺势牵拉患臂，使外展外旋，外展至 120°左右。术者站于患侧，用预先制备的木棒（长 1.5m，直径 4cm，在一端 1/3 处以棉花绷带包绕 20cm）将裹棉花的一端插入床撑上方，裹棉处置腋下对准脱出的肱骨头。

第二步：准备就绪后，令助手用力牵拉患肢，术者一手扶患肩，一手持木棒上段，利用床撑为支点，以木棒上段为力臂、裹棉花部位为力点。

第三步：术者扶肩的手同时照顾稳定木棒不使滑动，持棒之手缓缓向上，或向上外推木棒，迫使脱出的肱骨头向上，或向上外滑动，同时令牵臂的助手在保持牵拉力的情况下，逐步将患臂内收、内旋。此时，术者扶肩的手可触知空虚的肩关节盂处逐渐隆起。否则，是筋肉挛缩未牵开，肱骨头仍和肩关节盂相重叠，应即停止强行复位，待进一步加大牵引量，重复以上动作。

第四步：当肩峰下逐渐隆起，肩关节变为圆形，患臂可靠贴胸壁时，说明脱位已复位，也有仅是半复位者，可先抽出木棒。术者使患肘屈曲，上臂内旋内收，推肘部使肩关节向后上方，使肱骨头对肩关节盂起到挤压、研磨以便复位完全。

②坐位棒撬复位法：该法可用于脱位时间不太长、肌肉紧张而难以用一般手法复位者。

术前准备同上。

患者坐于靠椅上，面向前方，一助手用宽布带穿过患侧腋下，向健侧牵拉。1～2个助手握持患臂顺势牵拉，并使逐渐外展，一助手站患者背后，术者站于患侧前方，将木棒裹棉花的一端，通过患侧腋下，置于椅背上方，裹棉花部对准脱出的肱骨头，令患者背后的助手把持固定棒端不使移动。术者一手扶持患肩，一手持木棒的另一端，稳缓抬举（原理同卧位棒撬复位法），以推挤脱出的肱骨头向上向后，同时牵臂的助手在保持用力牵拉的情况下，将患肢内收、内旋，放下即可复位。如一次未成功，再加大力量，重复以上动作。此法不适于全麻患者（图 14–20）。

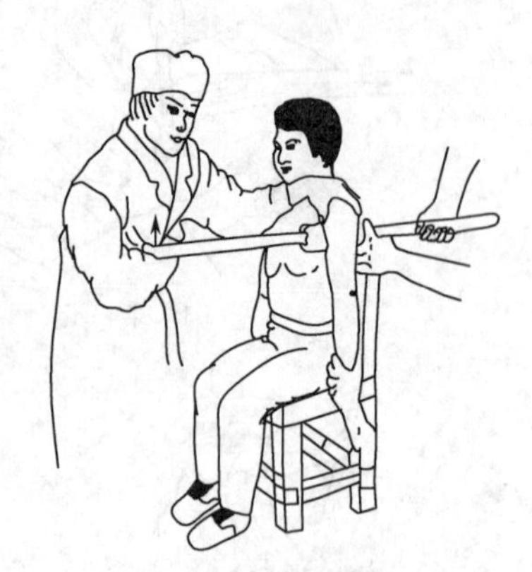

图 14–20 坐位棒撬复位法

2）牵拉足蹬复位法：术前准备同上。具体操作步骤同新鲜脱位，不过助手要多，牵拉力量要大。

3）外展牵拉推挤复位法：术前准备同上。具体操作步骤同新鲜脱位，但力量要大。

有些老年患者，筋肉瘦弱，只要在麻醉无痛情况下，将组织粘连经过活筋分离充分，复位比较容易，只用外展牵拉患肢，用指扣倒程逆法即可复位。

3. 注意事项

（1）详细询问治疗经过，对患者进行全面检查，严格选择适应证。

（2）术前要有计划分工和安排。

（3）操作稳妥有力，不可猛拉猛扳，避免粗暴急躁而引起新的损伤。

（4）在牵拉宽布带时，应注意勿使压迫患者胸部，以免致患者呼吸障碍。尤其对全麻患者更应注意，防止因呼吸困难发生意外。

（5）一般木棒的支点应高于患侧腋窝。

（6）木棒的力点要准确抵住脱出的肱骨头，不能偏斜和晃动，以免造成肱骨颈骨折或肋骨骨折。

（7）老年患者筋肉松弛、肌力弱，且耐受力差，常合并有心血管疾病，故施术时要慎重，必要时做好抢救准备。

4. 复位标志

（1）疼痛消失或大减。

（2）肩关节盂处已不空虚，方形肩变圆形肩。

（3）脱出部位的肱骨头已摸不到。

（4）畸形消失，关节活动正常（已不呈弹性固定，仅因疼痛而尚有障碍）。

（5）搭肩试验阴性（前脱位及下脱位）或摸背试验阴性（后脱位）。

（6）X 线正、轴位片显示肩关节关系正常，已回复原位。

（二）固定方法

1. 前脱位、下脱位

复位后以腕颈带悬吊患肢，制动 3 ～ 4 周，肘屈 120°，放置胸前。如合并有骨折者（如肱骨大结节及关节盂缘骨折者），悬吊制动 4 ～ 5 周。

2. 后脱位

不能用腕颈带悬吊，悬吊即又脱位。需用外展石膏管型或外展支架，将患肢固定于肩关节外展 80°、背伸 30°～ 40°的肘关节屈曲位 3 ～ 4 周。

3. 陈旧性脱位

悬吊固定 4 ～ 6 周。

4. 习惯性脱位

悬吊固定 4 ～ 8 周。

（三）功能疗法

解除固定后，按肩部功能疗法进行功能锻炼及按摩活筋（方法见“总论”）。

（四）药物治疗

1. 内服药

（1）新鲜脱位

①初期：内服活血消肿止痛中药，方用活血灵。合并有骨折、肿胀较甚者，可服血肿解或活血疏肝汤。

②中期：肿消痛减，治以活血舒筋、通经活络之剂，药用养血止痛丸。

③后期：肿胀消退，但气血未复，或仍感困疼，治以补气、壮筋骨、通经利节，药用养血止痛丸合加味益气丸。

（2）陈旧性脱位：复位后关节困痛、僵硬、气滞血凝，治以益气养血、理气止疼、通经活络，方用活血通气何首乌散加黄芪、姜黄、葛根。

（3）习惯性脱位：筋肉萎缩，关节松动，治以补气血、益肝肾、壮筋骨，方用补中益气汤加川断、五加皮、骨碎补、仙灵脾、桂枝等，并避免重复可致脱位的动作，配合筋肉锻炼，长期坚持，有些可望治愈。

2. 外用药

脱位复位后，外贴活血接骨止痛膏；解除固定后，外揉展筋丹或外擦展筋酊，并配合苏木煎外洗。

（五）并发症的治疗

1. 肱骨大结节骨折

一般肱骨大结节骨折，当肩关节脱位复位时，肱骨大结节骨折片多随之复位，不需特殊整复。如复位不佳，可加以手法推挤（方法见单纯肱骨大结节骨折）。

2. 肩关节盂缘骨折

小块骨折，不影响关节稳定者，无须特殊处理；如骨折块较大，影响关节复位，或复位后不稳定者，可行手术治疗。

3. 肩峰骨折

多无移位，一般无须处理；若有移位者，以手法推挤复位，外贴接骨止痛膏药。

4. 肱骨外科颈骨折

肩关节脱位合并肱骨外科颈骨折，情况较为复杂，列为专节详述于后。

第六节　肩关节脱位合并肱骨颈骨折

肩关节脱位合并肱骨颈骨折，多系前脱位中的喙突下脱位。此种病症少见。

【病因与分类】

（一）病因

与肩关节脱位的病因与机制相同，但外力较猛与持续，当造成肩关节脱位后，仍继续作用，致肱骨外科颈骨折。其中部分非真正脱位，而是由于肌肉的牵拉，或骨折端的嵌插，致肱骨头旋转，形成半脱位状，从X线正位片上看，似为肱骨外科颈骨折合并肩关节脱位，但从肩部轴位片看，则观察到肩关节并未脱位，肱骨头仍位于肩关节盂内，只是不同程度的旋转错移而已。

（二）分类

按脱位情况可分为：肩关节半脱位合并肱骨外科颈骨折、肩关节全脱位合并肱骨外科颈骨折（图14–21）。

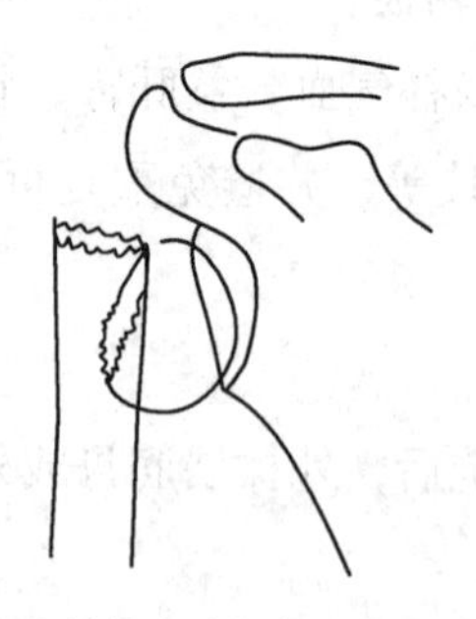

（1）肩关节半脱位合并肱骨颈骨折

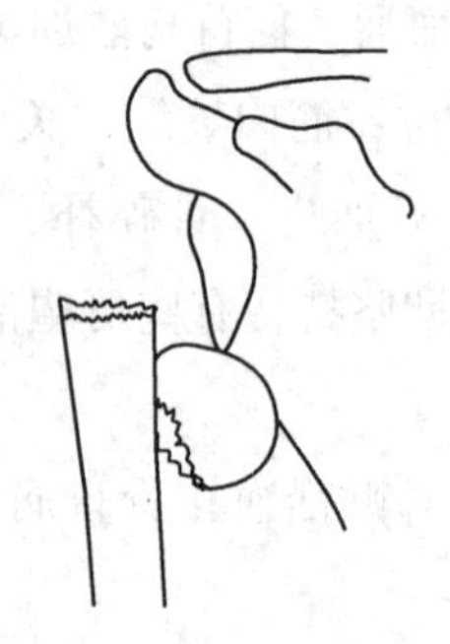

（2）肩关节全脱位合并肱骨颈骨折

图14–21　肩关节脱位合并肱骨颈骨折分类

【症状与诊断】

（一）症状

除具有一般肩关节脱位症状外，还具有肱骨外科颈骨折的症状。如为肩关节半脱位者，症状较轻。

（二）诊断

依据外伤史、临床症状，结合肩部正、轴位 X 线结果，即可确诊。

【治疗】

（一）手法复位

1. 肩关节半脱位合并肱骨外科颈骨折

只需按肱骨颈内收型骨折的整复手法进行整复骨折即可。当骨折复位时肩关节的半脱位也随之复位，一般采用外展牵拉高举推挤复位法（见肱骨外科颈骨折）。

2. 肩关节全脱位合并肱骨外科颈骨折

采用牵拉外展推挤复位法。

患者仰卧，一助手用宽布带穿过患侧腋下向对侧牵拉，一助手持患肢腕关节上方牵拉，使患肢逐渐外展高举 120°～140°，待骨折远近折端接近时，术者站于患侧，以两手拇指向外上后方推挤脱出的肱骨头，使脱位先复位，然后按整复肱骨外科颈骨折的手法，对骨折进行整复即可（图 14–22）。

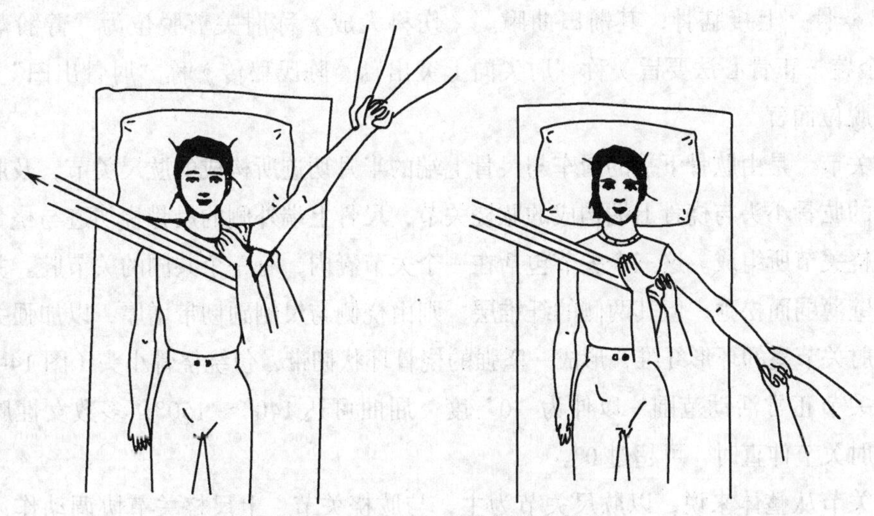

图 14–22 牵拉外展推挤复位法

如失败，可将患肢内收放下至外展 50°左右，使关节囊松弛，然后术者以拇指推挤脱出的肱骨头，使贴近肱骨干后向上后方复位，再按肱骨外科颈骨折的整复手法对骨折进行整复。

如仍不能复位，可用局麻或颈丛麻醉，X线透视下以无菌操作行钢针撬拨复位，适用于喙突下脱位。

患者仰卧，患肢保持于体侧不加牵拉，常规消毒，铺巾。一助手扶持患腕，术者站于患侧，先触摸清肱骨头位置，用骨圆针由三角肌内侧缘靠近脱出的肱骨头外侧处进针，避开血管与神经，向内经过肱骨头前内侧向后直达肩关节盂边缘，作为支点，而后向外用力撬拨，同时以另一手维护肱骨头，并协同推挤使肱骨头脱位复位，然后按肱骨外科颈骨折进行整复即可（图14–23）。

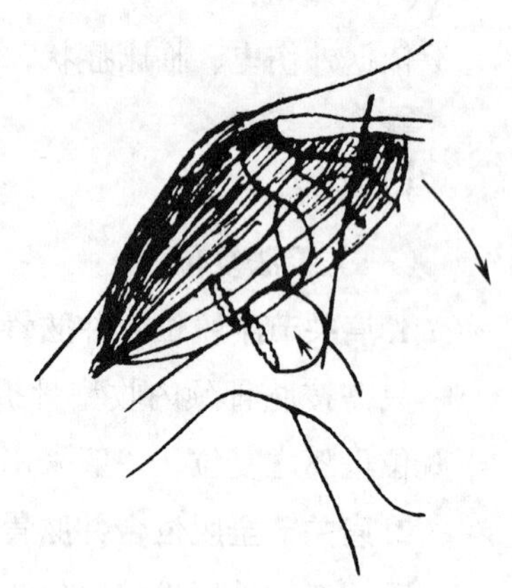

图14–23 钢针撬拨复位法

（二）固定方法

以超肩夹板固定4～6周。骨折端复位后不稳定者亦可采用高举石膏管形固定，或经皮穿针固定。

（三）功能疗法

同肩部功能疗法。

（四）药物治疗

同肩关节脱位。

第七节 肘关节脱位

肘关节古称“曲瞅骱”。《伤科补要》说：“肘骨者，胳膊中节上、下支骨交接处也，俗名鹅鼻骨，上接臑骨，其骱曰曲瞅。”《伤科大成》称肘关节脱位为“臂骱落出”。《医宗金鉴·正骨心法要旨》称“肘尖向上突出”。《陈氏秘传》称“肘骨出臼”。均指肘关节脱位而言。

肘关节，是由肱骨下端的滑车与尺骨上端的半月切迹所构成的肱尺关节，及肱骨下端外侧的肱骨小头与桡骨上端构成的肱桡关节，尺骨上端外侧的尺骨桡切迹与桡骨头构成的尺桡关节所组成。这三个关节包括在一个关节囊内，有一个共同的关节腔。关节囊的前后壁薄弱而松弛，但其两侧的纤维层，则由桡侧与尺侧副韧带增厚，以加强关节的稳定。肘关节囊的环形纤维，形成一坚强的桡骨环状韧带，包绕桡骨小头（图14–24）。

肘关节正常活动范围，以伸为“0”度，屈曲可达140°～150°，多数女性鹰嘴突短，故肘关节伸直时，可超过0°。

肘关节从整体来说，以肱尺关节为主，与肱桡关节、上尺桡关节协调动作，使肘关节伸屈活动，上尺桡关节主要做旋臂活动。

肘关节只有伸屈功能，没有侧方活动，若强加其以侧方活动，或伸直超过正常范围，均可引起肘关节的各种类型脱位。前臂的旋转，是上、下尺桡关节的功能。正常的活动范围，前臂旋前为90°，旋后为110°，若外力作用超过这一范围，亦可引起桡骨小头的单纯脱位，但极少见。

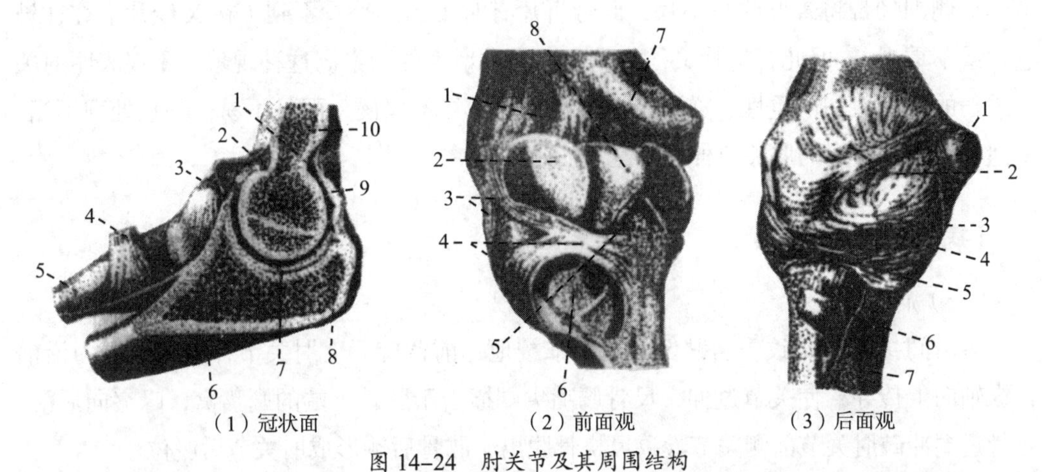

图 14–24　肘关节及其周围结构

冠状面：1. 鹰嘴窝；2. 喙突窝；3. 喙突；4. 肱二头肌腱；5. 桡骨；6. 尺骨；7. 关节腔；8. 鹰嘴；9. 关节囊；10. 肱骨

前面观：1. 桡骨窝；2. 肱骨小头；3. 桡侧副韧带；4. 桡骨环韧带；5. 尺骨冠突；6. 桡骨切迹；7. 冠突窝；8. 肱骨滑车

后面观：1. 肱骨内上髁；2. 关节囊；3. 尺侧副韧带；4. 桡侧副韧带；5. 桡骨环韧带；6. 肱二头肌腱；7. 尺骨

肘后三点的骨突标志，是指肱骨的内、外上髁及尺骨的鹰嘴突，伸肘时此三点连成一直线，屈肘时呈一等边三角形，又称“肘三角”（图 14–25）。

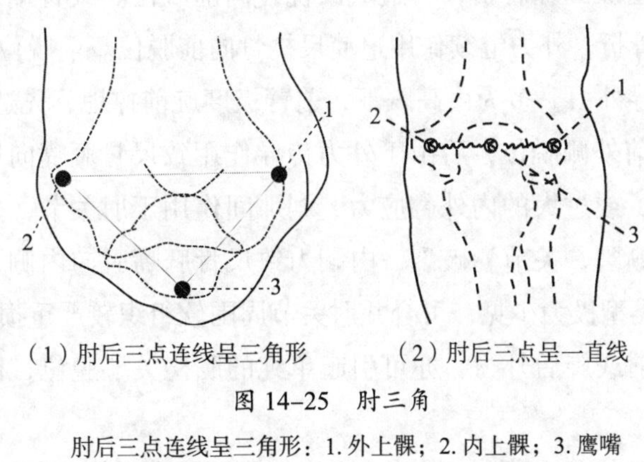

图 14–25　肘三角

肘后三点连线呈三角形：1. 外上髁；2. 内上髁；3. 鹰嘴

肘后三点呈一直线：1. 外上髁；2. 内上髁；3. 鹰嘴

另外，尺骨鹰嘴骨骺在 9 ～ 14 岁出现，13 ～ 19 岁接合。桡骨小头骨骺在 5 ～ 14 岁出现，13 ～ 18 岁接合，出现与接合时间皆女早于男。

肘关节脱位是一种常见病与多发病，多发于青壮年。少年及儿童肘关节周围的骨骺多闭合不全，或刚闭合，抗折力量差；老年人活动量小，并常导致骨质坚固度下降，故常见骨折，而少见脱位。

因肘关节是复合多轴关节，且关节囊及侧副韧带多而强，当脱位发生后，常见关节囊或侧副韧带将骨撕脱一小片，此骨折片有时小到几乎看不到（在X线片上往往被忽视或不重视），但此骨折片又往往是后期骨质增生的因素。这种现象，不仅表明肘关节损伤的复杂性和严重性，亦可造成功能全部恢复不仅慢，而且不易；一旦处理不当，常遗有不影响功能的肘关节伸屈不全。

【病因与分类】

（一）病因

多由间接暴力所致。当跌倒时，手掌按地，前臂旋后，肘关节伸直位，外力沿前臂纵轴向上传导，使关节过伸，尺骨鹰嘴尖端撞击于肱骨下端的鹰嘴窝，喙突向后滑，肱骨远端冲破肘关节前侧关节囊致尺桡骨脱出于肱骨后侧形成肘关节后脱位。

如跌倒时，肘关节过伸且内收，以手按地，同上机理，可造成肘关节后外侧脱位，常合并肱骨内髁撕脱骨折，此种类型最多见。

如跌倒时，肘关节过伸且外展，以手按地，同上机理，可造成肘关节后内侧脱位。此种类型较少见。

如果为牵拉旋转暴力，如机器扭伤，可致肘关节前脱位；伸直外展旋转暴力，可致外展旋转型前脱位；伸直内收旋转暴力，可致内收旋转型前脱位。肘关节过伸位的传导暴力，所造成的肘关节前脱位，多合并尺骨鹰嘴骨折，这是由于外力迫使尺桡骨近段向前反折，先造成鹰嘴骨折，再造成尺桡骨向前脱位。或直接外力作用于尺桡骨上段后侧，致鹰嘴骨折，外力继续作用迫使尺桡骨向前脱位。前脱位少见。

如为旋转加传导外力，多为由高跌下，前臂极度旋前撑地，先造成环状韧带断裂，致桡骨小头向前或前外侧脱位，后由于外力传导作用致尺骨鹰嘴向后滑脱，造成肘关节的前后分离脱位。或过大的内外翻应力，刹那间作用于肘关节，先使桡骨小头脱向外侧，骨间膜广泛撕裂，关节囊破裂，内翻力致尺骨鹰嘴脱向内侧，造成肘关节内外分离脱位。此两种类型极为少见，可合并肘关节周围软组织较严重损伤。

单纯强烈的旋前或旋后外力，亦可引起单纯的肱桡关节脱位，桡骨小头往往脱向前方或后方极少见。

新鲜脱位，由于误诊、漏诊、误治、失治等原因而致时间延至3周以上未复位者，称陈旧脱位，受伤机理同新鲜脱位。

（二）分类

1. 按致病原因

（1）外伤性脱位：由外在暴力所致。

（2）病理性脱位：（略）。

2. 按脱出方向

（1）肘关节后脱位：尺桡骨远端脱向肱骨远端的后侧，较少见（图 14–26）。

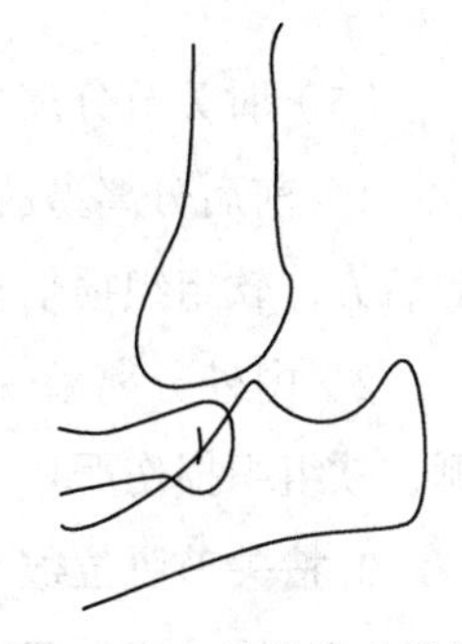

图 14–26　肘关节后脱位

（2）肘关节后外侧脱位：尺桡骨远端脱向肱骨远端的后外侧，多合并肱骨内髁撕脱骨折。此型最多见（图 14–27）。

（3）肘关节后内侧脱位：尺桡骨脱向肱骨远端后内侧，有时合并肱骨外上髁撕脱骨折，较少见（图 14–28）。

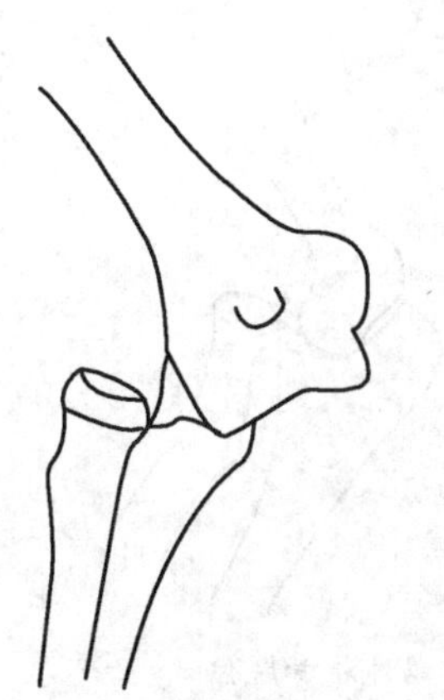

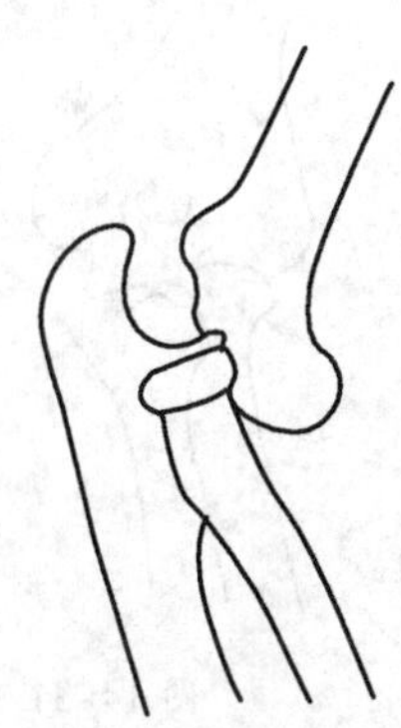

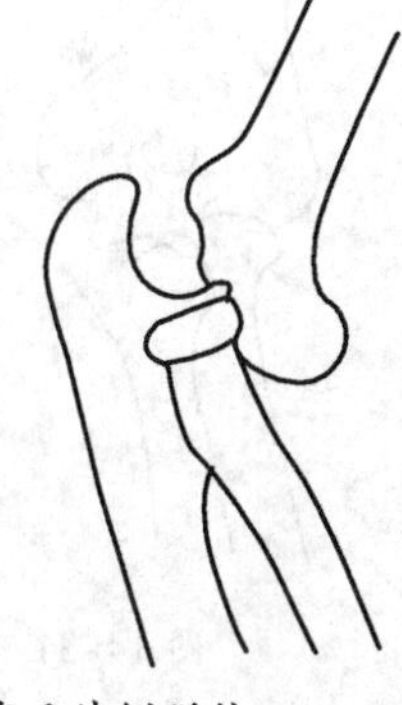

图 14–27　肘关节后外侧脱位

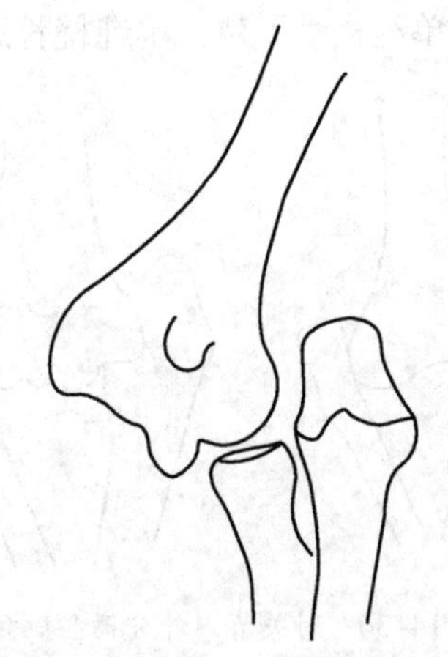

图 14–28　肘关节后内侧脱位

（4）肘关节前脱位：尺、桡骨脱向肱骨远端的前侧，又可分为：

1）外展旋转型前脱位：尺、桡骨近端脱向肱骨远端的内前方，肘关节周围软组织多有严重损伤［图 14–29（1）］。

2）内收旋转型前脱位：尺、桡骨近端脱向肱骨远端的前外方，肘关节周围软组织多有严重损伤［图 14–29（2）］。

3）过伸型前脱位：尺、桡骨近端脱向肱骨远端的前方，多合并鹰嘴骨折［图 14–29（3）］。

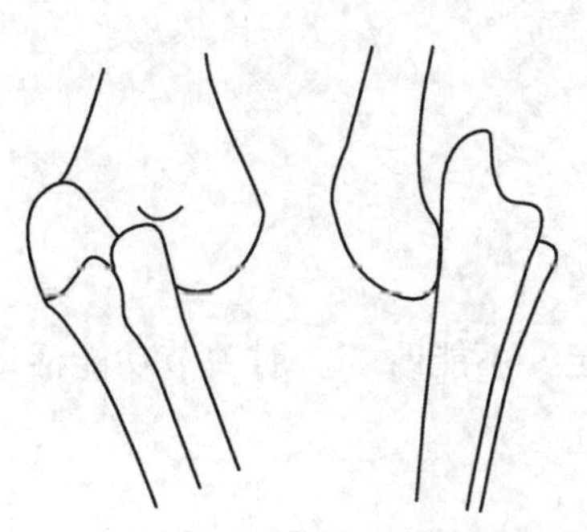

（1）肘关节外展旋转型前脱位

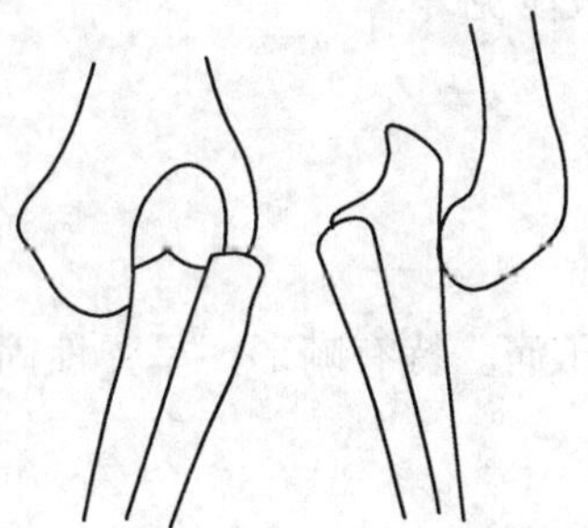

（2）肘关节内收旋转型前脱位

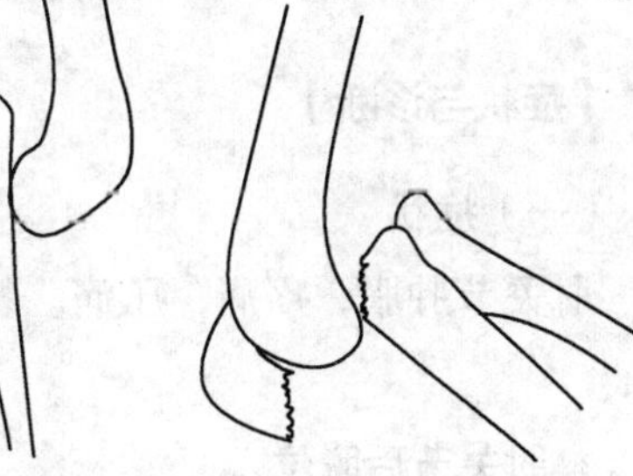

（3）肘关节过伸型前脱位

图 14–29　肘关节前脱位

（5）肘关节分离型脱位：又分为：

1）前后分离型脱位：一般桡骨近端脱向肱骨远端的前方，尺骨近端脱向肱骨远端的后方，软组织损伤较为严重。

2）内外分离型脱位：桡骨近端脱向肱骨远端的外侧，尺骨近端脱向肱骨远端的内侧，软组织损伤严重（图 14–30）。

3. 按关节脱位数

（1）尺、桡骨双脱位：尺、桡骨同时由关节内脱出。

（2）单纯桡骨脱位：单纯桡骨近端由关节内脱出（图 14–31）。

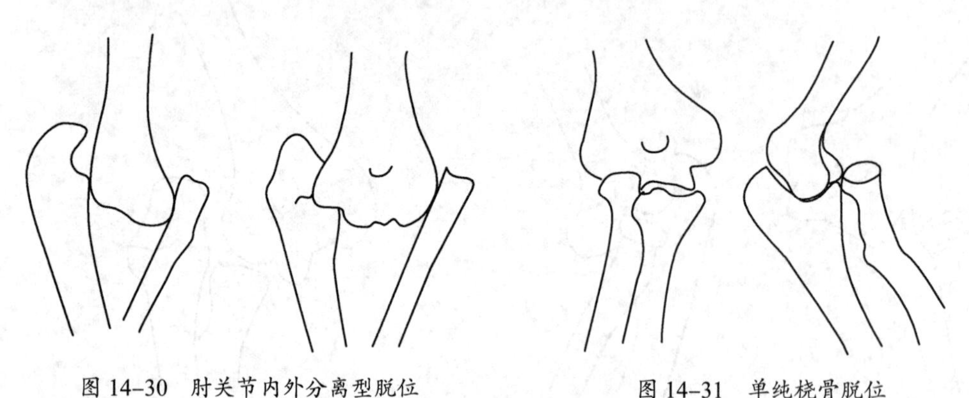

图 14–30 肘关节内外分离型脱位　　图 14–31 单纯桡骨脱位

4. 按受伤后的时间

（1）新鲜性脱位：伤后 3 周以内者。

（2）陈旧性脱位：伤后 3 周以上者。

5. 按与外界相通与否

（1）闭合性脱位：软组织损伤较轻，皮肉未裂开，关节腔与外界不相通。

（2）开放性脱位：软组织损伤严重，皮肉破裂，关节腔与外界相通。

（三）合并症

尺骨鹰嘴骨折，肱骨内、外上髁撕脱骨折，尺骨喙突骨折，后三种较多见。

神经损伤、血管损伤较少见。

【症状与诊断】

（一）症状

肘关节肿胀，疼痛，压痛。特有畸形，呈弹性固定，不能改变。肘关节功能活动障碍。

1. 肘关节后脱位

尺骨鹰嘴向后突出，肘后三点失常，鹰嘴上方凹陷或有空虚感。肘窝可触及扁圆形光滑的肱骨下端，肘关节后外侧可触及脱出的桡骨小头。肘关节呈半屈曲弹性固定，畸形姿势不能改变。

X线片示：正位片见尺桡骨近端与肱骨远端相重叠；侧位片见尺桡骨近端脱出于肱骨远端后侧。有时可见喙突骨折。

2. 肘关节后外侧脱位

肘关节前后径与横径皆增宽，肘后三点失常，桡骨小头向外侧突起，尺骨鹰嘴移向后外侧且突起。肘窝前内侧可触及扁圆形的肱骨下端。肘关节呈半屈曲弹性固定，畸形姿势不能改变。

X线片示：正位片见尺骨近端向外移位，并与肱骨远端相重叠，桡骨小头脱向外侧（常合并肱骨内上髁骨折）；侧位片见尺、桡骨近端脱向肱骨远端后侧。

3. 肘关节后内侧脱位

一般症状同上，所不同者，在肘窝前外侧可触及扁圆形的肱骨远端，内后侧可触及后突的尺骨鹰嘴。

X线片示：正位片见桡骨近端向内移位，并与肱骨远端相重叠，尺骨近端脱向内侧（有时可合并肱骨外上髁骨折）；侧位片见尺、桡骨近端滑向肱骨远端的后侧。

4. 肘关节前脱位

（1）外展旋转型前脱位：肘关节高度肿胀，肘关节内侧有严重瘀斑或皮肉破裂伤。肘关节前后径及横径皆增宽，肘后空虚，可触及圆形光滑的肱骨下端，肘前可触及尺桡骨上端。肘关节呈过伸状畸形，且呈弹性固定，不能改变。

X线片示：正位片见尺、桡骨近端偏向内侧，与肱骨远端相重叠；侧位片见尺、桡骨近端脱向肱骨远端前侧（常可见合并肱骨内、外髁骨折）。

有时可合并血管、神经损伤，而出现相应的症状。

（2）内收旋转型前脱位：症状同上，唯肘外侧有瘀斑或皮肉破裂。

X线片示：正位片，尺、桡骨近端偏向外侧（常可见合并肱骨内、外髁骨折）；侧位片，尺、桡骨近端脱向肱骨远端前侧。有时可合并血管、神经损伤，而出现相应的症状。

（3）过伸型前脱位：症状同上，但肘后三点正常，尺骨鹰嘴下方凹陷，有瘀斑或血肿。肘关节前后径增宽，肘前方可触及尺桡骨上端。肘关节呈过伸畸形，并呈弹性固定。

X线片示：正位片见尺骨鹰嘴骨折，尺、桡骨的近端与肱骨远端相重叠；侧位片见尺骨鹰嘴骨折，骨折的近段仍与肱骨滑车组成关节，桡骨近端与尺骨远折段上端脱向肱骨下端前方。

5. 肘关节分离型脱位

（1）前后分离型脱位：肘关节及前臂高度肿胀、瘀斑，前后径增宽，疼剧。前臂高度旋前，呈伸直位弹性固定，肘后三点失常。常可合并皮肉损伤及血管神经损伤。

肘前后分别可触及桡骨小头及尺骨鹰嘴。

X线片示：正位片见尺、桡骨相重叠或近于重叠，尺、桡骨近端与肱骨远端重叠；侧位片示尺骨近端脱于肱骨远端的后侧，桡骨近端脱于肱骨远端的前侧。肱尺、肱桡及上尺桡关节皆失常。

（2）内外分离型脱位：肘关节及前臂高度肿胀，瘀斑严重，疼痛剧烈。肘关节横径增宽，常合并内外侧皮肉损伤，肘后三点失常。肘外侧可触及和见到明显的脱出突起的桡骨小头，内侧可触及尺骨鹰嘴的突起。肘关节微屈，呈弹性固定。

X线片示：正位片见尺、桡骨近端分别位于肱骨远端的内、外侧，尺桡骨间分离；侧位片见尺、桡骨近端与肱骨远端相重叠或部分重叠。

6. 单纯肱桡关节脱位

肘关节外侧肿胀，肱桡关节失常，关节缝不平，可触及翘起的桡骨小头，前臂旋转功能障碍；若脱向前方，肘关节屈曲功能亦障碍。

7. 陈旧性肘关节脱位

肘部肿胀已消退或基本消退，有时甚至出现筋肉消瘦，畸形更明显，功能障碍仍存在。若已经过多次整复，或形成肘关节纤维增生、血肿机化或骨性增生，因而肘关节可呈梭形。

8. 开放性脱位

除脱位外，有皮肉破裂。

（二）诊断

依据外伤史、临床症状，结合X线片，即可以确诊。

（三）鉴别诊断

肘关节后脱位，应与肱骨髁上、伸展型骨折相鉴别（见骨折篇）。

【治疗】

（一）手法复位

1. 肘关节后脱位复位法

（1）拔伸按压屈肘复位法：患者仰卧位或坐位，一助手固定患肢上臂中段，一助手持腕上方，顺势用力向远端牵拉。术者站于患侧，以双手拇指按压肱骨远端向后，其余四指提拉尺、桡骨近端向前，同时令牵臂的助手在用力牵拉的情况下屈肘，即可复位（图14-32）。

（2）屈肘牵拉推挤复位法：患者仰卧或坐位，一助手固定上臂，一助手顺势牵拉前臂。术者站于患侧，用双手拇指在肘后推挤尺、桡骨近端向下向前，其余四指环抱肱骨下端向上向后拉扳。同时令牵臂的助手在用力牵拉的情况下屈肘，即可复位（图14-33）。

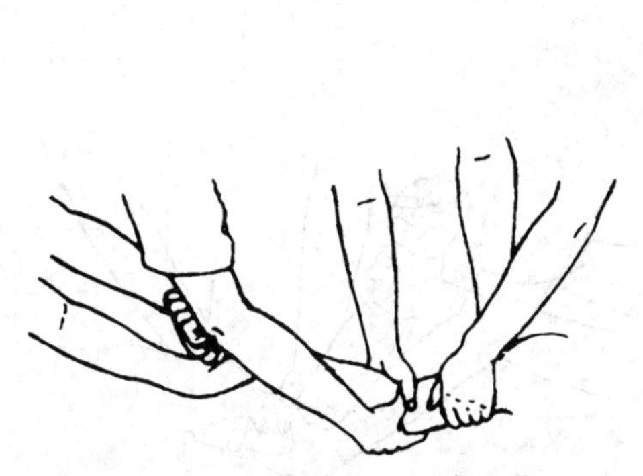

图 14–32　拔伸按压屈肘复位法

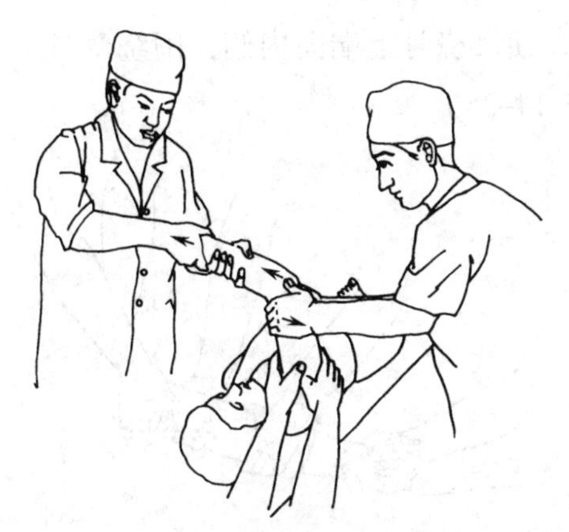

图 14–33　屈肘牵拉推挤复位法

（3）注意事项：新鲜脱位不难整复，但应力争早日复位，以缓解血管压迫。

1）整复前后，应检查是否合并有血管与神经损伤，以便及时加以处理。

2）在整复时，当肘关节的重叠牵开后，再进行屈肘，否则可造成尺骨喙突骨折或挤压，或尺骨半月切迹挤压。

3）术者在推挤屈肘的过程中，注意以双手虎口扣住肘关节的内外侧，加以限制，避免尺、桡骨近端向内或外侧滑脱。

2. 肘关节后外侧脱位复位法

采用牵拉推挤提按屈肘复位法。患者体位及助手操作同拔伸按压屈肘法。术者一手推尺、桡骨近端向内，另手挤肱骨远端向外，先矫正侧方移位，再按肘关节后脱位整复即可（图 14–34）。

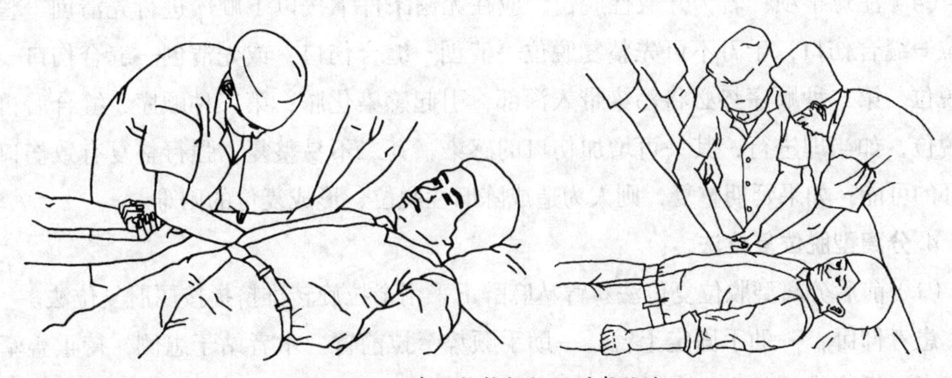

图 14–34　牵拉推挤提按屈肘复位法

3. 肘关节后内侧脱位复位法

采用牵拉推挤提按屈肘复位法。体位、助手、手法同上，但推挤方向相反即可。

（1）外展旋转型前脱位：臂丛麻醉下采用倒程逆施复位加牵拉推挤提按屈肘复位法。

患者仰卧，一助手固定上臂，术者站于患侧，一手持肱骨下段，一手持尺桡骨上段，使尺桡骨上端向内侧，围绕肱骨下端回旋至肘后然后按肘关节后内侧进行整复（图 14–35）。

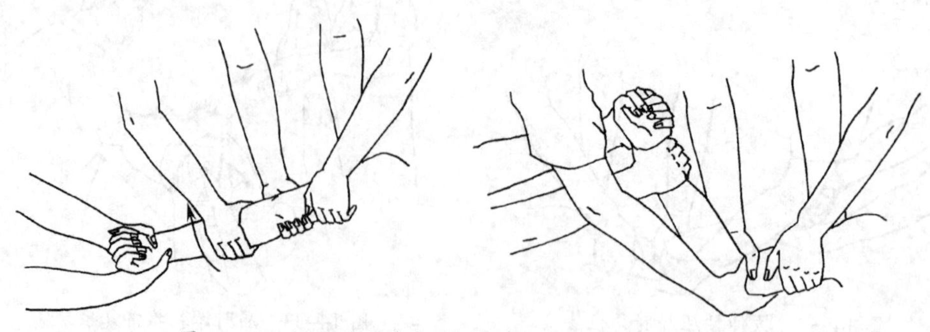

图 14–35　倒程逆施（旋转）加牵拉推挤提按屈肘复位法

（2）内收旋转型前脱位复位法：臂丛麻醉下采用倒程逆施法加牵拉推挤提按屈肘复位法。

患者体位、助手同上。术者站于患侧，一手持肱骨下段，一手持尺、桡骨上段，使尺、桡骨上端向外侧，围绕肱骨下端回旋至肘后，然后按肘关节后外侧脱位进行整复。

（3）过伸型肘关节前脱位：采用牵拉按压屈肘复位法。

患者仰卧，一助手固定上臂，一助手顺势牵拉前臂。术者站于患侧，待上下重叠牵开后，以双手拇指按压尺、桡骨近端向后，同时令牵臂的助手在牵拉的情况下屈曲肘关节，即可使肱桡关节复位，尺骨近端亦被推到肘后，再按鹰嘴骨折处理两折端。

（4）注意事项：若为开放性脱位，应在无菌条件下按以下顺序进行先清创→整复脱位→缝合伤口；千万不可先整复脱位→清创→缝合伤口，或先清创→缝合伤口→整复脱位。第二种顺序势必将污染带入深部，引起感染化脓；第三种顺序，缝合后再整复脱位，如当即进行，其一可增加伤口的感染，其二不易整复，强行整复有致伤口再裂开的可能；如果延期整复，则人为造成陈旧性脱位，形成复位的困难。

4. 分离型脱位复位法

（1）前后分离型脱位复位法：臂丛麻醉下采用牵拉旋转推挤提按屈肘复位法。

患者仰卧，一助手固定上臂，一助手顺势牵拉前臂。术者站于患侧，待重叠牵开后术者以拇指推桡骨上端向外向后，牵臂的助手同时配合逐渐将前臂旋后，先将肱桡关节复位，然后双手拇指按压肱骨远端向后，其余四指于肘后提拉尺骨鹰嘴向下向前复位。在此过程中，术者要以桡侧手之大鱼际处，压于肱桡关节处，以维护其对位，勿使桡骨小头再向前脱出。

（2）内外分离型脱位复位法：臂丛麻醉下采用牵拉推挤按压复位法。

患者体位及助手同上。术者在助手牵拉的同时，先以双手分别于内、外侧推尺桡骨上端，使滑向肘后，然后再按肘关节后脱位进行整复。

此型脱位，亦往往合并开放性损伤，伤口按常规顺序处理。

5. 单纯肱桡关节脱位复位法

可采用牵拉按压推挤复位法。患者仰卧或坐位，术者站于外侧，先以双手环抱肘部，在助手上下牵拉的同时，向外侧提拉肘关节，扩大肘外侧的间隙，再以双手拇指按桡骨小头脱出的方向，推挤或按压桡骨小头使其复位。

6. 陈旧性肘关节脱位复位法

以后外侧脱位为例，因此型脱位临床上较多见。

（1）适应证的选择

1）伤后时间在 40 ～ 50 天以内，身体条件允许，能耐受手法复位者。

2）未经过反复的整复和活筋治疗者。

3）关节被动活动尚有 10°以上活动度者。

4）X 线片示：局部增生不明显，特别是桡骨小头周围，骨质无明显疏松和脱钙，无合并其他骨折者。

（2）术前准备

1）做好患者思想工作，解除其顾虑和恐惧，取得配合。

2）以活血舒筋利节之中药外洗一周，使挛缩之筋肉缓解，以利复位。

3）臂丛麻醉，以便无痛条件下进行整复，必要时注射高渗糖和镇静剂。

4）术前应进行充分的活筋，以拔伸、过伸、内收、外展、旋屈等手法以剥离粘连，缓解挛缩。活动范围由小到大，活动强度由轻到重，活筋应稳、缓，循序渐进，不能操之过急，不要猛拉猛扭，以免造成骨折与新的损伤。当活动到牵拉与后推前臂时，肘关节有 1cm 以上活动度时，即可开始进行整复。

（3）手法复位

1）牵拉推挤提按屈肘复位法：患者仰卧，一助手固定上臂，一助手顺势用力牵拉前臂。术者站于患肢外侧，在上下用力牵拉的情况下，先用双手握持患肘，进行提按、推拉，反复数次，使粘连进一步分离。然后使肘关节过伸，按新鲜脱位复位手法进行整复。一次不成功时，可再重复上法。如牵拉力量不足时，可另增助手，加大牵拉力，使之复位。

2）牵拉屈肘推挤复位法：如果以上复位手法失败，可使一助手以宽布带穿过患肢上臂下段，向后牵拉；1 ～ 2 个助手站于健侧，将患肢横过胸腹部，顺势向健侧牵拉。术者站于患侧，双手四指环抱肱骨下段向后扳拉，双手拇指推桡骨小头向下、内、前，使之复位。同时牵前臂的助手，在牵拉的情况下，配合旋动，并逐渐屈肘，即可复位。若复位欠佳，可再重复以上手法。

7. 注意事项

（1）必须严格选择适应证。

（2）态度要严肃认真，术前要心中有数，明确分工，避免临时忙乱。

（3）整复前一定要充分活筋，使粘连充分分离，不可在筋尚未活开时强行整复，急于求成。

（4）整复过程中，手法要稳缓，避免强屈肘关节，以免造成尺骨鹰嘴撕脱骨折或其他损伤。

（5）整复时，避免直接推挤尺骨鹰嘴，以免尺骨鹰嘴形成压缩骨折，致半月切迹因压缩而变短，形成日后的功能障碍，着力点应放在桡骨小头上。

（6）检查、拍摄 X 线片时，严禁伸肘，否则易引起再脱位，可拍肘关节的侧轴位片。

（7）对陈旧性肘关节脱位，手法虽然能使其整复，但复位后，肿痛与瘀滞必然严重。因此，早期要彻底逐瘀，中期要及时活血通利关节，后期要持之以舒筋利节等内、外用药，一定要环环紧扣，方能取得理想的效果。

8. 肘关节脱位已复位的标志

（1）畸形消失，肘后三点复常。

（2）肘窝或肘后已摸不到肱骨下端，关节已平复（以肱桡关节缝平复为准）。

（3）肘关节可以被动伸屈活动，特别是可屈曲超过 90°。

（4）X 线片显示肘关节关系正常，已恢复原位（侧轴位片）。

（二）固定方法

新鲜性脱位复位后，一般仅以腕颈带悬吊胸前，肘屈 120°，外贴活血止疼膏药，固定 3 周。

如为肘关节前脱位或分离型脱位者，因筋肉损伤严重，整复后应屈肘悬吊固定 4 周；其中如合并有尺骨鹰嘴骨折者，复位后固定 4 ～ 6 周；如为开放性脱位，伤口清创的 1 期愈合者，固定 4 ～ 6 周。

陈旧脱位复位后，因肘关节经过反复活筋，筋肉损伤严重，但同时由于肿胀严重，又易形成粘连和机化，应于腕颈带悬吊固定 2 周后，即开始在悬吊范围内作自主肘关节伸屈活动练习；3 周后悬吊改为肘屈 90°，4 周解除固定。

（三）功能疗法

整复固定后，即可开始做手及腕部关节的伸屈活动锻炼。解除固定后，按肘关节功能疗法进行锻炼和按摩活筋，但以自主锻炼为主。

（四）药物治疗

同肩关节脱位。若为开放性脱位，则治以清热解毒，活血化瘀，消肿利湿，方用解毒饮加活血灵煎服，日 1 剂；或仙复汤煎服，日 1 剂。

解除固定后治以活血止痛、通经利节，药用养血止痛丸，日 2 次，每次服一包。

关节活动受限者，外洗以活血舒筋，通经利节，方用苏木煎，熬水温洗。

（五）并发症的治疗

1. 肱骨内上髁骨折

按肱骨内上髁 4 度骨折处理。脱位整复后，变成 1 度或 2 度骨折，无须特殊处理。

2. 肱骨外上髁撕脱骨折

无须处理，大块骨折少见，仅整复脱位即可。

3. 尺骨鹰嘴骨折

肘关节脱位复位后，按鹰嘴骨折处理。

第八节　腕关节脱位

腕关节功能灵活，易受损伤而发生脱位。元·危亦林《世医得效方》称："手掌根脱臼。"明·王肯堂《证治准绳》说"手掌失落""手腕骨脱"等。

腕关节是髁关节，凹面或称承受面，是指桡骨下端及三角软骨，髁则指舟、月、三角骨，其他腕骨则起滑动作用。

腕部为手与前臂的连接结构，包括八块腕骨及其形成关节的尺桡骨远端和五个掌骨的近端。也即是说，其中包括桡腕关节、腕骨间关节及腕掌关节。

腕骨共八块，分为远近两排，近排有舟骨、月骨、三角骨，由坚强的韧带相连，且与桡骨远端关节面及三角软骨构成关节。豆骨位于近排，但其实际是尺侧屈腕肌的种籽骨。远排腕骨有大多角骨、小多角骨、头状骨、钩骨，与第 1 ～ 5 掌骨基底部相关节。正常腕关节活动，一部分通过桡腕关节，另一部分通过两排腕骨间关节，及第 1、2 掌骨之间关节完成。

近排腕骨的远侧端与远排腕骨的近端组成腕中关节，腕骨之间呈多关节面连接，其结构既稳定，又能随着前臂和手的运动而灵活变化。

腕骨间有韧带连接和支持，以防止腕骨无方向性迁移，腕关节韧带有两组，即外在韧带和内在韧带。

外在韧带起于桡骨、尺骨和掌骨，止于腕骨；内在韧带起止均在腕骨。最重要的内在韧带是三角韧带，其起于头状骨，分别止于三角骨和舟状骨。一般认为外在韧带比内在韧带坚强（图 14-36）。

腕骨骨化中心出现时间是比较有规律的。7 岁以前，大致每年出现一个骨化中心，为了便于记忆，其歌曰：出生头骨二岁钩，三三（三角骨）月四,五舟露，六大七小多角是，八至十四豌豆骨。

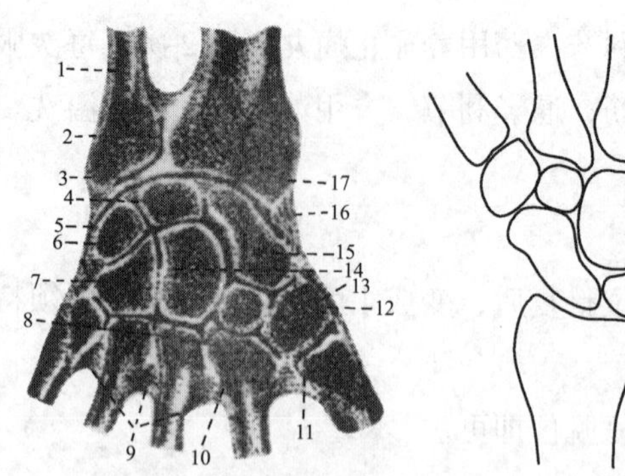

（1）腕关节及其周围结构

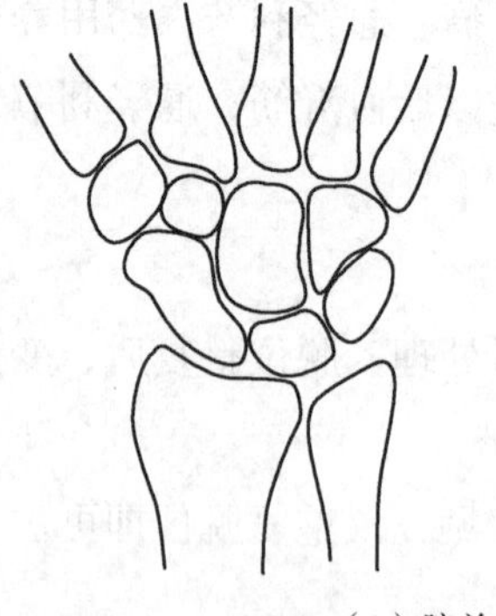

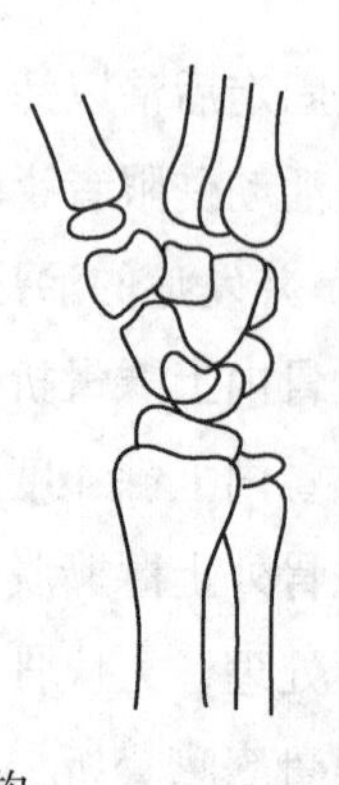

（2）腕关节结构

图 14–36　腕关节

腕关节及其周围结构：1. 尺骨；2. 桡尺远侧关节；3. 关节盘；4. 月骨；5. 腕尺侧副韧带；6. 三角骨；7. 钩骨；8. 腕掌关节；9. 掌骨骨间韧带；10. 小多角骨；11. 拇指腕掌关节；12. 大多角骨；13. 腕骨骨间韧带；14. 头状骨；15. 舟骨；16. 腕桡侧副韧带；17. 桡腕关节

【病因与分类】

（一）病因

本病多为直接暴力所致。

跌倒时，腕部极度背伸，而致月骨向前倾斜，被挤出关节缝，向掌侧翻转脱出。个别还可脱得很远，而至尺、桡骨下段。一般脱出于腕掌侧，背侧韧带断裂，致月骨的杯状面与头状骨的关系失常，而位于头状骨之前，杯状面向前翻转，指向前方，称月骨脱位。

如腕关节背伸约 45°左右时，以手按地，则暴力可直接推其余腕骨于月骨之后，形成腕关节月骨周围腕骨背侧脱位。

同月骨脱位机制，腕关节极度背伸，且向尺侧倾斜及旋转时，可致腕舟骨和月骨向掌侧脱位。

同上机制，如果腕关节背伸 45°左右，且向尺侧倾斜及旋转时，可致腕舟骨骨折和月骨周围其他腕骨被推向背侧，形成舟骨月骨周围其他腕骨背侧脱位。

同上机制，如果腕关节极度背伸且桡倾及旋转，可使腕舟骨撞击于桡骨茎突上致舟骨骨折，同时使舟骨的近端与月骨被挤出于腕的掌侧，形成舟骨月骨脱位。

同上机制，如果腕关节背屈 45°左右，且桡倾及旋转，可使腕舟骨骨折后，舟骨远端块连同月骨的周围其他腕骨被推向背侧，形成经舟骨月骨周围腕骨背侧脱位。

以上 6 型临床较为多见，尤以经舟骨月骨周围背侧脱位最为常见。其原因为跌倒时，往往以掌部及掌尺侧按地，致腕背伸及桡倾的机会较多，且月骨舟骨的背侧，受桡骨掌倾角影响因素所致（图 14–37）。

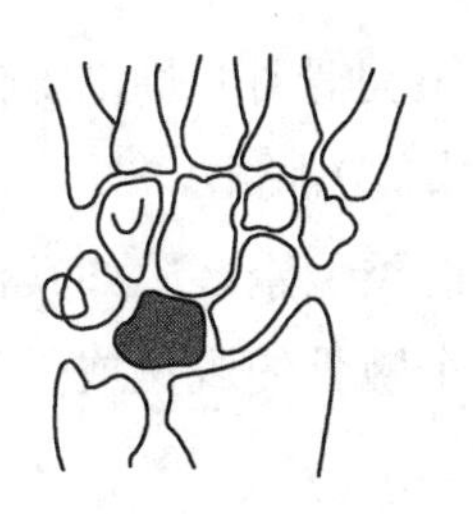
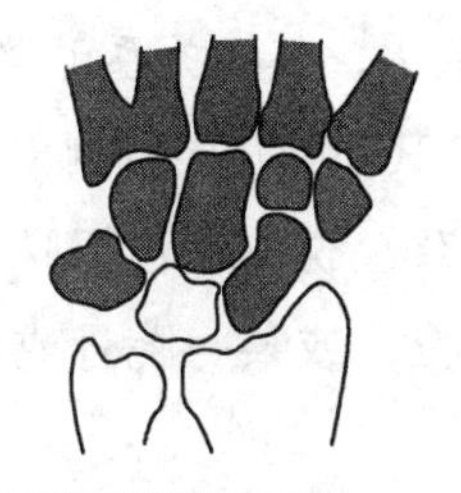

（1）月骨脱位及月骨周围腕骨脱位示意

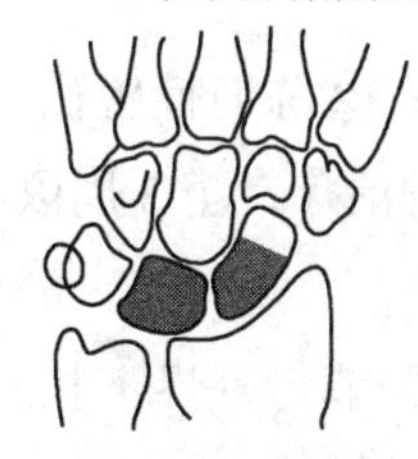
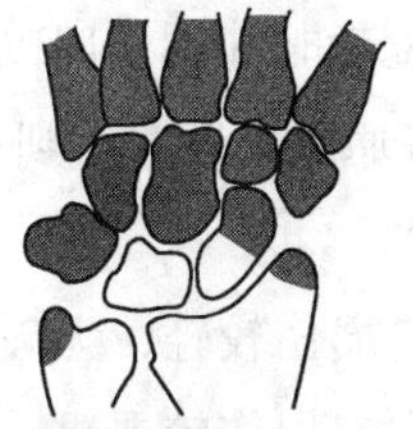

（2）经舟骨月骨脱位及经舟骨月骨周围腕骨脱位示意

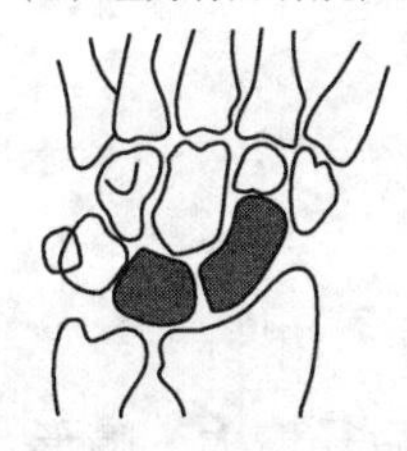
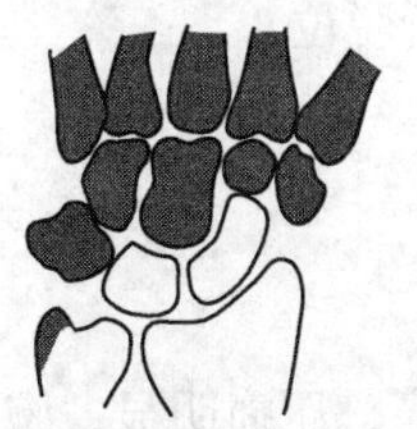

（3）舟骨月骨脱位及舟骨月骨周围腕骨脱位示意

图 14–37　几种常见的腕关节脱位示意

同样机制，如果腕关节在掌屈的情况下，暴力来自背侧，也可造成腕骨的向掌侧不同类型的脱位或骨折脱位，但极少见。

同样机制，腕关节在不同的角度下受来自不同方向的暴力作用，亦可造成不同类型的腕中关节或单一腕骨脱位，或骨折脱位，亦少见。

（二）分类

腕关节脱位，因发病原因机制不同，外力作用方向不同，可致不同腕骨、不同数目、不同类型和不同方向的脱位。其类型之多几不可胜计，多见者大致可分以下类型。

1. 按脱位的机制分

①伸展型：多见，腕关节在背伸位受伤，外力作用于掌侧，将远排腕骨推挤向背侧，或由远排腕骨将近排腕骨挤向掌侧；②屈曲型：极少见，腕关节在掌屈位受伤，外力作用于背侧，将远排腕骨推挤向掌侧。

2. 按脱位的情况分

①月骨脱位：单纯月骨向掌侧脱出；②月骨周围腕骨脱位：月桡关节关系正常，其他腕骨向背侧（或掌侧）脱出；③经舟骨月骨脱位：舟骨骨折，舟骨体部及月骨向掌侧脱出，其他腕骨关系正常；④经舟骨月骨周围腕骨脱位：舟骨骨折后，舟骨体和月骨与桡骨所成的关节关系正常，舟骨头部连同其他腕骨向背侧（或掌侧）脱出；⑤舟骨月骨

脱位：舟、月骨向掌侧脱出，其他关系正常；⑥舟骨月骨周围腕骨脱位：舟、月骨与桡骨所成的关节关系正常，其他腕骨向背侧（或掌侧）脱出。

腕关节情况较为复杂，脱位或骨折脱位的类型繁多，如其他单纯的腕舟骨脱位、豌豆骨脱位、三角骨脱位，或某一腕骨或多个腕骨的脱位或骨折脱位等，都较少见，不作赘述。

3. 按脱位的时间分

①新鲜性脱位：脱位后时间在3周以内者；②陈旧性脱位：凡新鲜脱位，由于失诊、误诊、失治、误治等原因未及时得到有效的治疗，至3周以上未能复位者。

4. 按皮肤完整与否分

①闭合性脱位：皮肉损伤较轻，无破口，关节与外界不相通；②开放性脱位：多为机器扭轧，压砸伤，皮肉损伤较严重，形成破裂或挫灭，关节腔与外界相通，形成复杂的开放性脱位或骨折脱位。

【症状与诊断】

（一）症状

腕及手部肿胀、疼痛、压痛明显，腕部前后径增大、畸形，呈弹性固定，功能障碍。不同类型的腕骨脱位又有其特殊症状，分述于下：

1. 月骨脱位

腕前可触及骨性突起，腕关节轻度背伸，手不能伸展，常合并正中神经受压或刺激症状，可有桡侧三个半指的感觉障碍，或麻木刺痛。由于暴力的大小不同，致韧带损伤程度不同，因而月骨脱位后旋转和移位的程度亦不同。一般情况下，月骨旋转脱位于腕掌侧（图14-38）。

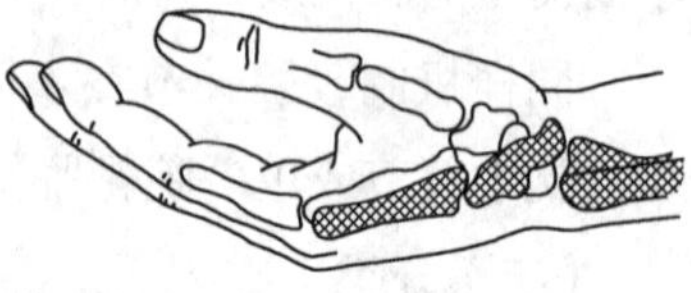

图14-38 月骨脱位体征

X线片示：正位片见月骨呈三角形，尖端向远端，三角的底向近端，由于月骨脱出旋转所致（正常者月骨呈四边形）。侧位片见桡、月、头骨三者关系失常，月骨已完全离开原位。头状骨不在月骨的杯状关节面内，虽与桡骨还同处一轴线上，但月骨则偏离轴线，其杯状关节面空虚，而指向掌侧；月骨的近侧面离开桡骨关节面，而指向背侧。如系月骨远距离脱位，则月骨旋转移位的情况则更为严重，一般情况下，月骨沿冠状面旋转90°，如暴力过大，月骨亦可继续向近侧移位（图14-39）。

2. 月骨周围腕骨背侧脱位

腕关节背伸畸形，弹性固定，大部病例并向桡侧偏移，腕部前侧突起，背侧凹陷，畸形位于腕部，有时有正中神经受压或刺激症状，但无月骨脱位明显（图14-40）。

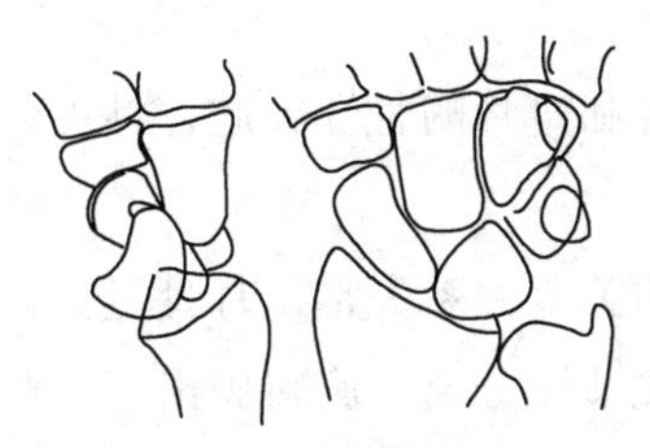

图 14-39　月骨脱位

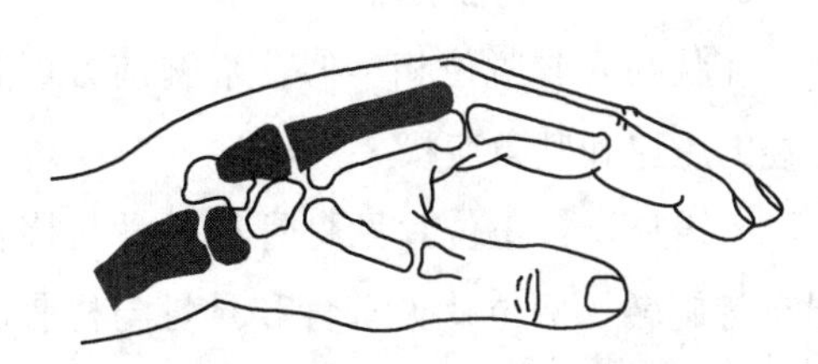

图 14-40　月骨周围腕骨背侧脱位体征

屈曲型脱位者，则畸形相反。

X线片示：正位片见月骨外形和位置正常，处于原位，且与桡骨关节面的关系正常。其他腕骨与月骨的关系失常并紊乱，且多向桡侧偏移。侧位片见月桡关节正常，其他腕骨位于月骨背侧（或掌侧），特别以头状骨更为明显，成为诊断脱位的标志。头状骨的近端不在月骨的杯状关节面内（图 14-41）。

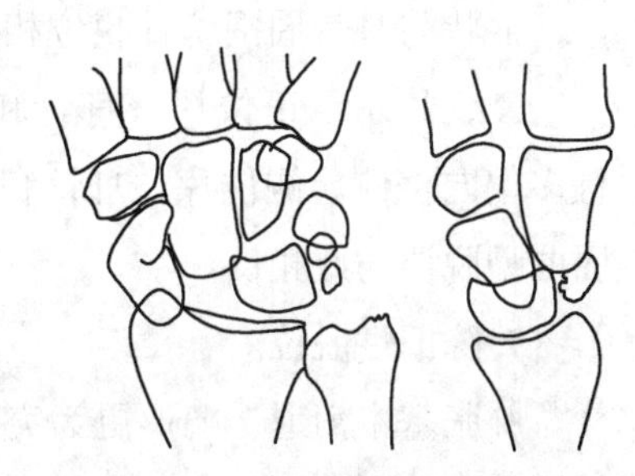

图 14-41　月骨周围腕骨背侧脱位

有时，在正位X线片上，也可见月骨呈三角形，或不规则的四边形，但不属于月骨脱位，是由于头状骨向前的推挤作用，或由于桡月之间的韧带有损伤或牵拉作用所致。

3. 经舟骨月骨脱位

症状与单纯月骨脱位相类似，尤以手鼻烟窝部压痛显著，且有空虚感，腕前骨突畸形面积大而宽，且有高低不平的骨槎感。

X线片示：正位片见月骨呈三角形，舟骨骨折，体部旋转分离。侧位片见月骨与舟骨体部向掌侧脱出，与桡骨所组成的关节关系失常，其他同月骨脱位。

必要时需拍摄腕部的斜位片，进一步明确脱位情况。

4. 经舟骨月骨周围腕骨脱位

症状基本同月骨周围腕骨脱位，但腕鼻烟窝部压痛显著，且可触及骨槎及骨擦音。

X线片示：正位片见舟骨骨折，月骨和舟骨体部与桡骨所成的关节关系正常，其他腕骨和舟骨的远折块与月骨和舟骨的近折块之间的关系紊乱，且多向桡侧偏移。侧位片见舟骨骨折，月骨和舟骨体部与桡骨远端关节面相吻合，唯舟骨的远折块和其他腕骨一致脱向月骨的背侧（或掌侧），头状骨的近端不在月骨的杯状关节面内。屈曲型脱位与此相反（图 14-42）。

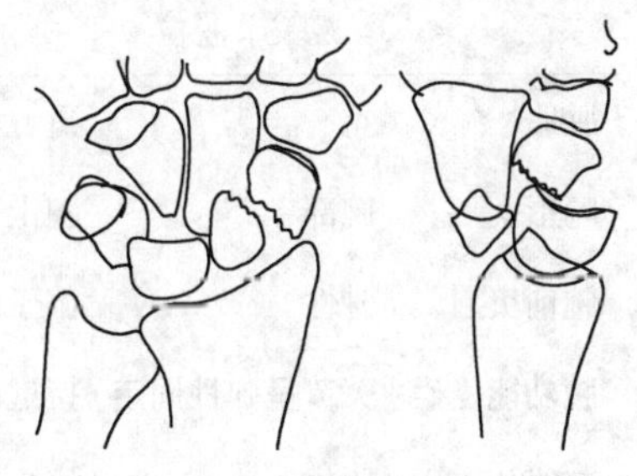

图 14-42　经舟骨月骨周围腕骨背侧脱位

此种类型最为多见，必要时可拍摄腕部的斜位片，进一步明确脱位情况。

5. 舟骨、月骨脱位

症状与月骨脱位相类似，唯腕前方可触及月骨和舟骨的骨性突起，且可合并正中神经的压迫和刺激症状。

X线片示：正位片见舟骨和月骨与桡骨所成的关节关系失常，月骨呈三角形，连同舟骨旋转。侧位片见舟骨和月骨与桡骨的远端关节面分离，旋转脱出于掌侧，其他腕骨的关系正常，但与月骨和舟骨的关系失常。

6. 舟骨月骨周围腕骨脱位

症状与月骨周围腕骨脱位相类似。

X线片示：正位片，舟骨和月骨与桡骨的关节面关系正常，其他腕骨关系紊乱，且多偏向桡侧。侧位片，舟骨和月骨与桡骨远端关节面关系正常，其他腕骨脱向背侧。屈曲型脱位与此相反。

7. 陈旧性脱位

肿胀基本消退，畸形更为突出，腕关节功能障碍依旧或稍好转，关节呈弹性固定。

8. 开放性脱位或骨折脱位

除一般症状外，且有皮肉不同程度的破裂，并可有肌腱及神经、血管损伤。

（二）诊断

依据外伤史与临床典型症状，详细检查，结合X线片，不难做出诊断。

腕关节正常X线片示：正位片月骨呈不等边四边形或骰形。侧位片可见头状骨的基底镶嵌在月骨的杯形关节面内。桡骨、月骨、头状骨三者关系紧密，且同位于一个轴线上，头月关节像杵臼一样嵌合。腕弓呈同心圆状由近排腕骨的远侧关节面和远排腕骨的近侧关节面围成，关节间隙对称。

（三）鉴别诊断

应与桡骨远端骨折、桡骨远端骨折合并脱位、腕管综合征相鉴别（表14–5）。

表14–5　腕关节脱位与桡骨远端骨折合并脱位及腕管综合征鉴别

	腕关节脱位	桡骨远端骨折	桡骨远端骨折并脱位	腕管综合征
肿胀	重	重	重	轻或无
畸形	腕部	腕上	腕部略上	无明显畸形
腕前突起	骨性	位于腕关节上方		纤维性
腕功能障碍	关节呈弹性固定	持远断端，关节可活动	因痛而受限	仅背伸受限
X线片	脱位	桡骨远端骨折	桡骨远端骨折并脱位	无骨折及脱位现象

【治疗】

（一）手法复位

腕关节脱位整复不困难，即或是陈旧性脱位在6周以内者，整复亦不甚困难，而且效果和预后良好。

1. 月骨脱位

月骨脱位可采用倒程逆施复位法。

患者取坐位或仰卧位。一助手固定前臂，另一助手牵拉患手，顺势背伸以扩大畸形，使掌侧关节间隙张开。术者站于患侧，用双手拇指推按脱出的月骨向下向后即复位。同时令牵手的助手将腕关节掌屈，着力点应在月骨的杯状关节面，而非月骨前缘，应先按压杯状面矫正其旋转，然后推月骨前缘向后，同时牵手的助手将腕掌屈即可复位（图14–43）。

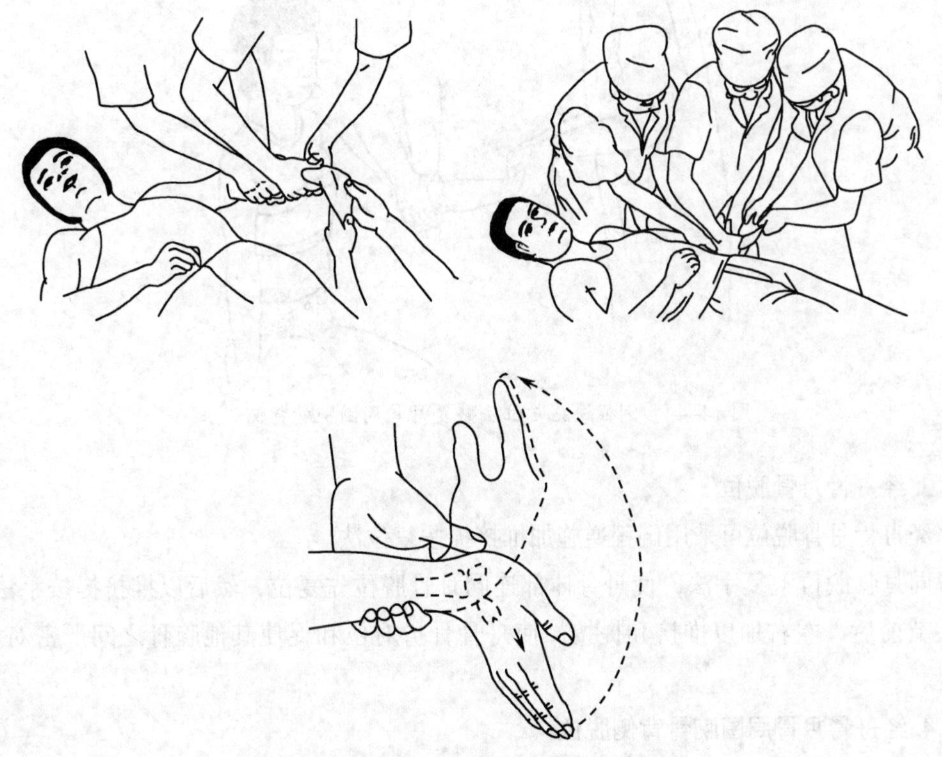

图14–43 倒程逆施复位法整复月骨脱位

一般都认为整复月骨脱位的手法是推挤月骨前缘下方，并被后来学者所沿用。但据我们临床体会，推挤月骨前缘易使月骨沿原旋转轴更增加向前旋转变位，而不易复位。然推按月骨的杯状面向后，矫正其旋转，使月骨的后缘越过头状骨的近端而复位甚易。

如手法复位不成功者，可采用针拨复位法。麻醉消毒后，用细的骨圆针，在X线透视下自腕掌侧刺入月骨凹面的远端，在腕背伸对抗牵引下向背侧顶拨，使月骨凹面与头状骨相对，同时嘱助手由腕背伸位逐渐牵向掌屈位，即可复位。

2. 月骨周围腕骨背侧脱位

月骨周围腕骨背侧脱位可采用倒程逆施复位法。

患者取坐位或仰卧，助手固定前臂，使手心向下。术者站于患侧，双手牵患手，并以拇指扣住脱出的头状骨近端凹陷，其他四指固定腕部，端托腕的前方。先将腕关节顺势背伸牵拉，以扩大畸形，使重叠和关节间的交锁分离，头骨的近端滑过月骨后缘。同时在牵拉的情况下，使腕关节掌屈，即可复位（图 14–44）。

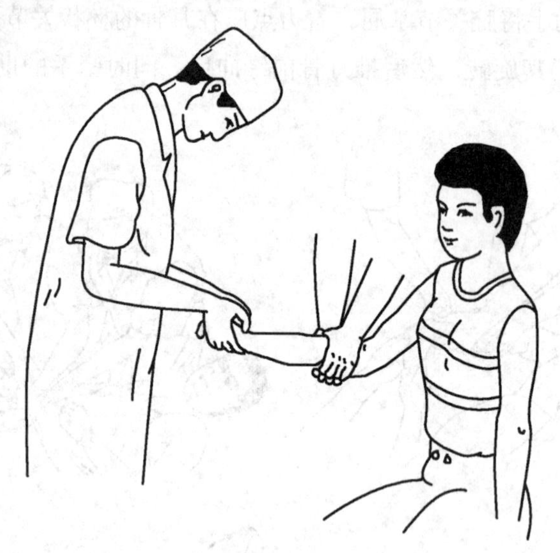

图 14–44　倒程逆施复位法整复月骨周围腕骨背侧脱位

3. 经舟骨月骨脱位

经舟骨月骨脱位可采用倒程逆施加推挤提按复位法。

同月骨脱位整复手法，使舟骨体部连同月骨脱位先复位，然后以推挤提按手法于腕关节前后、左右加以推挤和提按，使舟骨骨折对位和促使其他腕骨之间严密对合、平复。

4. 经舟骨月骨周围腕骨背侧脱位

经舟骨月骨周围腕骨背侧脱位可采用倒程逆施加推挤提按复位法。

同月骨周围腕骨背侧脱位整复手法，使脱位复位后，再以推挤提按手法使舟骨骨折对位和其他腕骨之间严密对合平复。

5. 舟骨月骨脱位

舟骨月骨脱位极少见，采用倒程逆施复位法，方法同月骨脱位，唯牵患手时，令其背伸与尺偏以扩大畸形。

6. 舟骨月骨周围腕骨背侧脱位

舟骨月骨周围腕骨背侧脱位可采用倒程逆施加推挤提按复位法，方法同经舟骨月骨周围腕骨脱位。

7. 腕关节屈曲型脱位

此种病例极罕见，亦采用倒程逆施复位法或加推挤提按复位法，但与腕关节背侧脱位方向相反。

8. 陈旧性腕关节脱位

陈旧性腕关节脱位同各部脱位复位法，首先选择好适应证，臂丛麻醉下进行充分活筋，以分离粘连，缓解挛缩，然后按新鲜脱位进行闭合手法复位。

陈旧性腕关节脱位，时间在6周以内者，虽因时间较长，较之新鲜脱位复位困难，但因其关节比较平浅，故与其他陈旧性关节脱位相比，反而较为容易。

9. 开放性脱位

开放性脱位较少见，软组织损伤多严重，情况复杂。单纯脱位者少，多与骨折同时存在。按其他部位开放性损伤顺序进行处理。

10. 腕关节脱位已复位的标志

（1）疼痛减轻，畸形消失。

（2）腕关节可作伸屈活动，正中神经刺激症状消失。

（3）X线片示腕关节结构恢复正常。

（二）固定方法

1. 腕关节伸展型脱位

复位后以腕关节塑形夹板将腕固定于掌屈位2～3周。

2. 腕关节屈曲型脱位

复位后以腕关节塑形夹板固定腕于背伸位2～3周。

3. 腕关节脱位合并骨折

特别是舟骨骨折，以塑形夹板固定6～8周。确定骨折已愈合后，解除固定。

4. 陈旧性腕关节脱位

固定4周左右。

（三）功能疗法

固定一开始，即应进行手指的伸屈活动及肩关节和肘关节的功能活动，解除固定后，做腕关节的功能锻炼及按摩活筋，循序渐进，不能过于求速求快。

（四）药物治疗

同其他脱位。

第九节　腕掌关节脱位

第 1 掌骨基底部与大多角骨组成关节，第 2 ～ 5 掌骨基底部与小多角骨、头状骨、钩骨组成关节，其间有短而强韧的掌骨间韧带和腕掌关节掌背侧韧带相连，非常稳定。当外力作用时，往往被掌、指骨或腕肌所缓冲，故其脱位极少发生（图 14-45）。

1. 第1掌骨；
2. 将骨；
3. 拇指近节指骨；
4. 拇指末节指骨；
5. 小指末节指骨；
6. 小指中节指骨；
7. 小指近节指骨头；
8. 小指近节指骨干；
9. 小指近节指骨基底部；
10. 第5掌骨头；
11. 第5掌骨干；
12. 第5掌骨基底部

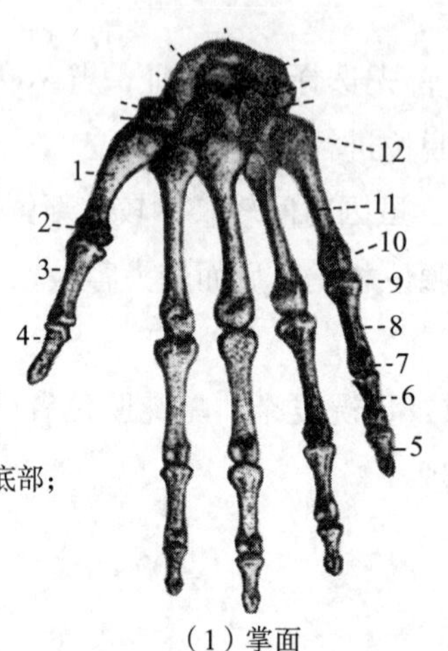

（1）掌面

1. 腕横韧带；
2. 掌指关节侧副韧带；
3. 指浅屈肌腱；
4. 指深屈肌腱；
5. 指间关节侧副韧带；
6. 屈指肌腱纤维鞘；
7. 腕掌骨掌侧韧带；
8. 钩骨钩

（2）背面

图 14-45　掌骨结构

【病因与分类】

（一）病因

腕掌关节脱位分三组，第一组为桡侧列，即第 1 掌骨与大多角骨之关节脱位。拇指在受外力的瞬间，处于较大的屈曲内收位，在屈拇长肌、拇收肌和外展拇肌的综合作用下，掌骨底部多向桡背侧脱位。也有向掌侧脱位者，但极少见（图 14-46）。

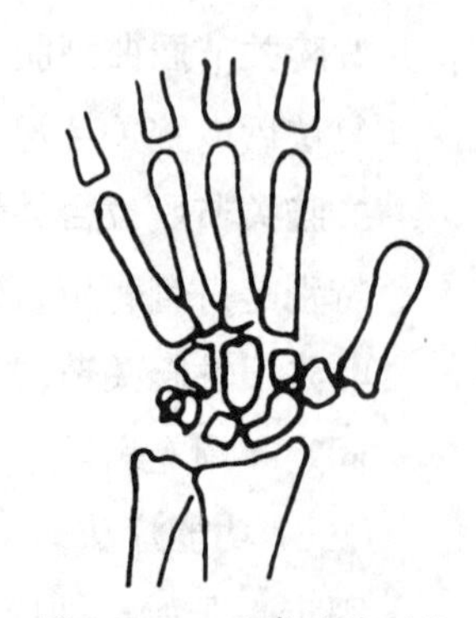

图 14-46　腕掌关节脱位

第二组为中央列，即第 2 ～ 4 掌骨，因其腕掌关节活动范围极受限制，所以比较稳定，故脱位少见。多为间接暴力或直接暴力所致。跌倒时，若手呈掌屈着地，可致单独第 2 或第 3 掌骨脱向背侧；偶尔也有手呈背伸位着地，可致第 2 或第 2、3、4 掌骨向掌侧脱位。或因机械扭伤或轧砸、挤压伤而致不同类型的脱位，此型脱位多合并有皮肉伤，软组织及骨关节多损伤严重。

第三组为尺侧列，即第 5 掌骨与钩骨所组成的关节，亦较少见，可分为两种类型：一是向外脱位至第 4 掌骨的掌侧，一是向内脱位。

（二）分类

1. 按脱出方向可分为掌侧脱位和背侧脱位。

2. 按皮肤完整与否可分为闭合性脱位和开放性脱位。

各种类型的腕掌关节脱位，虽有掌侧、背侧脱位的不同，但以背侧脱位为多见。目前由于工业的发达，在日常工作中，多以机械化和电器化操作为主，故手部损伤多见为开放性复杂损伤，且多合并不同部位和不同程度的骨折。

【症状与诊断】

（一）症状

手及腕部肿胀较严重，疼痛、压痛，根据脱出的方位而出现局部的高突或凹陷畸形和相应关节的功能障碍。

若为机械扭伤或挤压伤，可合并不同程度的开放性皮肉伤或其他骨折。

（二）诊断

依据外伤史、临床症状，结合X线正、侧、斜位片，即可确诊。

【治疗】

腕掌关节脱位，因其脱位的类型不同，脱出的方向不同，损伤程度不同，因而治疗方法亦不同。影响疗效的因素，主要取决于复位是否及时和周围软组织及骨关节损伤的程度。

闭合性脱位，除第一腕掌关节外，其他腕掌关节的活动范围极小，所以移位亦不太严重，故即便未能很好矫正，也很少遗留有功能性残疾。

（一）手法复位

1. 第1腕掌关节脱位

采用拔伸推挤复位法。患者坐位，一助手固定前臂。术者一手牵拉拇指，一手拇指推挤脱出的第1掌骨基底部使其复位。

2. 第2～5腕掌关节脱位

患者坐位，一助手固定患肢前臂。术者一手持患指，在用力牵拉的情况下，按压掌骨脱出的基底部使其复位。

3. 开放性脱位

按常规顺序进行清创、复位、缝合、固定处理。

（二）固定方法

1. 第1腕掌关节脱位

用撬拉固定器固定3周（具体方法见“总论”）。

2. 第 2 ～ 5 腕掌关节脱位

以前臂托板固定，必要时于脱出部位加垫，固定 3 周。不稳定者，亦可在相应的手指做胶布牵引（具体方法见“总论”），或经皮克氏针固定。

合并有骨折者固定 4 ～ 5 周。如为开放性脱位，以石膏托固定 4 ～ 6 周，及时观察伤口。

（三）功能疗法

固定一开始，即应做未固定关节部的功能锻炼；解除固定后，按腕及手部关节功能疗法进行锻炼和按摩活筋。

（四）药物治疗

同其他部位脱位。

第十节　掌指关节及指间关节脱位

掌指关节脱位

拇、食指掌指关节脱位多见，3、4、5 掌指关节脱位少见。

【病因与分类】

（一）病因

多为间接暴力所致，如过伸及旋扭暴力可致拇、食指基底部脱向掌骨的背侧或侧方，多由破裂的关节囊或肌腱嵌卡住掌骨头，形成纽扣被扣眼卡夹样脱位，或拇长屈肌或籽骨嵌夹于关节面之间形成嵌夹性脱位。

（二）分类

按脱出的方向可分为：①背侧脱位：指骨底脱向背侧；②侧方脱位：指骨底脱向掌骨头的侧方（图 14–47）。

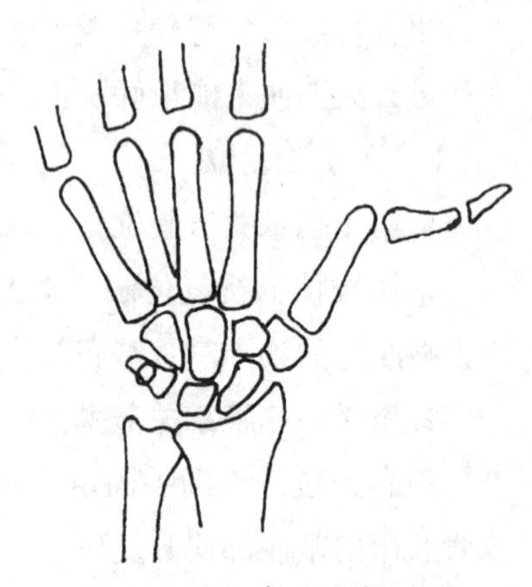

图 14–47　掌指关节脱位

按脱位的性质可分为：①一般性脱位：指骨底脱向掌骨头的背侧或侧方，掌骨头未被关节囊、籽骨或肌腱嵌卡，复位容易，但较少见；②嵌卡性脱位：指骨底脱向掌骨头的背侧或侧方，掌骨头被关节囊、籽骨或肌腱所嵌卡，往往复位困难。

【症状与诊断】

（一）症状

患指或手部肿胀，掌指关节过伸、短缩，指间关节屈曲，呈弹性固定，功能丧失，掌指关节掌侧可触及掌骨头；若为侧方脱位，指有侧屈畸形，掌指关节前、侧方可触及掌骨头，较少见。

（二）诊断

依据外伤史，结合临床症状即可确诊。必要时拍摄 X 线片，以助诊断。

【治疗】

（一）手法复位

采用倒程逆施复位法。

患者坐位，一助手固定前臂。术者一手持牵患指，一手拇指捏持掌骨，先顺势牵拉，扩大畸形，然后在牵拉的情况下，推指骨基底部向掌侧或侧掌侧越过掌骨头，即可复位。

若为嵌卡性脱位，则复位困难，需在臂丛麻醉下进行整复，采用嵌入缓解加上法复位。患者坐位或卧位，一助手固定前臂。术者一手持患指，一手持掌骨，使患指顺势背屈（或侧屈），在松弛的情况下，使患指底部顶紧掌骨体，缓缓向掌骨头推移，持掌骨的手，以拇指推压掌骨头。如此可使掌骨头的嵌夹缓解，进入关节囊内，指骨基底再越过掌骨头滑向掌侧而复位，屈曲患指即可。

若为籽骨嵌夹于关节间者，应先旋动患指使籽肌缓解出关节间隙后，再以上法复位。

若为肌腱的嵌夹，用上法不能复位者，应采用嵌入缓解法。先在指掌关节松弛的情况下，将肌腱向侧方推挤，必要时结合旋扭患指，先将肌腱的嵌夹缓解，然后再按上法复位。

嵌卡性脱位，在进行整复时，关键不能牵拉患指。因越牵拉，嵌卡越紧，不易复位。

（二）固定方法

以胶布粘贴固定，将掌指关节固定于 90°屈曲位 3 周（方法见“总论”）。

（三）功能疗法

解除固定后，按手部功能疗法进行处理（方法见“总论”）。

（四）药物治疗

同其他脱位。

指间关节脱位

【病因与分类】

（一）病因

多为间接暴力所致，如蹉、扭致伤脱位。

（二）分类

可分为后方脱位及侧方脱位。（图 14–48）

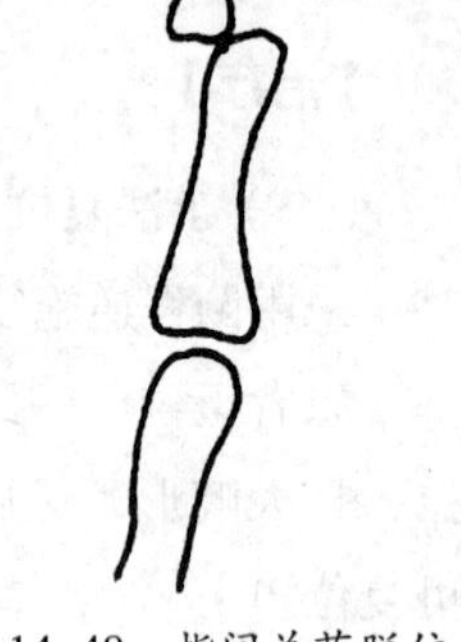

图 14–48　指间关节脱位

【症状与诊断】

（一）症状

手指肿胀、畸形、疼痛、压痛，手指呈背伸或侧弯，弹性固定，功能丧失。

（二）诊断

依据外伤史，结合临床症状，即可确诊，必要时拍摄 X 线片。

指间关节脱位，复位容易，往往于伤后患者自行拉复，故临床少见。常于就诊时，只遗有关节囊及韧带损伤症状。

【治疗】

（一）手法复位

采用倒程逆施复位法：一助手固定前臂，术者一手拉脱出的患指远端，一手持近端指骨。先顺势牵拉并扩大畸形，继推脱出的指节基底部向掌侧（或侧方）越过近端指骨的头部并屈患指间关节即可复位。

（二）固定方法

以胶布粘贴固定法将指间关节固定在 90°屈曲位 3 周。

（三）功能疗法

同上。但切忌触摸揉捏，扭晃该关节，以免发生增生及粘连，致肿胀长期不消并遗留长期的功能障碍。

（四）药物治疗

同上。

第十一节 髋关节脱位

髋关节古称“髀枢”“大膀”，俗名臀骱。《伤科补要·臀骱骨》载：“胯骨，即髋骨也，又名髁骨。其外向之凹，其形似臼，以纳髀骨之上端。如杵者也，名曰机，又名髀枢，即环跳穴处也，俗名臀骱。若出之，则难上，因其膀大肉厚，手捏不住故也。”《救伤秘旨》载：“夫两腿环跳骨脱位者，此最难治之症也，足短者易治，足长者难治。”《正骨备要》载：“此骨初看两脚齐不齐，可伸不可伸。难伸其骨必出，出内足倒外，出外足倒内。”《证治准绳》载：“凡辨腿胯骨出内外者，如不粘膝，便是出向内（腿长），从内捺入平正；如粘膝不能开，便是出向外（腿短），捺平正，临机应变。”《仙授理伤续断秘方》载：“胯骨从臀上出者，可用三两人，挺定腿拔伸，乃用脚蹀入，如胯骨从裆内出，不可正矣。”

髋关节是全身最深最大的关节，也是最完善的球窝关节（杵臼关节），髋关节位于全身的中间部分，其主要功能是负重及维持相当大范围的运动，因此髋关节的特点是稳定、有力而灵活。当髋部损伤时，以上功能就会丧失或减弱。治疗目的在于恢复其负重和运动能力，两者相比，应着重其负重的稳定性，其次才是运动的灵活性。

髋关节是由股骨头和髋臼构成。股骨头呈球形，约占圆球的2/3，股骨头的方向朝向上、内、前方；髋臼是倒杯形的半球凹，其关节面部分是马蹄形，覆被以关节软骨。髋关节的稳定，除了依靠关节骨形的特点外，关节囊和韧带的附着也起重要作用。关节囊很坚固，起于髋臼边缘及髋臼唇，前面止于粗隆间线，后面止于股骨颈中1/3与远侧1/3交界处。因此股骨颈前面全部在关节囊内，后面只有内侧2/3部分在关节内。关节囊的前后均有韧带加强，这些韧带与关节囊的纤维层紧密交错，以至不能互相分离。但关节囊纤维层的厚度不一致，在髂股韧带之后，比较坚强，而在髂腰肌腱下，比较薄弱，甚至部分缺如。髂股韧带位于髋关节囊之前，呈Y形，在股直肌的深面，与关节囊前壁纤维层紧密相连，其尖端起于髂前下棘，向下分为二束，分别抵止到粗隆间线的上部及下部，在伸髋及外旋髋时，该韧带特别紧张。当人在直立时，身体重心落于髋关节的后方；髂股韧带有限制髋关节过度后伸的作用，与臀大肌的协同作用，能使身体保持直立的姿势（图14-49）。

在髋关节的各种运动中，除屈曲外，髂股韧带都维持一定的紧张度。在髋关节脱位时，即以此韧带为支点，而使患肢保持特有的畸形姿势。

除髂股韧带外，还有坐股韧带、耻股韧带和圆韧带。圆韧带为一束三角形略扁的纤维带，起于髋臼切迹及横韧带，止于股骨头凹，上罩以滑膜。圆韧带在关节半屈并内收时，即行紧张。

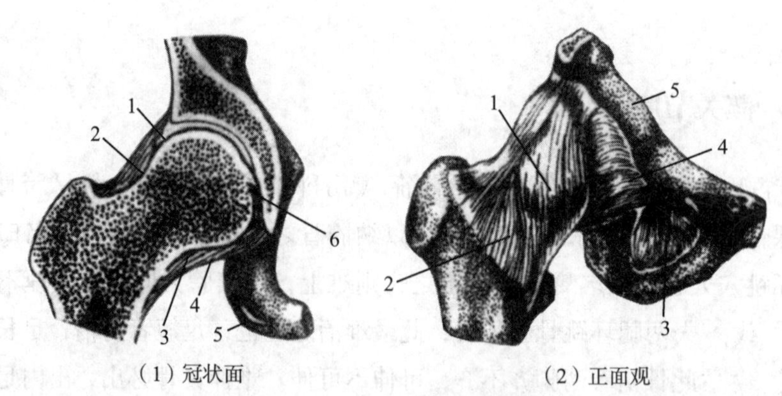

（1）冠状面　　（2）正面观

图 14–49　髋关节及其周围

冠状面：1. 关节腔；2. 轮匝带；3. 轮匝带；4. 关节囊；5. 坐骨结节；6. 股骨头韧带

正面观：1. 髂股韧带；2. 关节囊；3. 闭孔膜；4. 耻股韧带；5. 髂耻隆起

股骨头、颈的血液供应，主要来自 3 个途径：①来自关节囊的小动脉，经过旋股内、外动脉和闭孔动脉的吻合部，到关节囊附着部，分上下两组进入股骨颈；②来自股骨干滋养动脉；③来自圆韧带的小动脉，由闭孔动脉发出的一小支动脉，叫作内骺动脉，供血量有限，仅供给股骨头内下部分，与外骺动脉有吻合支（圆韧带的血管在儿童期较为重要，至成年后即逐渐闭塞）。

由此可见，股骨头、颈的血液供应，主要依靠来自关节囊和圆韧带的血管，此两组血管之一遭到破坏，可通过另一组血管的吻合代偿，以维持股骨头的血液循环；如果吻合不好，或两组均遭到破坏，致血液供应差或断绝，将使股骨头发生坏死，而形成创伤性关节炎。

髋关节在伸直位时，股骨头几乎全部在髋臼内，因髋关节臼窝很深，其周围肌肉丰厚，韧带坚强，故比较稳定而有力，一般情况下，不易遭受损伤。只有在强大的暴力作用下，才能造成髋关节脱位。

髋关节在屈曲位时，股骨头的大部分不在髋臼内，而稳定性较差，若遭受外力，易引起脱位。

髋关节脱位一般多发生于青壮年的男性。

【病因与分类】

（一）病因

髋关节脱位，多为间接暴力所致，且多为杠杆暴力、传导暴力或旋扭暴力。

髋关节在屈曲位时，股骨头的一部分不在髋臼内；若髋关节在屈曲内收位时，则股骨头大部不在髋臼内，其稳定性较差，主要靠关节囊维持。故在此位置时，暴力作用于大腿远端，沿股骨向上传导；或膝部着地，暴力来自后方，作用于臀后；或暴力作用于大腿远端的外侧，迫使髋关节继续内收；或旋扭暴力作用于下肢，都可使股骨头突破后侧关节囊而脱出，形成髋关节后脱位。但其中由于受伤时的体位不同和暴力作用的方向和方式不一，又可造成不同类型的脱位：①若髋关节屈曲在小于90°的内收位时，传导暴力或杠杆暴力的作用，均可使股骨头冲破关节囊的后壁，向后上方脱出，形成髋关节后上方脱位，股骨头停留在髋臼的后上方。②若髋关节屈曲在90°的内收位时，同上暴力，或作用于下肢的旋扭暴力，均可使股骨头冲破关节囊的后壁，向后方脱出，形成髋关节后方脱位，股骨头停留于髋臼的后方。其中一部分患者在搬动中，股骨头向后上方滑移而变为后上方脱位，特别是杠杆暴力和传导暴力所致者。③若髋关节屈曲超过90°的内收位时，同上暴力均可使股骨头突破关节囊的后壁，向后方脱出，形成髋关节后下方脱位，股骨头停留在髋臼的后下方，接近坐骨结节部，故又名坐骨结节部脱位。如果脱出的股骨头继续向内滑动，可形成坐骨直肠窝脱位。此种脱位，在搬动中，股骨头亦可向后上方滑动，变为髋关节后上方脱位；或向前内滑动，而变为下方脱位。

当髋关节在外展、外旋的屈曲位或过伸位时，暴力作用于大腿下端的内侧，或膝部着地，暴力作用于大腿上端的外侧或髋关节或臀部，均可使股骨头冲破关节囊的前壁，而造成髋关节前脱位。但其中由于受伤时的体位不同和暴力作用的方向方式不同，又可造成不同类型的脱位：①若髋关节于高度外展、外旋的过伸位，暴力作用于大腿下端的内侧，或髋关节或臀部的后侧，均可使股骨头冲破关节囊的前壁而向前方脱出。股骨头脱出后，停留在髋臼的前内上方，形成髋关节前内上方脱位。如股骨头停留在耻骨梳，又称耻骨部脱位。②若髋关节于外旋过伸位，作用于下肢的旋扭暴力，迫使下肢过度外旋，或髋关节于外旋过伸位，暴力作用于髋关节的后方，致股骨大转子顶住髋臼后缘，而使股骨头突破关节囊前壁，而造成髋关节前脱位，股骨头停留在髋臼的前方。③若髋关节于外展外旋屈曲位，暴力作用于大腿下端的内侧，或髋关节后侧，或臀部时，可使股骨头突破关节囊的前下方而脱出，形成髋关节的前下方脱位。股骨头停留在闭孔处，故又称闭孔脱位。

以上各种脱位，以后上方脱位最为多见。

如果髋关节前脱位外旋角度不够，而暴力又过大时，往往股骨头将髋臼前缘撞折，骨折片随脱位的股骨头移位。如果髋关节内收的角度不够，而暴力又过大过猛时，往往股骨头将髋臼后缘撞折。

当髋关节外展，沿下肢向上的冲击暴力使股骨头撞击髋臼底部，形成髋臼底骨折，致股骨头通过骨折部向盆腔插入，形成髋关节中心型脱位。如由高处坠下，一侧下肢外展足跟着地，致股骨头撞击髋臼底，而形成髋臼底部骨折，使股骨头随之内陷。又挤压或冲击暴力，如由高处侧身坠下，大转子部着地，股骨头向内上方的冲击力亦可造成臼底骨折，而形成髋关节中心型脱位。或挤压暴力，造成骨盆骨折，折线通过髋臼底，致股骨头连同远端骨盆骨折块向盆腔内移位，形成髋关节中心型脱位。此型脱位，严格来说，有的只是骨盆骨折，不属脱位。

凡以上各种脱位，因误诊、漏诊，误治、失治等原因而致脱位后时间延至3周以上未得到有效治疗者，称陈旧性脱位。其中以后上方脱位者较多见。

（二）分类

1. 按脱位方向

（1）髋关节后上方脱位：股骨头脱出后，停留在髂骨部，故又名髂骨部脱位。最多见。

（2）髋关节后方脱位：股骨头脱出后，停留在髋臼后方。较少见。有时可向上滑移，变为后上方脱位。

（3）髋关节后下方脱位：股骨头脱出后，停留在髋臼的后下方，近坐骨结节部，故又名坐骨结节部脱位。

（4）髋关节前上方脱位：股骨头脱出后，停留在髋臼的前上方耻骨梳部，故又名耻骨部脱位。

（5）髋关节前方脱位：股骨头脱出后，停留在髋臼前方。

（6）髋关节前下方脱位：股骨头脱出后，停留在髋臼的前下方闭孔处，故又名闭孔脱位。较多见。

（7）髋关节中心脱位：有两种情况，为髋关节臼底骨折，一种为股骨头由臼底骨折处向内陷入骨盆腔；另一种为骨盆骨折所致髋臼骨折，股骨头随同骨盆的骨折块向骨盆内移位。故又分为臼底骨折脱位型和骨盆骨折脱位型。其中前者较为少见，后者较为多见。

2. 按脱位后的时间

（1）新鲜性脱位：脱位后时间在3周以内者。

（2）陈旧性脱位：脱位后时间在3周以上者。

此外，还有复合暴力所致的双髋关节同时向后或向前脱位，或一侧向前、另一侧向后脱位，或脱位合并其他骨折者。

（三）并发症

1. 合并同侧股骨干骨折

占3/10000。当暴力造成脱位后，继续作用，或再有直接外力作用于股骨干，致股骨干骨折。

2. 合并同侧股骨颈骨折

极少见，机制同上。

3. 合并同侧股骨转子间骨折

极少见，机制同上。

4. 合并髋臼缘骨折

当髋关节屈曲，内收角度较小，且冲击力过大，股骨头可将髋臼后缘冲击造成臼缘骨折，骨折片随股骨头向后侧移位；若髋关节外展过伸或外旋角度较小，且暴力过大，可将髋臼前缘冲撞，造成骨折，骨折片随股骨头向前移位。

5. 合并股骨头劈裂骨折

同上机制，股骨头也可被髋臼缘凿下一块。但极少见。

6. 合并神经损伤

髋关节脱位合并不同程度的坐骨神经损伤的约占 5%，多为股骨头向后脱位时顶撞和牵扯或挤夹坐骨神经而致伤。

7. 合并血管损伤

前上方脱位时，股骨头可挤压股动、静脉而致伤，但极少见。

【症状与诊断】

（一）症状与体征

髋部肿胀、疼痛、畸形，呈弹性固定，功能障碍，局部的压痛与活动痛。

1. 髋关节后上方脱位

此种类型最为多见，占 90%。股骨大转子向后上移位，臀部突起，可于臀部触及脱出的圆形股骨头，髋关节呈半屈曲、内收、内旋位，患肢膝部靠抵于健肢大腿下段内侧，足尖内收内旋抵于健肢小腿内踝部，且畸形姿势不能改变，呈弹性固定。患肢缩短，可达 5cm 左右（髂前上棘至股骨内踝）。股骨大转子上缘位于髂前上棘与坐骨结节连线以上（图 14–50）。

X 线片示：正位片见股骨呈内收内旋，股骨头与髋臼的关节失常，股骨颈内侧缘与闭孔上缘所形成的弧形连线中断，股骨头脱出位于髋臼的后上方，与髂骨重叠。轴位片见股骨头脱出位于髋臼的后上方（图 14–51）。

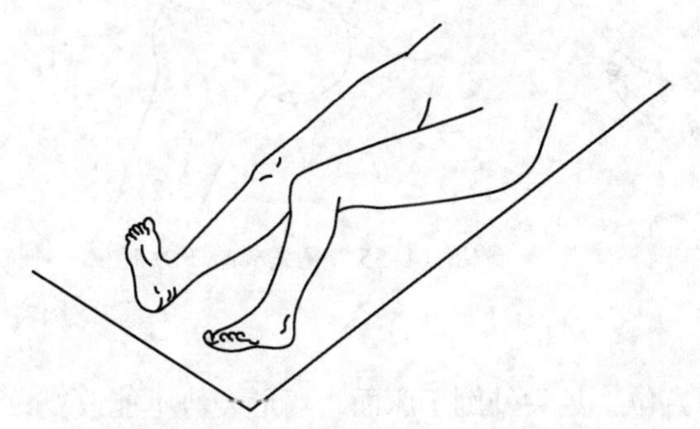

图 14–50　髋关节后上方脱位体征

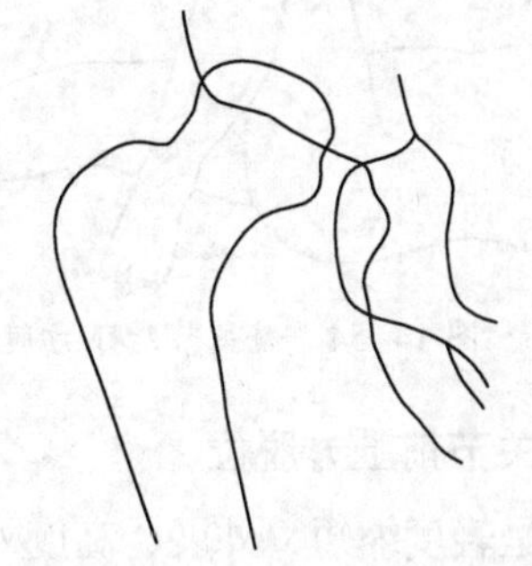

图 14–51　髋关节后上方脱位

2. 髋关节后方脱位

患肢不缩短，但呈半屈极度内旋畸形，足尖内倒，髌骨亦旋向内前侧，畸形姿势呈弹性固定，不能改变。大转子原处平坦（因大转子前移），在髋后方可触及脱出的股骨头（图 14–52）。

X线片示：正位片见髋关节间隙变窄或增宽或基本正常，乍看股骨头似在髋臼内，股骨颈变短（与健侧对比），股骨颈内侧与闭孔上缘所连的弧线也可正常，小转子变小或消失（证明股骨极度内旋）。轴位片见股骨头位于髋臼后方。可同时拍全骨盆片，以便对比（图14–53）。

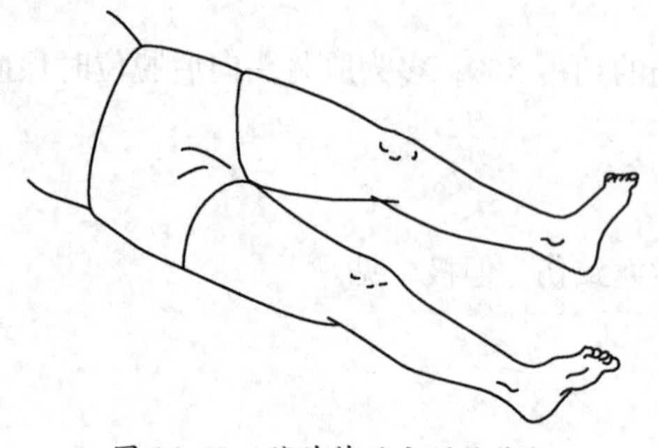
图14–52　髋关节后方脱位体征

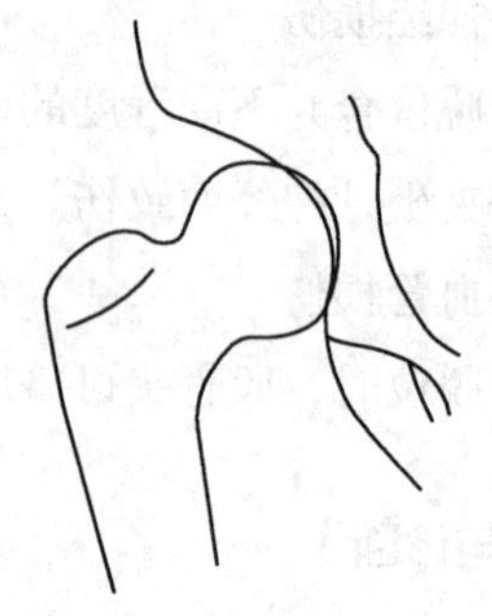
图14–53　髋关节后方脱位

3. 髋关节后下方脱位

其症状与髋关节后上方脱位相似，唯髋关节屈曲畸形较严重，髋、膝关节屈曲90°左右，小腿下常用被卷垫起，以支持体位减轻疼痛。或髋膝关节极度屈曲，大腿内收，小腿外展，足尖着床，畸形姿势不能改变，呈弹性固定。大转子位置低于健侧，并位于髂前上棘与坐骨结节连线以下，在坐骨结节的外后侧，可触及圆形的股骨头（图14–54）。

X线片示：正位片见股骨头位于髋臼的后下方，股骨颈内侧缘与闭孔上缘肌连的弧线中断。轴位片股骨头脱出位于髋臼的后下方，接近坐骨结节处（图14–55）。

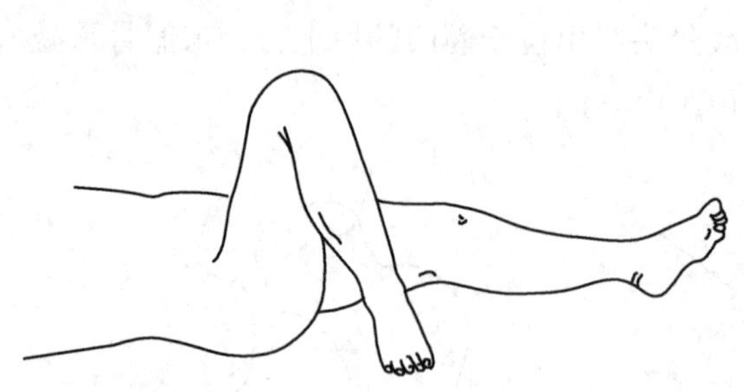
图14–54　髋关节后下方脱位体征

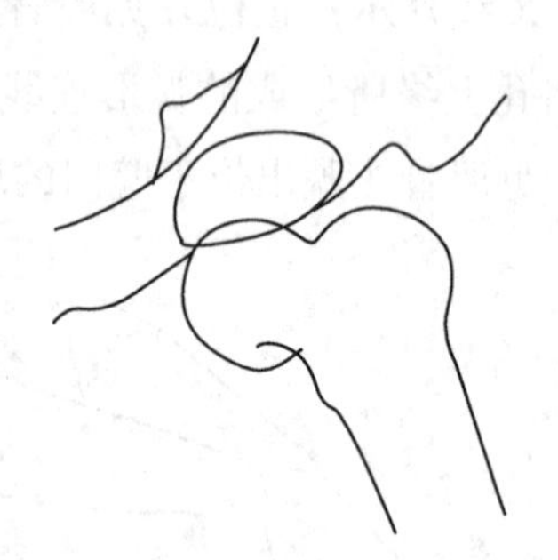
图14–55　髋关节后下方脱位

4. 髋关节前上方脱位

患肢呈轻度缩短、外展、高度外旋、伸直位，足尖外倒于床面，畸形姿势不能改变，呈弹性固定，原大转子处平坦，腹股沟中外1/3处可触及圆形的股骨头（图14–56）。

X线片示：正位片见股骨呈极度外旋，可显示髋关节轴位影像，股骨头脱出髋臼，位于耻骨部。轴位片见股骨头脱于髋臼上方（图14–57）。

5. 髋关节前方脱位

髋关节过伸，患肢外旋，大转子后移，原大转子处平坦，髋关节前方可触及圆形的股骨头。畸形姿势不能改变，呈弹性固定（图 14–58）。

X线片示：正位片见股骨外旋，股骨头与髋臼稍有重叠，关节似正常，但小转子全部暴露，股骨颈变短，股骨颈下缘与闭孔上缘的弧形连线没有明显中断，若仔细观察，可发现并不正常。轴位片见股骨头脱出于髋臼前方。可同时拍全骨盆片，以便对比（图 14–59）。

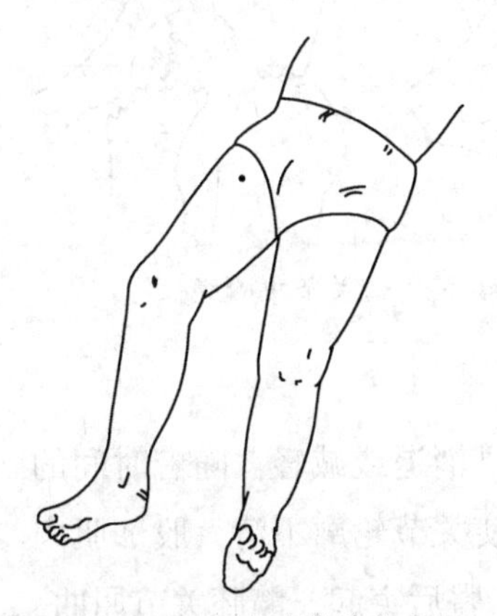

图 14–56　髋关节前上方脱位体征

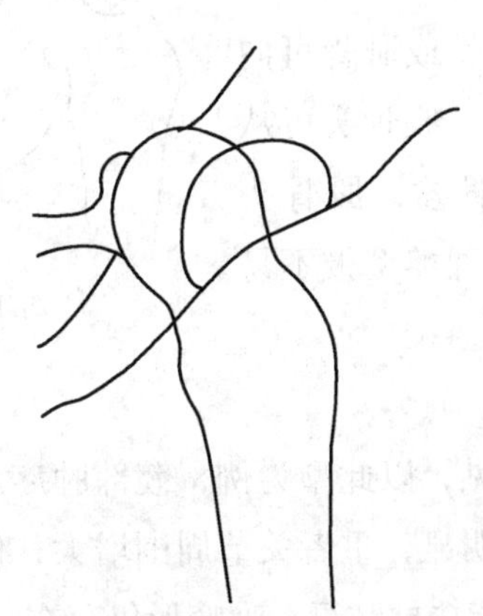

图 14–57　髋关节前上方脱位

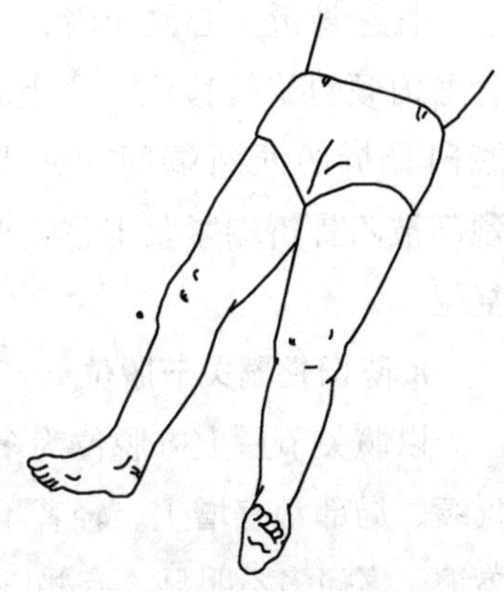

图 14–58　髋关节前方脱位体征

6. 髋关节前下方脱位

患肢髋、膝关节屈曲、外展、外旋，足尖外倒于床面。畸形姿势不能改变，呈弹性固定。患肢较健肢明显延长，大转子内陷，会阴部突出，可触及圆形的股骨头（图 14–60）。

X线片示：正位片见股骨极度外展外旋，小转子完全暴露，股骨头脱出于髋臼，位于闭孔部，股骨颈下缘与闭孔上缘弧线的连续性中段。轴位片见股骨头脱于髋臼前方（图 14–61）。

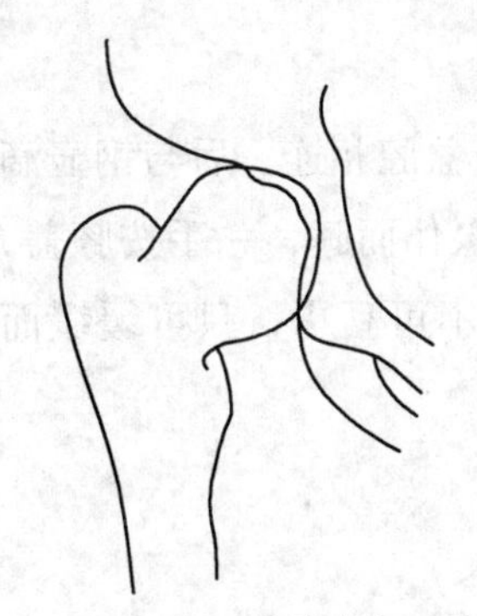

图 14–59　髋关节前方脱位

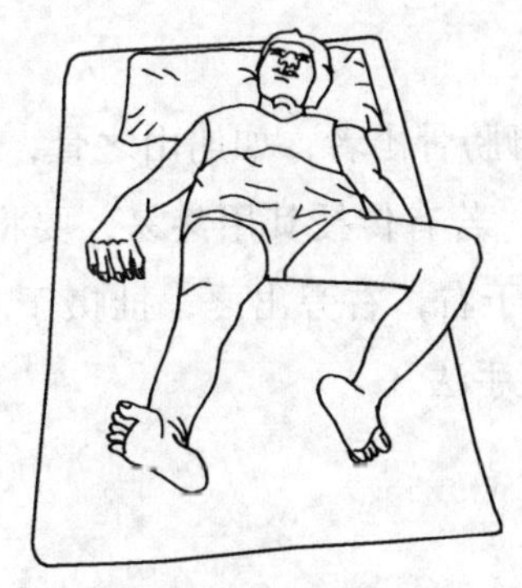

图 14–60　髋关节前下方脱位体征

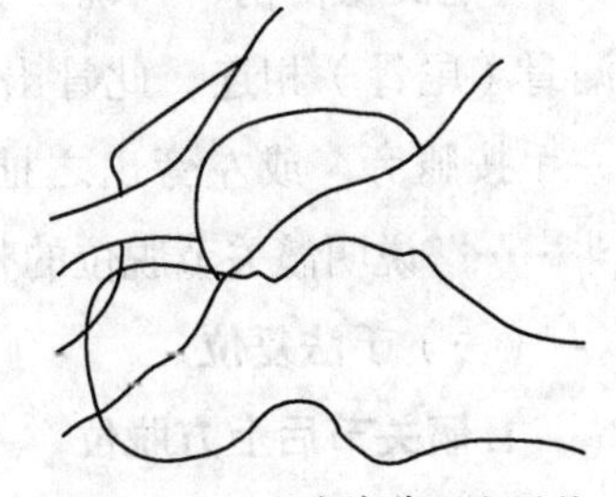

图 14–61　髋关节前下方脱位

7. 髋关节中心脱位

除脱位的一般症状外，且具有骨盆骨折的症状，如腹胀、二便不利等表现。若股骨头向盆腔陷入严重，患肢可缩短、外展，但一般不明显，外观畸形可不显著，股骨大转子与健侧对比较为平坦。

X线片示：正位片见臼底骨折，股骨头随髋臼骨折片或骨盆折块突入骨盆腔内（图14–62）。

骨盆骨折中心脱位者，坐骨或耻骨可向骨盆内倾斜旋转移位；严重者，股骨头可从髋臼骨折的两断端间，突入骨盆，股骨头颈部被两骨折端紧紧卡住，此种类型极不易复位。

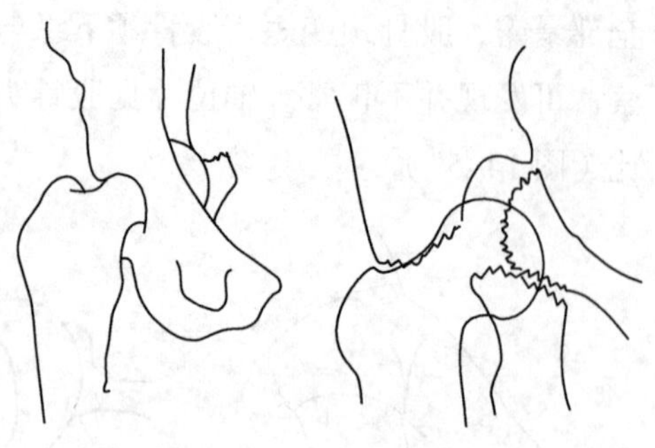

图14–62 髋关节中心脱位

8. 陈旧性髋关节脱位

以髋关节后上方脱位为多见，以此型为例，髋部肿疼已消退或减轻。随着时间的延续，局部常有增生。轻者不明显，重者关节周围增大，使关节轮廓不清，股部肌肉萎缩。疼痛多不明显，有些已能扶杖跛行，唯畸形仍存在，臀后突起，髋膝关节屈曲、内收、内旋，患肢短缩等。

X线片示：除股骨头脱出于髋臼后上方外，股骨颈和大转子部，可有不同程度的骨质疏松与脱钙。

（二）诊断

依据外伤史，临床症状，结合X线正、轴位片及骨盆片所示即可确诊为何种类型的脱位及是否有合并症。

（三）鉴别诊断

髋关节后上方脱位应与股骨颈骨折、股骨转子间骨折相鉴别（见骨折部）。

【治疗】

《毛氏秘传伤科》说：“凡脚膀骨出者，如崩山之骨，前与盆腔相连，后与钢壶滴漏骨（尾骨）相连。此骨出者，若有传授其用甚易，要将患偃仆而睡，一手按膝盖，一手按腿旁，或左旁出之扯摄于右，右旁出之，扯摄于左，不可猛勇，只可缓缓而斗……”说明髋关节脱位的整复手法。

（一）手法复位

1. 髋关节后上方脱位

（1）提牵复位法：患者仰卧，一助手以两手按压两侧髂前上棘处，固定骨盆。术者面对患者站于患侧，一手持足踝，一手持膝部。先使髋关节屈曲90°，然后改为一手持小腿下段，一前臂置患肢腘窝部，将患肢向前上方提牵。同时可配合徐徐摇晃和伸屈髋关节，持小腿的手可同时向下压小腿的下段，以增加提牵力量，使股骨头向前滑动，纳入髋臼内，听到复位响声，逐渐将患肢伸直［图 14–63（1）］。

如患者肌肉发达，用此法不易复位时，可增加助手协助。一助手固定骨盆，一助手扶持患肢小腿，将髋膝关节屈曲 90°。术者面对患者，两腿分站于患肢两侧，以两手置于患肢腘窝部相对扣向前上提牵，同时持小腿的助手牵压小腿下段即可复位［图 14–63（2）］。

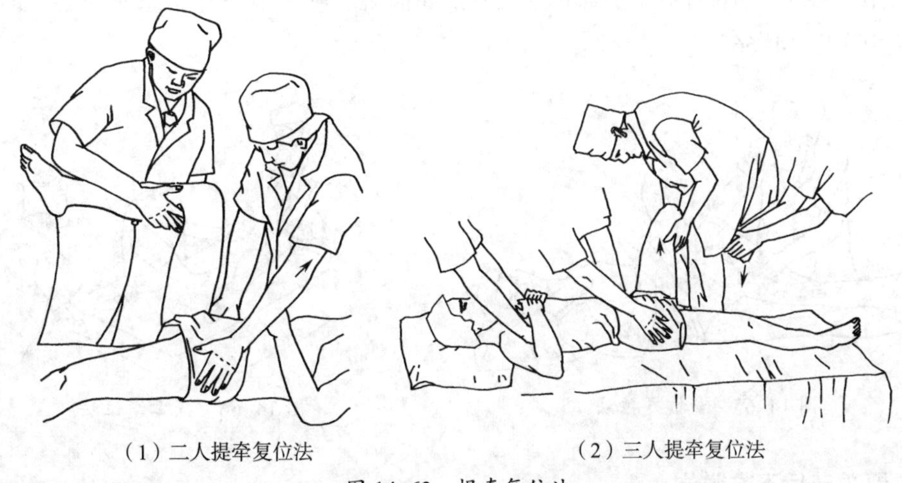

（1）二人提牵复位法　（2）三人提牵复位法

图 14–63　提牵复位法

（2）木棒抬牵复位法：患者仰卧，一助手固定骨盆，一助手双手分别置于患者两侧腋下，向上牵拉固定，一助手牵患肢小腿下段。术者面对患者，站于患侧，用特备木棒（即整复肩关节陈旧脱位的木棒）置于患肢膝下腘窝处，经健肢膝前，将木棒的一端放于对侧相应高度的支点上（一般用椅背作支点）。在上下助手牵拉同时，术者一手扶持患膝，避免患肢内收、内旋，一手托提木棒的另一端，将患肢抬起，一般抬高至 30 ～ 50cm 时，可感到患髋弹动，或听到复位响声（图 14–64）。

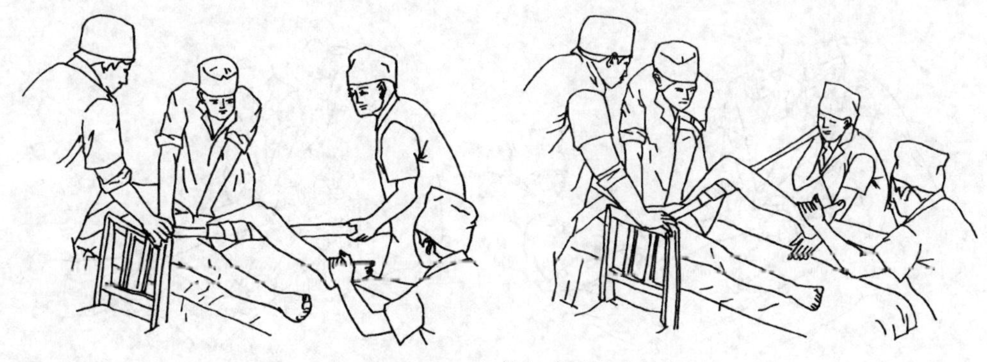

图 14–64　木棒抬牵复位法

（3）旋撬复位法：患者仰卧，一助手固定骨盆。术者一手持患肢小腿下段，一手持患膝，顺势（内收内旋的畸形姿势）使髋、膝关节尽量屈至腹壁，然后使患肢逐渐外展及外旋、伸直，当伸直100°左右时，即可听到复位的弹响声，再逐渐伸直患腿即可（图14–65）。

2. 髋关节后方脱位

采用提牵复位法：患者仰卧，一助手固定骨盆，一助手拉两侧腋窝向上，一助手拉患肢小腿下段向下。术者面对患者站于患侧，一手按患侧髂前上棘，一手从膝内侧，持膝关节，在上下牵拉的同时提牵膝关节使屈曲髋、膝关节，并将患肢外旋，即可听到复位声（图14–66）。

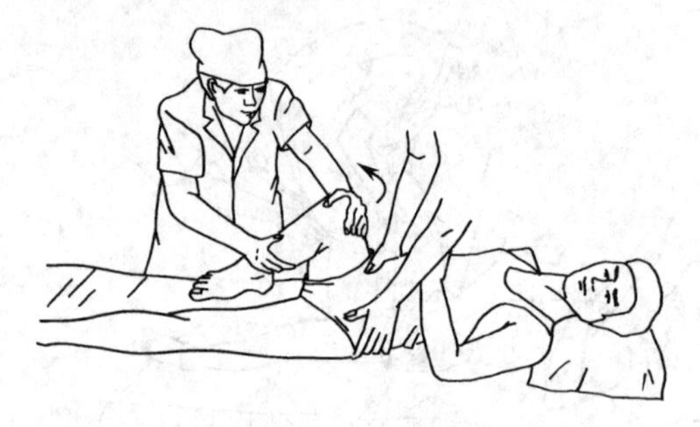

图14–65　旋撬复位法

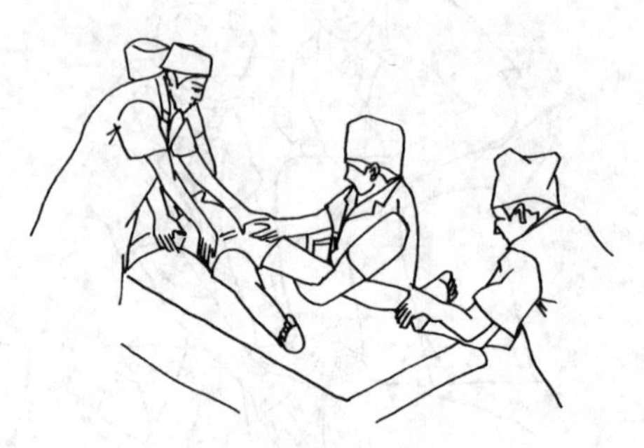

图14–66　提牵复位法

3. 髋关节后下方脱位

根据患者肌肉的强弱，可选用同髋关节后上方脱位的某种手法，进行整复即可，不再赘述。

4. 髋关节前上方脱位

采用牵拉推挤复位法：患者仰卧，一助手固定骨盆，一助手牵拉固定两侧腋窝，一助手持膝部徐徐用力顺势持续向下牵拉患肢，并将患肢逐步外展至30°左右。术者站于患侧，用两手推脱出的股骨头向外向下，同时令牵膝的助手在保持牵拉力的情况下，将患肢前屈内旋，一般当离床抬高至30°～40°时，即可听到复位的响声（图14–67）。

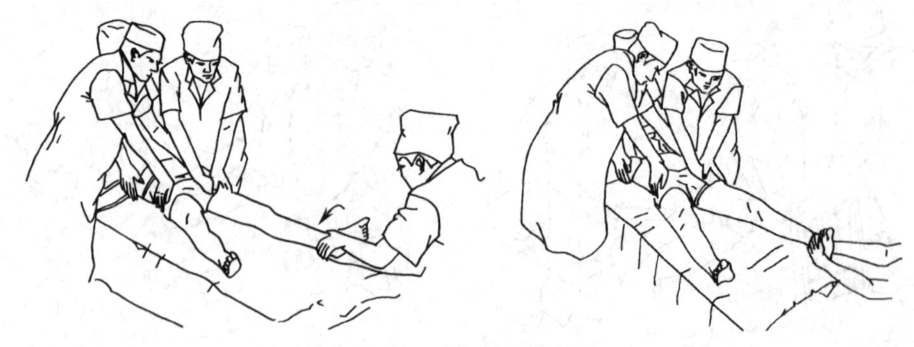

图14–67　牵拉推挤复位法

注意事项：髋关节前上方脱位，股骨头距股动脉、股静脉、股神经等较近，如不小心，可致血管、神经损伤。故在整复时，手法要稳、缓，切忌粗暴。

5. 髋关节前方脱位

采用牵拉推按复位法：患者仰卧，一助手固定骨盆，一助手一手持膝关节，另一手持踝关节。在顺势牵拉情况下，术者站于健侧，两手相叠，压于向前脱出的股骨头上，向外后侧推挤，同时令牵患肢的助手内收、内旋患肢即可复位（图 14–68）。

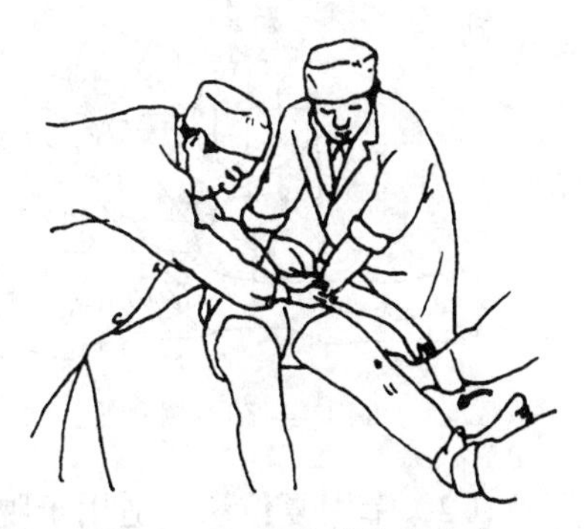

图 14–68　牵拉推按复位法

6. 髋关节前下方脱位

（1）旋撬复位法：患者仰卧，一助手固定骨盆，一助手以宽布带绕过患肢大腿根部。术者一手持患膝，一手持踝，顺原外展、外旋畸形姿势，将髋、膝关节尽量屈曲，当大腿部屈至接近腹壁时，再将患肢内旋、内收至中立位。此时令助手协同将宽布带向后、外、下方牵拉，术者继续将患肢内收、内旋并逐渐伸直。一般伸至髋关节屈曲 30°左右位时，即有弹动感或复位声，复位即告成功。亦可不用宽布带牵引（图 14–69）。

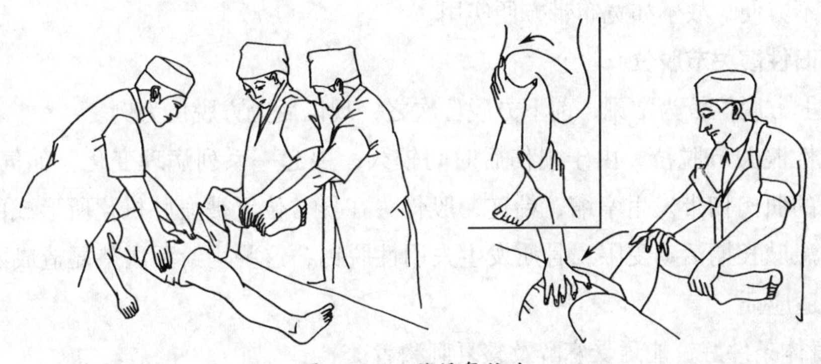

图 14–69　旋撬复位法

若关节囊损伤严重，在复位过程中，股骨头在髋臼下缘前后滑动，不易复位。此种类型，亦可待股骨头滑至髋臼后方时，按髋关节后方脱位，采用提牵复位法进行复位。具体方法参看髋关节后上方脱位的提牵复位法。

（2）侧牵复位法：患者仰卧，一助手固定骨盆，一助手用宽布带绕过患肢大腿上端内侧，向外上方牵拉。术者站于患侧，一手持患膝，一手持踝部，连续伸屈患肢，在伸屈过程中，使患肢徐徐内收内旋，即有弹动感及复位声，畸形姿势随之消失而复位（图 14–70）。

7. 髋关节中心脱位

（1）牵伸扳拉复位法：适用于脱位较轻者。

患者仰卧，一助手固定骨盆，一助手牵拉两侧腋窝，一助手持患肢小腿下段，向远端牵拉，持续 5 ～ 10 分钟。然后术者站于患侧，以两手交叉抱持患肢大腿上段向外扳拉，将内陷的股骨头拉出而复位。亦可用宽布带绕过患肢大腿上段向外牵拉（图 14–71）。

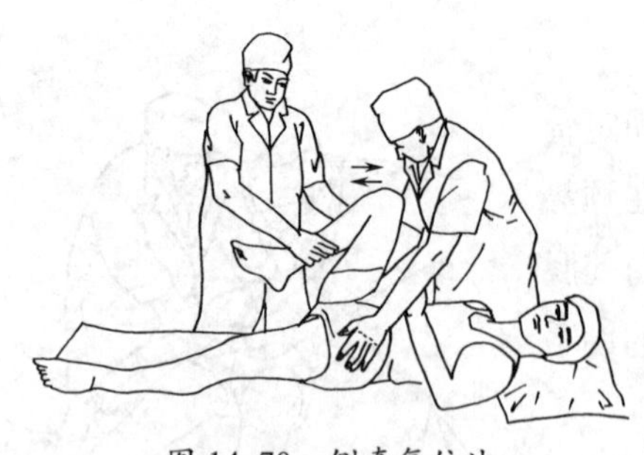

图 14-70 侧牵复位法

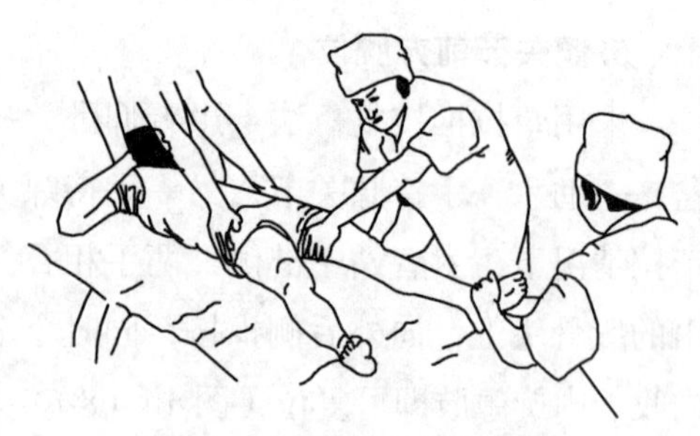

图 14-71 牵伸扳拉复位法

（2）牵引复位法：适用于脱位较严重者。

患者仰卧，可采用股骨髁上骨牵引，逐渐将脱入髋臼的股骨头拉出而复位。患肢外展 30°；或双向牵引，即在股骨髁上牵引的同时，另用宽布带绕过大腿根部，向外牵引，加以 6 ～ 8kg 重量，2 ～ 3 天。复位后，减轻重量至 4 ～ 6kg，维持 6 ～ 8 周。也可于大转子部另打入一前后钢针，向外同时牵引。但大转子为松质骨，牵引重量太小不起作用，太大又容易将骨皮质拉裂，再者前后针的外露端，易绊住床单或其他物品，使用不方便，故不如宽布带方便实用。

8. 陈旧性髋关节脱位

以后上方脱位较为常见，前下方脱位次之，现以后上方脱位为例。

陈旧性髋关节脱位，由于损伤后时间较久，引起一系列病理变化，如气血凝滞，关节周围的肌肉韧带发生挛缩、粘连，股骨头在异常位置被血肿机化所形成的瘢痕包绕，同时患肢长期活动受限，骨质发生失用性脱钙，这些均给手法整复造成困难。

（1）适应证

1）身体条件好，能耐受麻醉及整复刺激者。

2）外伤性脱位后，时间在 2 ～ 3 个月以内者。

3）筋肉挛缩较轻，关节轮廓尚清晰者。

4）关节被动活动时，股骨头尚有活动度者。

5）X 线片示：骨质疏松脱钙不明显，不合并骨折、关节周围钙化，增生不严重者。

（2）术前准备

1）做好患者的思想工作，取得配合。

2）术前一周，将患肢用大重量牵引（成人用 7 ～ 10kg），以克服筋肉的挛缩，使上移的股骨头逐渐下降至髋臼水平。

3）详细阅片，进行严密分工，制订施术方案。

4）选择适当麻醉，以便在筋肉松弛和无痛的情况下进行整复。

5）整复前，先做髋关节的各方向的充分活筋，以剥离粘连。一助手固定骨盆，术者站患侧一手持患膝，一手持踝，先顺其畸形姿势，逐渐适当稳妥地用力，做髋关节的屈、伸、回旋、收、展、摇摆、推拉、拔伸等活动，范围由小到大，力量由轻到重，将股骨头由粘连中解脱出来，使挛缩的筋肉得以充分地松弛，然后再进行手法整复。

活筋是否充分的标准：髋关节可以极度屈曲，股部可接近腹壁，向远端牵拉下肢时，股骨头可下移到髋臼水平，向前提牵股骨头，可有前后活动。

（3）手法复位：待活筋达到上述标准后，可进行手法整复，其具体整复方法与新鲜脱位基本相同，唯力量要大，并尽量选用直接作用于股骨头力量的复位法，避免远距离传导的扭曲力，以免造成并发症和新的损伤。可选用下述手法复位：

1）旋转提牵复位法：患者仰卧位，一助手固定骨盆。术者站于患侧，一手持小腿下段，一手持膝部，顺畸形姿势，使髋膝关节屈曲至大腿接近腹壁，然后逐渐使髋外旋、外展，当至中立位时，配以向前上提牵，同时缓缓继续外展、外旋患肢，并轻轻伸屈髋关节，使股骨头滑入髋臼。

若外旋超过中立位时，因内收肌紧张、挛缩，而影响髋关节继续外展时，可在保持此位置的情况下，反复按摩推拿紧张的内收肌群，使其松展，便于复位。复位后，再逐渐伸直髋膝关节。

2）侧卧牵拉摇摆复位法：患者健侧卧位，一助手用宽布带绕过大腿根部向后牵拉，一助手持患肢膝关节，使髋膝关节屈曲 90°，向前牵拉，并同时徐缓地做髋关节的伸屈、摇摆活动。术者站于患者背后，一手扳拉髂前上棘部向后，另一手掌推脱出的股骨头向前。这样反复操作，直至股骨头滑入髋臼（图 14–72）。

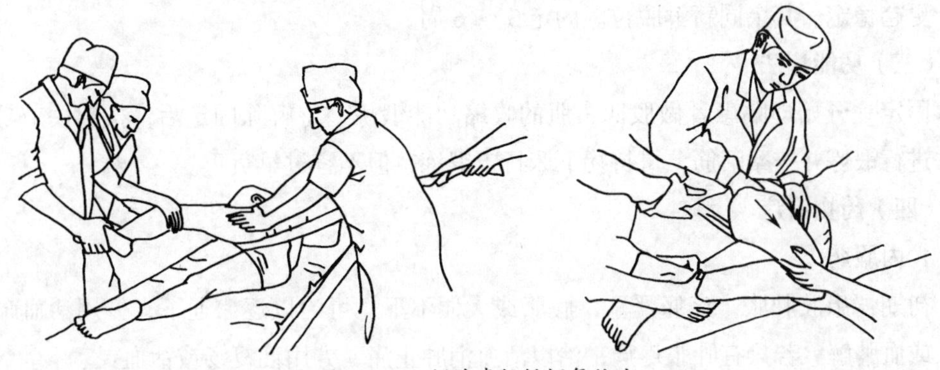

图 14–72　侧卧牵拉摇摆复位法

3）杠抬复位法：亦即提牵复位法的原理，不过力量较大。

患者仰卧，1～2 助手固定骨盆，一助手牵扶小腿下段，一助手站健侧。术者站于患侧，以特备的木棒置于患肢膝下腘窝部，向前抬牵使股骨头复位，具体方法同新鲜脱位的木棒提牵复位法。

（4）注意事项

1）适应证的选择要严格认真。

2）分工明确，配合协调。

3）手法要稳健有力，避免粗暴，切忌急于求成。

4）活筋要充分，避免硬扳硬牵、强力旋转，而导致股骨头压缩，或股骨颈骨折。

5）如手法复位失败，及时改用手术切开复位。

（5）髋关节脱位复位的标志

1）畸形消失，两下肢等长。

2）股骨大转子的顶点处于髂前上棘与坐骨结节的连线以下。

3）X片示：股骨头已纳入髋臼中，小转子清晰，大小正常，股骨颈内缘与闭孔上缘的弧线恢复正常。

（二）固定方法

1. 髋关节后脱位包括后上方、后方、后下方脱位。

（1）患肢外展30°～40°位，足尖向上或稍外旋，以皮牵引维持固定，重量4～5kg，牵引3～6周。

（2）患肢体位同上，两侧置沙袋或挤砖固定3～6周。

2. 髋关节前脱位包括前上方、前方、前下方脱位。

方法同后脱位，但患肢不外展，需固定在内旋伸直位3～6周。

3. 髋关节中心性脱位因合并骨折，故须牵引固定8～10周。

4. 髋关节陈旧性脱位一般采用皮牵引固定，维持4周，每日需推挤大转子数次，目的是使髋臼内的瘢痕组织被挤压研磨，逐步退化吸收，使股骨头与髋臼进一步相吻合，更趋稳定。其余同新鲜脱位。固定3～6周。

（三）功能疗法

固定一开始即嘱患者做股四头肌的收缩功能锻炼，待解除固定后，按髋关节功能疗法进行锻炼并按摩活筋，可持拐下床行走锻炼，但不宜过早负重。

（四）药物治疗

1. 内服药

初期：患肢肿胀，疼痛严重，腹胀或大便不下，可治以逐瘀通下，方用活血疏肝汤，或血肿解。若只有肿胀疼痛，治以活血消肿止痛，方用仙复汤或活血灵。

中期：肿胀已消退大半，胃纳较差者，治以活血理气，调和脾胃，兼补肝肾，方用橘术四物汤加川断、五加皮、木瓜、牛膝。若肿胀基本消退，饮食二便正常，则治以通经活络，补气血、壮筋骨，药用养血止痛丸。

后期：已能下床行走和进行功能锻炼，但患肢行走后仍肿胀、无力，治以补气血，益肝肾，壮筋骨，强腰膝，方用补中益气汤加川断、五加皮、狗脊、木瓜、牛膝、茯苓，或服健步虎潜丸。

2. 外用药

整复后局部可外贴活血接骨止痛膏，以活血消肿止痛。后期开始功能锻炼时，可配合展筋丹按摩活筋，以利功能恢复。

（五）并发症及其治疗

1. 髋关节脱位并发髋臼缘骨折、股骨头骨折

（1）病因病机：当外力作用造成髋关节后上方脱位时，若髋关节内收角度较小，外力较猛较大，沿股骨纵轴向上传导，致股骨头与髋臼后上缘相撞击，可造成髋臼后上缘骨折（较多见），或股骨头被髋臼缘切掉一块，遗留于髋臼内（较少见）（图 14-73）。

当外力作用造成髋关节前上方脱位时，若髋关节外展、外旋角度较小，外力使股骨头向前上冲击，可致股骨头与髋臼前缘相撞击，加上肌肉的牵拉，可致髋臼缘骨折，甚者可连同髂前下棘一并骨折，向外上方移位（少见）（图 14-74）。

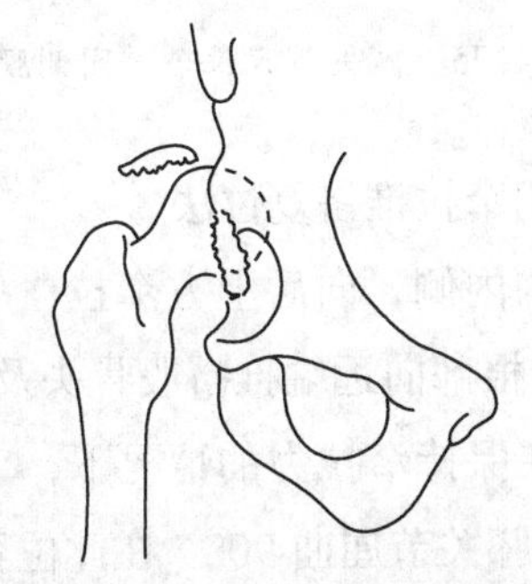

图 14-73　髋关节脱位合并髋臼后缘骨折

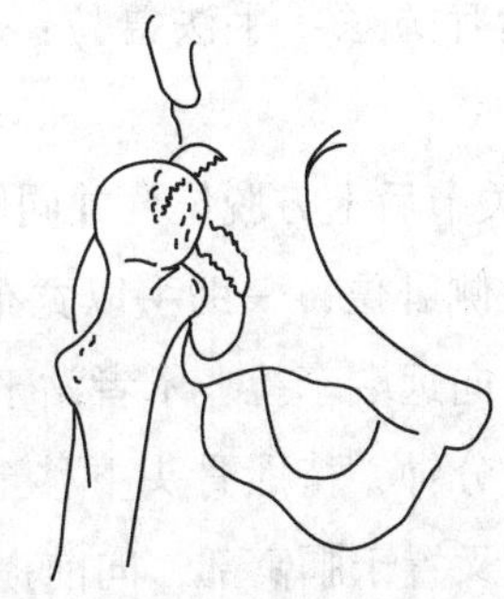

图 14-74　髋关节脱位合并髋臼前缘骨折

（2）症状与诊断：除髋关节脱位的各种相应典型症状和体征外，肿胀疼痛较单纯脱位严重，被动活动检查时，可有骨擦音，最后确诊需依靠 X 线片检查。

（3）治疗方法：髋关节脱位合并髋臼骨折多见于后上方脱位合并髋臼后缘骨折，一般折片较小，骨折片多随着关节脱位的整复，由于肌肉、韧带、关节囊的牵拉，可随之复位。即或骨折片未完全恢复原位，只要不影响股骨头在髋臼内的稳定度，可任其愈合。唯牵引固定时间要延长到 8 周以上，待骨折愈合牢固后，才能下床活动锻炼。

若骨折片较大，影响关节的稳定度者，应采用手术治疗。

合并股骨头骨折者少见，如影响复位和关节稳定者，可手术治疗。

2. 髋关节脱位并发同侧股骨干骨折

髋关节脱位并发同侧股骨干骨折，是一种少见病。前脱位合并同侧股骨干骨折者，更为少见。

（1）病因病机：此类病例多为复杂暴力引起，由间接暴力（杠杆或传导暴力）先造成髋关节后或前脱位，暴力继续作用而造成同侧股骨干骨折或脱位后，由直拉暴力作用于股骨干，导致股骨干骨折，常见于塌方或交通事故。

（2）症状与诊断：髋关节脱位并发同侧股骨干骨折，是一种严重损伤，除脱位和骨折外，多并发其他部位的损伤，如有内脏损伤，则全身症状比较严重。局部主要表现为股骨干骨折的症状，特别是中段以上的骨折，若 X 线片示骨折近折端出现内收、内旋或两折端向内成角的反常畸形时（单纯股骨干中段以上骨折，一般均是近折端外展、外旋，两折端向外突起成角)，务必注意检查髋关节的情况和补拍髋关节的正、轴位片，以确定是否合并有髋关节后上方脱位（图 14–75）。

若为髋关节前下方脱位并发股骨干骨折者，近折端虽亦为外展畸形，但畸形呈弹性固定，不能改变，折端向外突起成角，但不能靠拢复位，而与单纯股骨干骨折不同，应予以鉴别，补拍髋关节的正、轴位片，以确定是否合并有同侧髋关节前下方脱位。

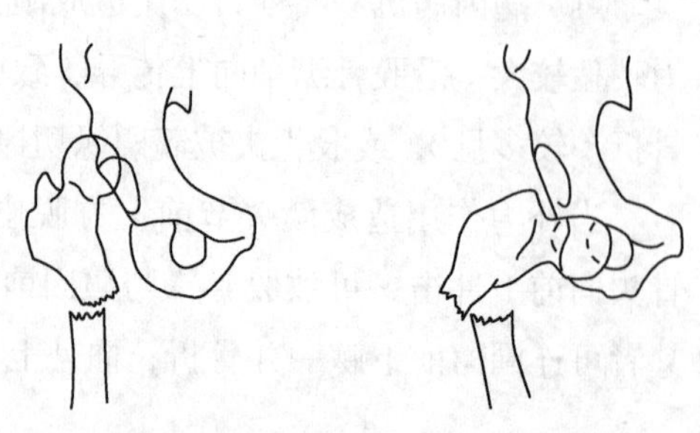

图 14–75　髋关节脱位合并同侧股骨干骨折

（3）治疗方法：手法复位：需在麻醉下进行。

1）髋关节后上方脱位合并同侧股骨干骨折，采用牵拉推挤复位法。

患者健侧卧位，一助手以宽布带绕过患肢腹股沟内侧，向后上方牵拉，一助手持踝关节顺势向远端牵拉。术者站于患者背后，以手掌根部向远端推挤股骨头及转子部，持续 3 ～ 5 分钟，待股骨头下移至髋臼的水平时，在保持牵拉力的情况下，令另一助手以两手交叉置于腘窝部，向前提拉膝关节，使髋、膝关节屈曲 90°。在此位置下，继续向前提拉，同时术者推挤股骨头向前即可复位。然后处理股骨干的骨折即可。

2）髋关节前下方脱位并发同侧股骨干骨折，采用牵拉推挤复位法。

患者仰卧，一助手固定骨盆，一助手持患肢膝部，先顺畸形姿势牵拉，以解脱股骨头与闭孔之间的交锁，在维持牵拉的情况，另一助手用宽布带绕过大腿根部向外上方牵拉。术者站于健侧，一手由会阴部向外上方推股骨头，一手于股骨骨折的近折端外侧向前内扳拉，同时令牵膝的助手内收患肢即可复位。

脱位复位后，对于股骨干骨折，按骨折处理即可。

3. 髋关节脱位并发血管、神经损伤

髋关节后方脱位时，向后上方移位的股骨头可挫伤坐骨神经而致坐骨神经麻痹。髋关节前上方脱位时，可挫伤股神经，或压迫股动脉，但极少见。

髋关节前下方脱位时，可挫伤闭孔神经，而出现相应神经损伤症状，亦极少见。

神经、血管损伤，一般较轻，可通过内服、外用药物和针刺疗法治愈，严重者应及时进行手术探查。

第十二节　膝关节脱位

《素问·脉要精微论》曰:“膝者，筋之府。”言膝关节筋多，连接关节的上下、左右。

膝关节为屈戌关节，由股骨下端及胫骨上端构成，二骨之间有半月软骨衬垫，向外有约 15°的外翻角。膝关节实际上是由 3 个关节、6 个关节面组成。股骨外髁关节面与胫骨外髁关节面形成一个关节，股骨内髁关节面与胫骨内髁关节面形成一个关节，股骨滑车的前面与髌骨后面的关节面形成一个关节。膝关节缺乏球与窝，仅胫骨内、外髁关节面轻度凹陷，因此缺乏自然稳定性（图 14–76）。

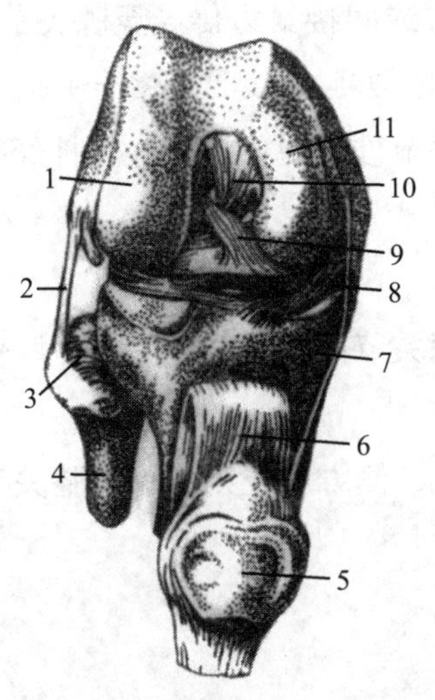

图 14–76　膝关节及其周围结构

1. 外侧髁；2. 腓侧副韧带；3. 腓骨头韧带；4. 腓骨；5. 髌骨；6. 髌韧带；7. 胫侧副韧带；8. 膝横韧带；9. 前交叉韧带；10. 后交叉韧带；11. 内侧髁

膝关节的主要功能是负重和伸屈活动，在屈曲位时，有轻度的内外旋及内收外展活动。

膝关节正常情况下，伸直位最稳定，屈曲位稳定度较差。膝关节的稳定主要靠周围的肌肉韧带维持。伸直位时，周围的肌肉韧带均保持紧张状态；屈曲时，处于松弛状态。

膝关节是人体最大的关节，膝关节的稳定，主要靠其周围肌肉和韧带的维持。内侧副韧带和股四头肌对稳定膝关节有相当大的作用，膝交叉韧带主要是起限制胫骨近端前后及旋转活动的作用。外侧副韧带对膝关节的稳定，不及内侧副韧带重要，因外侧有股二头肌、髂胫束止于腓骨小头之故。

膝关节因其构造复杂，连结坚固，故脱位很少见，一旦发生脱位，将有广泛的关节囊和韧带撕裂，或合并关节内骨折，腘窝部动、静脉也可能受到损伤，但较少见。

因膝关节的重要功能是负重，故在治疗时，首要是要求其稳定，其次是伸屈活动。为了保持其稳定度，故对肌肉的锻炼，尤其是股四头肌的锻炼，是非常重要的，需贯穿整个治疗过程的始终。

【病因与分类】

（一）病因

多为过伸暴力所致，若暴力作用于膝关节前方使膝关节过伸，股骨滑车沿胫骨平台向后急骤旋转移位，突破后侧关节囊，而形成膝关节向前脱位。

若胫骨上端受外力作用，使膝关节过伸，胫骨平台向后脱出，可形成膝关节后脱位。

若暴力作用于膝关节侧方或间接暴力传导至膝关节，使膝关节过度外翻或内翻，造成膝关节侧方脱位。单纯的侧方脱位少见，多合并脱位侧的胫骨平台骨折，近折端与股骨的关系基本正常。膝关节外侧脱位多合并腓神经损伤。膝关节侧方脱位可致囊关节嵌夹，而造成复位困难。

（二）分类

按脱位的方向，可分为膝关节前脱位、膝关节后脱位、膝关节内脱位、膝关节外脱位。

前脱位多见，后脱位次之，侧方脱位则少见。膝关节后脱位，因胫骨平台后缘锐利，容易引起血管损伤。

【症状与诊断】

（一）症状

膝关节肿胀严重，疼痛剧烈，畸形明显，关节呈弹性固定，畸形姿势不能改变，功能障碍。

1. 膝关节前脱位

膝关节前后径增大，髌骨下陷，膝关节微屈，腘窝部可触及股骨滑车向后突起，髌腱两侧可触及前脱位的胫骨平台。

X 线侧位片：可见胫骨上端脱于股骨下端前方（图 14–77）。

2. 膝关节后脱位

膝关节前后径增大，似过伸位，胫骨上端下陷，皮肤有皱褶，髌骨下方空虚，腘窝处可触及胫骨平台后缘，髌腱两侧能触及向前突起的股骨滑车部。

X 线侧位片：可见胫骨上端脱于股骨下端的后方（图 14–78）。

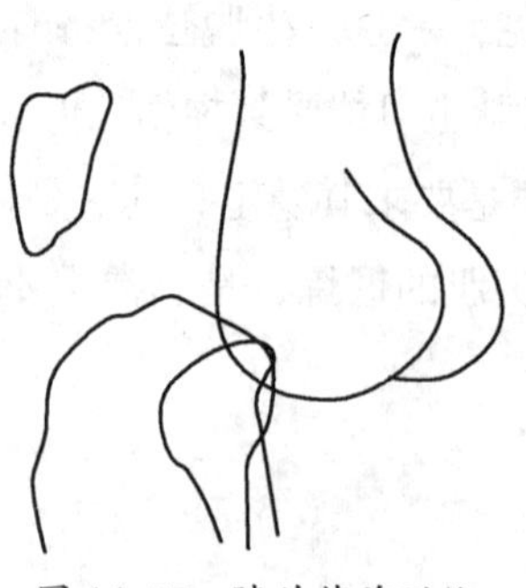

图 14–77　膝关节前脱位

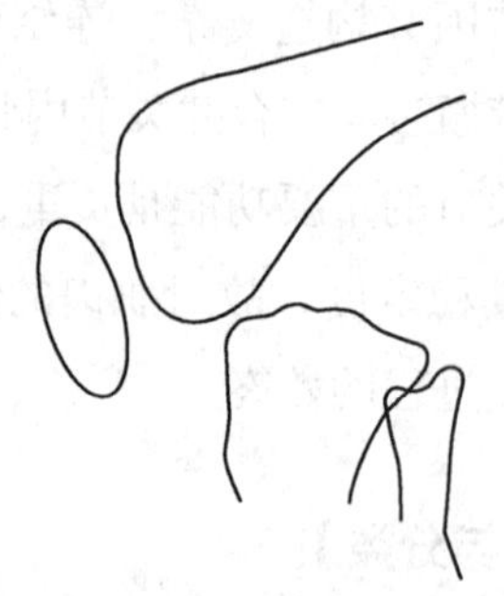

图 14–78　膝关节后脱位

3. 膝关节侧方脱位

膝关节横径增大，呈内翻或外翻状，可有明显的侧方活动，仔细检查，在膝关节侧方（内侧或外侧）能触及脱出的胫骨平台上缘。

X线正位片：可见胫骨上端脱于股骨下端的内侧或外侧（图14–79）。

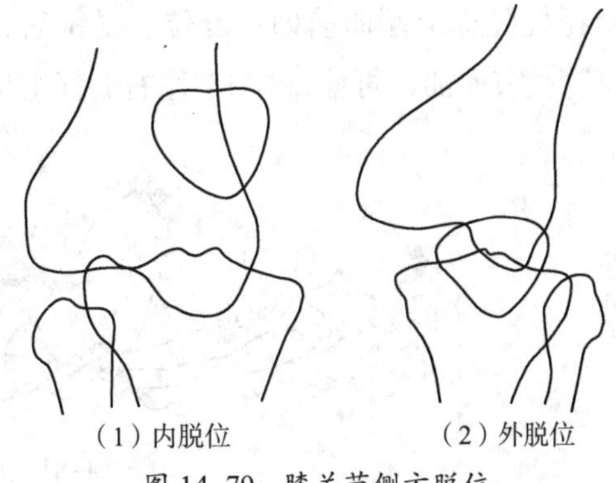

（1）内脱位　（2）外脱位

图14–79　膝关节侧方脱位

若有神经损伤，常见踝关节不能自主背伸，小腿下段麻木。

若有血管损伤，胫前后动脉搏动减弱或消失。

（二）诊断

依据外伤史、临床症状，结合X线片，即可确诊。

【治疗】

（一）手法复位

《伤科补要·大腱骨膝盖骨》载："一手按住其膝，一手挽住其胻（小腿），上下拔直，将膝曲转，抵着豚爿，其骱有声者上也。"

膝关节脱位整复较易。

1. 膝关节前脱位

采用牵拉提按复位法。患者仰卧，一助手牵两侧腋窝或大腿部，一助手牵患肢踝部。术者站于患侧，在上下牵拉的情况下，一手托股骨下端向前，一手按压胫骨上端向后即可复位。术者或以两手拇指按胫骨近端向后，其余四指托提股骨远端向前即可复位。复位后，助手放松牵拉，术者一手持膝，一手持踝，将膝关节屈曲再伸展至15°左右，使其复位落实。仔细检查关节缝是否完全吻合（图14–80）。

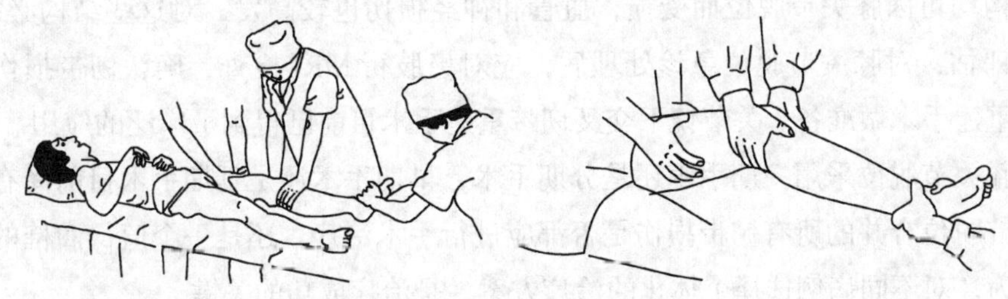

图14–80　牵拉提按复位法

2. 膝关节后脱位

采用牵拉提按复位法。患者体位及助手同前，术者站于患侧，一手托提胫骨上端向前，一手按压股骨下端向后即可复位。或术者两手拇指按压股骨下端向后，其余四指托提胫骨上端向前即可复位。复位后，助手放松牵拉，术者一手持膝，一手持踝，将膝关节屈曲，再伸直至15°左右。仔细检查关节缝是否吻合（图14–81）。

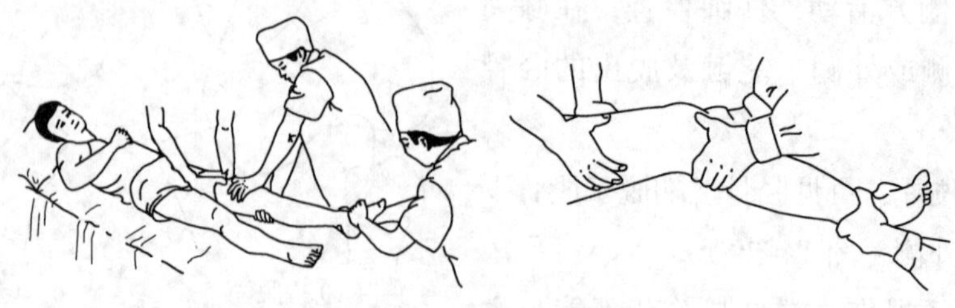

图14–81　牵拉提按复位法

3. 膝关节侧方脱位

采用牵拉推挤复位法。患者仰卧，一助手固定大腿中段，一助手牵拉踝部。若为膝关节外脱位，术者一手扳挤股骨下端向外，一手推挤胫骨上端向内，并使膝关节呈外翻位，即可复位。若是膝关节内脱位，术者一手推股骨下端向内，一手扳拉胫骨上端向外，并使膝关节呈内翻位，即可复位。

膝关节外侧脱位复位时，牵拉力不能过大，避免在复位过程中，内侧韧带嵌夹于膝关节内侧间隙（图14–82）。

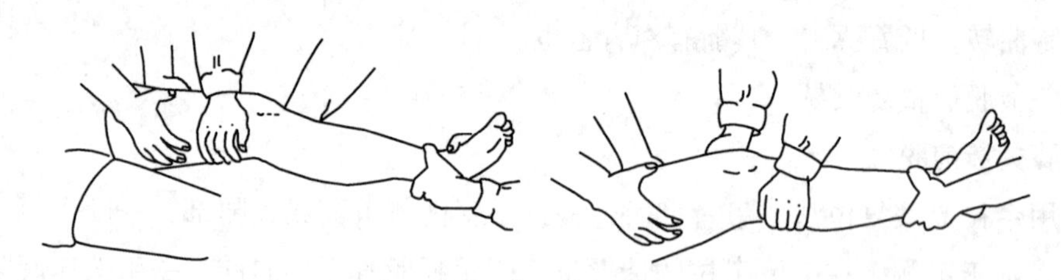

图14–82　牵拉推挤复位法

（二）手术治疗

膝关节脱位经常造成多发性韧带损伤，膝关节4根主要韧带及膝关节后内侧和后外侧结构均可因膝关节脱位而受损，血管和神经损伤也较高发，对这些结构必须进行细致的评估，对膝关节脱位急诊处理后，应对患肢行MRI检查，确认韧带损伤情况，同时为重建手术做准备。关节镜下交叉韧带重建手术目前已得到了广泛的应用。

对膝关节脱位采用一期手术还是分期手术，早期手术还是延期手术目前尚有争议。对膝关节脱位合并的所有韧带损伤是否都应进行手术治疗，还是一个值得商榷的问题。我们认为，对不同病例选择个体化的治疗方案，是治疗成功的关键。

急性脱位患者复位后以铰链式膝关节支具或长腿石膏托临时固定。关节镜手术前膝关节可在支具保护下进行不超过90°的活动，以防关节粘连和僵硬。高龄体弱、活动量少的脱位患者，膝关节复位后无自发脱位倾向，可采用石膏或支具固定保守治疗。其余膝关节脱位者均可选择手术治疗。

1. 交叉韧带关节镜下重建术

先进行 PCL 重建，再进行 ACL 重建；先制作股骨侧骨隧道，再制作胫骨侧骨隧道。ACL 单束重建者，取股骨髁间窝 1：30（左膝）或 10：30（右膝）为中心制作骨隧道，隧道直径 6 ～ 7mm；在胫骨结节内侧水平作长 2 ～ 3cm 的横切口，在胫骨导向器（45°～ 50°）辅助下以 ACL 胫骨止点为中心制作直径 6 ～ 7 mm 的骨隧道。ACL 双束重建者，按上述方法制作前内束股骨隧道，后外束股骨隧道中心为前内束骨隧道前缘 4 ～ 5 mm 约 3 点（左膝）或 9 点（右膝）处，胫骨侧为 PCL 前缘前外侧 3 ～ 4mm 处，两骨隧道之间留有至少 2mm 的骨性间隔。PCL 单束重建者，以 PCL 股骨起始部中点偏上为中心，自内向外制作直径 6 ～ 7mm 的股骨隧道。双束重建时，分别在股骨起始部上缘下方 3 ～ 4 mm 处（前外束）和起始部中份前缘后下 3 ～ 4mm 处（后内束）为中心由内向外制作股骨隧道，两骨隧道间留有至少 2mm 的间隔；胫骨侧制作一个 7 ～ 9mm 骨隧道，移植物可采用自体腘绳肌腱或同种异体肌腱，采用 Endobutton 和界面钉内固定。

2. 膝关节侧方结构损伤的修复和重建

内侧副韧带和外侧副韧带体部断裂进行直接缝合的强度较差，目前已基本不再采用，比较常用的方法是 swivlock 外排锚钉固定、自体肌腱移植加锚钉和界面钉固定，效果较为可靠，韧带止点撕脱骨折行复位增加可吸收螺钉或棘齿垫圈螺钉固定。

（三）固定方法

1. 膝关节前脱位

用长连脚夹板或石膏托将患肢固定于膝关节屈曲 15°～ 20°中立位，股骨远端后侧加垫或向前塑形，固定 5 周。定时检查，详细触摸复位情况，必要时拍摄膝关节侧位 X 线片，以确定是否有移位与再脱位，以便及时采取处理措施。

2. 膝关节后脱位

同上固定 5 周，不同之处是于膝关节脱出的方向的胫骨上端后侧加垫，或向前塑形。

3. 膝关节侧方脱位

同上固定 5 周，不同之处是于膝关节脱出的方向的胫骨上端加垫及在股骨下端相对的方向处加垫或塑形，以保持对位。外侧脱位，将膝关节固定于膝外翻位；内侧脱位，将膝关节固定在膝内翻位。固定时间 6 ～ 8 周。

（四）功能疗法

固定后，即教导患者做自主股四头肌收缩锻炼，肿胀消减后做带固定仰卧抬腿锻炼，4 ～ 8 周解除固定后，先开始做膝关节自主屈曲，然后下床活动锻炼，按膝关节功能疗法处理。

（五）药物治疗

1. 内服药

初期肿胀严重，内服活血化瘀、消肿止痛之剂，方用活血疏肝汤加川牛膝、川木瓜。继服活血通经、舒筋活络中药，方用丹栀逍遥散加独活、川断、川木瓜、川牛膝、丝瓜络、桑寄生。若有神经症状，加全虫、白芷。后期内服补肾壮筋汤加川断、五加皮，以强壮筋骨。神经损伤后期宜益气通络、祛风壮筋，方用黄芪桂枝五物汤加川断、五加皮、桑寄生、川牛膝、全虫、僵蚕、制马钱子等。

2. 外用药

整复后，早期可外贴活血接骨止痛膏，以消肿止痛。解除固定后，关节强硬，功能障碍，气血停滞、疼痛者，可用消肿活血汤外洗，以活血舒筋。后期可外洗苏木煎，以舒筋利节。

【按语】

1. 脱位整复前后，应注意检查血管、神经情况。

检查胫前、后动脉搏动情况：若整复前无搏动或搏动较弱，整复后恢复正常，则提示为脱位时血管受压，因整复而缓解；如整复后仍无搏动，可能为腘动脉断裂，或血栓阻塞，应紧急进行血管探查；若整复前搏动正常，整复后变弱，此为局部刺激所致，若无搏动，可能为血管在整复时受损伤，观察 10 ～ 15 分钟后，若搏动仍未恢复，亦应立即进行血管探查。

检查足踝部知觉情况：整复前如知觉减退不能运动，且有麻木感，多数是神经受损。整复前知觉、运动基本正常，整复后不能运动，有麻木和疼痛感者，常是因在整复过程中牵扯神经所致。

若整复前、后，发现肢体远端知觉减退或消失，不能运动，温度偏低，应注意胫前后动脉搏动情况。如无搏动，一般是血管断裂征象；如血管有搏动而患肢不能运动，且有麻木感，多数是神经受损，应加以区别处理。

2. 膝关节后脱位容易发生慢性继发性半脱位，应特别注意。因患肢在固定期间，常有自觉的抬腿活动，股骨必然向前，加上胫骨的重力下垂，常形成胫骨平台继发性错位，必要时可改用膝关节屈曲位固定，3 周后开始膝关节伸展锻炼。

3. 膝关节侧方脱位：膝关节外侧脱位，将膝关节固定在外翻位；膝关节内侧脱位，将膝关节固定在内翻位，并在脱出的相应部位加垫，用侧方石膏托固定，做好塑形。

4. 用石膏托固定者，应定时复查，两周后肿胀消退，亦可改用管型石膏固定，维持治疗所需要的位置。

第十三节　髌骨脱位

髌骨古称“膝盖骨”，又称“镜面骨”。《医宗金鉴》说：“膝盖骨即连骸，形圆而扁，复于楗之上下两骨之端，内面有筋连属……有如跌打损伤，膝盖上移者，其筋即肿大，株连腘内之筋，腘内之筋上连腰胯，故每有腰屈疼痛之征，或下移骨，则焮肿，或足腹冷硬，步履后拽斜行也。若膝盖离位向外侧者，则内筋肿大，向内侧者，则筋直腘肿，宜详视其骨如何斜错，按法推拿以复其位。”

髌骨是人体最大的种籽骨，也即是股四头肌腱上的种籽骨，髌骨被股四头肌扩张腱膜所包绕，以其腱抵止于胫骨粗隆，是伸膝动力的支力点，其两侧为支持带所附着，能保护膝关节，增强股四头肌的力量，是稳定膝关节的重要因素。

当膝关节运动时，髌骨也随之移动。膝关节半屈时，髌骨与股骨之髌股关节面相接；膝关节屈曲时，髌骨则下降，正对股骨髁间窝；膝关节伸直时，髌骨上移，仅其下部与股骨的髌面相接；膝关节旋转时，髌骨的位置不动。

髌骨在功能上，协助股四头肌，伸直膝关节最后的 10°～15°，主要是髌骨的作用。

因膝关节有 10°～15°的外翻角，股四头肌起止点又不在一条直线上。股四头肌是由上向下向内，而髌韧带则垂直向下，髌骨则位于此两轴心所形成的夹角上，当股四头肌收缩时，髌骨有自然向外脱位的趋向，故一旦脱位，多脱向外侧。同时膝关节内侧支持带和关节囊被撕裂，髌骨旋转 90°，其关节面与股骨外髁相接触（图 14–83）。

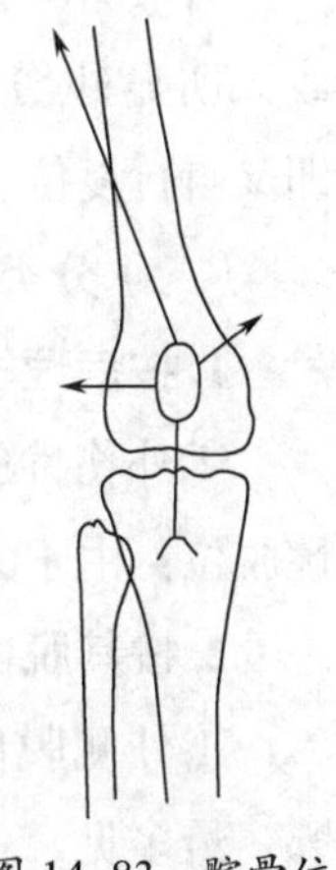
图 14–83　髌骨位

【病因与分类】

（一）病因

髌骨脱位的基础原因多为先天性或发育性结构异常。解剖性或生理性 Q 角增大、股骨外髁发育不良等异常才是真正的致病因素。只有在该病理基础上，外伤或者运动时股四头肌的强力收缩形成的外向牵拉力才会导致髌骨内侧支持带撕裂，造成髌骨脱位。在初次脱位发生前后，可能会出现髌骨外侧支持带挛缩。所以髌骨脱位多以 Q 角增大为病因，以髌骨内侧支持带撕裂、外侧支持带挛缩为结果。初次脱位发生之后，如果原来的解剖异常未得到矫正，再加上髌骨内侧稳定性受损，则会造成脱位复发，并且较初次脱位更容易发生。对于复发性脱位，Q 角增大、髌骨内侧支持带撕裂、外侧支持带挛缩等均为病因。所以在复发性髌骨脱位的治疗中，要关注所有病因的治疗，特别是作为初次脱位和复发性脱位主要原因的 Q 角增大的治疗。

在先天性结构发育不良的基础上：①当膝关节屈曲外展跌倒时，由于膝关节内侧张力增大，将内侧筋膜撕裂，致髌骨向外侧翻转脱位；或在膝关节屈曲位跌倒时，髌骨内侧受到外力的直接撞击，也可造成髌骨向外侧翻转脱位。②当膝关节强力屈曲时，使髌骨上缘卡于股骨髁下，致股四头肌由其上方撕脱，可形成髌骨沿冠状面翻转脱位于胫股关节面之间，髌骨关节面对向胫骨平台，极少见。③当膝关节于半屈曲外翻位时，暴力来自内侧，撞击于髌骨内侧，可致内侧筋膜撕裂，髌骨向外翻转，但由于髌骨外缘被股骨外髁卡锁，致使髌骨沿股骨矢状面翻转脱位，呈90°翻转位于股骨两髁之间。髌骨外缘正对髌股关节面，若外力继续作用，可将股骨外髁切折，而使髌骨嵌夹于两髁之间，极少见。④当膝关节伸直位时，暴力来自前方，作用于髌骨下部，致膝关节过伸，髌骨向上移动，当暴力过后，膝关节又恢复屈曲位时，然髌骨下缘被嵌入胫骨平台上方，髌骨不能向下滑动，致成向上移脱。

若股骨外髁发育差，膝关节高度外翻，膝关节囊内侧松弛，每当轻微外伤诱因，或无明显外伤史，当膝关节屈曲时，髌骨即可向外侧翻转脱位，而当膝关节伸直时，即又自行复位，称先天性脱位或习惯性脱位。

（二）分类

1. 按病理机制分

①外伤性脱位：由于外在暴力所致；②先天性脱位：由于发育异常所致；③习惯性脱位：由于失治、误治而形成髌骨的反复多次脱位。

2. 按其脱位的部位和方向分

①外侧脱位：髌骨沿矢状面翻转90°，脱于膝关节外侧，髌骨关节面正对股骨外髁，最多见，占髌骨脱位的95%以上；②膝关节间脱位：髌骨沿冠状面翻转脱于胫股关节之间，髌骨关节面朝向胫骨平台，极少见；③股骨髁间脱位：髌骨沿矢状面翻转90°左右，侧棱于股骨两髁间，髌骨关节面朝向内侧，极少见；④髌骨上脱位：又名髌骨上移，髌骨下缘与胫骨平台或股骨髁相交锁，髌骨沿冠状面翻转，髌骨关节面朝向股骨髁前下方，或侧指向股骨下端，极少见。

髌骨脱位，多脱向外侧，与膝关节的生理结构有关：①膝关节有10°～15°的外翻角；②股骨外髁小，内髁大；③股四头肌与髌韧带不在一直线上，力线偏于外侧。

【症状与诊断】

（一）症状

膝关节肿胀、疼痛，功能障碍。

1. 髌骨外侧脱位

膝关节呈半屈曲位不能伸展，呈弹性固定畸形，膝关节前平坦，外侧高突，内侧压痛剧。因髌骨复位容易，当受伤后患者本人或他人协助其伸膝时，髌骨可自行弹回复位，故就诊时，往往主要表现为膝关节损伤症状，如膝关节肿胀，内侧压痛，功能障碍等。如不详细询问病史和认真检查，会被误诊为膝关节内侧韧带及关节囊损伤或内侧半月板损伤，应注意与之加以鉴别。且注意检查髌骨的侧方活动度，以手推髌骨向外，活动度则明显增大，且疼痛剧烈，必要时可与健侧对比。若使膝关节屈曲，髌骨可重新向外侧脱位（图 14–84）。

2. 髌骨关节内脱位

膝关节高度肿胀，疼痛剧烈，膝关节呈半屈曲位弹性固定，膝前方平坦，可触及髌骨下缘位于关节间隙处（图 14–85）。

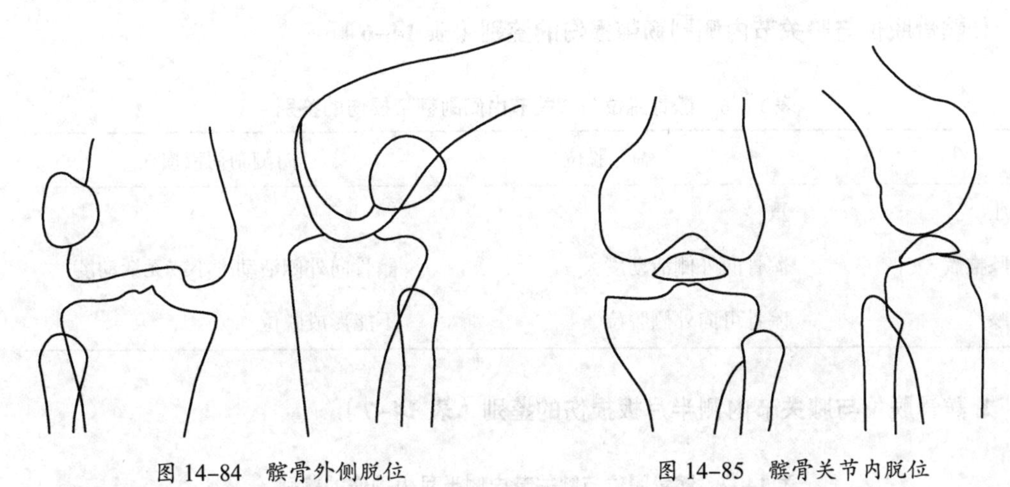

图 14–84　髌骨外侧脱位　　图 14–85　髌骨关节内脱位

3. 髌骨股骨髁间脱位

肿胀、疼痛剧烈，膝关节呈半屈曲或微屈位弹性固定，膝前高突畸形，可触及棱起的髌骨（图 14–86）。

4. 髌骨上脱位

肿胀、疼痛剧烈，膝关节呈微屈位弹性固定，于膝前上方可触及高突棱起的髌骨（亦有向下脱者）（图 14–87）。

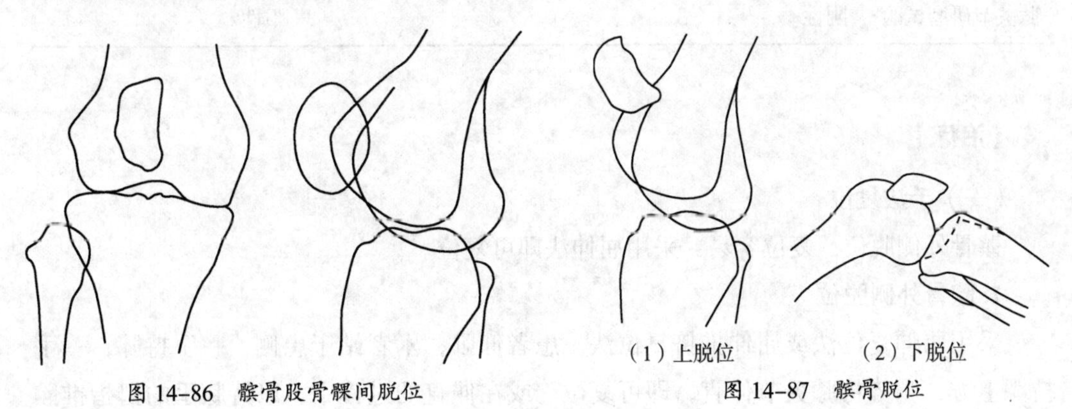

图 14–86　髌骨股骨髁间脱位　　图 14–87　髌骨脱位

5. 先天性髌骨脱位或习惯性髌骨脱位

无肿胀，疼痛不甚或仅有不适感，膝关节有外翻畸形，当屈曲膝关节时，髌骨即向外侧脱出，当伸直膝关节时，脱位的髌骨即可自行复位（图 14–88）。

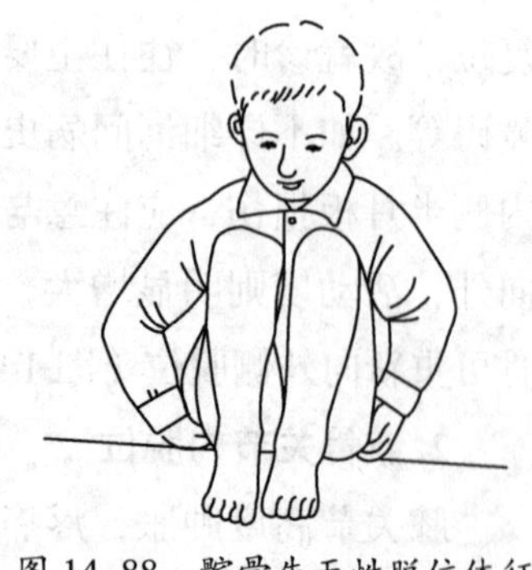

图 14–88 髌骨先天性脱位体征

（二）诊断

依据外伤史、临床症状，结合 X 线片即可确诊。有时需拍膝关节的切位片，以助诊断。

（三）鉴别诊断

1. 髌骨脱位与膝关节内侧副韧带损伤的鉴别（表 14–6）

表 14–6 髌骨脱位与膝关节内侧副韧带损伤的鉴别

	髌骨脱位	内侧副韧带损伤
肿胀	重	轻
伸膝推髌	髌骨向外侧活动度大	髌骨向外侧活动度小或无活动度
屈膝	髌骨可向外侧脱位	不能形成脱位

2. 髌骨脱位与膝关节内侧半月板损伤的鉴别（表 14–7）

表 14–7 髌骨脱位与膝关节内侧半月板损伤的鉴别

	髌骨脱位	膝关节内侧半月板损伤
肿胀	重	轻或无肿胀
膝内侧压痛	面积大，位于膝关节内侧，尤其以髌骨内缘处为甚	较局限于关节缝处
伸膝推髌	向外侧活动度大	活动度小或无活动
屈膝	可形成再向外侧脱位	不能
膝关节研磨试验	阴性	阳性

【治疗】

（一）手法复位

髌骨外侧脱位，复位容易，采用屈伸法即可复位。

1. 髌骨外侧脱位

采用屈伸复位法或屈伸推挤复位法。患者仰卧，术者站于患侧，一手持膝，一手持踝上方，顺势将膝关节伸直，即可复位。或在伸直的过程中，以持膝手的拇指推髌骨向前即可复位。

若髌骨与股骨外髁相嵌顿，用上法不能复位者，可采用嵌入缓解法加屈伸推挤复位法：患者仰卧，一助手固定股部，一助手持踝关节上方，先使膝关节屈曲外翻，使外侧筋肉松弛（有时髌骨的交锁可自行缓解）。术者站于患侧，双手持膝，先以两手四指拉压脱位的髌骨内缘，使髌骨更向外翻转以扩大畸形，松解嵌顿，后令牵踝的助手将膝关节慢慢伸直，同时术者以两手拇指推挤脱出的髌骨向内前即可复位。

2. 髌骨关节内脱位

采用嵌入缓解复位法。局麻或神经阻滞麻醉下进行。患者仰卧，一助手固定股部，一助手扶持踝关节上方。术者站于患侧，先将膝关节缓缓屈曲60°左右时，术者猛推按胫骨上端向后，并过伸膝关节，使嵌夹于胫股关节之间的髌骨弹出，然后将膝关节伸直即可复位。

如上法失败，可采用钢针撬拨复位法，在局麻或神经阻滞麻醉和X线透视下进行。患者仰卧，常规消毒铺巾，一助手固定股部，一助手扶持踝关节上方，将膝关节缓缓屈曲80°～90°，使膝关节前侧间隙增宽。术者站于患侧，由膝关节内侧刺入骨圆针，至髌骨上缘之后，然后向前方推顶髌骨，使滑出关节间隙，再进行推挤、按压使复位落实。

注意进针部位及深度，操作要稳缓，勿刺伤神经及血管。如复位失败，可进行切开复位。

3. 髌骨股骨髁间脱位

采用伸屈推挤复位法。患者仰卧，一助手固定股部，一助手扶持踝关节上方，顺势将膝关节作小幅度缓缓伸屈。术者站于患侧，一手拇指先按推髌骨之外缘向内，以扩大畸形，缓解其与股骨外髁之间的交锁，一手同时持脱出的髌骨内缘向内旋转推挤，令持踝部的助手同时将膝关节伸展，即可复位。

4. 髌骨上脱位

采用伸屈复位法或伸屈推按复位法。患者仰卧，一助手固定股部，一助手扶持踝关节上方。术者站于患侧，双手扶持膝关节，令上下两助手缓缓将膝关节屈曲，即可缓解交锁，然后再缓缓将膝关节伸直即可复位。或当上、下两助手将膝关节缓缓屈曲的过程中，术者在扶持膝关节的同时，以两手拇指推按髌骨的上缘，使其下缘的嵌顿缓解，然后伸直膝关节，脱位的髌骨即复位。

5. 先天性髌骨脱位及习惯性髌骨脱位。

复位容易，但常再脱，故需手术处理，不赘述。

6. 髌骨脱位复位的标志

（1）疼痛立即减轻或基本消失。

（2）畸形消失，弹性固定解除。

（3）膝关节前方可触及正常的髌骨。

（4）X线片显示髌骨已复位。

（二）手术治疗

复发性髌骨脱位和习惯性髌骨脱位需进行髌骨内侧支撑带重建和 Fulkerson 胫骨结节内移抬高术进行治疗。髌骨上、下脱位也常合并髌韧带和髌腱的损伤，须手术修补，以防脱位复发。

1. 髌骨内侧支撑带关节镜下重建术

首先进行诊断性的关节镜检查，详细检查伴随的关节软骨损伤，将关节内游离的软骨碎片逐一取出，同时修整损伤的软骨创面，并做微骨折处理，屈伸膝 0°～ 90°关节镜下动态观察髌骨轨迹和髌骨活动度，对于髌骨内移活动度小于 1cm 的患者在关节镜直视下用射频刀做髌骨外侧支持带松解。切取游离自体的半腱肌腱，去除肌肉组织，使用强生 2 号 Ethibond 不可吸收缝线对移植物的游离端进行锁边缝合，缝线的尾端作为牵引线使用，在髌骨的内侧缘做纵切口长约 3cm，选择髌骨内缘中上 1/ 4 和中点的位置进行 MPFL 双束重建。在所选择的位置作一深约 2mm 骨槽并拧入 2 枚带线铆钉，将所取半腱肌腱中部埋入骨槽，以铆钉的缝合线缝合固定，然后在髌骨内侧分离关节囊外层并保持关节囊完整，将移植物置于所分离间隙内，在膝关节内侧仔细触摸股骨内上髁和内收肌结节，在其前缘作纵切口，在股骨内上髁和内收肌结节之间穿过一根引线导针，并从股骨外髁穿出，沿导针钻一直径 5mm 的骨隧道，将肌腱两端牵引线经导针由股骨隧道对侧拉出，拉紧后屈伸膝关节。关节镜下观察膝关节屈伸各个角度时髌骨的运动轨迹及髌股关节对合情况，调整好肌腱的张力后，于屈膝 30°位用可吸收挤压螺钉将肌腱固定于股骨内侧髁的骨隧道内，最后紧缩缝合好内侧支持带和关节囊。

2. Fulkerson 胫骨结节内移抬高术

沿胫骨结节外侧缘做一个长约 3 cm 纵向切口，皮下分离显露整个胫骨结节及其远侧 3 cm 长胫骨嵴，剥离肌肉以显露胫骨外侧面。从胫骨结节内侧缘，向胫骨外侧面做一个斜行截骨，截骨面与矢状面呈 45°角，截骨块长度 6 ～ 8 cm。将骨块沿截骨面向内、上方各移动 1.5 cm，用三枚克氏针固定。

（三）固定方法

用下肢托板或石膏托将膝关节固定于屈曲 10°～ 15°中立位。

（四）功能疗法

固定一开始，即做股四头肌的收缩锻炼和踝、足部关节的活动锻炼，3 ～ 4 周解除固定后，参照膝关节的功能疗法进行锻炼和按摩活筋治疗（法见“总论”）。

（五）药物治疗

内服药同膝关节脱位，外贴活血接骨止痛膏。解除固定后，外洗药同膝关节脱位。

第十四节　踝关节脱位

《医宗金鉴 · 正骨心法要旨》载：“踝骨者，骨之下，足跗之上，两旁突出之高骨也。在内者名内踝，俗名合骨；在外者名外踝，俗名核骨……”《证治准绳》载：“骨之下，有立骨者，左右共二。立骨左右各有内外踝骨者共四，踝骨之前各有下力骨者，左右共十，踝骨之后各有京骨（跟骨）左右共二……”

踝关节为屈戌关节。其作用主要有二：一是负重，站立时，负重最大；二是活动，如行走、跳跃等。所以在处理踝部创伤时，必须从这两种功能考虑，若忽视一方面，都会影响关节功能的恢复。

踝关节由胫、腓、距三骨组成，距骨被胫骨的内踝、后踝和腓骨的外踝所组成的踝穴所包绕，由韧带牢固的固定在踝穴内。距骨的鞍状关节面，与胫骨下端的凹面形成关节，腓骨下端的顶点较内踝长 0.5cm，且向后 2cm。

踝关节内侧的三角韧带起于内踝下端，呈扇形展开，附着于跟骨、舟骨等处，主要作用是避免足过度外翻。由于三角韧带坚强有力，常可因足过度外翻时，牵拉内踝而造成内踝骨折。外侧韧带起于外踝尖端，止于距骨和跟骨，分前中后三束，主要作用是避免足过度内翻，此韧带较薄弱，当足过度内翻时，常可导致此韧带损伤或撕裂，亦可造成外踝撕脱骨折。下胫腓韧带紧密连系在胫骨与腓骨下端之间，把距骨牢牢控制在踝穴内，此韧带常在足极度外翻时断裂，造成下胫腓联合分离，致踝距变宽，失去生理的稳定性（图 14–89）。

踝关节脱位并不少见，由于生理解剖特点，踝关节脱位常伴有内、外踝和胫骨前唇和后唇骨折。

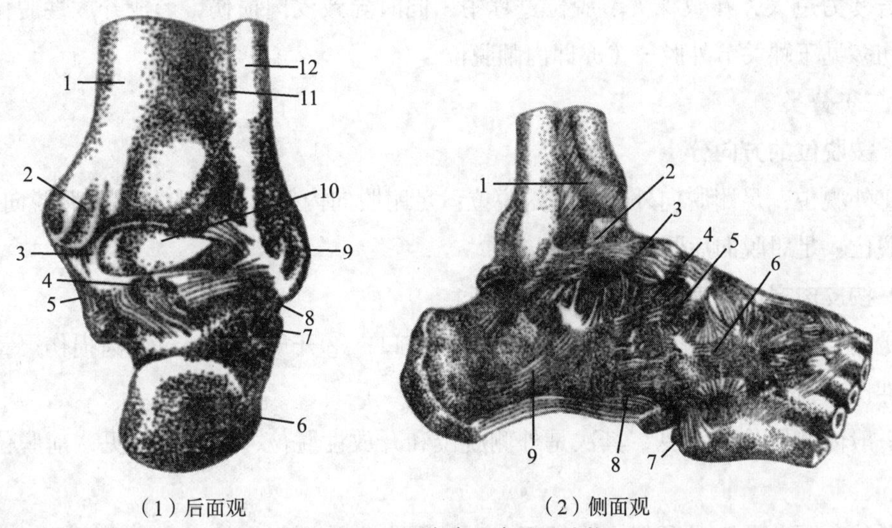

（1）后面观　　（2）侧面观

图 14–89　踝关节及其周围结构

后面观：1. 胫骨；2. 内踝沟；3. 三角韧带（距骨后部）；4. 距骨后突；5. 三角韧带（胫跟部）；6. 跟结节；7. 跟腓韧带；8. 距跟关节；9. 外踝沟；10. 距骨滑车上面；11. 小腿骨间膜；12. 腓骨

侧面观：1. 胫腓前韧带；2. 距腓前韧带；3. 距跟骨间韧带；4. 跟舟韧带；5. 跟骰韧带；6. 楔骰韧带；7. 腓骨短肌腱；8. 跟骰跖侧韧带；9. 腓骨肌下支持带

【病因与分类】

《伤科真传秘要》载："足踝之伤，不必跌打，即偶尔行路不慎，绊于石上，亦会脱臼。惟其易脱也。"

（一）病因

多为间接暴力所致，如蹉、扭而致伤，常见由高处跌下，足部内侧或外侧着地，或行走不平道路，或平地滑跌，使足旋转，内翻或外翻过度，往往形成脱位，且常合并骨折。

若跌下时足的内侧着地，或滑跌时，足呈过度外旋、外翻，而致内侧脱位。多合并外踝骨折，或同时有内踝骨折，亦称外翻脱位。

与外侧脱位机制相反，如由扭蹉，由高处跌下，足的外侧着地，或使足过度内旋、内翻而致伤，形成踝关节外脱位，多合并内踝骨折；或同时有外踝骨折，亦称内翻脱位。

若由高处掉下，足呈高度背屈位，跟骨后结节部着地，身体向前倾，而致胫骨下端向后错位，形成关节前脱位，多合并胫骨前唇骨折；或由外力推跟骨向前，胫腓骨向后的对挤暴力，也可形成踝关节前脱位。

若由高处掉下，足高度跖屈，足尖或前足着地，身体向后倾倒，致胫腓骨下端向前，足推向后，形成踝关节后脱位，往往合并后踝骨折。

若暴力过大，在致踝关节脱位过程中，同时导致皮肉损伤，形成开放性脱位。此种损伤多见于踝关节外脱位（亦即内翻脱位）。

（二）分类

1. 按脱位的方向分

①外脱位：足跗脱向外侧；②内脱位：足跗脱向内侧；③前脱位：足跗脱向前侧；④后脱位：足跗脱向后侧。

2. 按皮肉损伤程度分

①闭合性脱位：皮肉损伤轻，无开放性伤口；②开放性脱位：皮肉损伤严重，有开放性伤口与外界相通。

一般内侧脱位较多见，其次是外侧脱位和开放性脱位，后脱位少见，前脱位则极少见。

此外，踝关节在外翻暴力作用下，而外踝未合并骨折，仅内踝有撕脱骨折或内侧韧带撕裂，可致距骨及其以下各骨向内侧脱位，一般为半脱位；同样在内翻暴力作用下，可致距骨及其以下各骨向外侧半脱位。此类损伤，在"骨折"中进行详述。

【症状与诊断】

（一）症状

1. 踝关节内脱位（又称外翻脱位）

踝关节肿胀、疼痛、瘀斑，甚或起水疱，踝关节功能丧失。足呈外翻、外旋畸形，内踝高突，局部皮肤紧张，外踝凹陷，畸形明显。常合并有内踝及外踝骨折，或下胫腓韧带撕裂。

X线片示：踝关节正位片，距骨及其以下向内侧脱出，往往合并有内踝及外髁骨折（图14–90）。

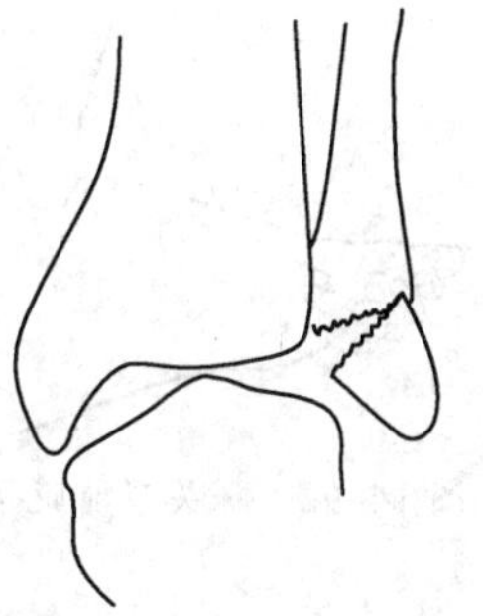

图14–90 踝关节内脱位

2. 踝关节外脱位

踝关节肿胀、疼痛、瘀斑，或起水疱，踝关节功能丧失。足呈内翻内旋，外踝下高突，皮肤紧张，内踝下空虚，若伴有骨折，肿痛更甚。

X线片示：踝关节正位片见距骨及其以下向外侧脱出，往往合并有外踝及内踝骨折。有下胫腓韧带撕裂者，可见下胫腓关节脱位，间隙增宽（图14–91）。

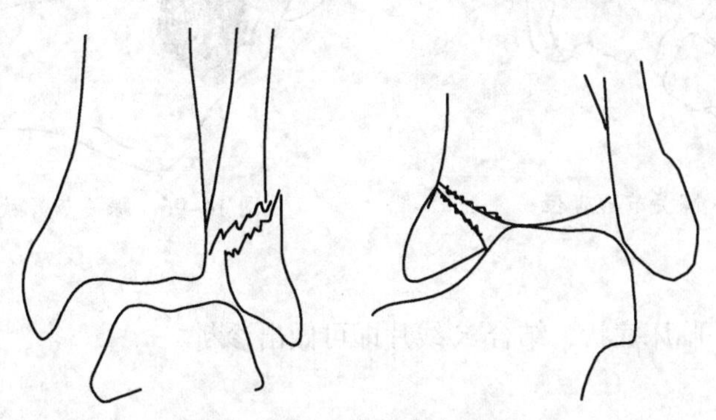

图14–91 踝关节外脱位

3. 踝关节前脱位

踝关节肿胀、疼痛，功能丧失，呈极度背屈，跟骨前移，跟腱紧张。其两侧可触及胫腓骨下端向后突，跟骨向前移，前足变长（图14–92）。

X线片示：踝关节侧位片见距骨及其以下向前脱出，或合并胫骨前唇骨折（图14–93）。

4. 踝关节后脱位

踝关节肿胀、疼痛，功能障碍，足跖屈，跟骨后突，跟腱前方空虚，踝关节前方可触及突出的胫骨下端，而其下方空虚，前足变短（图14–94）。

X线片示：踝关节侧位片见距骨及其以下向后脱出，或合并有后踝骨折（图14–95）。

5. 开放性脱位

多见于踝关节外脱位，伤口位于踝关节内侧，一般为横形创口，严重者，胫骨下端外露，伤口下缘的皮肤嵌夹于内踝下方（图 14–96）。

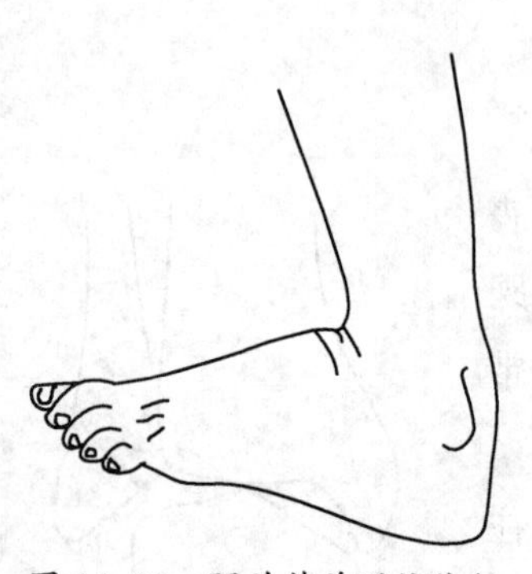
图 14–92　踝关节前脱位体征

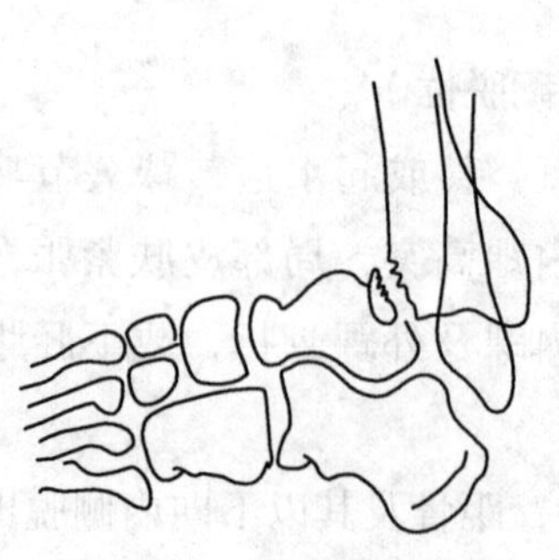
图 14–93　踝关节前脱位

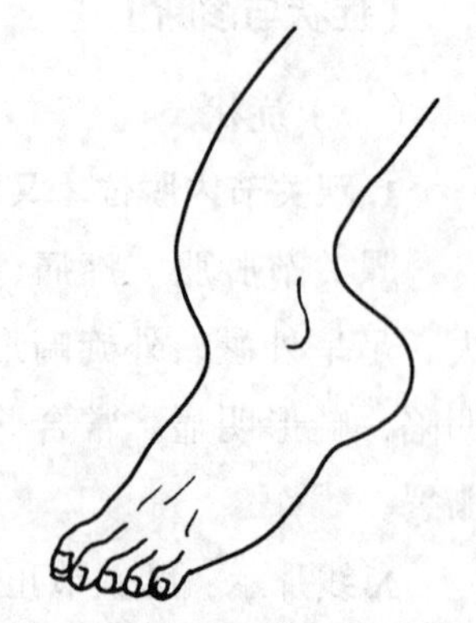
图 14–94　踝关节后脱位体征

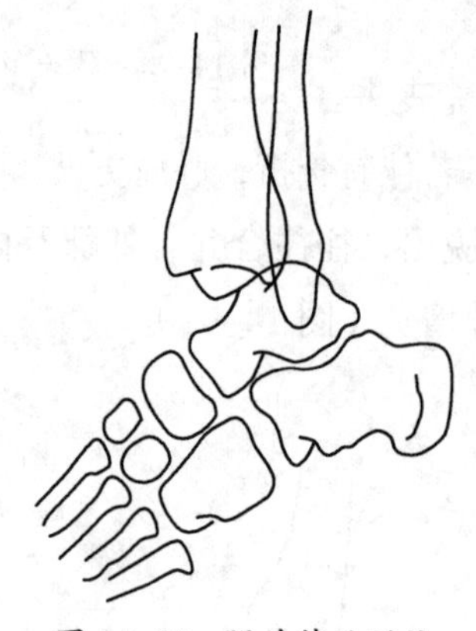
图 14–95　踝关节后脱位

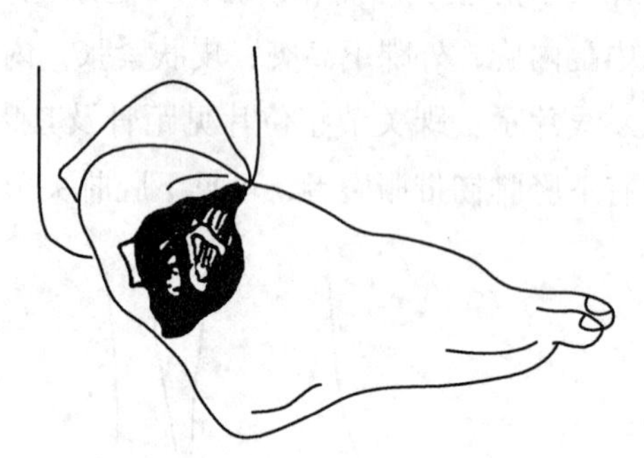
图 14–96　踝关节开放性脱位

（二）诊断

依据外伤史，临床症状，结合 X 线片即可做出诊断。

【治疗】

《伤科真传秘要》载："……绊于石上亦会脱臼，惟其易脱也，入之亦易，但须略措手法耳。令伤者仰卧于凳，医者抬其受伤之足，一手拿住足跗，一手托住其足踝，用力慢慢拔长，然后看准其杵臼，用持劲向前推送，但有格格之声，则骨已入臼矣。如左踝出者，手偏于左，右踝出者，手偏于右。脚趾屈上，脚跖屈下一伸而上，极易接合也。"说明了整复方法，并认为此种脱位整复并不困难。

（一）手法复位

1. 踝关节内脱位

采用牵拉推挤复位法。患者患侧卧位，膝关节半屈曲，一助手固定患肢小腿部，将小腿端起。术者一手持足跗，一手持足跟，顺势用力牵拉，并扩大畸形。然后以两手拇指按压内踝下骨突起部向外，其余指握足，在保持牵拉的情况下，使足极度内翻、背伸，即可复位（图 14–97）。

2. 踝关节外脱位

手法同上。患者健侧卧，患肢在上，膝关节屈曲，一助手固定患肢小腿部，将小腿端起。术者一手持足跗部，一手持足跟，顺势用力牵拉，并扩大畸形。然后以两手拇指按压外踝下方突起部向内，其余指握足，在保持牵拉的情况下，使足极度外翻，即可复位（图 14–98）。

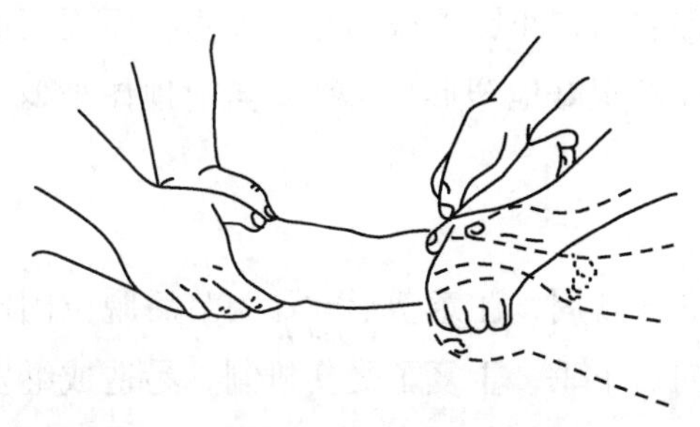
图 14–97　踝关节内脱位牵拉推挤复位法

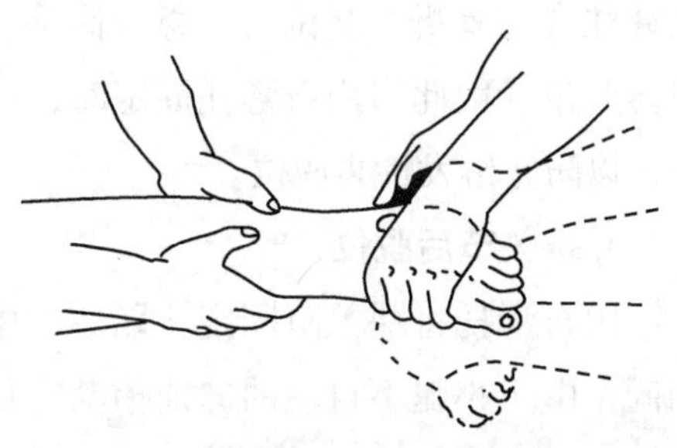
图 14–98　踝关节外脱位牵拉推挤复位法

3. 踝关节前脱位

采用牵拉提按复位法。患者仰卧，膝关节屈曲，一助手固定患肢小腿部，将小腿端起。术者一手握踝上，一手握足跖部，顺势牵拉的情况下，持踝上之手提胫腓骨下端向前，握足跖的手使足跖屈，向后推按，即可复位。然后跖屈踝关节（图 14–99）。

4. 踝关节后脱位

手法同上。患者仰卧，膝关节屈曲，一助手固定患肢小腿部，将小腿端起，一助手一手持足跖，一手持足跟，顺势向远端牵拉，并扩大畸形。术者用力按压胫腓骨下端向后，同时牵足的助手在牵拉的情况下，提足向前，并背屈，即可复位（图 14–100）。

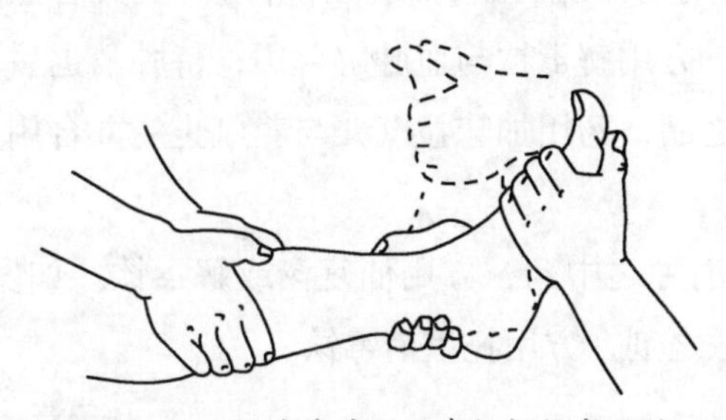
图 14–99　踝关节前脱位牵拉提按复位法

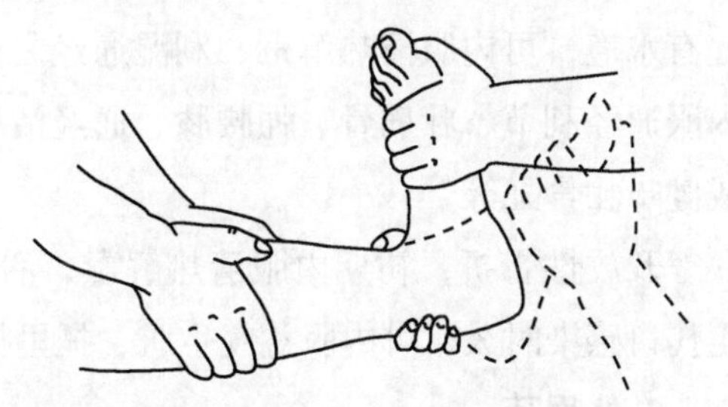
图 14–100　踝关节后脱位牵拉提按复位法

5. 开放性脱位

争取时间，彻底清创。先整复脱位并以钢针固定，然后缝合伤口。

（二）固定方法

1. 踝关节内脱位

复位后，用踝关节塑形夹板，将踝关节固定在内翻位 3 周；合并骨折者，固定

5周。

2. 踝关节外脱位

复位后用踝关节塑形夹板，将踝关节固定在外翻位3周；合并骨折者，固定5周。

3. 踝关节前脱位

用石膏托将踝关节固定于背屈、中立位3～5周，注意塑形。踝关节前脱位复位容易，但在固定过程中，常发生再脱位。其主要原因是：后侧关节囊撕裂，胫骨前唇又往往合并骨折，复位后，患者仰卧，足跟部着力，小腿下段因重力下垂，而逐渐形成再脱位。因此当用石膏托固定时，一定要注意很好地塑形，后托要向前顶住小腿下段，以防止继发性再脱位。

4. 踝关节后脱位

用石膏托将踝关节固定于跖屈、中立位3～5周，注意塑形。踝关节后脱位固定期间，由于小腿不自主的向前抬动，足跟易向后下垂，重复了受伤机制，易造成继发性再脱位。因此，石膏托要很好地塑形，避免足向后垂，同时要经常向前方牵提足部，以保证复位良好。

（三）功能疗法

踝关节要早日开始功能活动，不论合并骨折与否，从固定一开始，即需做足趾的活动。2周后，带固定下床做不负重活动锻炼；解除固定后，开始做踝关节的功能锻炼。一周后下床练习负重行走并配合进行踝关节的按摩活筋治疗（参见“总论”）。

（四）药物治疗

1. 内服药

此种损伤，位居足踝，瘀血易下注内结，多肿胀严重，或起水疱，故发病后，即应大剂量内服活血化瘀、利湿通经之剂，方用活血疏肝汤，或血肿解与活血灵合煎；起有水疱，可内服清热解毒、利湿通经之剂，方用解毒饮与血肿解合用；待肿消退后，内服通经利节、壮筋骨、强腰膝、通经活络之品，药用加味益气丸与养血止痛丸合用，或健步壮骨丸等。

开放性骨折，初期内服清热解毒、活血消肿之中药，方用仙复汤或解毒饮。如发生伤口感染时久，可内服益气生肌、托里排脓之剂，方用托里消毒饮。

2. 外用药

复位后，外贴活血接骨止痛膏。解除固定后，外洗以活血舒筋中药，方用苏木煎。

【按语】

1. 踝关节损伤，开始忌以水外洗以免助湿，否则越洗肿胀越严重。因为损伤初期，血离经脉，郁于肌表，若用温水洗，势必促使营血离经，瘀血严重，肿胀愈甚；若用凉水淋洗，轻者虽可暂止其出血，继而寒邪入络，瘀凝更甚；重则寒滞经络，影响损伤修复，延长治疗时间，或遗留后遗症。

2. 复位一定要准确，不能粗心大意。踝关节为负重关节，要求稳定而灵活，如向内或向外有 2mm 的脱位未复位，即可造成日后残疾。故复位要反复挤压捏正，使其完全平复，并需拍术后 X 线片复查，必要时及时矫正。

3. 固定一定要稳妥，石膏托一定要注意妥善细致地塑形。

第十五节　距骨脱位

距骨，古称“马鞍骨”，与胫骨、跟骨、舟骨组成关节。距骨本身无肌肉附着，绝大部分被软骨面包围。距骨有 6 个关节面，即胫距，内、外踝，距下前、后和距舟关节面。距骨无大的滋养动脉，只有足背动脉关节支，自距骨的前外侧进入距骨体，其余为周围的关节囊进入的有限的血液供应，所以，当距骨发生骨折或脱位时，可以形成缺血性坏死。

距骨单纯脱位较少见。

【病因与分类】

（一）病因

因外力作用，造成足极度内翻、内旋，可形成距骨外前方脱位。若外力作用使足极度内翻，可形成距骨外脱位。若外力作用使足极度外翻外旋，可形成距骨内前侧脱位，往往合并骨折。若外力作用使足极度外翻背屈时，可形成距骨内后方脱位。

造成距骨脱位的外力，多力大而猛，使足严重旋转或内、外翻，或因旋转与内、外翻的联合机制而致伤。

（二）分类

1. 按脱位的方向分

①外前方脱位：距骨脱出于踝关节的外前方；②外脱位：距骨脱向踝关节的外侧，多合并有外踝骨折；③内前方脱位：距骨脱出于踝关节的内前方；④内后方脱位：距骨脱出于踝关节的内后方。

2. 按其损伤的程度分

①半脱位：往往合并内外踝骨折（详见“骨折”章）；②全脱位：距骨完全由踝穴内脱出；③骨折脱位：距骨颈骨折合并距骨体脱位（详见“骨折”章）。

3. 按皮肉创伤程度分

①闭合性距骨脱位：皮肉损伤较轻，未有开放性伤口；②开放性距骨脱位：皮肉损伤严重，有皮肉破裂伤口，脱位的距骨外露，或与外界相通。

【症状与诊断】

（一）症状

踝关节肿胀、疼痛、瘀斑，或起水疱，功能障碍。

1. 距骨外前方脱位

足呈内翻内旋畸形，外踝前方有骨性突起，局部皮肤紧张且苍白，原踝穴空虚，畸形不能改变。

X线片示：距骨脱出踝穴的外前侧（图14–101）。

2. 距骨外脱位

足呈内翻稍背屈畸形，外踝下方有骨性突起，局部皮肤紧张，畸形姿势不能改变。

X线片示：距骨脱出踝穴，位于外侧（图14–102）。

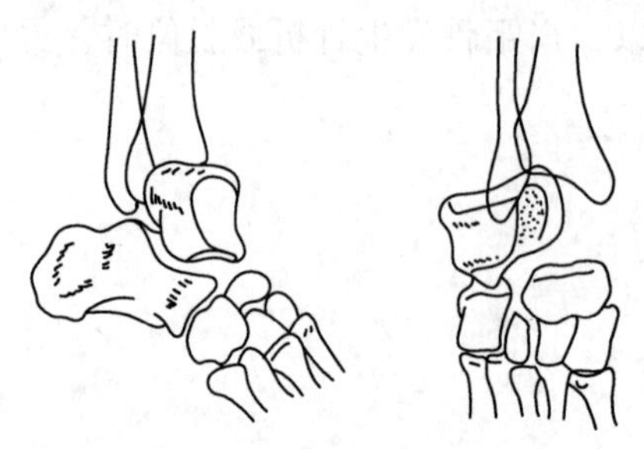

图14–101　距骨外前方脱位

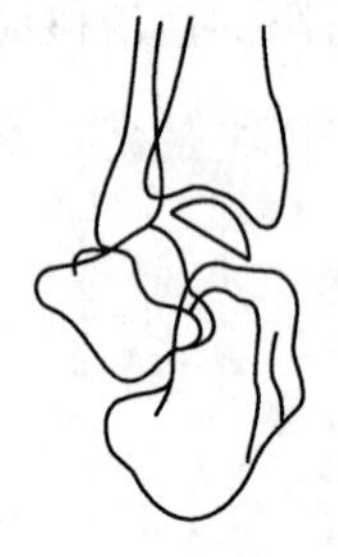

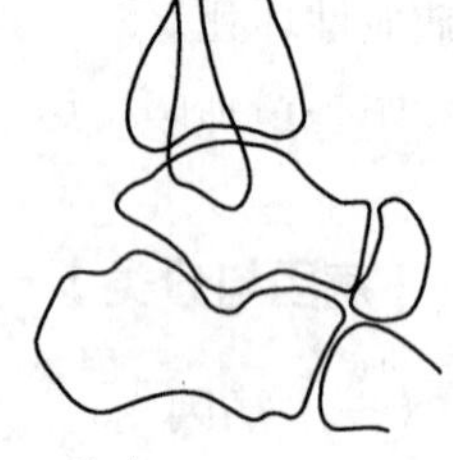

图14–102　距骨外脱位

3. 距骨内前方脱位

足呈外翻外旋畸形，内踝前下方有骨性突起，局部皮肤紧张、苍白，外踝前内侧空虚，畸形姿势不能改变。

X线片示：距骨脱出踝穴，位于前内侧（图14–103）。

4. 距骨内后方脱位

足呈外翻背屈位，踝关节前方踝穴处空虚，内踝后方有骨性突起，局部皮肤紧张，畸形姿势不能改变。

X线片示：距骨脱出踝穴，位于后内侧（图14–104）。

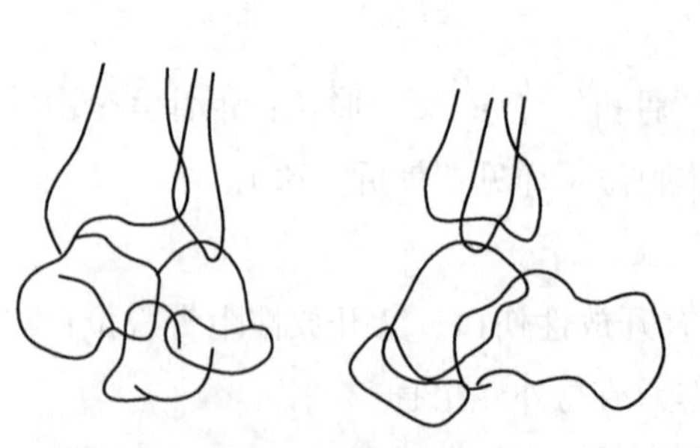

图14–103　距骨内前方脱位

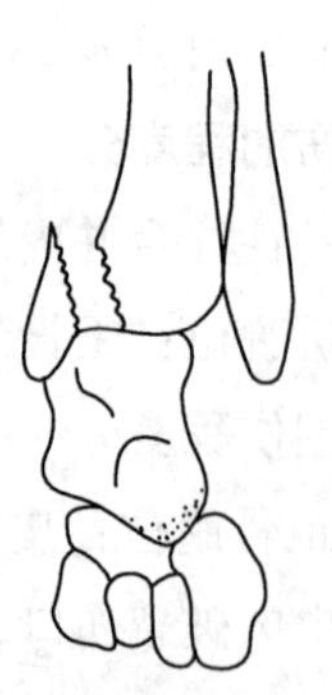

图14–104　距骨内后方脱位

5. 距骨开放性脱位

多见于距骨外侧脱位，局部有皮肉破裂，或距骨外露。此型损伤，临床较常见。

（二）诊断

依据外伤史、临床典型症状，结合X线片示，可以确诊。

【治疗】

（一）手法复位

此型损伤，复位较为困难，需在神经阻滞麻醉下进行。

1. 距骨外前侧脱位

患者仰卧或健侧卧位，患肢膝关节屈曲。一助手固定小腿部，将小腿抬起；另一助手一手持足跖部，一手持足跟部，顺势牵拉，并尽量扩大畸形。术者以两手拇指，推挤脱出的距骨向内向后。同时牵足的助手在维持牵拉的情况下，使足外翻外旋，即可复位。

2. 距骨外侧脱位

患者仰卧或健侧卧位，患侧膝关节屈曲。一助手固定患肢小腿，将小腿抬起；另一助手，一手持足跖部，一手持足跟部，在牵拉下，用力将患足极度内旋内翻，以扩大畸形，使脱位的距骨转至前外侧。术者以两手拇指，推挤距骨向内、后，同时牵足的助手在维持牵拉的情况下，将足外旋、外翻，即可复位。

3. 距骨内前侧脱位

患者仰卧或患侧卧位，膝关节屈曲。一助手固定小腿部，将小腿抬起；另一助手，一手握足跖部，一手持足跟部，顺势牵拉，并用力扩大畸形。术者以两手拇指，推挤脱出的距骨向外后方，同时牵足的助手在牵拉的情况下，内翻内旋患足，即可复位。

4. 距骨内后侧脱位

患者患侧卧位，膝关节屈曲。一助手固定小腿部，将小腿抬起；另一助手一手持足跖部，一手持足跟部，顺势牵拉，扩大畸形。术者以两拇指推挤脱出的距骨向前外方，同时牵足的助手牵拉的情况下，使患足内翻、跖屈，即可复位。

5. 开放性脱位

按清创、整复脱位、钢针固定、缝合伤口的顺序进行处理。

（二）固定方法

复位后，以石膏托将患足固定在90°中立位4周。

（三）功能疗法

固定期间，即应开始做足趾的伸屈摇摆活动练习；解除固定后，锻炼踝关节的功能活动，一周后下床负重锻炼行走，并按踝关节功能疗法进行按摩活筋。

（四）药物治疗

同踝关节脱位。

【按语】

1. 距骨脱位，软组织损伤严重，肿胀较甚，且常伴起水疱。故一开始，即应大剂量内服活血消肿、清热解毒、通经利湿中草药，并应注意防止感染化脓。

2. 应予早期确诊，及时治疗整复。时日延长，则更不易复位，并且此症多有皮肤压迫症状，时久可造成皮肤压迫坏死。

3. 距骨脱位，复位不易，故应在麻醉无痛情况下进行整复。

4. 复位后，应反复挤压，使其平复，并应在术后及时拍 X 线片，证实复位满意后，再予固定。以免复位不佳，而造成不应有的严重后果。

5. 合并有骨折者，在脱位整复后，按骨折处理。

第十六节　距骨周围跗骨脱位

距骨周围跗骨脱位，指胫距关节关系正常，而距跟、距舟关节发生脱位（图 14–105）。

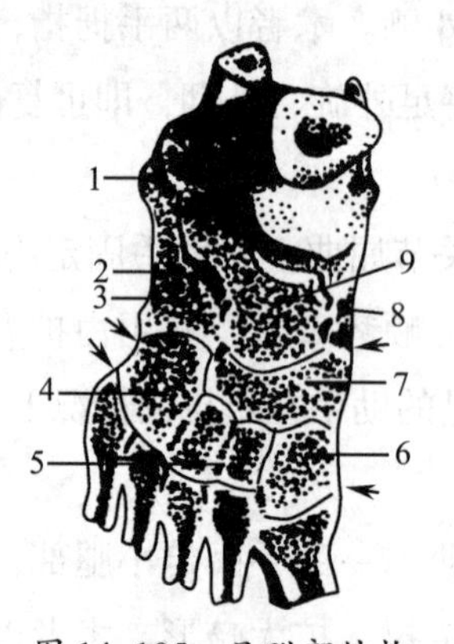

图 14–105　足跗部结构

1. 跟腓韧带；2. 距跟骨间韧带；3. 跟骨；4. 骰骨；5. 跗骨骨间韧带；6. 楔骨；7. 舟骨；8. 跗横关节三角韧带；9. 距骨

【病因与分类】

（一）病因

当暴力使足强力内翻时，首先发生距舟关节脱位。暴力继续作用，则发生距跟关节脱位，形成距骨周围跗骨内侧脱位。

当暴力使足强力外翻，使距舟关节囊破裂，先致距舟关节脱位，然后跟骨从距骨下脱出而向外，形成距骨周围跗骨外侧脱位，易同时发生跟骨的载距突骨折。

当暴力使足强力背屈，胫骨下端的关节面前缘作用于距骨头部，而推挤距骨向后移位，造成距舟、距跟关节同时脱位，跟骨相对前移，形成前侧脱位。

当暴力使足强力跖屈时，胫骨下端关节面的后缘作用于距骨后部，而推挤距骨向前，跟骨相对后移，而形成后脱位，易并发舟骨骨折。

（二）分类

按脱出的方向不同，可分为内脱位、外脱位、前脱位及后脱位。

【症状与诊断】

（一）症状

踝关节及足部肿胀、瘀斑，功能障碍，畸形明显。

1. 距骨周围跗骨内脱位

足呈内翻内旋畸形，足外侧皮肤紧张。X线片示：距骨头指向外侧，距骨以下各骨脱向内侧（图14–106）。

2. 距骨周围跗骨外脱位

足呈外翻外旋畸形，足内侧皮肤紧张。X线片示：距骨头指向内侧，距骨以下各骨脱向外侧（图14–107）。

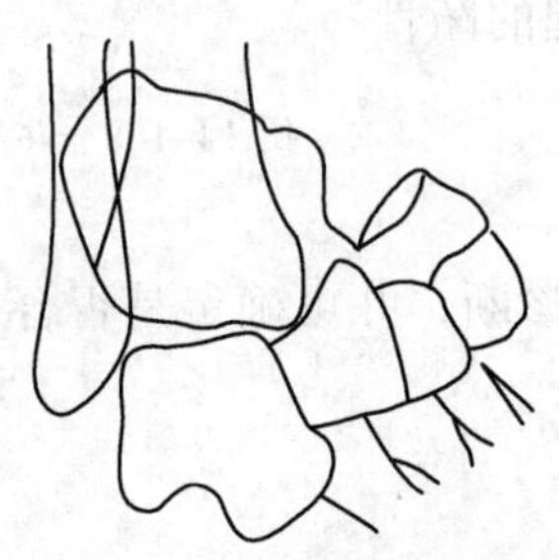

图14–106　距骨周围跗骨内脱位

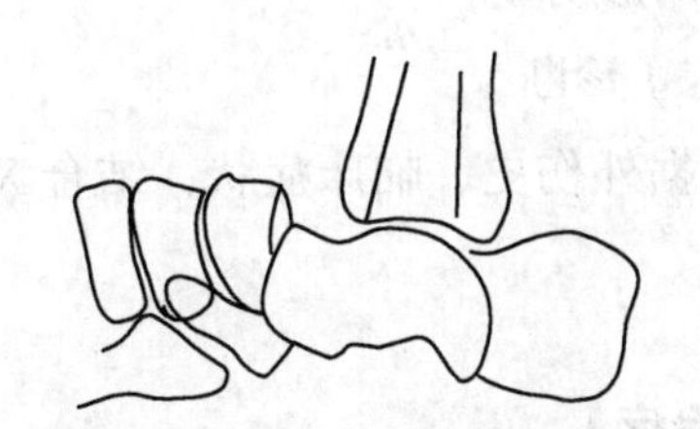

图14–107　距骨周围跗骨外脱位

（二）诊断

依据外伤史、临床症状、典型畸形，结合X线片可确定诊断。

【治疗】

本病能否得到早期诊治，是预后良好与否的关键。此病复位较容易，牵拉扳正即可整复。

固定方法：均以石膏托固定。内脱位将踝关节固定于90°足稍外翻位；外脱位将踝关节固定于90°足稍内翻位；前脱位将踝关节固定于极度跖屈、中立位；后脱位将踝关节固定于极度背屈、中立位。功能疗法及药物治疗同踝关节脱位。

第十七节 跖跗关节脱位

【病因与分类】

（一）病因

当暴力迫使足前段内翻内收，可致跖跗关节脱位；或前后挤压足部，可致足背部翘起，可形成跖跗关节脱位。

（二）分类

一般常见第 2 ～ 5 跖骨基底部脱向外侧；重者第 1 跖骨亦同时脱向内侧；多合并楔骨骨折，或跖骨基底部骨折（图 14–108）。

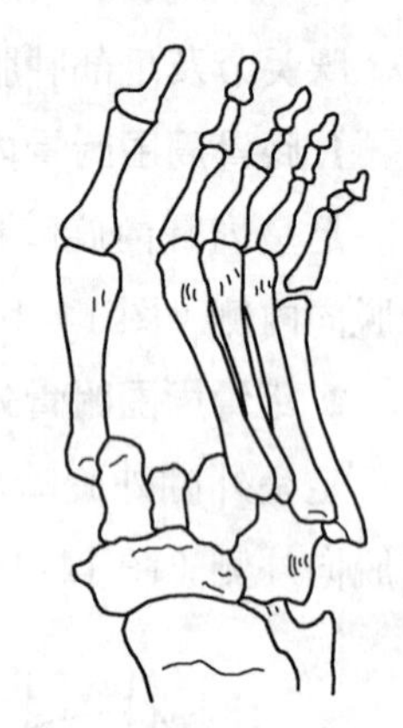

图 14–108 跖跗关节脱位

【症状与诊断】

（一）症状

足部肿胀，足跖部可见青紫瘀斑，功能障碍，压痛明显。两足对比，患足稍缩短，横径增宽。足背可触及翘起的跖骨基底，畸形明显。

（二）诊断

依据外伤史、临床症状，结合 X 线片，可确定诊断，并可确定是否合并有其他骨折。

【治疗】

（一）手法复位

助手固定踝关节，术者一手持跖趾关节处，向远端牵拉，一手挤按翘起的脱出骨端向内向下，即可复位。若为第 1 ～ 5 跖骨均脱位，可令一助手固定踝关节，一助手持前足向远端牵拉，同时术者以双手对挤，或挤压脱出的跖骨使复位。

（二）固定方法

复位后，以连脚托板，将踝关节固定于 90°中立位，足弓下方垫以厚棉垫，维持足弓正常，足背侧跖骨基底部压垫，上面压硬纸壳（大小以能覆盖足背为适度），用绷带将足缠绕固定在足托板上 3 ～ 4 周。

（三）功能疗法

同踝关节脱位。

（四）药物治疗

同踝关节脱位。

【按语】

此症复位后多不稳定，须经常注意检查复位和固定情况，加以调整，以免松动，造成再脱位。必要时可用细钢针，经皮贯穿第1、5跖跗关节固定。

第十八节　跖趾关节脱位

【病因与分类】

（一）病因

行走或跳跃，或因挤压外力，均可使各趾跖关节脱位，一般均脱向背侧，偶然也有脱向侧方者。

（二）分类

可分为背侧脱位和侧方脱位及交锁脱位（多见于1、2趾），后者少见（图14–109）。

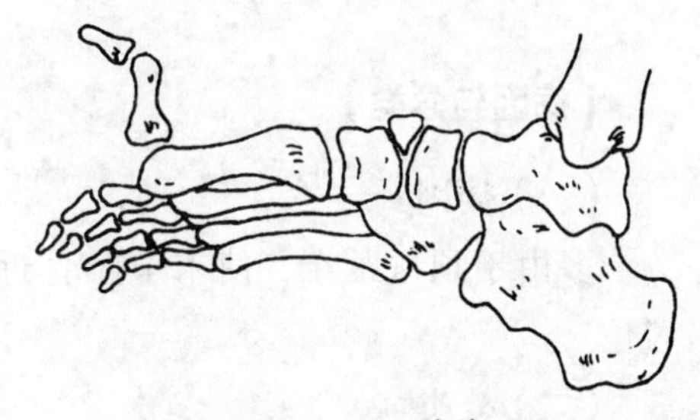

图14–109　跖趾关节脱位

【症状与诊断】

（一）症状

肿胀，疼痛，功能障碍，跖趾关节背伸，趾间关节屈曲，跖骨头向跖侧突出，患趾缩短，畸形，呈弹性固定，姿势不能改变。

侧方脱位多见于第2～5跖趾关节，患足趾歪向一侧，其他症状同背侧脱位，但患趾背伸不明显，仅显短缩，多不稳定。

（二）诊断

根据外伤史，临床症状，和X线片，即可确诊。

【治疗】

一般复位较易，故多伤后由患者自己或他人给予牵拉复位。就诊时，仅遗留关节损伤症状。

采用倒程逆施复位法：助手固定踝关节，术者一手持跖，一手持患趾，或用布带提牵患趾。先将患趾背伸，扩大畸形牵拉，并同时推基节底部向跖骨头远端，持跖部远端的拇指推跖骨头向背侧，当患趾基节的基底部滑到跖骨头远端时，在维持牵拉的情况下，将患趾由跖趾关节背伸位，转向跖屈位，即复位（图 14–110）。

第 1 跖趾关节或其他跖趾关节脱位，有时跖骨头可被关节囊或屈趾肌腱嵌夹交锁，不易复位，在整复时，关键在于将患趾极度背伸，扩大畸形，然后将患趾基节基底部顶紧第 1 跖骨背侧，向远端推到跖骨头部，可使嵌顿缓解，然后脱位才能按上法顺利复位。

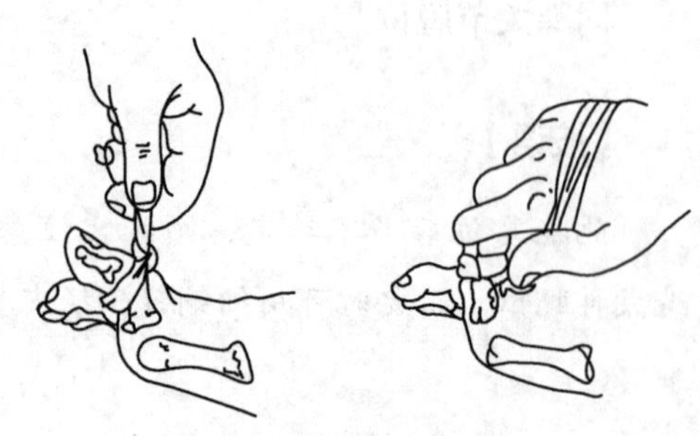

图 14–110　倒程逆施复位法

第 2 ～ 5 跖趾关节脱位，有时可向侧方脱出，可按前后脱位手法复位，即顺势牵拉，扩大畸形，然后反屈复位。但此种脱位，复位后多不稳定，容易再脱，故复位后，需以胶布将患趾固定于移位侧相邻的健趾上 1 ～ 2 周，然后进行功能锻炼。其他脱位复位后一般不需固定，只须外贴活血接骨止痛膏即可。

第十九节　足趾间关节脱位

此种脱位不多见，且复位容易。

【病因与分类】

（一）病因

多由于顶碰趾端，使末节趾骨近端脱于近节趾骨背侧，或近节趾骨间关节形成脱位。

（二）分类

可分为近端趾间关节脱位和远端趾间关节脱位。又可分为前后脱位和侧方脱位。

【症状与诊断】

（一）症状

足趾短缩，脱位的趾间关节前后径或横径增宽，局部微肿，不能活动。

（二）诊断

依据外伤史、临床症状，结合 X 线片即可诊断。

【治疗】

此种脱位，复位容易，稍一牵拉或推挤即可复位，一般不须固定，随着肿痛减轻而功能活动亦逐渐恢复，必要时外贴活血接骨止痛膏即可。

（谢雅静、郭艳锦、郭马珑、高泉阳、黄霄汉、刘又文、姚太顺等）

第十五章　关节错缝

关节错缝是指构成关节的两骨的接触面，因外力作用，引起微小错离，发生疼痛和功能障碍，且不能自行复位，既非骨折，又非脱位，亦非单纯筋伤，有时有畸形并呈弹性固定，但无显著肿胀，解剖上无明显变化和异常。X 线片示无异常改变。手法治疗时有复位声或弹动感，并可收到立竿见影的功效者谓之。

古籍中即有“骨缝开错”“骨缝参错”“骨缝开裂”“骨节间微有错落不合缝”等记载。如《仙授理伤续断秘方》中说：“凡左右损处，只相度骨缝，仔细捻按，忖度便见大概。”说明骨缝即指关节间隙。《医宗金鉴·正骨心法要旨》说：“或有跌扑闪失，以致骨缝开错，气血郁滞，为肿为痛，宜用按摩法按其经络，以通郁闭之气，摩其壅聚，以散瘀结之肿，其患可疗。”说明关节错缝是由外伤所引起并叙述了其症状与治法。《伤科汇纂》说：“……大抵筋离出位，至于骨缝开裂绷，将筋按捺归原处，筋若宽舒病体轻。”《伤科补要》说：“若骨缝叠出，俯仰不能，疼痛难忍，腰筋僵硬。”

【病因与分类】

凡外力作用于关节部位，都可致损伤，重者可致脱位，轻者可致错缝，其原因和机制与脱位相同，只是外力的大小程度不同。

（一）病因

间接外力是引起关节错缝的主要原因，如强力扭转、牵拉、躲闪、坠堕、过伸等，凡超过关节活动的正常范围，都可致关节囊或韧带受伤，形成关节错缝，或将关节囊和韧带嵌锁于关节缝内，而使关节不能自行复位。特别是体质较弱者更易导致。

肌肉主动或被动的突然紧张，猛力收缩，使肌肉的起止点处所附着的骨骼受牵拉，或由于牵拉使关节腔形成负压将关节囊或韧带部分吸入关节腔，形成嵌顿。肌肉牵拉多与间接外力合而致伤。

直接外力所形成者较少见，一般可见于跌扑、撞击和压挫等。

（二）分类

按损伤机制可分为：

1. 错移型

一个关节面稍移位于另一关节面的前后、左右、上下、内外等某一方向，可发生于各类关节，尤以关节面较平坦的关节为多。

2. 嵌夹型

关节的滑膜层或关节囊或附着于关节周围的韧带，极少的一部分被嵌夹于关节间隙中，造成关节面间隙的紊乱，多发生于运动范围较大、关节囊较松弛的关节。

3. 旋转型

一个关节面顺时针方向或逆时针方向旋转移位，如脊椎椎体的旋转移位，多发生于活动范围较小的关节。

以上分类，有时可单一存在，有时可合并发生，机制较为复杂，故有时比较显著，有时又很轻微。

【症状与诊断】

（一）症状

1. 疼痛

关节错缝后，必然产生疼痛，局部压痛和活动痛，咳嗽或喷嚏时有震动痛。嵌夹型疼痛剧烈，一般呈深在的钝痛、隐痛或酸、胀、沉、重、乏力等不适。有时可呈放射痛。

2. 肿胀

一般无肿胀，或有轻微肿胀。

3. 功能障碍

多由于疼痛引起，属于保护性功能受限，或由于关节紊乱或软组织嵌顿所致。

4. 麻木

多发生于脊椎关节错缝引起的神经症状。

（二）诊断

依据外伤史、临床症状和典型体征，可做出诊断。

【治疗】

（一）治疗原则

同脱位。

（二）手法复位

手法要稳、准、巧，关节错缝由于错位轻，复位较容易。常用的有下列几种手法：

1. 牵拉推按法

通过牵拉，使关节间隙增大，医者在局部或推或按压，将错移复位。牵拉时要力量持续，手法要快速，配合密切。

2. 屈伸旋转法

通过牵拉，使关节间隙增大，再伸屈或旋动，使旋转错移，在牵拉旋转过程中恢复原位或缓解嵌夹。

3. 旋转顿推法

按一定方向，反复被动活动关节，逐渐增加力量和活动度，当接近极度时，趁患者不备，稍微用力再疾推一下，并立即放松。这种疾推力量大而且速，为多用的一种手法，亦可在疾推的刹那间另一手在局部速推以配合。

4. 按压分扯法

在患处施以下压或分扯的手法，并令其同时配以用力咳嗽或深呼吸，使高者平之，凹者举之。

以上手法，可单一应用，也可同时几种方法配合应用，根据病情需要，选择相适应的手法。

第一节　上肢关节错缝

肩关节错缝

肩关节错缝，又称“牵拉肩”“肩关节急性脱位”。本病多发生于儿童，2～5岁者占80%，8岁以上者极少见。

【病因与分类】

（一）病因

当跌倒或穿衣，上肢因强力外展外旋而致伤，前伸牵提上肢亦可致伤。当牵拉上肢时肩关节腔被拉长，造成了关节腔内的负压，将关节下方松弛的滑膜或部分关节囊吸入关节间隙，当上肢放下时，被关节挤压不能脱出，形成嵌夹。此种情况较为多见。或当牵拉上肢时，致肱二头肌肌腱由结节间沟中滑移，不能自行复位。

（二）分类

按受伤机制可分为嵌夹型和错移型关节错缝。

【症状与诊断】

（一）症状

伤后上肢不能举，呈内收内旋下垂状，肩关节外展及外旋受限，肩关节下方或肩关节有压痛及活动痛，无明显肿胀及畸形。

（二）诊断

依据外伤史及临床症状即可确诊。有时因小儿不会述说，外伤史不能明显追诉，可做治疗性诊断。

【治疗】

手法复位：采用牵拉旋转复位法。

患者坐位或仰卧位，一般由其父母抱坐置于膝上，以两手环抱固定其身躯，避免乱动。术者一手牵患肢腕部，一手置于患肩上方，拇指在前，其余四指在后，以拇指推其肌肉向后上方，同时在牵腕的手顺势用力牵拉的情况下，使上肢高举外旋，即可听到复位声或手下有弹动感而复位。当时或稍休息后，即可自主外展外旋及抬高患肢，疼痛消失或减轻，说明已经复位。

整复后，一般不需固定。若伤后日久就诊者，复位后以腕颈带悬吊 3 ～ 7 日，避免重复受伤机制或牵拉患肢。穿衣时应先穿患肢，脱衣时应后脱患肢。无须特殊功能锻炼及内服药。

小儿桡骨小头错缝

小儿桡骨小头错缝，多发生于 4 岁以下的小儿，又名“牵拉肘”“桡骨小头半脱位”，是常见的一种损伤。

【病因与分类】

（一）病因

在小儿无准备的情况下，猛力牵拉患儿前臂，造成肱桡关节错动而产生疼痛。小儿因疼痛惧牵患肢，在此情况下使抵止在桡骨粗隆上的肱二头肌突然收缩，把松动的桡骨小头拉向前方，称为前错，约占本病的 90% 以上。

当小儿前臂旋转屈肘跌倒时，可将桡骨小头挤向肱桡关节的后方，造成后错。

由于牵拉小儿前臂时，因力量大而猛，引起肱桡关节松动、拉长，致关节囊内形成负压，将部分滑膜吸入关节腔内而阻碍关节的自行复位。也可由于牵拉前臂时，环状韧带紧张锁住了桡骨小头而使其不能自行复位。总之，原因多样，其说不一。多次拉伤，可形成习惯性错缝，但随着年龄的增长，可自行痊愈。如拉伤后，未进行复位，有时可形成发育畸形。

（二）分类

1. 按受伤机制可分为嵌夹型和错移型。

2. 按错移方向可分为前错移型和后错移型。

3. 按嵌夹组织不同可分为滑膜嵌夹型和韧带嵌夹型。

4. 按错位次数可分为新鲜性和习惯性。

【症状与诊断】

（一）症状

肘部无肿或轻肿，前臂下垂、旋前，不能旋后。患肢高举、屈肘因疼痛而受限，或颤抖无力，肘外侧有压痛，不愿持物。

（二）诊断

依据外伤史、患儿年龄及临床症状即可确诊。亦可做治疗性诊断。

【治疗】

手法复位：采用牵拉旋转复位法。

家长将患儿抱于膝上，用两手持患儿上臂做固定以反牵拉，术者一手持患腕上方，一手持肘，拇指在前，按压于桡骨小头前方，其余四指在后，牵前臂的手顺其旋前姿势，适当用力向远端牵拉，在牵拉的情况下屈曲肘关节，同时拇指按压桡骨小头向后，手下即有复位声或弹动感。

如用上法无复位感时，说明后错移，可重复上法，但于屈肘时，将前臂旋后即可。

复位后患儿立即或稍休息后即可抬动患肢，屈肘、旋臂、抬举、持物自如，不需固定。仅避免重复受伤机制的活动，避免牵拉患肢。穿衣、脱衣时的注意事项同肩关节错缝。亦无须药物治疗。

第二节　下肢关节错缝

小儿髋关节错缝

小儿髋关节错缝，是指股骨头与髋臼窝之间发生微小的移动，又名“小儿闪髋”“小儿髋关节半脱位”“小儿髋关节假性脱位”等。多发生于3～10岁的儿童，发病年龄以9～10岁多见，2～5岁者次之，10～15岁者又次之。成人罕见，故称小儿髋关节错缝。

【病因与分类】

由于小儿股骨头发育不完全，关节囊松弛，筋肉还不够坚强，故容易患此症。

（一）病因

由于下肢过度外展或内收致伤，如滑倒、摔跤、赛跑、打球等体育运动，可致发病。

致伤外力可伤及下肢的内收、外展肌群，致肌肉疼痛而痉挛，形成关节错移。可挤压或牵拉圆韧带而致圆韧带松弛、变长从而形成关节错移。当圆韧带变细可形成股骨头供血不全，久而久之，则股骨头可因缺血而发生坏死，故本病应争取时间治疗，越早效果越好。

当跳跃、滑闪使髋关节过度外展时，股骨头与髋臼下缘的间隙增宽，关节腔内形成负压，将部分关节囊或滑膜或韧带吸入关节腔，嵌夹在股骨头与关节盂缘之间。

（二）分类

按受伤机制可分为错移型和嵌夹型。

【症状与诊断】

（一）症状

疼痛，特别是嵌夹型者疼痛剧烈，故肌肉呈保护性痉挛，把骨盆强制在健侧高、患侧低的倾斜位，导致患肢假性延长，呈外展外旋状，步态缓慢，身体倾斜并呈跛行，局部无肿或微肿，髋关节活动痛，腹股沟处重压时痛。

X线片示：骨质与关节无异常变化。

（二）诊断

依据外伤史、临床症状，可做出诊断。

（三）鉴别诊断

应与髋关节滑膜结核、股骨头骨骺炎相鉴别，因早期症状都相似。

1. 髋关节滑膜结核

无明显外伤史，潮热、盗汗、咳嗽，髋关节肿胀、疼痛，跛行，功能障碍，甚至关节强硬，肌肉呈保护性痉挛，夜里惊叫啼哭（因患儿熟睡时，肌肉保护性痉挛缓解，当朦胧中伸屈髋关节或翻身时，突然疼痛所致）。X线片示：骨质疏松，闭孔变小，后期可有骨质虫蚀样破坏。

2. 股骨头骨骺炎

髋关节活动受限、跛行。X线片示：股骨头骺密度增高，继而压缩变扁，甚至碎裂，股骨颈变短、变宽。

【治疗】

采用牵拉旋转复位法：患者仰卧，一助手以双手按压患者两髂前上棘处以固定骨盆，术者一手持踝关节上方，一手持膝，先顺其外展外旋畸形姿势，将髋膝关节轻轻屈伸，待其肌肉放松后，逐渐将髋关节、膝关节极度屈曲，使股部至腹壁，或接近腹壁。然后内收内旋，伸直患肢即可复位，有弹动感，症状消除，功能恢复，疼痛缓解。

一般不需固定，若复位后仍有疼痛，令休息数日即愈。也可服舒筋活血通经中药，外贴活血止痛膏药。

髌股关节错缝

髌骨系人体最大的种籽骨，能保护膝关节，增强股四头肌的力量，是维持膝关节稳定的重要因素。

髌骨的关节面与股骨的髌面形成关节，当膝关节运动时，髌骨也随之移动，膝关节半屈曲时髌骨与股骨的髌面相接。极度屈曲时，髌骨则下降至股骨髁间窝。伸直时，髌骨向上移。此症多发生于儿童，尤以 3 ～ 6 岁为多见，这可能与小儿活泼好动有关。

【病因与分类】

在过度奔跑、跳跃时股四头股骤然猛力收缩，超过了髌韧带的制约能力。髌骨遂被牵拉向上，或向上外方轻微错移，不能自动恢复原位时，而形成髌股关节错缝。

【症状与诊断】

（一）症状

膝关节疼痛，活动受限，尤其屈膝时疼痛加剧，膝关节无肿或微肿，跛行。

（二）诊断

依据外伤史、临床症状可确诊，也可进行治疗性诊断。

【治疗】

手法复位：采用牵拉屈伸复位法。

患者仰卧，术者站于患侧，一手持踝关节上方，一手持膝关节，先将膝关节缓缓伸屈数次，待筋肉放松后，将膝关节尽量屈曲，再伸直即可复位。

如症状仍不缓解，可采用牵拉旋转复位法或牵拉推按复位法，即在以上复位法的基础上，在伸屈膝关节的同时，持小腿的手将小腿稍作内外旋动伸直即可复位。或在上法复位的过程中，当膝关节伸展时，于髌骨上加以向下或向内的推按力，即可复位。

复位后，症状往往立即缓解或消失，功能恢复，无须固定。若仍有疼痛者，经休息数日后即愈，亦可外贴活血止痛膏药。

若症状仍不缓解，应拍片确诊是否为其他疾病。

跖跗关节错缝

第 1 跖骨基底与第 1 楔骨远端构成跗跖关节的内侧部；第 2、3 跖骨基底与第 2、3

楔骨远端构成跗跖关节的中部；第 4、5 跖骨的基底则与骰骨远端构成跗跖关节的外侧部。此外第 2 ～ 5 跖骨间，又互相构成 3 个跖骨间关节，它们可做轻微的滑动及屈伸运动，还可做轻微的内收及外展运动。

【病因与分类】

当足部因超越正常范围的活动而致扭伤时，可将一个或多个跖骨基底错移至相对关节面的背侧或跖侧；另外，第 1 跖骨基底还可向内侧错移，第 5 跖骨的基底可向外侧错移。

【症状与诊断】

（一）症状

一个或多个跖骨基底部疼痛和压痛，仔细触摸时，可触知局部有轻度高突或凹陷，活动时疼痛。

（二）诊断

依据外伤史或临床症状可以确诊。亦可进行治疗性诊断。

【治疗】

采用牵拉顿挫推按法。患者坐位或卧位，一助手固定小腿中下段，术者站于患侧，一手牵拉错缝的跖骨远端，做持续的牵拉，一手在相应的错缝关节的跖骨近端，用力向前或向后，或向内、向外猛力推挤使复位，即有弹动感。

如为多个跖骨错缝，一助手固定小腿中下段，一助手牵拉患足。术者站于患侧，用双手拇指置于错移的跖骨近端，向后或向内、外顿推使复位即可，也可进行逐个顿推。

复位后，无须固定，可外贴活血止痛膏药。

第三节　躯干部关节错缝

颈椎小关节错缝

寰枕关节是由枕骨髁与寰椎的上关节凹构成的椭圆关节，左右各一。关节囊较松弛，可使头部做俯仰、侧屈活动，但范围都不广泛。

【病因与分类】

当头部受到外力袭击，或做不协调的头颈动作，如猛烈活动头颈，都可使两侧枕骨髁同时移位于各自的寰椎上关节凹，造成错移。其错移方向可左可右，可前可后。

但是，由于程度轻微及该处不容易触摸到，所以无法定向。

【症状与诊断】

（一）症状

颈上部疼痛，位置相当于头的下后方，呈沉酸、困疼不适，颈部固定不动，头部活动时痛增，活动受限。颈后，特别是枕下方筋肉痉挛紧张、压痛，或合并有头晕、耳鸣、恶心等症状。

（二）诊断

依据外伤史，结合临床症状，而 X 线片无阳性表现者，可确诊。

【治疗】

采用提牵旋转复位法。患者坐于凳上，术者站其背后，先在颈部轻柔按摩，使其筋肉松弛。然后用一手托持下颌，一手托枕部，在双手同时用力向上提牵头部的情况下，使头先缓缓做俯仰动作，或加配以左右旋转，即可复位。若症状不缓解，可以上法使左右旋转至最大度时，再轻轻顿推一下，即可复位。复位后，患者头部活动自如，若仍有疼痛，可内服活血止痛中药。不需固定，唯于活动颈部时注意，数日后即可自由活动。

寰枢关节错缝

在全部 7 个颈椎中，寰椎与枢椎的形态与其他颈椎不同。寰椎无椎体和棘突，是由前弓和后弓及两个侧块组成，因外形呈环状而命名。枢椎的特殊形态是椎体上有一骨性突起，名为齿状突。寰枢关节由数个独立的关节构成，由寰椎的下关节面与枢椎的上关节面组成左右两个寰枢外侧关节；由枢椎齿突的前关节面与寰椎的齿突关节面组成寰枢关节，两组关节是联动的，单独一个不能活动，它们的关节囊都较松而薄弱，尤其是寰枢后侧的横韧带，所以比较容易发生相互位置的轻度错移。

【病因与分类】

当颈部活动度超过一定范围，如急剧扭转、挫撞、猛烈摇晃，或不协调的活动，都可使枢椎的齿突在寰椎中移动离开正常的位置，同时两个寰枢外侧关节也发生相应的移动，离开原位，形成错移。

【症状与诊断】

（一）症状

颈部酸痛无力，俯仰转侧活动均受限制，有时伴有一侧或两侧上肢的神经症状，如麻木无力，局部压痛，颈项部有重压感。

（二）诊断

依据外伤史和临床症状，可做出诊断。有时需拍颈部 X 线片，排除其他颈部病变。

【治疗】

采用提牵旋转顿推复位法。患者坐于凳上，术者站其背后，先在颈部进行揉摩，使筋肉放松，然后用一手托持下颌，一手托持枕部，在提牵头部向上的情况下，使头向左右旋转，当旋到最大限度时，再加以猛且急的旋转力。随之放松，再轻柔地使颈部做侧屈及俯仰活动，症状消除，证明已复位。

复位后，无须固定。在颈部外贴活血止疼膏药，休息数日即愈。如症状未完全消失，可配服活血舒筋中药。

第 3 ~ 7 颈椎椎间关节错缝

第 3 ～ 7 颈椎，都是通过 5 个部分（即椎间盘）相互连接。上位椎体的下关节突与下位椎体的上关节突所构成的左右两个椎间关节，以及上椎体下缘两侧斜面与下椎体两侧的唇形构成的钩椎关节。椎间盘在颈椎的活动中并不移动，仅以形状的改变以适应椎体间隙的变化。钩椎关节的活动度也很小，只有与关节间隙位置接近水平的颈椎椎间关节可以做前屈、后伸、侧屈及旋转等多方面的活动。尤其是前屈功能，幅度是整个脊柱中最大的，故关节错缝大都发生在椎间关节。

【病因与分类】

当头部受到外力作用，致颈部过度活动和旋转，就可发生一侧椎间关节滑膜被嵌夹在关节间隙中，或发生两侧关节突之间的前、后、左、右任何一方向的轻微错移，或前后、左右旋转错移。

【症状与诊断】

（一）症状

颈部疼痛、压痛、活动疼痛、筋肉痉挛，颈部强硬、活动受限，俯仰侧屈、旋转时背部亦疼痛。但以某一活动或某一方向活动时疼痛尤为严重，头偏向或旋向健侧。

（二）诊断

依据外伤史和临床症状，可做出诊断。

X 线片：仔细观察可有颈生理前突变小，椎间隙患侧微宽于健侧，或椎间关节间隙不清等。

【治疗】

若为嵌夹型者，可采用提牵旋转法。患者坐于凳上，术者站于背后，一手托持患者颌部，一手托持枕部，在向上提牵的同时，进行左右旋转即可使嵌夹缓解而复位。

若为错移型或旋转型，采用旋转顿推复位法。患者坐于凳上，术者站于背后，一手托持下颌部稍偏于左，一手托持枕部稍偏于右，使两手相对，先将患者头颈屈向右侧。然后在侧屈情况下，使头向右侧旋转，当旋至最大限度时，再将头稳妥地推动一下，此时可出现弹响复位声或弹动感。然后依上法，再做向另一侧的旋转推动活动。

若施术正确，患者术后立即感到轻快，术者再给予揉摩理筋，以巩固其疗效。

腰椎关节错缝

腰椎的椎间盘大而且厚，椎间关节的关节面接近矢状位，故腰部伸屈活动度较大，而两侧屈和旋转活动度较小，加上腰部活动频繁，所以易致外伤。

腰椎关节错缝，是指腰椎小关节错缝，即腰椎之间的上下小关节的接触面因外力作用而发生轻微的错移，不能自行复位，且引起疼痛和功能障碍。

此症亦有人称之为“腰椎及滑膜嵌顿”“腰椎后关节紊乱症”，多发生于第3、4或4、5腰椎之间。

此症易与腰部扭伤、腰椎间盘脱出症、肥大性脊椎炎等相混淆。

【病因与分类】

（一）病因

在没有精神准备的情况下，突然的动作，或受外力的作用，使腰部猛然闪动、扭转，都可致伤。如失足落空，足踏滑物，突然扭闪腰部，弯腰捡物，搬抬重物，转身翻身过猛等，致使关节随外力滑动，或扭向侧方，或引起滑膜嵌顿而致病。

（二）分类

按其病理机制分可分为嵌夹型错缝、旋转型错缝。

【症状与诊断】

（一）症状

1. 嵌夹型错缝

腰部疼痛剧烈而敏锐，但指不出具体疼痛点，保持俯身弯腰位可缓解。整个腰部筋肉僵硬紧张，腰部常保持于向前弯腰位，畸形姿势不能改变。腰部俯仰转侧活动皆受限制，前屈尚可，但亦受限。

2. 旋转型错缝

腰部一侧疼痛不适，腰肌强硬，活动转侧受限且疼痛，常有神经根激惹症状，向患侧腿部有放射痛。沿脊柱触摸，可发现患处棘突稍有后突和偏移。

（二）诊断

依据外伤史与临床症状可以确诊。

（三）鉴别诊断

1. 腰部扭伤

有扭伤外因，一般症状较轻，疼痛和压痛局限于扭伤处，活动受限亦不太严重。

2. 腰椎间盘脱出

有外伤史，一般症状比较严重，经过一般手法不易缓解，由脊椎拍片、造影拍片或扫描，可进行确诊和鉴别。

3. 肥大性脊椎炎

有慢性腰痛病史，脊椎拍摄 X 线片即可见到有不同程度的骨质增生。

【治疗】

（一）嵌夹型错缝

采用屈伸牵拉推按复位法。患者仰卧板床上，术者先一手推膝，一手持踝关节上方，分别做双腿髋、膝关节的屈伸活动数次，再将双腿的髋膝关节同时极度屈曲，然后再伸直，如此活动数次，直到患者双腿能过伸而不感腰部疼痛为止。此时令患者改为俯卧位，一助手把持双踝部向下牵拉，一助手把持两侧腋窝向上做反牵拉固定。术者站于患侧，以两手掌从骶部开始，沿脊柱两旁由后下向前上推按，一掌错一掌向上移动，直到胸腰联合处为止。术者推按时，令患者张口呼吸，一般推按 3 次。然后双手掌按揉肾俞穴，以调整经气，巩固疗效。

（二）旋转型错缝

采用旋转顿推复位法。患者健侧卧位，术者站于患者背后，一手持患侧肩部，一手持患侧髂前上棘处，两手同时做相反方向的推扳活动，先轻柔地使腰部旋转数次，使腰部筋肉放松，然后将腰部旋到最大限度时，术者两手同时用力，猛将腰部的旋转再推进一步，若有“咔嘭”响声，或有弹动感出现，患者立即有轻快感，表明骨缝已合，再做局部揉摩，以巩固疗效。若未出现轻快感觉，术者可做向以上相反方向的推扳旋腰活动，手法同上，直到骨缝合好，症状消失为止。

复位后无须固定，卧床休息数日，外贴活血接骨止痛膏，亦可同时内服活血舒筋止痛中药数剂。

骶髂关节错缝

骶髂关节错缝是指骶骨与髂骨的耳状关节面所构成的关节，因外力而造成的微小移动，不能自行复位且引起疼痛和功能障碍。

骶髂关节是骨盆中能动关节，有完整的关节结构，又称其为滑动关节。其活动范围较微小，关节面不平，有凹陷和隆起相吻合，并依靠骶髂关节前、后韧带和骶髂间韧带加以稳定，因而比较牢固，没有强大外力，骶髂关节是不易引起错缝的。

【病因与分类】

（一）病因

突然跌倒，单侧臀部着地，上身的重力和地面的反作用力交集于骶髂关节部位，迫使髂骨向上向内脊中线方向错缝。若负重行走，单侧下肢蹬空（如掉入坑内），或绊于石块或障碍物上，或单侧下肢突然负重，如打球、跳高单足着地等，皆可使骶髂关节前后旋转，或向前、向后推挤致伤。

（二）分类

按受伤机制和错缝方向，分前错缝和后错缝两种。

【症状与诊断】

（一）症状

疼痛，压痛，弯腰、翻身、仰卧、咳嗽、喷嚏时均痛增，活动受限。前错缝，骶髂关节处稍凹陷；后错缝，骶髂关节处稍高突。“4”字试验阳性。

（二）诊断

依据外伤史，结合临床症状，可确诊。

【治疗】

（一）前错缝

采用旋转顿推复位法。患者仰卧板床上，术者站于患侧，一手按压患侧髂前上棘处以固定，另手由健侧插入患者背后，扳拉健髋部向前，且向患侧旋转，双手同时用力，猛然将错缝复合，即可听到弹响声或弹动感。

（二）后错缝

采用顿推复位法。患者俯卧于板床上，术者站于健侧，令患肢膝关节屈曲，术者一手托持患肢膝关节使患髋过伸，一手按压患处，推骶髂关节向前，两手同时骤然用力，即可听到弹响声或感到弹动感。患者疼痛消失或大减，表明复位成功。

复位后无须固定，卧床休息数日即愈，也可局部外贴活血接骨止痛膏。

（谢雅静、郭艳锦、郭珈宜）

附：骨伤常用方（按笔画排序）

一至三画

二乌红花饮

【组成】川乌、草乌、红花、独活、苍术各15g，透骨草30g，伸筋草30g。

【功用】祛风散寒，舒筋活络。

【主治】风湿痹痛，或损伤后期复感风寒湿邪，肢节麻木，拘挛疼痛。

【用法】醋水煎熏洗。

二味参苏饮（《正体类要》）

【组成】人参、苏木。

【功用】益气祛瘀。

【主治】创伤出血较多或老人创伤后气虚而有瘀血者。

【用法】水煎服。

十三味总方（《救伤秘旨》）

【组成】三棱15g，赤芍4.5g，骨碎补4.5g，当归、莪术、延胡索、广木香、乌药、青皮、桃仁、苏木各3g。伤重大便不通者，加大黄12g；恐有瘀血入内涩滞者，加砂仁9g。

【功用】活血祛瘀，理气止痛。

【主治】跌打伤损，体质健壮者。

【用法】用陈酒81.5mL煎服。

十全大补汤（《医学发明》）

【组成】炙黄芪10g，党参10g，白术12g，茯苓12g，当归10g，熟地黄12g，白芍12g，川芎6g，炙甘草5g，肉桂6g。

【功用】气血双补。

【主治】损伤后期，气血两虚。

【用法】水煎服。或作为蜜丸。每次10g，每日2～3次。

十补丸（《济生方》）

【组成】生地黄、山药、山茱萸、泽泻、茯苓、牡丹皮、桂枝、附子、鹿茸、五味子。

【功用】温阳补肾。

【主治】肾阳虚弱，足膝冷肿、软弱，小便不利或清长而频，腰膝疼痛。

【用法】共为细末，炼蜜为丸。每服6～9g，每日1～2次，开水送下。

七厘散（《救伤秘旨》）

【组成】土鳖虫（去头足）24g，血竭24g，硼砂24g，莪术（醋炒）15g，五加皮（酒炒）15g，菟丝子15g，广木香15g，五灵脂（酒炒）15g，陈皮15g，生大黄18g，土狗18g，朱砂12g，猴骨12g，巴豆霜9g，三棱9g，青皮9g，肉桂9g，赤芍（酒炒）6g，乌药、枳壳、当归（酒炒）、蒲黄（生熟各半）各6g，麝香4.5g。

【功用】活血逐瘀，行气通经，止痛。

【主治】跌打损伤，气厥昏迷，可加入“十三味总方”内，治瘀血攻心。

【用法】共为细末，陈酒冲服。轻者0.2g，重者0.4g，最重者0.6g。

七厘散（《良方集腋》）

【组成】血竭30g，麝香0.36g，冰片0.36g，朱砂0.36g，乳香、没药、红花各4.5g，儿茶7.2g。

【功用】活血散瘀，止血定痛。

【主治】骨折筋伤初期，瘀血阻滞作肿作痛，创伤出血等。

【用法】共研极细末，每服0.2g，每日1～2次。米酒调服，或用酒敷患处。

八正散（《太平惠民和剂局方》）

【组成】车前子、萹蓄、瞿麦、木通、滑石、栀子、大黄、甘草。

【功用】清热泻火，利水通淋。

【主治】尿路感染引起的尿频、尿急、尿痛，淋漓不畅，少腹疼痛等症。

【用法】水煎服，每日1剂。

八仙逍遥汤（《医宗金鉴》）

【组成】防风、荆芥各3g，川芎3g，甘草3g，当归6g，苍术10g，牡丹皮10g，花椒10g，苦参15g，黄柏6g。

【功用】祛风散寒，活血通络。

【主治】损伤后期，瘀滞疼痛，或风寒湿邪侵注，筋骨疼痛。

【用法】水煎，熏洗患处。每日1～3次，每次30～60分钟。

八珍汤（《正体类要》）

【组成】党参、白术、茯苓、当归、熟地黄、白芍各10g，炙甘草5g，川芎6g，大枣2个，生姜3片。

【功用】补益气血。

【主治】损伤中后期，气血虚弱者。

【用法】水煎服。

八厘散（《医宗金鉴》）

【组成】自然铜（煅）、乳香、没药、血竭各10g，红花、苏木、古铜钱各3g，丁香1.5g，麝香0.3g，番木鳖（油炸去毛）3g。

【功用】活血止痛，散瘀续骨。

【主治】跌打损伤，瘀血肿痛。

【用法】共为细末，每服0.2～0.3g，黄酒送服，每日1～2次。

人参养荣汤（《太平惠民和剂局方》）

【组成】黄芪、党参、白术、甘草、当归、白芍、陈皮、生姜、大枣各10g，熟地黄7g，肉桂1g，远志5g。

【功用】补益气血，养心宁神。

【主治】损伤后期，或疮疡日久气血虚弱，或虚损劳热者。

【用法】水煎服。亦可做成蜜丸。每次10g，每日2～3次。

人参紫金丹（《伤科补要》）

【组成】人参9g，丁香30g，五加皮60g，甘草24g，茯苓6g，酒当归30g，骨碎补30g，血竭30g，五味子30g，没药60g。

【功用】益气健脾，活血止痛。

【主治】跌仆闪撞，瘀血肿痛而体质虚弱者。

【用法】共为细末，炼蜜为丸9g。早晚用黄酒化服。

九味汤

【组成】人参、三七、丹参、牡丹皮、猪苓、金银花、紫花地丁、神曲、川牛膝。

【功用】托里解毒。

【主治】脓肿已溃，脓液稀薄，久不敛口。

【用法】水煎服。

三色敷药

【组成】怀牛膝、马钱子、丹参各60g，川芎30g，白芷、赤芍、天花粉、当归、木瓜、防风、防己、姜黄、五加皮、羌活、独活、威灵仙各60g，甘草18g，紫荆皮240g（炒黑），蔓荆子240g（炒黑），秦艽30g，连翘24g。

【功用】活血祛风，舒筋活络，通痹止痛。

【主治】损伤挟风寒湿邪痹阻经络。

【用法】共为细末，蜂蜜调敷患处。

三妙散

【组成】苍术、黄柏、苦参各等分。

【功用】燥湿解毒。

【主治】创伤肿胀起水疱，湿疹糜烂。

【用法】共为细粉，用时撒敷患处。

三品一条枪（《外科正宗》）

【组成】雄黄2g，明矾60g，白砒45g，乳香6g。

先将砒、矾为末，入瓷罐加火炙煅红，待青烟尽起白烟，上下干红透停火。将罐顿地一宿，取出砒、矾净末约30g，再加雄、乳共研极细末，调稠糊，搓成线条阴干或用直径1mm的棉线条粘药糊阴干，收贮备用。

【功用】腐蚀恶肉，化管引流。

【主治】附骨疽，流注，骨痨流痰，疔疮发背等，一切溃后瘘管、窦道形成及伤口久不愈合者。

【用法】将本品直接插入瘘管、窦道，早晚各插药一次，插至3日后孔大者每次可插入10余条，插至7日瘘管孔药条满足方停。此后患处四周自然裂开缝隙，约14日左右瘘管即自然脱落，随用汤药冲洗，涂玉红膏。

三黄公英煎

【组成】黄芪30g，黄连10g，黄柏15g，蒲公英50g。

【功用】清热解毒。

【主治】疮疡毒热内蕴，脓液较多，肉芽黯褐。

【用法】加水2000mL，浸泡4小时后，煎水1000～1500mL滤渣，待凉后冲洗疮面用。

三棱和伤汤

【组成】三棱、莪术、青皮、陈皮、白术、枳壳、当归、白芍、党参、乳香、没药、甘草。

【功用】活血祛瘀，行气止痛。

【主治】胸胁陈伤隐隐作痛。

【用法】每日1剂，水煎服。各药用量可根据需要决定。

三痹汤（《妇人良方》）

【组成】川续断、防风、桂心、细辛、人参、茯苓、当归、白芍、黄芪、牛膝、甘草各5g，秦艽、生地黄、川芎、独活各9g，生姜5g，杜仲5g。

【功用】补益气血，祛风胜湿。

【主治】气血凝滞，手足拘挛偏于气虚者。

【用法】水煎服。

土元接骨丸

【组成】土鳖虫10g，川续断15g，白术12g，自然铜（煅）15g。

【功用】滋肾健脾，活血接骨。

【主治】骨折中后期，肿痛已消，骨折尚未愈合者。

【用法】共为细末，水为丸如黄豆大。每次服5g，每日2次，温开水冲服。

大防风汤（《外科正宗》）

【组成】党参10g，白芍10g，熟地黄12g，防风、羌活、牛膝、附子、当归、杜仲、黄芪、川芎、甘草各6g，生姜3片。

【功用】益气养血，温经活络，祛风胜湿。

【主治】腰伤后期，或慢性风湿关节炎病久气血虚弱者。

【用法】水煎服。

大红丸（《仙授理伤续断秘方》）

【组成】制川乌710g，制南星500g，赤芍500g，熟首乌500g，川牛膝300g（酒浸），当归300g，细辛240g，嫩桑枝300g，赤小豆1000g，自然铜120g，骨碎补500g。

【功用】活血通经，祛寒除湿。

【主治】寒湿型关节炎，或损伤后复感寒湿之邪。本方为陈伤瘀血痹阻，寒湿邪侵，或寒痹证而设。风胜者加羌活、独活、防风以祛风胜湿；寒湿痹阻经络加秦艽、姜黄、防己。

【用法】共为细粉，醋打面糊为丸，如黄豆大，朱砂为衣。每次10g，每日2～3次，温酒或醋汤下。

大补阴丸（《丹溪心法》）

【组成】熟地黄15g，龟甲15g，知母10g，黄柏6g。

【功用】滋阴降火。

【主治】肝肾阴虚，虚火上炎。

【用法】共为细末，猪脊髓蒸熟，炼蜜为丸。每次6～9g，早晚各服1次。

附：加味大补阴丸，即上方加西洋参10g，麦冬15g，五味子10g，以增加滋补肺胃津液之功。

大将逐瘀汤

【组成】大黄15g，生姜15g，槟榔12g。

【功用】攻下散瘀。

【主治】重症闪扭腰伤，疼痛不能转侧，大便秘结，体质健壮者。

【用法】水煎，空腹服，以稀便数次为度。

大黄当归散（《银海精微》）

【组成】大黄、当归、木贼、黄芩、栀子、菊花、苏木、红花。

【功用】清肝活血。

【主治】头部内伤或眼部伤，眼球瘀血，视物不清。

【用法】水煎服，每日1剂。

大黄茅根汤

【组成】大黄、白茅根。

【功用】清热泄下，利水。

【主治】热结下焦，小便不通。

【用法】水煎服。

万灵膏（《医宗金鉴》）

【组成】鹳筋草、透骨草、紫丁香根、当归、自然铜、没药、血竭各30g，川芎25g，半两钱1枚（醋焠），红花30g，川牛膝、五加皮、石菖蒲、苍术各25g，广木香、秦艽、蛇床子、肉桂、附子、半夏、石斛、萆薢、鹿茸各10g，麝香6g，芝麻油5000mL，黄丹2500g。

上药如法制成膏药备用。

【功用】散瘀消肿，舒筋活络，祛寒止疼。

【主治】损伤后期，寒湿侵袭，麻木疼痛。

【用法】贴患处。

川芎肉桂汤（《伤科汇纂》）

【组成】羌活4.5g，肉桂、川芎、柴胡、当归、苍术各3g，炙甘草3g，神曲1.5g，独活1.5g，防己1g，防风1g，桃仁5个。

【功用】活血祛风，止痛。

【主治】血瘀足太阳、少阳、少阴三经而引起的腰痛。

【用法】水煎服，每日1剂。

川芎行经散（《伤科汇纂》）

【组成】川芎、羌活、独活、荆芥、薄荷、防风、白芷、柴胡、枳壳、桔梗、当归、茯苓、红花、蔓荆子、甘草。

【功用】清肝活血，疏风明目。

【主治】眼目损伤、眼球瘀血及瘀血未散而生云翳等。

【用法】水煎服，每日1剂。

小金丹（《外科证治全生集》）

【组成】五灵脂、草乌、地龙、木鳖子、白胶香各45g，乳香、没药各22.5g。

【功用】活血通经，祛寒止痛。

【主治】阴寒流注，结毒疼痛。

【用法】共为细末，面糊为丸，干重 0.6g。每服 2 丸，每日 2 次，黄酒送下，或开水送下。

小活络丹（《太平惠民和剂局方》）

【组成】制川乌、制南星、地龙各 9g，乳香、没药各 3g，制草乌 9g。

【功用】活血通经，祛寒。

【主治】损伤后期瘀阻经络，复感寒湿，肢节疼痛，伸屈不利，麻木，经久不愈。

【用法】共为细末，炼蜜为丸，每丸 3g。每次服 1 丸，每日 2 ～ 3 次。

小柴胡汤（《伤寒论》）

【组成】柴胡、黄芩、党参、半夏、生姜各 9g，甘草 6g，大枣 3g。

【功用】清泄肝胆，和胃降逆。

【主治】少阳证之寒热往来，胸胁胀满，心烦喜呕，口苦咽干，不欲饮食等。

【用法】水煎服。

附：加味小柴胡汤：即上方加朱砂 1g、金箔 3 张为粉，以煎药冲服。适于老人伤后，闭目信口往事，有似谵语，口苦咽干，舌苔黄厚，胁满食少。

小蓟饮（《济生方》）

【组成】小蓟 10g，生地黄 25g，滑石 15g，炒蒲黄 6g，通草 6g，淡竹叶、当归、栀子各 10g，藕节 12g，甘草 6g。

【功用】凉血，止血，利水通淋。

【主治】下腹部挫伤，瘀血结聚下焦，少腹疼痛，小便不利而有血尿者。

【用法】每日 1 剂，水煎服。

四至五画

云南白药

【组成】山慈菇（去皮洗净焙干）、川文蛤（砸破洗净去外稃）、千金子（去壳、去油）、雄黄、藤黄（隔汤煮十数次，去浮沫，用山羊血 22.5g 拌晒）、煅自然铜各 60g，红芽大戟、天竺黄、刘寄奴、血竭、三七各 90g，当归尾 45g，朱砂、儿茶、阿魏各 30g，制乳香 21g，制没药 21g，琥珀、轻粉、麝香、水银（同轻粉共研至不见水银星）各 9g，牛黄、冰片各 7.5g，活土元（雄的更好）150g。上药 25 味，各称足分量，不可增减，否则无效。共研极细粉，收贮瓷瓶备用。略

【功用】活血止血，祛瘀止痛。

【主治】创伤瘀血阻滞肿胀、疼痛，骨病疼痛等。

【用法】直接撒于出血创面，纱布加压包扎。用于损伤肿疼或骨病疼痛，以醋或蜂蜜调敷患处。

五苓散《伤寒论》

【组成】茯苓、猪苓、白术、泽泻、桂枝。

【功用】通阳化气，健脾利水。

【主治】水湿停聚，小便不利，脾虚腹泻，水肿。

【用法】每日1剂，水煎服。

五虎追风散

【组成】蝉蜕30g，制天南星6g，天麻6g，全蝎7～9个，僵蚕7～9个，朱砂1.5g。

【功用】祛风解痉。

【主治】破伤风，牙关紧闭，手足抽搐，角弓反张。

【用法】水煎服。朱砂研粉，用黄酒60mL冲服。

五味消毒饮（《医宗金鉴》）

【组成】金银花20g，野菊花、蒲公英、紫花地丁、紫背天葵各15g。

【功用】清热解毒。

【主治】开放性损伤，伤口感染，或附骨疽初起，红肿热痛者。

【用法】水煎服。

五神汤（《洞天奥旨》）

【组成】茯苓、车前子、金银花、川牛膝、紫花地丁。

【功用】清热解毒，分利湿热。

【主治】肿痛初起，或损伤后并发下焦湿热，小便赤痛。

【用法】水煎服。

止痉散

【组成】全蝎、蜈蚣。

【功用】镇痉止痛。

【主治】四肢抽搐，痉厥，顽固性头痛，痹痛。

【用法】为粉，用黄酒或开水冲服。

少腹逐瘀汤（《医林改错》）

【组成】小茴香、干姜、延胡索、川芎、肉桂各3g，五灵脂6g，当归9g，赤芍6g，蒲黄6g，没药6g。

【功用】温经活血，行气止痛。

【主治】骨盆骨折，少腹瘀血疼痛；妇女少腹疼痛，瘀血，积块，或经期腰酸，少腹胀痛。

【用法】水煎服。

附：加减少腹逐瘀汤，即上方去肉桂、干姜之辛热，加大黄、芒硝、甘草，以增逐瘀通下之功。用于骨盆骨折，瘀积少腹，胀满疼痛，大便不通。

内服接骨丹

【组成】土鳖虫9g，三七9g，乳香5g，没药5g，自然铜（煅）15g，煅龙骨15g，麝香0.3g。

【功用】活血祛瘀，接骨止痛。

【主治】骨折初期，肿胀疼痛者。

【用法】共为细末，每次3g，每日2次，开水冲服。

升气定痛汤

【组成】黄芪30g，升麻10g，山药15g，狗脊12g，白术15g，川牛膝6g，防己12g，杜仲10g，薏苡仁15g，当归10g，白芍20g，甘草5g。

【功用】升阳益气，止痛。

【主治】气虚筋弛型扁平足、跖痛症及损伤后期气虚下陷引起的下肢虚肿疼痛等。

【用法】水煎服，每日1剂。

丹参棱术汤

【组成】丹参20g，三棱15g，莪术15g，白花蛇舌草30g，土鳖虫10g，香附12g，甘草10g。

【功用】逐瘀血、破积聚、解热毒。

【主治】癥瘕积聚，石痈。

【用法】水煎服。

乌头汤（《金匮要略》）

【组成】麻黄、白芍、黄芪、甘草各9g，川乌1g。

【功用】温经、祛寒、益气。

【主治】肢节疼痛、遇寒则重的寒痹症，或伤后寒湿邪侵兼气虚者。

【用法】水煎服。

乌头通痹汤

【组成】川乌9g，桂枝6g，白芍12g，黄芪、穿山龙，地龙、青风藤、钻地风、僵蚕、乌梢蛇各15g，蜂房9g，甘草6g。

【功用】温经散寒，祛风除湿，益气通络。

【主治】寒型类风湿关节炎。风胜者加防风、秦艽、羌活，湿胜者加防己、薏苡仁，寒胜加附子、细辛，化热者加生石膏、知母、连翘，红肿加生地黄、牡丹皮、黄柏，骨痹加鹿角霜、龟甲、杜仲，体虚自汗加麻黄根、党参，血虚加当归、熟地黄，上肢加姜黄、秦艽、忍冬藤，下肢加木瓜、川牛膝、五加皮，关节变形加全蝎、蜈蚣，麻木加鸡血藤、红花，皮下有结节者加穿山甲、王不留行。

【用法】每日1剂，水煎服，冲蜂蜜适量。一月为1个疗程，症状消失时，可加大黄芪用量，以巩固疗效。

玉真散（《正骨心法要旨》）

【组成】天南星，防风，白芷，天麻，羌活，白附子各等份。

【功用】祛风化痰，解痉止痛。

【主治】破伤风。牙关紧闭，颈项强直，角弓反张，抽搐痉挛。

【用法】共为细粉，每次3g，用热酒或黄酒冲服，每日2～3次。也可用黄酒调敷患处。

艾苏煎

【组成】艾叶30g，苏木20g，透骨草30g。

【功用】温经活血，通络。

【主治】脚跟痛，不红不肿。

【用法】醋水各半煎，熏洗浸泡。

左归饮（《景岳全书》）

【组成】熟地黄15g，山药、山茱萸、枸杞子、菟丝子、鹿角胶各10g，龟甲15g，怀牛膝10g，蜂蜜适量。

【功用】滋阴补肾。

【主治】损伤日久或骨病肾阴亏损腰膝酸软、头晕目眩、虚热盗汗等。

【用法】水煎服。或为丸剂，每次10g，每日2～3次。

龙胆泻肝汤（《医宗金鉴》）

【组成】龙胆草10g，柴胡6g，泽泻6g，车前子3g，生地黄6g，木通6g，当归1.5g，栀子6g，黄芩6g，甘草1.5g。

【功用】泻肝胆实火，利下焦湿热。

【主治】损伤后夜梦惊悸或肝经瘀血化热，实火上攻或湿热下注，而见头痛目赤，胁痛口苦，耳聋耳肿，或阴肿，阴痒，筋痿，阴汗，小便淋浊，妇女湿热带下等。

【用法】水煎服。

归芍覆花汤

【组成】当归、红花、柴胡、延胡索、杏仁、陈皮、苏子、旋覆花各10g，赤芍、桃仁、香附各12g，桔梗15g。

【功用】活血化瘀，行气化痰，宣降肺气。

【主治】肋骨骨折，血、气胸，呼吸困难。

【用法】水煎服。

四生散（《太平惠民和剂局方》，原名青州白丸子）

【组成】生乌头15g，生南星90g，生半夏210g，生白附子60g。

【功用】温经通络，祛散寒痰，止痛。

【主治】损伤后期，风寒邪侵，肢节痹痛，肿瘤疼痛。

【用法】共为细末，醋或蜂蜜调敷患处。

四生棱术散

【组成】生川乌 10g，生南星 60g，生白附子 40g，生半夏 140g，三棱 30g，莪术 30g，三七 15g，乳香 10g，没药 10g。

【功用】温阳散结，逐瘀祛痰，止痛。

【主治】顽痰瘀聚，漫肿坚硬，甚则青筋暴起，寒痹疼痛。

【用法】共为细末，蜂蜜调糊，外敷患处。

四君子汤（《太平惠民和剂局方》）

【组成】党参 10g，白术 12g，茯苓 12g，甘草 6g。

【功用】益气健脾。

【主治】损伤后期，或痈疽日久，或骨病行手术，化、放疗后胃纳不振，懒言少食等。

【用法】水煎服。

四妙永安汤（《验方新编》）

【组成】玄参、当归、金银花、甘草。

【功用】清热解毒，活血凉血。

【主治】脱疽局部红肿热痛。

【用法】水煎服。

四物汤（《仙授理伤续断秘方》）

【组成】当归、川芎、熟地黄（或生地黄）、白芍（或赤芍）。

【功用】活血补血。若用生地黄、赤芍者则有活血凉血祛瘀之功。

【主治】妇女月经不调，损伤瘀血肿胀。

【用法】水煎服。

四物利水汤

【组成】当归 10g，熟地黄、木通、瞿麦、茯苓各 12g，川芎 6g，车前子、萹蓄各 15g，白芍 12g。

【功用】活血，利尿。

【主治】创伤截瘫，瘀阻督脉，小便难。

【用法】每日 1 剂，水煎服。

四物苓前汤

【组成】当归 12g，生地黄 15g，赤芍 15g，红花 10g，川芎 10g，茯苓 15g，大黄 12g，香附 12g，甘草 6g，车前子 15g，川牛膝 10g。

【功用】活血祛瘀，利水消肿。

【主治】下肢损伤肿胀严重，或有小腿筋膜间隔综合征者。

【用法】水煎服。

四物银翘汤

【组成】当归 12g，生地黄、赤芍、连翘、猪苓各 15g，川芎、陈皮各 10g，金银花 30g，茯苓 20g。

【功用】活血消肿，清热解毒。

【主治】开放性损伤，清创缝合后，肿胀严重者。

【用法】水煎服，每日 1 剂。

四黄白芷膏

【组成】黄连 10g，黄柏、大黄、黄芩各 30g，白芷 15g。

【功用】清热解毒，消肿止痛。

【主治】创伤红肿热痛。

【用法】共为细末，醋或香油或蜂蜜调敷患处。

四黄膏

【组成】大黄 30g，黄柏 30g，黄连 30g，黄芩 30g，乳香 30g，没药 30g。

【功用】活血消肿，清热解毒。

【主治】损伤瘀血化热，红肿热痛。

【用法】共为细末，醋或蜜调敷患处。

生肌长皮散

【组成】象皮 10g，三七 6g，血竭、儿茶各 5g，冰片 3g，白及 12g。

【功用】活血、生肌、长皮。

【主治】创面脓液不多，肉芽新鲜而不敛皮者。

【用法】共研极细粉，撒于创面。

生肌玉红膏（《外科正宗》）

【组成】当归 60g，轻粉 12g，白芷 15g，血竭 12g，白蜡 60g，紫草 6g，甘草 30g，芝麻油 500mL。先将当归、白芷、紫草、甘草油浸 3 日，文火熬微枯，滤滓，再入血竭煎熬化尽，入白蜡溶化后，离火稍凉，下研细的轻粉搅拌匀后，收膏备用。

【功用】活血祛腐，润肤生肌。

【主治】诸伤溃疡，脓腐不脱，新肌难生者。

【用法】将药膏摊于纱布或制成油纱布块贴盖于疮面。

生肌散（《张氏医通》）

【组成】黄连、黄柏、五倍子、甘草、地骨皮各等分。

【功用】清热解毒，生肌收口。

【主治】创面脓液较多，肉芽黯红，伤口不敛。

【用法】共研极细粉，撒于疮面。

生脉散（《内外伤辨惑论》）

【组成】人参 10g，麦冬 15g，五味子 5g。

【功用】益气生津。

【主治】损伤较重，烦躁大渴，脉细数；或暑热伤津，烦渴身热，脉数。

【用法】水煎服，或为散剂冲服。

附：生脉散口服液（成药）；生脉散注射液（成药），抗休克静脉注射用。

生脉解毒饮

【组成】人参 15g，麦冬 15g，五味子 10g，丹参 15g，金银花、蒲公英各 20g，陈皮 10g，甘草 6g。

【功用】益气生津，活血解毒。

【主治】开放骨折，失血较多，烦渴，脉细数。

【用法】水煎服，每日 1 剂。

仙方活命饮（《校注妇人良方》）

【组成】金银花 20g，当归、赤芍、防风、白芷、浙贝母、天花粉、穿山甲、皂刺各 10g，陈皮、乳香、没药、甘草各 6g。

【功用】清热解毒，活血止痛，消肿溃坚。

【主治】开放性损伤感染，红肿热痛或疮疡肿毒初起，红肿焮热疼痛，身热微寒，舌红苔黄，脉数实者。

【用法】水煎服。

仙复汤

【组成】当归 12g，柴胡 10g，黄芩 12g，桃仁 10g，红花 10g，穿山甲 6g，大黄（酒制）10g，薏苡仁 20g，羌活 10g，金银花 15g，防风 10g，甘草 6g。

【功用】活血祛瘀，清热解毒。

【主治】损伤瘀血化热，局部红肿发热，或开放性损伤感染，全身壮热，舌红脉数者。

【用法】水煎服。

瓜蒌薤白白酒汤

【组成】全瓜蒌、薤白、白酒。

【功用】通阳散结，豁痰下气。

【主治】胸部损伤气血郁结，阳气郁阻，胸胁骨痹等。

【用法】每日 1 剂，水煎服。

外用接骨丹

【组成】象皮、象牙各 30g，乳香、没药、木瓜、无名异、龙骨、天冬、川续断各

10g，自然铜 12g，木鳖子 15g，儿茶 15g，三七 3g，麝香 1g，冰片 2g。

【功用】活血祛瘀，接骨止痛。

【主治】创伤骨折，肿胀疼痛。

【用法】共为细末，鸡蛋清调敷伤处，或加入膏药内外贴患处。

加味术附汤（《杂病源流犀烛》）

【组成】白术 6g，生姜 6g，附子、甘草、赤茯苓各 5g，大枣 2 个。

【功用】温阳祛寒，健脾利湿。

【主治】寒湿痹阻腰痛。本方为《伤寒论》治湿寒阻遏、脾阳不振的自汗、骨节疼痛的术附汤加味而成，增强了宣散湿邪的作用。

【用法】水煎服。

加味四生饮

【组成】鲜荷叶 20g，鲜侧柏叶 15g，鲜艾叶 12g，鲜生地 30g，鲜藕 30g，黑茜草 10g，三七 4g，丹参 15g。

【功用】活血、凉血、止血。

【主治】损伤出血、吐血、衄血。

【用法】水煎服。

加味生脉散

【组成】人参 10g，麦冬 15g，五味子 5g，龟甲 15g，银柴胡 10g，地骨皮 15g。

【功用】益气生津，养阴除蒸。

【主治】痈疽，流注，热邪耗津，骨蒸，潮热，盗汗，口干不饮，脉细弱而数等虚热症。有时可以西洋参易人参，以免人参温燥伤阴。

【用法】水煎服。

加味芍药甘草汤

【组成】白芍、乌梅、甘草、土鳖虫、钩藤、龟甲、鳖甲、阿胶、女贞子、狗脊。

【功用】滋肾养肝，濡筋解痉。

【主治】脊髓损伤，痉挛性瘫痪。

【用法】每日 1 剂，水煎服。

加味参苓白术散

【组成】党参、白术、黄芪、茯苓、山药各 12g，扁豆、莲子肉、薏苡仁各 15g，砂仁、桔梗各 6g，桂枝 5g，附子 4g。

【功用】健脾益气，利湿通淋。

【主治】弛缓性瘫痪，尿路感染，尿液混浊，大便溏泄，眼睑浮肿等。

【用法】每日 1 剂，水煎服。

加味独参汤

【组成】人参15g，苏木12g，陈皮10g，三七5g。

【功用】益气化瘀。

【主治】损伤较重，面色苍白、烦躁冷汗等虚脱征象，即独参汤加苏木、陈皮、三七，使补而不留瘀。

【用法】文火浓煎，频服。

加减小蓟饮

【组成】鲜小蓟40g，鲜藕30g，黑蒲黄10g，木通10g，滑石30g，金钱草30g，生地黄20g，旱莲草20g，栀子12g，淡竹叶10g，三七4g，牡丹皮12g，丹参15g，甘草5g。

【功用】清热利水，活血止血。

【主治】泌尿系统损伤之血尿，或下焦郁热之血淋。

【用法】水煎服。

加减仙鹤草汤

【组成】仙鹤草15g，生地黄20g，三七3g，丹参15g，炒蒲黄10g，藕节10g，黑侧柏10g，车前子12g，黑荆芥10g，牡丹皮12g。

【功用】活血，凉血，止血。

【主治】损伤后吐血、衄血、下血。

【用法】水煎服。

加减阳和汤

【组成】麻黄、白芥子、炮干姜、肉桂、熟地黄、菟丝子、穿山甲、骨碎补、鹿角胶、甘草。

【功用】培补脾肾之阳，温经通络除痰。

【主治】脊髓损伤，弛缓性瘫痪。

【用法】每日1剂，水煎服。

加减温经通络膏

【组成】乳香、没药、麻黄、马钱子、羌活、独活各25g。

【功用】温经通络，祛风止痛。

【主治】劳损或寒湿入侵，或损伤夹风寒湿邪，骨节酸痛，活动不利等。欲增强温经散结之力，可加肉桂、细辛、川乌；欲增祛湿通经之力，可加薏苡仁、地龙、苍术。

【用法】共为细末，蜂蜜调敷。

加减蟹茸散

【组成】螃蟹50g（焙黄），人参10g，鹿茸10g，黄芪30g，枸杞子20g，川续断20g，地龙15g，土鳖虫10g。

【功用】益气滋肾，强筋壮骨。

【主治】脊椎骨折合并截瘫后期，肢体痿软不用，二便失禁。若为硬瘫者，加全蝎 6g，蜈蚣 10 条，僵蚕 10g；尿频失禁者，加益智仁 15g，乌药 12g。

【用法】共为细末，每次 3g，每日 2 ～ 3 次，开水冲服。或为蜜丸，每丸 10g，每次 1 丸，每日 2 ～ 3 次。

圣愈汤（《正体类要》）

【组成】生、熟地黄各 15g，当归、川芎、黄芩各 10g，党参 12g。

【功用】益气养阴，清热除烦。

【主治】创伤出血较多，或创伤化脓，外溢脓血较多，以致烦躁不安，或晡热烦渴等。

【用法】水煎服。

附：加味圣愈汤：即原方加丹参 12g，白芍 12g，甘草 5g，以增加养营益阴之功。

六至七画

地龙散（《医宗金鉴》）

【组成】地龙、肉桂、苏木、麻黄、黄柏、当归、桃仁、甘草。

【功用】温经活血，通经活络。

【主治】损伤血瘀太阳经而引起的腰脊疼痛，掣引腿足。

【用法】水煎服。

附：加减地龙散：地龙 15g，桃仁、泽兰各 12g，当归、苏木、大茴香、小茴香、乌药各 10g，桂枝 7g，麻黄 6g，甘草 6g。为原方去黄柏之苦寒，肉桂易桂枝，加二茴、乌药之温肾行气，泽兰增加活血祛瘀之功，从而增强和扩大原方的疗效及治疗范围。本方可作为治疗坐骨神经痛的基本方，急性扭伤者加酒大黄、沉香；梨状肌综合征和臀上皮神经炎者，加川牛膝 12g，白芍 30g。

地龙膏

【组成】鲜地龙、白糖、冰片少许。

【功用】通经活络，消肿止痛。

【主治】创伤初起及一切肿胀。

【用法】将地龙放入容器内，加入白糖，待地龙干瘪后取出，加入冰片。用时涂敷患处。或将地龙捣成糊状后再加入白糖、冰片，外敷患处随干随换。

百合散（《医宗金鉴》）

【组成】当归、川芎、赤芍、生地黄、百合、侧柏叶、荆芥、犀角、牡丹皮、黄芩、黄连、栀子、郁金、大黄各等分。

【功用】清热，凉血，止血。

【主治】损伤吐血、衄血。

【用法】共为细末，每次 3 ～ 5g，黄酒冲服。

当归补血汤（《内外伤辨惑论》）

【组成】黄芪 30g，当归 10g。

【功用】益气补血。

【主治】损伤失血较多，面色苍白，脉细而弱。

【用法】水煎服。

当归鸡血藤汤

【组成】当归、熟地黄、鸡血藤各 15g，丹参 12g，桂圆肉 10g，白芍 10g。

【功用】活血补血。

【主治】伤后血虚，或肿瘤在放疗、化疗期间，白细胞及血小板减少者。

【用法】水煎服。

伤湿止疼膏（成药）

【组成】乳香、没药、冰片等。

【功用】祛风湿止痛。

【主治】闪扭伤筋，风湿性疼痛。

【用法】外贴患处。

血肿解

【组成】赤芍 15g，黄芩 15g，木通 10g，大黄 12g。

【功用】活血祛瘀，通便。

【主治】损伤初期，肿胀严重，二便不通。

【用法】水煎服，以二便通利为度。

附：加味血肿解：当归 12g，赤芍 15g，红花 10g，枳壳 10g，黄芩 10g，木通 12g，猪苓 15g，大黄 12g，香附 12g，甘草 6g，以增强祛瘀利水之功。用于小腿损伤，肿胀严重，起水疱，或筋膜室综合征。

血府逐瘀汤（《医林改错》）

【组成】当归 10g，生地黄 10g，桃仁 12g，红花、赤芍、牛膝各 9g，川芎、柴胡、枳壳、桔梗各 6g，甘草 3g。

【功用】活血舒肝，止痛。

【主治】跌打损伤，头痛、胸痛，经久不愈，痛如针刺，固定不移。

【用法】水煎服。

行气饮

【组成】小茴香 10g，槟榔 10g，枳壳 12g，陈皮 12g，广木香 5g。

【功用】行气止痛。

【主治】胸胁闪扭、岔气，呼吸引痛。

【用法】水煎服。

附：加味行气饮：上方加三七4g，苏木10g，桔梗12g，增强活血止痛功能。

壮腰健肾丸（成药）

【组成】（略）

【功用】补肾养血，祛风止痛。

【主治】肾虚腰疼，腰膝无力，风湿骨痛。

【用法】每次1丸，每日2～3次。

壮腰健肾汤

【组成】熟地黄、杜仲、山茱萸、枸杞子、补骨脂、红花、羌活、独活、肉苁蓉、菟丝子、当归。

【功用】滋补肝肾，活血祛风。

【主治】肝肾不足，外感风邪，腰膝痿软，痛连腿足。

【用法】水煎服。

安宫牛黄丸（《温病条辨》）

【组成】犀角、牛黄、郁金、黄芩、黄连、栀子、雄黄、朱砂各30g，冰片、麝香各7.5g，珍珠粉15g。

【功用】清心解毒，宣窍安神。

【主治】附骨疽初期，高热，神昏，谵语，或疔疮走黄，高热神昏谵语者；或狂躁，惊厥热盛者；或温病热入营血，高热，神昏，谵语者。

【用法】研极细末，炼蜜为丸，每丸3g，金箔为衣。每次1丸。脉虚者，人参汤送下；脉实者，金银花、薄荷汤送下；病重体实者，每日服3次。

防己茯苓汤（《金匮要略》）

【组成】黄芪、防己、甘草、茯苓、桂枝。

【功用】益气通阳，利水退肿。

【主治】周身浮肿，皮肤肿胀。

【用法】水煎服。

防己黄芪汤（《金匮要略》）

【组成】防己12g，黄芪15g，白术12g，甘草5g，生姜5片，大枣3个。

【功用】益气健脾，利湿退肿。

【主治】风湿，风水，脉浮身重，汗出恶风，小便不利，湿痹沉困、麻木，可加羌活、独活、防风以增加祛风之功。治疗卫气不固，风湿在表，肢体或周身沉困疼痛、麻木之风湿痹证。

【用法】水煎服。

防风芎归汤

【组成】当归、川芎、荆芥、防风、羌活、白芷、细辛、蔓荆子、丹参、乳香、没药、桃仁、苏木、泽兰。

【功用】活血化瘀，祛风止痛。

【主治】头面跌打损伤，青紫肿疼。

【用法】每日1剂，水煎服。

防风汤（《宣明论》）

【组成】防风15g，赤茯苓15g，秦艽、麻黄、肉桂、当归、杏仁、葛根、黄芩各10g，甘草6g，生姜5片，大枣3个。

【功用】祛风通络，散寒除湿。

【主治】外感风湿，痹阻经络。肌肉关节疼痛游走不定，以大关节为主的风痹证。为开腠理祛风湿之平剂；为治疗风痹的代表方剂。

【用法】水煎服。

如圣金刀散（《外科正宗》）

【组成】枯矾、生白矾各45g，松香（净末）210g。

【功用】止血渗湿。

【主治】创伤出血。

【用法】共研极细粉，直接撒于患处。

如意金黄散（膏）（《外科正宗》）

【组成】大黄、姜黄、黄柏、白芷各25g，陈皮、苍术、南星、厚朴各10g，天花粉50g，共为细末，收贮瓷罐密封备用。

【功用】清热解毒，散结消肿，止痛。

【主治】跌打损伤，痈疽，气血壅滞，热毒聚结，红肿热痛。

【用法】酒或芝麻油、丝瓜叶汁、生姜汁、醋等调敷患处，随干随换。

红花樟脑酒

【组成】红花30g，樟脑10g，白酒或酒精1000mL，浸泡1～2周，滤渣备用。

【功用】活血通络。

【主治】卧床日久，涂擦按摩预防褥疮。

【用法】骶尾及骨突部，涂擦按摩。

花蕊石散（《太平惠民和剂局方》）

【组成】花蕊石60g，硫黄120g。

【功用】止血生新。

【主治】跌打损伤，死血瘀积患处，或创伤出血。

【用法】二味调匀，放入瓦罐煅制后研极细粉。用时撒在患处，也可黄酒调服，每次3g。

苏木煎

【组成】苏木、大力草、艾叶、伸筋草、鸡血藤各30g，卷柏、羌活、川牛膝各10g。

【功用】温经活血，舒筋利节。

【主治】损伤后期，筋内僵凝，关节伸屈不利。

【用法】水煎温洗或热敷患处。

苏金香蒌汤

【组成】苏木10g，三七4g，郁金10g，降香10g，枳壳10g，桔梗15g，栀子10g，全瓜蒌15g。

【功用】活血化瘀，宣肺，降气，化痰。

【主治】胸部损伤，呼吸不畅，咳吐痰血。

【用法】水煎服。

杞菊地黄汤（《医级》）

【组成】熟地黄、山茱萸、山药、泽泻、茯苓、牡丹皮、枸杞子、菊花。

【功用】滋肾养肝。

【主治】肝肾阴虚而致的两眼昏花，视物不明，或两眼干涩，头目眩晕，迎风流泪等，或颅脑损伤后遗上述症状者。

【用法】水煎服，也可制成丸剂服。

利湿消肿饮

【组成】苍术30g，黄柏、地龙、艾叶、独活各15g，红花10g。

【功用】温经活血，祛风除湿。

【主治】四肢关节肿胀积液。

【用法】水煎温洗。

利湿通淋汤

【组成】广藿香、佩兰、苏叶、萆薢各9g，陈皮、半夏、甘草各6g，茯苓、白术、益智仁各12g，金钱草30g。

【功用】健脾利湿，清热通淋。

【主治】尿路感染，湿热内蕴，胃纳呆滞，恶心呕吐等。

【用法】每日1剂，水煎服。

补中益气汤（《东垣全书》）

【组成】黄芪15g，党参15g，白术12g，陈皮3g，炙甘草5g，当归10g，升麻5g，柴胡5g。

【功用】补益中气。

【主治】伤后气血虚弱，中气不足。

【用法】水煎服。或为蜜丸，每次 10g。每日 2 ～ 3 次，开水冲服。

附：加味补中益气汤：上方加川续断、骨碎补、砂仁等，以增加补肝肾壮筋骨之功。用于损伤日久劳损性关节疼痛。

补气壮筋汤

【组成】黄芪 30g，熟首乌 30g，川续断、白芍各 12g，五加皮、威灵仙、白附子各 10g，川芎 6g，淫羊藿 20g。

【功用】益气血，补肝肾，壮筋骨。

【主治】习惯性脱位。

【用法】每日 1 剂，水煎分 2 次服。

补血解毒汤

【组成】黄芪 30g，当归 10g，阿胶、丹参各 15g，金银花、蒲公英各 20g，陈皮 10g，甘草 6g。

【功用】益气补血，解毒。

【主治】开放损伤，失血较多，面黄无华。

【用法】水煎服，每日 1 剂。

补阳还五汤（《医林改错》）

【组成】黄芪 120g，当归 6g，赤芍 5g，地龙、川芎、桃仁、红花各 3g。

【功用】益气活血，通经活络。

【主治】气虚血滞而致半身不遂，口眼歪斜，以及头部、脑髓或脊椎督脉受损而致的截瘫后期。

【用法】水煎服。

补肾止痛散

【组成】当归 12g，川续断 15g，杜仲 12g，小茴香 6g，青盐 6g，补骨脂、骨碎补、枳壳、陈皮、大黄（酒制）各 10g，广木香 5g。

【功用】行气活血，补肾止痛。

【主治】胸腰闪扭，呼吸掣引作痛。

【用法】共为细末，每次 3g，开水冲服。或作汤剂水煎服。

补肾壮筋汤（《伤科补要》）

【组成】熟地黄 15g，杜仲 10g，山茱萸 6g，白芍 10g，当归 8g，茯苓 10g，青皮 8g，五加皮 10g，牛膝 10g，川续断 10g。

【功用】滋肾养血，强筋壮骨。

【主治】肾肝不足之习惯性关节脱位，可加枸杞子 12g、龟甲 15g、鹿角胶 10g。气虚者还可加党参 12g、黄芪 15g，用于伤后肾虚体弱之关节脱位及骨折恢复期。

【用法】水煎服。

补肾活血汤

【组成】当归、没药、独活、肉苁蓉、山茱萸、杜仲、枸杞子各3g，红花2g，补骨脂、熟地黄、菟丝子各10g。

【功用】补肾活血，祛风止痛。

【主治】腰膝酸软之肾虚腰痛而有瘀血者。

【用法】水煎服。

补肾益气壮骨丸

【组成】黄芪、人参、当归、熟地黄、枸杞子、鹿茸、川续断、骨碎补、土鳖虫、三七、陈皮、甘草。

【功用】补肾壮骨，益气活血。

【主治】骨折后期，愈合迟缓。

【用法】共为细末，炼蜜为丸，每丸10g。每次服1丸，每日2～3次。

补肾通淋汤

【组成】当归、狗脊、枸杞子各12g，菟丝子、金樱子、贯众炭、夜交藤、夏枯草、车前草各15g，金银花、赤小豆各3g，连翘9g。

【功用】滋补肝肾，清热通淋。

【主治】创伤性截瘫，尿路感染，头晕，腰痛，五心烦热，失眠，脉细数等。

【用法】每日1剂，水煎服。

附子汤（《伤寒论》）

【组成】附子、人参、茯苓、白术、白芍。

【功用】温阳祛寒，化湿止痛。

【主治】寒湿痹症，身体疼痛，骨节烦痛，肢冷恶寒，脉沉迟。

【用法】水煎温服。

陀僧膏（《伤科补要》）

【组成】乳香、没药各15g，密陀僧（研末）600g，赤芍、当归、赤石脂（研末）各60g，苦参120g，百草霜60g，银黝（银硝）30g，桐油1000g，香油500g，儿茶15g，血竭15g，大黄250g。先将当归、赤芍、苦参、大黄入油加热熬枯去渣过滤后，熬至滴水不散，再下密陀僧粉。熬至滴水成珠，下百草霜粉。然后将其余药为粉下入搅匀后，入凉水去火毒后收膏备用。

【功用】清热解毒，散瘀止血，止痛止痒。

【主治】一切疮疡、出血。

【用法】用时烘软贴患处。

八至九画

拔毒生肌散

【组成】冰片30g，红升丹、轻粉、龙骨、炉甘石、黄丹各72g，煅石膏600g，白蜡15g。

【功用】拔毒生肌。

【主治】各种疮面脓液较多者。

【用法】研极细末，用时撒于疮面。

肾着汤（《金匮要略》）

【组成】干姜、白术、茯苓、甘草。

【功用】温阳健脾，利湿。

【主治】寒湿腰疼，冷重沉着，如带五千钱，可加小茴香、独活、黑狗脊，增加温肾祛风之功。

【用法】水煎服。

知柏地黄丸（《医宗金鉴》）

【组成】熟地黄24g，山药12g，茯苓9g，泽泻9g，山茱萸12g，牡丹皮9g，知母10g，黄柏10g。

【功用】滋阴降火，清热除烦。

【主治】阴虚火旺而致的骨蒸劳热，虚烦盗汗，腰脊酸痛，遗精等。

【用法】共为细粉，炼蜜为丸，每丸10g。每次1丸，每日2～3次，温开水冲服，也可作汤剂煎服。

附：加味知柏地黄丸：即上方加川续断12g，骨碎补12g，锁阳12g，煅龙骨10g，煅牡蛎10g，以增加涩精、强壮筋骨之功。

和营止疼汤（《伤科补要》）

【组成】赤芍、乌药各10g，川续断12g，川芎、陈皮、苏木、桃仁、乳香、没药、木通、甘草各60g，当归10g。

【功用】活血理气，祛瘀生新，通经止痛。

【主治】跌打损伤，瘀肿疼痛。

【用法】每日1剂，水煎服。

金枪铁扇散

【组成】乳香、没药、象皮、沉香各10g，明矾、炉甘石、降香、黄柏、血竭各5g。

【功用】活血止痛，收敛止血，拔毒生肌。

【主治】各种创伤，溃疡，疼痛出血。

【用法】共研极细末，直接撒于创面或溃疡面。

金匮肾气汤（《金匮要略》）

【组成】熟地黄 25g，山药 12g，山茱萸 12g，茯苓 10g，牡丹皮 10g，泽泻 10g，附子 10g，肉桂 3g。

【功用】温阳补肾。

【主治】损伤日久，或骨病行手术、化疗、放疗后，腰酸肢冷畏寒等，肾阳亏损者。

【用法】水煎服，或作蜜丸。每次 10g，每日 2～3 次。

金黄散（膏）（《医宗金鉴》）

【组成】大黄、黄柏、姜黄、白芷各 25g，天南星、陈皮、苍术、厚朴、甘草各 5g，天花粉 50g。

【功用】清热解毒，散瘀消肿。

【主治】损伤肿痛，瘀血化热，红肿热痛。

【用法】共为细末，用酒、香油、蜂蜜、菊花、银花露、丝瓜叶或生葱等捣汁调敷。

金锁固精丸《医方集解》

【组成】沙苑蒺藜（炒）、芡实（蒸）、莲须各 60g，煅龙骨 30g，煅牡蛎 30g。

【功用】固肾涩精。

【主治】肾虚不固，夜梦遗精。

【用法】共为细粉，用莲子粉糊为丸。每次服 9g，每日服 2～3 次，空腹淡盐水冲服。也可加莲子肉水煎服，用量按比例酌减。

狗皮膏（成药）

【组成】（略）

【功用】温经通络，舒筋活血，散寒止痛。

【主治】陈伤筋骨酸痛，风寒湿痹。

【用法】贴患处。

泽兰地龙汤

【组成】当归 12g，泽兰 12g，地龙 12g，苏木 10g，桃仁 12g，红花 10g，香附 12g，大黄 12g，芒硝 12g，广木香 6g，甘草 6g。

【功用】攻下逐瘀，行气通经。

【主治】腰椎骨折、脱位，腹胀，二便不通，下肢不用。

【用法】水煎滤滓后下芒硝温服，以稀便数次为度。

泽兰汤（《疡医大全》）

【组成】泽兰、当归、牡丹皮各 9g，赤芍、青木香、桃仁各 6g，红花 3g。

【功用】活血理气，消肿通便。

【主治】跌打损伤，瘀血停积，大便秘结。

【用法】每日1剂，水煎服。孕妇慎用。

治痿方（一）

【组成】当归、柴胡、黄芩、赤芍、枳壳、厚朴、芒硝、木通各10g，红花3g，桃仁5g，甘草2g，大黄10g。

【功用】活血祛瘀，通利二便。

【主治】脊椎骨折合并截瘫，初期腹胀，大便干结、小便不通。

【用法】水煎服。

治痿方（二）

【组成】当归、黄芩、羌活、独活、防风、厚朴、木瓜、木通、车前子各10g，川牛膝6g，红花3g，穿山甲12g，甘草2g。

【功用】活血舒筋，通经利水。

【主治】脊椎骨折合并截瘫，小便不通。

【用法】水煎服。

治痿方（三）

【组成】当归、柴胡、白芍、茯苓、羌活、木瓜、僵蚕、地龙、防风各10g，甘草2g。

【功用】舒肝活血，通经。

【主治】脊椎骨折，痉挛性瘫痪。

【用法】水煎服。

参龙接骨丸

【组成】丹参20g，川续断10g，地龙10g，骨碎补10g，陈皮4g，桂枝4g，乳香1g，没药1g。

【功用】活血止痛，接骨续筋。

【主治】创伤骨折中期，肿痛消而未尽者。

【用法】共为细粉，水为丸，黄豆大。每次服6g，每日2次，开水冲服。

参芪汤

【组成】人参、黄芪。

【功用】大补元气。

【主治】失血过多，冷汗，脉虚大，元气欲脱者。

【用法】水煎服。

参芪解毒汤

【组成】人参15g，黄芪30g，金银花30g，蒲公英20g，三七5g，陈皮10g，茯苓

12g，甘草 6g。

【功用】益气解毒。

【主治】开放性损伤，面色无华，倦怠无力，脉细弱。

【用法】水煎服，每日 1 剂。

参附汤（《世医得效方》）

【组成】人参 15g，制附子 10g。

【功用】益气，回阳，救逆。

【主治】损伤严重，气血将脱，四肢厥冷，冷汗气短，脉微细。

【用法】文火浓煎，频服。

珍珠粉（《张氏医通》）

【组成】珍珠粉 3g，炉甘石 240g，琥珀 2g，煅龙骨、煅赤石脂各 1.2g，钟乳石（甘草汤煮）1.8g，朱砂、象皮各 1.5g，血竭 0.6g。

【功用】生肌长肉。

【主治】疮疡肌肉不生。

【用法】共研极细粉，每次用药 3g，加冰片 0.6g。用时直接撒于疮面。

香砂六君子汤（《正体类要》）

【组成】人参、白术、茯苓、甘草、陈皮、半夏、香附、砂仁、藿香。

【功用】益气健脾，和中养胃。

【主治】损伤后期，或痈疽、骨病日久，中气虚弱，湿留气滞，呕恶少食等症。

【用法】水煎服。

复元活血汤（《医学发明》）

【组成】柴胡 15g，天花粉 10g，当归 10g，红花 6g，穿山甲 10g，酒浸大黄 30g，桃仁（酒炙）12g。

【功用】活血祛瘀，通下止痛。

【主治】跌打损伤，瘀血停积胁下，胸肋胀痛难忍者。

【用法】每日 1 剂，水煎分 2 次服。若第 1 次服后大便通利，痛减者，即停服；若服后 6 小时，仍未泻下者，再服第 2 次，以利为度。

附：加味复元活血汤：当归 10g，柴胡 12g，天花粉 10g，穿山甲 10g，桃仁 10g，红花 10g，大黄 15g，广木香 6g，酒香附 12g，枳壳 10g，甘草 6g。即上方减少大黄用量，增加行气类药，以助祛瘀止痛。

复元通气散（《正体类要》）

【组成】广木香、小茴香、青皮、穿山甲、陈皮、白芷、漏芦、贝母、甘草。

【功用】通经散结，行气止痛。

【主治】跌仆胸胁胀痛，走窜弥散，痛无定处，时痛时止，时轻时重，呼吸、咳嗽、身体转侧痛增。

【用法】共为细末，每服 3 ～ 6g，温酒调下。

顺气活血汤（《伤科大成》）

【组成】苏梗、厚朴、枳壳、当归、桃仁、赤芍、苏木、香附各 10g，红花 5g，砂仁、广木香各 6g。

【功用】行气活血，祛瘀止痛。

【主治】胸胁损伤，气滞胀满作痛。

【用法】每日 1 剂，水煎服。

独参汤（《景岳全书》）

【组成】人参。

【功用】大补元气。

【主治】大量出血，有气随血脱之势者。

【用法】浓煎频服。

独活寄生汤（《备急千金要方》）

【组成】独活、防风、川芎、川牛膝各 6g，秦艽、杜仲、当归、茯苓各 12g，桑寄生 18g，党参 12g，熟地黄 15g，白芍 10g，细辛 3g，肉桂 2g，甘草 3g。

【功用】补气血，滋肝肾，祛风湿，止痹痛。

【主治】腰脊损伤后期，气血虚弱，肝肾不足，风湿痹痛及腿足伸屈不利者。

【用法】水煎服。也可水煎外洗患肢。

宣痹汤（《温病条辨》）

【组成】防己、杏仁、滑石各 15g，连翘、栀子、半夏、晚蚕砂、赤小豆各 10g，薏苡仁 15g。

【功用】清热利湿，宣通经络。

【主治】湿热痹症，骨节烦痛，小便短赤。

【用法】水煎服。

养血止痛丸

【组成】略

【功用】活血行气，温经通络，消肿止痛。

【主治】损伤中期或骨折愈合后，肢体疼痛、肿胀，关节不利，劳损退化性关节疼痛。

【用法】共为细粉，水为丸如黄豆大。每次服 6g，每日 2 次。温开水冲服。

洪宝丹（又名金丹、四黄散、丁金，《证治准绳》）

【组成】姜黄、白芷各 30g，天花粉 90g，赤芍 60g。

【功用】活血散结，消肿止痛。

【主治】跌打皮肉破损或痈肿，气血郁滞肿痛，肉硬不消。

【用法】共为细末，一般可用茶酒汤调敷患处。若病势大热，可用热茶调敷，如证稍温用酒调敷。如用以撮脓，可用三分姜汁、七分茶调敷。

活血止疼汤（《伤科大成》）

【组成】当归、川芎、乳香、苏木、红花、没药、土鳖虫、三七、赤芍、陈皮、落得打、紫荆藤。

【功用】活血止痛。

【主治】跌打损伤，肿胀疼痛。

【用法】每日1剂，水煎服。

活血止痛膏

【组成】方药同接骨止痛膏。唯每30g膏药加入展筋丹3g，摊制后备用。

【功用】活血续筋，祛风止痛。

【主治】闪扭筋伤或关节脱位。

【用法】外贴伤部。

活血伸筋汤

【组成】伸筋草、大力草各30g，卷柏、红花、钩藤、艾叶、羌活、独活、花椒、川牛膝、木瓜各15g。

【功用】温经活血，祛风舒筋，利节止痛。

【主治】损伤后期，筋肉拘挛，关节不利。

【用法】水煎熏洗，每日2次，每次半小时。

活血灵汤

【组成】当归尾15g，川续断15g，威灵仙12g，红花10g。

【功用】活血通经，消肿止痛。

【主治】跌打损伤中期，局部肿痛青紫者。

【用法】水煎服。

活血养骨汤

【组成】当归、延胡索、陈皮、郁金、白芷、肉桂、筋骨草各10g，独活15g，川续断15g，骨碎补15g，黑狗脊15g，怀牛膝6g。

【功用】补肝肾，壮筋骨，活血除风止痛。

【主治】股骨头骨骺无菌性坏死。气血凝滞者加土鳖虫、血竭；夹寒湿者加苍术、威灵仙；病久体虚者加黄芪、白术、紫河车。

【用法】上药可为汤剂，水煎服。也可为蜜丸，每丸10g。每次1丸，每日3次。并可加乳香、没药各6g，为粉，白酒调敷患部。

活血舒肝汤

【组成】当归 12g，柴胡 10g，黄芩 10g，赤芍 12g，红花 10g，桃仁 10g，枳壳 10g，陈皮 10g，厚朴 10g，大黄 10g，槟榔 10g，甘草 5g。

【功用】疏肝理气，活血祛瘀。

【主治】损伤初期，肿胀严重，腹胀，大便不通。

【用法】每日 1 剂，水煎服，以稀便数次为度。

附：加味活血舒肝汤：即上方加芒硝 12g，适于大便不通而干燥者，可增强祛瘀通下功用。

活血通气散

【组成】当归、丹参、川芎、香附、青皮、枳壳、延胡索、广木香、小茴香。

【功用】行气活血，止痛。

【主治】跌打损伤，经初期通下后，大便通而腹仍胀而不舒者。

【用法】共为细末，每次 3 ～ 6g，每日 2 次，开水冲服。也可作汤剂服。

活血接骨续筋汤

【组成】当归 12g，白芍 12g，红花 6g，生地黄 15g，土鳖虫 6g，川续断 12g，骨碎补 12g，乳香 6g，没药 6g。

【功用】活血止痛，接骨续筋。

【主治】创伤骨折中、后期，骨折未愈合者。

【用法】水煎服，每日 1 剂。

活血清心解痉汤

【组成】赤芍 15g，生地黄 12g，栀子 10g，石菖蒲 6g，钩藤 10g，天麻 10g，全蝎 3g，蜈蚣 5 条，羚羊角 1g，三七 4g，麝香 0.5g。

【功用】活血通窍，清热解痉。

【主治】头颅损伤，神志不清，抽搐。

【用法】前八味水煎，后三味为细粉，冲服。

活血散

【组成】羌活、独活、川芎、乳香、没药、香附、自然铜、血竭、川续断、豹骨、穿山甲、木瓜各 15g，厚朴 9g，紫荆皮 24g，当归 24g，川乌 3g，草乌 3g，麝香 1.5g，小茴香 9g，广木香 6g，肉桂 6g，白芷 3g，贝母 9g。

【功用】行气活血，祛风散寒，止痛。

【主治】损伤日久，寒湿邪侵，气血凝滞。

【用法】共为细末，热酒调敷。

活营通气散（《伤科补要》）

【组成】当归 15g，丹参 15g，香附 12g，川芎 10g，延胡索 10g，青皮 10g，郁金

10g，半夏 10g，广木香 10g，小茴香 10g。

【功用】行气，活营，止痛。

【主治】躯干内伤，胸脘、腰腹闷胀不舒，呼吸不利，或伤后肢体胀痛，痛无定处。

【用法】共为细末，每次 3 ～ 6g，每日 2 次，开水冲服。也可用作汤剂服。

神效黄芪汤（李东垣方）

【组成】人参、黄芪、白芍、蔓荆子、甘草。

【功用】益气和营，疏散风邪。

【主治】劳伤气虚，颈项、肩背疼痛，掣引上肢，麻木、疼痛甚可加桂枝、姜黄、葛根、羌活，以增强温经和营、疏泄祛风之功。

【用法】水煎服。

速效消肿膏

【组成】大黄 20g，白芷、红花、苏木、姜黄、肉桂各 15g，乳香 10g，没药 10g，冰片 3g。

【功用】活血祛瘀，消肿止痛。

【主治】损伤初期，肿痛严重。

【用法】共为细末，醋调外敷，随干随换。

逐瘀护心散

【组成】三七、乳香、没药、琥珀各 10g，朱砂 5g，麝香 0.5g。

【功用】活血祛瘀，安神，通窍。

【主治】头颅损伤，神志不清，躁动不安。

【用法】共研细粉，每次 3 ～ 5g，黄酒或开水冲服。

十画以上

骨炎汤

【组成】丹参 15g，紫花地丁 30g，玄参 15g，猪苓 15g，甘草 6g。

【功用】活血消肿，清热解毒。

【主治】骨髓炎肿胀严重者。

【用法】水煎服，每日 1 剂。

祛风散寒酒

【组成】麻黄、桂枝、羌活、独活、地龙、红花各 15g，细辛、川乌、草乌各 10g，白酒或酒精 1000mL。

上药浸泡于酒中 2 ～ 4 周，滤渣备用。

【功用】温经活血，祛风散寒。

【主治】风湿痹痛，或损伤后期风寒邪侵。

【用法】用纱布垫蘸药酒灯烤热敷。

祛瘀消肿膏

【组成】血竭、乳香、没药各9g，儿茶6g，延胡索12g，花椒6g，麝香、冰片各1.5g，赤小豆、地龙各30g。

【功用】活血消肿，止痛。

【主治】损伤初期，瘀肿疼痛。

【用法】共为细粉，饴糖或蜂蜜调敷患处。

祛瘀清肝汤

【组成】丹参20g，赤芍15g，川芎10g，石菖蒲6g，竹茹6g，姜半夏10g，陈皮10g，车前子12g，天麻10g，钩藤10g，柴胡10g，黄芩10g。

【功用】活血清肝，化痰宣窍。

【主治】颅脑损伤，头晕头痛，恶心呕吐，烦躁不眠或嗜睡。

【用法】水煎一小碗，多次频服。

祛瘀解热汤

【组成】当归、赤芍、生地黄、红花、柴胡、黄芪、牡丹皮、枳壳、桔梗、连翘、川贝母、甘草。

【功用】活血祛瘀，清肺解热，宽胸理气。

【主治】高位截瘫，胸闷气短，咳痰无力，身热无汗等。

【用法】每日1剂，水煎服。

桂枝芍药知母汤（《金匮要略》）

【组成】桂枝、芍药、知母、甘草、麻黄、白术、防风、制附子、生姜。

【功用】温经和营，除风止痹。

【主治】风寒湿痹，肢节酸痛、肿大、灼热。

【用法】水煎服。

桃仁承气汤（《伤寒论》）

【组成】桃仁12g，芒硝6g，大黄12g，桂枝6g，炙甘草6g。

【功用】攻下祛瘀。

【主治】跌打损伤，腹满胀痛，大便不通者。

【用法】水煎滤渣后，下芒硝微沸后，空腹温服。

桃红四物汤（《医宗金鉴》）

【组成】当归、川芎、生地黄、白芍、桃仁、红花。

【功用】活血祛瘀。

【主治】跌打损伤，瘀血肿痛。

【用法】水煎服。

附：加味桃红四物汤：前方加广木香、莱菔子，增强行气除胀之功。

桃花散（《外科正宗》）

【组成】白石灰6g，大黄1g。

【功用】止血。

【主治】创伤出血。

【用法】先将大黄煎汁泼入白石灰为末，再炒使石灰变红色为度，研成细粉。用时直接撒于患处，纱布加压包扎。

柴胡疏肝散（《景岳全书》）

【组成】柴胡12g，白芍15g，枳壳10g，川芎10g，香附12g，甘草6g，陈皮10g。

【功用】疏肝理气，止痛。

【主治】胸胁损伤，呼吸牵掣疼痛。

【用法】水煎服。

附：加味柴胡疏肝散：上方加丹参15g，郁金10g，广木香5g，以增加活血行气解郁功能，用于胸胁部损伤兼有血瘀者。

逍遥散

【组成】当归、柴胡、白芍、白术、茯苓、薄荷、甘草、煨姜。

【功用】疏肝解郁，健脾和胃。

【主治】肝郁胁痛，月经不调。

【用法】水煎服，每日1剂。

透骨草煎

【组成】透骨草、苏木各30g，海桐皮、独活、防风、花椒各15g，羌活、荆芥、白鲜皮、五加皮、青风藤各12g，红花、乳香、没药各10g。

【功用】通经活络，利节止痛。

【主治】损伤后期，筋肉僵凝，关节强硬疼痛。

【用法】水煎温洗，每日2～3次，每次半小时。

健步虎潜丸（《伤科补要》）

【组成】当归、白芍、人参、羌活、白术、生姜各30g，何首乌、锁阳、牛膝、熟地黄、虎骨、鹿角胶、黑杜仲、威灵仙各60g，附子45g，黄连15g。

【功用】补肾养肝，温阳祛风。

【主治】肝肾不足，风邪外侵，腰膝酸软，步履艰难者。

【用法】共为细末，炼蜜为丸，每丸10g。每次1丸，每日2～3次。

脑震荡散

【组成】落得打、三七、天麻、川芎各30g，石菖蒲、木瓜、钩藤各15g，白芷9g。

【功用】镇惊止痛。

【主治】脑髓震荡，眩晕头痛。

【用法】上药共为细末，每日3次，每次2～3g，开水冲服。

益气补肾汤

【组成】黄芪20g，熟地黄15g，山药12g，枸杞子12g，山茱萸12g，菟丝子12g，鹿角胶10g，甘草10g，肉桂5g，附子6g。

【功用】滋肾填精，温阳益气。

【主治】损伤日久，肾虚气亏，或骨肿瘤手术、化疗、放疗后，肝肾虚损，正气不振，体弱倦怠，腰膝酸软，肢冷畏寒等。

【用法】水煎服，每日1剂。

益气固肾汤

【组成】黄芪、熟地黄、补骨脂、肉桂、附子、枸杞子、益智仁、甘草。

【功用】益气，培补肾阳。

【主治】神疲乏力，舌淡，多汗，自利清长。

【用法】水煎服。

益气养荣汤（《景岳全书》）

【组成】当归、熟地黄、川芎、白芍、人参、茯苓、黄芪、附子、贝母、陈皮各3g，白术6g，桔梗、柴胡、甘草各2g。

【功用】补气益血，托里长肉。

【主治】褥疮三期，肉芽灰黯，脓水清稀，畏寒肢凉。

【用法】每日1剂，水煎服。

益气除风汤

【组成】黄芪20g，当归、白芍、白附子、威灵仙、钩藤各10g，制首乌30g，白芷6g，甘草3g。

【功用】益气养血，除风活络。

【主治】下颌关节僵硬，疼痛，弹响。

【用法】每日1剂，水煎分2次服。

益气强筋饮

【组成】黄芪30g，党参20g，白术30g，当归10g，五爪龙12g，川续断20g，陈皮6g。

【功用】益气健脾，强筋。

【主治】肌肉痿软，四肢懈怠无力，甚或坐卧步履艰难，进行性肌无力等。

【用法】水煎服。

消下破血汤（《伤科补要》）

【组成】当归、生地黄、赤芍、川芎、桃仁、红花、苏木、五灵脂、柴胡、黄芩、栀子、木通、泽兰、枳实、川牛膝、大黄。

【功用】通下祛瘀，疏肝止痛。

【主治】跌打损伤，腹满胀痛，二便不通。

【用法】水煎服。

消肿止疼膏

【组成】姜黄15g，羌活、白芷、栀子各12g，乳香、没药各10g。

【功用】活血，止痛，祛风。

【主治】劳伤筋骨疼痛，腱鞘炎等。

【用法】共为细末，酒、醋调外敷患处。

消肿化瘀膏

【组成】当归、赤芍、生地黄、延胡索、血竭、乳香、红花、大黄、姜黄、鳖甲、茄根、红曲、赤小豆各等分。

【功用】活血祛瘀，消肿止痛。

【主治】损伤初期，肿胀疼痛。

【用法】共为细粉，醋调外敷患处。

消肿活血散

【组成】苏木10g，红花6g，羌活10g，丹参15g，威灵仙16g，乳香、没药各6g，五加皮15g。

【功用】活血祛瘀，舒筋止痛。

【主治】损伤中期，肿胀未消，筋肉僵凝疼痛。

【用法】共为细粉，醋调外敷。

消肿膏

【组成】五灵脂500g，穿山甲150g，红花、栀子、乳香、没药、大黄、桃仁、合欢皮、血竭各100g，冰片10g。

【功用】活血化瘀，消肿止痛，舒筋散结。

【主治】跌打损伤，红肿热痛。

【用法】共为细粉，蜂蜜调敷患处。

消瘀止疼膏

【组成】木瓜、蒲公英各60g，大黄15g，栀子、土鳖虫、乳香、没药各30g。

【功用】祛瘀消肿，止痛。

【主治】损伤初期，肿胀疼痛剧烈。

【用法】共为细粉，蜂蜜或醋调敷患处。

海桐皮汤（《医宗金鉴》）

【组成】海桐皮、透骨草、乳香、没药各6g，当归5g，花椒10g，川芎、红花、威灵仙、白芷、防风、甘草各3g。

【功用】温经活血，祛风止痛。

【主治】损伤后期，夹风寒湿邪，肢节麻木，困痛。

【用法】水煎温洗，每日2～3次，每次半小时。

调中活血汤

【组成】当归、赤芍、乌药、枳壳、川芎、香附、陈皮、广木香、生地黄、何首乌、肉桂、柴胡、羌活、独活、甘草。

【功用】行气活血，通络舒筋。

【主治】损伤中期，胸腹满胀，伤部肿痛未尽，筋肉窜痛。

【用法】水煎服。

调中益气汤（《脾胃论》）

【组成】黄芪、党参、甘草、陈皮、升麻、柴胡、苍术、广木香。

【功用】益气升阳，燥湿健脾。

【主治】中气虚弱，湿困脾胃，倦怠乏力。

【用法】水煎服，每日1剂。

展筋丹

【组成】人参、珍珠、琥珀、当归、乳香、没药、血竭、麝香、牛黄。

【功用】活血止痛。

【主治】筋伤疼痛，或损伤后期关节活动不利。

【用法】上药如法炮制，共研极细粉，收贮密封备用，置放阴凉处，用时直接揉摩患处，或撒于膏药上贴患处。

展筋酊

即展筋丹方制成酊剂，用时涂擦患处。

通经活络汤

【组成】黄芪30g，当归、防风、柴胡、秦艽、茯苓、丝瓜络、威灵仙、川续断各10g，川芎5g，白芍15g，莪术6～10g，商陆6g，五加皮12g。

【功用】益气活血，通经活络。

【主治】老人桡骨远端骨折，后期手指僵硬发亮，有时发烧出汗。

【用法】每日1剂，水煎分2次服。

通络舒筋汤

【组成】柴胡、当归、白芍、白术、茯苓、陈皮、丹参、五灵脂、羌活、甘草。

【功用】活血舒筋，通经活络。

【主治】损伤中期，肿痛减而未尽者。

【用法】水煎服。

通窍活血汤（《医林改错》）

【组成】赤芍 3g，川芎 3g，桃仁、红花、生姜各 9g，老葱 3 根，大枣 7 枚，麝香 0.15g（冲），黄酒 250mL。

【功用】活血通窍。

【主治】头面部损伤，瘀血肿胀，头痛昏晕，或颅脑损伤。

【用法】加入黄酒，水煎服。

附：加减通窍活血汤：赤芍 15g，川芎 10g，红花 10g，石菖蒲 6g，桃仁 10g，葱白 3 寸，黄酒 200mL，三七 3g，琥珀 3g，麝香 0.5g（后三味为粉冲服）。即原方加大活血通窍药用量，减去生姜、大枣，以增强祛瘀通窍功用。

理中丸（《伤寒论》）

【组成】人参、白术、干姜、甘草。

【功用】温中健脾，祛寒。

【主治】脾胃虚寒，腹痛，呕吐，便溏。

【用法】共为细末，炼蜜为丸，每丸 10g。每次 1 丸，每日 2 ～ 3 次；或作汤剂，水煎服，每日 1 剂。

附：加味理中汤：即上方加土鳖虫 6g、三棱 10g、莪术 10g 等逐瘀破癥药，用于骨肿瘤有脾胃阳虚者。

接骨止痛膏

【组成】当归 60g，生地黄、大黄、连翘各 120g，羌活 90g，白芷、赤芍，独活各 60g，甘草 30g，芝麻油 5000mL。

【功用】活血止痛，祛风除湿，接骨续筋。

【主治】创伤骨折，筋伤，劳损性疼痛。

【用法】先将油与药放锅中加热熬炼，等药炸枯后除渣滤清后，熬至滴水成珠，加入炒黄丹［量根据气候情况增加，有秋七夏八冬四两之说（16 两秤）］，搅匀成膏，一般黄丹与香油之比，为每公斤油下黄丹 240 ～ 360g。用时取膏药 30g，熔化后加入外用接骨丹 3g，摊制后备用。临用时加热变软后，贴敷患处。

黄半膏

【组成】黄柏 30g，生半夏 15g。

【功用】散热消肿止痛。

【主治】创伤初期，肿胀疼痛。

【用法】为粉，醋调外敷患处。

黄伏辰砂汤

【组成】大黄、茯苓、金箔、辰砂、木瓜、扁豆、广木香、黄连（姜炒）、大茴香。

【功用】清心泻火，安神。

【主治】损伤肝胃郁热，口苦咽干，苔黄，或老人伤后，闭目信口往事，有似谵语。

【用法】水煎，金箔、辰砂为粉冲服。

黄连解毒汤（《外台秘要》）

【组成】黄连、黄芩、黄柏、栀子。

【功用】清化湿热，泻火解毒。

【主治】一切热毒，高热谵狂，发斑发黄，疔疮走黄。

【用法】水煎服。

黄芪桂枝五物汤（《金匮要略》）

【组成】黄芪、白芍、桂枝、生姜、大枣。

【功用】益气温经。

【主治】用于血痹引起的肌肤麻木不仁。也可用本方加减，治疗脊椎骨折、督脉损伤而引起的截瘫。软瘫者加川续断、骨碎补，丹参、五加皮、地龙；硬瘫者加全蝎、蜈蚣、僵蚕；小便失禁者，加益智仁、乌药、桑螵蛸；小便稠黄者加萆薢、金钱草、栀子、木通；大便秘结者，加肉苁蓉、火麻仁。

【用法】水煎服。

黄芪益气汤（《医宗金鉴》）

【组成】黄芪 15g，白术 10g，甘草 6g，人参 5g，升麻 4g，柴胡 4g，当归 5g，红花 6g，黄柏 4g，陈皮 6g。

【功用】补中益气，和血泄热。

【主治】损伤后期中气虚弱，复感外邪，肌肤麻木疼痛。可加独活、羌活、防风、川牛膝各 10g，以增祛风邪之功。

【用法】水煎服。

黄前速效消肿膏

【组成】大黄 30g，车前草 20g（鲜用 100g），牡丹皮 15g，三七 10g，白芷 10g，黄连 10g，樟脑 10g。

【功用】清热解毒，活血消肿。

【主治】附骨疽初起，红肿热痛。

【用法】共为细末，以鲜车前草捣匀醋调外敷患处，随干随换。

麻桂温经汤（《伤科补要》）

【组成】麻黄、桂枝、白芷、桃仁、红花、赤芍、细辛。

【功用】温经散寒，活血通络。

【主治】伤后瘀血留滞，复感风寒湿邪之痛痹证。可加羌活、防风增祛风之功。

【用法】水煎服。

清上瘀血汤（《医宗金鉴》）

【组成】当归、川芎、赤芍、红花、桃仁、苏木、羌活、独活、栀子、桔梗、枳壳、连翘、大黄、生地黄、黄芩、甘草。

【功用】活血祛瘀，清热除烦。

【主治】胸部损伤，闷痛，烦热，咯血，吐血等。

【用法】水煎加老酒和服。

清肺凉血汤

【组成】生地黄20g，赤芍15g，生诃子肉10g，瓜蒌仁10g，栀子10g，青黛10g，鲜藕30g，川贝母6g，地锦草15g，小茴香6g，三七4g，甘草6g。

【功用】清肺，凉血止血。

【主治】胸部损伤，咳吐痰血。

【用法】水煎服。

清热宣痹汤

【组成】生石膏30g，知母10g，甘草5g，桂枝10g，防己15g，忍冬藤30g，天花粉30g，威灵仙30g，豨莶草15g，黄柏12g。

【功用】清热宣痹，除风胜湿。

【主治】热痹型风湿性关节炎的急性期。

【用法】先下生石膏煎半小时后，再下余药同煎，热服，每日1剂。

清营汤（《温病条辨》）

【组成】犀角（磨粉）2g，丹参12g，黄连5g，生地黄15g，麦冬10g，金银花12g，连翘10g，竹叶心5g。

【功用】清营透热，养阴活血。

【主治】适于附骨疽或创伤感染后，邪入营血，身热夜甚，或高热不退，口渴，舌绛而干，或时有谵语，神昏，斑疹隐隐，脉细数。

【用法】水煎服。犀角先浓煎，或用煎好药水冲服。

宿伤拈痛汤

【组成】当归、白芍、羌活、独活、姜黄、穿山甲、乳香、没药、柴胡、防风、茯苓、川乌、草乌各10g，红花、陈皮各6g，肉桂、广木香各5g，制马钱子1g。

【功用】温经祛寒，活血通络，祛风止痛。

【主治】宿伤留郁，复感外邪作痛。

【用法】水煎服。

续骨和血汤

【组成】当归、赤芍、生地、红花、土鳖虫、川续断、骨碎补、自然铜（煅）、落得打、乳香、没药。

【功用】祛瘀止痛，接骨续筋。

【主治】跌打损伤，骨折肿胀。

【用法】水煎服，每日 1 剂。

葱姜醋炒麸子热敷方

【组成】大葱、生姜各 120g，小麦麸子 2000g，陈醋 250mL。

【功用】温经散寒。

【主治】损伤后期，风寒侵袭，肢节麻木，疼痛。

【用法】将葱、姜切碎与麸子搅拌加醋炒热后，分装两布袋，交替热敷患处。

葶苏贝覆汤

【组成】葶苈子 15g，大枣 15 枚，黄芩 10g，苏木 10g，三七 4g，川贝母 10g，小茴香 10g，香附 12g，旋覆花 12g。

【功用】行气化瘀，散结逐饮，宣降肺气。

【主治】胸部损伤，肋骨骨折，血瘀胸中，胸胁满闷，呼吸困难，张口抬肩，痰声辘辘，咳吐痰血。

【用法】水煎服。下黑稀便为度。

硝花木香汤

【组成】芒硝 20 ～ 30g，红花 10g，广木香 10g。

【功用】行气，逐瘀，通便。

【主治】腰脊损伤，骨折脱位，合并截瘫，腹胀满，大便干结多日不下。

【用法】水煎木香、红花，滤渣后，下芒硝顿服，以稀便为度。若临时急用也可用陈皮易木香，泡开水 300mL 顿服。

紫雪丹（《太平惠民和剂局方》）

【组成】生石膏、寒水石、滑石、磁石、玄参、升麻、甘草、芒硝、硝石、丁香、朱砂、广木香、麝香、犀角、羚羊角、黄金、沉香。

【功用】清热解毒，宣窍镇痉。

【主治】高热烦躁，神昏谵语，发斑发黄，疮疡内陷，疔毒走黄及药物性皮炎等症，或颅脑损伤后，高热神昏。

【用法】剂量及制法，详见《医方集解》。每次服 1 ～ 2g，重症可每次服 3g，每日 1 ～ 3 次，温开水冲服。

舒筋活血汤

【组成】当归、川芎、赤芍、片姜黄、伸筋草、羌活、防风、川续断、漏芦、葛根。

【功用】活血通经，舒筋活络。

【主治】关节损伤，肿胀疼痛，功能障碍。

【用法】每日1剂，水煎服。

舒筋活血散

【组成】大力草、透骨草、艾叶各30g，卷柏10g，羌活、独活、木瓜、川牛膝各15g。

【功用】温通经络，舒筋利节。

【主治】损伤后期，气血凝滞，筋肉萎缩，关节僵硬。

【用法】水煎温洗，每日2～3次，每次半小时。

舒筋通络汤

【组成】宽筋藤、伸筋草、海桐皮、白芍、防风、川续断、桂枝、寄生、木瓜。

【功用】祛风、舒筋活络。

【主治】软组织损伤，筋肉挛缩。

【用法】每日1剂，水煎服。

温经活血酒

【组成】麻黄、肉桂、乳香、没药、细辛、樟脑各10g，红花、羌活、川乌、草乌各15g，酒精1000mL，浸泡2～3周滤渣备用。

【功用】温经散寒，活血祛风，止痛。

【主治】损伤后期，风、寒、湿侵，肢节麻木、疼痛，遇冷加重。

【用法】用纱布垫蘸药水，热敷患处。

温经祛寒散

【组成】川乌、草乌、细辛、花椒、麻黄、肉桂、红花、羌活各15g，姜黄20g。

【功用】温经散寒，祛风活血。

【主治】寒邪痹阻，或损伤后期寒邪入侵，肢节疼痛，遇冷加重。

【用法】共为粗末，用酒、醋炒热敷于患处，凉时即换。

犀角地黄汤（《备急千金要方》）

【组成】生地黄30g，赤芍12g，牡丹皮10g，犀角1g（锉细末冲服，现用水牛角代）。

【功用】清热凉血，解毒。

【主治】损伤瘀血化热，热入营血，或迫血妄行，吐血、衄血、便血、皮发瘀斑、高热、神昏、谵语、烦躁等症。

【用法】水煎服。犀角锉粉，另浓煎冲服，或磨汁调服。

附：加味犀角地黄汤：犀角 2g（锉粉浓煎冲服），生地黄 20g，赤芍 12g，牡丹皮 10g，白茅根 30g，三七 4g。即原方加大或增加凉血、止血类药，以增强止血功能。

解毒饮

【组成】当归、赤芍、野菊花各 15g，柴胡 10g，黄芩 10g，蒲公英 30g，紫花地丁 30g，红花 6g，甘草 6g。

【功用】活血消肿，清热解毒。

【主治】损伤后局部肿胀，热痛，或开放性损伤感染化脓者。

【用法】水煎服。

新伤续断汤

【组成】当归 6g，土鳖虫 6g，乳香 5g，没药 5g，丹参 15g，自然铜 12g，骨碎补 12g，泽兰 10g，延胡索 6g，苏木 10g，川续断 10g，桑枝 10g，桃仁 6g。

【功用】活血祛瘀，接骨止痛。

【主治】创伤骨折初、中期肿痛者。

【用法】水煎服。

橘术四物汤（《证治准绳》）

【组成】当归 10g，川芎 10g，白芍 10g，生地黄 10g，陈皮 6g，白术 6g，桃仁 6g。

【功用】活血消肿，健脾活胃。

【主治】跌打损伤，肿胀疼痛，或损伤中期肿痛未尽，中气不调者。

【用法】水煎服。

蠲痹消肿汤

【组成】苍术 30g，黄柏 15g，防己 30g，秦艽 12g，地龙 12g，络石藤 15g，桃仁 9g，红花 9g，细辛 3g，没药 12g，松节 30g。

【功用】清热利湿，活血通经。

【主治】关节肿胀积液。上肢加桂枝、羌活、嫩桑枝；下肢加木瓜、独活、川牛膝；红肿者加生石膏、知母、薏苡仁、蒲公英；疼痛加乳香、全蝎。

【用法】水煎服。